中国中药协会优质中药饮片质量标准汇编

总主编　肖永庆

优质中药饮片质量标准
第二册

主　编　李　丽　刘　颖
主　审　许腊英

科学出版社
北　京

内 容 简 介

本书为中国中药协会中药饮片质量保障专业委员会《优质中药饮片质量标准》的第二册。全书共收录72种优质中药饮片的质量标准及其起草说明，包括来源、采收与加工、炮制工艺、鉴别、检查、浸出物、含量测定、功能与主治、性味与归经、用法用量及贮藏等，由19家中药饮片生产企业起草完成。本书为中药饮片生产企业建立健全中药饮片质量体系提供了思路和方法，同时也为中药领域同类工作的开展提供了切实可行的技术参考。

本书可供中药炮制及饮片生产、教学、科研等相关人员参阅。

图书在版编目（CIP）数据

优质中药饮片质量标准. 第二册 / 李丽，刘颖主编. —北京：科学出版社，2021.9

（中国中药协会优质中药饮片质量标准汇编 / 肖永庆总主编）

ISBN 978-7-03-069591-8

Ⅰ. ①优… Ⅱ. ①李… ②刘… Ⅲ. ①饮片－质量标准－中国 Ⅳ. ① R283.3-65

中国版本图书馆CIP数据核字（2021）第166456号

责任编辑：刘 亚 鲍 燕 / 责任校对：王晓茜

责任印制：肖 兴 / 封面设计：蓝正设计

科学出版社 出版

北京东黄城根北街16号

邮政编码：100717

http://www.sciencep.com

三河市春园印刷有限公司 印刷

科学出版社发行 各地新华书店经销

*

2021年9月第 一 版 开本：787×1092 1/16

2021年9月第 一 次印刷 印张：43 1/2

字数：1 014 000

定价：468.00元

（如有印装质量问题，我社负责调换）

中国中药协会优质中药饮片质量标准汇编

总 主 编　肖永庆

优质中药饮片质量标准（第二册）

主　　编　李　丽　刘　颖
副 主 编　张　村　王礼均　徐智斌
主　　审　许腊英
编　　委（按姓氏笔画排序）
王功涛　王礼均　王建刚　田利洪　代　悦
刘　颖　刘经相　闫保勋　许腊英　许煜迪
孙佳楠　牟伦开　杜江燕　李　丽　肖永庆
余少飞　沈　涛　张　村　张红民　周　萍
周桂芳　赵　霞　徐建中　徐智斌　郭长达
赖菀平

前　言

中药饮片是中医临床的基本用药形式，同时也是中成药生产的原料，在大众医疗与养生保健中发挥了极其重要的作用。优质中药饮片则是指以优质中药材为原料，经规范化的炮制工艺加工生产的、外观性状优良、内在质量稳定可控的中药饮片。优质饮片质量体系建设工作的开展，对中药饮片行业产品质量体系建设和管理起到了积极的促进作用，引领企业发展优势品种，逐渐向区域性、专业化生产模式转变，为打造优质名牌产品奠定了基础。

本书为中国中药协会中药饮片质量保障专业委员会《优质中药饮片质量标准》的第二册。全书共收录72种优质中药饮片的质量标准及其起草说明，包括来源、采收与加工、炮制工艺、鉴别、检查、浸出物、含量测定、功能与主治、性味与归经、用法用量及贮藏等。本书为中药饮片生产企业建立健全中药饮片质量体系提供了思路和方法，同时也为中药领域同类工作的开展提供了切实可行的技术参考。本书可供中药炮制及饮片生产、教学、科研等相关人员参阅。

编　者

2020年12月

目 录

1. 大别山苍术

DabieshanCangzhu

ATRACTYLODIS RHIZOMA

本品为菊科植物茅苍术 *Atractylodes lancea*（Thunb.）DC. 的炮制加工品。

【采收与加工】 秋季 10 月下旬至 11 月中旬采挖，除去泥沙，晒干、撞去须根。产地为道地产区湖北省罗田县和英山县，其中罗田苍术为中国地理标志保护产品，英山县为中国苍术种植第一县。

【炮制】 苍术药材除去杂质，用高压枪冲洗，加 5 倍量水，洗 2 次，每次 2min，润透，切制 2 ～ 4mm 厚片，干燥 50℃松散烘干 6h。

【成品性状】 本品呈不规则类圆形或条形厚片。外表皮呈灰棕色至黄棕色，有皱纹，有时可见根痕。切面黄色或深黄色，朱砂点密集，可析出白色细针状结晶。密度不小于 0.8g/cm^3，气味浓郁，气香特异，味微甘、辛、苦。

【鉴别】

（1）显微鉴别：粉末为棕色，可见草酸钙针晶细小，不规则地充塞于薄壁细胞中，纤维大多成束，长梭形，壁甚厚，木化，石细胞甚多，有时与木栓细胞连结，多角形、类圆形或类长方形，壁极厚。菊糖多见，表面呈放射状纹理。油室碎片多见，导管短，主为网纹，也有具缘纹孔。

（2）取本品粉末 0.8g，加甲醇 10ml，超声处理 15min，滤过，取滤液作为供试品溶液。另取对照药材 0.8g，同法制成对照药材溶液。再取苍术素对照品，加甲醇制成每 1ml 含 0.2mg 的溶液，作为对照品溶液。照薄层色谱法（《中国药典》2015 年版通则 0502）试验，吸取供试品溶液和对照药材溶液各 6μl、对照品溶液 2μl，分别点于同一硅胶 G 薄层板上，以石油醚（60 ～ 90℃）- 丙酮（9 ∶ 2）为展开剂，展开，取出，晾干，喷以 10% 硫酸乙醇溶液，加热至斑点显色清晰。供试品色谱中，在与对照药材色谱和对照品色谱相应的位置上，显相同颜色的斑点。

（3）取本品粉末 0.5g，加正己烷 2ml，超声处理 15min，静置，取上清液，即为供试品溶液。另取 β- 桉叶醇对照品，加甲醇制成每 1ml 含有 0.2mg 的溶液，作为对照品溶液。吸取上述供试品溶液 6μl，对照品溶液 9μl，分别点于同一硅胶 H 薄层板上，展开剂为正己烷 - 乙酸乙酯 - 甲苯（14 ∶ 3 ∶ 3），展开至 8cm，取出，晾干，喷以 3% 三氯化铁硫酸乙醇溶液，105℃下加热至斑点显色清晰，在与对照品同一位置上，供试品显相同颜色斑点。

【检查】

杂质　不得过 1%（《中国药典》2015 年版通则 2301）。

水分　不得过 10.0%（《中国药典》2015 年版通则 0832 第二法）。

总灰分　不得过 5.0%（《中国药典》2015 年版通则 2302）。

二氧化硫残留量　照二氧化硫残留量测定法（《中国药典》2015 年版通则 2331）测定，

不得过 30mg/kg。

【HPLC 特征图谱】　照高效液相色谱法（《中国药典》2015 年版通则 0512）测定。

色谱条件与系统适用性试验：以十八烷基硅烷键合硅胶为填充剂，检测波长 335nm，流速 1.0ml/min，柱温 25℃。流动相为乙腈（A）- 水（B）梯度洗脱：0 ～ 5min，30% ～ 35% A；5 ～ 7min，35% ～ 55% A；7 ～ 30min，55% ～ 70% A；30 ～ 45min，70% ～ 75% A。

供试品溶液的制备：取本品粉末（过 40 目筛）0.5g，置于 50ml 具塞锥形瓶中，精密量取 50ml 甲醇，加入锥形瓶中，密塞，称定重量，超声提取 1h，放冷，再次称定重量，加甲醇补足减失的重量，摇匀，滤过，取续滤液过 0.45μm 微孔滤膜，即得。

对照品溶液的制备：苍术素对照品适量，精密称定，加甲醇制成每 1ml 含 20μg 的溶液，即得。

测定法：分别精密吸取供试品溶液各 5μl，注入液相色谱仪，测定，记录色谱图，即得，见图 1-1。

本品所得图谱显示 8 个特征峰，与标准特征图谱一致。

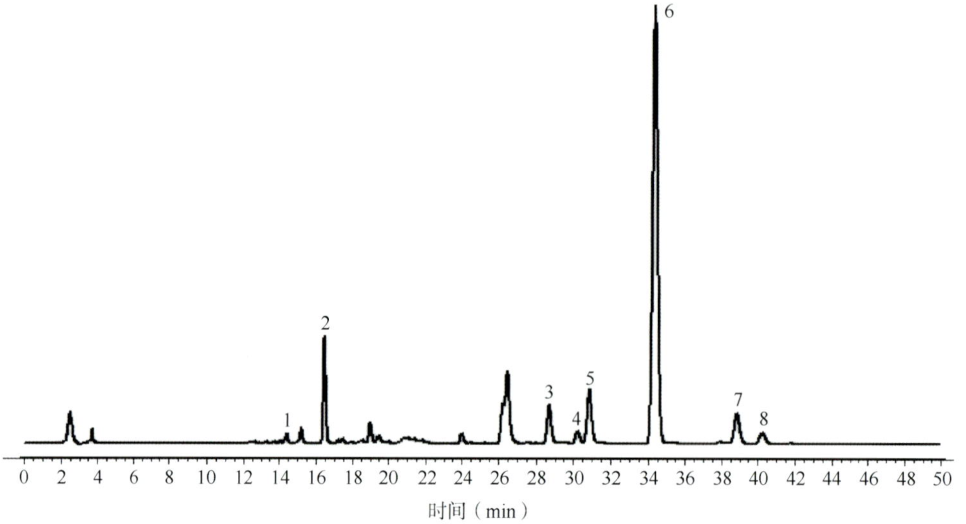

图 1-1　优质苍术饮片对照特征图谱

峰 6：苍术素

【含量测定】

（1）挥发油：照挥发油测定法（《中国药典》2015 年版通则 2204）测定。含挥发油不得少于 6.0%（ml/g）。

（2）苍术素：照高效液相色谱法（《中国药典》2015 年版通则 0512）测定。

色谱条件与系统适用性试验：以十八烷基硅烷键合硅胶为填充剂，以甲醇 - 水（79 ∶ 21）为流动相；进样量 10μl；流速 1ml/min；柱温 30℃；检测波长 340nm。理论板数按苍术素计算均应不低于 5000。

对照品溶液的制备：取苍术素对照品适量，精密称定，加甲醇制成每 1ml 含 20μg 的溶液，即得。

供试品溶液的制备：取本品粉末（过三号筛）约 0.2g，精密称定，置具塞锥形瓶中，精密加入甲醇 50ml，密塞，称定重量，浸泡 1h，超声处理（功率 250W，频率 40kHz）1h，放冷，再称定重量，用甲醇补足减失的重量，摇匀，滤过，取续滤液，即得。

测定法：分别精密吸取对照品溶液与供试品溶液各 10μl 注入液相色谱仪，测定，即得。

本品按干燥品计算，含苍术素（$C_{13}H_{10}O$）不得少于 0.40%。

（3）β- 桉叶醇：照高效液相色谱法（《中国药典》2015 年版通则 0512）测定。

色谱条件与系统适用性试验：以十八烷基硅烷键合硅胶为填充剂，流动相乙腈 - 水（58 ∶ 42），流速 1ml/min，检测波长 203nm，柱温 30℃，进样量为 10μl。

对照品溶液的制备：取 β- 桉叶醇对照品适量（2.08mg），精密称定，置 2ml 容量瓶中，溶解，再加甲醇至刻度，摇匀，制成浓度为 1.04mg/ml，再精密吸取母液置于 1 ～ 5ml 容量瓶中，加甲醇定容，得 0.208mg/ml 对照品溶液。

供试品溶液的制备：取本品粉末约 0.2g，精密称定，置于具塞锥形瓶中，用移液管精密量取氯仿 25ml 提取 10min，取出放冷，擦去外壁水渍，再次称重，用氯仿补足减失的重量，滤过，取滤液 10ml 于蒸发皿中，置于恒温水浴锅上 55℃挥干，残渣用甲醇溶解，转移至 10ml 容量瓶中，再加甲醇定容至刻度，摇匀，进样前过 0.45μm 微孔滤膜，即得。

测定法：分别精密吸取对照品溶液与供试品溶液 10μl，注入液相色谱仪，测定，即得。

本品按干燥品计算，含 β- 桉叶醇（$C_{15}H_{26}O$）含量不低于 3.0%。

【性味与归经】 辛、苦，温。归脾、胃、肝经。

【功能与主治】 燥湿健脾，祛风散寒，明目。用于湿阻中焦，脘腹胀满，泄泻，水肿，脚气痿躄，风湿痹痛，风寒感冒，夜盲，眼目昏涩。

【用法与用量】 3 ～ 9g。

【贮藏】 置阴凉干燥处。

起草单位：湖北卫尔康现代中药有限公司

“优质大别山苍术饮片质量标准（草案）”起草说明

一、药材来源

1. 基原

大别山苍术为菊科植物茅苍术 *Atractylodes lancea*（Thunb.）DC. 的干燥根茎，具有燥湿健脾、祛风散寒、明目等功效。

（1）基原的确定：苍术药用历史悠久，始载于东汉《神农本草经》，列为上品。《医学启源》载：“苍术，主治与白术同，若除上湿发汗，功最大，若补中焦除湿，力少”。《金匮要略》称赤术。梁代陶弘景在《名医别录》中分为赤术和白术，赤术即今苍术。唐代《唐本草》、明代《本草纲目》对苍术做了详细记述，谓有“除湿发汗，健脾安神”功效，并有附图，据考证即今茅苍术，主产于长江以南各省。

1963 年《中国药典》记载，苍术为菊科（Compositse）植物苍术 *Atractylodes lancea*（Thunb.）DC. 或北苍术 *Atractylodes chinensis*（DC.）Koidz. 的干燥地下根状根茎，均系野生。1977 ～ 2015 年《中国药典》记载苍术本品为菊科植物茅苍术 *Atractylodes lancea*（Thunb.）DC. 或北苍术 *Atractylodes chinensis*（DC.）Koidz. 的干燥根茎。

大别山苍术为茅苍术的优质道地品种，其基原完全符合药典规定。

（2）产地：大别山苍术产区为有大别山中药材宝库之称的英山县和罗田县，为亚热带大陆性季风气候区，平均气温 11 ～ 17℃；雨量中等，年平均降雨量 900 ～ 1500mm；日照较长，年平均日照时数 1500 ～ 2200h，疏松、肥沃、排水良好的砂质土壤及半阴半阳的荒坡地较多，土层深厚、肥沃，富含腐殖质，盛产苍术。两县的茅苍术因受大别山独特的地理气候、环境的影响，以气味浓郁，苍术素含量高，朱砂点密集而著称，见图 1-2、图 1-3。

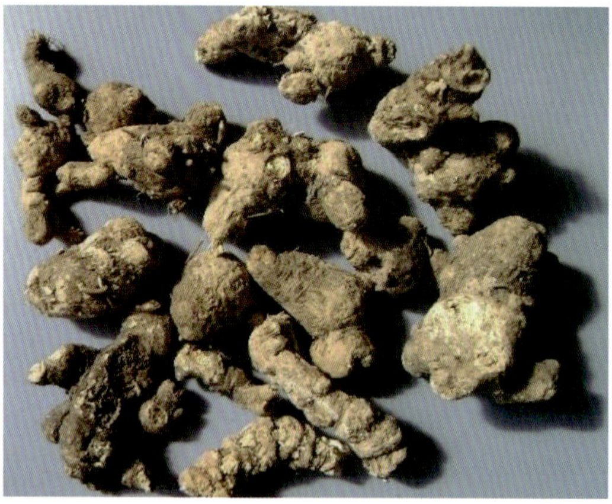

图 1-2　大别山苍术药材

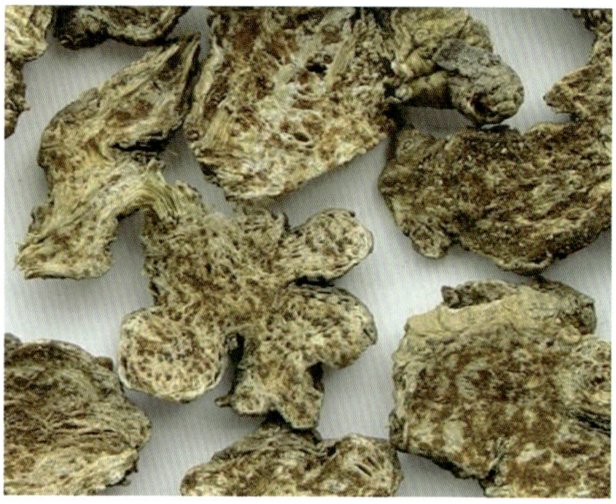

图 1-3　大别山苍术饮片

（3）资源可持续性：大别山苍术有近 20 年的种植历史，其中英山苍术种植 25000 亩（1 亩≈ 666.7 平方米），年产 1000t，在大别山茅苍术市场占比 80%。罗田苍术有近 7000 亩，产量为 230t。

为充分发掘大别山茅苍术的优良种质资源，确保苍术质量和资源的可持续利用，推动茅苍术的现代化研究和产业开发，湖北中医药大学专家在英山县陶家河乡、罗田县薄刀峰林场建立了茅苍术规范化种植示范基地。制订出茅苍术的生产标准操作规程（SOP）和种子、根茎质量标准。建设苍术规范化种植基地 800 亩，新建苍术育种基地 100 亩。见图 1-4，图 1-5。

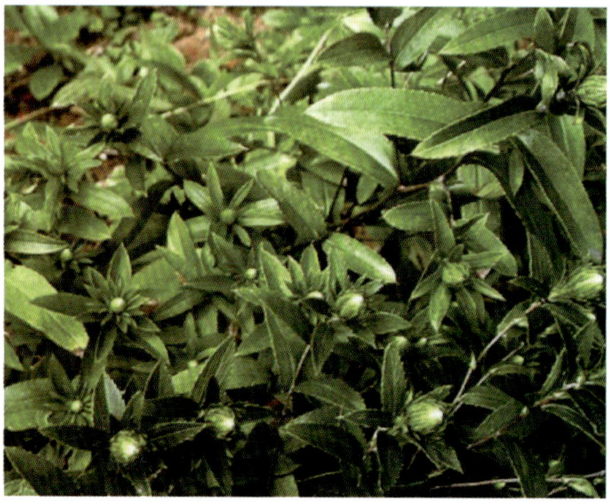

图 1-4　大别山苍术原植物

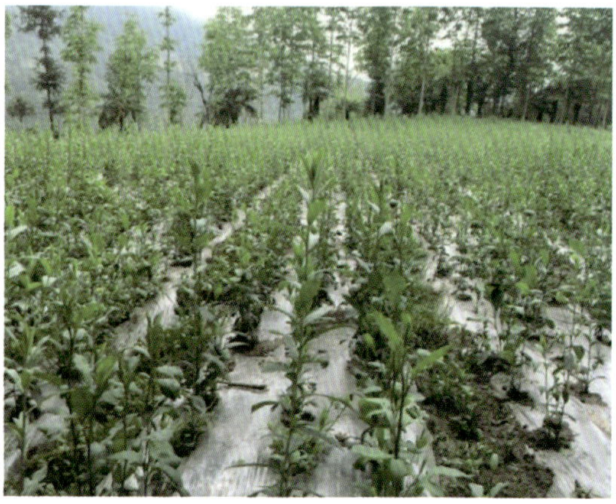

图 1-5　大别山苍术种植基地

20 世纪 90 年代，英山茅苍术出口日本，英山为湖北省少量外国药材原料基地之一。1999 ～ 2002 年，湖北中医学院曾在陶家河乡选建试验点，完成了“九五”国家重点科技攻关项目“苍术药材规范化种植研究”。2001 ～ 2006 年，完成了湖北省重大科研课题“苍术药材规范化种植研究及示范基地建设”，为英山县苍术规范化种植示范基地项目的立项及实施奠定了较坚实的基础。

2010 年，湖北中医药大学刘合刚教授主持完成湖北省“十二五”重大科技专项：苍术规范化种植升级与产业链构建。2011 年，国家质量监督检验检疫总局（以下简称国家质检总局）批准罗田苍术（罗苍）为地理标志保护产品，自 2011 年 11 月 30 日起实施保护，见图 1-6，图 1-7。2012 年英山县苍术规范化种植基地通过国家 GAP 认证。种植基地位于湖北省英山县孙家垸村、韩婆墩村、星光村和黄沙河村。

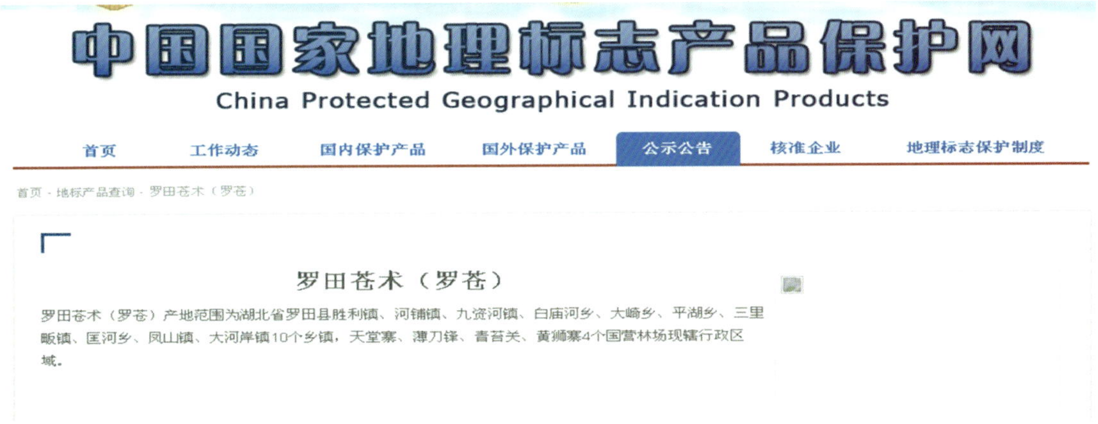

图 1-6 罗田苍术地理标志保护产品证明

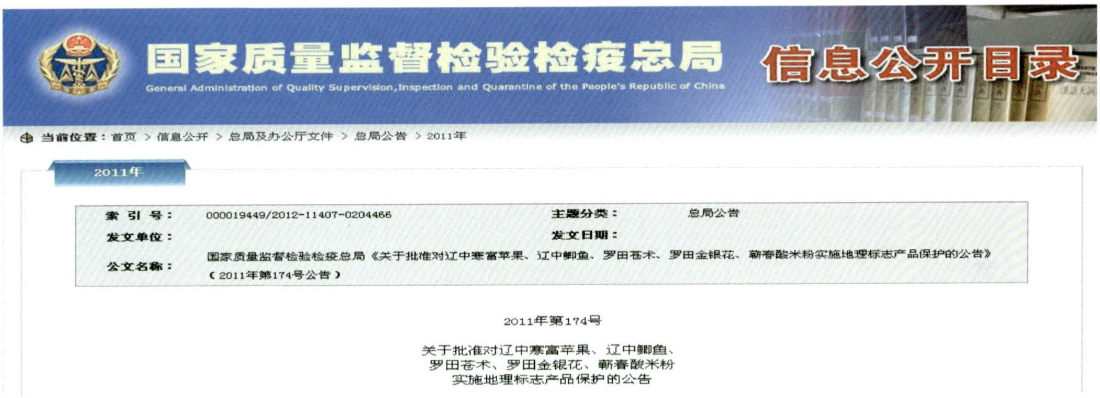

图 1-7 罗田苍术地理标志保护产品证明公告

（4）种植规范性：基地药农根据《苍术药材生产标准操作规程》进行育苗、种植移栽、田间管理、种植密度布局、种苗移栽等。为提高苍术产量，湖北中医药大学的专家不断地对栽培技术进行研究：如改变种子播种方法提高种子出苗率；发现种茎大小、栽种深度及栽种时间对净产率的影响。定期核查苍术生长环境、土壤、水质，确保符合 GB3095《环境空气质量标准》、GB5084《农田灌溉水质标准》、GB15618《土壤环境质量标准》。

同时，公司按 GAP 的要求大力提倡生态种植，因此农户在种植过程中采取以下措施保证优质：

1）芽头切制完成后，用草木灰代替多菌灵等杀菌剂。

2）测土配方施肥减少化肥用量，多用苍术专用肥料或农家肥。

3）与桔梗轮作，减少连作障碍。

4）设施栽培减少病虫害，减少农药的使用。

5）采收期的研究：茅苍术药材采收时期为 10 月下旬至 11 月中旬。根茎繁殖，移栽后生长三年即可采收。

采用高效液相色谱法对湖北英山县、罗田县地区不同生长期的茅苍术药材中的主要成分进行含量测定，筛选出成分含量较高的月份，以期为湖北英山、罗田地区茅苍术药材最佳采收期的制订提供依据。

A. 实验方法

茅苍术药材预处理：将采自湖北英山县、罗田县的茅苍术药材根据不同的采收月份按1～12月的顺序依次编号；剪去须根，35～40℃低温干燥，粉碎，过三号筛，备用。

B. 苍术素的含量测定

色谱条件：Agilent HC-C18 Analytical 色谱柱（4.6mm×250mm，5μm），以甲醇∶水（79∶21）为流动相，检测波长340nm，柱温25℃，流速1ml/min，进样量10μl。

对照品溶液的制备：取苍术素对照品适量，精密称定，加甲醇制成每1ml含20μg的溶液即得。

供试品溶液的制备：取样品粉末各约0.2g，精密称定，置于50ml具塞锥形瓶中，精密加入甲醇50ml，密塞，称定重量，置超声波清洗器中超声处理1h，取出放冷，再次称定重量，加甲醇补足减失的重量，摇匀，滤过，取续滤液过0.45μm微孔滤膜，即得。

C. β-桉叶醇的含量测定

色谱条件：Agilent HC-C18 Analytical 色谱柱（4.6mm×250mm，5μm），以乙腈-水（58∶42）为流动相，检测波长203nm，柱温30℃，流速1ml/min，进样量10μl。

对照品溶液的制备：取β-桉叶醇对照品适量，精密称定，置于2ml容量瓶中，加甲醇溶解至刻度，摇匀，制成浓度为1.04mg/ml，再精密吸取母液置于1～5ml容量瓶中，加甲醇定容，即得。

供试品溶液的制备：分别取样品粉末各约0.2g，精密称定，置于具塞锥形瓶中，用移液管精密量取25ml氯仿于锥形瓶中，称重，密塞，置于超声波清洗器中超声提取10min，放冷后，再次称重，加氯仿以补足减失的重量，摇匀后过滤，精密吸取续滤液10ml于蒸发皿中，置恒温水浴锅上水浴蒸干（55℃），用适量甲醇将蒸发皿中黏质转移至10ml容量瓶中，加甲醇定容，定容后过0.45μm微孔滤膜，即得。

D. 实验结果

将各个不同采收期的供试品溶液各10μl注入液相色谱仪，测定峰面积，按照外标一点法计算所测指标含量，结果见表1-1。

表1-1　不同采收期苍术药材有效成分含量（%）

采收期	苍术素	β-桉叶醇
1月份	0.39	3.74
2月份	0.58	3.46
3月份	0.62	3.35
4月份	0.81	3.31
5月份	1.02	3.27
6月份	0.91	2.86
7月份	0.80	4.05
8月份	0.53	4.38
9月份	0.82	4.16
10月份	1.35	4.55
11月份	1.32	5.36
12月份	0.72	3.75

根据上述结果，将茅苍术中主要成分β-桉叶醇和苍术素的含量变化趋势绘制成折线图。见图1-8。

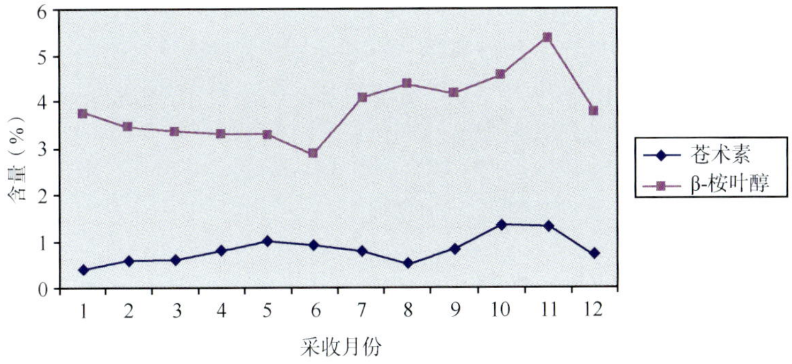

图 1-8 不同采收期茅苍术药材中主要成分的含量变化趋势

结果表明，湖北省英山县、罗田县地区茅苍术药材中的主要成分β-桉叶醇含量在11月份达到最高，为5.36%，6月份降至最低，为2.86%；而苍术素的含量在10月份达到最高，为1.35%，1月份最低，为0.39%。综合对比两者含量变化，初步拟定湖北省英山地区的茅苍术最佳采收期为10月下旬至11月中旬，这与《中国药典》2015年版规定的春秋两季采收相符。

2. 产地加工

产地加工时不得堆积存放，应先摊放在晒席上晒3～5天，待须根干燥时拢堆，用脱毛机去掉须根，再晒3～5天，收回，在袋内密封1天，最后取出晒干，含水量不得超过12.0%。

改良：用脱毛机可以提升去毛的效率；同时避免了传统方法用稻草作燃料烧燎带来的挥发油损失。

3. 优质苍术药材标准的依据

根据2015年版《中国药典》一部、《罗田苍术地标产品标准》和《湖北省中药饮片炮制规范》（2009版）、《湖北省中药材质量标准》（2009版）等制定了《苍术原药材内控质量标准》。对大别山茅苍术的基原、性状（增加密度不小于0.8g/cm^3）、鉴别（包括显微鉴别和薄层鉴别）、检查（杂质不得过3.0%、水分不得过12.0%，总灰分不得过7.0%，无硫产品）、含量测定［增加挥发油不得低于6.0%，本品按干燥品计算，含苍术素（$C_{13}H_{10}O$）不得少于0.40%（为药典标准的133%）］等项做了规定来保证茅苍术原药材的道地性，见表1-2。

表 1-2 优质苍术药材标准与药典标准比较

品种	药典标准	企业内控
性状	呈团块状，表面灰棕色，有皱纹、横曲纹及残留须根，顶端具茎痕或残留茎基。质坚实，断面黄白色，“朱砂点”多，香味浓郁，味微甘、苦、辛	香气浓郁，暴露稍久，可析出白色细针状结晶，习称“起霜”或“吐脂”。密度≥0.8g/cm^3
鉴别	显微、薄层	显微、薄层
杂质	≤3%	≤3%
水分	≤13.0%	≤12.0%
总灰分	≤7.0%	≤7.0%
二氧化硫残留量	≤150mg/kg	无硫
挥发油	无	≥6.0%
含量	≥0.30%	≥0.40%

二、炮制

1. 标准依据

本工艺过程严格执行《中国药典》2015年版一部和《湖北省中药饮片炮制规范》（2009年版）及《药品生产质量管理规范》（2010年修订）及企业《苍术饮片生产工艺规程》。

2. 工艺流程（图1-9）

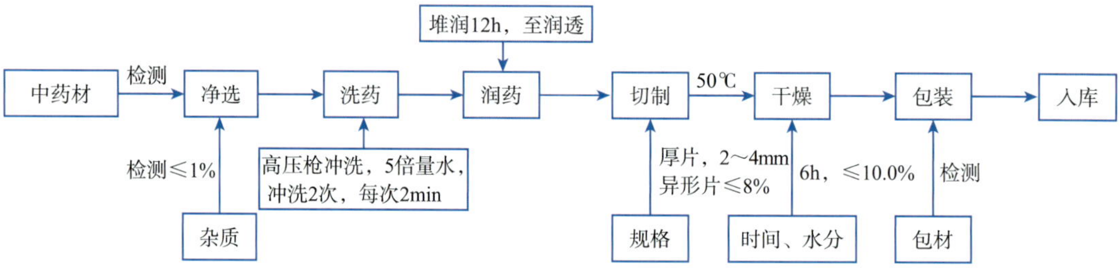

图1-9 大别山苍术饮片生产工艺流程图

3. 关键工序控制

（1）净选：除去杂质、霉烂品、虫蛀品和非药用部位。

（2）洗药：将净苍术置洗药池中，用高压枪冲洗中药材表面的泥沙，5倍量水，冲洗2次，每次2min。不造成有效成分的流失。

（3）润药：将洗净的药材置漏水篓内，喷淋清水，堆润12h，至药材无干心。经质管员检验合格后，用周转箱运送待切处理区，以备切制。

（4）切制：用直线往复式切药机切片，片型为椭圆形或不规则，厚度2～4mm，片型整齐、均匀。

（5）干燥：50℃干燥，平均厚度3mm，干燥6h，检验至水分不得过10.0%，异形片不得过8%。

4. 苍术饮片生产工艺研究

（1）水洗工艺研究：应用正交设计法考察水洗工艺，因素水平表见表1-3。

表1-3 水处理工艺因素水平表

	加水量（倍）	洗涤次数	洗涤时间（min）
1	5.0	1	1
2	7.5	2	2
3	10.0	3	3

（2）样品的制备及指标测定：称取苍术药材各50g，按表1-3的设计，加水洗涤后，取出沥干，均放入烘箱内50℃烘干，取出粉碎，过二号筛，随机制得9份样品粉末备用，检测各指标，根据综合评分法确定最佳工艺。评分标准为：各项指标的最大值为100分，其他每项指标值均以最大值为基准，加上（$100-Y_{max}$），并乘以各自的系数后合计为最后得分，其中灰分的含量增加与得分值成反比，加权评分结果及方差分析结果见表1-4、表1-5。

表 1-4　综合评分表

试验号	工艺				各指标评分值			综合评分
	A	B	C	D	挥发油（%）0.3	灰分（%）0.3	苍术素（%）0.3	
1	1	1	1	1	7.49	3.43	0.77	99.841
2	1	2	2	2	8.01	4.49	0.61	99.615
3	1	3	3	3	7.22	3.42	0.71	99.739
4	2	1	2	3	6.14	4.25	0.58	99.114
5	2	2	3	1	2.03	6.2	0.23	97.156
6	2	3	1	2	3.37	4.52	0.44	98.146
7	3	1	3	2	4.37	5.2	0.47	98.254
8	3	2	1	3	4.23	6.21	0.24	97.817
9	3	3	2	1	7.06	3.43	0.76	99.708
*K*1	99.732	99.070	98.601	98.902				
*K*2	98.139	98.196	99.479	98.672				
*K*3	98.593	99.198	98.383	98.890				
R	1.593	1.002	1.096	0.230				

注：A. 加水量（倍）；B. 洗涤次数（次）；C. 水洗时间（min）；D. 空白。

表 1-5　方差分析表

方差来源	离均差平方和	自由度	均方	*F* 值	显著性
A（加水量）	4.041	2	2.021	40.151	$P < 0.05$
B（洗涤次数）	1.783	2	0.891	17.713	
C（水洗时间）	2.019	2	1.009	20.055	$P < 0.05$
空列	0.101	2	0.050		

由离均差平方和值显示，各因素对水处理工艺效果的影响程度主次为 C ＞ A ＞ B；方差分析结果表明：A（加水量）、C（水洗时间）因素的影响具有显著性意义，B（洗涤次数）在本实验中无显著性差异，综合考虑方差分析结果，以主要成分含量为主要考察因素指标，故选取 A1B2C2，为苍术水处理炮制最佳工艺，即加 5 倍量水（表 1-3），洗 2 次，每次 2min，工艺符合少量多次原则又同时兼顾主要成分含量和洁净度的要求。

（3）工艺验证：按上述苍术最佳水处理工艺，用湖北英山茅苍术进行 3 份平行实验，分别按上述方法测定各项指标，综合评分得分与最高分无显著差异，其综合评分分别为 99.63、99.79、99.84。验证结果表明，所选工艺重现性良好，切实可行。结果见表 1-6。

表 1-6　最佳水处理工艺各指标含量验证结果（%）

批次	挥发油	灰分	醇浸出物
1	5.73	3.55	0.78
2	5.66	3.60	0.77
3	5.80	3.52	0.77

（4）干燥工艺研究：干燥工艺因素水平表的设计，选择直接影响干燥效果的温度、时间、翻动次数、厚度四个因素，按 L9（34）正交表设计，因素水平见表 1-7。

表 1-7　干燥工艺因素水平表

水平	A	B	C	D
	温度（℃）	时间（h）	翻动次数（次）	厚度
1	40	2	0	松散
2	50	4	1	紧挨
3	60	6	2	堆积

样品的制备及指标测定：称取切制好的苍术饮片，每份 100g，分别按上述正交表的设计，安排干燥试验，取出粉碎过二号筛，粉末编号备用。以水分、挥发油和苍术素含量为指标进行工艺考察。各指标均按药典方法测定，综合评分系数挥发油、苍术素和含水量分别为 0.3、0.4、0.3，结果见表 1-8。

表 1-8　正交试验设计表及结果

试验号	因素				各指标评分值			综合
	A	B	C	D	挥发油（%）0.3	苍术素（%）0.4	含水量（%）0.3	评分
1	1	1	1	1	4.62	0.39	10.4	98.4520
2	1	2	2	2	5.71	0.75	10.4	98.9230
3	1	3	3	3	6.22	0.71	9.9	99.2100
4	2	1	2	3	7.57	0.74	9.11	99.8640
5	2	2	3	1	7.21	0.69	9.24	99.6970
6	2	3	1	2	6.81	0.67	9.06	99.6230
7	3	1	3	2	6.92	0.68	9.38	99.5640
8	3	2	1	3	5.57	0.52	9.78	98.9750
9	3	3	2	1	6.03	0.67	8.67	99.5060
*K*1	98.8617	99.2933	99.0167	99.2183				
*K*2	99.7280	99.1983	99.4310	99.3700				
*K*3	99.3483	99.4463	99.4903	99.3497				
R	0.8663	0.2480	0.4737	0.1517				

注：A 温度（℃）；B 时间（h）；C 翻动次数（次）；D 厚度。

方差分析：最佳干燥工艺条件，要满足有效成分含量高的要求，将正交试验结果进行方差分析，结果见表 1-9。

表 1-9　方差分析表

误差来源	离均差平方和	自由度	均方	*F* 值	*P*
A（温度）	1.1315	2	0.5658	27.8257	＜ 0.05
B（时间）	0.0939	2	0.0470	2.3101	
C（翻动次数）	0.3996	2	0.1998	9.8255	
D（厚度）	0.0407	2	0.0203	1.0000	

验证试验：按上述当归最佳干燥工艺结果进行 3 份平行实验，分别按上述方法测定各项的含量见表 1-8。经 3 次重复优选工艺条件 A2B3C3D2，即 50℃，6h，中间翻动 2 次，松散烘干，验证该工艺条件，结果表明重现性良好，工艺稳定可行。最佳干燥工艺验证试验结果见表 1-10。

表 1-10　最佳干燥工艺验证试验结果（%）

编号	挥发油	苍术素	水分
1	6.96	0.63	8.9
2	7.05	0.65	9.0
3	7.01	0.62	9.1

结论：最佳工艺 3 次试验表明，各项指标的含量稳定，达到预期结果。因此最佳干燥工艺合理。

5. 过程执行评价标准

中间品质量：中间品严格控制厚度 2 ～ 4mm，厚薄均匀、无连片。气香特异，味微甘、辛、苦，杂质≤ 1%，水分≤ 10%，异形片≤ 8%。

生产管理控制：拣选岗位标准依据为《拣选岗位标准操作规程》；洗润岗位标准依据为《洗润岗位标准操作规程》；切制岗位标准依据为《切制岗位标准操作规程》；干燥岗位标准依据为《干燥岗位标准操作规程》；包装岗位标准依据为《包装岗位标准操作规程》；各岗位清场标准依据为《清场标准操作规程》；机修岗位标准依据为各《设备养护操作规程》。

6. 老药工现场指导

湖北省黄冈市第二医院药剂科主任李昌言主任药师现场指导大别山苍术初加工。

水洗：水洗容易影响苍术素的含量，此步骤要快，水不浸透里面，用软毛刷冲洗泥沙。

润药：将洗净的药材置漏水篓内，喷淋清水，润至药材无干心。经质管员检验合格后，用周转箱运送待切处理区，以备切制。

切制：凭借外观的均匀，此条件较容易控制。

干燥：苍术片无连片，用手搓，有颗粒散开，切开中心，中间不湿润。

三、性状

1. 药材性状

药材呈不规则连珠状或结节状圆柱形，略弯曲，偶有分枝，长 3 ～ 10cm，直径 1 ～ 2cm。表面灰棕色，有皱纹、横曲纹及残留须根，顶端具茎痕或残留茎基。质坚实，断面黄白色或灰白色，散有多数橙黄色或棕红色油室，暴露稍久，可析出白色细针状结晶。气香特异，味微甘、辛、苦，以大别山地区湖北英山苍术、罗田苍术为药材原料，按上述工艺加工成苍术饮片。

2. 饮片性状

本品呈不规则类圆形或条形厚片。外表皮灰棕色至黄棕色，有皱纹，有时可见根痕。切面黄色或深黄色，朱砂点密集，可析出白色细针状结晶。气香特异，味微甘、辛、苦。见图 1-10。

质地考察：定量称取不同批次苍术饮片，装入已知体积的量筒中（刻度精确到 0.1ml），填实至振动量筒沙不再下沉为止，此时细沙填满量筒，然后整体倒出，量取细沙的体积，计算即得。$V_{饮片}=V_{量筒}-V_{细沙}$，质地 $=M_{饮片}/V_{饮片}$，结果见表 1-11。

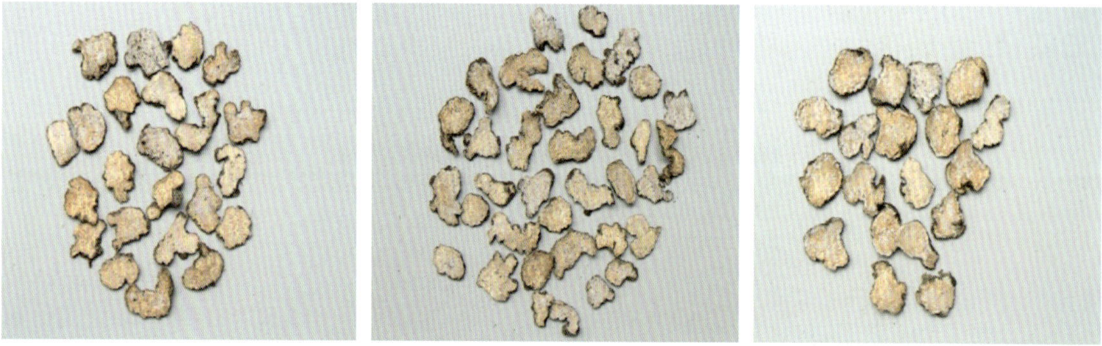

图 1-10　饮片外观性状

表 1-11　不同批次苍术饮片密度值

样品	产地	采收时间	密度（mg/cm³）
1	英山草盘	2014.12	0.8899
2	英山草盘		0.8920
3	英山石正		0.8697
4	英山石正		0.8754
5	罗田九资河		0.9345
6	罗田九资河		0.9421

四、鉴别

1. 显微鉴别

粉末可见草酸钙针晶细小，不规则地充塞于薄壁细胞中，纤维大多成束，长梭形，壁甚厚，木化，石细胞甚多，有时与木栓细胞连结，多角形、类圆形或类长方形，壁极厚。菊糖多见，表面呈放射状纹理。油室碎片多见，导管短，主为网纹，也有具缘纹孔。见图 1-11。

2. 薄层鉴别

（1）苍术素的薄层鉴别：取本品粉末 0.8g，加甲醇 10ml，超声处理 15min，滤过，取滤液作为供试品溶液。另取苍术对照药材 0.8g，同法制成对照药材溶液。再取苍术素对照品，加甲醇制成每 1ml 含 0.2mg 的溶液，作为对照品溶液。吸取供试品溶液和对照药材溶液各 6μl、对照品溶液 2μl，分别点于同一硅胶 G 薄层板上，以石油醚（60 ～ 90℃）- 丙酮（9 ∶ 2）为展开剂，展开，取出，晾干，喷

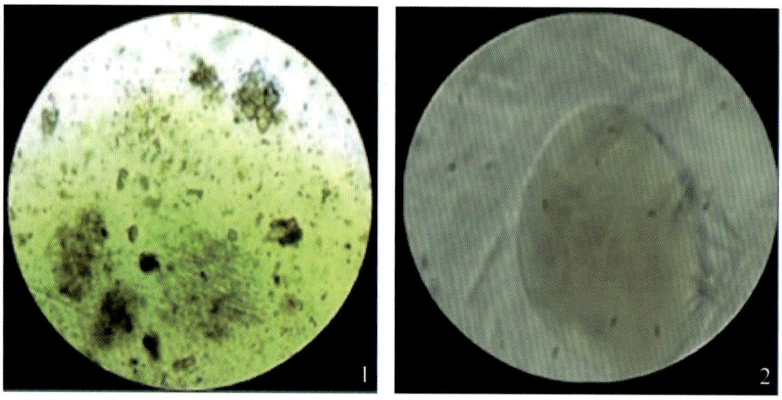

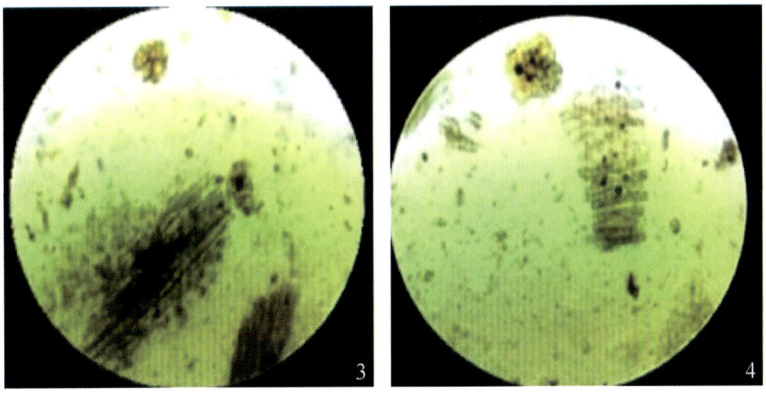

图 1-11 苍术显微鉴别特征

1. 网纹导管；2. 草酸钙针晶；3. 木栓细胞；4. 石细胞

以 10% 硫酸乙醇溶液，加热至斑点显色清晰。供试品色谱中，在与对照药材色谱和对照品色谱相应的位置上，显相同颜色的斑点。结果见图 1-12。

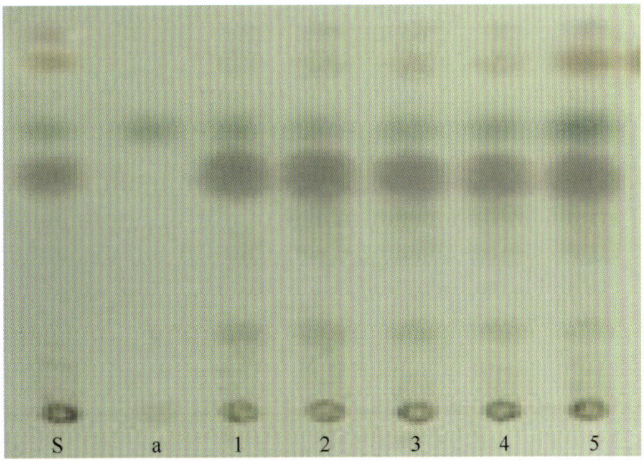

图 1-12 苍术素薄层鉴别图谱

S. 苍术对照药材；a. 苍术素对照品；1. 英山草盘样品；2. 英山石正；3. 罗田九资河；4. 罗田胜利镇；5. 英山草盘

（2）β- 桉叶醇的薄层色谱鉴别：取本品粉末 0.5g，加正己烷 2ml，超声处理 15min，静置，取上清液，即为供试品溶液。取 β- 桉叶醇对照品，加甲醇制成每 1ml 含有 0.2mg 的溶液，作为对照品溶液。吸取上述供试品溶液各 6μl，对照品溶液 9μl，分别点于同一硅胶 H 薄层板上，展开剂为正己烷 - 乙酸乙酯 - 甲苯（14 ∶ 3 ∶ 3），展开至 8cm，取出，晾干，喷以 3% 三氯化铁硫酸乙醇溶液，105℃下加热至斑点显色清晰，在与对照品同一位置上，供试品显相同颜色斑点。见图 1-13。

（3）讨论：江苏句容茅山为茅苍术的起源地，通过将罗田苍术、英山苍术和江苏句容苍术中两个主要成分苍术素和 β- 桉叶醇进行薄层鉴别，结果发现这 13 个不同产地苍术饮片在与苍术素对照品相同位置出现黄绿色斑点，与 β- 桉叶醇对照品相同位置出现墨绿色斑点，且通过反复试验，发现该方法重现性良好，可靠性高，后期又统一了点样量，发现不同产地斑点颜色深浅和大小不同，但斑点的 R_f 值和数量基本一致，说明大别山区湖北英山县、罗田县两地茅苍术饮片与江苏句容苍术所含化学成分无差异。

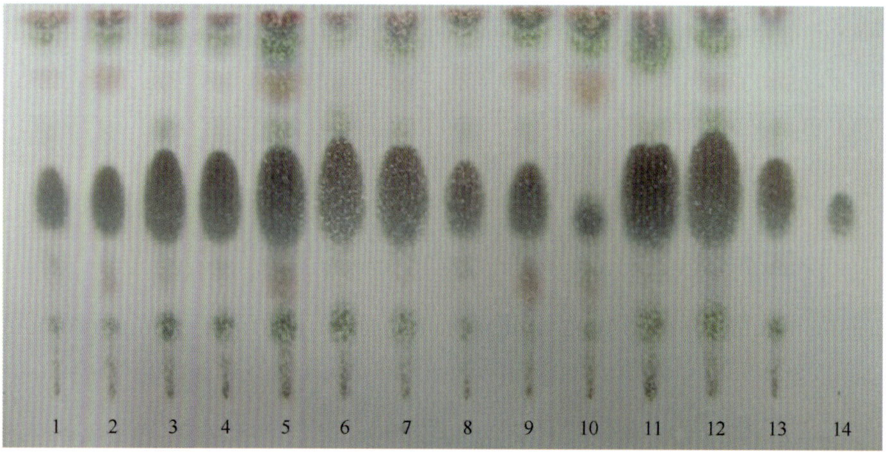

图 1-13　不同产地茅苍术饮片中 β- 桉叶醇的薄层鉴别色谱

1. 英山草盘；2. 英山杨柳；3. 英山陶河；4. 英山南河；5. 英山雷店（野生）；6. 江苏句容天王镇；7. 江苏句容茅山；8. 罗田九资河镇；9. 安徽岳西来榜镇；10. 罗田薄刀峰镇；11. 罗田三里畈；12. 罗田县平湖乡；13. 安徽霍山太平畈；14. β- 桉叶醇对照品

五、检查

1. 杂质

按《中国药典》2015 年版四部附录通则 2301 检查。取适量的供试品，摊开，用肉眼或借助放大镜（5 ～ 10 倍）观察，将杂质拣出；如其中有可以筛分的杂质，则通过适当的筛，将杂质分出。将各类杂质分别称重并记录，计算其在供试品中的含量（%）。计算公式如下，结果见表 1-12。

$$杂质含量=\frac{W_1}{W}\times 100\%$$

W 为供试品的重量（g）；W_1 为杂质的重量（g）。

表 1-12　杂质检查结果（n=3）

样品编号	杂质含量（%）	RSD（%）
S1	0.89	0.72
S2	0.88	0.43
S3	0.74	0.45
S4	0.82	0.76
S5	0.49	0.64
S6	0.65	0.71

结果显示，苍术杂质均不过 1%，因此苍术杂质标准控制在 1% 以内。药典中苍术没有要求检测杂质，此项为新增标准。

2. 水分

按《中国药典》2015 年版四部附录通则 0832 第四法检查。取供试品适量（相当于含水量 1 ～ 4ml），精密称定，置 A 瓶中，加甲苯约 200ml，加入干燥、洁净的无釉小瓷片数片或玻璃珠数粒，连接仪器，自冷凝管顶端加入甲苯至充满 B 管的狭细部分。将 A 瓶置电热套中缓缓加热，待甲苯开始沸腾时，调节温度，使每秒馏出 2 滴。待水分完全馏出，即测定管刻度部分的水量不再增加时，将冷凝管内部先用甲苯冲洗，再用饱蘸甲苯的长刷，将管壁上附着的甲苯推下，继续蒸馏 5min，放冷至室温，拆卸装置，如有水黏附在 B 管的管壁上，可用蘸甲苯的铜丝推下，放置至水分与甲苯完全分离（可加亚甲蓝粉末少量，使水染成蓝色，以便分离观察）。检读水量，并计算供试品的含水量（%）。计算公式如下，结果见表 1-13。

$$水分（\%）=\frac{V}{W_1}\times 100\%$$

W_1 为供试品的重量（g）；V 为水量体积（ml）

表 1-13　水分含量测定结果（*n*=3）

样品编号	水分含量（%）	RSD（%）
S1	8.52	0.82
S2	9.74	0.35
S3	9.15	0.40
S4	9.30	0.57
S5	9.84	1.20
S6	9.02	0.42

苍术在产地加工及运输贮藏过程中，难免会因为含水量过高而使饮片质量下降，同时由于苍术饮片易吸潮变软，因此水分的控制对于饮片商品质量来说十分重要。而且水分含量高于饮片的安全水分含量后，贮藏过程中易腐烂变质，影响饮片质量。通过对英山县、罗田县不同批次饮片进行水分测定，结果表明水分含量均在 10% 以下，并在贮藏过程中，英山县、罗田县生产的苍术饮片水分控制在 10.0% 未发生霉变现象。因此，将苍术饮片的含水量标准规定为不得超过 10.0%。

3. 灰分

按《中国药典》2015 年版四部附录通则 2302 检查。取供试品 2 ～ 4g，精密称定，置炽灼至恒重的坩埚中，称定重量，缓缓炽热，注意避免燃烧，至完全炭化时，逐渐升高温度至 500 ～ 600℃，使完全灰化并至恒重。根据残渣重量，计算供试品中总灰分的含量（%）。计算公式如下，结果见表 1-14。

$$总灰分（\%）=\frac{W_2-W_1}{W-W_1}\times 100\%$$

W 为炽灼前坩埚和供试品重（g）；W_1 为空坩埚重（g）；W_2 为炽灼后坩埚和供试品重（g）

表 1-14　灰分含量测定结果（*n*=3）

样品编号	灰分含量（%）	RSD（%）
S1	4.08	1.42
S2	4.44	0.15
S3	4.63	0.39
S4	4.53	1.03
S5	4.72	0.84
S6	4.89	0.56

苍术在炮制加工的过程中，不可避免地有一些无机物如泥沙等杂质残留，为了控制苍术饮片的纯度，保证其质量，对苍术饮片的总灰分规定了限量。通过对不同批次的苍术饮片进行总灰分含量检查分析，总灰分含量为 4.08% ～ 4.89%，均未超过 5%，故将苍术饮片的总灰分限量规定为不得超过 5.0%。

4. 二氧化硫残留量

按《中国药典》2015 年版四部附录（通则 2331）二氧化硫残留量测定法检查。取饮片细粉约 10g（如二氧化硫残留量较高，超过 1000mg/kg，可适当减少取样量，但应不少于 5g），精密称定，置两颈圆底烧瓶中，加水 300 ～ 400ml。打开回流冷凝管开关给水，将冷凝管的上端 E 口处连接一橡胶导气管，并将导气管置于 100ml 锥形瓶底部。锥形瓶内加入 3% 过氧化氢溶液 50ml 作为吸收液（橡胶导气管的末端应在吸收液液面以下）。使用前，在吸收液中加入 3 滴甲基红乙醇溶液指示剂（2.5mg/ml），并用 0.01mol/L 氢氧化钠滴定液滴定至黄色（即终点；如果超过终点，则应舍弃该吸收溶液）。开通氮气，使用流量计调节气体流量至约 0.2L/min；打开分液漏斗 C 的活塞，使盐酸溶液（6mol/L）10ml 流入蒸馏瓶，立即加热两颈圆底烧瓶内的溶液至沸，并保持微沸；烧瓶内的水沸腾 1.5h 后，停止加热。吸收液放冷后，置于磁力搅拌器上不断搅拌，用氢氧化钠滴定液（0.01mol/L）滴定，至黄色持续时间 20s 不褪，并将滴定的结果用空白实验校正。计算公式如下，结果见表 1-15。

$$\text{供试品中二氧化硫残留量（mg/g）} = \frac{(A-B) \times C \times 0.032 \times 1000}{W}$$

A 为供试品溶液消耗氢氧化钠滴定液的体积（ml）；*B* 为空白消耗氢氧化钠滴定液的体积（ml）；*C* 为氢氧化钠滴定液摩尔浓度（mol/L）；0.032 为 1ml 氢氧化钠滴定液（1mol/L）相当的二氧化硫的质量（g）；*W* 为供试品的重量（g）。

表 1-15　二氧化硫残留量测定结果（n=3）

样品编号	二氧化硫（%）	RSD（%）
S1	14.08	1.10
S2	20.74	0.29
S3	21.83	0.38
S4	24.35	0.95
S5	23.26	0.73
S6	14.36	0.45

二氧化硫测定项目是为了保证药材没有被硫黄熏蒸，因为基地产出的药材天然、无污染，从理论上二氧化硫测定结果应该为零，但是为了反映准确的实验结果，所以经常要消耗 1 ～ 2 滴氢氧化钠滴定液，经计算有如上表的结果，经药检部门检验，实际未检出，所以规定不得过 30mg/kg。

六、特征图谱

以茅苍术中主要活性成分为分析对象，采用 HPLC-VWD 色谱法对茅苍术饮片进行指纹图谱研究，拟从化学水平来评价茅苍术饮片质量，为规范茅苍术饮片质量标准提供科学依据。

1. 色谱条件

Agilent HC-C18 Analytical 色谱柱（4.6mm×250mm，5μm），检测波长 335nm，流速 1.0ml/min，柱温 25℃，流动相为乙腈（A）- 水（B）梯度洗脱：0 ～ 5min，30% ～ 35% A；5 ～ 7min，

35% ～ 55% A；7 ～ 30min，55% ～ 70% A；30 ～ 45min，70% ～ 75% A。

2. 对照品溶液的制备

取苍术素对照品适量，精密称定，加甲醇制成每 1ml 含 20μg 的溶液，即得。

3. 供试品溶液的制备

称取茅苍术饮片粉末（过 40 目筛）0.5g，置于 50ml 具塞锥形瓶中，精密量取 50ml 甲醇，加入锥形瓶中，密塞，称定重量，超声提取 1h，放冷，再次称定重量，加甲醇补足减失的重量，摇匀，滤过，取续滤液过 0.45μm 微孔滤膜，即得。

4. 方法学考察

为考察上述分析方法的可靠性，以英山、罗田茅苍术饮片为测定对象，分别对仪器的精密度、样品的稳定性及方法的重现性进行考察。

（1）精密度试验：取大别山地区湖北英山、罗田茅苍术饮片粉末，制备供试品溶液，按照已确定的色谱条件连续进样 5 次，分别测定，记录各个峰的峰面积和保留时间，以 6 号峰为参照峰 S，计算各共有峰相对峰面积和相对保留时间，5 个图谱各个共有峰的相对保留时间 RSD 均小于 0.05%，相对峰面积的 RSD 均小于 3%，符合特征图谱研究技术的要求。结果见表 1-16，表 1-17。

表 1-16 精密度试验结果（相对峰面积）

峰号	进样次（间）					平均值	RSD（%）
	1	2	3	4	5		
1	0.0122	0.0125	0.0123	0.0127	0.0123	0.0124	1.56
2	0.1251	0.1272	0.1261	0.1269	0.1226	0.1256	1.46
3	0.0756	0.0762	0.0755	0.0769	0.0747	0.0758	1.06
4	0.0262	0.0261	0.0260	0.0275	0.0259	0.0264	2.42
5	0.1192	0.1162	0.1145	0.1233	0.1166	0.1180	2.89
6	1.0000	1.0000	1.0000	1.0000	1.0000	1.0000	0
7	0.0815	0.0814	0.0821	0.0821	0.0810	0.0816	0.56
8	0.0338	0.0331	0.0329	0.0337	0.0337	0.0335	1.22

表 1-17 精密度试验结果（相对保留时间）

峰号	进样次（间）					平均值	RSD（%）
	1	2	3	4	5		
1	0.4081	0.4081	0.4084	0.4084	0.4084	0.4083	0.04
2	0.4791	0.4794	0.4794	0.4794	0.4793	0.4793	0.03
3	0.8349	0.8352	0.8352	0.8352	0.8357	0.8352	0.03
4	0.8791	0.8791	0.8794	0.8794	0.8796	0.8793	0.02
5	0.8974	0.8977	0.8976	0.8977	0.8979	0.8976	0.02
6	1.0000	1.0000	1.0000	1.0000	1.0000	1.0000	0
7	1.1299	1.1302	1.1299	1.1302	1.1303	1.1301	0.02
8	1.1701	1.1698	1.1703	1.1701	1.1702	1.1701	0.02

（2）稳定性试验：称取大别山地区湖北英山、罗田茅苍术饮片粉末，制备供试品溶液，分别在

0h、2h、4h、8h 和 24h 时间点进样分析，记录各个峰的峰面积和保留时间，以 6 号峰为参照峰 S，每个共有峰与之对比，计算各个峰的相对保留时间和相对峰面积。结果表明，5 个图谱各共有峰的相对保留时间 RSD 小于 0.3%，相对峰面积的 RSD 均小于 3%，符合特征图谱研究技术的要求，表明样品在 24h 内比较稳定。结果见表 1-18，表 1-19。

表 1-18 稳定性试验结果（相对峰面积）

峰号	测定时间					平均值	RSD（%）
	0h	2h	4h	8h	24h		
1	0.0129	0.0125	0.0127	0.0122	0.0126	0.0126	2.18
2	0.1263	0.1272	0.1269	0.1251	0.1259	0.1263	0.66
3	0.0788	0.0762	0.0769	0.0756	0.0771	0.0769	1.57
4	0.0271	0.0261	0.0275	0.0262	0.0276	0.0269	2.57
5	0.1246	0.1186	0.1233	0.1192	0.1270	0.1225	2.92
6	1.0000	1.0000	1.0000	1.0000	1.0000	1.0000	0
7	0.0829	0.0814	0.0821	0.0815	0.0816	0.0819	0.74
8	0.0341	0.0331	0.0337	0.0338	0.0344	0.0338	1.43

表 1-19 稳定性试验结果（相对保留时间）

峰号	测定时间					平均值	RSD（%）
	0h	2h	4h	8h	24h		
1	0.4081	0.4084	0.4084	0.4080	0.4077	0.4082	0.07
2	0.4791	0.4794	0.4793	0.4791	0.4788	0.4792	0.05
3	0.8349	0.8352	0.8357	0.8351	0.8354	0.8352	0.04
4	0.8791	0.8794	0.8796	0.8789	0.8790	0.8792	0.03
5	0.8974	0.8977	0.8979	0.8972	0.8972	0.8975	0.03
6	1.0000	1.0000	1.0000	1.0000	1.0000	1.0000	0
7	1.1299	1.1299	1.1303	1.1295	1.1299	1.1299	0.03
8	1.1701	1.1703	1.1702	1.1699	1.1698	1.1701	0.02

（3）重现性试验：取大别山地区湖北英山、罗田茅苍术饮片粉末 5 份，制备供试品溶液，检测并记录图谱。同样以 6 号峰为参照峰 S，计算各个共有峰的相对保留时间和相对峰面积，结果表明，各共有峰的相对保留时间 RSD 均小于 0.1%，相对峰面积的 RSD 均小于 3%，符合指纹图谱研究技术的要求。试验结果见表 1-20，表 1-21。

表 1-20 重现性试验结果（相对峰面积）

峰号	样品号					平均值	RSD（%）
	1	2	3	4	5		
1	0.0026	0.0028	0.0026	0.0026	0.0027	0.0027	2.57
2	0.1259	0.1249	0.1233	0.1230	0.1238	0.1242	0.98
3	0.0771	0.0761	0.0737	0.0731	0.0747	0.0749	2.22

续表

峰号	样品号					平均值	RSD（%）
	1	2	3	4	5		
4	0.0276	0.0264	0.0267	0.0263	0.0269	0.0268	1.88
5	0.1152	0.1188	0.1138	0.1184	0.1112	0.1155	2.74
6	1.0000	1.0000	1.0000	1.0000	1.0000	1.0000	0
7	0.0816	0.0825	0.0844	0.0840	0.0844	0.0834	1.53
8	0.0344	0.0343	0.0330	0.0330	0.0329	0.0335	2.25

表 1-21　重现性试验结果（相对保留时间）

峰号	样品号					平均值	RSD（%）
	1	2	3	4	5		
1	0.4080	0.4085	0.4081	0.4083	0.4082	0.4082	0.05
2	0.4791	0.4791	0.4790	0.4794	0.4791	0.4791	0.03
3	0.8351	0.8353	0.8354	0.8352	0.8350	0.8352	0.02
4	0.8789	0.8791	0.8792	0.8793	0.8788	0.8791	0.02
5	0.8972	0.8974	0.8978	0.8976	0.8974	0.8975	0.02
6	1.0000	1.0000	1.0000	1.0000	1.0000	1.0000	0
7	1.1295	1.1299	1.1300	1.1297	1.1299	1.1298	0.02
8	1.1699	1.1697	1.1701	1.1700	1.1701	1.1699	0.01

5. 茅苍术饮片特征图谱测定

（1）特征图谱的建立：取 10 批茅苍术饮片，制备供试品溶液，分别测定，记录各个批次茅苍术饮片在 45min 内的色谱图。结果见图 1-14，图 1-15。

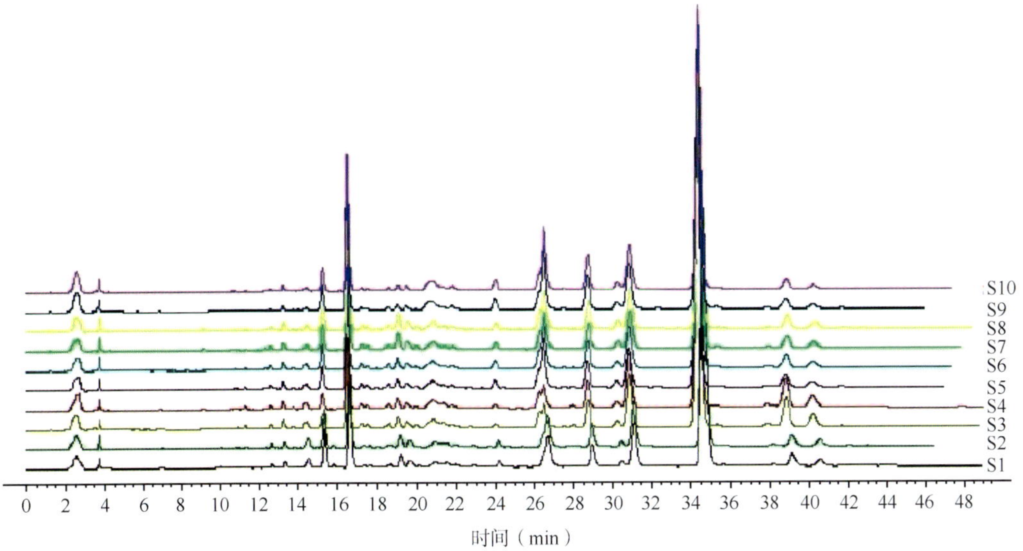

图 1-14　茅苍术饮片特征图谱

S1. 英山草盘；S2. 英山杨柳；S3. 英山陶河；S4. 英山南河；S5. 英山雷店；S6. 江苏句容天王镇；S7. 江苏句容茅山；S8. 罗田九资河；S9. 安徽岳西来榜镇；S10. 罗田薄刀峰镇

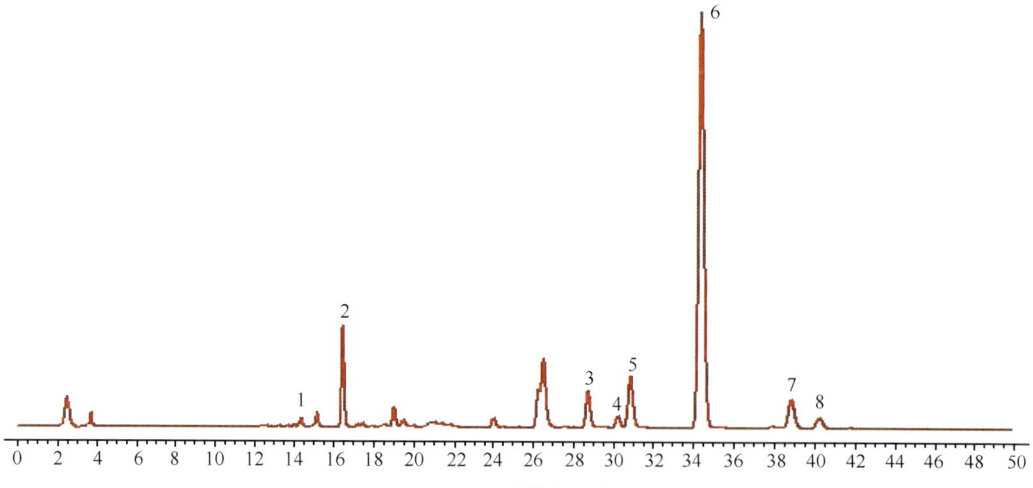

图 1-15　茅苍术对照特征图谱

峰 6：苍术素

以图 1-15 中较稳定和峰面积较大的 6 号峰为参照峰 S，设定其保留时间和峰面积为 1，计算其他各个共有峰的相对保留时间和相对峰面积，结果其共有峰相对保留时间 RSD 均不超过 3%，相对峰面积 RSD 均不超过 5%，符合特征图谱的技术要求。结果见表 1-22，表 1-23。

表 1-22　10 批苍术饮片测定结果（相对保留时间）

样品编号	色谱峰编号							
	1	2	3	4	5	6	7	8
1	0.4189	0.4789	0.8355	0.8797	0.8976	1	1.1304	1.1702
2	0.4186	0.4786	0.8352	0.8793	0.8975	1	1.1305	1.1709
3	0.4196	0.4795	0.8354	0.8794	0.8974	1	1.1279	1.1692
4	0.4196	0.4795	0.8353	0.8793	0.8976	1	1.1295	1.1693
5	0.4197	0.4793	0.8350	0.8792	0.8973	1	1.1295	1.1694
6	0.4196	0.4792	0.8356	0.8795	0.8976	1	1.1303	1.1696
7	0.4195	0.4791	0.8348	0.8797	0.8977	1	1.1299	1.1700
8	0.4196	0.4794	0.8349	0.8789	0.8972	1	1.1295	1.1696
9	0.4195	0.4797	0.8356	0.8791	0.8974	1	1.1294	1.1698
10	0.4196	0.4792	0.8350	0.8793	0.8973	1	1.1295	1.1699
RSD%	0.08	0.06	0.04	0.03	0.02	0	0.04	0.04

表 1-23　10 批苍术饮片测定结果（相对峰面积）

样品编号	色谱峰编号							
	1	2	3	4	5	6	7	8
1	0.0248	0.1973	0.0808	0.0148	0.1841	1	0.0578	0.0344
2	0.0251	0.1985	0.0876	0.0151	0.1841	1	0.0582	0.0337
3	0.0249	0.2114	0.0841	0.0144	0.1792	1	0.0645	0.0358

续表

样品编号	色谱峰编号							
	1	2	3	4	5	6	7	8
4	0.0249	0.2101	0.0879	0.0146	0.1821	1	0.0635	0.0361
5	0.0238	0.2169	0.0805	0.0148	0.1745	1	0.0579	0.0369
6	0.0268	0.2269	0.0828	0.0150	0.1701	1	0.0567	0.0372
7	0.0228	0.1999	0.0881	0.0160	0.1768	1	0.0596	0.0325
8	0.0229	0.2186	0.0875	0.0160	0.1769	1	0.0579	0.0338
9	0.0248	0.2157	0.0807	0.0151	0.1830	1	0.0558	0.0324
10	0.0240	0.2090	0.0883	0.0149	0.1824	1	0.0588	0.0357
RSD%	4.76	4.89	4.00	3.56	2.61	0	4.75	4.98

（2）特征峰的确定与归属：以 10 批次茅苍术饮片特征图谱生成对照特征图谱，确定 8 个特征峰，见图 1-15。以已知对照品为对照，归属 6 号特征峰为苍术素。见图 1-16。

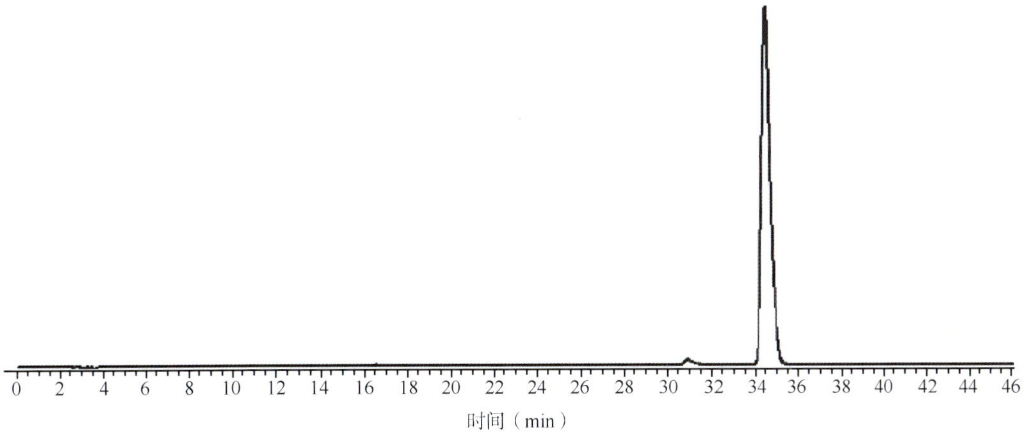

图 1-16　苍术素对照品

（3）相似度评价：中药指纹图谱相似度是根据指纹图谱的整体相似性来计算中药化学组成成分的整体波动程度，据此了解分析中药质量的稳定性。因此将它作为评价中药质量稳定性的有效手段之一。本实验利用中国药典委员会颁布的中药色谱指纹图谱相似度评价系统 2009 版（V1.1）软件，使用中位数法计算，对所得的 HPLC 指纹图谱全谱进行相似度计算，以相关系数表征相似度，相似度结果为 0.996、0.997、0.998、0.989、0.998、0.997、0.996、0.996、0.997、0.996。结果表明，各批次茅苍术饮片特征图谱与对照特征图谱的相似度均达到 0.98 以上，说明该方法稳定可靠，符合特征图谱的技术要求。

（4）不同产地茅苍术饮片特征图谱的比较：本实验采集了湖北英山、湖北罗田、江苏句容、安徽岳西、安徽霍山等 13 个地区的茅苍术药材，炮制为茅苍术饮片，按照已建立的特征图谱测定方法进行分析，记录各产地茅苍术饮片色谱图，将图谱导入到国家药典委员会推荐的中药色谱指纹图谱相似度评价系统 2009 版（V1.1），计算相似度，结果见图 1-17，表 1-24。

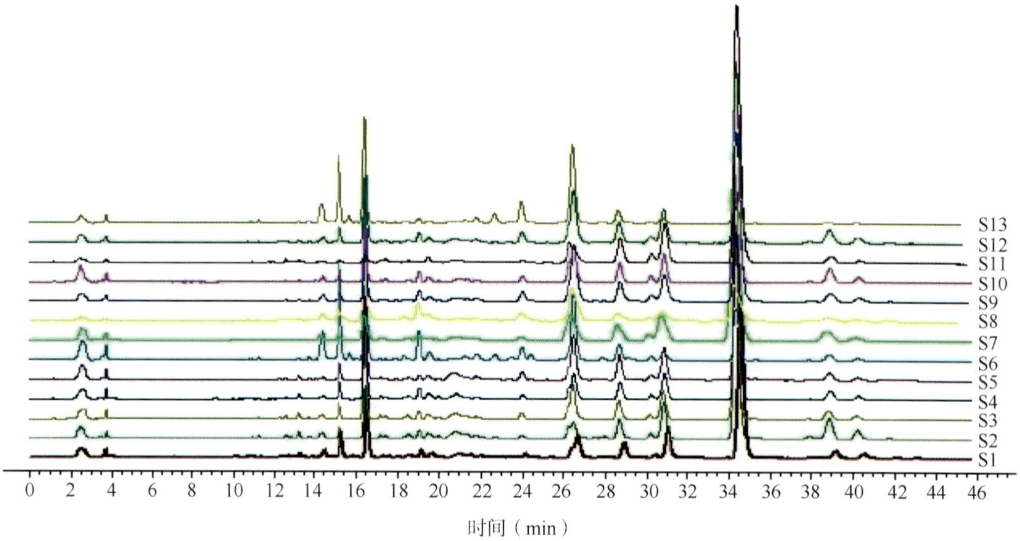

图 1-17 不同产地茅苍术饮片特征图谱

S1. 湖北英山草盘地镇；S2. 湖北英山杨柳湾镇；S3. 湖北英山陶河乡；S4. 湖北英山南河乡；S5. 湖北英山雷店（野生）；S6. 江苏句容天王镇；S7. 江苏句容茅山；S8. 湖北罗田九资河镇；S9. 安徽岳西来榜镇；S10. 湖北罗田薄刀峰镇；S11. 湖北罗田三里畈；S12. 湖北罗田县平湖乡；S13. 安徽霍山太平畈

表 1-24 相似度结果

峰号	S1	S2	S3	S4	S5	S6	S7	S8	S9	S10	S11	S12	S13
S1	1												
S2	0.970	1											
S3	0.963	0.980	1										
S4	0.963	0.974	0.998	1									
S5	0.957	0.974	0.998	0.996	1								
S6	0.542	0.503	0.636	0.665	0.643	1							
S7	0.961	0.986	0.958	0.951	0.953	0.447	1						
S8	0.75	0.771	0.857	0.866	0.866	0.845	0.719	1					
S9	0.928	0.965	0.983	0.976	0.987	0.614	0.936	0.886	1				
S10	0.990	0.969	0.949	0.943	0.941	0.478	0.956	0.730	0.927	1			
S11	0.956	0.987	0.952	0.941	0.947	0.405	0.996	0.700	0.937	0.959	1		
S12	0.937	0.969	0.988	0.934	0.991	0.636	0.938	0.890	0.998	0.934	0.936	1	
S13	0.419	0.410	0.555	0.57	0.573	0.936	0.348	0.840	0.840	0.586	0.375	0.316	1
R	0.969	0.983	0.997	0.995	0.996	0.635	0.964	0.861	0.986	0.957	0.958	0.991	0.558

（5）不同产地茅苍术特征峰峰面积聚类分析：用 SPSS 19.0 对所有共有峰峰面积进行聚类分析，以欧氏距离平方作为度量方法，离差平方和作为聚类方法。选择凝聚状态表生成聚类树形图，结果 S6、S8、S13 与其他距离较远，这与相似度分析结果一致。见图 1-18。

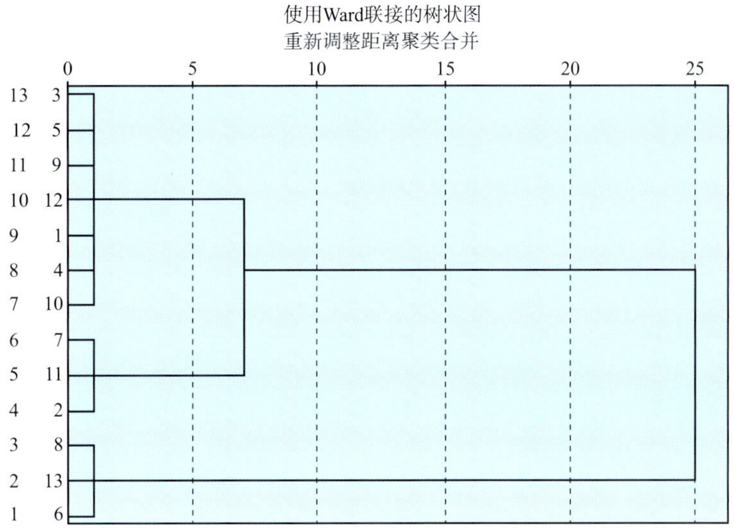

图 1-18 不同产地茅苍术饮片特征峰聚类分析

（6）讨论：首先对测定波长进行了考察，根据文献资料，选择了可能的代表性波长 203nm、210nm、290nm、300nm、320nm、325nm、335nm、340nm 进行检测。结果显示，在 335nm 处各色谱峰分布比较均匀，分离度较好，色谱图信号丰富。利用 RP-HPLC 梯度洗脱，首先观察 60min 内色谱图，发现 45min 以后没有峰，因此选定保留时间为 45min。

通过对 10 批次茅苍术饮片的特征图谱分析，结果 10 批饮片之间相似度达到 0.98 以上，表明大别山区所产茅苍术饮片质量稳定，该分析方法稳定可靠。不同产地茅苍术饮片特征图谱均显示 8 个特征峰，且相似度和聚类分析一致。经对苍术素为主成分进行分析，大别山区英山苍术和罗田苍术中苍术素含量高于 0.4%，符合优质苍术饮片的标准。

通过对湖北英山种植基地 10 批次茅苍术饮片和不同产地 13 批茅苍术饮片特征图谱的研究，建立了茅苍术 HPLC 特征图谱分析方法，该方法简单易行，重现性较好，为茅苍术饮片的品质监控提供了一定的技术指导。

七、含量测定

1. 挥发油

按《中国药典》2015 年版四部附录通则 2204 检查。取供试品适量（相当于含挥发油 0.5 ～ 1.0ml），称定重量（准确至 0.01g），置烧瓶中，加水 300 ～ 500ml（或适量）与玻璃珠数粒，振摇混合后，连接挥发油测定器与回流冷凝管。自冷凝管上端加水使其满至挥发油测定器的刻度部分，并溢流入烧瓶时为止。置于电热套中缓缓加热至沸，并保持微沸约 5h，至测定器中油量不再增加，停止加热，放置片刻，开启测定器下端的活塞，将水缓缓放出，至油层上端到达刻度 0 线上面 5mm 处为止。放置 1h 以上，再开启活塞使油层下降至其上端恰与刻度 0 线平齐，读取挥发油量，并计算供试品中挥发油的含量（%）。结果见表 1-25。

$$挥发油（\%）=\frac{V}{W_1}\times 100\%$$

W_1 为供试品的重量（g）；V 为挥发油量体积（ml）。

表 1-25 挥发油测定结果 （%）

样品编号	挥发油含量	RSD
S1	6.23	0.98
S2	6.54	0.15
S3	6.34	0.20
S4	6.47	0.22
S5	5.12	0.88
S6	5.40	1.10

2. 苍术素含量测定

（1）仪器及试剂：UltiMate 3000 液相色谱仪，紫外检测器，Chromeleon 色谱工作站；纯水，色谱甲醇；对照品苍术素。

（2）色谱条件：色谱柱为 Syncronis C18 柱（4.6mm×250mm，5μl）；流动相甲醇 - 水（79 ∶ 21），进样量 10μl，流速 1ml/min，柱温 30℃，检测波长 340nm。理论板数：按苍术素计算均应不低于 5000。

（3）对照品溶液的制备：取苍术素对照品适量，精密称定，加甲醇制成每 1ml 含 20μg 的溶液，即得。

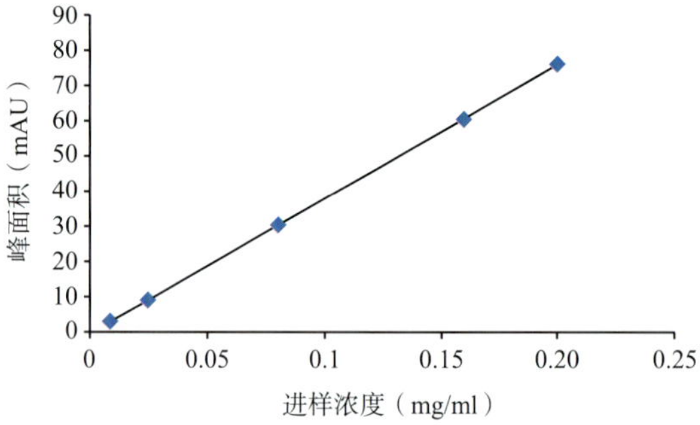

图 1-19 苍术素标准曲线

（4）供试品溶液的制备：取本品粉末（过三号筛）约 0.2g，精密称定，置于具塞锥形瓶中，精密加入甲醇 50ml，密塞，称定重量，浸泡 1h，超声处理（功率 250W，频率 40kHz）1h，放冷，再称定重量，用甲醇补足减失的重量，摇匀，滤过，取续滤液，即得。

（5）线性关系考察：分别配制 5 个不同浓度的标准品，以峰面积为纵坐标，进样浓度（mg/ml）为横坐标，得回归方程为 Y=38398X−0.4245，R^2=0.9998（n=5）。结果表明苍术素在 8.0 ～ 200μg/ml 范围内与峰面积呈良好的线性关系。见图 1-19。

（6）精密度试验：精密吸取对照品溶液 10μl，连续进样 5 次，结果显示仪器精密度良好。见表 1-26。

表 1-26 精密度试验结果

	1	2	3	4	5	$\bar{x}\pm s$	RSD（%）
峰面积	31.3097	31.0181	32.3193	31.6878	31.8236	31.6317±0.4456	1.41

（7）稳定性试验：精密吸取供试品溶液 10μl，分别在 2h、4h、6h、8h、10h 进样测定，共 5 次。结果显示供试品溶液在 12h 内稳定性良好，见表 1-27。

表 1-27 稳定性试验结果

	0h	2h	4h	8h	12h	$\bar{x}\pm s$	RSD（%）
峰面积	31.4750	31.9876	32.0215	31.0872	31.4562	31.6055±0.3541	1.12

（8）测定结果：精密吸取对照品溶液和各供试品溶液，依法测定峰面积，计算不同产地苍术饮片中苍术素的含量。结果见图 1-20，图 1-21，表 1-28。

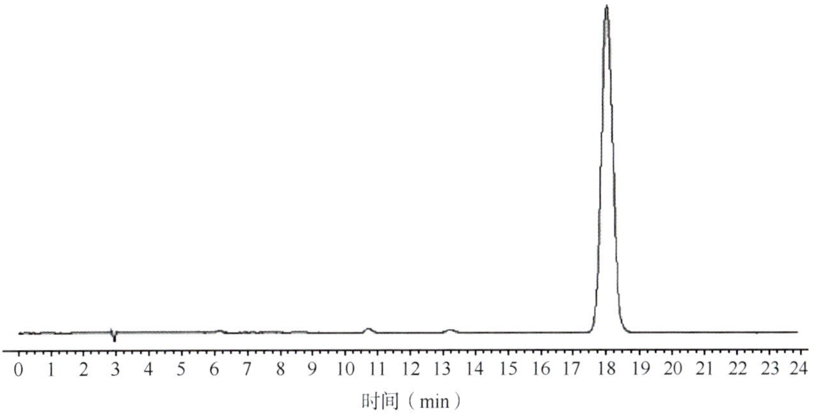

图 1-20　苍术素对照品色谱图

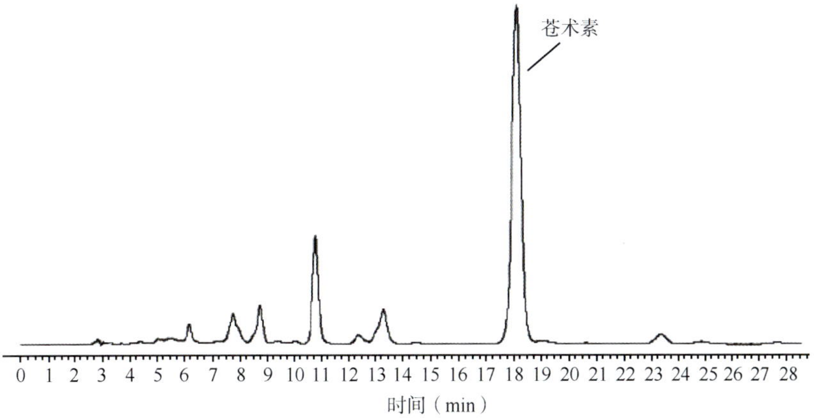

图 1-21　供试品色谱图

表 1-28　不同产地苍术饮片中苍术素含量（%）

编号	产地	苍术素
S1	湖北英山草盘乡	1.16
S2	湖北英山杨柳乡	0.78
S3	湖北英山陶家河乡	0.35
S4	湖北英山南河镇	0.47
S5	湖北英山雷家店镇	1.22
S6	江苏句容天王镇	0.15
S7	江苏句容茅山	0.46
S8	湖北罗田九资河镇	0.41
S9	安徽岳西来榜镇	1.03
S10	湖北罗田薄刀峰镇	0.64
S11	湖北罗田三里畈镇	0.61
S12	湖北罗田县平湖乡	0.64
S13	安徽霍山太平畈乡	0.11

通过对不同产地苍术饮片中苍术素含量测定方法进行验证，方法可行，同时对 13 个区域的样品进行测定发现湖北省罗田县、英山县两地苍术饮片中苍术素含量普遍高于 0.4%，符合优质苍术饮片的标准。

3. β- 桉叶醇的含量测定

（1）色谱条件：Agilent HC-C18 Analytical 色谱柱（4.6mm×250mm，5-Micron），流动相乙腈 - 水（58 ∶ 42），流速 1ml/min，检测波长 203 nm，柱温 30℃。进样量为 10μl。

（2）对照品溶液的制备：取 β- 桉叶醇对照品适量（2.08mg），精密称定，置于 2ml 容量瓶中，溶解，再加甲醇至刻度，摇匀，制成浓度为 1.04mg/ml 的溶液，再精密吸取母液 1ml 置于 5ml 容量瓶中，加甲醇定容，得 0.2008mg/ml 对照品溶液。

（3）供试品溶液的制备：取茅苍术饮片粉末约 0.2g，精密称定，置于具塞锥形瓶中，用移液管精密称取氯仿 25ml 提取 10min，取出放冷，擦去外壁水渍，再次称重，用氯仿补足减失的重量，滤过，取滤液 10ml 于蒸发皿中，置于恒温水浴锅上 55℃挥干，残渣用甲醇溶解，转移至 10ml 容量瓶中，再加甲醇定容至刻度，摇匀，进样前过 0.45μm 微孔滤膜，即得。

（4）线性关系考察：精密称取适量对照品，加甲醇定容，分别配成 0.02008mg/ml、0.1004mg/ml、0.2008mg/ml、0.4016mg/ml、1.04mg/ml，分别进样，进样体积 10μl，以进样浓度（mg/ml）为横坐标，峰面积为纵坐标绘制标准曲线。结果见图 1-22。

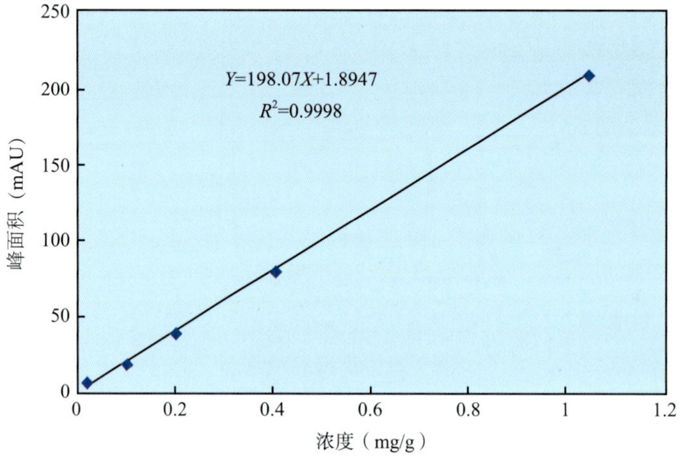

图 1-22 β- 桉叶醇标准曲线

结果表明 β- 桉叶醇在 0.02008 ～ 1.04mg/ml 范围内，峰面积与进样浓度有良好的线性关系。线性方程为 Y=198.07X+1.8947，R^2=0.9998。

（5）精密度考察：精密吸取对照品溶液 10μl 注入液相色谱仪中，重复进样 5 次，测定峰面积，结果 RSD 为 0.75%，小于 2%，表明仪器精密度良好。结果见表 1-29。

表 1-29 精密度试验结果（n=5）

	1	2	3	4	5	RSD（%）
峰面积	41.2250	40.9955	40.2215	40.8709	40.4843	0.75

（6）稳定性考察：分别精密吸取同一样品供试品溶液 10μl，于 0h、2h、4h、8h、24h 进样，测定其 β- 桉叶醇峰面积。结果供试品溶液在 24h 内峰面积基本稳定。结果见表 1-30。

表 1-30 稳定性试验结果（n=5）

	0h	2h	4h	8h	12h	RSD（%）
峰面积	50.5417	50.4076	50.9339	51.1464	50.7860	0.58

（7）重现性考察：精密称取同一批样品 5 份，每份约 0.2g，按上述条件制备，分别进样，记录峰面积，按照外标一点法计算 β- 桉叶醇含量。结果表明所建立的含量测定方法重现性较好。见表 1-31。

表 1-31 重现性试验结果（mg/g，n=5）

	1	2	3	4	5	RSD（%）
峰面积	29.42	30.11	29.50	29.53	29.70	0.93

（8）加样回收试验：精密称取已知含量的样品（29.87mg/g）约 0.1g，精密加入一定量 β- 桉叶醇对照品，然后按上述方法制备供试品溶液，分别进样，记录峰面积，按照外标一点法计算其含量，再根据公式计算回收率，结果见表 1-32。

表 1-32 加样回收率试验结果

编号	取样量（g）	含量（mg/g）	β- 桉叶醇含量（mg）	对照品加入量（mg）	测得量（%）	回收率（%）	平均回收率（%）	RSD（%）
1	0.1037	29.87	3.09	3.21	6.2006	96.86	98.71	1.63
2	0.1009	29.87	3.02	3.18	6.1777	99.49		
3	0.0998	29.87	2.98	3.06	5.9458	96.89		
4	0.0993	29.87	2.97	3.02	6.0054	100.64		
5	0.1018	29.87	3.04	3.09	6.1343	100.11		
6	0.0994	29.87	2.97	3.05	5.9657	98.25		

通过查阅文献资料与前期试验摸索，确定了茅苍术中 β- 桉叶醇的含量测定方法，通过方法学考察验证该方法稳定可靠，重现性良好。

（9）不同产地样品含量测定：取茅苍术饮片粉末各 0.2g，制备成供试品溶液，分别精密吸取各产地供试品溶液和 β- 桉叶醇对照品溶液各 10μl，测定 β- 桉叶醇的含量。结果见图 1-23，图 1-24，表 1-33。

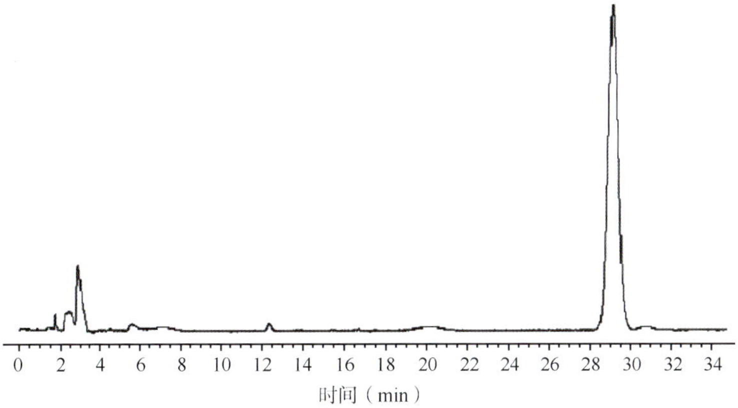

图 1-23 β- 桉叶醇对照品色谱

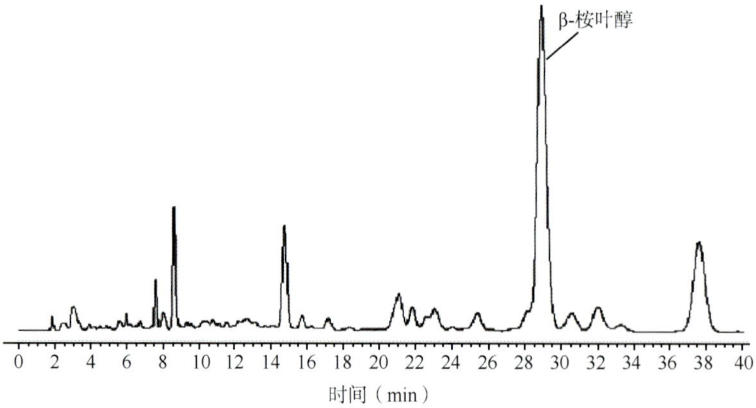

图 1-24 供试品色谱

表 1-33 不同产地茅苍术饮片 β- 桉叶醇含量

编号	产地	β- 桉叶醇（%）
1	湖北英山草盘地镇	3.78
2	湖北英山杨柳湾镇	4.68
3	湖北英山陶家河乡	6.64
4	湖北英山南河镇	4.87
5	湖北英山雷家店镇	6.74
6	江苏句容天王镇	0.56
7	江苏句容茅山	2.98
8	湖北罗田九资河镇	6.01
9	安徽岳西来榜镇	3.92
10	湖北罗田薄刀峰镇	3.81
11	湖北罗田三里畈镇	4.83
12	湖北罗田县平湖乡	5.00
13	安徽霍山太平畈乡	1.87

通过查阅文献资料与前期试验摸索，确定了茅苍术中 β- 桉叶醇的含量测定方法，通过方法学考察验证该方法稳定可靠，重现性良好，且英山县、罗田县所含 β- 桉叶醇含量较高，特此定为大别山茅苍术中 β- 桉叶醇含量不低于 3.0%。

对大别山区英山县、罗田县和江苏句容、安徽岳西、安徽霍山等地苍术进行制样分析，结果发现不同产地茅苍术饮片中 β- 桉叶醇的含量差异较大，其中湖北英山雷家店镇的茅苍术野生品含量最高，江苏句容天王镇所采样品含量最低，究其原因可能为此饮片是从湖北英山引种，且引种年限不长，仅为两年，环境的变化可能对茅苍术饮片的正常生长造成了一定影响。

八、性味与归经

辛、苦，温。归脾、胃、肝经。

九、功能与主治

燥湿健脾，祛风散寒，明目。用于湿阻中焦，脘腹胀满，泄泻，水肿，脚气痿躄，风湿痹痛，风寒感冒，夜盲，眼目昏涩。

十、用法与用量

3 ～ 9g。

十一、贮藏

置干燥处，防潮，温度不超过 30℃，相对湿度 45% ～ 75%。

公司成品饮片存放于环境常温库（0 ～ 30℃）内，其相对湿度保持在 45% ～ 75%，能够为苍术储存提供一个较好的环境。有利于延长它的保质期。

通过质管部和仓储人员定期及不定期的巡视抽查，在三年内，包装袋没有破损，袋内苍术没有出现变色发霉等变质情况。结合质管人员对饮片的稳定性考察，监测重点成分是否符合内控标准。

十二、优质苍术饮片质量标准亮点总结

1. 药材和基源

大别山苍术为菊科植物茅苍术 *Atractylodes lancea*（Thunb.）DC. 的干燥根茎。

大别山苍术“以气味浓郁，苍术素含量高，朱砂点密集而著称，比重大和药效显著”，品质优良。

2. 产地

优质苍术饮片原料药材道地产区为大别山中药材宝库之称的英山县和罗田县，罗田县为国家地理标志保护产品产区。

3. 工艺

本工艺过程严格执行《中国药典》2015 年版一部和《湖北省中药饮片炮制规范》（2009 年版）及《药品生产质量管理规范》（2010 年修订）及企业《苍术饮片生产工艺规程》。工艺流程和工艺参数清晰准确，有老药工现场指导，工艺稳定可控。

4. 性状

规定了苍术饮片厚度的均一性，同时突出了“气味浓郁，苍术素含量高，朱砂点密集”这一重要特征，保证了大别山苍术的道地性。

5. 鉴别

在《中国药典》2015 年版基础上，增加了 β- 桉叶醇的薄层鉴别，能有效控制 β- 桉叶醇的定性鉴别，增加苍术主要有效成分的控制。

6. 检查

关键质量指标分别为：杂质小于 1%（药典为不得过 3%），密度大于 0.80mg/cm^3（新增指标），水分小于 11.0%，总灰分小于 5.0%，二氧化硫残留量不得过 30mg/kg（药典不得过 150mg/kg）。

7. 特征图谱

增加了苍术饮片 HPLC 特征图谱，对优质苍术的有效成分进行更加严格的控制。

8. 含量测定

挥发油含量高于 6.0%（新增指标），苍术素含量高于 0.4%（药典规定 0.3%），是药典标准的 1.3 倍。β- 桉叶醇含量不低于 3.0%（新增指标）。

综上所述，本品种优质饮片指标较《中国药典》2015 年版增加 4 项，含量指标明显高于药典，苍术饮片标准明显优于《中国药典》2015 年版。

2. 白芍
Baishao
PAEONIAE RADIX ALBA

本品为毛茛科植物芍药 *Paeonia lactiflora* Pall. 干燥根的炮制加工品。

【采收与加工】 夏、秋二季采挖，洗净，除去头尾和细根，置沸水中煮后除去外皮或去皮后再煮，晒干。产地为白芍道地产区安徽省亳州市。

【炮制】 白芍洗净，润透，切薄片，干燥。

【成品性状】 本品为类圆形的薄片。表面淡棕红色或类白色，平滑。切面类白色或微带棕红色，形成层环明显，可见稍隆起的筋脉纹呈放射状排列。气微，味微苦、酸。

【鉴别】

（1）显微鉴别：本品粉末黄白色。糊化淀粉粒团块甚多。草酸钙簇晶直径 11 ～ 35μm，存在于薄壁细胞中，常排列成行，或一个细胞中含数个簇晶。具缘纹孔导管和网纹导管直径 20 ～ 65μm。纤维长梭形，直径 15 ～ 40μm，壁厚，微木化，具大的圆形纹孔。

（2）取本品粉末 0.5g，加乙醇 10ml，振摇 5min，滤过，滤液蒸干，残渣加乙醇 1ml 使溶解，作为供试品溶液。另取芍药苷对照品，加乙醇制成每 1ml 含 1mg 的溶液，作为对照品溶液。照薄层色谱法（《中国药典》2015 年版四部通则 0502）试验，吸取上述两种溶液各 10μl，分别点于同一硅胶 G 薄层板上，以三氯甲烷 - 乙酸乙酯 - 甲醇 - 甲酸（40 ∶ 5 ∶ 10 ∶ 0.2）为展开剂，展开，取出，晾干，喷以 5% 香草醛硫酸溶液，加热至斑点显色清晰。供试品色谱中，在与对照品色谱相应的位置上，显相同的蓝紫色斑点。

【检查】

杂质　不得过 3%（《中国药典》2015 年版四部通则 2301）。

水分　不得过 12.0%（《中国药典》2015 年版四部通则 0832 第二法）。

总灰分　不得过 4.0%（《中国药典》2015 年版四部通则 2302）。

重金属及有害元素　照铅、镉、砷、汞、铜测定法（《中国药典》2015 年版四部通则 2321 原子吸收分光光度法或电感耦合等离子体质谱法）测定，铅不得过 5mg/kg；镉不得过 0.3mg/kg；砷不得过 2mg/kg；汞不得过 0.2mg/kg；铜不得过 20mg/kg。

二氧化硫残留量　照二氧化硫残留量测定法测定，不得过 150mg/kg（《中国药典》2015 年版四部通则 2331）。

【浸出物】 照“水溶性浸出物测定法”（《中国药典》2015 年版四部通则 2201）项下的热浸法测定，不得少于 25.0%。

【特征图谱】 照高效液相色谱法（《中国药典》2015 年版四部通则 0512）测定。

色谱条件与系统适用性试验：以十八烷基硅烷键合硅胶为填充剂；以乙腈为流动相

A，以 0.1% 磷酸溶液为流动相 B，梯度洗脱 0 ～ 20min，12% ～ 20% A；20 ～ 25min，20% ～ 26% A；25 ～ 35min，26% ～ 28% A；35 ～ 40min，28% ～ 55% A；40 ～ 50min，55% ～ 90%A；50 ～ 55min，90%A；柱温为 30℃；检测波长为 230nm。理论板数按芍药苷峰计算应不低于 35 000。

对照品溶液的制备：取芍药苷对照品适量，精密称定，加甲醇制成每 1ml 含芍药苷 100μg 的溶液，即得。

供试品溶液的制备：取本品中粉约 0.1g，精密称定，置于 50ml 量瓶中，加稀乙醇 35ml，超声处理（功率 240W，频率 45kHz）30min，放冷，加稀乙醇至刻度，摇匀，滤过，取续滤液，即得。

测定法：精密吸取对照品溶液与供试品溶液各 10μl，注入液相色谱仪，测定，即得。

供试品特征图谱中应呈现 7 个特征峰，其中峰 4 应与对照品参照峰保留时间一致。见图 2-1。

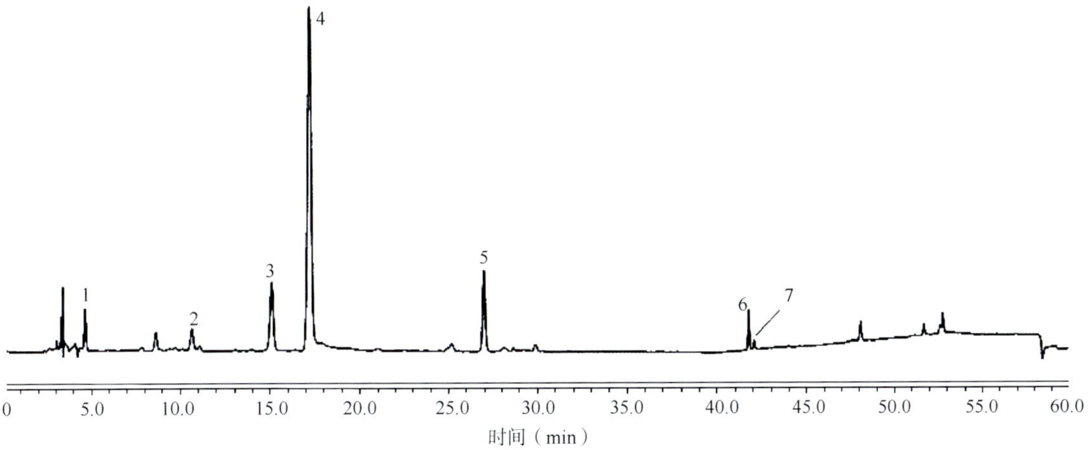

图 2-1　对照特征图谱

峰 3：芍药内酯苷；峰 4：芍药苷

【含量测定】　照高效液相色谱法（《中国药典》2015 年版通则 0512）测定。

色谱条件与系统适用性试验：以十八烷基硅烷键合硅胶为填充剂；以乙腈 -0.1% 磷酸溶液（14 ∶ 86）为流动相；检测波长为 230nm。理论板数按芍药苷峰计算应不低于 2000。

对照品溶液的制备：取芍药苷对照品适量，精密称定，加甲醇制成每 1ml 含 60μg 的溶液，即得。

供试品溶液的制备：取本品中粉约 0.1g，精密称定，置 50ml 量瓶中，加稀乙醇 35ml，超声处理（功率 240W，频率 45kHz）30min，放冷，加稀乙醇至刻度，摇匀，滤过，取续滤液，即得。

测定法：分别精密吸取对照品溶液与供试品溶液各 10μl，注入液相色谱仪，测定，即得。

本品按干燥品计算，含芍药苷（$C_{23}H_{28}O_{11}$）不得少于 2.0%。

【性味与归经】　苦、酸，微寒。归肝、脾经。

【功能与主治】　养血调经，敛阴止汗，柔肝止痛，平抑肝阳。用于血虚萎黄，月经不调，自汗，盗汗，胁痛，腹痛，四肢挛痛，头痛眩晕。

【用法与用量】　6 ～ 15g。

【注意】 不宜与藜芦同用。

【贮藏】 置干燥处，防蛀。

起草单位：亳州市沪谯药业有限公司

“优质白芍饮片质量标准（草案）”起草说明

一、药材来源

1. 基原

白芍为毛茛科植物芍药 *Paeonia lactiflora* Pall. 的干燥根。夏、秋二季采挖，洗净，除去头尾和细根，置沸水中煮后除去外皮或去皮后再煮，晒干。白芍是我国著名的传统中药，始载于《神农本草经》，列为中品。其性味苦、酸，微寒，具有养血调经、敛阴止汗、柔肝止痛、平抑肝阳的功效，常用于血虚萎黄，月经不调，自汗，盗汗，胁痛，腹痛，四肢挛痛，头痛眩晕等症。白芍为多年生草本，高 50 ～ 80cm。根肥大，通常呈圆柱形或略呈纺锤形。茎直立，光滑无毛。叶互生；具长柄；2 回 3 出复叶，小叶片椭圆形至披针形，长 8 ～ 12cm，宽 2 ～ 4cm，先端渐尖或锐尖，基部楔形，全缘，叶缘具极细乳突，上面深绿色，下面淡绿色，叶脉在下面隆起，叶基部常带红色。花甚大，单生于花茎的分枝顶端，每花茎有 2 ～ 5 朵花，花茎长 9 ～ 11cm；萼片 3，叶状；花瓣 10 片左右或更多，倒卵形，白色、粉红色或红色；雄蕊多数，花药黄色；心皮 3 ～ 5 枚，分离。蓇葖果 3 ～ 5 枚，卵形，先端钩状向外弯。花期 5 ～ 7 月。果期 6 ～ 7 月。

2. 采收季节及产地加工

对不同采收期白芍药材的浸出物和芍药苷含量进行测定，综合分析，以确定适宜的采收期。

（1）浸出物测定：取白芍样品粗粉约 4g，精密称定，置于 250ml 的锥形瓶中，精密加水 100ml，密塞，称定重量，静置 1h 后，连接回流冷凝管，加热至沸腾，并保持微沸 1h。放冷后，取下锥形瓶，密塞，再称定重量，用水补足减失的重量，摇匀，滤过，精密量取滤液 25ml，置已干燥至恒重的蒸发皿中、在水浴上蒸干后，于 105℃干燥 3h，置干燥器中冷却 30min，迅速精密称定重量，计算供试品中水溶性浸出物的含量。结果见表 2-1。

表 2-1　不同采收月份含量测定结果（%）

时间	芍药苷		水溶性浸出物	
	育苗法	分根法	育苗法	分根法
2015/12/18	4.6	4.3	40.6	38.6
2016/1/27	4.1	3.9	42.4	42.4
2016/2/27	4.2	5.2	38.4	41.2
2016/3/23	4.9	3.4	35.0	36.3
2016/4/26	6.6	5.4	43.6	46.7
2016/5/9	5.3	4.3	40.5	33.1
2016/5/13	4.3	5.1	46.8	40.0
2016/5/23	3.7	3.8	34.5	32.2
2016/6/14	4.9	3.7	33.6	31.7

续表

时间	芍药苷		水溶性浸出物	
	育苗法	分根法	育苗法	分根法
2016/6/28	1.7	3.1	33.7	30.4
2016/7/19	3.4	3.7	32.1	31.0
2016/8/25	2.7	3.0	29.8	30.4
2016/9/27	3.2	3.8	28.1	29.7
2016/10/31	3.4	3.6	30.4	29.4
2016/11/27	3.4	4.0	35.3	35.3

（2）芍药苷含量测定

色谱条件与系统实用性试验：依利特 SinoChrom ODS-BP 色谱柱（250mm×4.6mm，5μm）；以乙腈 -0.1% 磷酸溶液（14 ∶ 86）为流动相；检测波长为 230nm，进样量 10μl，流速 1ml/min，柱温 30℃。理论板数按芍药苷峰计算应不低于 2000。

对照品溶液的制备：取芍药苷对照品适量，精密称定，加甲醇制成每 1ml 含 60μg 的溶液，即得。

供试品溶液的制备：取本品中粉约 0.1g，精密称定，置于 50ml 量瓶中，加稀乙醇 35ml，超声处理（功率 240W，频率 45kHz）30min，放冷，加稀乙醇至刻度，摇匀，滤过，取续滤液，即得。

由芍药苷含量测定实验结果可知（见表 2-1），不同采收时间的白芍中芍药苷含量较高者在 3 ～ 5 月上旬、9 ～ 11 月，极低值点约在 8 月，5 ～ 6 月波动较大，与部分文献报道规律一致，4 ～ 5 月为白芍中芍药苷合成积累高峰期。采收过程中应考虑产量和含量的最大化，4 ～ 5 月虽芍药苷含量较高，但此期正值白芍生长与生殖最旺盛期，根内干物质积累尚未达到最大量，折干率较低；而在传统采收时间（9 ～ 10 月）白芍地上部分刚枯萎，根内芍药苷含量较高，干物质积累达到最大量，折干率较高，产量大，此时采收较为合理。

表 2-2　不同年限白芍采收时间跟踪数据汇总

产地	生长年限	芍药苷（%）
亳州十九里镇	4 年生	4.2
亳州十九里镇	5 年生	3.1
江苏徐州贾汪区	5 年生	3.9
亳州卫岗镇	5 年生	3.2
亳州十河镇	4 年生	3.8
亳州十八里镇	4 年生	3.7
亳州十八里镇	4 年生	4.4
亳州观堂镇	5 年生	3.5
亳州华佗镇	4 年生	4.2
亳州沙土镇	5 年生	3.6
山西新绛县	5 年生	3.6
亳州十河镇大周村	5 年生	3.8
亳州芦庙镇王楼火车站	4 年生	4.0
亳州华佗镇小奈集小刘庄	5 年生	3.4

另外，在不同产地不同生长年限样品质量考察中（见表 2-2），以 4 年生白芍中芍药苷的含量总体较高。结合白芍性状，较低年限白芍根较细小，其芍药苷未能累积到一定含量；而生长期 5 年及以上的白芍根较粗，但是其淀粉含量增加了很多，芍药苷含量反而有所降低，所以采收 4 年生白芍比较适合。

综上所述，白芍的采收期定为 4 年生的秋季（9 ～ 10 月）。

3. 优质药材依据

白芍的原料药材来源于毛茛科植物芍药的干燥根，目前全国药用芍药主产区为安徽亳州、浙江磐安、四川中江和山东菏泽，所产白芍分别习称亳白芍、杭白芍、川白芍和菏泽白芍，是大宗常用中药材之一。其中亳白芍质量优良，是各产地白芍中的首选，且产量较大，年产量占全国的 70% 以上。因此，亳白芍在全国白芍品种中具有举足轻重的地位。生产优质白芍饮片的药材大多产于安徽省亳州市的种植基地，标准化的种植、采收、加工，从源头到饮片全程质量跟踪，保证饮片质量。此外，其他采购、加工、销售的白芍来源均为道地产区，饮片质量优质有保证，疗效确切。

为保证原药材质量的稳定性，组织质量监督和采购相关人员进行道地产区原药材质量考察，选取当地信用好、具有相关从业经历的合作社和农户，签订产购销合同，保证每年都有采收、每年都有种植，每批原药材采购保证采购人员全程跟踪，同时，聘请当地对白芍有研究的技术人员定时对合作社和农户进行种植指导，解决种植者种植过程中遇到的问题；另外，需要保证白芍的产量和可持续性，引导当地农户有计划地进行采收等。

为保证饮片质量，公司投入大量的人力和物力，招聘专业的技术人员，首先通过外观检查，按照药典规定，对比其外观、性状，然后利用先进的科学仪器、采用科学的分析方法，通过 TLC 鉴别、HPLC 特征图谱和含量测定，保证每批原药材的质量。

白芍优质饮片加工工艺应用企业资源计划（ERP）管理程序的技术，以工艺参数为关键控制点，应用数控和程控技术，通过联动生产技术，实现白芍饮片炮制的标准化、规范化、数控化、自动化、专业化生产模式，形成中药饮片的核心炮制技术，形成白芍饮片产品生产全过程的工艺与质量评价体系和追溯体系。应用现代化物流管理方式，以 ERP 管理程序的技术，借助互联网信息技术，对商品进行二维码信息录入，可全程追溯每一批次、每一品种的质量信息。

二、炮制

1. 标准依据

《中国药典》2015 年版一部及四部。

2. 工艺流程

原药材→挑选→洗净→润透→切制→干燥→筛选→内包装→外包装→入库。

3. 炮制工艺研究

（1）润制时间考察：取白芍原药材，挑去杂质，除去虫蛀和碎裂品，清水浸润，每隔 2h 取样，擦干表面的水分后切制。观察每个时间点的个子货浸润情况、切片效果，记录个子货表面状态和弯曲程度，断面颜色、水圈大小和性状，以及切制效果（能否切片、片形是否完整、表面形状）和干燥时间及性状等，并按《中国药典》2015 年版测定其水溶性浸出物和芍药苷含量。结果见表 2-3，图 2-2。

表 2-3　白芍润切情况考察汇总

浸润时间	表面形状	断面性状	切制效果	干燥	芍药苷（%）	浸出物（%）
0h	长圆柱形，表面光洁，无外皮。类白色，个别淡棕色，长 5 ～ 23cm，直径 1 ～ 2cm。质坚实	断面稍显粉性，类白色，形成层环明显，有稍隆起的放射纹			3.1	38.0
2h	长圆柱形，表面光洁。类白色，个别淡棕色。手摸有滑腻感，手捏表面稍软	断面水圈占直径的 1/3，干心。掰开断面有隆起的放射纹，断面沿着放射纹裂开	能切，切制片厚 2mm，切片表面粉性，不平整，大多数是裂片、碎片。切面类白色或淡黄色	干燥后切片粉性较大，黄白色，切片边缘表皮颜色加深，淡黄棕色，个别是黄棕色，裂片、碎片为主。翘片较多	2.4	37.8
4h	长圆柱形，表面光洁。类白色，个别淡棕色，整体颜色变浅。手摸有滑腻感，手捏表面稍软，部分有水渍渗出。大部分能弯曲，粗条弯曲弧度不大	断面水圈所占直径，细条（d=1.25cm）2/5，粗条（d=1.7cm）将近 1/2，干心，掰开断面有隆起的放射纹，有裂痕	片厚 2mm，切片表面粉性，少许较为平整，裂片较多，部分从木部开裂，细条者裂片较少。切面水圈部分类白色，内部为淡黄色	干燥后切片呈粉性，较 2h 稍弱，切面黄白色，水圈部分稍呈角质状，裂片、翘片较多，边缘表皮颜色加深	2.7	34.0
6h	长圆柱形，表面光洁，无外皮。类白色，部分部位淡棕色，整体颜色变浅。手摸有滑腻感，较之前稍弱。手捏表面稍软，有水渍渗出	较难用手掰断。切断，断面水圈占直径 3/4 以上，部分木心已湿润，部分干心，干心木部质地较坚实，直径外 1/2 质地柔软	片厚 2mm，切面平整，除少部分干心处稍不平整。切面粉性，较弱，个别透心，有裂片	干燥后切片黄白色，呈粉性，较弱，个别出现角质状。硬脆，边缘表面颜色较原药材深，可见断面放射状纹理，翘片较少	2.4	32.1
8h	手摸无滑腻感，质地柔软、有弹性，可任意弯曲；手捏有水渍渗出，表面颜色变淡	有弹性，难掰断。易切开，断面平坦，呈粉性；无干心，整个质软润透。水圈 100%。个别药材韧皮部与木质部分裂	药材柔软，切片完整，断面平整、光滑，切面粉性，切制效果较好	干燥后切片呈粉性，类白或黄白色，边缘浅棕色。质硬脆，翘片较少	2.2	29.9
10h	药材手摸无滑腻感，质地柔软、有弹性，可任意弯曲；手捏有水渍渗出，表面颜色变淡	有弹性，难掰断。刀易切开，断面平坦，呈粉性；无干心，整个质软润透。个别粗条木心尚未完全润透	药材柔软，切片完整，断面平整、光滑，个别切片中心较硬，片形稍差。切制效果较好	干燥后切片呈类白或黄白色，边缘浅棕色。质硬脆，翘片较少	2.5	29.8
12h	药材表面淡白色，靠根茎上部颜色较深，为淡棕色。质地柔软，可任意弯曲，手捏有水	有弹性，难掰断。用刀易切开，断面平坦，呈粉性；无干心，整个质软润透，断面泛水光	药材柔软，切片完整，断面平整、光滑	干燥后切片呈类白或黄白色，边缘浅棕色。质硬脆，翘片较少	2.4	28.1

续表

浸润时间	表面形状	断面性状	切制效果	干燥	芍药苷（%）	浸出物（%）
14h	药材表面淡白色，靠根茎上部颜色较深，为淡棕色。质地柔软，可任意弯曲，手捏有水	有弹性，难掰断。用刀易切开，断面平坦，无干心，整个质软润透，断面泛水光，弱粉性	药材柔软，切片完整，断面平整、光滑	干燥后切片呈类白或黄白色，边缘浅棕色。质硬脆，片形收缩，翘片较多	1.9	27.1
16h	药材表面淡白色，靠根茎上部颜色较深，为淡棕色。质地柔软，可任意弯曲，手捏有水，稍带“伤水”感	有弹性，难掰断。用刀易切开，断面平坦，“伤水”，无干心，整个质软润透	药材柔软，切片完整，断面平整、光滑，易变形；“伤水”。切制过程有翘片产生	干燥后切片呈类白或黄白色，边缘浅棕色。质硬脆，翘片较多。个别呈角质状	2.0	31.0
18h	药材表面呈暗黄棕色偏白，胀大，有“伤水”感，手捏有水渍渗出	有弹性，难掰断。用刀易切开，断面平坦，光滑，“伤水”，无干心，整个质软润透	药材柔软，切片完整，断面平整、光滑，易变形；“伤水”。切制过程有翘片产生	干燥后切片呈类白色或黄白色，边缘浅棕色。质硬脆，翘片较多。个别呈角质状	2.0	30.6
20h	药材表面呈暗黄棕色偏白，胀大，有“伤水”感，手捏有水渍渗出	难掰断，用刀切开，断面暗灰白色，有伤水现象，稍挤有水出，无粉性（泛水光）	药材柔软，切片完整，断面平整、光滑，易变形；“伤水”。切制过程有翘片产生	干燥后切片收缩，翘片较多，切面呈类白或黄白色，边缘浅棕色。质硬脆，部分呈角质状	1.9	27.6
22h	药材表面呈暗黄棕色偏白，胀大，有“伤水”感，手捏有水渍渗出。部分表面具纵皱纹，皱裂明显	难掰断，用刀切开，断面暗灰白色，有伤水现象，稍挤有水出，无粉性（泛水光）	药材柔软，切片完整，断面平整、光滑，易变形，“伤水”。切制过程有翘片产生，稍显粉性	干燥后切片收缩，翘片较多，质坚实、硬脆，切面有隆起的放射状纹理，切面颜色稍加深，淡黄棕色，边沿表面黄褐色，部分呈角质状	1.8	29.5
24h	药材表面呈暗黄棕色偏白，胀大，有裂纹的药材已裂开，有“伤水”感，手捏有水渍渗出。部分表面具纵皱纹，皱裂明显	切开断面挤出水，切面平整，光滑，放射状纹理不隆起，切面有“伤水”现象	药材柔软，切制出来有部分翘片，切面平整、光滑，手捏有黏稠感，有“伤水”现象	干燥后切片收缩，翘片较多，质坚实、硬脆，切面有隆起的放射状纹理，切面颜色稍加深，淡黄棕色，边沿表面黄褐色，部分呈角质状	2.1	29.0
26h	药材表面呈红棕色，个别呈灰棕色，药材胀大，有“伤水”感，手捏有水渍渗出。部分表面具纵皱纹	切开断面挤出水，切面平整，光滑，放射状纹理不隆起，切面有“伤水”现象	药材柔软，切制出来有部分翘片，切面平整、光滑，手捏有黏稠感，有“伤水”现象。切面淡黄棕色或黄白色	干燥后切片收缩，多数是翘片，质坚实、硬脆，切面有隆起的放射状纹理，切面颜色稍加深，淡黄棕色，边沿表面黄褐色，呈角质状	1.9	27.1

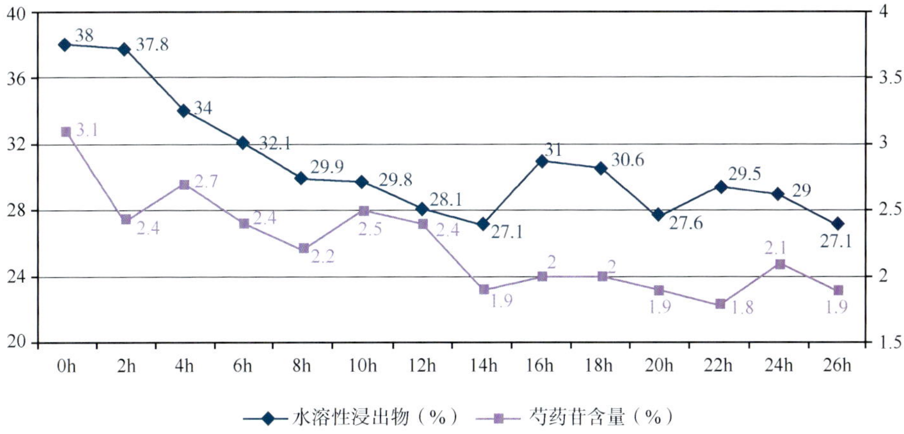

图 2-2　白芍润切指标成分变化

由结果可知，白芍在浸润过程中，水溶性浸出物和芍药苷含量均呈下降趋势。从饮片性状分析，浸润 2 ～ 6h 后的白芍切制效果差，切片表面粉性，不平整，有干心、裂片；浸润 8 ～ 12h 后药材柔软，切制效果较好，切片完整，断面平整、光滑，无干心，质软润透；浸润 14h 后的白芍切片表面有水迹，断面泛水光；浸润 16h 后的白芍片“伤水”明显；浸润 20h 后的白芍轻挤压可出水等。综合白芍水溶性浸出物、芍药苷等成分含量及饮片性状考虑，白芍以润透至无干心易切制为宜。

（2）干燥温度考察：取白芍原药材约 5kg，挑去杂质，洗净，润透，切薄片，收集白芍片，混匀，均分成 3 份，分别置 50℃、60℃、80℃烘箱中干燥至水分合格，并按《中国药典》2015 年版测定其水分、浸出物及芍药苷含量，其测定结果及性状见表 2-4，图 2-3。

表 2-4　不同干燥温度考察

温度	水分（%）	浸出物（%）	芍药苷含量（%）	性状
50℃	9.5	30.2	3.4	表面淡黄棕色，有皱缩纹理，切面类白色而微带棕红色，边缘浅棕色，形成层环明显
60℃	8.3	27.8	3.3	表面淡黄棕色，有皱缩纹理，切面类白色而微带棕红色，边缘浅棕色，形成层环明显
80℃	8.8	26.0	3.3	表面淡黄棕色，有皱缩纹理，切面类白色而微带棕红色，边缘浅棕色，形成层环明显，部分有翘片

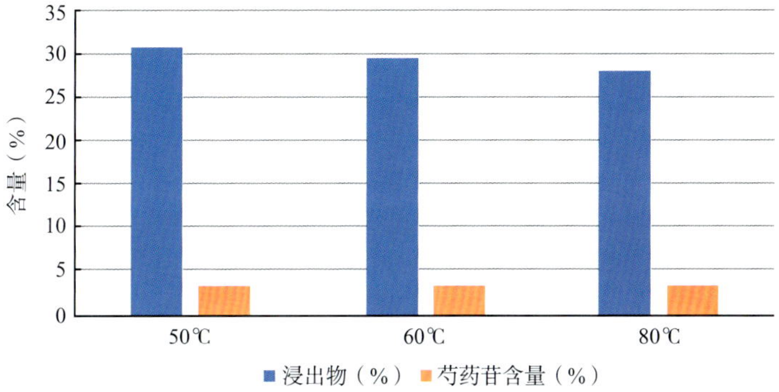

图 2-3　不同干燥温度考察结果

由结果可知，不同干燥温度对白芍的芍药苷含量无显著影响；温度越高，白芍片形越差。综上，白芍的干燥温度可在 50 ～ 80℃范围内酌情选择，建议选用 60 ～ 80℃进行干燥。综合浸润时间与干燥温度考察结果分析，确定白芍片的炮制工艺为：取原药材，挑去杂质，洗净，润透，切薄片，60 ～ 80℃干燥至水分合格，筛去碎屑，即可。

4. 白芍炮制工艺验证

（1）工艺验证流程：原药材→挑去杂质→洗净→润透→切薄片→ 60 ～ 80℃干燥至水分合格→筛选→包装→成品。

（2）工艺验证及检测：工艺验证具体操作：取原药材 3 份，每份 6kg，按上述白芍炮制工艺进行工艺验证，并按《中国药典》2015 年版测定其水分、浸出物及芍药苷含量；另取原药材同步检测，测定结果见图 2-4，表 2-5，图 2-5。

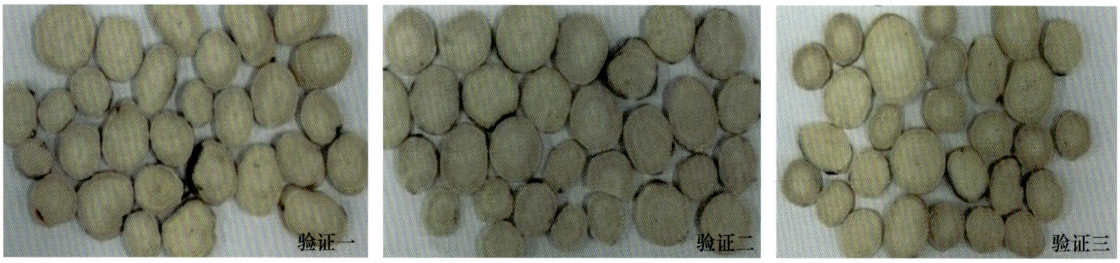

图 2-4　3 批验证白芍片性状图

表 2-5　3 批验证样品各指标测定结果（%）

	水分	浸出物	芍药苷含量
原药材	10.4	30.2	3.2
验证 1	9.6	27.8	2.9
验证 2	8.9	26.0	2.8
验证 3	9.3	27.3	2.8

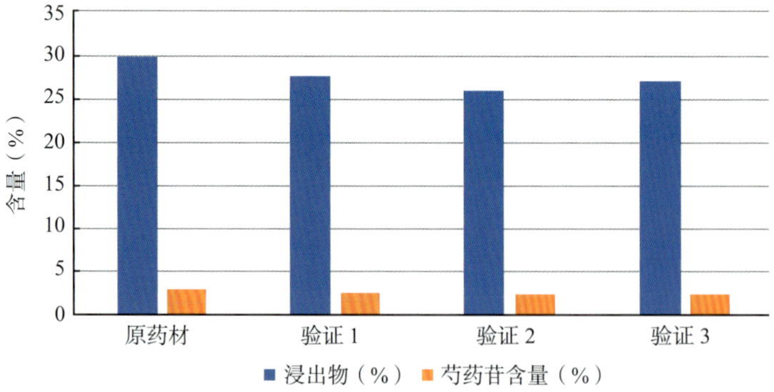

图 2-5　3 批验证各指标测定结果

结果可见，3 批验证样品间性状无明显差异，符合炮制工艺研究的样品性状，3 批验证样品间的浸出物无明显差别，比原药材浸出物略微降低；3 批验证样品的芍药苷含量无明显差别，比原药材芍药苷含量略微降低，但差异较小。验证结果表明白芍片炮制工艺稳定、可行。

5. 白芍优质饮片生产工艺规程

（1）生产前准备与检查：①操作工按进出一般生产区规程进行更鞋、更衣、洗手。②检查操作间内是否有前批“清场合格证（副本）”，并检查是否在清场有效期内；如超过清场有效期者，必须重新清场，经 QA 检查合格后才能进行生产；并将前批“清场合格证（副本）”或重新清场后的“清场合格证（正、副本）”附于本批生产记录内。③检查所用设备的清洁情况。④检查所用容器、器具的清洁情况。⑤检查所有台秤的灵敏度、准确度。⑥按“生产指令”向仓库领取所需原药材。⑦按物料进入一般生产区清洁规程去掉原药材的外包装，放于洁净小推车上。

（2）净制操作：①将所用容器、器具按一般生产区容器、器具清洁规程进行清洁。②由车间工艺员填写好生产状态标记，挂在生产区域的固定位置。③将药材摊在拣选台上，拣去药材中的杂质、异物、非药用部分。装入洁净容器内。④净选后的药材在物料状态标记上标明品名、批号、规格、数量、工号、日期，并做好记录，转入下道工序。

（3）洗药操作：①将洗药池注入 70% 饮用水，将有药材的塑料筐（或竹筐）在水中浸没后捞起，放至润药区，再用饮用水冲洗一遍，沥干水。②洗净后的药材在物料状态标记上标明品名、批号、规格、件数（或筐数）、操作人、日期，做好记录并转入下道工序。

（4）润药操作：①将洗净后的药材加清水浸润，润透至内无干心，用弯曲法试验，以柔软不易折断为度。②润制后的药材在物料状态标记上标明品名、批号、规格、件数（或筐数）、操作人、日期，做好记录并转入下道工序。

（5）切制操作：①切制前的复查，将软化后药材握在手中，大拇指向外推，其余四指向内缩，以药材弯曲，不易折断为合格。折断断面无干心。由车间工艺员填写并挂上生产状态标志。②用转盘式切药机进行切制，首先检查机器是否洁净，然后试车，根据片后规格调节切药机切制参数为 2mm 的位置，即可切片。③切制后的药材装在洁净的塑料箱中，在状态标记上标明品名、批号、规格、件数（或筐数）、操作人、日期，并做好记录，转入下道工序。④切制后的药材应及时干燥。

（6）饮片干燥操作：①操作前准备，检查设备是否清洁。根据生产指令办理与上道工序岗位的中间品交接收料手续，检查物料状态标志与所干燥物料是否符合。检查 QC-25 型网带式气流干燥机为洁净后，由车间工艺员填写并挂上生产状态标志。②操作，检查 QC-25 型网带式气流干燥机的清洁卫生。检查需干燥的饮片是否符合工艺要求。将白芍加到 QC-25 型网带式气流干燥机的上料段，适当摊开，调节布料器高度，使物料厚度不超过 20mm；设定好温度，前段、中段温度为 60 ～ 80℃，末段温度设定为 60 ～ 80℃；网带走速调整至 0.5m/min；排湿风机选择开关拨至自动位置，排湿计时器频率设定为 5min，时间设定为 5min；从物料投入干燥机后开始计时，35min 后启动冷却风机，直至物料全部干燥完毕；注意控制蒸汽压力，温度以不超过 80℃为宜。干燥结束后的饮片放入不锈钢盘中放晾后再将饮片收入洁净塑料筐内密闭，转入下道工序。③收料时要注意不要将饮片弄到地上，防止损失。④正确填写物料状态标志注明品名、批号、数量、规格、日期、操作者、复核者等，转入下道工序。

（7）生产结束，关闭蒸汽总阀和截止阀，待冷却至常温后，停止风机运转，关闭总电源。

（8）质量控制：①温度以不超过 80℃为宜。②已干燥的饮片需放凉后再贮存或包装。③干燥后的饮片含水量应控制在 12.0% 以下为宜。

（9）包装：①中包装，用聚乙烯塑料透明袋，每袋装 1kg，封口后，贴上标签合格证。大包装采用带内衬的聚乙烯编织袋，每袋装 20kg，袋口缝口后挂上标签合格证。②外包装，将中包装装入大包装（纸箱）中，每箱 1kg×20 袋。③大、中包装外面都注明饮片品名、规格、数量、产地、生产批号、生产日期、厂名等。④小包装，根据本品的规格要求包装成 3g/ 袋、5g/ 袋、6g/ 袋、9g/ 袋、

10g/ 袋、12g/ 袋、15g/ 袋、30g/ 袋。

6. 总结

白芍片的炮制工艺如下：取白芍原药材，除去杂质，洗净，润透至内无干心，晾干水，切薄片，60 ～ 80℃干燥至水分符合规定，筛选碎屑，包装，得成品。

三、性状

原药材呈圆柱形，平直或稍弯曲，两端平截，长 5 ～ 18cm，直径 1 ～ 2.5cm。表面类白色或淡棕红色，光洁或有纵皱纹及细根痕，偶有残存的棕褐色外皮。质坚实，不易折断，断面较平坦，类白色或微带棕红色，形成层环明显，射线放射状。气微，味微苦、酸。饮片呈类圆形的薄片。表面淡棕红色或类白色，平滑。切面类白色或微带棕红色，形成层环明显，可见稍隆起的筋脉纹呈放射状排列。气微，味微苦、酸。见图 2-6，图 2-7。

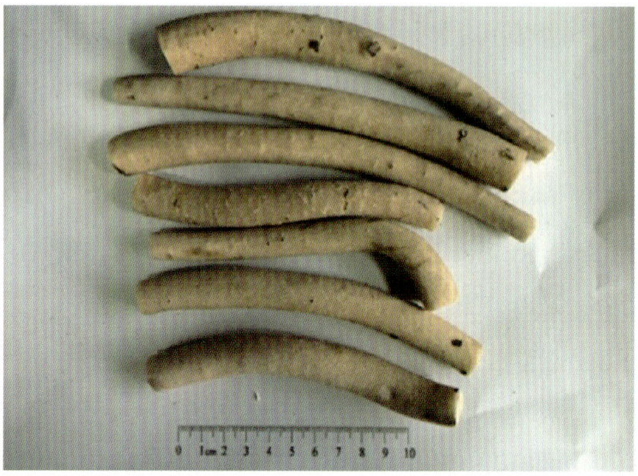

图 2-6　白芍原药材

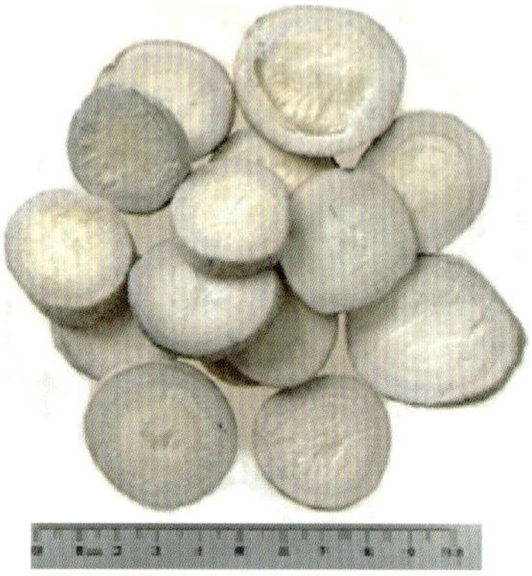

图 2-7　白芍饮片

四、鉴别

1. 粉末鉴别

本品粉末黄白色。糊化淀粉粒团块甚多。草酸钙簇晶直径 11 ～ 35μm，存在于薄壁细胞中，常排列成行，或一个细胞中含数个簇晶。具缘纹孔导管和网纹导管直径 20 ～ 65μm。纤维长梭形，直径 15 ～ 40μm，壁厚，微木化，具大的圆形纹孔。见图 2-8。

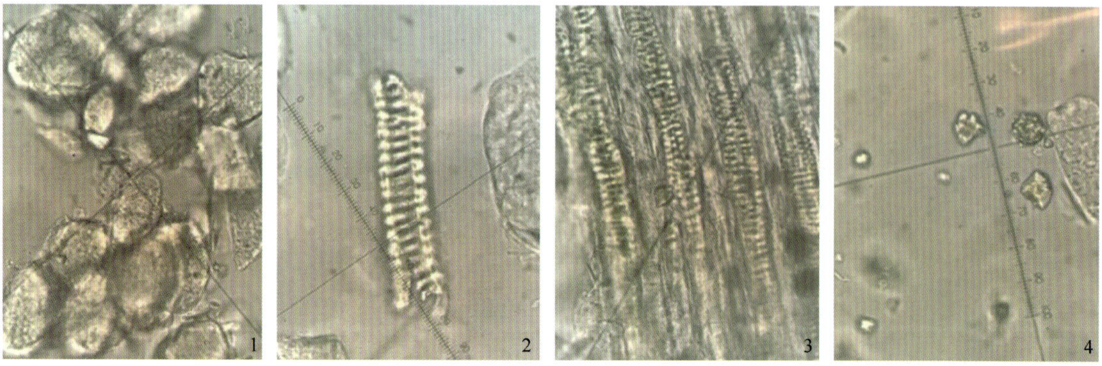

图 2-8　白芍饮片显微鉴别

1. 糊化淀粉粒；2. 导管；3. 木纤维；4. 草酸钙簇晶

2. 薄层色谱鉴别

取本品粉末 0.5g，加乙醇 10ml，振摇 5 分钟，滤过，滤液蒸干，残渣加乙醇 1ml 使溶解，作为供试品溶液。另取芍药苷对照品，加乙醇制成每 1ml 含 1mg 的溶液，作为对照品溶液。照薄层色谱法（《中国药典》2015 年版四部通则 0502）试验，吸取上述两种溶液各 10μl，分别点于同一硅胶 G 薄层板上，以三氯甲烷 - 乙酸乙酯 - 甲醇 - 甲酸（40 ∶ 5 ∶ 10 ∶ 0.2）为展开剂，展开，取出，晾干，喷以 5% 香草醛硫酸溶液，加热至斑点显色清晰。供试品色谱中，在与对照品色谱相应的位置上，显相同的蓝紫色斑点。见图 2-9。

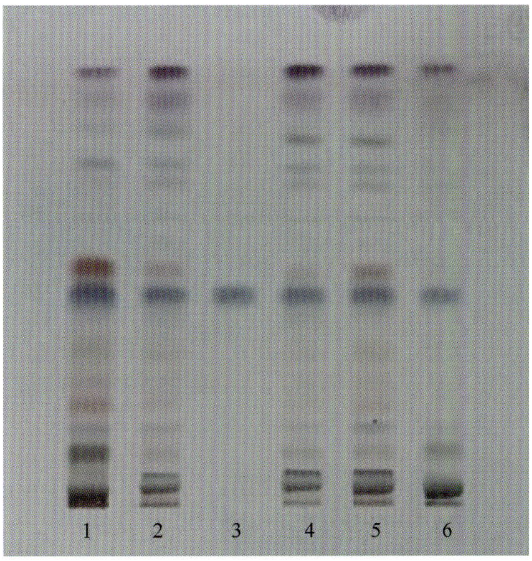

图 2-9 白芍饮片薄层色谱

1，2，4 ～ 6. 白芍饮片；3. 芍药苷对照品

五、检查

取不同来源的白芍饮片，进行杂质、水分、灰分、重金属及有害元素、二氧化硫残留量的检测。饮片来源信息见表 2-6。

表 2-6 不同来源白芍样品信息

编号	产地
1	亳州华佗镇 -1
2	亳州华佗镇 -2
3	亳州十九里镇 -1
4	亳州十九里镇 -2
5	亳州观堂镇 -1
6	亳州观堂镇 -2
7	亳州利辛镇 -1
8	亳州利辛镇 -2
9	亳州白芍种植基地 -1
10	亳州白芍种植基地 -2

1. 杂质

按《中国药典》2015 年版四部通则 2301 进行测定，杂质不得过 3%。

2. 水分

按《中国药典》2015 年版四部通则 0832 第二法进行测定，水分不得过 12.0%。经统计学方法处理，在 95% 置信水平下，得到的置信区间为 10.3% ～ 11.1%，因此，水分不得高于 12.0%。结果见表 2-7。

3. 总灰分

按《中国药典》2015 年版四部通则 2302 进行测定，不得过 4.0%。经统计学方法处理，在 95% 置信水平下，得到的置信区间为 3.3% ～ 3.6%，因此，总灰分不得高于 4.0%。结果见表 2-7。

表 2-7 各批次检查结果含量

序号	水分（%）	总灰分（%）
1	10.8	3.6
2	10.5	3.5
3	11.5	3.2
4	11.7	3.5
5	9.8	3.8
6	9.9	3.6
7	10.9	3.2
8	11.5	3.5
9	10.2	3.4
10	10.5	3.3

4. 重金属及有害元素

照铅、镉、砷、汞、铜测定法（《中国药典》2015 年版四部通则 2321 原子吸收分光光度法或电感耦合等离子体质谱法）测定，铅不得过 5mg/kg；镉不得过 0.3mg/kg；砷不得过 2mg/kg；汞不得过 0.2mg/kg；铜不得过 20mg/kg。由结果可知，各批次白芍样品中均未检出重金属及有害元素。

5. 二氧化硫残留量

照二氧化硫残留量测定法（《中国药典》2015 年版四部通则 2331）测定，二氧化硫残留量不得过 150mg/kg。由结果可知，各批次白芍样品中均未检出二氧化硫。

六、浸出物

取各供试品粉末约 4g（过 2 号筛），精密称定，置 250ml 的锥形瓶中，精密加水 100ml，密塞，称定重量，静置 1h 后，连接回流冷凝管，加热至沸腾，并保持微沸 1h。放冷后，取下锥形瓶，密塞，再称定重量，用水补足减失的重量，摇匀，用干燥滤器滤过，精密量取滤液 25ml，置已干燥至恒重的蒸发皿中，在水浴上蒸干后，于 105℃干燥 3h，置干燥器中冷却 30min，迅速精密称定重量。除另有规定外，以干燥品计算供试品中水溶性浸出物的含量（%）。结果见表 2-8。

表 2-8 不同批次白芍饮片浸出物含量（%）

序号	浸出物
1	25.4
2	25.2
3	26.1
4	25.5
5	27.8
6	26.4
7	26.7
8	25.9
9	27.8
10	27.2

经统计学方法处理，在 95% 置信水平下，得到的置信区间为 25.8% ～ 27.0%，因此，浸出物不得少于 25.0%。

七、特征图谱

1. 仪器与试药

仪器与试药：DIONEX Ultimate 3000 高效液相色谱仪（紫外检测器）；XS204 型电子天平（*d*=0.1mg，Mettler Toledo）；XP205 型电子天平（*d*=0.01mg，Mettler Toledo），HWS26 性电热恒温水浴锅（上海一恒）；乙醇（AR，20160503-2，广州化学试剂厂）；甲醇（AR，20160602-2，广州化学试剂厂）。

2. 方法与结果

（1）对照品溶液的制备：取芍药苷对照品适量，精密称定，加甲醇制成每 1ml 含芍药苷 100μg 的溶液，即得。

（2）供试品溶液的制备：取本品中粉约 0.1g，精密称定，置于 50ml 量瓶中，加稀乙醇 35ml，超声处理（功率 240W，频率 45kHz）30min，放冷，加稀乙醇至刻度，摇匀，滤过，取续滤液，即得。

（3）色谱条件：依利特 SinoChrom ODS-BP 色谱柱（250mm×4.6mm，5μm）；DAD 检测器；检测波长 230nm；柱温 30℃；流速 1ml/min；进样量 10μl。流动相为乙腈（A）-0.1% 磷酸溶液（B）梯度洗脱：0 ～ 20min，12% ～ 20% A；20 ～ 25min，20% ～ 26% A；25 ～ 35min，26% ～ 28% A；35 ～ 40min，28% ～ 55% A；40 ～ 50min，55% ～ 90%A；50 ～ 55min，90%A。见图 2-10。

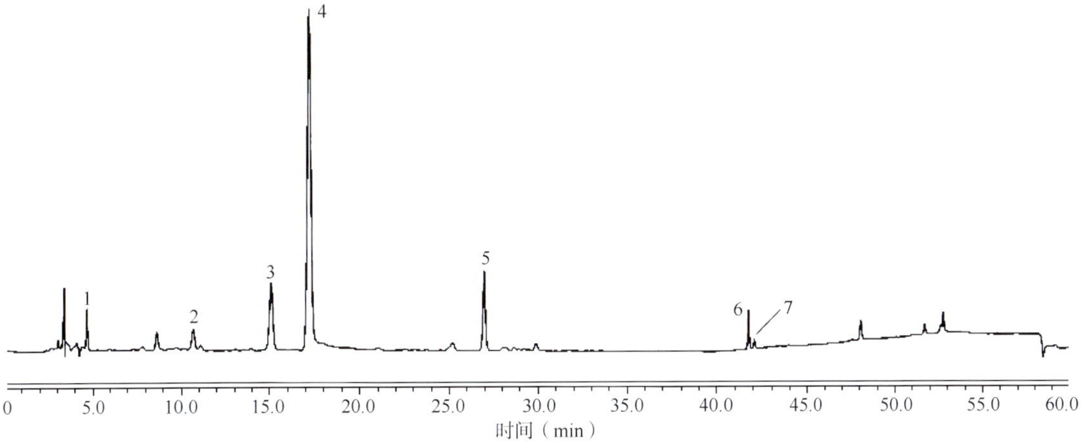

图 2-10 白芍饮片对照特征图谱

峰 4：芍药苷

（4）方法学考察

精密度试验：取供试品溶液，连续进样 6 次，计算各特征峰的相对保留时间和相对峰面积。结果显示，以 4 号峰为参照峰（S），各特征峰的相对保留时间的 RSD ＜ 0.5%、相对峰面积的 RSD ＜ 1%，说明仪器精密度良好，符合特征图谱要求。见表 2-9，表 2-10。

表 2-9 精密度试验结果（相对保留时间）

峰号	保留时间	S1	S2	S3	S4	S5	S6	RSD（%）
1	4.627	0.271	0.271	0.272	0.271	0.271	0.271	0.12
2	10.547	0.618	0.618	0.618	0.617	0.619	0.619	0.10

续表

峰号	保留时间	S1	S2	S3	S4	S5	S6	RSD（%）
3	14.973	0.878	0.878	0.878	0.878	0.878	0.878	0.03
4	17.053	1.000	1.000	1.000	1.000	1.000	1.000	—
5	26.727	1.567	1.567	1.567	1.567	1.567	1.568	0.01
6	41.583	2.438	2.439	2.450	2.444	2.439	2.436	0.20
7	41.897	2.455	2.455	2.457	2.454	2.457	2.455	0.04

表 2-10　精密度试验结果（相对峰面积）

峰号	保留时间	S1	S2	S3	S4	S5	S6	RSD（%）
1	4.627	0.066	0.066	0.066	0.067	0.066	0.067	0.64
2	10.547	0.132	0.133	0.131	0.132	0.132	0.133	0.43
3	14.973	0.627	0.627	0.626	0.627	0.627	0.626	0.06
4	17.053	1.000	1.000	1.000	1.000	1.000	1.000	—
5	26.727	0.288	0.288	0.287	0.287	0.289	0.287	0.19
6	41.583	0.074	0.075	0.076	0.075	0.074	0.075	0.91
7	41.897	0.018	0.018	0.018	0.018	0.018	0.018	0.74

稳定性试验：取供试品溶液，分别于 0h、2h、6h、8h、12h、24h 进样检测，计算各共有峰的相对保留时间和相对峰面积。结果显示，以 4 号峰（芍药苷）为参照峰，各共有峰的相对保留时间的 RSD ＜ 0.5%、相对峰面积的 RSD ＜ 2%，表明样品溶液在 24h 内比较稳定，符合特征图谱要求。见表 2-11，表 2-12。

表 2-11　稳定试验结果（相对保留时间）

峰号	保留时间	0h	2h	6h	8h	12h	24h	RSD（%）
1	4.643	0.270	0.270	0.270	0.270	0.269	0.270	0.11
2	10.667	0.621	0.621	0.619	0.618	0.619	0.618	0.22
3	15.083	0.878	0.877	0.878	0.879	0.878	0.878	0.05
4	17.187	1.000	1.000	1.000	1.000	1.000	1.000	—
5	26.967	1.569	1.569	1.569	1.569	1.566	1.570	0.09
6	41.74	2.429	2.425	2.424	2.426	2.421	2.436	0.19
7	42.06	2.447	2.444	2.444	2.442	2.439	2.455	0.20

表 2-12　稳定性试验结果（相对峰面积）

峰号	保留时间	0h	2h	6h	8h	12h	24h	RSD（%）
1	4.643	0.049	0.049	0.049	0.049	0.048	0.049	0.69
2	10.667	0.055	0.055	0.054	0.054	0.054	0.054	0.53
3	15.083	0.200	0.200	0.199	0.200	0.199	0.199	0.19
4	17.187	1.000	1.000	1.000	1.000	1.000	1.000	—
5	26.967	0.169	0.170	0.170	0.169	0.170	0.169	0.29
6	41.74	0.043	0.042	0.042	0.043	0.042	0.042	1.26
7	42.06	0.009	0.009	0.010	0.009	0.009	0.009	1.57

重现性试验：取供试品溶液 6 份，进样分析，计算各共有峰的相对保留时间和相对峰面积。结果显示，各共有峰的相对保留时间的 RSD < 0.5%、相对峰面积的 RSD < 3%，说明方法重现性良好，符合特征图谱要求。见表 2-13，表 2-14。

表 2-13 重现性试验结果（相对保留时间）

峰号	保留时间	S1	S2	S3	S4	S5	S6	RSD（%）
1	4.627	0.271	0.270	0.271	0.271	0.270	0.269	0.21
2	10.537	0.617	0.617	0.618	0.618	0.617	0.619	0.11
3	14.973	0.877	0.878	0.878	0.878	0.878	0.878	0.02
4	17.067	1.000	1.000	1.000	1.000	1.000	1.000	—
5	26.883	1.575	1.571	1.567	1.568	1.566	1.566	0.22
6	41.740	2.446	2.438	2.436	2.434	2.429	2.421	0.31
7	42.060	2.464	2.457	2.455	2.453	2.448	2.439	0.32

表 2-14 重现性试验结果（相对峰面积）

峰号	保留时间	S1	S2	S3	S4	S5	S6	RSD（%）
1	4.627	0.063	0.064	0.063	0.062	0.063	0.062	0.82
2	10.537	0.050	0.049	0.049	0.049	0.049	0.049	0.90
3	14.973	0.217	0.216	0.219	0.218	0.218	0.216	0.57
4	17.067	1.000	1.000	1.000	1.000	1.000	1.000	—
5	26.883	0.203	0.201	0.201	0.202	0.202	0.203	0.47
6	41.740	0.041	0.042	0.042	0.043	0.041	0.041	1.88
7	42.060	0.010	0.011	0.010	0.011	0.011	0.010	2.38

（5）小结：由上述试验结果可知，该特征图谱方法稳定，重现性良好，可操作性强，可作为白芍质量评价与控制的主要依据之一。

八、含量测定

1. 仪器

RHP-100 型高速多功能粉碎机（浙江永康市荣浩工贸有限公司），XS204 型电子天平（d=0.1mg，Mettler Toledo），MX5 型电子天平（d=1μg，Mettler Toledo），DHG-9245A 型电热鼓风干燥箱（上海市一恒科学仪器有限公司），KQ-500DA 型数控超声波清洗仪（40kHz & 500W，昆山市超声仪器有限公司）、DIONEX Ultimate 3000 高效液相色谱仪（DAD，Thermo Fisher Scientific Inc.），色谱柱：依利特 SinoChrom ODS-BP（250mm×4.6mm，5μm）。

2. 试药

甲醇（AR，161004-1，西陇科学股份有限公司），乙醇（AR，151024-2，西陇化工股份有限公司），乙腈（色谱纯，Merck），磷酸（HPLC 级，阿拉丁）。

3. 色谱条件与系统实用性

依利特 SinoChrom ODS-BP 色谱柱（250mm×4.6mm，5μm）；以乙腈 -0.1% 磷酸溶液（14 ∶ 86）为流动相；检测波长为 230nm。进样量为 10μl，流速为 1ml/min，柱温为 30℃。理论板数按芍药苷峰计算应不低于 2000。

4. 对照品溶液的制备

取芍药苷对照品适量，精密称定，加甲醇制成每 1ml 含 60μg 的溶液，即得。

5. 供试品溶液的制备

取本品中粉约 0.1g，精密称定，置于 50ml 量瓶中，加稀乙醇 35ml，超声处理（功率 240W，频率 45kHz）30min，放冷，加稀乙醇至刻度，摇匀，滤过，取续滤液，即得。

6. 方法学考察

（1）线性关系考察：分别精密吸取对照品溶液 1μl、3μl、5μl、7μl、10μl、15μl，注入高效液相色谱仪进行检测分析。以进样量为横坐标（X），峰面积为纵坐标（Y），绘制标准曲线。方程 Y=17428X−0.0128（R^2=0.9999），芍药苷进样量在 0.1309 ～ 1.9637μg 内呈良好的线性关系。

（2）精密度试验：精密吸取芍药苷对照品溶液，连续进样 6 次，计算其峰面积 RSD 值。结果表明，芍药苷峰面积 RSD 为 0.11%，仪器精密度良好。见表 2-15。

表 2-15　精密度试验结果

进样次数	1	2	3	4	5	6	平均值	RSD（%）
峰面积	6.9672	6.9608	6.9725	6.9633	6.9803	6.9731	6.9695	0.11

（3）稳定性考察：取供试品溶液，分别于 0h、2h、4h、6h、8h、12h、24h 进样检测，记录芍药苷峰面积并计算其 RSD 值。结果表明，芍药苷峰面积 RSD 为 0.34%，样品溶液在 24h 内基本稳定。见表 2-16。

表 2-16　稳定性试验结果

时间 色谱峰	0h	2h	4h	6h	8h	12h	24h	平均值	RSD（%）
芍药苷	8.3527	8.3417	8.3494	8.3946	8.4107	8.3955	8.3994	8.3777	0.34

（4）重现性考察：取供试品溶液 6 份，进样检测分析，记录样品中芍药苷的峰面积并计算其 RSD 值，芍药苷峰面积的 RSD 为 0.47%，表明该方法的重现性良好。见表 2-17。

表 2-17　重现性试验结果

	1	2	3	4	5	6	平均值	RSD（%）
芍药苷	8.3435	8.3249	8.4371	8.3915	8.3680	8.3861	8.3752	0.47

（5）加样回收试验：精密称取 6 份已知含量的供试品粉末（中粉），每份 0.05g，分别精密添加芍药苷约 1.0mg，制备供试品溶液，测定芍药苷峰面积，计算加样回收率。芍药苷的平均回收率为 100.47%，RSD 为 0.71%。见表 2-18。

表 2-18　加样回收率试验

序号	称样量（g）	样品含量（mg）	加入量（mg）	测得量（mg）	回收率（%）	平均回收率（%）	RSD（%）
1	0.0506	1.1606	0.9732	2.1295	99.57	100.47	0.71
2	0.0505	1.1583	0.9732	2.1391	100.79		
3	0.0509	1.1675	0.9732	2.1461	100.56		
4	0.0503	1.1537	0.9732	2.1309	100.42		
5	0.0509	1.1675	0.9732	2.1396	99.90		
6	0.0506	1.1606	0.9732	2.1492	101.59		

（6）样品测定：称取不同批次白芍饮片供试品粉末各 0.1g，制备供试品溶液，注入液相色谱仪测定，计算各供试品中芍药苷的含量。不同批次白芍饮片的芍药苷含量，经统计学方法处理，在 95% 置信水平下，得到的置信区间为 2.1% ～ 2.4%，因此，芍药苷含量不得少于 2.0%。结果见表 2-19。

表 2-19　不同批次白芍含量测定结果（%）

序号	芍药苷	序号	芍药苷
1	2.3	6	2.2
2	2.0	7	2.0
3	2.3	8	2.1
4	2.4	9	2.6
5	2.1	10	2.5

白芍饮片按干燥品计算，含芍药苷（$C_{23}H_{28}O_{11}$）不得少于 2.0%。

九、性味与归经

苦、酸，微寒。归肝、脾经。

十、功能与主治

养血调经，敛阴止汗，柔肝止痛，平抑肝阳。用于血虚萎黄，月经不调，自汗，盗汗，胁痛，腹痛，四肢挛痛，头痛眩晕。

十一、用法与用量

6 ～ 15g。

十二、注意

不宜与藜芦同用。

十三、贮藏

置干燥处，防蛀。

十四、优质饮片质量标准亮点总结

1. 药材和基原

白芍为毛茛科植物芍药 *Paeonia lactiflora* PalL. 的干燥根。夏、秋二季采挖，洗净，除去头尾和细根，置沸水中煮后除去外皮或去皮后再煮，晒干。白芍饮片为产自亳州市沪谯药业有限公司的种植基地和亳州道地产区的白芍药材经切制加工的炮制品。

2. 产地

主产于安徽亳州、浙江磐安、四川中江、山东菏泽，分别习称亳白芍、杭白芍、川白芍和菏泽白芍。其中安徽亳州地区所产的白芍质量优、产量大，为道地产区。

3. 工艺

为保证饮片质量，公司投入大量的人力和物力，招聘专业的技术人员，首先通过外观检查，按照药典规定，对比其外观、性状，然后利用先进的科学仪器、采用科学的分析方法，通过 TLC 鉴别、HPLC 特征图谱和含量测定，依据药典规定进行全检，保证每批原药材的质量。白芍优质饮片加工工艺严格按照药典进行加工和生产，公司应用 ERP 管理程序的技术，以工艺参数为关键控制点，应用数控和程控技术，通过联动生产技术，实现白芍饮片炮制的标准化、规范化、数控化、自动化、专业化生产模式，形成中药饮片的核心炮制技术，形成白芍饮片产品生产全过程的工艺与质量评价体系和追溯体系。应用现代化物流管理方式，以 ERP 管理程序的技术，借助互联网信息技术，对商品进行二维码信息录入，可全程追溯每一批次、每一品种的质量信息。

4. 检查

提高了水分和二氧化硫残留量的限度，水分由不得过 14.0% 提高至不得过 12.0%，更有利于白芍饮片的保存；二氧化硫残留量由不得过 400mg/kg 提高至不得过 150mg/kg，提高了白芍饮片的安全性。

5. 特征图谱

新增了特征图谱鉴别方法，完善了白芍饮片的整体质量鉴别特征。

6. 含量测定

提升了芍药苷含量限度，含量限度由不得少于 1.2% 提高至不得少于 2.0%，对白芍饮片的药效成分进行了更加全面的控制。

优质白芍饮片质量标准与《中国药典》2015 年版白芍饮片质量标准相比，在水分、二氧化硫残留量、浸出物及芍药苷含量等标准方面均制定了更为严格的标准。见表 2-20。

表 2-20 优质饮片质量标准与药典对比

	2015 年版药典标准	优质饮片标准
杂质	不得过 3%	不得过 3%
总灰分	不得过 4.0%	不得过 4.0%
水分	不得过 14.0%	不得过 12.0%
重金属及有害元素	铅不得过 5mg/kg；镉不得过 0.3mg/kg；砷不得过 2mg/kg；汞不得过 0.2mg/kg；铜不得过 20mg/kg	铅不得过 5mg/kg；镉不得过 0.3mg/kg；砷不得过 2mg/kg；汞不得过 0.2mg/kg；铜不得过 20mg/kg

续表

	2015 年版药典标准	优质饮片标准
二氧化硫残留量	不得过 400mg/kg	不得过 150mg/kg
浸出物	不得少于 22.0%	不得少于 25.0%
芍药苷含量	不得少于 1.2%	不得少于 2.0%

白芍优质饮片原料来源稳定，质优量大可满足饮片生产；加工工艺严格按照药典要求和 GMP 生产规范进行加工和生产，每个程序都有相应的记录，从而形成生产批次记录；采用薄层鉴别、特征图谱鉴别及含量测定等对白芍饮片进行全面质控。故该饮片可作为优质饮片供临床应用。

3. 丹参
Danshen
SALVIAE MILTIORRHIZAE RADIX ET RHIZOMA

本品为唇形科植物丹参 *Salvia miltiorrhiza* Bge. 的干燥根和根茎的炮制加工品。

【采收与加工】 秋季采挖，除去泥沙，干燥。产地为丹参道地产区山东省济南市和潍坊市。

【炮制】 除去杂质和残茎，洗净，热蒸汽蒸 15min，闷 10min，润透，切厚片，60 ～ 70℃烘干 2 ～ 4h。

【成品性状】 呈类圆形或椭圆形的厚片。外表皮棕红色或暗棕红色，粗糙，具纵皱纹。切面有裂隙或略平整而致密，有的呈角质样，皮部棕红色，木部灰黄色或紫褐色，有黄白色放射状纹理。固定采收期（秋季采收），饮片颜色、片形均匀，大小均一，直径在 0.8 ～ 1.2cm，无须根和残茎。气微，味微苦涩。

【鉴别】

（1）显微鉴别：本品粉末红棕色。石细胞呈类圆形、类三角形、类长方形或不规则形，也有延长呈纤维状，边缘不平整，直径 14 ～ 70μm，长可达 257μm，孔沟明显，有的胞腔内含黄棕色物。木纤维多为纤维管胞，长梭形，末端斜尖或钝圆，直径 12 ～ 27μm，具缘纹孔点状，纹孔斜裂缝状或十字形，孔沟稀疏。网纹导管和具缘纹孔导管直径 11 ～ 60μm。

（2）取本品粉末 1g，加乙醇 5ml，超声处理 15min，离心，取上清液作为供试品溶液。另取丹参对照药材 1g，同法制成对照药材溶液。再取丹参酮 $Ⅱ_A$ 对照品、丹酚酸 B 对照品，加乙醇制成每 1ml 分别含 0.5mg 和 1.5mg 的混合溶液，作为对照品溶液。照薄层色谱法（《中国药典》2015 年版通则 0502）试验，吸取上述 3 种溶液各 5μl，分别点于同一硅胶 G 薄层板上，使成条状，以三氯甲烷 - 甲苯 - 乙酸乙酯 - 甲醇 - 甲酸（6 ∶ 4 ∶ 8 ∶ 1 ∶ 4）为展开剂，展开，展至约 4cm，取出，晾干，再以石油醚（60 ～ 90℃）- 乙酸乙酯（4 ∶ 1）为展开剂，展开，展至约 8cm，取出，晾干，分别在日光及紫外光灯（365nm）下检视。供试品色谱中，在与对照药材色谱和对照品色谱相应的位置上，显相同颜色的斑点或荧光斑点。

【检查】

水分　不得过 13.0%（《中国药典》2015 年版通则 0832 第二法）。

总灰分　不得过 10.0%（《中国药典》2015 年版通则 2302）。

酸不溶性灰分　不得过 2.0%（《中国药典》2015 年版通则 2302）。

二氧化硫残留量　照二氧化硫残留量测定法（《中国药典》2015 年版通则 2331）测定，不得过 150mg/kg。

杂质限量　不得过 2%（《中国药典》2015 年版通则 2301）。

【浸出物】

水溶性浸出物：照“水溶性浸出物测定法”（《中国药典》2015 年版通则 2201）项下的冷浸法测定，不得少于 45.0 %。

醇溶性浸出物：照“醇溶性浸出物测定法”（《中国药典》2015 年版通则 2201）项下的热浸法测定，用乙醇作溶剂，不得少于 15.0 %。

【含量测定】

（1）丹参酮类：照高效液相色谱法（《中国药典》2015 年版通则 0512）测定。

色谱条件与系统适用性试验：以十八烷基硅烷键合硅胶为填充剂；柱温为 20℃；检测波长为 270nm。理论板数按丹参酮 $Ⅱ_A$ 峰计算应不低于 60 000。流动相为乙腈（A）-0.02%磷酸溶液（B）梯度洗脱：0 ～ 6min，61% A；6 ～ 20min，61% ～ 90% A；20 ～ 20.5min，90% ～ 61% A；20.5 ～ 25min，61%A。

对照品溶液的制备：取丹参酮 $Ⅱ_A$ 对照品适量，精密称定，置于棕色量瓶中，加甲醇制成每 1ml 含 20μg 的溶液，即得。

供试品溶液的制备：取本品粉末（过三号筛）约 0.3g，精密称定，置于具塞锥形瓶中，精密加入甲醇 50ml，密塞，称定重量，超声处理 30min，放冷，再称定重量，用甲醇补足减失的重量，摇匀，滤过，取续滤液，即得。

测定法：分别精密吸取对照品溶液与供试品溶液各 10μl，注入液相色谱仪，测定。以丹参酮 $Ⅱ_A$ 对照品为参照，以其相应的峰为 S 峰，计算隐丹参酮、丹参酮Ⅰ的相对保留时间，其相对保留时间应在规定值的 ±5% 范围之内（表 3-1）。

表 3-1　隐丹参酮、丹参酮Ⅰ、丹参酮 $Ⅱ_A$ 相对保留时间及校正因子

待测成分（峰）	相对保留时间	校正因子
隐丹参酮	0.75	1.18
丹参酮Ⅰ	0.79	1.31
丹参酮 $Ⅱ_A$	1.00	1.00

以丹参酮 $Ⅱ_A$ 的峰面积为对照，分别乘以校正因子，计算隐丹参酮、丹参酮Ⅰ、丹参酮 $Ⅱ_A$ 的含量。

本品按干燥品计算，含丹参酮 $Ⅱ_A$（$C_{19}H_{18}O_3$）、隐丹参酮（$C_{19}H_{20}O_3$）和丹参酮Ⅰ（$C_{18}H_{12}O_3$）的总量不得少于 0.25%。

（2）丹酚酸 B：照高效液相色谱法（《中国药典》2015 年版通则 0512）测定。

色谱条件与系统适用性试验：以十八烷基硅烷键合硅胶为填充剂；以乙腈 -0.1% 磷酸溶液（22 ∶ 78）为流动相；柱温为 20℃；流速为每分钟 1.2ml；检测波长为 286nm。理论板数按丹酚酸 B 峰计算应不低于 6000。

对照品溶液的制备：取丹酚酸 B 对照品适量，精密称定，加甲醇 - 水（8 ∶ 2）混合溶液制成每 1ml 含 0.10mg 的溶液，即得。

供试品溶液的制备：取本品粉末（过三号筛）约 0.15g，精密称定，置于具塞锥形瓶中，精密加入甲醇 - 水（8 ∶ 2）混合溶液 50ml，密塞，称定重量，超声处理 30min，放冷，再称定重量，用甲醇 - 水（8 ∶ 2）混合溶液补足减失的重量，摇匀，滤过，精密量取续滤液 5ml，移至 10ml 量瓶中，加甲醇 - 水（8 ∶ 2）混合溶液稀释至刻度，摇匀，滤过，取续滤液，即得。

测定法：分别精密吸取对照品溶液与供试品溶液各 10μl，注入液相色谱仪，测定，即得。

本品按干燥品计算，含丹酚酸 B（$C_{36}H_{30}O_{16}$）不得少于 3.0%。

【性味与归经】 苦，微寒。归心、肝经。

【功能与主治】 活血祛瘀，通经止痛，清心除烦，凉血消痈。用于胸痹心痛，脘腹胁痛，癥瘕积聚，热痹疼痛，心烦不眠，月经不调，痛经经闭，疮疡肿痛。

【用法与用量】 10 ～ 15g。

【注意】 不宜与藜芦同用。

【贮藏】 置干燥处。

起草单位：山东百味堂中药饮片有限公司

“优质丹参饮片质量标准（草案）”起草说明

一、药材来源

1. 基原

丹参为唇形科植物丹参 *Salvia miltiorrhiza* Bge. 的干燥根和根茎。采收过程严格按照药典及公司制定的采收规范进行，药材质量稳定可靠。公司在济南和潍坊建有丹参种植基地，基地共占地 2300 亩（山东济南丹参种植基地 800 亩、潍坊 1500 亩），基地生产及年收购济南、潍坊地区所产丹参药材可达 700t，公司正逐步与当地政府签订新的种植协议，可保障药材的持续供给。种植的丹参外皮色红，断面白碴，水溶性浸出物在 60% 以上（药典要求不低于 35.0%）。部分基地照片见图 3-1 ～图 3-4。

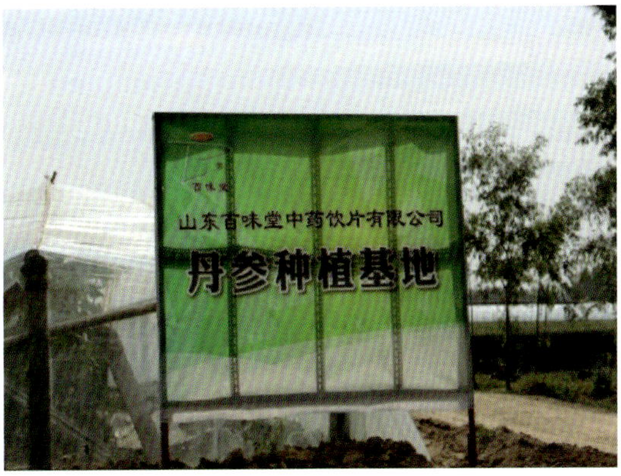

图 3-1 丹参种植基地

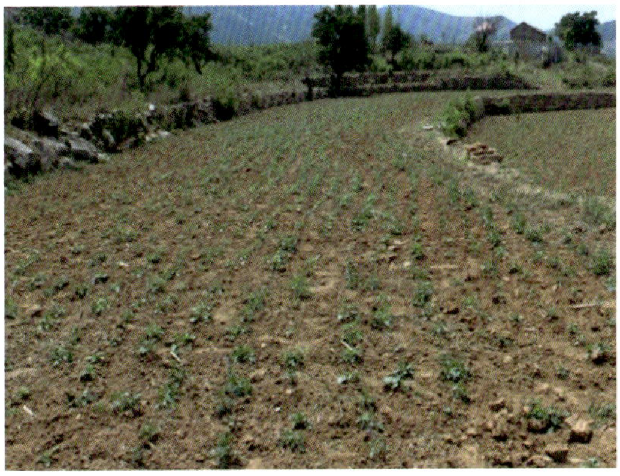

图 3-2 丹参出苗期

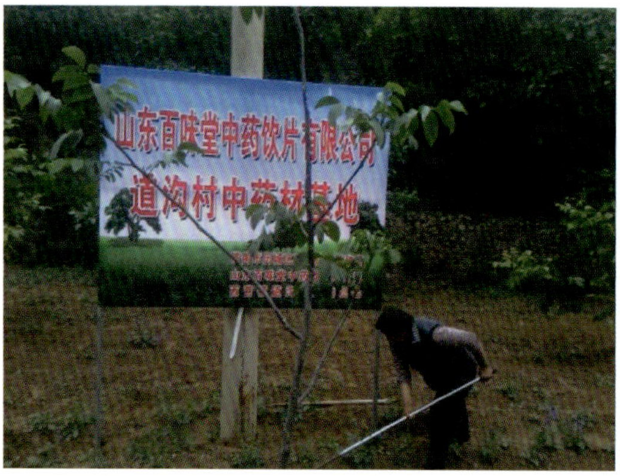

图 3-3　丹参种植基地

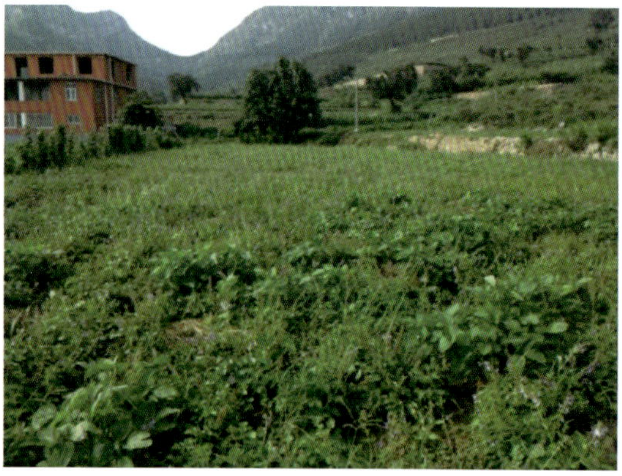

图 3-4　立秋后丹参生长情况

2. 采收季节及产地加工

针对饮片质量标准（草案）中确定的药用部位、采收时间、产地加工等，提供相应的实验数据，作为饮片质量标准（草案）中的支撑依据。药材产地加工及炮制规定的干燥方法如下：秋季采挖的丹参较第二年春季采挖的丹参质量有所影响，秋季采挖的丹参质量高于春季采挖的丹参。所以固定丹参的采收期，11 ～ 12 月份采收，作为优质丹参饮片的采收期。烘干、晒干、晾干对饮片质量影响较小。所以，丹参初加工采用晒干、烘干、阴干均可以。结果见表 3-2，表 3-3。

表 3-2　春、秋二季采收对丹参饮片质量的影响（%）

产地	丹参酮类		丹酚酸 B	
	春季	秋季	春季	秋季
济南南部山区	0.32	0.34	4.3	4.9
济南章丘区	0.41	0.49	4.5	4.5
潍坊	0.46	0.56	4.9	5.7

表 3-3　干燥方法对丹参饮片质量的影响（%）

产地	烘干		晒干		阴干	
	丹参酮类	丹酚酸 B	丹参酮类	丹酚酸 B	丹参酮类	丹酚酸 B
济南南部山区	0.33	4.9	0.34	4.9	0.33	4.7
济南章丘区	0.46	4.4	0.49	4.5	0.48	4.6
潍坊	0.56	5.8	0.56	5.7	0.58	5.6

3. 优质药材依据

丹参采收过程严格按照药典及公司制定的采收规范进行采收，药材质量稳定可靠。公司有自己的种植基地，亩产达到 300 ～ 500kg，来源稳定。公司基地种植的丹参外皮色红，断面白茬，水溶性浸出物在 60% 以上（药典要求不低于 35.0%）。

二、炮制

1. 标准依据

丹参饮片切制生产工艺严格按照《中国药典》2015 年版一部制定，在浸润方式上有所改进，缩短了浸润时间，提高了生产效率，并且最大程度上减少了有效成分的损失。

2. 工艺流程（图 3-5）

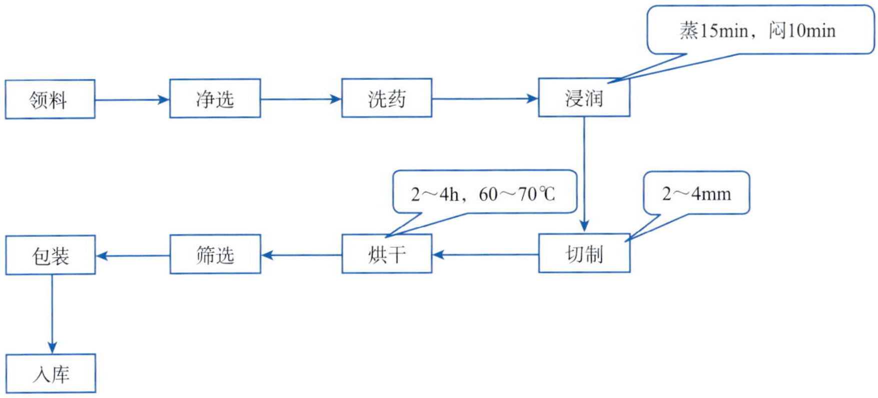

图 3-5　丹参饮片生产工艺流程图

3. 关键工艺参数考察

丹参传统浸润方法，有效成分易随水流失，通过短时间内用热蒸汽蒸、闷的方式，可缩短浸润时间，提高生产效率，并且能最大程度降低有效成分的损失，并作为关键控制点。改进后的浸润方式跟传统浸润方式相比，减少了有效成分的流失，提高了生产效率。见表 3-4。

表 3-4　浸润工艺对丹参有效成分的影响（%）

产地	传统浸润		蒸 15min、闷 10min	
	丹参酮类	丹酚酸 B	丹参酮类	丹酚酸 B
济南南部山区	0.32	4.3	0.34	4.9
济南章丘区	0.41	4.5	0.49	4.5
潍坊	0.46	4.9	0.56	5.7

4. 丹参饮片炮制 SOP

（1）领料：由净选工序的专门领料员按批生产指令领取规定的数量，填写领料单，核对原料检验报告单号，确保相同来源相同质量标准的丹参为一批。

（2）净选：将丹参原药材置操作间内拣选台上，去净杂质、霉变等不符合要求的部分，筛去细小的杂质。置周转箱内，转入下一道工序。本工序收率应为 95% ～ 100%。

（3）洗药：将净选后的丹参放入洗药池，使用饮用水喷淋洗涤，直至冲洗干净。以见本色、无尘土杂质为标准，洗制时间控制在 5 ～ 10min。置周转箱内，转入下一道工序。

（4）浸润：将洗后的净丹参加水适量（一般加水 10kg/100kg）采用热蒸汽蒸、闷的方式，蒸 15min，闷 10min 使丹参快速浸润；浸润后的丹参应药透水尽，松软适中。置周转箱内，转入下一道工序。

（5）切制：取浸润后的丹参，用转盘式切药机切制，本品的片厚为 2 ～ 4mm，调整刀与刀口的距离 3mm。试切，合格后开始操作，片型应匀称，片厚应均匀。置周转箱内，转入下一道工序。本工序收率应为 93% ～ 100%。

（6）烘干：将切制后的丹参饮片用隧道式烘房烘干，平铺厚度为不超过 3cm，温度为 60 ～ 70℃，烘干时间为 2 ～ 4h，取出放凉。置周转箱内，转入下一道工序。

（7）筛选：用草叶筛筛去药屑，拣去不合格的饮片，置周转箱内，转入下一道工序。本工序收率应 90% ～ 100%。

（8）包装：按批包装生产指令，领取规定数量的包装材料和标签。

内包①复合膜包装：包装规格为 3g/ 袋、5g/ 袋、6g/ 袋、9g/ 袋、10g/ 袋、12g/ 袋、15g/ 袋、30g/ 袋、500g/ 袋、1kg/ 袋、5kg/ 袋、10kg/ 袋。本工序收率为 98% ～ 100%。复合膜包装损耗率≤ 5.0%。

内包②塑料袋包装：包装规格为 1kg/ 袋。本工序收率为 98% ～ 100%。包装袋损耗率≤ 5.0%，合格证的损耗率≤ 1.0%。

产品总收率（成品数量 / 生产前数量）应为 75% ～ 100%。

外包：将内包完好的成品放入指定规格的大箱中，包装规格根据大箱实际尺寸，打好封带；或装入外包袋中，贴好外包标签。

（9）入库：外包完成后送入成品待验区。接到合格报告单后转入合格区，按规定贮存。

（10）设备及生产能力见表 3-5。

表 3-5　设备及生产能力

设备名称	规格型号	生产厂家	生产能力
连续式循环水洗药机	XYL-7508 型	台州春江制药机械有限公司	200 ～ 700kg/h
洗润药池	—	安国市药兴制药机械厂	200 ～ 500kg/h
转盘式切药机	QYJ-100 型	上海凯旋中药机械厂	300 ～ 600kg/h
隧道式烘房	FYJ-8 型	上海凯旋中药机械厂	400 ～ 600kg/h
草叶筛	CYS-800 型	天津市天泽制药机械厂	180 ～ 650kg/h
万能型切药机	WQ-300 型	天津市天泽制药机械厂	30 ～ 400kg/h
全自动包装机	KAT-6320A 型	广州潮安利电机械厂	25 ～ 30kg/h
快速脚踏式封口机	SFB 型	温州市兴业机械设备有限公司	100 ～ 500kg/h

（11）技术安全、工艺卫生条件及劳动保护：生产操作前，仔细检查电路及动力设施，排除安全隐患。不得用手触摸机器的传动及转动部位，发生故障时，立即切断电源，通过维修人员修理。压力设备严禁撞击、敲打，不准超压、超温。车间设消火栓，灭火器定点存放，并有专人负责，操作人员都会使用灭火器。各岗位职工按生产规定穿戴好工作服、鞋、帽、口罩、手套等。工艺卫生按《生产过程管理规程》执行。

（12）物料平衡（实际值 / 理论值）统计：净选工序的物料平衡值应为 97% ～ 100%。切制工序的物料平衡值应为 95% ～ 100%。筛选工序的物料平衡值应为 90% ～ 100%。内包工序的物料平衡值应为 99% ～ 100%。产品物料平衡值应为 85% ～ 100%。

（13）成品和中间产品的质量标准：《丹参成品质量标准》、《中间产品质量标准通则》。

5. 总结支撑炮制方法的结论

以药典炮制加工理论为基础，在保证饮片质量前提下，对加工工艺进行提升。提升后的加工工艺既有效保证了丹参饮片的质量，同时也提高了生产效率。

三、性状

参照《中国药典》2015 年版，结合公司产丹参饮片实际对丹参饮片进行外观描述，丹参饮片为类圆形或椭圆形的厚片。外表皮棕红色或暗棕红色，粗糙，具纵皱纹。切面有裂隙或略平整而致密，有的呈角质样，皮部棕红色，木部灰黄色或紫褐色，有黄白色放射状纹理。无须根和残茎。气微，味微苦涩。丹参优质饮片颜色均匀，片型均匀，直径在 0.8 ～ 1.2cm，大小均一。见图 3-6，图 3-7。

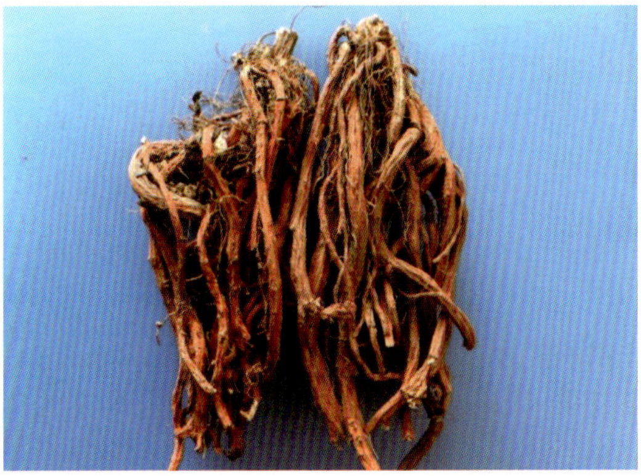

图 3-6　丹参原药材

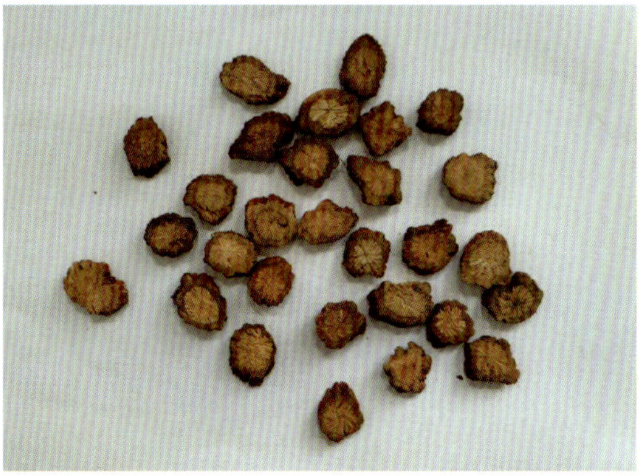

图 3-7　丹参饮片

四、鉴别

1. 显微鉴别

参照《中国药典》2015 年版一部丹参项下显微鉴别方法，建立了丹参饮片显微鉴别。按药典方法处理样品，显微镜下观察：本品粉末红棕色。石细胞呈类圆形、类三角形、类长方形或不规则形，也有延长呈纤维状，边缘不平整，直径 14 ～ 70μm，长可达 257μm，孔沟明显，有的胞腔内含黄棕色物。木纤维多为纤维管胞，长梭形，末端斜尖或钝圆，直径 12 ～ 27μm，具缘纹孔点状，纹孔斜裂缝状或十字形，孔沟稀疏。网纹导管和具缘纹孔导管直径 11 ～ 60μm。见图 3-8。

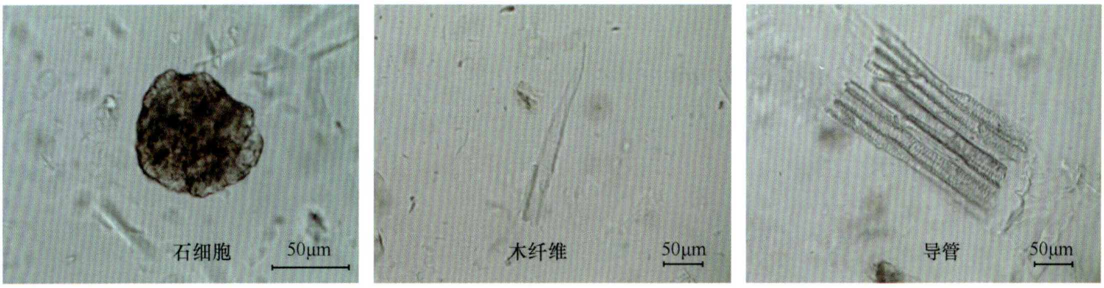

图 3-8　丹参饮片显微鉴别

2. 薄层色谱鉴别

参照《中国药典》2015 年版一部丹参项下的薄层鉴别方法，进行丹参饮片薄层色谱鉴别。展开剂、对照品、显色方法严格按照药典标准操作。取 10 批丹参粉末各 1g，分别加乙醇 5ml，超声处理 15min，离心，取上清液作为供试品溶液。另取丹参对照药材 1g，同法制成对照药材溶液。再取丹参酮 $Ⅱ_A$ 对照品、丹酚酸 B 对照品，加乙醇制成每 1ml 分别含 0.5mg 和 1.5mg 的混合溶液，作为对照品溶液。照《中国药典》2015 年版薄层色谱法（通则 0502）试验，吸取上述溶液各 5μl，分别点于同一硅胶 G 薄层板上，使成条状，以三氯甲烷 - 甲苯 - 乙酸乙酯 - 甲醇 - 甲酸（6 ∶ 4 ∶ 8 ∶ 1 ∶ 4）为展开剂，展开，展至约 4cm，取出，晾干，再以石油醚（60 ～ 90℃）- 乙酸乙酯（4 ∶ 1）为展开剂，展开，展至约 8cm，取出，晾干，分别在日光及紫外光灯（365nm）下检视。供试品色谱中，在与对照药材色谱和对照品色谱相应的位置上，显相同颜色的斑点或荧光斑点。见图 3-9，图 3-10。

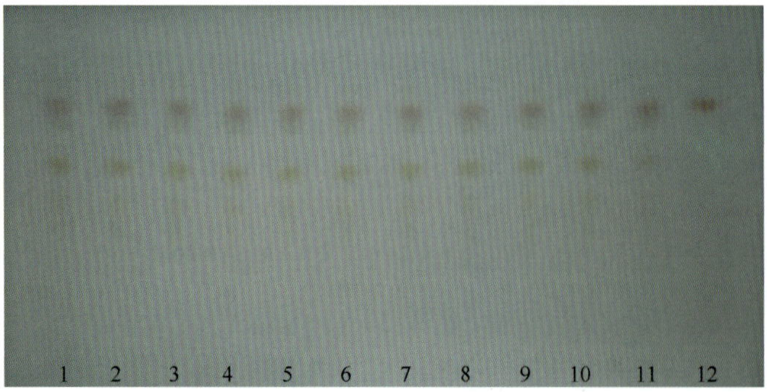

图 3-9 丹参饮片薄层色谱（日光）

1. 济南 160101；2. 济南 160102；3. 济南 160201；4. 济南 160601；5. 济南 161001；6. 潍坊 161101；7. 潍坊 170201；8. 潍坊 170601；9. 潍坊 170701；10. 丹参（潍坊 170702）；11. 丹参对照药材；12. 丹参酮 $Ⅱ_A$ 和丹酚酸 B 对照品

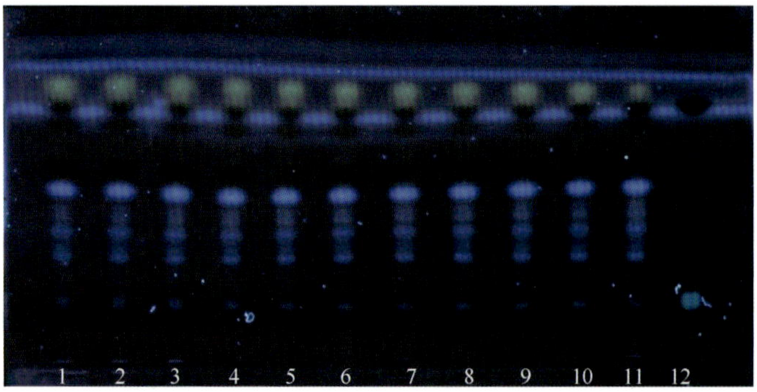

图 3-10 丹参饮片薄层色图谱（紫外）

1. 济南 160101；2. 济南 160102；3. 济南 160201；4. 济南 160601；5. 济南 161001；6. 潍坊 161101；7. 潍坊 170201；8. 潍坊 170601；9. 潍坊 170701；10. 丹参（潍坊 170702）；11. 丹参对照药材；12. 丹参酮 $Ⅱ_A$ 和丹酚酸 B 对照品

五、检查

饮片检查包括杂质、水分、总灰分、酸不溶性灰分、黄曲霉毒素、二氧化硫残留量、农药残留、重金属等。参照《中国药典》2015 年版一部丹参项下【检查】项进行测定。

1. 水分

照《中国药典》2015 年版四部（通则 0832 第二法）进行测定。取供试品 2 ～ 5g，平铺于干燥至恒重的扁形称量瓶中，厚度不超过 5mm，疏松供试品不超过 10mm，精密称定，开启瓶盖在 100 ～ 105℃干燥 5h，将瓶盖盖好，移置干燥器中，放冷 30min，精密称定，再在上述温度干燥 1h，放冷，称重，至连续两次称重的差异不超过 5mg 为止。根据减失的重量，计算供试品中含水量（%）。结果见表 3-6。

2. 总灰分

照《中国药典》2015 年版四部（通则 2302）进行测定。供试品须粉碎，使能通过二号筛，混合均匀后，取供试品 3 ～ 5g，置炽灼至恒重的坩埚中，称定重量（准确至 0.01g），缓缓炽热，注意避免燃烧，至完全炭化时，逐渐升高温度至 500 ～ 600℃，使完全灰化并至恒重。根据残渣重量，计算供试品中总灰分的含量（%）。结果见表 3-6。

3. 酸不溶性灰分

照《中国药典》2015 年版四部（通则 2302）进行测定。取上项所得的灰分，在坩埚中小心加入稀盐酸约 10ml，用表面皿覆盖坩埚，置水浴上加热 10min，表面皿用热水 5ml 冲洗，洗液并入坩埚中，用无灰滤纸滤过，坩埚内的残渣用水洗于滤纸上，并洗涤至洗液不显氯化物反应为止。滤渣连同滤纸移置同一坩埚中，干燥，炽灼至恒重。根据残渣重量，计算供试品中酸不溶性灰分的含量（%）。结果见表 3-6。

4. 二氧化硫残留量

照《中国药典》2015 年版四部（通则 2331）进行测定。将饮片以蒸馏法进行处理，样品中的亚硫酸盐系列物质加酸处理后转化为二氧化硫后，随氮气流带入到含有双氧水的吸收瓶中，双氧水将其氧化为硫酸根离子，采用酸碱滴定法测定，计算饮片中的二氧化硫残留量。

取饮片细粉约 10g，精密称定，置于两颈圆底烧瓶中，加水 300 ～ 400ml。打开回流冷凝管开关给水，将冷凝管的上端 E 口处连接一橡胶导气管置于 100ml 锥形瓶底部。锥形瓶内加入 3% 过氧化氢溶液 50ml 作为吸收液（橡胶导气管的末端应在吸收液液面以下）。使用前，在吸收液中加入 3 滴甲基红乙醇溶液指示剂（2.5mg/ml），并用 0.01mol/L 氢氧化钠滴定液滴定至黄色（即终点；如果超过终点，则应舍弃该吸收溶液）。开通氮气，使用流量计调节气体流量至约 0.2L/min；打开分液漏斗 C 的活塞，使盐酸溶液（6mol/L）10ml 流入蒸馏瓶，立即加热两颈烧瓶内的溶液至沸，并保持微沸；烧瓶内的水沸腾 1.5h 后，停止加热。吸收液放冷后，置于磁力搅拌器上不断搅拌，用氢氧化钠滴定液（0.01mol/L）滴定，至黄色持续时间 20s 不褪，并将滴定的结果用空白实验校正。结果见表 3-6。

5. 杂质

照《中国药典》2015 年版四部（通则 2301）进行测定（此项为提高项）。取适量的供试品，摊开，用肉眼或借助放大镜（5 ～ 10 倍）观察，将杂质拣出；如其中有可以筛分的杂质，则通过适当的筛，将杂质分出。将各类杂质分别称重，计算其在供试品中的含量（%）。结果见表 3-6。

表 3-6　10 批丹参饮片测定结果

样品号	产地	批号	水分（%）	总灰分（%）	酸不溶性灰分（%）	二氧化硫残留量（mg/kg）	杂质（%）
丹参 1	济南	160101	9.5	4.2	0.8	27	0.2%
丹参 2	济南	160102	9.8	5.3	0.6	19	无
丹参 3	济南	160201	9.2	4.6	0.4	32	无
丹参 4	济南	160601	9.9	4.9	0.6	27	0.5%
丹参 5	济南	161001	9.8	4.7	0.8	16	无
丹参 6	潍坊	161101	9.1	4.6	0.5	18	0.6%
丹参 7	潍坊	170201	8.9	4.5	0.9	36	无
丹参 8	潍坊	170601	9.7	4.0	0.4	22	0.3%
丹参 9	潍坊	170701	10.4	4.4	0.4	23	无
丹参 10	潍坊	170702	10.2	4.4	0.4	34	无

由表 3-6 可以看出，10 批丹参饮片的水分在 8.9% ～ 10.4%，均符合药典水分测定不得过 13.0% 的标准，因此，丹参饮片水分含量沿用《中国药典》2015 年版一部的标准，不进行修订。10 批丹参饮片的总灰分含量在 4.0% ～ 5.3%，均符合药典总灰分测定不得过 10.0% 的标准，因此，丹参饮片总灰分含量沿用《中国药典》2015 年版一部的标准，不进行修订。10 批丹参饮片的酸不溶性灰分含量在 0.4% ～ 0.9%，均符合药典酸不溶性灰分测定不得过 2.0% 的标准，因此，丹参饮片酸不溶性灰分含量沿用《中国药典》2015 年版一部的标准，不进行修订。10 批丹参饮片的二氧化硫残留量在 27 ～ 36mg/kg，均符合药典不得过 150mg/kg 的标准，因此，丹参饮片二氧化硫残留量沿用《中国药典》2015 年版一部的标准，不进行修订。10 批丹参饮片的杂质限量在 0% ～ 0.6%，公司提高了丹参饮片杂质限量，不得过 2%，作为优质丹参饮片的质量标准。

六、浸出物

照《中国药典》2015 年版四部（通则 2201）进行测定水溶性浸出物和醇溶性浸出物（此项为提高项）。10 批丹参饮片浸出物测定结果见表 3-7。

表 3-7　10 批丹参饮片浸出物含量测定结果

样品号	产地	批号	水溶性浸出物（%）	醇溶性浸出物（%）
丹参 1	济南	160101	64.0	20.8
丹参 2	济南	160102	66.7	20.8
丹参 3	济南	160201	67.6	20.6
丹参 4	济南	160601	66.2	21.5
丹参 5	济南	161001	65.4	22.0
丹参 6	潍坊	161101	62.9	20.1
丹参 7	潍坊	170201	64.8	20.1
丹参 8	潍坊	170601	68.9	20.2
丹参 9	潍坊	170701	66.8	21.9
丹参 10	潍坊	170702	66.3	20.2

由表 3-7 可以看出，10 批丹参饮片的水溶性浸出物含量在 62.9% ～ 68.9%，均符合药典不得低于 35.0% 的标准，公司将丹参饮片水溶性浸出物含量提高至不少于 45.0%，比药典标准提高 29%。醇溶性浸出物含量在 20.1% ～ 22.0%，均符合药典不低于 11.0% 的标准，公司将丹参饮片醇溶性浸出物提高至不少于 15.0%。比药典标准提高 36%。

七、含量测定

1. 丹参酮类含量测定

照高效液相色谱法（《中国药典》2015 年版四部通则 0512）测定。丹参饮片新增丹参酮类和丹酚酸 B 的含量测定项目。检测指标、测试条件、过程选择依据《中国药典》2015 年版丹参药材项下的检测指标。

（1）色谱条件与系统适用性试验：以十八烷基硅烷键合硅胶为填充剂；柱温为 20℃；检测波

长为 270nm。理论板数按丹参酮 $Ⅱ_A$ 峰计算应不低于 60 000。流动相为乙腈（A）-0.02% 磷酸溶液（B）梯度洗脱：0 ～ 6min，61% A；6 ～ 20min，61% ～ 90% A；20 ～ 20.5min，90% ～ 61% A；20.5 ～ 25min，61%A。

（2）对照品溶液的制备：取丹参酮 $Ⅱ_A$ 对照品适量，精密称定，置于棕色量瓶中，加甲醇制成每 1ml 含 20μg 的溶液，即得。

（3）供试品溶液的制备：取本品粉末（过三号筛）约 0.3g，精密称定，置于具塞锥形瓶中，精密加入甲醇 50ml，密塞，称定重量，超声处理 30min，放冷，再称定重量，用甲醇补足减失的重量，摇匀，滤过，取续滤液，即得。

（4）测定法：分别精密吸取对照品溶液与供试品溶液各 10μl，注入液相色谱仪，测定。以丹参酮 $Ⅱ_A$ 对照品为参照，以其相应的峰为 S 峰，计算隐丹参酮、丹参酮 Ⅰ 的相对保留时间，其相对保留时间应在规定值的 ±5% 范围之内（表 3-8）。

表 3-8　隐丹参酮、丹参酮 Ⅰ、丹参酮 $Ⅱ_A$ 相对保留时间及校正因子

待测成分（峰）	相对保留时间	校正因子
隐丹参酮	0.75	1.18
丹参酮 Ⅰ	0.79	1.31
丹参酮 $Ⅱ_A$	1.00	1.00

以丹参酮 $Ⅱ_A$ 的峰面积为对照，分别乘以校正因子，计算隐丹参酮、丹参酮 Ⅰ、丹参酮 $Ⅱ_A$ 的含量。

本品按干燥品计算，含丹参酮 $Ⅱ_A$（$C_{19}H_{18}O_3$）、隐丹参酮（$C_{19}H_{20}O_3$）和丹参酮 Ⅰ（$C_{18}H_{12}O_3$）的总量不得少于 0.25%。

2. 丹酚酸 B 的含量测定

照高效液相色谱法（《中国药典》2015 年版通则 0512）测定。

（1）色谱条件与系统适用性试验：以十八烷基硅烷键合硅胶为填充剂；以乙腈 -0.1% 磷酸溶液（22 ∶ 78）为流动相；柱温为 20℃；流速为每分钟 1.2ml；检测波长为 286nm。理论板数按丹酚酸 B 峰计算应不低于 6000。

（2）对照品溶液的制备：取丹酚酸 B 对照品适量，精密称定，加甲醇 - 水（8 ∶ 2）混合溶液制成每 1ml 含 0.10mg 的溶液，即得。

（3）供试品溶液的制备：取本品粉末（过三号筛）约 0.15g，精密称定，置于具塞锥形瓶中，精密加入甲醇 - 水（8 ∶ 2）混合溶液 50ml，密塞，称定重量，超声处理（功率 140W，频率 42kHz）30min，放冷，再称定重量，用甲醇 - 水（8 ∶ 2）混合溶液补足减失的重量，摇匀，滤过，精密量取续滤液 5ml，移至 10ml 量瓶中，加甲醇 - 水（8 ∶ 2）混合溶液稀释至刻度，摇匀，滤过，取续滤液，即得。

（4）测定法：分别精密吸取对照品溶液与供试品溶液各 10μl，注入液相色谱仪，测定，即得。本品按干燥品计算，含丹酚酸 B（$C_{36}H_{30}O_{16}$）不得少于 3.0%。参照《中国药典》2015 年版一部丹参项下含量测定方法对 10 批丹参饮片中丹参酮类、丹酚酸 B 的含量进行测定。见图 3-11，图 3-12，表 3-9。

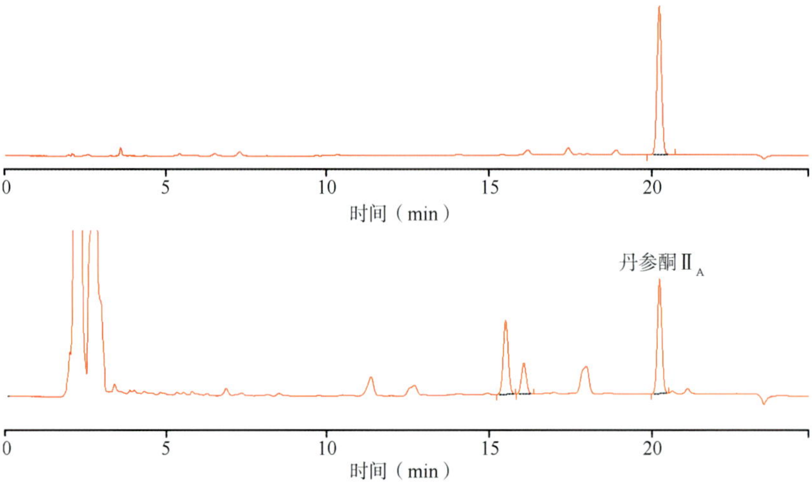

图 3-11　丹参酮 $Ⅱ_A$ 对照品和丹参饮片供试品

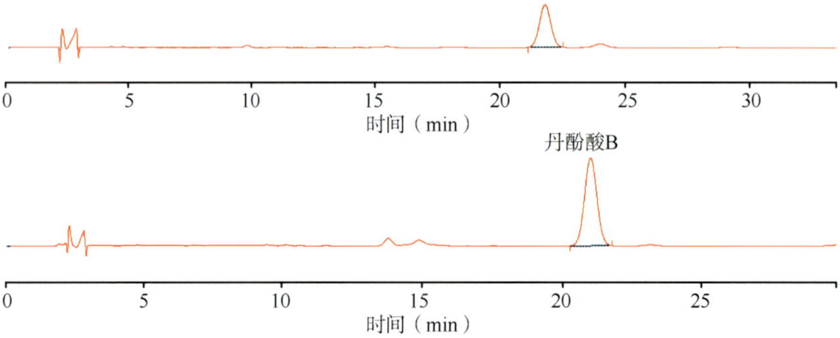

图 3-12　丹酚酸 B 对照品和丹参饮片供试品

表 3-9　10 批丹参饮片中丹参酮类和丹酚酸 B 含量测定结果

样品号	产地	批号	丹参酮类（%）	丹酚酸 B（%）
丹参 1	济南	160101	0.32	3.8
丹参 2	济南	160102	0.32	5.0
丹参 3	济南	160201	0.33	5.6
丹参 4	济南	160601	0.34	4.9
丹参 5	济南	161001	0.49	4.5
丹参 6	潍坊	161101	0.56	5.7
丹参 7	潍坊	170201	0.42	4.9
丹参 8	潍坊	170601	0.36	4.4
丹参 9	潍坊	170701	0.38	5.2
丹参 10	潍坊	170702	0.34	4.7

由表 3-9 可以看出，10 批丹参饮片中丹参酮类的含量在 0.32% ～ 0.56%；丹酚酸 B 的含量在 3.8% ～ 5.7%。公司增加丹参饮片丹参酮类成分含量不得少于 0.25%，丹酚酸 B 含量不得少于 3.0%，作为优质丹参饮片的质量标准。

八、性味与归经

苦，微寒。归心、肝经。

九、功能与主治

活血祛瘀，通经止痛，清心除烦，凉血消痈。用于胸痹心痛，脘腹胁痛，癥瘕积聚，热痹疼痛，心烦不眠，月经不调，痛经经闭，疮疡肿痛。

十、用法与用量

10 ～ 15g。

十一、注意

不宜与藜芦同用。

十二、贮藏

置干燥处。仓储面积 10000 余 m^2，分为常温库和阴凉库，能满足物料按药典规定的条件储存，保证药品的质量。

十三、优质饮片质量标准亮点总结

1. 药材和基原

本品为唇形科植物丹参 *Salvia miltiorrhiza* Bge. 的干燥根和根茎。资源情况：公司在济南现有丹参种植基地 800 亩，潍坊种植基地 1500 亩，此外还在道地产区收购，种植基地产及年收购丹参药材可达 700t，资源充足，可实现药材的持续供给。

2. 产地

道地产区。从 20 世纪 80 年代山东就有种植丹参的历史，并且山东产的丹参较其他产区产丹参含量高。丹参饮片原料坚持基地种植与道地药材产区采收为主，多年来通过对不同产地丹参药材的检测与对比，确定山东地产丹参质量优于其他产区的药材。

3. 工艺

稳定可控。丹参饮片生产工艺严格按照《中国药典》2015 年版一部制定，在浸润方式上有所改进。丹参传统浸润方法，丹酚酸类成分易随水流失，优质丹参饮片生产通过短时间内用热蒸汽蒸、闷的方式，可缩短浸润时间，提高生产效率，并且能最大程度减少有效成分的损失。

4. 性状

增加固定采收期（秋季采收），饮片颜色、片形均匀，大小均一，直径在 0.8 ～ 1.2cm，无须根和残茎。

5. 检查

提高了水溶性浸出物由药典规定的不少于 35% 提高到不少于 45%，醇溶性浸出物由药典规定的不少于 11.0% 提高到不少于 15.0%，杂质限量检查由不得过 3% 提高到不得过 2% 的量化指标。

6. 含量测定

增加丹参饮片中丹参酮类含量不得少于 0.25%，丹酚酸 B 的含量不得少于 3.0% 的质控指标。

4. 黄芪
Huangqi
ASTRAGALT RADIX

本品为豆科植物蒙古黄芪 *Astragalus membranaceus*（Fisch.）Bge. var. *mongholicus*（Bge.）Hsiao 或膜荚黄芪 *Astragalus membranaceus*（Fisch.）Bge. 的干燥根的炮制加工品。

【采收与加工】 春、秋二季采挖，除去根头及须根，晒干。主产于内蒙古、甘肃、陕西等地区。

【炮制】 将原药除去杂质，分两档，洗净，润软，切 2～4mm 厚片，70～80℃干燥，筛去灰屑。

【成品性状】 本品为圆形、类圆形或不规则形的切片，直径 0.6～3.5cm。外表皮黄白色至淡棕褐色，具不规则纵皱纹或沟纹。切面皮部黄白色，木部淡黄色，有一淡棕色环纹，并可见放射状纹理及裂隙，有的中心偶呈枯朽状、黑褐色或空洞。质韧。气微，味微甜，嚼之有豆腥气。

【鉴别】

（1）显微鉴别：粉末黄白色。纤维成束或散离，直径 8～30μm，壁厚，表面有纵裂纹，初生壁常与次生壁分离，两端常断裂成须状，或较平截。具缘纹孔导管无色或橙黄色，具缘纹孔排列紧密。石细胞少见，圆形、长圆形或形状不规则，壁较厚。

（2）取本品粉末 2g，加乙醇 30ml，加热回流 20min，滤过，滤液蒸干，残渣加 0.3% 氢氧化钠溶液 15ml 使溶解，滤过，滤液用稀盐酸调节 pH 至 5～6，用乙酸乙酯 15ml 振摇提取，分取乙酸乙酯液，用铺有适量无水硫酸钠的滤纸滤过，滤液蒸干。残渣加乙酸乙酯 1ml 使溶解，作为供试品溶液。另取黄芪对照药材 2g，同法制成对照药材溶液。照薄层色谱法（《中国药典》2015 年版通则 0502）试验，吸取上述两种溶液各 10μl，分别点于同一硅胶 G 薄层板上，以三氯甲烷 - 甲醇（10：1）为展开剂，展开，取出，晾干，置氨蒸气中熏后，置紫外光灯（365nm）下检视。供试品色谱中，在与对照药材色谱相应的位置上，显相同颜色的荧光主斑点。

【检查】

杂质　不得过 0.5%（《中国药典》通则 2301）。

水分　不得过 10%（《中国药典》通则 0832）。

总灰分　不得过 5.0%（《中国药典》通则 2302）。

重金属及有害元素　照铅、镉、砷、汞、铜测定法（《中国药典》通则 2321 原子吸收分光光度法或电感耦合等离子体质谱法）测定，铅不得过 5mg/kg；镉不得过 0.3mg/kg；砷不得过 2mg/kg；汞不得过 0.2mg/kg；铜不得过 20mg/kg。

有机氯农药残留量　照农药残留量测定法（《中国药典》通则 2341 有机氯类农药残留量测定法第一法）测定。

含总六六六（α-BHC、β-BHC、r-BHC、δ-BHC 之和）不得过 0.2mg/kg；总滴滴涕（pp′-DDE、pp′-DDD、op′-DDT、pp′-DDT 之和）不得过 0.2mg/kg；五氯硝基苯不得过 0.1mg/kg。

【浸出物】 照水溶性浸出物测定法（《中国药典》通则 2201）项下的冷浸法测定，不得少于 20.0%。

【含量测定】

（1）黄芪甲苷：照高效液相色谱法（《中国药典》通则 0512）测定。

色谱条件与系统适用性试验：以十八烷基硅烷键合硅胶为填充剂；以乙腈 - 水（32 ∶ 68）为流动相；蒸发光散射检测器检测。理论板数以黄芪甲苷峰计算应不低于 4000。

对照品溶液的制备：取黄芪甲苷对照品适量，精密称定，加甲醇制成每 1ml 含 0.5mg 的溶液，即得。

供试品溶液的制备：取本品中粉约 4g，精密称定，置索氏提取器中，加甲醇 40ml，冷浸过夜，再加甲醇适量，加热回流 4h，提取液回收溶剂并浓缩至干，残渣加水 10ml，微热使溶解，用水饱和的正丁醇振摇提取 4 次，每次 40ml，合并正丁醇液，用氨试液充分洗涤 2 次，每次 40ml，弃去氨液，正丁醇液蒸干，残渣加水 5ml 使溶解，放冷，通过 D101 型大孔吸附树脂柱（内径 1.5cm，柱高 12cm），以水 50ml 洗脱，弃去水液，再用 40% 乙醇 30ml 洗脱，弃去洗脱液，继用 70% 乙醇 80ml 洗脱，收集洗脱液，蒸干，残渣加甲醇溶解，转移至 5ml 量瓶中，加甲醇至刻度，摇匀，即得。

测定法：精密吸取对照品溶液 10μl、20μl，供试品溶液 20μl，注入液相色谱仪，测定，以外标两点法对数方程计算，即得。

本品按干燥品计算，含黄芪甲苷（$C_{41}H_{68}O_{14}$）不得少于 0.040%。

（2）毛蕊异黄酮葡萄糖苷：照高效液相色谱法（《中国药典》通则 0512）测定。

色谱条件与系统适用性试验：以十八烷基硅烷键合硅胶为填充剂；以乙腈（A）-0.2% 甲酸溶液（B）为流动相，梯度洗脱：0 ～ 20min，20% ～ 40% A；20 ～ 30min，40% A；检测波长为 260nm。理论板数按毛蕊异黄酮葡萄糖苷峰计算应不低于 3000。

对照品溶液的制备：取毛蕊异黄酮葡萄糖苷对照品适量，精密称定，加甲醇制成每 1ml 含 50μg 的溶液，即得。

供试品溶液的制备：取本品粉末（过四号筛）约 1g，精密称定，置圆底烧瓶中，精密加入甲醇 50ml，称定重量，加热回流 4h，放冷，再称定重量，用甲醇补足减失的重量，摇匀，滤过，精密量取续滤液 25ml，回收溶剂至干，残渣加甲醇溶解，转移至 5ml 量瓶中，加甲醇至刻度，摇匀，即得。

测定法：分别精密吸取对照品溶液与供试品溶液各 10μl，注入液相色谱仪，测定，即得。

按干燥品计算，本品含毛蕊异黄酮葡萄糖苷（$C_{22}H_{22}O_{10}$）不得少于 0.020%。

【性味与归经】 甘，温。归肺、脾经。

【功能与主治】 补气升阳，固表止汗，利水消肿，生津养血，行滞通痹，托毒排脓，敛疮生肌。用于气虚乏力，食少便溏，中气下陷，久泻脱肛，便血崩漏，表虚自汗，气虚水肿，内热消渴，血虚痿黄，半身不遂，痹痛麻木，痈疽难溃，久溃不敛。麸炒用长于补气；蜜炙用益气补中。

【用法与用量】 9 ～ 30g。

【贮藏】 置干燥处，防霉，防蛀。

起草单位：上海德华国药制品有限公司

优质黄芪饮片质量标准（草案）起草说明

一、药材来源

1. 基原

依据《中国药典》2015 年版，本品来自豆科植物蒙古黄芪 *Astragalus membranaceus*（Fisch.）Bge. var. *mongholicus*（Bge.）Hsiao 或膜荚黄芪 *Astragalus membranaceus*（Fisch.）Bge. 的干燥根。原生于山坡灌丛及旱坡砂质土壤地区。分布于黑龙江、吉林、内蒙古、陕西、甘肃、宁夏等省区。

2. 采收季节及产地加工

黄芪使用的药用部位为根，野生品秋季挖根；栽培品播种后 4 ～ 5 年春季萌芽前或秋季落叶后采挖，除去茎苗及须根，干燥。

干燥方法：晒干、烘干均可；烘干的温度在 70 ～ 80℃。

3. 优质药材依据

（1）从道地产区购进药材进行生产。

（2）先进的检测仪器进行分析。

（3）专业的技术人才，从事药材检验、分析，检验参照《中国药典》2015 年版。

（4）整套的检验管理 SMP、SOP。

二、炮制

1. 标准依据

参照《中国药典》2015 年版，增加了工艺参数，分两档，切 2 ～ 4mm 厚片，干燥的温度为晒干或 70 ～ 80℃烘干。

2. 工艺流程（图 4-1）

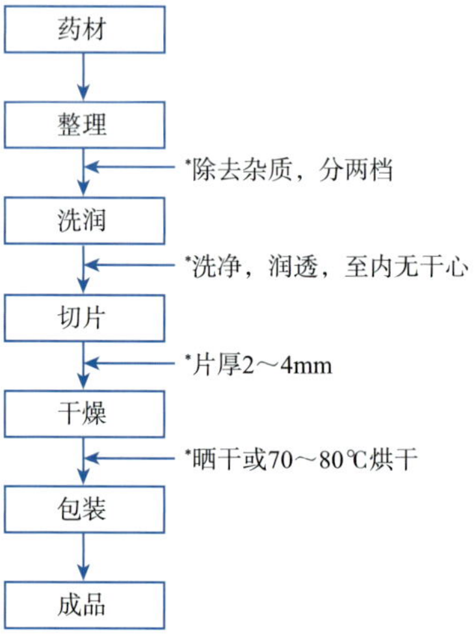

图 4-1 黄芪饮片生产工艺流程图

* 为质量控制点

3. 饮片切制及干燥设备验证

切制、干燥黄芪的设备经过验证，符合切制、干燥黄芪的要求。

4. 制定炮制方法的结论

通过对黄芪饮片的质量回顾情况分析，炮制后饮片质量均符合所制定的优质饮片标准。结果见图

4-2 ～图 4-7。

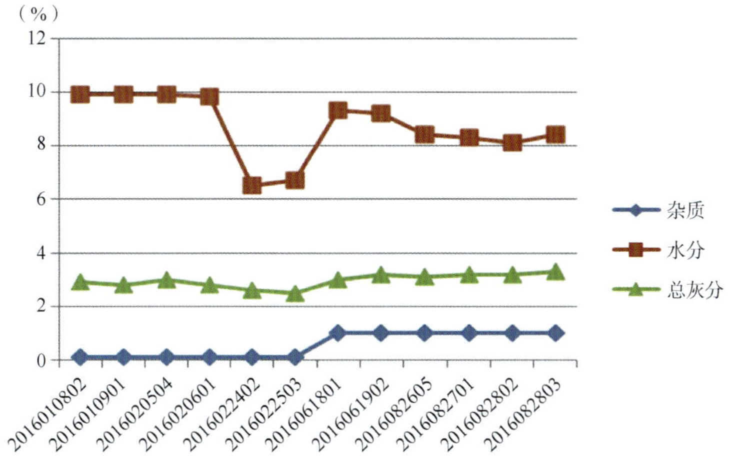

图 4-2　黄芪饮片杂质、水分及总灰分检测结果

杂质灰屑≤ 1%；水分≤ 10.0%；总灰分≤ 5.0%

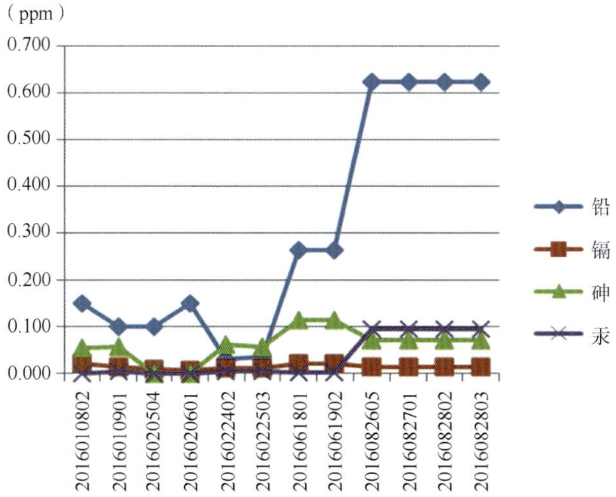

图 4-3　黄芪饮片重金属（铅、镉、砷、汞）检测结果

铅不得过百万分之五；镉不得过千万分之三；砷不得过百万分之二；汞不得过千万分之二

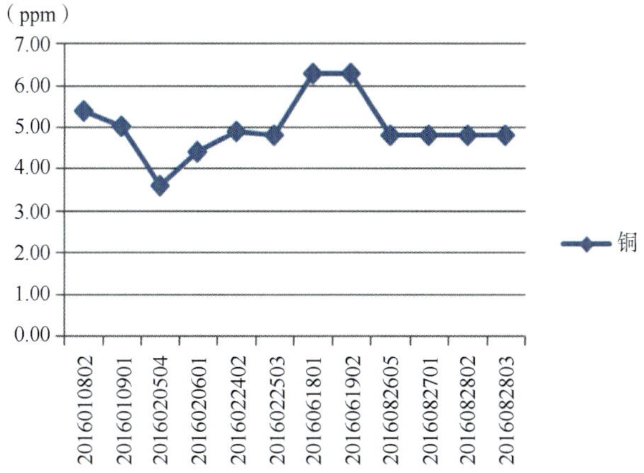

图 4-4　黄芪饮片重金属（铜）检测结果

铜不得过百万分之二十

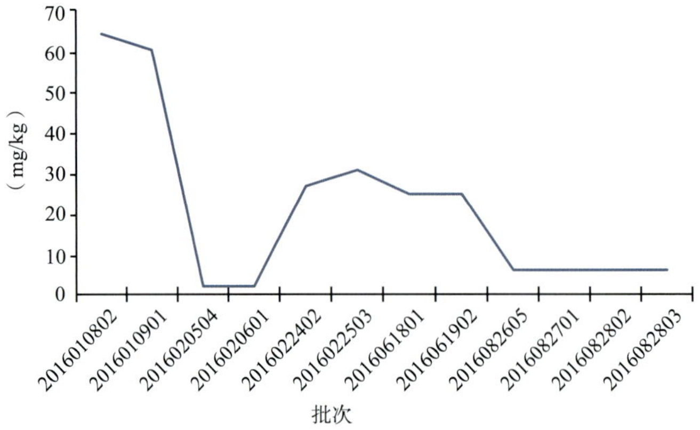

图 4-5 黄芪饮片二氧化硫残留量检测结果

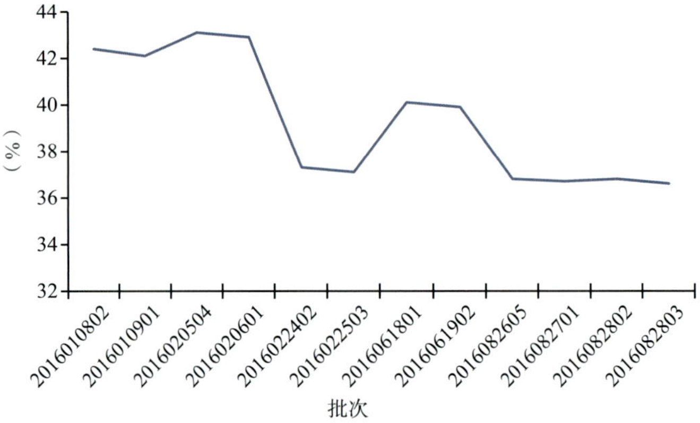

图 4-7 黄芪饮片浸出物检测结果

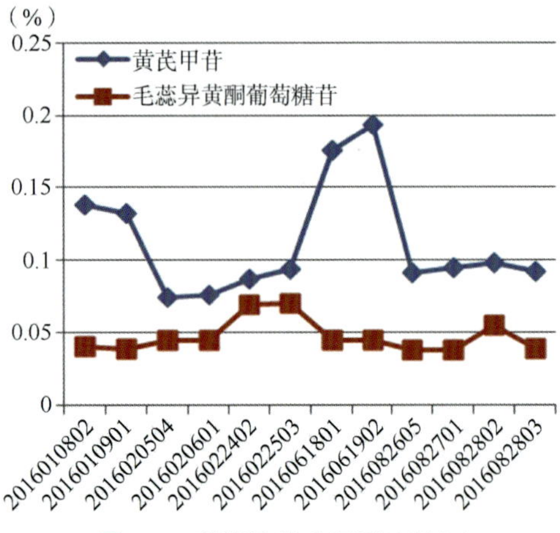

图 4-7 黄芪饮片含量测定结果

黄芪甲苷≥ 0.040%；毛蕊异黄酮葡萄糖苷≥ 0.020%

三、性状

参照《中国药典》2015 年版，但在其直径方面放大了一个规格，直径由原来的 0.5cm 改成 0.6cm。即“本品为圆形、类圆形或不规则形的切片，直径 0.6 ～ 3.5cm。外表皮黄白色至淡棕褐色，具不规则纵皱纹或沟纹。切面皮部黄白色，木部淡黄色，有一淡棕色环纹，并可见放射状纹理及裂隙，有的中心偶呈枯朽状、黑褐色或空洞。质韧。气微，味微甜，嚼之有豆腥气”。

四、鉴别

参照《中国药典》2015 年版。

1. 显微鉴别

粉末黄白色。纤维成束或散离，直径 8 ～ 30μl，壁厚，表面有纵裂纹，初生壁常与次生壁分离，两端常断裂成须状，或较平截。具缘纹孔导管无色或橙黄色，具缘纹孔排列紧密。石细胞少见，圆形、长圆形或形状不规则，壁较厚。

2. 薄层鉴别

取本品粉末 2g，加乙醇 30ml，加热回流 20min，滤过，滤液蒸干，残渣加 0.3% 氢氧化钠溶液

15ml 使溶解，滤过，滤液用稀盐酸调节 pH 至 5 ～ 6，用乙酸乙酯 15ml 振摇提取，分取乙酸乙酯液，用铺有适量无水硫酸钠的滤纸滤过，滤液蒸干。残渣加乙酸乙酯 1ml 使溶解，作为供试品溶液。另取黄芪对照药材 2g，同法制成对照药材溶液。照薄层色谱法（《中国药典》通则 0502）试验，吸取上述两种溶液各 10μl，分别点于同一硅胶 G 薄层板上，以三氯甲烷 - 甲醇（10 ： 1）为展开剂，展开，取出，晾干，置氨蒸气中熏后，置紫外光灯（365nm）下检视。供试品色谱中，在与对照药材色谱相应的位置上，显相同颜色的荧光主斑点。

五、检查

参照《中国药典》2015 年版，对不同批次黄芪饮片进行检查项的测定，发现杂质标准可以提高，所以杂质限量由原来的不得过 1.0% 提高至不得过 0.5%。其余检查项限量标准同药典，即水分不得过 10%；总灰分不得过 5%；二氧化硫残留量不得过 150mg。黄芪甲苷含量不少于 0.04%，毛蕊异黄酮葡萄糖苷含量不少于 0.02%。结果见表 4-1。

表 4-1　黄芪饮片全项检查结果

NO	批号	产地	鉴别	杂质（%）	水分（%）	总灰分（%）	浸出物（%）	A（%）	B（%）	二氧化硫残留量（mg）
1	2017121905	甘肃	合格	0.3	8.9	3.2	37.8	0.080	0.060	31
2	2017121701	甘肃	合格	0.3	7.6	2.7	38.8	0.080	0.060	31
3	2017121520	甘肃	合格	0.4	8.2	2.9	39.3	0.060	0.094	34
4	2017121621	甘肃	合格	0.2	7.7	2.9	38.3	0.076	0.100	34
5	2017121804	甘肃	合格	0.5	9.0	3.0	41.0	0.098	0.105	31

注：A. 黄芪甲苷；B. 毛蕊异黄酮葡萄糖苷

参照《中国药典》2015 年版（通则 2321 原子吸收分光光度法或电感耦合等离子体质谱法），对不同批次黄芪饮片进行重金属及有害元素检测，铅不得过 5mg/kg；镉不得过 0.3mg/kg；砷不得过 2mg/kg；汞不得过 0.2mg/kg；铜不得过 20mg/kg。结果见表 4-2。

参照《中国药典》2015 年版（通则 2341 有机氯类农药残留量测定法第一法），对不同批次黄芪饮片进行农药残留量检测。含总六六六（a-BHC、β-BHC、r-BHC、δ-BHC 之和）不得过 0.2mg/kg；总滴滴涕（pp′-DDE、pp′-DDD、op′-DDT，pp^DDT 之和）不得过 0.2mg/kg；五氯硝基苯不得过 0.1mg/kg。结果见表 4-2。

表 4-2　黄芪饮片重金属及农药残留检查结果（mg/kg）

重金属					农药残留		
铅	镉	砷	汞	铜	六六六	DDT	五氯硝基苯
未检出	0.012	0.104	未检出	9.12	未检出	未检出	未检出
未检出	0.012	0.104	未检出	9.12	未检出	未检出	未检出
0.126	0.019	0.110	未检出	9.12	未检出	未检出	未检出
0.126	0.019	0.110	未检出	9.12	未检出	未检出	未检出
未检出	0.012	0.104	未检出	9.12	未检出	未检出	未检出

六、浸出物

参照《中国药典》2015年版（通则2201冷浸法），对不同批次黄芪饮片进行浸出物测定。结果显示，浸出物含量远远高于《中国药典》2015年版制定的标准，故将其限量由原来的不少于17%提高到不少于20%。结果见表4-3。

表4-3　黄芪饮片浸出物测定结果

NO	批号	浸出物（%）
1	2017121905	37.8
2	2017121701	38.8
3	2017121520	39.3
4	2017121621	38.3
5	2017121804	41.0

七、含量测定

参照《中国药典》2015年版（通则0512），对不同批次的优质黄芪饮片进行黄芪甲苷和毛蕊异黄酮葡萄糖苷的含量测定。

1. 黄芪甲苷

色谱条件与系统适用性试验：以十八烷基硅烷键合硅胶为填充剂；以乙腈-水（32∶68）为流动相；蒸发光散射检测器检测。理论板数以黄芪甲苷峰计算应不低于4000。

对照品溶液的制备：取黄芪甲苷对照品适量，精密称定，加甲醇制成每1ml含0.5mg的溶液，即得。

供试品溶液的制备：取本品中粉约4g，精密称定，置索氏提取器中，加甲醇40ml，冷浸过夜，再加甲醇适量，加热回流4h，提取液回收溶剂并浓缩至干，残渣加水10ml，微热使溶解，用水饱和的正丁醇振摇提取4次，每次40ml，合并正丁醇液，用氨试液充分洗涤2次，每次40ml，弃去氨液，正丁醇液蒸干，残渣加水5ml使溶解，放冷，通过D101型大孔吸附树脂柱（内径1.5cm，柱高12cm），以水50ml洗脱，弃去水液，再用40%乙醇30ml洗脱，弃去洗脱液，继用70%乙醇80ml洗脱，收集洗脱液，蒸干，残渣加甲醇溶解，转移至5ml量瓶中，加甲醇至刻度，摇匀，即得。

测定法：精密吸取对照品溶液10μl、20μl，供试品溶液20μl，注入液相色谱仪，测定，以外标两点法对数方程计算，即得。见图4-8，图4-9。

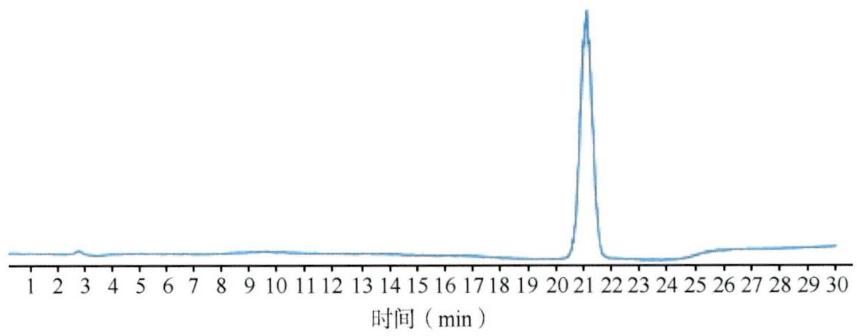

图4-8　黄芪甲苷对照品

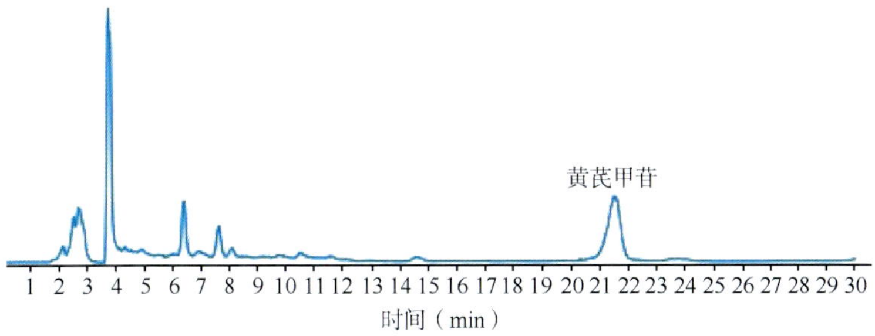

图 4-9 黄芪饮片供试品色谱

本品按干燥品计算，含黄芪甲苷（$C_{41}H_{68}O_{14}$）不得少于 0.040%。

2. 毛蕊异黄酮葡萄糖苷

色谱条件与系统适用性试验：以十八烷基硅烷键合硅胶为填充剂；以乙腈为流动相 A，以 0.2 % 甲酸溶液为流动相 B，梯度洗脱：0 ～ 20min，20% ～ 40% A；20 ～ 30min，40% A；检测波长为 260nm。理论板数按毛蕊异黄酮葡萄糖苷峰计算应不低于 3000。

对照品溶液的制备：取毛蕊异黄酮葡萄糖苷对照品适量，精密称定，加甲醇制成每 1ml 含 50μg 的溶液，即得。

供试品溶液的制备：取本品粉末（过四号筛）约 1g，精密称定，置于圆底烧瓶中，精密加入甲醇 50ml，称定重量，加热回流 4h，放冷，再称定重量，用甲醇补足减失的重量，摇匀，滤过，精密量取续滤液 25ml，回收溶剂至干，残渣加甲醇溶解，转移至 5ml 量瓶中，加甲醇至刻度，摇匀，即得。

测定法：分别精密吸取对照品溶液与供试品溶液各 10μl，注入液相色谱仪，测定，即得。见图 4-10，图 4-11。

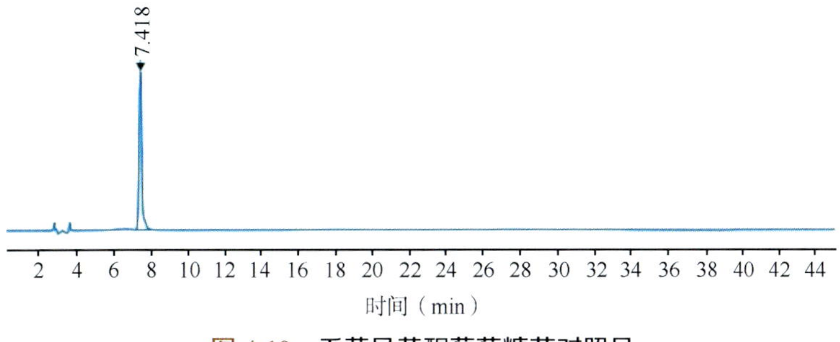

图 4-10 毛蕊异黄酮葡萄糖苷对照品

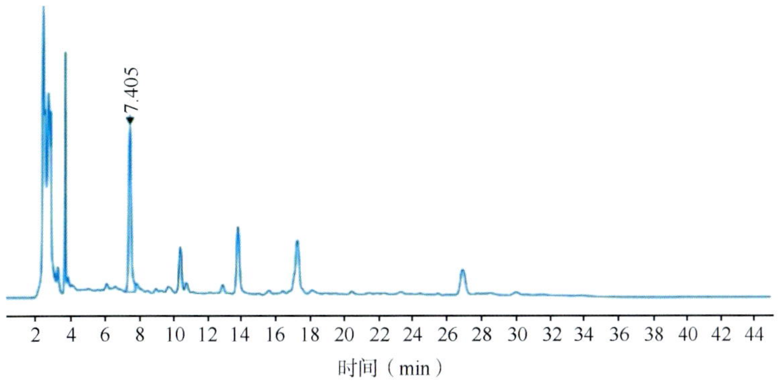

图 4-11 黄芪饮片供试品色谱

本品按干燥品计算，含毛蕊异黄酮葡萄糖苷（$C_{22}H_{22}O_{10}$）不得少于 0.020%。

八、性味与归经

味甘，性温。归肺、脾经。

九、功能与主治

补气升阳，固表止汗，利水消肿，生津养血，行滞通痹，托毒排脓，敛疮生肌。用于气虚乏力，食少便溏，中气下陷，久泻脱肛，便血崩漏，表虚自汗，气虚水肿，内热消渴，血虚萎黄，半身不遂，痹痛麻木，痈疽难溃，久溃不敛。麸炒用长于补气；蜜炙用益气补中。

十、用法与用量

9 ～ 30g。

十一、贮藏

置干燥处，防霉，防蛀。

十二、优质饮片质量标准亮点总结

1. 品种

在 2004 年、2007 年两次参与上海市科委黄芪中药标准化项目的研究，使黄芪饮片炮制工艺稳定，并经市科委验收合格。

2. 仪器设备

生产的设备都经过验证，有先进的检测仪器进行分析。

3. 产地

从道地产区购进药材进行生产，在黄芪饮片性状方面直径放大。

4. 人员

有一批专业的技术人才，从事药材、饮片的检验、分析，生产人员经验丰富，具有实际炮制技能。

5. 管理

有一整套生产、质量管理的 SMP、SOP 文件，按文件执行。

5. 山楂
Shanzha
CRATAEGI FRUCTUS

本品为蔷薇科植物山楂 *Crataegus pinnatifida* Bge. 的干燥成熟果实的炮制加工品。

【采收与加工】 秋季果实成熟时采收，切片，干燥。产地为山东省青州市，是地理标志产地。

【炮制】 取原药材，除去杂质及脱落的核。

【成品性状】 本品为圆形片，皱缩不平，直径 1.5 ～ 2.5cm，厚 0.2 ～ 0.4cm。外皮红色，具皱纹，有灰白色小斑点。果肉深黄色至浅棕色。中部横切片具 5 粒浅黄色果核，但核多脱落而中空。有的片上可见短而细的果梗或花萼残迹。气微清香，味酸、微甜。

【鉴别】

（1）显微鉴别：本品粉末暗红棕色至棕色。石细胞单个散在或成群，无色或淡黄色，类多角形、长圆形或不规则形。直径 19 ～ 125μm，孔沟及层纹明显，有的胞腔内含深棕色物。果皮表皮细胞表面观呈类圆形或类多角形，壁稍厚，胞腔内常含红棕色或黄棕色物。草酸钙方晶或簇晶存于果肉薄壁细胞中。

（2）取本品粉末 1g，加乙酸乙酯 4ml，超声处理 15min，滤过，取滤液作为供试品溶液。另取熊果酸对照品，加甲醇制成每 1ml 含 1mg 的溶液，作为对照品溶液。照薄层色谱法（《中国药典》通则 0502）试验，吸取上述两种溶液各 4μl，分别点于同一硅胶 G 薄层板上，以甲苯 - 乙酸乙酯 - 甲酸（20 ∶ 4 ∶ 0.5）为展开剂，展开，取出，晾干，喷以硫酸乙醇溶液（3→10），在 80℃加热至斑点显色清晰。供试品色谱中，在与对照品色谱相应的位置上，显相同的紫红色斑点；置紫外光灯（365nm）下检视，显相同的橙黄色荧光斑点。

【检查】

杂质　不得过 1%（《中国药典》2015 年版四部通则 2301）。

水分　不得过 12.0%（《中国药典》2015 年版四部通则 0832 第二法）。

二氧化硫残留量　照二氧化硫残留量测定法（《中国药典》2015 年版四部通则 2331）测定，不得过 100mg/kg。

【浸出物】 照“醇溶性浸出物测定法”（《中国药典》2015 年版四部通则 2201）项下的热浸法测定，用乙醇作溶剂，不得少于 22.0%。

【含量测定】 取本品细粉约 1g，精密称定，精密加入水 100ml，室温下浸泡 4h，时时振摇，滤过。精密量取续滤液 25ml，加水 50ml，加酚酞指示液 2 滴，用氢氧化钠滴定液（0.1mol/L）滴定，即得。每 1ml 氢氧化钠滴定液（0.1mol/L）相当于 6.404mg 的枸橼酸（$C_6H_8O_7$）。

本品按干燥品计算，含有机酸以枸橼酸（$C_6H_8O_7$）计，不得少于 5.5%。

【性味与归经】 酸、甘，微温。归脾、胃、肝经。

【功能与主治】 消食健胃，行气散瘀，化浊降脂。用于肉食积滞，胃脘胀满，泻痢腹痛，瘀血经闭，产后瘀阻，心腹刺痛，胸痹心痛，疝气疼痛，高脂血症。

【用法与用量】 9 ～ 12g。

【贮藏】 置阴凉干燥处（不超过 20℃），防蛀。

起草单位：山东博康中药饮片有限公司

“优质山楂饮片质量标准（草案）”起草说明

一、药材来源

1. 基原

本品为蔷薇科植物山楂 *Crataegus pinnatifida* Bge. 的干燥成熟果实，品种为大金星敞口山楂一等

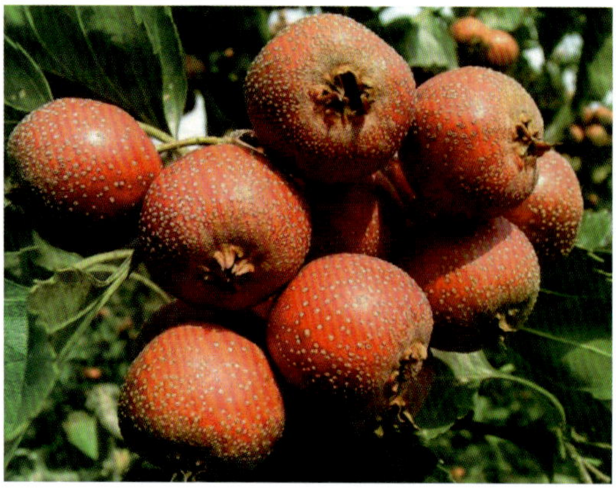

图 5-1　青州大金星敞口山楂

品及特等品，经山东省中医药研究院中药鉴定专家林慧彬教授鉴定为正品大金星山楂。秋季果实成熟时采收，切片，干燥。我国与智利、北美为世界三大山楂种植中心，其中山东省是山楂中药材道地产区之一，青州、临朐、沂水、泰安等县市山楂产量占到全国的 60% ～ 70%。《药物出产辨》记载："山楂产山东青州、东安、安丘等处，惟以青州为好。"青州至今已有 500 多年的山楂栽培史，目前，青州共有大金星敞口山楂 500 万株左右，年均产量在 20000t 左右。青州山楂已于 2011 年申报通过为地理标志品种。公司地处山东省青州市，拥有丰富的山楂药材资源，同时依托国家中医药管理局山楂标准化项目，建有自己的山楂种植基地。见图 5-1 ～图 5-3。

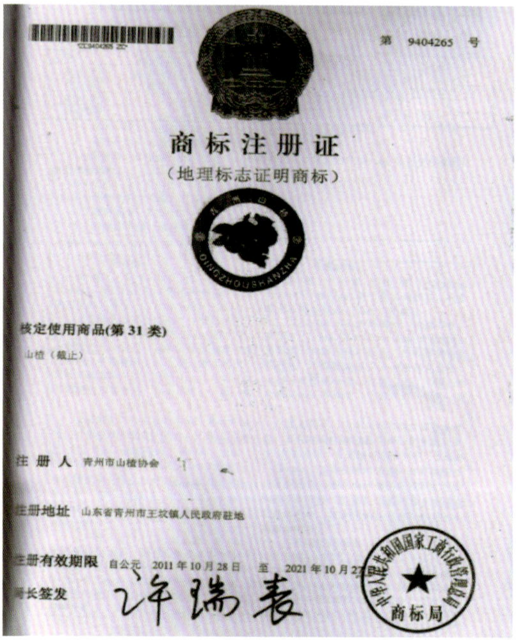

图 5-2　地理标志证明

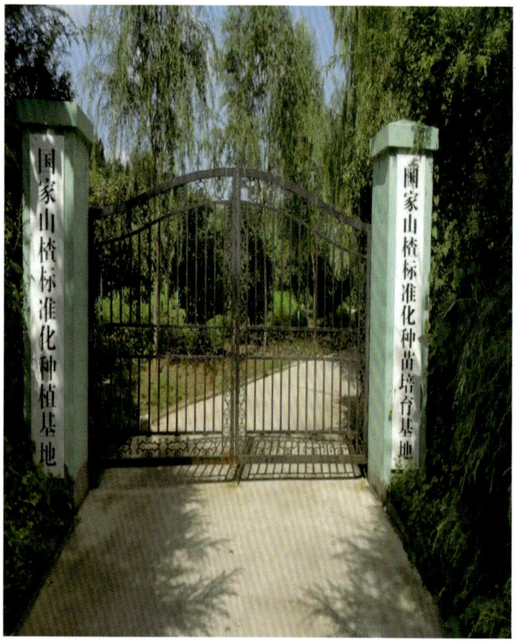

图 5-3　山楂标准化种植基地

2. 采收季节及产地加工

山楂药材于秋季 9 ～ 11 月份果实成熟时采收，分档，趁鲜切制成片，专业固色机固色后置烘房干燥。采收时期：果面全红，有光泽且鲜艳，果点明显，果实手感有弹性时即可采收。采收方法：以手工采摘为宜。

3. 优质药材依据

青州山楂果实品质优，产量多，抗逆性强，适于加工。山楂药材验收质量检验结果连续多年高于药典标准，质优量大完全可以满足饮片生产的需要。山楂药材质量特色见表 5-1，表 5-2。

表 5-1　青州大金星敞口山楂的感官指标

项目	要求	
	特级	一级
基本要求	同一等级果实大小均匀，新鲜洁净，无褐变，无异味，无苦味	
果形	具有本品种应有的特性	允许果形有稍微缺陷
风味	酸甜	酸甜
着色率（%）	95 ～ 100	90 ～ 95
碰压刺伤果率（%）	2 ～ 3	3 ～ 4
病虫率（%）	1 ～ 2	2 ～ 3
锈斑率（%）	≤ 1	1 ～ 3

表 5-2　青州大金星敞口山楂的理化指标

项目	要求	
	特等品	一等品
单果重（g）	9 ～ 11	7 ～ 9
总糖（%）	10 ～ 12	8 ～ 10
总酸（%）	3.6 ～ 3.8	3.4 ～ 3.6
维生素 C 含量（mg/100g）	47 ～ 50	45 ～ 47

二、炮制

1. 标准依据

参照《中国药典》2015 年版一部山楂饮片炮制方法。

2. 工艺流程（图 5-4）

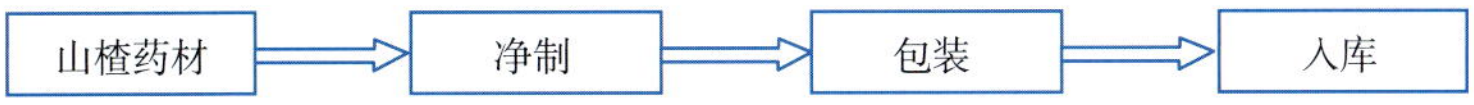

关键工艺参数：除去杂质、果梗、花萼及脱落的核

图 5-4　山楂饮片生产工艺流程图

3. 山楂饮片生产操作 SOP

（1）领料：按批生产指令制作领料单，到原药材库领取山楂原料，领料员、药材库保管员根据领料单的数量领发料，及时填写出库记录和领料记录。

工艺要点：核对品名、批号、数量、检验合格报告单，合格证、物料放行许可证、称量核对。

（2）准备：生产前检查，填写生产前检查记录，经 QA 检查后确认签字，方可准予生产。

工艺要点：①生产指令及各种 SOP 齐备；②设备清洁合格，有清洁合格证，并在有效期内；③设备运行状态良好；④计量器具状态良好，校正在有效期内；⑤物料正确；⑥工作房间正确；⑦房间清场合格，清洁在有效期内。

（3）净制：取山楂药材，去净杂质及脱落的核。

工艺要点：按要求分别采用拣选，清除杂质，使饮片符合净制质量标准要求。

（4）分装：将净制后的饮片运至分装间，按《分装岗位标准操作规程》及确定的包装规格

（1.0kg/ 袋）进行称量分装。同步填写原始生产记录，按本岗位《清场标准操作规程》清场，填写清场记录，并经 QA 验收签字。

工艺要点：随时注意检查装量是否准确，装量不得少于标示量。

（5）外包装：根据批生产指令领取标签和包装材料，按照《包装岗位标准操作规程》进行操作，本批包装完成后，剩余的包装材料及时清理退库，并填写退库记录。同步填写生产记录，并控制产品在规定收率范围。

经检验合格的成品，由公司质量部门对批生产记录、批检验记录、现场监控记录及各种记录凭证进行审核，合格后，填写成品审核放行单，发放检验合格证及成品放行报告书至物料管理部，仓库管理员填入库单入成品分类账，并贴上产品合格证，方可放行销售。

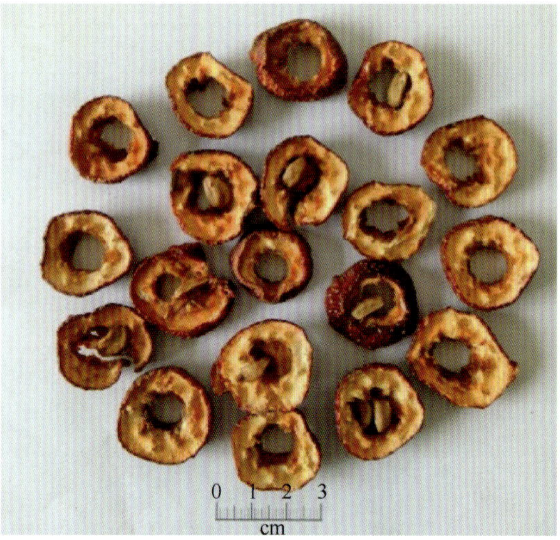

图 5-5 优质山楂饮片

工艺要点：要确保批生产指令与包材上文字标志和待包装产品一致。包装规格为 1.0kg/ 袋。包装产品收率为≥ 98%，标签及包材收率为 100%。

三、性状

《中国药典》2015 年版一部山楂药材项下性状描述为：本品为圆形片，皱缩不平，直径 1 ～ 2.5cm，厚 0.2 ～ 0.4cm。外皮红色，具皱纹，有灰白色小斑点。果肉深黄色至浅棕色。中部横切片具 5 粒浅黄色果核，但核多脱落而中空。有的片上可见短而细的果梗或花萼残迹。气微清香，味酸、微甜。优质山楂饮片将《中国药典》2015 年版一部性状的直径标准提升为 1.5 ～ 2.5cm。见图 5-5。

四、鉴别

1. 粉末显微鉴别

本品粉末暗红棕色至棕色。石细胞单个散在或成群，无色或淡黄色，类多角形、长圆形或不规则形。直径 19 ～ 125μm，孔沟及层纹明显，有的胞腔内含深棕色物。果皮表皮细胞表面观呈类圆形或类多角形，壁稍厚，胞腔内常含红棕色或黄棕色物。草酸钙方晶或簇晶存于果肉薄壁细胞中。10 批样品显微鉴别特征与《中国药典》2015 年版一部山楂项下一致。见图 5-6。

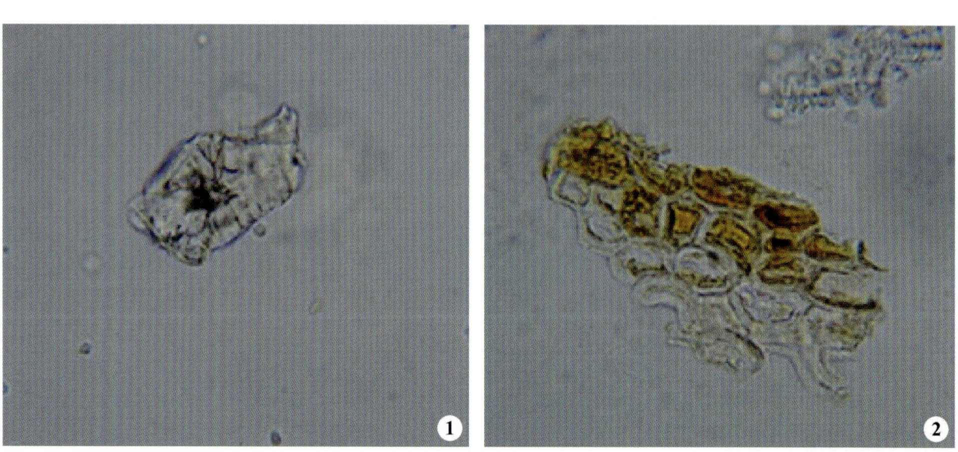

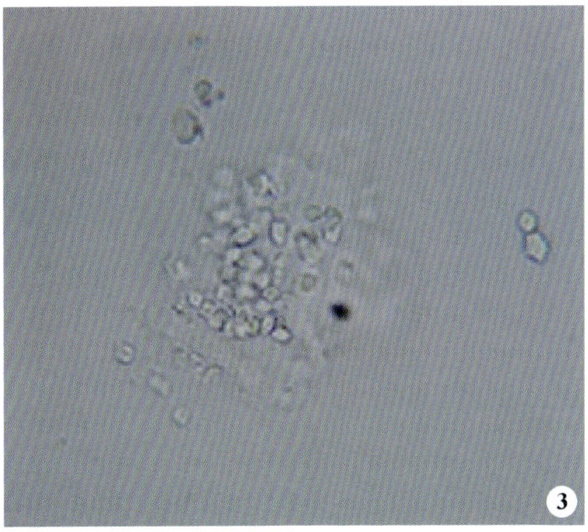

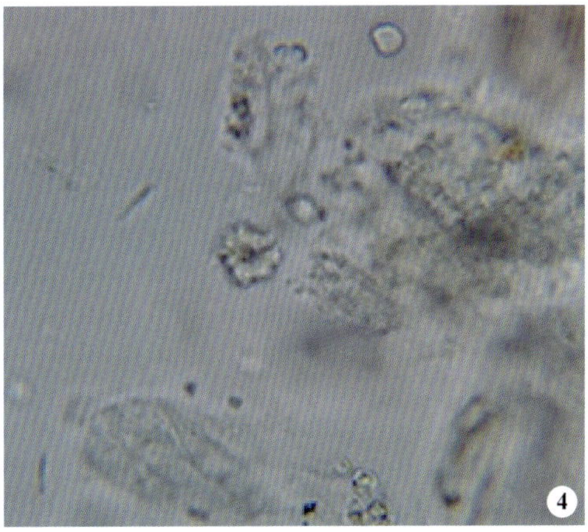

图 5-6　优质山楂饮片显微鉴别

1. 石细胞；2. 果皮表皮细胞；3. 草酸钙方晶；4. 草酸钙簇晶

2. 薄层色谱鉴别

采用《中国药典》2015 年版一部山楂项下的 TLC 鉴别方法，取 10 批样品粉末各 1g，加乙酸乙酯 4ml，超声处理 15min，滤过，取滤液作为供试品溶液。另取熊果酸对照品，加甲醇制成每 1ml 含 1mg 的溶液，作为对照品溶液。照薄层色谱法（《中国药典》2015 年版通则 0502）试验，吸取上述两种溶液各 4μl，分别点于同一硅胶 G 薄层板上，以甲苯 - 乙酸乙酯 - 甲酸（20 ∶ 4 ∶ 0.5）为展开剂，展开，取出，晾干，喷以硫酸乙醇溶液（3 → 10），在 80℃加热至斑点显色清晰。供试品色谱中，在与对照品色谱相应的位置上，显相同的紫红色斑点；置紫外光灯（365nm）下检视，显相同的橙黄色荧光斑点。见图 5-7，图 5-8。

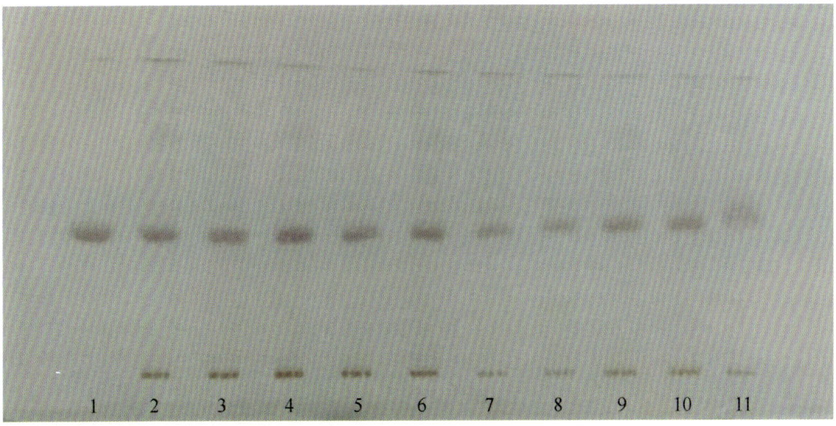

图 5-7　山楂饮片 TLC 图谱（日光）

1. 熊果酸对照品；2. 山楂（15052003）；3. 山楂（15082802）；4. 山楂（15100401）；5. 山楂（15120701）；6. 山楂（16040301）；7. 山楂（16071001）；8. 山楂（16092201）；9. 山楂（16121801）；10. 山楂（17030401）；11. 山楂（17052001）

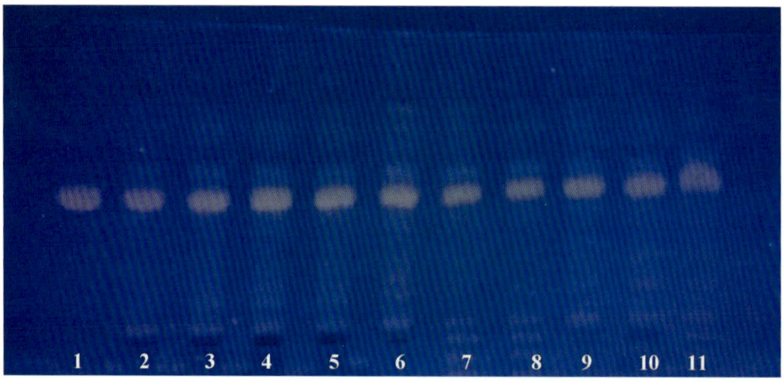

图 5-8 山楂饮片 TLC 图谱（365nm）

1. 熊果酸对照品；2. 山楂（15052003）；3. 山楂（15082802）；4. 山楂（15100401）；5. 山楂（15120701）；6. 山楂（16040301）；7. 山楂（16071001）；8. 山楂（16092201）；9. 山楂（16121801）；10. 山楂（17030401）；11. 山楂（17052001）

五、检查

依照《中国药典》2015 年版一部“山楂”项下进行【检查】项测定。

1. 杂质

依照《中国药典》2015 年版四部通则 2301 进行测定，取 10 批样品各 100g，分别拣出其中的杂质并称量计算。结果见表 5-3。

表 5-3 10 批山楂饮片杂质含量（n=2）

样品号	产地	批号	杂质（%）
山楂 1	青州	15052003	0.54
山楂 2	青州	15082802	0.68
山楂 3	青州	15100401	0.49
山楂 4	青州	15120701	0.55
山楂 5	青州	16040301	0.72
山楂 6	青州	16071001	0.63
山楂 7	青州	16092201	0.50
山楂 8	青州	16121801	0.61
山楂 9	青州	17030401	0.77
山楂 10	青州	17052001	0.63

结果显示，10 批山楂饮片的杂质含量在 0.49% ～ 0.77%，《中国药典》2015 年版四部通则规定杂质限度为 3%，优质山楂饮片在《中国药典》2015 年版标准基础上提升杂质限度，为不得过 1%。

2. 水分

依照《中国药典》2015 年版四部通则 0832 第二法进行测定，取 10 批样品粉末各 2 ～ 5g，平铺于干燥至恒重的扁形称量瓶中，厚度不超过 5mm，精密称定，开启瓶盖在 105℃干燥 5h，将瓶盖盖好，移置干燥器中，放冷 30min，精密称定，再在上述温度干燥 1h，放冷，称重，至连续两次称重的差异不超过 5mg 为止。根据减失的重量，计算供试品中含水量。结果见表 5-4。

表 5-4 10 批山楂饮片水分含量（n=2）

样品号	产地	批号	水分（%）
山楂 1	青州	15052003	8.6
山楂 2	青州	15082802	9.4
山楂 3	青州	15100401	10.9
山楂 4	青州	15120701	10.2
山楂 5	青州	16040301	9.3
山楂 6	青州	16071001	8.8
山楂 7	青州	16092201	9.0
山楂 8	青州	16121801	11.4
山楂 9	青州	17030401	9.9
山楂 10	青州	17052001	9.7

结果显示，10 批山楂饮片的水分含量在 8.6% ～ 11.4%，《中国药典》2015 年版通则规定水分含量不得过 13.0%，优质山楂饮片在《中国药典》2015 年版标准基础上提升水分含量限度，为不得过 12.0%。

3. 二氧化硫残留量

依照《中国药典》2015 年版四部通则 2331 进行测定，取 10 批样品各约 10g，精密称定，置于两颈圆底烧瓶中，加水 300 ～ 400ml。打开回流冷凝管开关给水，将冷凝管的上端 E 口处连接一橡胶导气管，置于 100ml 锥形瓶底部。锥形瓶内加入 3% 过氧化氢溶液 50ml 作为吸收液（橡胶导气管的末端应在吸收液液面以下）。使用前，在吸收液中加入 3 滴甲基红乙醇溶液指示剂（2.5mg/ml），并用 0.01mol/L 氢氧化钠滴定液滴定至黄色。开通氮气，使用流量计调节气体流量至约 0.2L/min；打开分液漏斗 C 的活塞，使盐酸溶液（6mol/L）10ml 流入蒸馏瓶，立即加热两颈烧瓶内的溶液至沸，并保持微沸；烧瓶内的水沸腾 1.5h 后，停止加热。吸收液放冷后，置于磁力搅拌器上不断搅拌，用氢氧化钠滴定液（0.01mol/L）滴定，至黄色持续时间 20s 不褪，并将滴定的结果用空白实验校正。结果见表 5-5。

表 5-5 10 批山楂饮片二氧化硫残留量（n=2）

样品号	产地	批号	二氧化硫残留量（mg/kg）
山楂 1	青州	15052003	12.8
山楂 2	青州	15082802	36.0
山楂 3	青州	15100401	24.5
山楂 4	青州	15120701	31.6
山楂 5	青州	16040301	48.0
山楂 6	青州	16071001	17.9
山楂 7	青州	16092201	54.6
山楂 8	青州	16121801	35.5
山楂 9	青州	17030401	28.4
山楂 10	青州	17052001	32.0

结果显示，10 批山楂饮片的二氧化硫残留量在 12.8 ～ 54.6mg/kg，《中国药典》2015 年版通则规定二氧化硫残留量为不超过 150mg/kg，优质山楂饮片在《中国药典》2015 年版标准基础上提升二氧化硫残留量限度，为不得过 100mg/kg。

六、浸出物

依照《中国药典》2015 年版一部“山楂”项下浸出物测定方法（通则 2201）进行检测，取 10 批样品粉末各 2 ～ 4g，精密称定，置 250ml 的锥形瓶中，精密加入乙醇 100ml，密塞，称定重量，静置 1h，连接回流冷凝管，加热至沸，并保持微沸 1h，放冷，取下锥形瓶，密塞，再称定重量，用乙醇补足减失的重量，摇匀，用干燥器过滤，精密量取滤液 25ml，置已干燥至恒重的蒸发皿中，在水浴上蒸干后，于 105℃干燥 3h，置干燥器中冷却 30min，迅速精密称定重量。以干燥品计算供试品中醇溶性浸出物的含量。结果见表 5-6。

表 5-6　10 批山楂饮片醇溶性浸出物含量（n=2）

样品号	产地	批号	浸出物（%）
山楂 1	青州	15052003	28.5
山楂 2	青州	15082802	25.6
山楂 3	青州	15100401	27.9
山楂 4	青州	15120701	35.4
山楂 5	青州	16040301	33.6
山楂 6	青州	16071001	30.8
山楂 7	青州	16092201	37.9
山楂 8	青州	16121801	44.5
山楂 9	青州	17030401	40.4
山楂 10	青州	17052001	46.6

结果显示，10 批山楂饮片的醇溶性浸出物含量在 25.6% ～ 46.6%，《中国药典》2015 年版未规定山楂饮片浸出物含量，优质山楂饮片在《中国药典》2015 年版基础上增加了浸出物检测项，规定优质山楂饮片的醇溶性浸出物含量不得少于 22.0%。

七、含量测定

为有效控制本饮片的内在质量，依照《中国药典》2015 年版一部山楂项下有机酸含量测定的方法，以山楂饮片中有机酸类枸橼酸含量作为本饮片的定量质控指标，对样品中的枸橼酸进行了滴定法的研究。取 10 批样品细粉各约 1g，精密称定，精密加入水 100ml，室温下浸泡 4h，时时振摇，滤过。精密量取续滤液 25ml，加水 50ml，加酚酞指示液 2 滴，用氢氧化钠滴定液（0.1mol/L）滴定，即得。每 1ml 氢氧化钠滴定液（0.1mol/L）相当于 6.404mg 的枸橼酸（$C_6H_8O_7$）。结果见表 5-7。

表 5-7 10 批山楂饮片有机酸（以枸橼酸计）含量（n=2）

样品号	产地	批号	有机酸含量（%）
山楂 1	青州	15052003	8.0
山楂 2	青州	15082802	8.2
山楂 3	青州	15100401	9.8
山楂 4	青州	15120701	9.4
山楂 5	青州	16040301	11.5
山楂 6	青州	16071001	12.7
山楂 7	青州	16092201	11.2
山楂 8	青州	16121801	12.3
山楂 9	青州	17030401	11.0
山楂 10	青州	17052001	10.7

结果显示，10 批山楂饮片的有机酸（以枸橼酸计）含量在 8.0% ～ 12.7%，均符合《中国药典》2015 年版不得低于 4.0% 的标准，优质山楂饮片在《中国药典》2015 年版基础上提升了有机酸（以枸橼酸计）含量，为不得少于 5.5%。

八、性味与归经

酸、甘，微温。归脾、胃、肝经（参照《中国药典》2015 年版一部）。

九、功能与主治

消食健胃，行气散瘀，化浊降脂。用于肉食积滞，胃脘胀满，泻痢腹痛，瘀血经闭，产后瘀阻，心腹刺痛，胸痹心痛，疝气疼痛，高脂血症（参照《中国药典》2015 年版一部）。

十、用法与用量

9 ～ 12g（参照《中国药典》2015 年版一部）。

十一、贮藏

置阴凉干燥处（不超过 20℃），防蛀（参照《中国药典》2015 年版一部）。

公司现有规范化、现代化的大型仓库，占地 3000m^2 以上，分阴凉库和常温库，能够满足仓储需求。2018 年公司正在建设 1000m^3 低温冷藏库，届时山楂饮片也将实现低温 0±1℃冷藏贮存，从而达到更好的保鲜、保色效果。

十二、优质山楂饮片标准与山楂药材、山楂饮片药典标准的比对

具体内容见表 5-8。

表 5-8 优质山楂饮片标准与山楂药材、山楂饮片药典标准的比对

标准		山楂药材药典标准	山楂饮片药典标准	优质山楂饮片标准
提升项	性状	圆形片，皱缩不平，直径 1 ～ 2.5cm，厚 0.2 ～ 0.4cm。外皮红色，具皱纹，有灰白色小斑点。果肉深黄色至浅棕色。中部横切片具 5 粒浅黄色果核，但核多脱落而中空。有的片上可见短而细的果梗或花萼残迹。气微清香，味酸、微甜	圆形片，皱缩不平，直径 1 ～ 2.5cm，厚 0.2 ～ 0.4cm。外皮红色，具皱纹，有灰白色小斑点。果肉深黄色至浅棕色。中部横切片具 5 粒浅黄色果核，但核多脱落而中空。有的片上可见短而细的果梗或花萼残迹。气微清香，味酸、微甜	圆形片，皱缩不平，直径 1.5 ～ 2.5cm，厚 0.2 ～ 0.4cm。外皮红色，具皱纹，有灰白色小斑点。果肉深黄色至浅棕色。中部横切片具 5 粒浅黄色果核，但核多脱落而中空。有的片上可见短而细的果梗或花萼残迹。气微清香，味酸、微甜
	杂质	不得过 3%	不得过 3%	不得过 1%
	水分	不得过 12.0%	不得过 13.0%	不得过 12.0%
	二氧化硫残留量	不得过 150mg/kg	不得过 150mg/kg	不得过 100mg/kg
	含量（有机酸）	不得少于 5.0%	不得少于 4.0%	不得少于 5.5%
	贮藏	置通风干燥处，防蛀	置通风干燥处，防蛀	置阴凉干燥处（≤ 20℃），防蛀
新增项	浸出物	不得少于 21.0%	—	不得少于 22.0%

以《中国药典》2015 年版收录的山楂药材，饮片标准为参考，与本公司制订的优质山楂饮片质量标准进行了比较，本标准在性状、杂质、水分、二氧化硫残留量、有机酸含量及贮藏等项下均制订了高于《中国药典》的标准。见表 5-8。

十三、优质饮片质量标准亮点总结

1. 药材和基原

山楂饮片生产用原料药材基原清晰稳定，为蔷薇科植物山楂 *Crataegus pinnatifida* Bge. 的干燥成熟果实。品种为大金星敞口山楂，生产优质山楂饮片所用山楂药材为大金星敞口山楂的一等品和特等品。

2. 产地

山东省青州市是山楂中药材道地产区之一，为地理标志产地，产量大，资源可持续。

3. 工艺

优质山楂饮片加工工艺严格按照既定的生产工艺规程执行，稳定可控：拣选去除果梗、花萼和脱落的果核。

4. 性状

提升了优质山楂饮片直径范围为 1.5 ～ 2.5cm。

5. 检查项

提升了水分不得过 12.0%、杂质不得过 1% 和二氧化硫残留量不得过 100mg/kg 共 3 项检查指标。

6. 浸出物

增加了浸出物检测项，为不得少于 22.0%。

7. 含量测定项

提升了山楂饮片有机酸（以枸橼酸计）含量，为不得少于 5.5%。

8. 贮藏条件

提升了贮藏条件，置阴凉干燥处（不超过 20℃），防蛀。

6. 炒山楂 Chaoshanzha

本品为蔷薇科植物山楂 *Crataegus pinnatifida* Bge. 的干燥成熟果实的炮制加工品。

【采收与加工】 秋季果实成熟时采收，切片，干燥。产地为山东省青州市，是地理标志产地。

【炮制】 取优质山楂饮片，置炒制容器内，180 ～ 200℃，炒制 8 ～ 10min，炒至色变深，取出，放凉。

【成品性状】 本品为圆形片，皱缩不平，直径 1.5 ～ 2.5cm，厚 0.2 ～ 0.4cm。外皮红色，具皱纹，有灰白色小斑点。果肉黄褐色，表面偶见焦斑。气清香，味酸、微甜。

【鉴别】

（1）显微鉴别：本品粉末暗红棕色至棕色。石细胞单个散在或成群，无色或淡黄色，类多角形、长圆形或不规则形。直径 19 ～ 125μm，孔沟及层纹明显，有的胞腔内含深棕色物。果皮表皮细胞表面观呈类圆形或类多角形，壁稍厚，胞腔内常含红棕色或黄棕色物。草酸钙方晶或簇晶存于果肉薄壁细胞中。

（2）取本品粉末 1g，加乙酸乙酯 4ml，超声处理 15min，滤过，取滤液作为供试品溶液。另取熊果酸对照品，加甲醇制成每 1ml 含 1mg 的溶液，作为对照品溶液。照薄层色谱法（通则 0502）试验，吸取上述两种溶液各 4μl，分别点于同一硅胶 G 薄层板上，以甲苯 - 乙酸乙酯 - 甲酸（20 ∶ 4 ∶ 0.5）为展开剂，展开，取出，晾干，喷以硫酸乙醇溶液（3 → 10），在 80℃加热至斑点显色清晰。供试品色谱中，在与对照品色谱相应的位置上，显相同的紫红色斑点；置紫外光灯（365nm）下检视，显相同的橙黄色荧光斑点。

【检查】

杂质　不得过 1%（《中国药典》2015 年版四部通则 2301）。

水分　不得过 10.0%（《中国药典》2015 年版四部通则 0832 第二法）。

【浸出物】 照“醇溶性浸出物测定法”（《中国药典》2015 年版四部通则 2201）项下的热浸法测定，用乙醇作溶剂，不得少于 22.0%。

【含量测定】 取本品细粉约 1g，精密称定，精密加入水 100ml，室温下浸泡 4h，时时振摇，滤过。精密量取续滤液 25ml，加水 50ml，加酚酞指示液 2 滴，用氢氧化钠滴定液（0.1mol/L）滴定，即得。每 1ml 氢氧化钠滴定液（0.1mol/L）相当于 6.404mg 的枸橼酸（$C_6H_8O_7$）。

本品按干燥品计算，含有机酸以枸橼酸（$C_6H_8O_7$）计，不得少于 4.5%。

【性味与归经】 酸、甘，微温。归脾、胃、肝经。

【功能与主治】 消食健胃，行气散瘀，化浊降脂。用于肉食积滞，胃脘胀满，泻痢腹痛，瘀血经闭，产后瘀阻，心腹刺痛，胸痹心痛，疝气疼痛，高脂血症。

【用法与用量】 9 ～ 12g。

【贮藏】 置阴凉干燥处（不超过 20℃），防蛀。

起草单位：山东博康中药饮片有限公司

“优质炒山楂饮片质量标准（草案）”起草说明

一、药材来源

本品为蔷薇科植物山楂 *Crataegus pinnatifida* Bge. 的干燥成熟果实，品种为大金星敞口山楂一等品及特等品，经山东省中医药研究院中药鉴定专家林慧彬教授鉴定为正品大金星山楂。秋季果实成熟时采收，切片，干燥。我国与智利、北美为世界三大山楂种植中心，其中山东省是山楂中药材道地产区之一，青州、临朐、沂水、泰安等地山楂产量占到全国的 60% ～ 70%。《药物出产辨》记载：“山楂产山东青州、东安、安丘等处，惟以青州为好。”青州至今已有 500 多年的山楂栽培史，目前，青州共有大金星敞口山楂 500 万株左右，年均产量在 20000t 左右。青州山楂已于 2011 年申报通过为地理标志品种。公司地处山东省青州市，拥有丰富的山楂药材资源，同时依托国家中医药管理局山楂标准化项目，建有自己的山楂种植基地。

二、炮制

1. 标准依据

参照《中国药典》2015 年版一部。取优质山楂饮片，置炒药机内，180 ～ 200℃，炒制 8 ～ 10min，炒至色变深，取出，放凉。

2. 工艺流程（图 6-1）

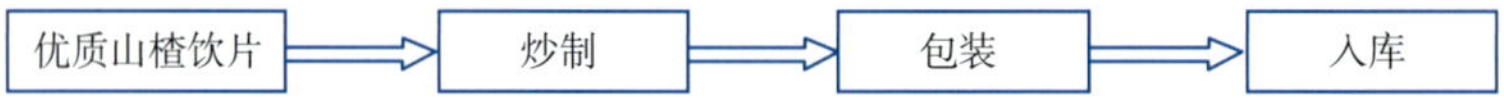

关键工艺参数：180～200℃、8～10min、炒至色变深

图 6-1　炒山楂饮片生产工艺流程图

3. 炒山楂饮片生产操作 SOP

（1）领料：按批生产指令制作领料单，到原药材库领取山楂原料，领料员、药材库保管员根据领料单的数量领发料，及时填写出库记录和领料记录。

工艺要点：核对品名、批号、数量、检验合格报告单，合格证、物料放行许可证、称量核对。

（2）准备：生产前检查，填写生产前检查记录，经 QA 检查后确认签字，方可准予生产。

工艺要点：①生产指令及各种 SOP 齐备；②设备清洁合格，有清洁合格证，并在有效期内；③设备运行状态良好；④计量器具状态良好，校正在有效期内；⑤物料正确；⑥工作房间正确；⑦房间清场合格，清洁在有效期内。

（3）炒制：将合格的优质山楂饮片按《炮炙岗位标准操作规程》、《炒药机（S01009）标准操作规程》进行炒制，置炒药机内，用文火加热，180 ～ 200℃，炒制 8 ～ 10min，炒至色变深，取出，放凉。

工艺要点：炒制时使用文火，180 ～ 200℃，炒制 8 ～ 10min，炒至色变深。

（4）分装：将炒制好的饮片运至分装间，按《分装岗位标准操作规程》及确定的包装规格（1.0kg/ 袋）进行称量分装。同步填写原始生产记录，按本岗位《清场标准操作规程》清场，填写清场记录，并经 QA 验收签字。

工艺要点：随时注意检查装量是否准确，装量不得少于标示量。

（5）外包装：根据批生产指令领取标签和包装材料，按照《包装岗位标准操作规程》进行操作，本批包装完成后，剩余的包装材料及时清理退库，并填写退库记录。同步填写生产记录，并控制产品在规定收率范围。

经检验合格的成品，由公司质量部门对批生产记录、批检验记录、现场监控记录及各种记录凭证进行审核，合格后，填写成品审核放行单，发放检验合格证及成品放行报告书至物料管理部，仓库管理员填入库单入成品分类账，并贴上产品合格证，方可放行销售。

工艺要点：要确保批生产指令与包材上文字标志和待包装产品一致。包装规格为 1.0kg/ 袋。包装产品收率为≥ 98%，标签及包材收率为 100%。

三、性状

本品形如优质山楂饮片，果肉黄褐色。表面偶见焦斑。气清香，味酸、微甜。见图 6-2。

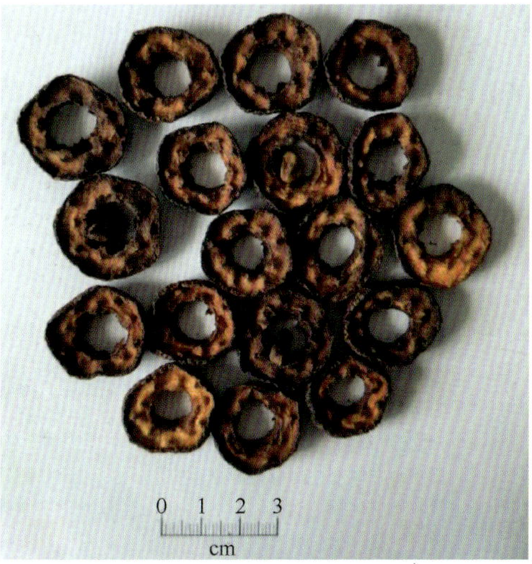

图 6-2 优质炒山楂饮片

四、鉴别

1. 粉末显微鉴别

本品粉末暗红棕色至棕色。石细胞单个散在或成群，无色或淡黄色，类多角形、长圆形或不规则形。直径 19 ～ 125μm，孔沟及层纹明显，有的胞腔内含深棕色物。果皮表皮细胞表面观呈类圆形或类多角形，壁稍厚，胞腔内常含红棕色或黄棕色物。草酸钙方晶或簇晶存于果肉薄壁细胞中。见图 6-3。

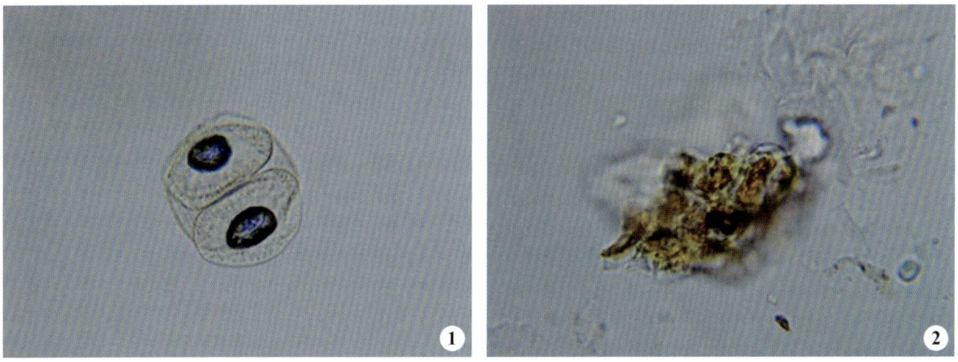

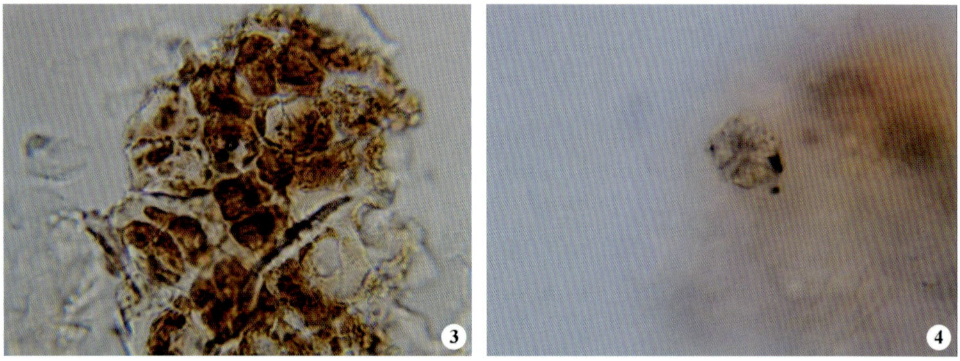

图 6-3　炒山楂显微鉴别

1. 石细胞；2、3. 果皮表皮细胞；4. 草酸钙簇晶

2. 薄层色谱鉴别

取本品粉末 1g，加乙酸乙酯 4ml，超声处理 15min，滤过，取滤液作为供试品溶液。另取熊果酸对照品，加甲醇制成每 1ml 含 1mg 的溶液，作为对照品溶液。照薄层色谱法（通则 0502）试验，吸取上述两种溶液各 4μl，分别点于同一硅胶 G 薄层板上，以甲苯 - 乙酸乙酯 - 甲酸（20 ∶ 4 ∶ 0.5）为展开剂，展开，取出，晾干，喷以硫酸乙醇溶液（3 → 10），在 80℃加热至斑点显色清晰。供试品色谱中，在与对照品色谱相应的位置上，显相同的紫红色斑点；置紫外光灯（365nm）下检视，显相同的橙黄色荧光斑点。见图 6-4 ～图 6-7。

五、检查

参照《中国药典》2015 年版一部“山楂饮片”项下进行【检查】项测定。

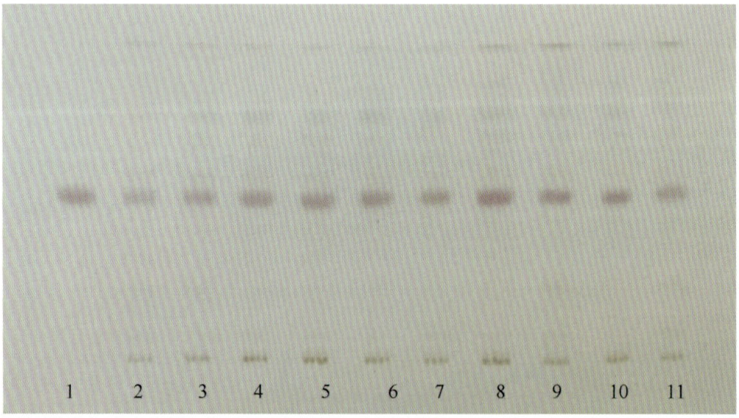

图 6-4　炒山楂饮片 TLC 图谱（日光）

1. 熊果酸对照品；2. 炒山楂（15052004）；3. 炒山楂（15100402）；4. 炒山楂（15120702）；5. 炒山楂（16011906）；6. 炒山楂（16040302）；7. 炒山楂（16071002）；8. 炒山楂（16092202）；9. 炒山楂（16121802）；10. 炒山楂（17030402）；11. 炒山楂（17052002）

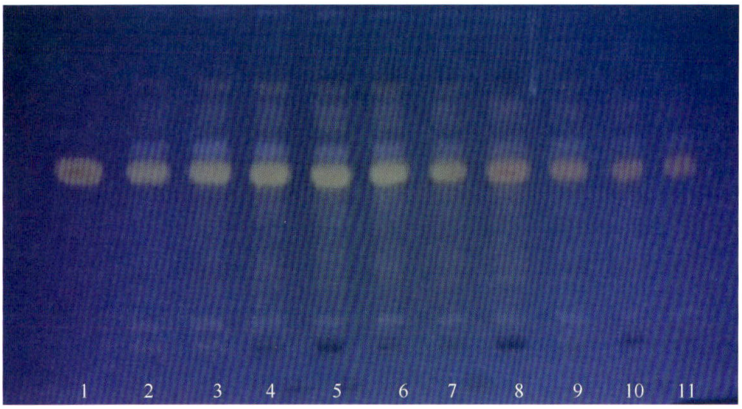

图 6-5　炒山楂饮片 TLC 图谱（365nm）

1. 熊果酸对照品；2. 炒山楂（15052004）；3. 炒山楂（15100402）；4. 炒山楂（15120702）；5. 炒山楂（16011906）；6. 炒山楂（16040302）；7. 炒山楂（16071002）；8. 炒山楂（16092202）；9. 炒山楂（16121802）；10. 炒山楂（17030402）；11. 炒山楂（17052002）

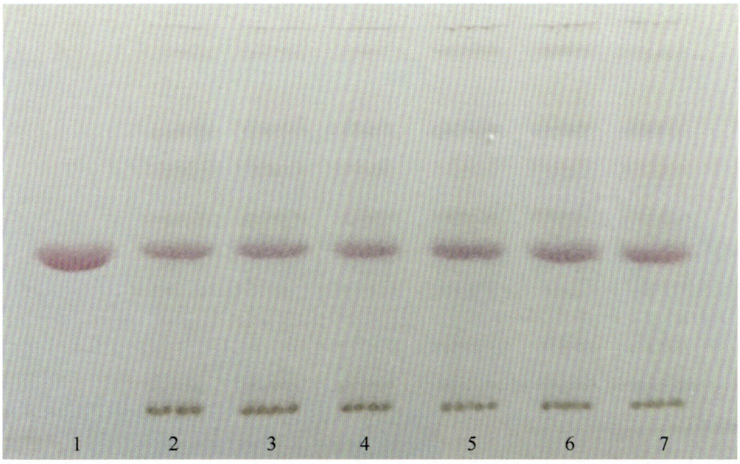

图 6-6　炒山楂饮片与生山楂饮片 TLC 比对图谱（日光）

1. 熊果酸对照品；2. 山楂（16121801）；3. 山楂（17030401）；4. 山楂（17052001）；5. 炒山楂（16121802）；6. 炒山楂（17030402）；7. 炒山楂（17052002）

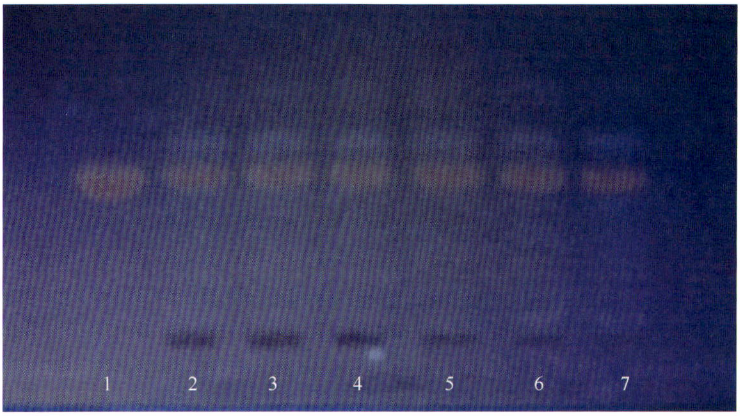

图 6-7　炒山楂饮片与生山楂饮片 TLC 比对图谱（365nm）

1. 熊果酸对照品；2. 山楂（16121801）；3. 山楂（17030401）；4. 山楂（17052001）；5. 炒山楂（16121802）；6. 炒山楂（17030402）；7. 炒山楂（17052002）

1. 杂质测定

依照《中国药典》2015 年版四部通则 2301 测定，10 批炒山楂饮片测定结果见表 6-1。

表 6-1 10 批炒山楂饮片杂质含量（n=2）

样品号	产地	批号	杂质（%）
炒山楂 1	青州	15052004	0.60
炒山楂 2	青州	15100402	0.54
炒山楂 3	青州	15120702	0.58
炒山楂 4	青州	16011906	0.66
炒山楂 5	青州	16040302	0.74
炒山楂 6	青州	16071002	0.72
炒山楂 7	青州	16092202	0.83
炒山楂 8	青州	16121802	0.70
炒山楂 9	青州	17030402	0.75
炒山楂 10	青州	17052002	0.71

结果显示，10 批炒山楂饮片的杂质含量在 0.54% ～ 0.83%，《中国药典》2015 年版通则规定杂质不得过 3%，优质炒山楂饮片在《中国药典》2015 年版标准基础上提升了杂质限量，为不得过 1%。

2. 水分测定

依照《中国药典》2015 年版四部通则 0832 第二法测定，取 10 批样品粉末各 2 ～ 5g，平铺于干燥至恒重的扁形称量瓶中，厚度不超过 5mm，精密称定，开启瓶盖在 105℃干燥 5h，将瓶盖盖好，移置干燥器中，放冷 30min，精密称定，再在上述温度干燥 1h，放冷，称重，至连续两次称重的差异不超过 5mg 为止。根据减失的重量，计算供试品中含水量。10 批炒山楂饮片测定结果见表 6-2。

表 6-2 10 批炒山楂饮片水分含量（n=2）

样品号	产地	批号	水分（%）
炒山楂 1	青州	15052004	6.4
炒山楂 2	青州	15100402	7.3
炒山楂 3	青州	15120702	8.2
炒山楂 4	青州	16011906	6.8
炒山楂 5	青州	16040302	7.0
炒山楂 6	青州	16071002	6.9
炒山楂 7	青州	16092202	8.2
炒山楂 8	青州	16121802	6.6
炒山楂 9	青州	17030402	8.4
炒山楂 10	青州	17052002	7.2

结果显示，10 批炒山楂饮片的水分含量在 6.4% ～ 8.4%，《中国药典》2015 年版通则规定水分含量不得过 13.0%，优质炒山楂饮片在《中国药典》2015 年版标准基础上提升水分含量限度，为不得过 10.0%。

六、浸出物

依照《中国药典》2015 年版一部“山楂”项下浸出物测定方法（通则 2201）进行检测，取 10 批样品粉末各 2 ～ 4g，精密称定，置 250ml 的锥形瓶中，精密加入乙醇 100ml，密塞，称定重量，静置 1h，连接回流冷凝管，加热至沸，并保持微沸 1h，放冷，取下锥形瓶，密塞，再称定重量，用乙醇补足减失的重量，摇匀，用干燥器过滤，精密量取滤液 25ml，置已干燥至恒重的蒸发皿中，在水浴上蒸干后，于 105℃干燥 3h，置干燥器中冷却 30min，迅速精密称定重量。以干燥品计算供试品中醇溶性浸出物的含量。10 批炒山楂饮片醇溶性浸出物测定结果见表 6-3。

表 6-3　10 批炒山楂饮片醇溶性浸出物测定结果

样品号	产地	批号	浸出物（%）
炒山楂 1	青州	15052004	30.7
炒山楂 2	青州	15100402	28.6
炒山楂 3	青州	15120702	31.3
炒山楂 4	青州	16011906	39.2
炒山楂 5	青州	16040302	38.4
炒山楂 6	青州	16071002	36.5
炒山楂 7	青州	16092202	40.0
炒山楂 8	青州	16121802	47.3
炒山楂 9	青州	17030402	45.8
炒山楂 10	青州	17052002	51.0

结果显示，10 批炒山楂饮片的醇溶性浸出物含量在 28.6% ～ 51.0%，《中国药典》2015 年版未规定炒山楂饮片浸出物含量，优质炒山楂饮片在《中国药典》2015 年版基础上增加了浸出物检测项，规定优质炒山楂饮片的醇溶性浸出物含量不得少于 22.0%。

七、含量测定

取本品细粉约 1g，精密称定，精密加入水 100ml，室温下浸泡 4h，时时振摇，滤过。精密量取续滤液 25ml，加水 50ml，加酚酞指示液 2 滴，用氢氧化钠滴定液（0.1mol/L）滴定，即得。每 1ml 氢氧化钠滴定液（0.1mol/L）相当于 6.404mg 的枸橼酸（$C_6H_8O_7$）。10 批炒山楂饮片的有机酸（以枸橼酸计）含量测定结果见表 6-4。

表 6-4　10 批炒山楂饮片有机酸含量

样品号	产地	批号	枸橼酸（%）
炒山楂 1	青州	15052004	8.8
炒山楂 2	青州	15100402	8.0
炒山楂 3	青州	15120702	7.4
炒山楂 4	青州	16011906	7.0
炒山楂 5	青州	16040302	8.2

续表

样品号	产地	批号	枸橼酸（%）
炒山楂 6	青州	16071002	7.1
炒山楂 7	青州	16092202	7.9
炒山楂 8	青州	16121802	10.5
炒山楂 9	青州	17030402	8.4
炒山楂 10	青州	17052002	7.6

结果显示，10 批炒山楂饮片的有机酸（以枸橼酸计）含量在 7.0% ～ 10.5%，均符合《中国药典》2015 年版不得低于 4.0% 的标准，优质炒山楂饮片在《中国药典》2015 年版标准基础上提升有机酸（以枸橼酸计）含量标准，为不得少于 4.5%。

八、性味与归经

酸、甘，微温。归脾、胃、肝经（参照《中国药典》2015 年版一部）。

九、功能与主治

消食健胃，行气散瘀，化浊降脂。用于肉食积滞，胃脘胀满，泻痢腹痛，瘀血经闭，产后瘀阻，心腹刺痛，胸痹心痛，疝气疼痛，高脂血症（参照《中国药典》2015 年版一部）。

十、用法与用量

9 ～ 12g（参照《中国药典》2015 年版一部）。

十一、贮藏

同优质山楂饮片，置阴凉干燥处（≤ 20℃），防蛀。

十二、优质炒山楂饮片标准与山楂药材、炒山楂饮片药典标准的比对

具体内容见表 6-5。

表 6-5　优质炒山楂饮片标准与山楂药材、炒山楂饮片药典标准的比对

标准		山楂药材药典标准	炒山楂饮片药典标准	优质炒山楂饮片标准
提升项	性状	本品为圆形片，皱缩不平，直径 1 ～ 2.5cm，厚 0.2 ～ 0.4cm。外皮红色，具皱纹，有灰白色小斑点。果肉深黄色至浅棕色。中部横切片具 5 粒浅黄色果核，但核多脱落而中空。有的片上可见短而细的果梗或花萼残迹。气微清香，味酸、微甜	本品形如山楂饮片，果肉黄褐色，偶见焦斑。气清香，味酸、微甜	本品形如优质山楂饮片，果肉黄褐色，偶见焦斑，色泽均一。气清香，味酸、微甜

续表

标准		山楂药材药典标准	炒山楂饮片药典标准	优质炒山楂饮片标准
提升项	杂质	不得过 3%	不得过 3%	不得过 1%
	水分	不得过 12.0%	不得过 13.0%	不得过 10.0%
	含量（有机酸）	不得少于 5.0%	不得少于 4.0%	不得少于 4.5%
	贮藏	置通风干燥处，防蛀	置通风干燥处，防蛀	置阴凉干燥处（≤ 20℃），防蛀
新增项	浸出物	不得少于 21.0%	—	不得少于 22.0%

十三、优质饮片质量标准亮点总结

1. 药材和基原

炒山楂饮片生产用原料药材基原稳定明确，为蔷薇科植物山楂 *Crataegus pinnatifida* Bge. 的干燥成熟果实，品种为大金星敞口山楂，生产优质山楂饮片用山楂药材为大金星敞口山楂的一等品和特等品。

2. 产地

山东省青州市是山楂中药材道地产区之一，为地理标志产地，产量大，资源可持续。

3. 工艺

炒山楂加工工艺严格按照既定的生产工艺规程执行，稳定可控；将优质山楂饮片置于炒药机内，180 ～ 200℃，炒制 8 ～ 10min，炒至色变深，取出，放凉。

4. 性状

提升了优质炒山楂饮片直径范围为 1.5 ～ 2.5cm。

5. 检查项

提升了杂质不得过 1%、水分不得过 10.0% 共 2 项检查指标。

6. 浸出物

增加了浸出物检测项，为不得少于 22.0%。

7. 含量测定项

提升了炒山楂饮片有机酸（以枸橼酸计）含量标准，为不得少于 4.5%。

8. 贮藏条件

提升了贮藏条件，置阴凉干燥处（不超过 20℃），防蛀。

7. 焦山楂
Jiaoshanzha

本品为蔷薇科植物山楂 *Crataegus pinnatifida* Bge. 的干燥成熟果实的炮制加工品。

【采收与加工】 秋季果实成熟时采收，切片，干燥。产地为山东省青州市，是地理标志产地。

【炮制】 取优质山楂饮片，置炒制容器内，220 ～ 240℃，炒制 8 ～ 10min，炒至表面焦褐色，内部黄褐色，取出，放凉。

【成品性状】 本品形如优质山楂饮片，表面焦褐色，内部黄褐色。有焦香气。

【鉴别】

（1）显微鉴别：本品粉末棕色至棕褐色。石细胞单个散在或成群，无色或淡黄色，类多角形、长圆形或不规则形。直径 19 ～ 125μm，孔沟及层纹明显，有的胞腔内含深棕色物。果皮表皮细胞表面观呈类圆形或类多角形，壁稍厚，胞腔内常含红棕色或黄棕色物。草酸钙方晶或簇晶存于果肉薄壁细胞中。

（2）取本品粉末 1g，加乙酸乙酯 4ml，超声处理 15min，滤过，取滤液作为供试品溶液。另取熊果酸对照品，加甲醇制成每 1ml 含 1mg 的溶液，作为对照品溶液。照薄层色谱法（通则 0502）试验，吸取上述两种溶液各 4μl，分别点于同一硅胶 G 薄层板上，以甲苯 - 乙酸乙酯 - 甲酸（20 ∶ 4 ∶ 0.5）为展开剂，展开，取出，晾干，喷以硫酸乙醇溶液（3 → 10），在 80℃加热至斑点显色清晰。供试品色谱中，在与对照品色谱相应的位置上，显相同的紫红色斑点；置紫外光灯（365nm）下检视，显相同的橙黄色荧光斑点。

【检查】

杂质　不得过 1%（《中国药典》2015 年版四部通则 2301）。

水分　不得过 8.0%（《中国药典》2015 年版四部通则 0832 第二法）。

【浸出物】 照“醇溶性浸出物测定法”（《中国药典》2015 年版四部通则 2201）项下的热浸法测定，用乙醇作溶剂，不得少于 22.0%。

【含量测定】 取本品细粉约 1g，精密称定，精密加入水 100ml，室温下浸泡 4h，时时振摇，滤过。精密量取续滤液 25ml，加水 50ml，加酚酞指示液 2 滴，用氢氧化钠滴定液（0.1mol/L）滴定，即得。每 1ml 氢氧化钠滴定液（0.1mol/L）相当于 6.404mg 的枸橼酸（$C_6H_8O_7$）。

本品按干燥品计算，含有机酸以枸橼酸（$C_6H_8O_7$）计，不得少于 4.5%。

【性味与归经】 酸、甘，微温。归脾、胃、肝经。

【功能与主治】 消食健胃，行气散瘀，化浊降脂。用于肉食积滞，泻痢不爽。

【用法与用量】 9 ～ 12g。

【贮藏】 置阴凉干燥处（不超过 20℃），防蛀。

起草单位：山东博康中药饮片有限公司

“优质焦山楂饮片质量标准（草案）”起草说明

一、药材来源

本品为蔷薇科植物山楂 *Crataegus pinnatifida* Bge. 的干燥成熟果实，品种为大金星敞口山楂一等品及特等品，经山东省中医药研究院中药鉴定专家林慧彬教授鉴定为正品大金星山楂。秋季果实成熟时采收，切片，干燥。我国与智利、北美为世界三大山楂种植中心，其中山东省是山楂中药材道地产区之一，青州、临朐、沂水、泰安等地山楂产量占到全国的 60% ～ 70%。《药物出产辨》记载：“山楂产山东青州、东安、安丘等处，惟以青州为好。”青州至今已有 500 多年的山楂栽培史，目前，青州共有大金星敞口山楂 500 万株左右，年均产量在 20000t 左右。青州山楂已于 2011 年申报通过为地理标志品种。公司地处山东省青州市，拥有丰富的山楂药材资源，同时依托国家中医药管理局山楂标准化项目，建有自己的山楂种植基地。

二、炮制

1. 标准依据

取优质山楂饮片，置炒制容器内，220 ～ 240℃，炒制 8 ～ 10min，炒至表面焦褐色，内部黄褐色，取出，放凉（参照《中国药典》2015 年版一部）。

2. 工艺流程（图 7-1）

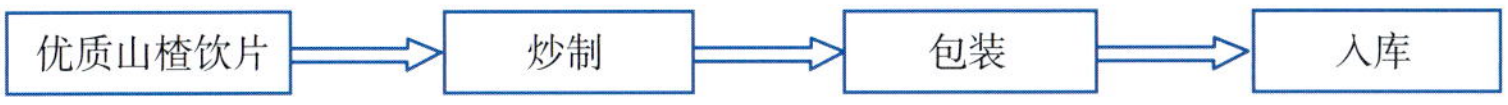

关键工艺参数：220～240℃、8～10min、炒至表面焦褐色，内部黄褐色

图 7-1　焦山楂饮片生产工艺流程图

3. 焦山楂生产操作 SOP

（1）领料：按批生产指令制作领料单，到原药材库领取山楂原料，领料员、药材库保管员根据领料单的数量领发料，及时填写出库记录和领料记录。

工艺要点：核对品名、批号、数量、检验合格报告单，以及合格证、物料放行许可证，称量核对。

（2）准备：生产前检查，填写生产前检查记录，经 QA 检查后确认签字，方可准予生产。

工艺要点：①生产指令及各种 SOP 齐备；②设备清洁合格，有清洁合格证，并在有效期内；③设备运行状态良好；④计量器具状态良好，校正在有效期内；⑤物料正确；⑥工作房间正确；⑦房间清场合格，清洁在有效期内。

（3）炒制：将合格的优质山楂饮片按《炮炙岗位标准操作规程》、《炒药机（S01009）标准操作规程》进行炒制，置炒药机内，用武火加热，220 ～ 240℃，炒制 8 ～ 10min，炒至表面焦褐色，内部黄褐色，取出，放凉。

工艺要点：炒制时使用武火，220 ～ 240℃，炒制 8 ～ 10min，炒至表面焦褐色，内部黄褐色。

（4）分装：将炒制后的饮片运至分装间，按《分装岗位标准操作规程》及确定的包装规格（1.0kg/ 袋）进行称量分装。同步填写原始生产记录，按本岗位《清场标准操作规程》清场，填写清场记录，并经 QA 验收签字。

工艺要点：随时注意检查装量是否准确，装量不得少于标示量。

（5）外包装：根据批生产指令领取标签和包装材料，按照《包装岗位标准操作规程》进行操作，本批包装完成后，剩余的包装材料及时清理退库，并填写退库记录。同步填写生产记录，并控制产品在规定收率范围。

经检验合格的成品，由公司质量部门对批生产记录、批检验记录、现场监控记录及各种记录凭证进行审核，合格后，填写成品审核放行单，发放检验合格证及成品放行报告书至物料管理部，仓库管理员填入库单入成品分类账，并贴上产品合格证，方可放行销售。

工艺要点：要确保批生产指令与包材上文字标志和待包装产品一致。包装规格为 1.0kg/ 袋。包装产品收率为≥ 98%，标签及包材收率为 100%。

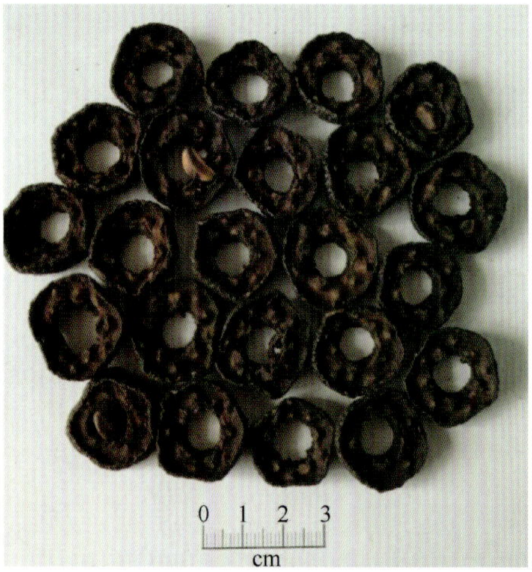

图 7-2 焦山楂优质饮片

三、性状

本品形如优质山楂饮片，表面焦褐色，内部黄褐色。有焦香气。见图 7-2。

四、鉴别

1. 粉末显微鉴别

石细胞单个散在或成群，无色或淡黄色，类多角形、长圆形或不规则形。直径 19 ～ 125μm，孔沟及层纹明显，有的胞腔内含深棕色物。果皮表皮细胞表面观呈类圆形或类多角形，壁稍厚，胞腔内常含红棕色或黄棕色物。草酸钙方晶或簇晶存于果肉薄壁细胞中。见图 7-3。

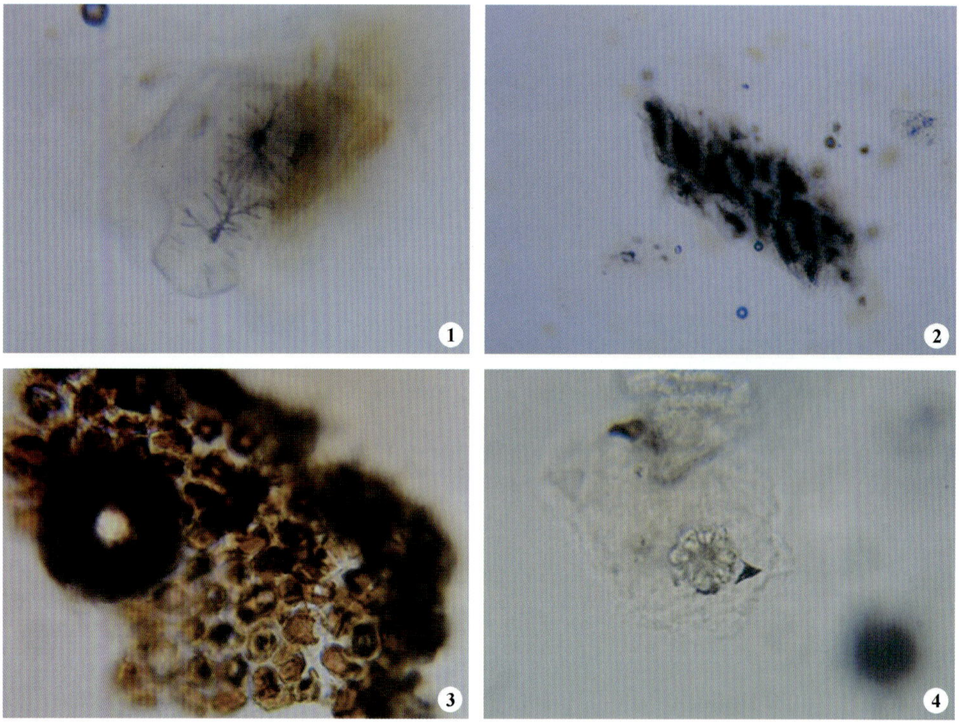

图 7-3 焦山楂饮片显微鉴别

1、2. 石细胞；3. 果皮表皮细胞；4. 草酸钙簇晶

2. 薄层色谱鉴别

取本品粉末 1g，加乙酸乙酯 4ml，超声处理 15min，滤过，取滤液作为供试品溶液。另取熊果酸对照品，加甲醇制成每 1ml 含 1mg 的溶液，作为对照品溶液。照薄层色谱法（通则 0502）试验，吸取上述两种溶液各 4μl，分别点于同一硅胶 G 薄层板上，以甲苯 - 乙酸乙酯 - 甲酸（20 ∶ 4 ∶ 0.5）为展开剂，展开，取出，晾干，喷以硫酸乙醇溶液（3 → 10），在 80℃加热至斑点显色清晰。供试品色谱中，在与对照品色谱相应的位置上，显相同的紫红色斑点；置紫外光灯（365nm）下检视，显相同的橙黄色荧光斑点。见图 7-4 ～图 7-7。

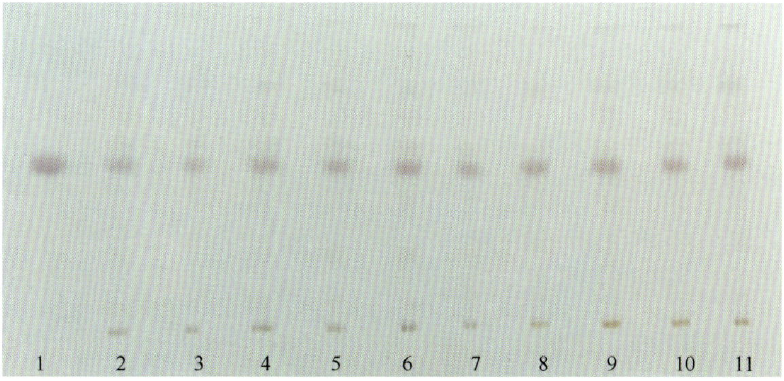

图 7-4 焦山楂 TLC 图谱（日光）

1. 熊果酸对照品；2. 焦山楂（15052005）；3. 焦山楂（15100403）；4. 焦山楂（15101709）；5. 焦山楂（15120703）；6. 焦山楂（16040303）；7. 焦山楂（16071003）；8. 焦山楂（16092203）；9. 焦山楂（16121803）；10. 焦山楂（17030403）；11. 焦山楂（17052003）

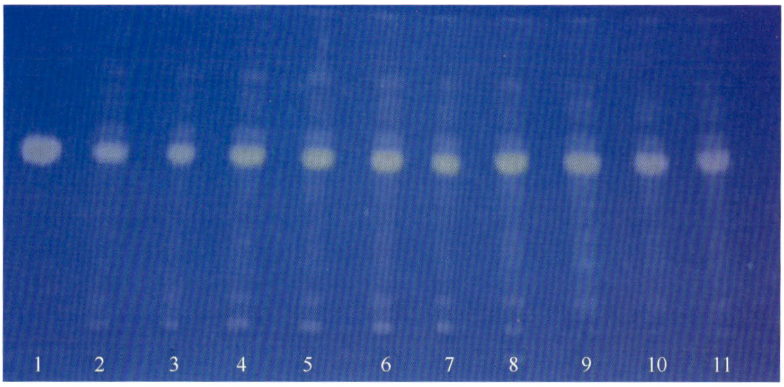

图 7-5 焦山楂 TLC 图谱（365nm）

1. 熊果酸对照品；2. 焦山楂（15052005）；3. 焦山楂（15100403）；4. 焦山楂（15101709）；5. 焦山楂（15120703）；6. 焦山楂（16040303）；7. 焦山楂（16071003）；8. 焦山楂（16092203）；9. 焦山楂（16121803）；10. 焦山楂（17030403）；11. 焦山楂（17052003）

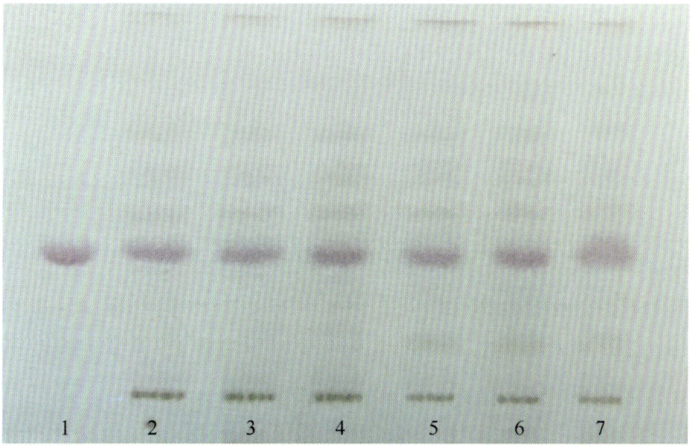

图 7-6 焦山楂饮片与生山楂饮片 TLC 比对图谱（日光）

1. 熊果酸对照品；2. 山楂（16121801）；3. 山楂（17030401）；4. 山楂（17052001）；5. 焦山楂（16121803）；6. 焦山楂（17030403）；7. 焦山楂（17052003）

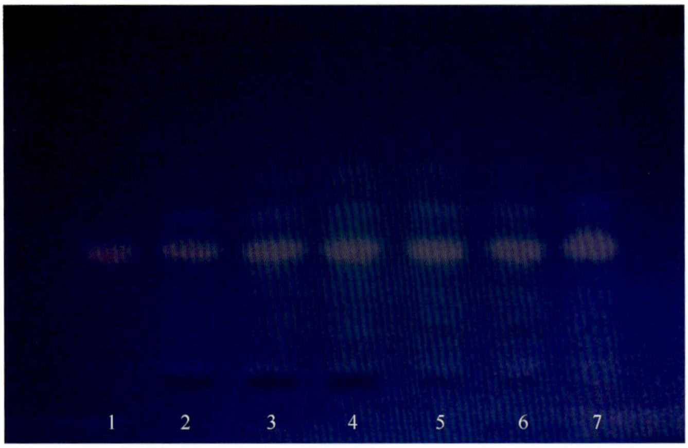

图 7-7 焦山楂饮片与生山楂饮片 TLC 比对图谱（365nm）

1. 熊果酸对照品；2. 山楂（16121801）；3. 山楂（17030401）；4. 山楂（17052001）；5. 焦山楂（16121803）；6. 焦山楂（17030403）；7. 焦山楂（17052003）

五、检查

参照《中国药典》2015 年版一部“山楂饮片”项下进行【检查】项测定。

1. 杂质

依照《中国药典》2015 年版四部通则 2301 测定，10 批焦山楂饮片杂质含量测定结果见表 7-1。

表 7-1 10 批焦山楂饮片杂质含量（n=2）

样品号	产地	批号	杂质（%）
焦山楂 1	青州	15052005	0.85
焦山楂 2	青州	15100403	0.64
焦山楂 3	青州	15101709	0.53
焦山楂 4	青州	15120703	0.79
焦山楂 5	青州	16040303	0.82
焦山楂 6	青州	16071003	0.74
焦山楂 7	青州	16092203	0.65
焦山楂 8	青州	16121803	0.77
焦山楂 9	青州	17030403	0.81
焦山楂 10	青州	17052003	0.88

结果显示，10 批焦山楂饮片的杂质含量在 0.53% ～ 0.88%，《中国药典》2015 年版通则规定杂质不得过 3%，优质焦山楂饮片在《中国药典》2015 年版标准基础上提升杂质限量，为不得过 1%。

2. 水分

依照《中国药典》2015 年版四部通则 0832 第二法测定，取 10 批样品粉末各 2 ～ 5g，平铺于干燥至恒重的扁形称量瓶中，厚度不超过 5mm，精密称定，开启瓶盖在 105℃干燥 5h，将瓶盖盖好，移置干燥器中，放冷 30min，精密称定，再在上述温度干燥 1h，放冷，称重，至连续两次称重的差异不超过 5mg 为止。根据减失的重量，计算供试品中含水量。10 批焦山楂饮片水分含量测定结果见表 7-2。

表 7-2 10 批焦山楂饮片水分含量（n=2）

样品号	产地	批号	水分（%）
焦山楂 1	青州	15052005	4.3
焦山楂 2	青州	15100403	3.9
焦山楂 3	青州	15101709	2.9
焦山楂 4	青州	15120703	3.5
焦山楂 5	青州	16040303	4.9
焦山楂 6	青州	16071003	5.8
焦山楂 7	青州	16092203	4.7
焦山楂 8	青州	16121803	4.8
焦山楂 9	青州	17030403	5.2
焦山楂 10	青州	17052003	3.6

结果显示，10 批焦山楂饮片的水分含量在 2.9% ～ 5.8%，《中国药典》2015 年版通则规定水分含量不得过 13.0%，优质焦山楂饮片在《中国药典》2015 年版标准基础上提升水分含量限度，为不得过 8.0%。

六、浸出物

依照《中国药典》2015 年版一部“山楂”项下浸出物测定方法（通则 2201）进行检测，取 10 批样品粉末各 2 ～ 4g，精密称定，置 250ml 的锥形瓶中，精密加入乙醇 100ml，密塞，称定重量，静置 1h，连接回流冷凝管，加热至沸，并保持微沸 1h，放冷，取下锥形瓶，密塞，再称定重量，用乙醇补足减失的重量，摇匀，用干燥器过滤，精密量取滤液 25ml，置已干燥至恒重的蒸发皿中，在水浴上蒸干后，于 105℃干燥 3h，置干燥器中冷却 30min，迅速精密称定重量。以干燥品计算供试品中醇溶性浸出物的含量。10 批焦山楂饮片醇溶性浸出物测定结果见表 7-3。

表 7-3 10 批焦山楂浸出物测定结果

样品号	产地	批号	浸出物（%）
焦山楂 1	青州	15052005	28.8
焦山楂 2	青州	15100403	25.9
焦山楂 3	青州	15101709	28.4
焦山楂 4	青州	15120703	36.0
焦山楂 5	青州	16040303	34.2
焦山楂 6	青州	16071003	31.1
焦山楂 7	青州	16092203	38.3
焦山楂 8	青州	16121803	45.2
焦山楂 9	青州	17030403	41.0
焦山楂 10	青州	17052003	47.7

结果显示，10 批焦山楂饮片的醇溶性浸出物含量在 25.9% ～ 47.7%，《中国药典》2015 年版未规

定焦山楂饮片浸出物含量，优质焦山楂饮片在《中国药典》2015年版基础上增加了浸出物检测项，规定优质焦山楂饮片的醇溶性浸出物含量不得少于22.0%。

七、含量测定

取本品细粉约1g，精密称定，精密加入水100ml，室温下浸泡4h，时时振摇，滤过。精密量取续滤液25ml，加水50ml，加酚酞指示液2滴，用氢氧化钠滴定液（0.1mol/L）滴定，即得。每1ml氢氧化钠滴定液（0.1mol/L）相当于6.404mg的枸橼酸（$C_6H_8O_7$）。10批焦山楂饮片的有机酸（以枸橼酸计）含量测定结果见表7-4。

表7-4　10批焦山楂饮片有机酸含量

样品号	产地	批号	枸橼酸含量（%）
焦山楂1	青州	15052005	6.4
焦山楂2	青州	15100403	7.3
焦山楂3	青州	15101709	6.5
焦山楂4	青州	15120703	6.2
焦山楂5	青州	16040303	7.7
焦山楂6	青州	16071003	8.0
焦山楂7	青州	16092203	8.3
焦山楂8	青州	16121803	8.9
焦山楂9	青州	17030403	7.6
焦山楂10	青州	17052003	6.9

结果显示，10批焦山楂饮片的有机酸（以枸橼酸计）含量在6.2%～8.9%，均符合《中国药典》2015年版一部不得少于4.0%的标准，优质焦山楂饮片在《中国药典》2015年版标准基础上提升有机酸（以枸橼酸计）含量标准，为不得少于4.5%。

八、性味与归经

酸、甘，微温。归脾、胃、肝经（参照《中国药典》2015年版一部）。

九、功能与主治

消食健胃，行气散瘀，化浊降脂。用于肉食积滞，泻痢不爽（参照《中国药典》2015年版一部）。

十、用法与用量

9～12g（参照《中国药典》2015年版一部）。

十一、贮藏

同优质山楂饮片，置阴凉干燥处（不超过20℃），防蛀。

十二、优质焦山楂饮片标准与山楂药材、焦山楂饮片药典标准比对

具体内容见表 7-5。

表 7-5 优质焦山楂饮片标准与山楂药材、焦山楂饮片药典标准的比对

标准		山楂药材药典标准	焦山楂饮片药典标准	优质焦山楂饮片标准
提升项	性状	本品为圆形片，皱缩不平，直径 1 ～ 2.5cm，厚 0.2 ～ 0.4cm。外皮红色，具皱纹，有灰白色小斑点。果肉深黄色至浅棕色。中部横切片具 5 粒浅黄色果核，但核多脱落而中空。有的片上可见短而细的果梗或花萼残迹。气微清香，味酸、微甜	形如山楂饮片，表面焦褐色，内部黄褐色。有焦香气	形如优质山楂饮片，表面焦褐色，内部黄褐色，色泽均一。有焦香气
	杂质	不得过 3%	不得过 3%	不得过 1%
	水分	不得过 12.0%	不得过 13.0%	不得过 8.0%
	含量（有机酸）	不得少于 5.0%	不得少于 4.0%	不得少于 4.5%
	贮藏	置通风干燥处，防蛀	置通风干燥处，防蛀	置阴凉干燥处（≤ 20℃），防蛀
新增项	浸出物	不得少于 21.0%	—	不得少于 22.0%

十三、优质饮片质量标准亮点总结

1. 药材和基原

焦山楂饮片原料药材基原稳定明确，为蔷薇科植物山楂 *Crataegus pinnatifida* Bge. 的干燥成熟果实，品种为大金星敞口山楂，生产优质山楂饮片所用山楂药材为大金星敞口山楂的一等品和特等品。

2. 产地

山东省青州市是山楂中药材道地产区之一，为地理标志产地，产量大，资源可持续。

3. 工艺

焦山楂炮制工艺严格按照既定的生产工艺规程执行，稳定可控；取优质山楂饮片，置于炒制容器内，220 ～ 240℃，炒制 8 ～ 10min，炒至表面焦褐色，内部黄褐色，取出，放凉。

4. 性状项

提升了优质焦山楂饮片的直径范围，为 1.5 ～ 2.5cm。

5. 检查项

提升了杂质限度不得过 1% 和水分不得过 8.0% 共 2 项检查指标。

6. 浸出物

增加了浸出物检测项，为不得少于 22.0%。

7. 含量测定项

提升了焦山楂饮片有机酸（以枸橼酸计）含量标准，为不得少于 4.5%。

8. 贮藏条件

提升了贮藏条件，置阴凉干燥处（不超过 20℃），防蛀。

8. 醋延胡索
Cuyanhusuo

本品为罂粟科植物延胡索 *Corydalis yanhusuo* W.T.Wang 的干燥块茎的炮制加工品。

【采收与加工】 夏初茎叶枯萎时采挖，除去须根，洗净，置沸水中煮至恰无白心时，取出，晒干。原料延胡索来源于陕西城固，基原明确，产地清楚，采收加工规范，质量优良可控。

【炮制】 将洗净润透的延胡索照醋煮法（2015 年版《中国药典》通则 0213）煮至醋吸尽（30 ～ 60min），取出，切成 2 ～ 4mm 厚片，干燥。每 100kg 延胡索，用醋 20kg。

【成品性状】 形如延胡索片，切面黄褐色，质较硬。微具醋香气。

【鉴别】

（1）显微鉴别：本品粉末绿黄色。糊化淀粉粒团块淡黄色或近无色。下皮厚壁细胞绿黄色，细胞多角形、类方形或长条形，壁稍弯曲，木化，有的成连珠状增厚，纹孔细密。螺纹导管直径 16 ～ 32μm。

（2）取本品粉末 1g，加甲醇 50ml，超声处理 30min，滤过，滤液蒸干，残渣加水 10ml 使溶解，加浓氨试液调至碱性，用乙醚振摇提取 3 次，每次 10ml，合并乙醚液，蒸干，残渣加甲醇 1ml 使溶解，作为供试品溶液。另取延胡索对照药材 1g，同法制成对照药材溶液。再取延胡索乙素对照品，加甲醇制成每 1ml 含 0.5mg 的溶液，作为对照品溶液。照薄层色谱法（《中国药典》2015 年版通则 0502）试验，吸取上述三种溶液各 2 ～ 3μl 分别点于同一用 1% 氢氧化钠溶液制备的硅胶 G 薄层板上，以甲苯 - 丙酮（9 ∶ 2）为展开剂，展开，取出，晾干，置碘缸中约 3min 后取出，挥尽板上吸附的碘后，置紫外光灯（365nm）下检视。供试品色谱中，在与对照药材色谱和对照品色谱相应的位置上，显相同颜色的荧光斑点。

【检查】

药屑杂质　不得过 1%（《中国药典》2015 年版通则 2301）。

水分　不得过 13.5%（《中国药典》2015 年版通则 0832 第二法）。

总灰分　不得过 3.5%（《中国药典》2015 年版通则 2302）。

二氧化硫残留量　不得过 130mg/kg（《中国药典》2015 年版通则 2331）。

【浸出物】 照“醇溶性浸出物测定法”（《中国药典》2015 年版通则 2201）项下的热浸法测定，用稀乙醇作溶剂，不得少于 14.0%。

【含量测定】 照高效液相色谱法（《中国药典》2015 年版通则 0512）测定。

色谱条件与系统适用性试验：以十八烷基硅烷键合硅胶为填充剂；以甲醇 -0.1% 磷酸溶液（三乙胺调 pH 至 6.0）（55 ∶ 45）为流动相；检测波长为 280nm。理论板数按延胡索乙素峰计算应不低于 3000。

对照品溶液的制备：取延胡索乙素对照品适量，精密称取，加甲醇制成每 1ml 含 46μg 的溶液，即得。

供试品溶液的制备：精密称取本品粉末（过三号筛）约 0.5g，置平底烧瓶中，精密加入浓氨试液 - 甲醇（1 ∶ 20）混合溶液 50ml，称定重量，冷浸 1h 后加热回流 1h，放冷，再称定重量，用浓氨试液 - 甲醇（1 ∶ 20）混合溶液补足减失的重量，摇匀，滤过。精密量取续滤液 25ml，蒸干，残渣加甲醇溶解，转移至 5ml 量瓶中，并稀释至刻度，摇匀，滤过，取续滤液，即得。

测定法：分别精密吸取对照品溶液与供试品溶液各 10μl，注入液相色谱仪，测定，即得。

本品按干燥品计算，含延胡索乙素（$C_{21}H_{25}NO_4$）不得少于 0.050%。

【性味与归经】 辛、苦，温。归肝、脾经。

【功能与主治】 活血，行气，止痛。用于胸胁、脘腹疼痛，胸痹心痛，经闭痛经，产后瘀阻，跌仆肿痛。

【用法与用量】 3 ～ 10g；研末吞服，一次 1.5 ～ 3g。

【贮藏】 置干燥处，防蛀。

起草单位：郑州瑞龙制药股份有限公司

“优质醋延胡索饮片质量标准（草案）”起草说明

一、药材来源

1. 基原

延胡索为罂粟科植物延胡索 *Corydalis yanhusuo* W.T.Wang 的干燥块茎，主产于浙江、河北、山东、江苏等地。原料延胡索来源于其主要产区陕西城固。

2. 采收季节及产地加工

根据《中国药典》2015 年版规定及传统经验，延胡索夏初茎叶枯萎时采挖，除去须根，洗净，置沸水中煮至恰无白心时，取出，晒干。

3. 优质药材依据

（1）稳定的产地控制：原料延胡索来源于其主要产区陕西城固，提供原料的供应商均经过遴选，并合作多年，达成协议，保证了醋延胡索原料来源稳定，基原明确，产地清楚，采收加工规范，质量优良可控。

（2）规范的采购质控制度：供应商提供的延胡索均经过采购人员的经验鉴别，性状优选。采购的延胡索要经公司质量部门检测合格，并达到公司制订的原料内控标准方可投入醋延胡索饮片的生产，不合格的予以退货。

二、炮制

1. 标准依据

《中国药典》2015 年版。

2. 工艺流程（图 8-1）

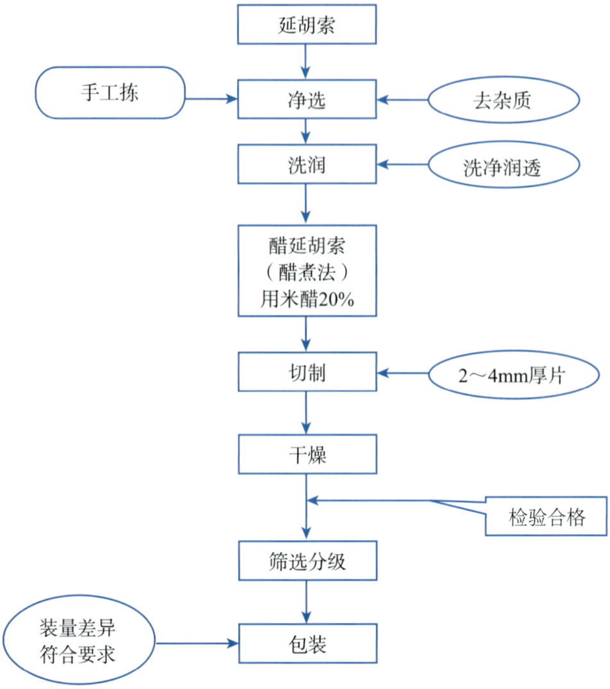

图 8-1　醋延胡索饮片生产工艺流程图

3. 工艺的制定

醋延胡索饮片是严格按照《中国药典》2015 年版的质量要求进行炮制，加工炮制程度及工艺参数，均经研究考察确定。老药工及专业技术人员对醋延胡索的色泽、性味等进行经验把握，专业技术人员对药典标准要求的指标成分进行考察研究，并进行中试试验验证，从而优选确定洗润程度、干燥温度及时间等关键技术工艺参数。

在满足国家标准及企业内控标准对性状、指标成分含量限量的基础上，优选制定醋延胡索加工炮制工艺参数，形成《醋延胡索炮制工艺规程》及《醋延胡索标准操作规程》等。具体工艺参数如下：辅料用量 20%，厚度 2 ～ 4mm，干燥温度 70 ～ 80℃，翻动频率每次 2h。

4. 炮制辅料来源及标准

标准依据为《中华人民共和国标准规定》（GB18187-2000）。

5. 醋延胡索炮制 SOP

标准依据为《中国药典》（2015 年版）、河南省《中药饮片炮制规范》（2005 年版）。

三、性状

选择 3 批醋延胡索饮片进行鉴别，3 批醋延胡索饮片性状均呈不规则的圆形厚片，厚 2 ～ 4mm；外表面、切面黄褐色；质较硬；微具醋香气。见图 8-2。

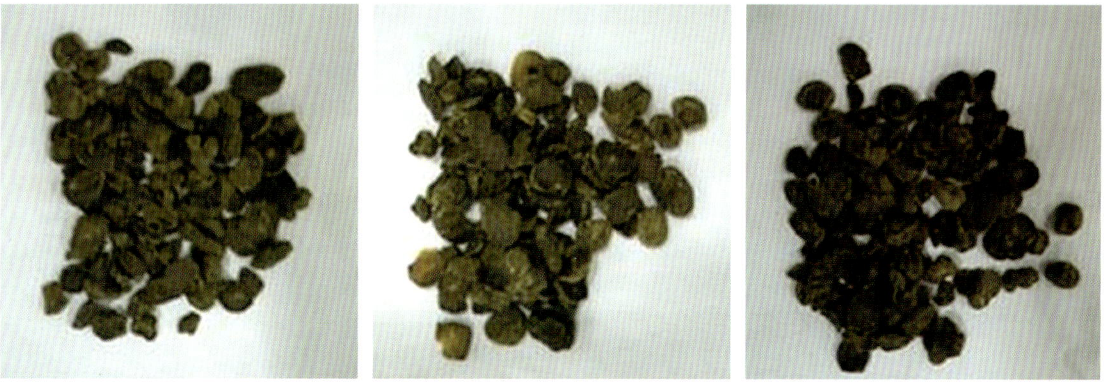

批号：170201　　批号：170301　　批号：170501

图 8-2　醋延胡索饮片性状鉴别

经 3 批醋延胡索饮片的性状总结，确定醋延胡索饮片的性状为不规则的圆形厚片，厚 2 ～ 4mm。切面黄褐色，质较硬。微具醋香气。

四、鉴别

1. 显微鉴别

对本品粉末进行显微鉴别，粉末绿黄色，糊化淀粉粒团块淡黄色或近无色，下皮厚壁细胞绿黄色，细胞多角形、类方形或长条形，壁稍弯曲，木化，有的成连珠状增厚，纹孔细密，螺纹导管直径 16 ～ 32μm。见图 8-3。

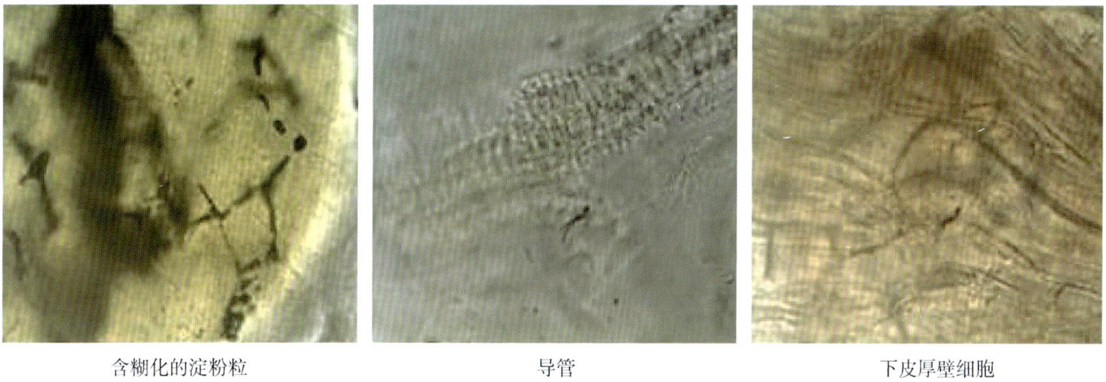

含糊化的淀粉粒　　导管　　下皮厚壁细胞

图 8-3　粉末显微鉴别

2. 薄层鉴别

本品粉末 1g，加甲醇 50ml，超声处理 30min，滤过，滤液蒸干，残渣加水 10ml 使溶解，加浓氨试液调至碱性，用乙醚振摇提取 3 次，每次 10ml，合并乙醚液，蒸干，残渣加甲醇 1ml 使溶解，作为供试品溶液。另取延胡索对照药材 1g，同法制成对照药材溶液。再取延胡索乙素对照品，加甲醇制成每 1ml 含 0.5mg 的溶液，作为对照品溶液。照薄层色谱法（《中国药典》2015 年版通则 0502）试验，吸取上述三种溶液各 2 ～ 3μl 分别点于同一用 1% 氢氧化钠溶液制备的硅胶 G 薄层板上，以甲苯 - 丙酮（9 ：2）为展开剂，展开，取出，晾干，置碘缸中约 3min 后取出，挥尽板上吸附的碘后，置紫外光灯（365nm）下检视。供试品色谱中，在与对照药材色谱和对照品色谱相应的位置上，显相同颜色的荧光斑点。结果见图 8-4。

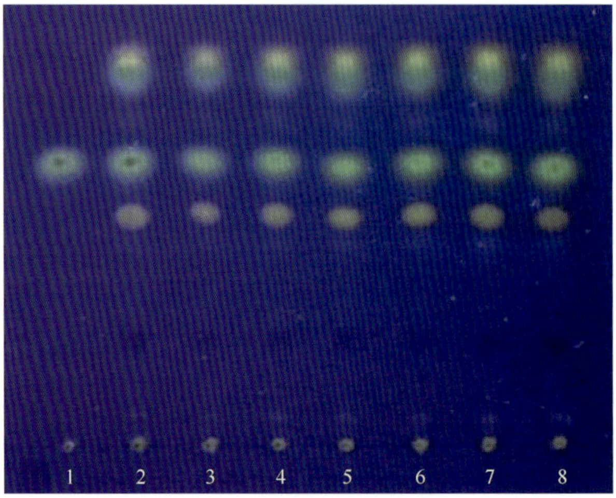

图 8-4　醋延胡索饮片薄层鉴别

1. 延胡索乙素对照品；2. 延胡索对照药材；3、4. 供试品（批号 170201）；5、6. 供试品（批号 170301）；7、8. 供试品（批号 170501）

五、检查

1. 杂质

照杂质检查法（《中国药典》2015 年版通则 2301）进行测定，取样品 100g，摊开，将杂质拣出，将各类杂质分别称重，计算其在供试品中的含量（%），3 批醋延胡索饮片杂质检验结果表明最高值为 1%，最低值为 0.4%，平均值为 0.8%，故醋延胡索饮片的杂质检测限度标准定为不得过 1%，较为合理。结果见表 8-1。

2. 水分

取供试品 2 ～ 5g，照“水分测定法”项下烘干法（《中国药典》2015 年版通则 0832）进行测定。计算供试品中含水量（%）。根据 3 批醋延胡索饮片的检验结果可知，水分平均值为 11.5%，最高值为 12.9%，最低值为 10.1%，故醋延胡索的水分含量标准定为 13.5%，优于现行版药典标准。故醋延胡索优质饮片的水分不得过 13.5%。结果见表 8-1。

3. 总灰分

取供试品 2 ～ 5g（能通过二号筛），照“灰分测定法”项下总灰分测定法（《中国药典》2015 年版通则 2302）进行测定，计算供试品中总灰分的含量（%）。根据 3 批醋延胡索饮片的检验结果可知，总灰分平均值为 2.1%，最高值为 2.3%，最低值为 1.8%，故醋延胡索饮片的总灰分检测标准定为不得过 3.5%，优于现行版药典标准。故醋延胡索优质饮片的总灰分不得过 3.5%。结果见表 8-1。

4. 二氧化硫残留量

取饮片细粉约 10g，精密称定，照“二氧化硫残留量测定法”项下的酸碱滴定法（《中国药典》2015 年版通则 2331）测定。根据 3 批醋延胡索的检验结果可知，二氧化硫残留量平均值为 81mg/kg，最高值为 92mg/kg，最低值为 73mg/kg。考虑该指标的不确定性，此规定二氧化硫残留量不得过 130mg/kg。故醋延胡索二氧化硫残留量不得过 130mg/kg。结果见表 8-1。

表 8-1 检查项测定结果

批号	杂质（%）	水分（%）	总灰分（%）	二氧化硫残留量（mg/kg）
Y171001	1.0	12.9	2.3	73
Y171002	1.0	11.4	1.8	92
Y171201	0.4	10.1	2.1	77
平均值	0.8	11.5	2.1	81

六、浸出物

取供试品约 2g，精密称定，照“醇溶性浸出物测定法”项下热浸法（《中国药典》2015 年版通则 2201）测定，用稀乙醇作溶剂，以干燥品计算供试品中醇溶性浸出物的含量（%）。结果见表 8-2。

表 8-2 3 批醋延胡索饮片浸出物检验结果

批号	称样量（g）	浸出物（%）	浸出物平均值（%）
170201	2.0073	16.3	16.3
	2.0078	16.3	
170301	2.0072	18.1	18.2
	2.0134	18.2	
170501	2.1406	17.2	17.2
	2.2112	17.3	
平均值	—	—	17.2

结果分析：根据上述 3 批醋延胡索的检验结果可知，浸出物平均值为 17.2%，最低值为 16.3%，最高值为 18.2%。经分析，醋延胡索的浸出物含量定为不得少于 14.0%，较为可行，且优于 2015 年版药典标准。故醋延胡索浸出物含量不得少于 14.0%。

七、含量测定

3 批醋延胡索饮片，照下述高效液相色谱法（《中国药典》2015 年版通则 0512）测定，每批次平行测定两次。

色谱条件与系统适用性试验：以十八烷基硅烷键合硅胶为填充剂；以甲醇 -0.1% 磷酸溶液（三乙胺调 pH 至 6.0）（55 ∶ 45）为流动相；检测波长为 280mn。理论板数按延胡索乙素峰计算应不低于 3000。

对照品溶液的制备：精密称取延胡索乙素对照品适量，加甲醇制成每 1ml 含 46μg 的溶液，即得。

供试品溶液的制备：精密称取本品粉末（过三号筛）约 0.5g，置平底烧瓶中，精密加入浓氨试液 - 甲醇（1 ∶ 20）混合溶液 50ml，称定重量，冷浸 1h 后加热回流 1 小时，放冷，再称定重量，用浓氨试液 - 甲醇（1 ∶ 20）混合溶液补足减失的重量，摇匀，滤过。精密量取续滤液 25ml，蒸干，残渣加甲醇溶解，转移至 5ml 量瓶中，并稀释至刻度，摇匀，滤过，取续滤液，即得。

测定法：分别精密吸取对照品溶液与供试品溶液各 10μl，注入液相色谱仪，测定，即得，结果见图 8-5，图 8-6，表 8-3。

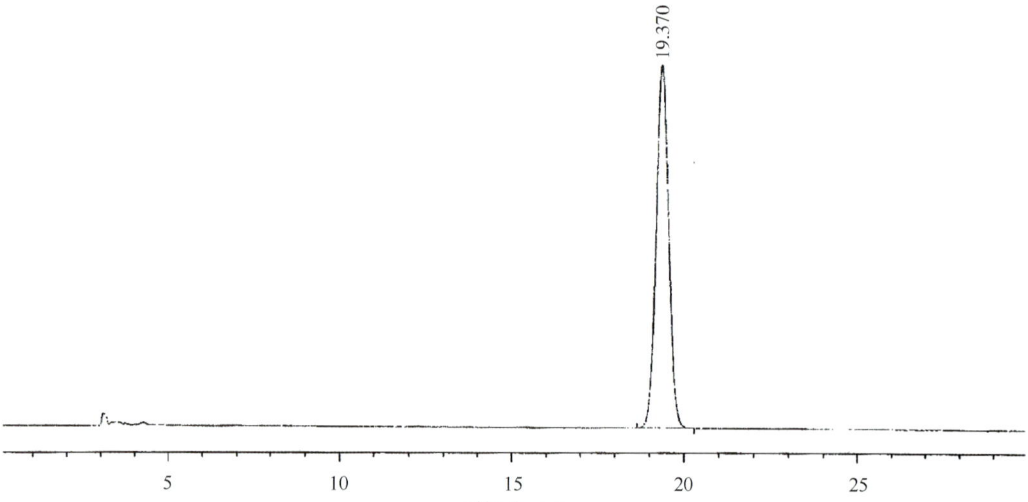

图 8-5 延胡索乙素对照品色谱

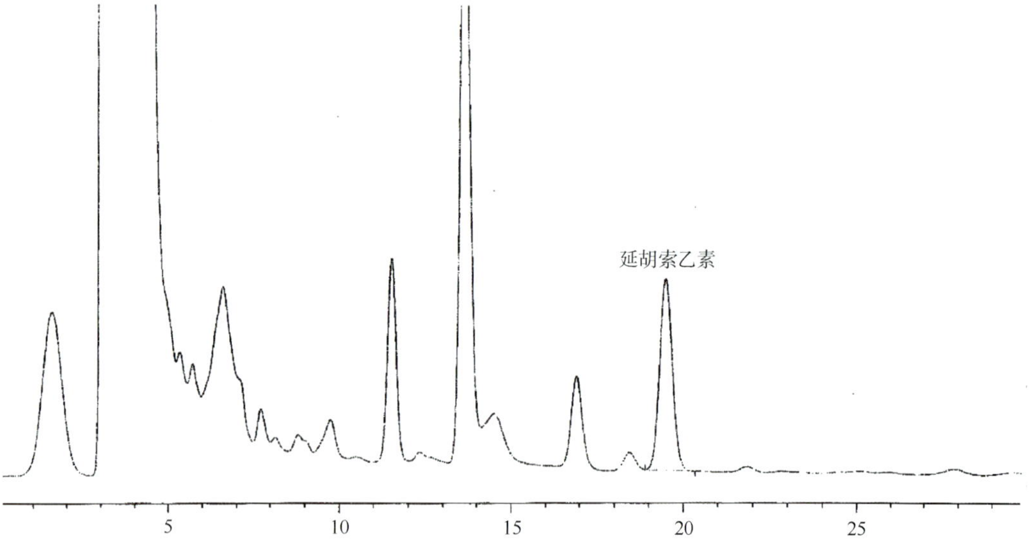

图 8-6 醋延胡索饮片供试品色谱

表 8-3 延胡索乙素含量测定结果（%）

批号	延胡索乙素	延胡索乙素含量平均值
170201	0.110 0.112	0.111
170301	0.054 0.054	0.054
170501	0.079 0.081	0.080
平均值	—	0.082

由 3 批醋延胡索的含量测定结果可知，延胡索乙素含量平均值最高值为 0.111%，最低值为 0.054%，

平均值为 0.082%，故醋延胡索的延胡索乙素含量定为不得少于 0.05%，较为可行，且优于 2015 年版药典标准。故醋延胡索优质饮片的延胡索乙素不得少于 0.05%。

醋延胡索饮片的杂质、水分、总灰分、二氧化硫残留量、浸出物、延胡索乙素含量等指标的测定结果均达到 2015 年版药典标准，并达到本公司制订的内控标准，醋延胡索饮片的内控标准及与药典标准的对比汇总情况见表 8-4。

表 8-4　醋延胡索饮片内控标准及与药典标准的对比

检验项目	标准规定	内控标准
性状	应符合规定	应符合规定
鉴别	应符合规定	应符合规定
杂质	不得过 3%	不得过 1%
水分	不得过 15.0%	不得过 13.5%
总灰分	不得过 4.0%	不得过 3.5%
二氧化硫残留量	不得过 150mg/kg	不得过 130mg/kg
浸出物	不得少于 13.0%	不得少于 14.0%
含量测定	本品按干燥品计算，含延胡索乙素不得少于 0.040%	本品按干燥品计算，含延胡索乙素不得少于 0.05%

八、性味与归经

辛、苦，温。归肝、脾经。

九、功能与主治

活血，行气，止痛。用于胸胁、脘腹疼痛，胸痹心痛，经闭痛经，产后瘀阻，跌仆肿痛。

十、用法与用量

3 ～ 10g；研末吞服，一次 1.5 ～ 3g。

十一、贮藏

置干燥处，防蛀。

十二、优质饮片质量标准亮点总结

（1）醋延胡索原料来源稳定，基原明确，产地清楚，采收加工规范，质量优良可控。

（2）醋延胡索炮制时采用红外控温技术，稳定了工艺参数，产品质量稳定，性价比高。

（3）炮制用米醋均选自正规厂家，且入厂前均经过本厂检验，保证了醋延胡索的质量。

（4）制定了高于药典标准的醋延胡索内控质量标准，醋延胡索质量优于市场上醋延胡索的平均质量标准。

9. 酒萸肉
Jiuyurou

本品为山茱萸科植物山茱萸 *Cornus officinalis* Sieb.et Zucc. 的干燥成熟果肉的炮制加工品。

【采收与加工】 秋末冬初果皮变红时采收果实，用文火烘或置沸水中略烫后，及时除去果核，干燥。原料药材主要来自陕西佛坪，是山茱萸的主产地之一。

【炮制】 取净山萸肉，使用黄酒拌匀，闷润至黄酒吸尽（夏天 1 ～ 2h，冬天 4 ～ 6h），然后置于蒸煮锅中，蒸制表面紫黑色或黑色（通入蒸汽蒸 4 ～ 6h，然后停止通入蒸汽，闷 6 ～ 8h）。

每 100kg 山茱萸，用黄酒 20kg。

【成品性状】 本品呈不规则的片状或囊状。表面紫黑色或黑色，质滋润柔软。微有酒香气。

【鉴别】

（1）显微鉴别：本品粉末红褐色。果皮表皮细胞橙黄色，表面观多角形或类长方形，直径 16 ～ 30μm，垂周壁连珠状增厚，外平周壁颗粒状角质增厚，胞腔含淡橙黄色物。中果皮细胞橙棕色，多皱缩。草酸钙簇晶少数，直径 12 ～ 32μm。石细胞类方形、卵圆形或长方形，纹孔明显，胞腔大。

（2）取本品粉末 0.5g，加乙酸乙酯 10ml，超声处理 15min，滤过，滤液蒸干，残渣加无水乙醇 2ml 使溶解，作为供试品溶液。另取熊果酸对照品，加无水乙醇制成每 1ml 含 1mg 的溶液，作为对照品溶液。照薄层色谱法（《中国药典》2015 年版通则 0502）试验，吸取上述两种溶液各 5μl，分别点于同一硅胶 G 薄层板上，以甲苯 - 乙酸乙酯 - 甲酸（20 ∶ 4 ∶ 0.5）为展开剂，展开，取出，晾干，喷以 10% 硫酸乙醇溶液，在 105℃加热至斑点显色清晰。供试品色谱中，在与对照品色谱相应的位置上，显相同的紫红色斑点；置紫外光灯（365nm）下检视，显相同的橙黄色荧光斑点。

（3）取本品粉末 0.5g，加甲醇 10ml，超声处理 20min，过滤，滤液蒸干，残渣加甲醇 2ml 使溶解，作为供试品溶液。另取莫诺苷对照品、马钱苷对照品，加甲醇制成每 1ml 含 2mg 的混合溶液，作为对照品溶液。照薄层色谱法（《中国药典》2015 年版通则 0502）试验，吸取上述两种溶液各 2μl，分别点于同一硅胶 G 薄层板上，以三氯甲烷 - 甲醇（3 ∶ 1）为展开剂，展开，取出，晾干，喷以 10% 硫酸乙醇溶液，在 105℃加热至斑点显色清晰，置紫外光灯（365nm）下检视。供试品色谱中，在与对照品色谱相应的位置上，显相同颜色的荧光斑点。

【检查】

杂质（果核、果梗） 不得过 1%（《中国药典》2015 年版通则 2301）。

水分 不得过 15.0%（《中国药典》2015 年版通则 0832）。

总灰分 不得过 5.5 %（《中国药典》2015 年版通则 2302）。

二氧化硫残留量 不得过 130mg/kg（《中国药典》2015 年版通则 2331）。

【浸出物】 照“水溶性浸出物测定法”（《中国药典》2015 年版通则 2201）项下的冷浸法测定，不得少于 55.0%。

【含量测定】 照高效液相色谱法（《中国药典》2015 年版通则 0512）测定。

色谱条件与系统适用性试验：以十八烷基硅烷键合硅胶为填充剂；检测波长为 240nm；柱温为 35℃。理论板数按马钱苷峰计算应不低于 10 000。流动相为乙腈（A）-0.3% 磷酸溶液（B）梯度洗脱：0 ～ 20min，7%A；20 ～ 50min，7% ～ 20%A。

对照品溶液的制备：取莫诺苷对照品、马钱苷对照品适量，精密称定，加 80% 甲醇制成每 1ml 含 50μg 的混合溶液，即得。

供试品溶液的制备：取本品粉末（过三号筛）约 0.2g，精密称定，置具塞锥形瓶中，精密加入 80% 甲醇 25ml，称定重量，加热回流 1h，放冷，再称定重量，用 80% 甲醇补足减失的重量，摇匀，滤过，取续滤液，即得。

测定法：分别精密吸取对照品溶液与供试品溶液各 10μl，注入液相色谱仪，测定，即得。

本品按干燥品计算，含莫诺苷（$C_{17}H_{26}O_{11}$）和马钱苷（$C_{17}H_{26}O_{10}$）的总量不得少于 0.8%。

【性味与归经】 酸、涩，微温。归肝、肾经。

【功能与主治】 补益肝肾，收涩固脱。用于眩晕耳鸣，腰膝酸痛，阳痿遗精，遗尿尿频，崩漏带下，大汗虚脱，内热消渴。

【用法与用量】 6 ～ 12g。

【贮藏】 置干燥处，防蛀。

起草单位：郑州瑞龙制药股份有限公司

“优质酒萸肉饮片质量标准（草案）”起草说明

一、药材来源

1. 基原

山茱萸是山茱萸科植物山茱萸 *Cornus officinalis* Sieb.et Zucc. 的干燥成熟果肉。主产于河南、浙江、陕西等地，原料药材主要来自陕西佛坪，基原明确。

2. 采收季节及产地加工

秋末冬初果皮变红时采收果实，用文火烘或置沸水中略烫后，及时除去果核，干燥。

3. 优质药材依据

（1）稳定的产地控制：山茱萸原料药材主要来自山茱萸的主产地之一陕西，提供原料的供应商均经过遴选，并合作多年，达成协议，保证了酒萸肉原料来源稳定，基原明确，产地清楚，采收加工规范，质量优良可控。

（2）规范的采购质控制度：供应商提供的山茱萸均经过采购人员的经验鉴别，性状优选。采购的山茱萸要经公司质量部门检测合格，并达到公司制订的原料内控标准方可投入酒萸肉饮片的生产，不合格的予以退货。

二、制法

1. 标准依据

《中国药典》2015 年版。

2. 工艺流程

山茱萸→净选（手工拣，去杂质）→酒蒸（20% 黄酒闷透，蒸至酒吸净）→干燥→（检验合格）

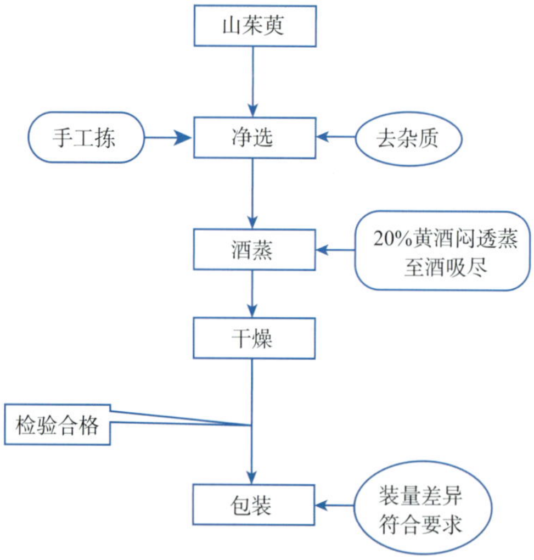

图 9-1 酒萸肉饮片生产工艺流程图

→包装（装量差异符合要求）。见图 9-1。

3. 工艺的制定

酒萸肉的加工炮制程度及工艺参数，均经研究考察确定。老药工及专业技术人员对酒萸肉的色泽、性味等进行经验把握，专业技术人员对药典标准要求的指标成分进行考察研究，并进行中试试验验证，从而优选确定洗润程度、干燥温度及时间等关键技术工艺参数。

在满足国家标准及企业内控标准对性状、指标成分含量限量的基础上，优选制定酒萸肉加工炮制工艺参数，形成《酒萸肉炮制工艺规程》及《酒萸肉标准操作规程》等。具体工艺参数如下：辅料用量 20%，干燥温度 50 ～ 60℃，翻动频率每 2h 一次。

4. 炮制辅料来源及标准

黄酒质量标准依据为《标准规定 GB/T13662-2008》。

5. 酒萸肉炮制 SOP

引用标准为《中国药典》（2015 年版）、河南省《中药饮片炮制规范》（2005 年版）。

三、性状

选择 3 批酒萸肉饮片进行鉴别，3 批酒萸肉饮片性状均呈不规则的片状或囊状；表面紫黑色或黑色；质滋润柔软；微有酒香气。见图 9-2。

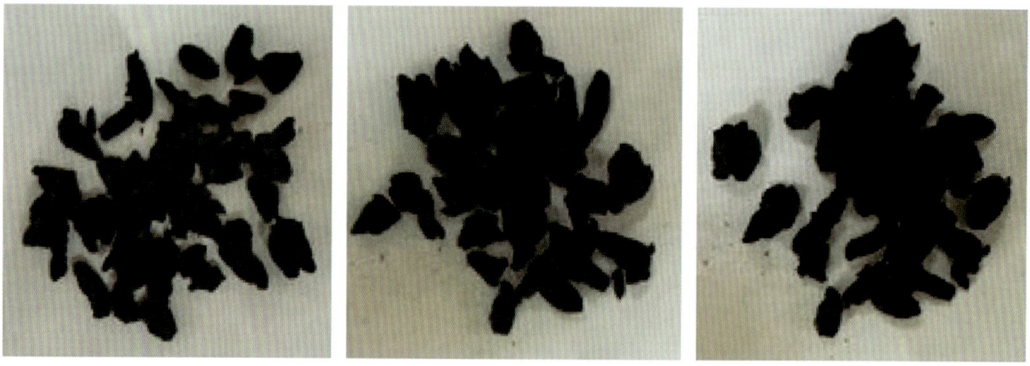

批号：170201　　批号：170301　　批号：170401

图 9-2 3 批酒萸肉饮片性状

经 3 批酒萸肉饮片的性状总结，确定酒萸肉饮片的性状为：呈不规则的片状或囊状。表面紫黑色或黑色，质滋润柔软。微有酒香气。

四、鉴别

1. 显微鉴别

对本品粉末进行显微鉴别，结果见图 9-3，得出结论：本品粉末红褐色。果皮表皮细胞橙黄色，表面观多角形或类长方形，直径 16 ～ 30μm，垂周壁连珠状增厚，外平周壁颗粒状角质增厚，胞腔含淡橙黄色物。中果皮细胞橙棕色，多皱缩。草酸钙簇晶少数，直径 12 ～ 32μm。石细胞类方形、卵圆形或长方形，纹孔明显，胞腔大。见图 9-3。

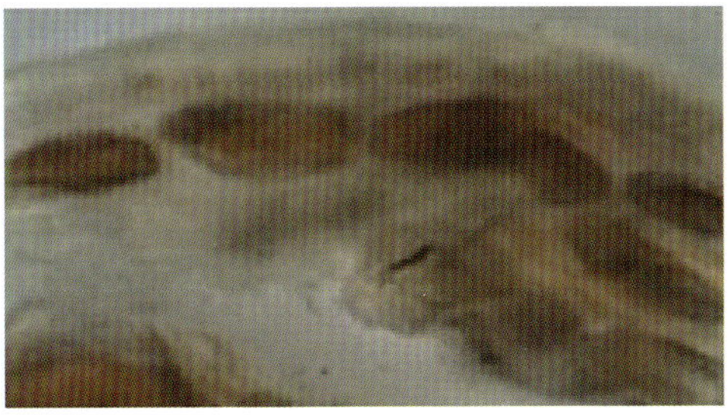

果皮表皮细胞

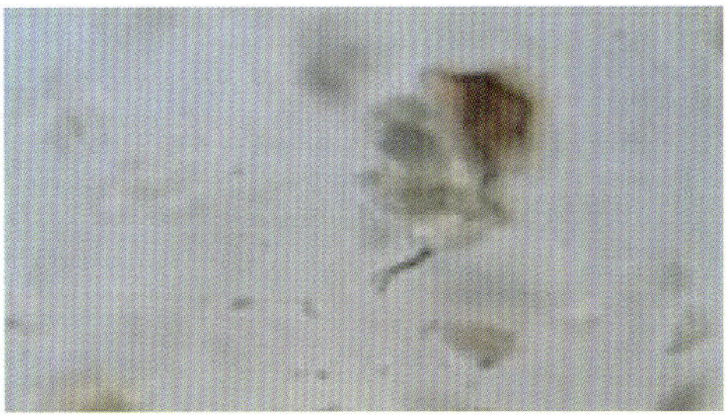

草酸钙簇晶

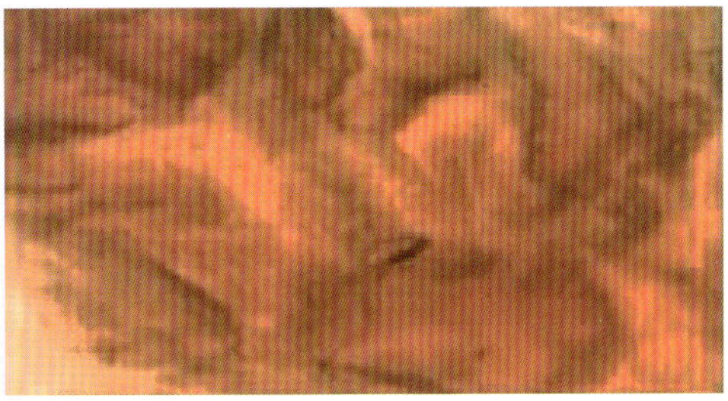

中果皮细胞

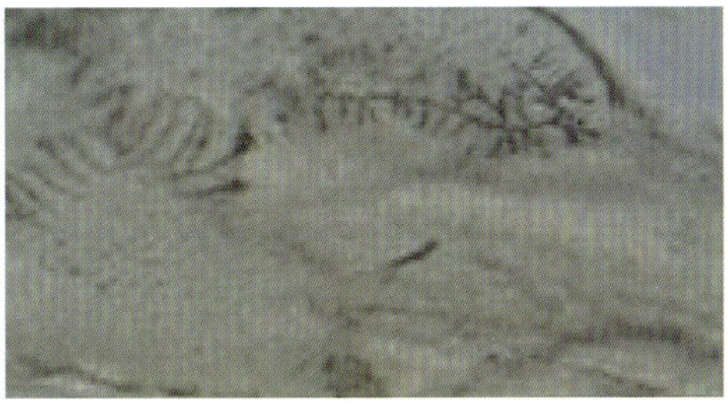

石细胞

图 9-3　3 批酒萸肉饮片粉末显微鉴别

2. 薄层鉴别

（1）取本品粉末 0.5g，加乙酸乙酯 10ml，超声处理 15min，滤过，滤液蒸干，残渣加无水乙醇 2ml 使溶解，作为供试品溶液。另取熊果酸对照品，加无水乙醇制成每 1ml 含 1mg 的溶液，作为对照品溶液。照薄层色谱法（《中国药典》2015 年版通则 0502）试验，吸取上述两种溶液各 5μl，分别点于同一硅胶 G 薄层板上，以甲苯 - 乙酸乙酯 - 甲酸（20 ∶ 4 ∶ 0.5）为展开剂，展开，取出，晾干，喷以 10% 硫酸乙醇溶液，在 105℃加热至斑点显色清晰。供试品色谱中，在与对照品色谱相应的位置上，显相同的紫红色斑点；置紫外光灯（365nm）下检视，显相同的橙黄色荧光斑点，结果见图 9-4。

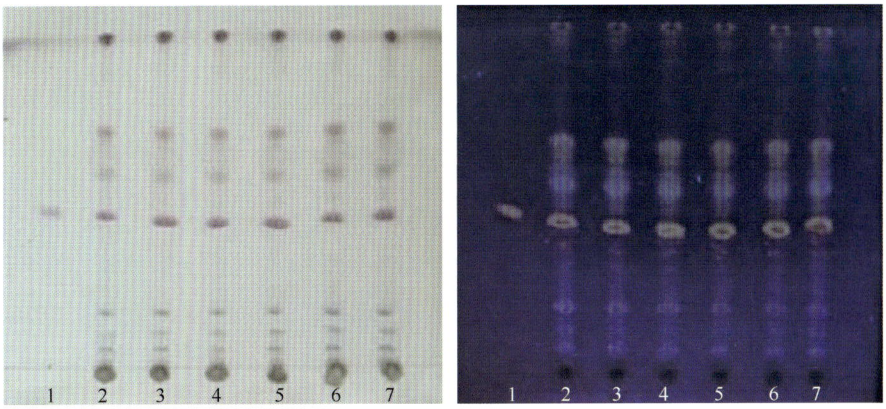

图 9-4　3 批酒萸肉饮片薄层鉴别

1. 熊果酸对照品；2、3. 供试品（批号 170201）；4、5. 供试品（批号 170301）；6、7. 供试品（批号 170401）

（2）取本品粉末0.5g，加甲醇10ml，超声处理20min，过滤，滤液蒸干，残渣加甲醇2ml使溶解，作为供试品溶液。另取莫诺苷对照品、马钱苷对照品，加甲醇制成每1ml含2mg的混合溶液，作为对照品溶液。照薄层色谱法（《中国药典》2015年版通则0502）试验，吸取上述两种溶液各2μl，分别点于同一硅胶G薄层板上，以三氯甲烷-甲醇（3∶1）为展开剂，展开，取出，晾干，喷以10%硫酸乙醇溶液，在105℃加热至斑点显色清晰，置紫外光灯（365nm）下检视。供试品色谱中，在与对照品色谱相应的位置上，显相同颜色的荧光斑点，结果见图9-5。

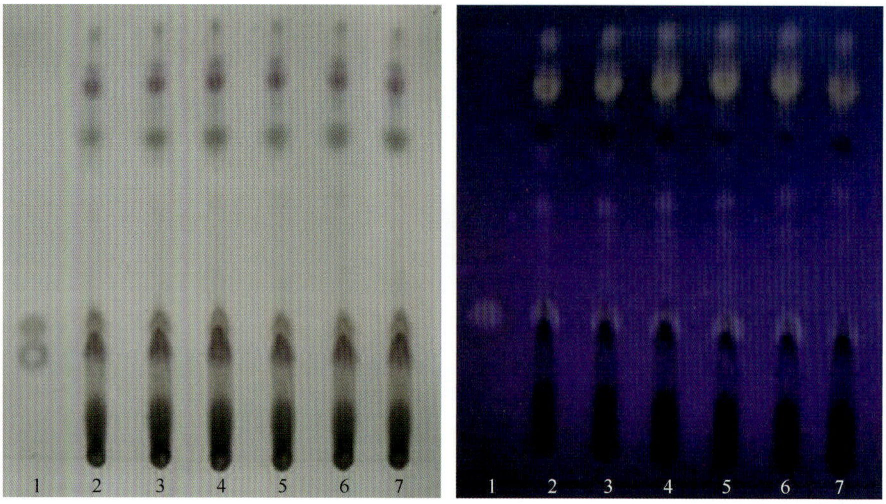

图9-5　3批酒萸肉饮片薄层鉴别

1.对照品（上为莫诺苷，下为马钱苷）；2、3.供试品（批号170201）；4、5.供试品（批号170301）；6、7.供试品（批号170401）

五、检查

1.杂质

照杂质检查法（《中国药典》2015年版通则2301）进行测定，取样品100g，摊开，将杂质（果核、果梗）拣出，将各类杂质分别称重，计算其在供试品中的含量（%）。3批酒萸肉饮片杂质检验结果表明最高值为1%，最低值为1%，平均值为1%，故酒萸肉饮片的杂质检测限度标准定为1%较为合理。结果见表9-1。

2.水分

取供试品2～5g，照"水分测定法"项下烘干法（《中国药典》2015年版通则0832）进行测定。计算供试品中含水量（%）。3批酒萸肉饮片的检验结果可知，水分平均值为12.7%，最高值为13.2%，最低值为11.7%，故酒萸肉的水分含量标准定为15.0%，优于2015年版药典标准。故酒萸肉优质饮片的水分不得过15.0%。结果见表9-1。

3.总灰分

取供试品2～5g（能通过二号筛），照"灰分测定法"项下总灰分测定法（《中国药典》2015年版通则2302）进行测定，计算供试品中总灰分的含量（%）。3批酒萸肉饮片的检验结果可知，总灰分平均值为3.9%，最高值为4.7%，最低值为3.5%，故酒萸肉饮片的总灰分检测标准定为不得过5.5%，优于2015年版药典标准。故酒萸肉优质饮片的总灰分不得过5.5%。结果见表9-1。

4. 二氧化硫残留量

取饮片细粉约 10g，精密称定，照“二氧化硫残留量测定法”项下酸碱滴定法（《中国药典》2015 年版通则 2331）测定。根据 3 批酒萸肉的检验结果可知，3 批二氧化硫残留量最高值为 54mg/kg，最低值为 35mg/kg，平均值为 47mg/kg。考虑该指标的不确定性，此规定二氧化硫残留量不得过 130mg/kg。故酒萸肉二氧化硫残留量不得过 130mg/kg。结果见表 9-1。

表 9-1　酒萸肉检查项测定结果

批号	杂质（%）	水分（%）	总灰分（%）	二氧化硫残留量（mg/kg）
170201	1	13.2	4.7	35
170301	1	13.1	3.5	54
170401	1	11.7	3.6	53
平均值	1	12.7	3.9	47

六、浸出物

取供试品约 4g，精密称定，照“水溶性浸出物测定法”项下冷浸法（《中国药典》2015 年版通则 2201）测定，以干燥品计算供试品中水溶性浸出物的含量（%），不得少于 55.0%。结果见表 9-2。

表 9-2　酒萸肉饮片浸出物检验结果

批号	称样量（g）	浸出物含量（%）	浸出物含量平均值（%）
170201	4.1137	56.3	56.3
	4.1120	56.4	
170301	4.1126	57.3	57.3
	4.1137	57.3	
170401	4.0082	59.8	59.7
	4.0114	59.6	
平均值	—	—	57.8

根据上述 3 批酒萸肉的检验结果可知，浸出物平均值为 57.8%，最低值为 56.3%，最高值为 59.7%。经分析，酒萸肉的浸出物含量定为不得少于 55.0%，较为可行。故酒萸肉浸出物含量不得少于 55.0%。

七、含量测定

照下述高效液相色谱法（《中国药典》2015 年版通则 0512）测定。

色谱条件与系统适用性试验：以十八烷基硅烷键合硅胶为填充剂；检测波长为 240nm；柱温为 35℃。理论板数按马钱苷峰计算应不低于 10 000。流动相为乙腈（A）-0.3% 磷酸溶液（B）梯度洗脱：0 ～ 20min，7%A；20 ～ 50min，7% ～ 20%A。

对照品溶液的制备：精密称取莫诺苷对照品、马钱苷对照品适，加 80% 甲醇制成每 1ml 含 50μg 的混合溶液，即得。

供试品溶液的制备：精密称取本品粉末（过三号筛）约 0.2g，置具塞锥形瓶中，精密加入 80% 甲醇 25ml，称定重量，加热回流 1h，放冷，再称定重量，用 80% 甲醇补足减失的重量，摇匀，滤过，取续滤液，即得。

测定法：分别精密吸取对照品溶液与供试品溶液各 10μl，注入液相色谱仪，测定，即得，结果见图 9-6，图 9-7，表 9-3。

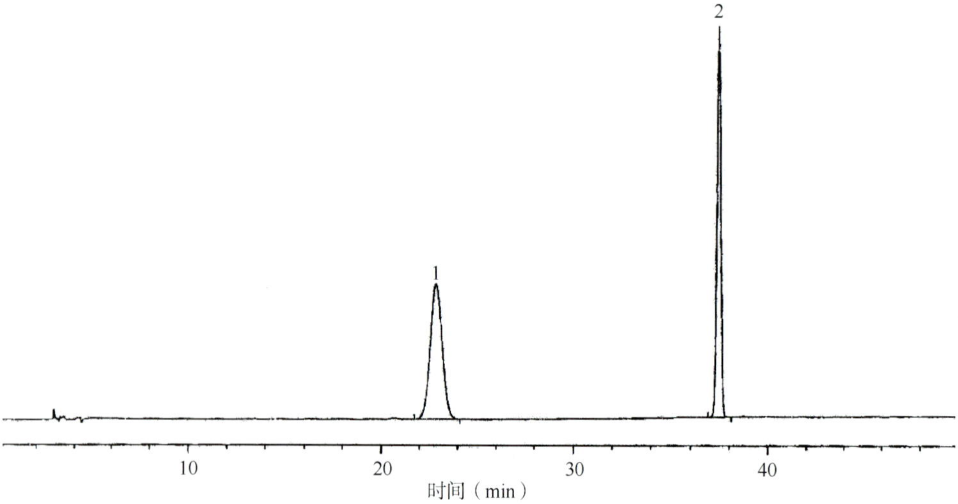

图 9-6　对照品色谱

1. 莫诺苷；2. 马钱苷

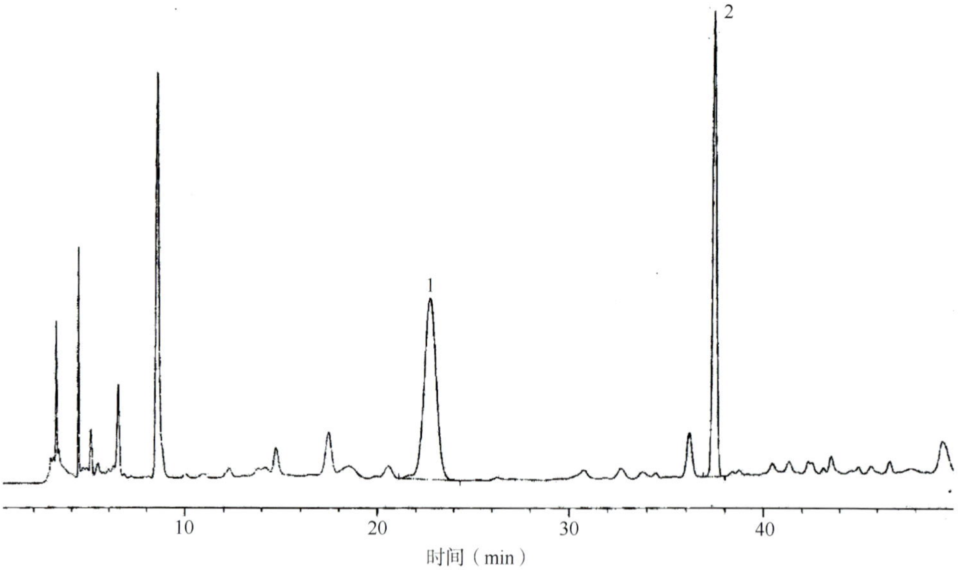

图 9-7　酒萸肉饮片供试品色谱

1. 莫诺苷；2. 马钱苷

表 9-3　3 批酒萸肉饮片含量测定结果（%）

批号	莫诺苷	马钱苷	莫诺苷 + 马钱苷总量	总量平均值
170201	0.862	0.531	1.393	1.38
	0.850	0.522	1.372	

续表

批号	莫诺苷	马钱苷	莫诺苷 + 马钱苷总量	总量平均值
170301	0.931	0.619	1.550	1.54
	0.921	0.610	1.531	
170401	1.000	0.834	1.834	1.84
	1.007	0.833	1.840	
平均值	—	—	—	1.59

由上述 3 批酒萸肉的含量测定结果可知，莫诺苷、马钱苷总量最高值为 1.84%，最低值为 1.38%，平均值为 1.59%，故酒萸肉的莫诺苷、马钱苷总量定为不得少于 0.8%，较为可行且优于 2015 年版药典标准。故酒萸肉优质饮片的莫诺苷、马钱苷总量定为不得少于 0.8%。

酒萸肉饮片的水分、总灰分、浸出物等指标的测定结果均达到 2015 年版药典标准，并达到本公司制订的内控标准，且公司增加了杂质等检查，更加全面地控制酒萸肉饮片质量。酒萸肉饮片的内控标准及与药典标准的对比汇总见表 9-4。

表 9-4　酒萸肉饮片内控标准及与药典标准的对比

检验项目	标准规定	内控标准
性状	应符合规定	应符合规定
鉴别	应符合规定	应符合规定
杂质	不得过 3%	不得过 1%
水分	不得过 16.0%	不得过 15.0%
总灰分	不得过 6.0%	不得过 5.5%
二氧化硫残留量	不得过 150mg/kg	不得过 130mg/kg
浸出物	不得少于 50.0%	不得少于 55.0%
含量测定	本品按干燥品计算，含莫诺苷、马钱苷总量不得少于 0.70%	本品按干燥品计算，含莫诺苷、马钱苷总量不得少于 0.8%

八、性味与归经

酸、涩，微温。归肝、肾经。

九、功能与主治

补益肝肾，收涩固脱。用于眩晕耳鸣，腰膝酸痛，阳痿遗精，遗尿尿频，崩漏带下，大汗虚脱，内热消渴。

十、用法与用量

6 ～ 12g。

十一、贮藏

置干燥处，防蛀。

十二、优质饮片质量标准亮点总结

（1）酒萸肉原料来源稳定，基原明确，产地清楚，采收加工规范，质量优良可控。
（2）炮制工艺规范，炮制用辅料品质优良。
（3）制定了高于药典标准的内控质量标准，酒萸肉质量优于市场上酒萸肉的平均质量标准。
（4）采用单剂量小包装，使用方便卫生。

10. 茜草
Qiancao
RUBIAE RADIX ET RHIZOMA

本品为茜草科植物茜草 *Rubia cordifolia* L. 的干燥根及根茎的炮制加工品。

【采收与加工】 春、秋二季采挖，除去泥沙，干燥。产于河南省洛阳市嵩县、汝阳、宜阳、栾川等地，为茜草的传统道地产区。

【炮制】 除去杂质，洗净，切段，60℃干燥。

【成品性状】 呈不规则的段，长 10 ～ 15mm。根呈圆柱形，直径 0.2 ～ 1cm，外表皮红棕色或暗棕色，具细纵纹，皮部脱落处呈黄红色。横切面平坦皮部狭，紫红色，木部宽广，浅黄红色，导管孔多数。气微，味微苦，久嚼刺舌。

【鉴别】

（1）显微鉴别：根横切面见木栓细胞 6 ～ 12 列，含棕色物。栓内层薄壁细胞有的含红棕色颗粒。韧皮部细胞较小。形成层不甚明显。木质部占根的主要部分，全部木化，射线不明显。薄壁细胞含草酸钙针晶束。

粉末呈暗红棕色。木栓层碎片和薄壁细胞多见，木栓层细胞近长方形或多角形，内含红棕色内含物；薄壁细胞多角形，内含草酸钙针晶束。导管单个散在或相聚成群，多为具缘纹孔和螺纹导管。

（2）取本品粉末 0.2g，加乙醚 5ml，振摇数分钟，滤过。滤液加氢氧化钠试液 1ml，振摇，静置使分层，水层显红色、醚层无色，置紫外光灯（365nm）下观察，显天蓝色荧光。

（3）取本品粉末 0.5g，加甲醇 10ml，超声处理 30min，滤过，滤液浓缩至 1ml，作为供试品溶液。另取茜草对照药材 0.5g，同法制成对照药材溶液。再取大叶茜草素对照品，加甲醇制成每 1ml 含 2.5mg 的溶液，作为对照品溶液。照薄层色谱法（《中国药典》2015 年版）试验，吸取上述三种溶液各 5μl，分别点于同一硅胶 G 薄层板上，以石油醚（60 ～ 90℃）-丙酮（4 ∶ 1）为展开剂，展开，取出，晾干，置紫外光灯（365nm）下检视。供试品色谱中，在与对照药材色谱和对照品色谱相应的位置上，显相同颜色的荧光斑点。

【检查】

杂质　不得过 1.5%（《中国药典》2015 年版通则 2301）。

水分　不得过 11.0%（《中国药典》2015 年版通则 0832 第二法）。

总灰分　不得过 14.0%（《中国药典》2015 年版通则 2302）。

酸不溶性灰分　不得过 4.5%（《中国药典》2015 年版通则 2302）。

【浸出物】　照“醇溶性浸出物测定法”（《中国药典》2015 年版通则 2201）项下的热浸法测定，用乙醇作溶剂，不得少于 10.0%。

【含量测定】　照高效液相色谱法（《中国药典》2015 年版通则 0512）测定。

色谱条件与系统适用性试验：以十八烷基硅烷键合硅胶为填充剂；以甲醇 - 乙腈 -0.2% 磷酸溶液（25 ∶ 50 ∶ 25）为流动相；检测波长为 250nm。理论板数按大叶茜草素、羟基茜草素峰计算均应不低于 4000。

对照品溶液的制备：取大叶茜草素对照品、羟基茜草素对照品适量，精密称定，加甲醇分别制成每 1ml 含大叶茜草素 0.1mg、含羟基茜草素 40μg 的溶液，即得。

供试品溶液的制备：取本品粉末（过二号筛）约 0.5g，精密称定，置具塞锥形瓶中，精密加入甲醇 100ml，密塞，称定重量，放置过夜，超声处理（功率 250W，频率 40kHz）30min，放冷，再称定重量，用甲醇补足减失的重量，摇匀，滤过，精密量取续滤液 50ml，蒸干，残渣加甲醇 -25% 盐酸（4 ∶ 1）混合溶液 20ml 溶解，置水浴中加热水解 30min，立即冷却，加入三乙胺 3ml，混匀，转移至 25ml 量瓶中，加甲醇至刻度，摇匀，滤过，取续滤液，即得。

测定法：分别精密吸取对照品溶液 10μl 与供试品溶液 20μl，注入液相色谱仪，测定，即得。

本品按干燥品计算，含大叶茜草素（$C_{17}H_{15}O_4$）不得少于 0.43%，羟基茜草素（$C_{14}H_8O_5$）不得少于 0.10%。

【性味与归经】　苦，寒。归肝经。

【功能与主治】　凉血，祛瘀，止血，通经。用于吐血，衄血，崩漏，外伤出血，瘀阻经闭，关节痹痛，跌仆肿痛。

【用法与用量】　6 ～ 10g。

【贮藏】　置常温干燥处，湿度不高于 65%。

起草单位：洛阳康鑫中药饮片有限公司

“优质茜草饮片的质量标准（草案）”起草说明

一、药材来源

1. 基原

本品为茜草科植物茜草 *Rubia cordifolia* L. 的干燥根和根茎。茜草在河南、陕西、河北、安徽、山东等地均有分布，其中以河南、陕西产量大且质优。本公司所用均产自河南省洛阳市，见图 10-1。

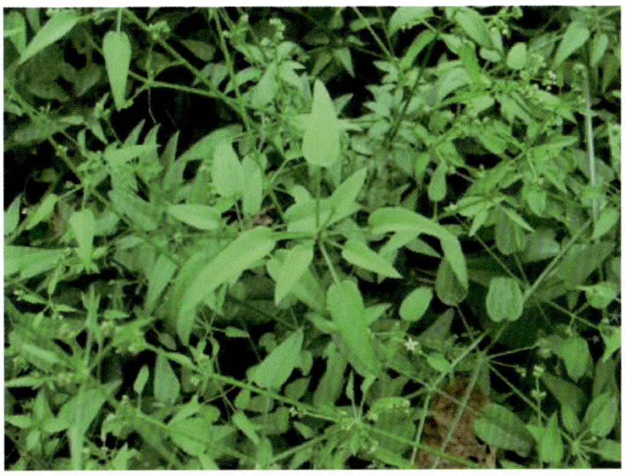

图 10-1　茜草原植物

2. 采收季节和产地加工

春、秋二季采挖，除去泥沙，干燥。

3. 优质药材依据

药材来源于洛阳本地，是资源主产区且品质优良，提供原料的供应商均经过遴选，并合作多年，达成协议，保证按 GAP 规范种植加工茜草，产量质量能得到保障。供应商提供的茜草均经过公司采购人员进行传统经验鉴别合格后，经公司质量部门按照《中国药典》（2015 年版）全面检测，茜草饮片达到公司制订的原料内控标准方可投入生产。

二、炮制

1. 标准依据

《中国药典》（2015 年版），《茜草生产工艺规程》（编号：KX-TS-08-080-01-04）。

2. 工艺流程（图 10-2）

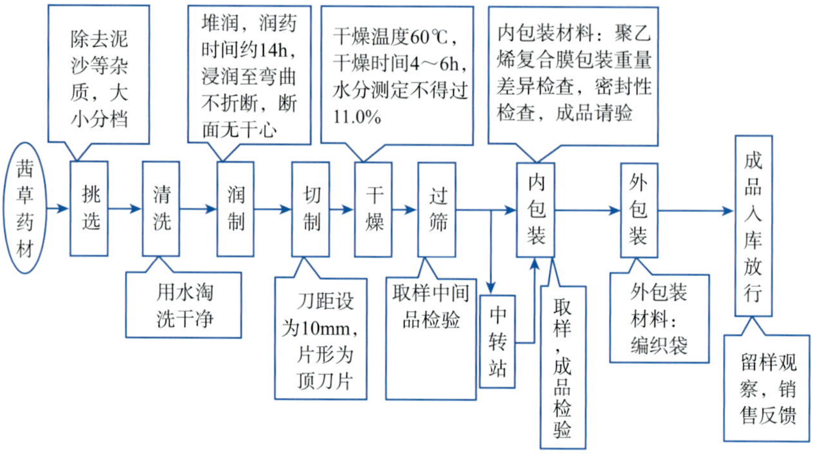

图 10-2　茜草饮片生产工艺流程图

3. 关键生产工序

（1）领料：①原药材的产地来源、采收季节、外观与内在成分要求；②原药材的真、伪、优、劣，显微、理化检测。

（2）挑选：挑选出药材中杂质异物和非药用部分。

（3）清洗：连续加料进行清洗，使其药材根茎部位无泥沙、泥土（XY-720-1 型洗药机）。

（4）润制：大小分档，分别进行润制。断面无干心，弯曲不折断，药材内外软硬适宜为度。春秋约 16h，夏季约 14h，冬季约 18h（RY-1000-1 型中药润药机）。

（5）切制：切制 10mm 短段（WQY-240 型往复式切药机）。

（6）干燥：干燥温度 60℃，摊铺厚度 2cm，干燥时间 6h；中间品水分不得过 11.0%。

4. 原料来源及标准

（1）原料规格（等级）质量标准：符合文件编码 KX-TS-Yl-09-080-01 要求。

（2）中间产品质量标准：符合文件编码 KX-TS-ZJP-09-080-01 要求。

（3）成品质量标准：符合文件编码 KX-TS-CP-09-080-01 要求。

（4）成品贮存及注意事项：置常温干燥处，湿度不高于 65%。

（5）工艺卫生要求：符合文件编码 KX-MS-06-005-01 要求。

5. 标准操作规程（SOP）

（1）挑选：取茜草药材，放置净制台上，去净杂质及非药用部分，待全部净制完成后，称重后转入下一道工序，并做好生产记录。操作按《挑选岗位标准操作规程（KX-WS-08-001-01）》进行操作，生产结束后按《生产区工作台、容器存放架清洁标准操作规程（KX-WS-06-005-01）》进行清洁操作。

（2）清洗：取净茜草药材，依次连续放入洗药机内，用饮用水清洗干净，洗净后置堆润台上稍润，将洗净的茜草药材装入周转容器转入下一道工序，并做好生产记录。操作按《清洗岗位标准操作规程（KX-WS-08-002-01）》进行操作，生产结束后按《XY-720-1 型洗药机清洁标准操作规程（KX-WS-SB-06-001-01）》进行清洁操作。

（3）润制：取洗净的茜草药材，堆放在堆润台上，进行堆润，堆润时间 14 ～ 18 小时。待润至折断面无干心，药材内外软硬适宜时，转入下一道工序并做好生产记录。按《洗润岗位标准操作规程（KX-WS-08-003-01）》进行操作，生产结束后按《洗润岗位清洁标准操作规程（KX-WS-SB-06-002-01）》进行清洁操作。

（4）切制：将清洗后茜草药材检查内无干心，以药材切开面整齐无毛茬为宜，整好依次放入往复式切药机传送带上，切成短段 10mm。切制过程中检查异形片率，合格后将切制好的茜草装入周转容器转入下一道工序并做好生产记录。操作按《切制岗位标准操作规程（KX-WS-08-004-02）》、《WQY-240 型往复式切药机标准操作规程（KX-WS-04-005-02）》进行操作，生产结束后按《WQY-240 型往复式切药机清洁标准操作规程（KX-WS-SB-04-005-00）》进行清洁操作。

（5）干燥：将切好的茜草药材装入干燥托盘中，均匀摊开，上货厚度不超过 4cm，设定烘干温度在 60℃，干燥时间为 4 ～ 6h，干燥过程中每 20min 记录一次，控制中间品饮片水分不超过 11.0%，待达到干燥水分要求时取出茜草药材，称重后转入下一道工序并做好生产记录。按《烘干岗位标准操作规程（KX-WS-08-005-01）》、《CT-C-1 型热风循环烘箱标准操作规程（KX-WS-04-007-01）》进行操作，生产结束后按《CT-C-1 型热风循环烘箱清洗标准操作规程（KX-WS-SB-06-007-01）》进行清洁操作。

（6）过筛：接上道工序的茜草饮片，依次加入多用振动筛，筛去灰屑。将筛制干净的茜草饮片装入周转容器称重记录，待中间品检验合格后，转入下一道工序并做好生产记录。操作按《筛选岗位标准操作规程（KX-WS-08-007-01）》《ZDS-（3）型多用振动筛标准操作规程（KX-WS-04-009-01）》进行操作，生产结束后按《ZDS-（3）型多用振动筛清洗标准操作规程（KX-WS-SB-06-009-01）》进行清洁操作。

（7）包装：接上一道工序递交的茜草药材，称重复核无误后，依据包装指令要求选用规定包装袋进行手工装袋包装，待全部包装完成后进行外包装，并记录包装数量，放入包装暂存区。并做好成品留样，后填写请验单待检验合格后入库。做好生产记录。按《包装岗位标准操作规程（KX-WS-08-008-01）》、《SF-B600 型脚踏封口机标准操作规程（KX-WS-04-011-01）》进行操作，生产结束后按《SF-B600 型脚踏封口机清洗标准操作规程（KX-WS-SB-06-011-01）》进行清洁操作。

注：包装区域为控制区。

6. 总结

茜草饮片的生产炮制工序关键点在于茜草药材的清洗。由于茜草药材自身的特点，其根茎部分容易夹塞许多泥土和沙子，要清洗干净，需要反复清洗 2 ～ 3 次。其次，在堆润环节需要大小个分开润制，直径在 0.4mm 以上的个子比较难润透，需时时喷洒水和加盖湿布以保证润制效率。再者，切制时设置刀距为 10mm，顶刀切片，切制速度不易过快，减少异形片。

三、性状

本品呈不规则的短段（10 ～ 15mm）。根呈圆柱形，直径 0.2 ～ 1cm；外表皮红棕色或暗棕色，

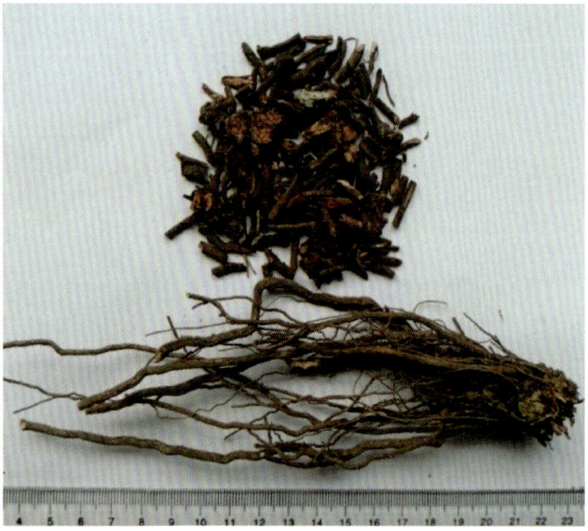

图 10-3 茜草饮片和药材对比

具细纵纹；皮部脱落处呈黄红色。切面皮部狭，紫红色，木部宽广，浅黄红色，导管孔多数。气微，味微苦，久嚼刺舌。见图 10-3。

四、鉴别

1. 显微鉴别

取供试品根部位，经软化处理后，用徒手切片法，切成 10 ～ 20μm 的薄片；选取平整的薄片置载玻片上，滴加甘油乙酸试液 1 ～ 2 滴，盖上盖玻片，用显微镜观察。见图 10-4。

取供试品粉末，挑取少许置载玻片上，滴加水合氯醛试液后，在酒精灯上加热透化，并滴加甘油乙醇试液，盖上盖玻片，用显微镜观察。见图 10-5。

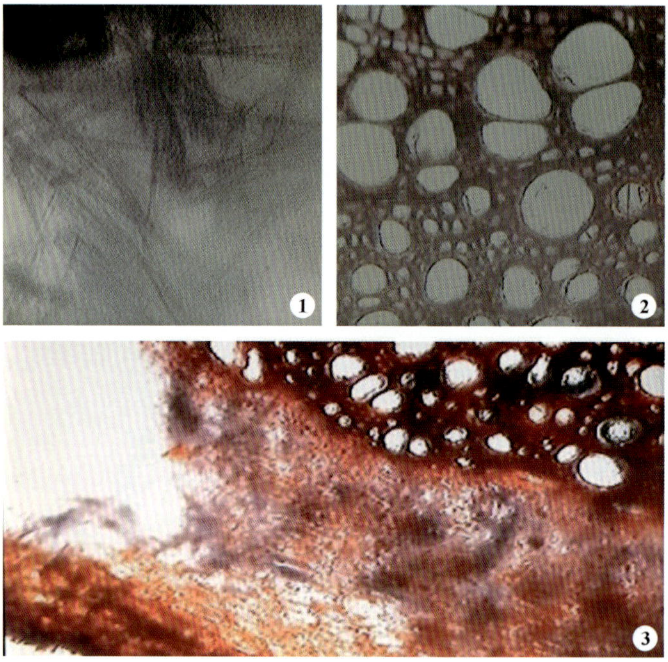

图 10-4 茜草断面显微鉴别

1. 草酸钙针晶（40×16 倍）；2. 木质部（10×16 倍）；3. 断面局部（4×16 倍）

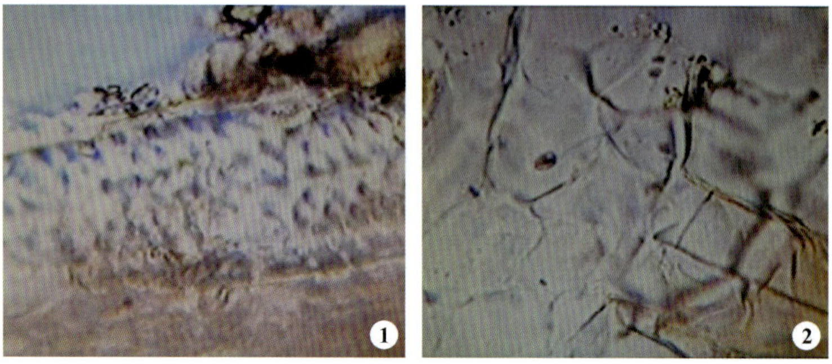

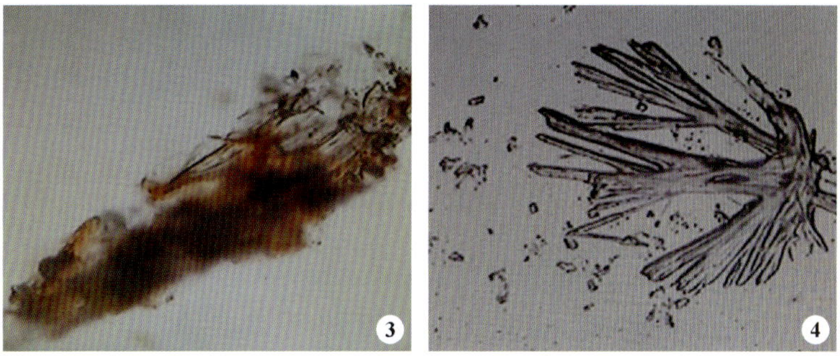

图 10-5 茜草粉末显微鉴别

1. 导管；2. 薄壁细胞（40×16 倍）；3. 木栓层碎片；4. 针晶束（10×16 倍）

2. 理化鉴别

参照《中国药典》2015 年版一部鉴别。取本品粉末 0.2g，加乙醚 5ml，振摇数分钟，滤过。滤液加氢氧化钠试液 1ml，振摇，静置使分层，水层显红色、醚层无色，置紫外光灯（365nm）下观察，显天蓝色荧光。见图 10-6。

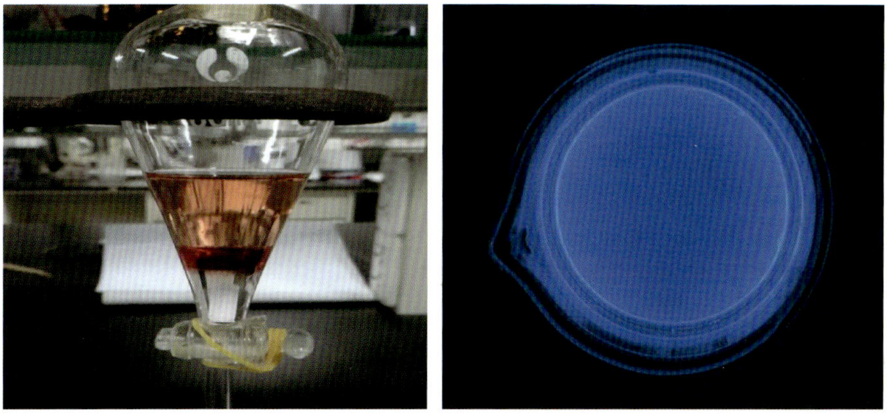

静置分层图　　紫外检视图

图 10-6 茜草理化鉴别结果

3. 薄层鉴别

参照《中国药典》2015 年版一部鉴别。取本品粉末 0.5g，加甲醇 10ml，超声处理 30min，滤过，滤液浓缩至 1ml，作为供试品溶液。另取茜草对照药材 0.5g，同法制成对照药材溶液。再取大叶茜草素对照品，加甲醇制成每 1ml 含 2.5mg 的溶液，作为对照品溶液。照薄层色谱法试验，吸取上述三种溶液各 5μl，分别点于同一硅胶 G 薄层板上，以石油醚（60 ～ 90℃）- 丙酮（4 ∶ 1）为展开剂，展开，取出，晾干，置紫外光灯（365nm）下检视。供试品色谱中，在与对照药材色谱和对照品色谱相应的位置上，显相同颜色的荧光斑点。见图 10-7。

五、检查

1. 杂质

取供试品约 100g，称定重量，摊开，用肉眼观察，将杂质拣出（来源与规定相同，但其性状或药用部位与规定不符，来源与规定不同的物质、无机杂质，如砂石、泥块、尘土等），称重，计算其在供试品中的含量（%）。结果见表 10-1。

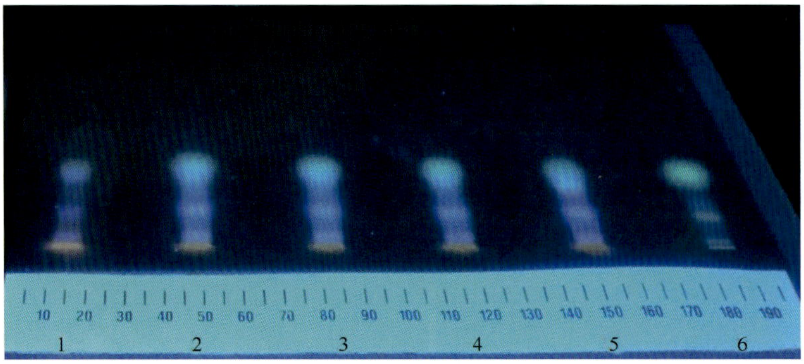

图 10-7　茜草的薄层鉴别

1. 茜草原药材；2. 茜草饮片第一批；3. 茜草饮片第二批；4. 茜草饮片第三批；5. 茜草对照药材；6. 大叶茜草素对照品

2. 水分

采用“水分测定法”项下的烘干法测定：取供试品粉末（过二号筛）3g，平铺于干燥至恒重的扁形称量瓶中，精密称定，开启瓶盖在 105℃干燥 5h，将瓶盖盖好，移置干燥器中，放冷 30min，精密称定，再在上述温度干燥 1h，放冷，称重，至连续两次称重的差异不超过 5mg 为止。根据减失的重量，计算供试品中含水量（%）。对收集到的 6 批样品进行测定，结果见表 10-1。

3. 总灰分

取供试品 4g，精密称定，置炽灼至恒重的坩埚中，称定重量（准确至 0.001g），缓缓炽热，注意避免燃烧，至完全炭化时，逐渐升高温度至 500 ～ 600℃，使完全灰化并至恒重。根据残渣重量，计算供试品中总灰分的含量（%）。对收集到的 6 批样品进行测定，结果见表 10-1。

4. 酸不溶性灰分

取上项所得的总灰分，在坩埚中小心加入稀盐酸约 10ml，用表面皿覆盖坩埚，置水浴上加热 10min，表面皿用热水 5ml 冲洗，洗液并入坩埚中，用无灰滤纸滤过，坩埚内的残渣用水洗于滤纸上，并洗涤至洗液不显氯化物反应为止。滤渣连同滤纸移置同一坩埚中，干燥，炽灼至恒重。根据残渣重量，计算供试品中酸不溶性灰分的含量（%），结果见表 10-1。

表 10-1　茜草的检查项测定结果（%）

检查项目 / 样品名称	杂质	水分	总灰分	酸不溶性灰分
茜草原药材	1.01	8.55	13.23	3.99
茜草饮片第一批	1.51	7.82	13.55	4.53
茜草饮片第二批	1.15	7.66	13.35	3.67
茜草饮片第三批	1.22	7.61	13.10	3.91
茜草饮片第四批	0.98	10.35	14.05	4.65
茜草饮片第五批	1.23	9.96	11.95	3.46
茜草饮片第六批	1.13	11.06	12.27	3.66

根据样品测定结果，分别计算出杂质、水分、总灰分、酸不溶性灰分的 95% 置信区间为（1.20%±0.18%）、（9.08%±1.63%）、（13.05%±0.83%）、（3.98%±0.52%），经分析将茜草的杂质标准定为 1.5%，水分标准定为 11.0%，总灰分标准定为 14.0%，酸不溶性灰分标准定为 4.5%，切

实可行，且优于《中国药典》2015 年版，所以规定本品杂质不得过 1.5%，水分不得过 11.0%，总灰分不得过 14.0%，酸不溶性灰分不得过 4.5%。

六、浸出物

采用《中国药典》2015 年版四部通则 2201“浸出物测定法”项下的醇溶性热浸测定法测定，用乙醇作溶剂。具体操作方法：取供试品约 4g，精密称定，置 250ml 的锥形瓶中，精密加乙醇 100ml，密塞，静置 1h，连接回流冷凝管，加热至沸腾，并保持微沸 1h。放冷后，取下锥形瓶，密塞，再称定重量，用乙醇补足减失的重量，摇匀，用干燥滤器滤过，精密量取滤液 25ml，置已干燥至恒重的蒸发皿中，在水浴上蒸干后，于 105℃干燥 3h，置干燥器中冷却 30min，迅速精密称定重量。以干燥品计算供试品中水溶性浸出物的含量（%）。对收集到的 6 批样品进行测定，结果如下：茜草原药材、茜草饮片第一批、茜草饮片第二批、茜草饮片第三批、茜草饮片第四批、茜草饮片第五批、茜草饮片第六批的浸出物含量分别为 11.98%、9.93%、11.02%、10.64%、13.43%、12.32%、10.64%。

根据样品测定结果，计算出醇溶性浸出物的 95% 置信区间为（11.33%±1.36%），经分析茜草的醇溶性浸出物标准定为 10.0%，切实可行，规定本品浸出物限度为 10.0%。

七、含量测定

照高效液相色谱法（《中国药典》2015 年版通则 0512）测定。

色谱条件与系统适用性试验：以十八烷基硅烷键合硅胶为填充剂；以甲醇 - 乙腈 -0.2% 磷酸溶液（25 ∶ 50 ∶ 25）为流动相；检测波长为 250nm。理论板数按大叶茜草素、羟基茜草素峰计算均应不低于 4000。

对照品溶液的制备：取大叶茜草素对照品、羟基茜草素对照品适量，精密称定，加甲醇分别制成每 1ml 含大叶茜草素 0.1mg、含羟基茜草素 40μg 的溶液，即得。

供试品溶液的制备：取本品粉末（过二号筛）约 0.5g，精密称定，置具塞锥形瓶中，精密加入甲醇 100ml，密塞，称定重量，放置过夜，超声处理（功率 250W，频率 40kHz）30min，放冷，再称定重量，用甲醇补足减失的重量，摇匀，滤过，精密量取续滤液 50ml，蒸干，残渣加甲醇 -25% 盐酸（4 ∶ 1）混合溶液 20ml 溶解，置水浴中加热水解 30min，立即冷却，加入三乙胺 3ml，混匀，转移至 25ml 量瓶中，加甲醇至刻度，摇匀，滤过，取续滤液，即得。

测定法：分别精密吸取对照品溶液 10μl 与供试品溶液 20μl，注入液相色谱仪，测定。结果见表 10-2。

表 10-2　茜草饮片的含量测定结果（%）

样品名 \ 测定项	大叶茜草素	羟基茜草素
茜草饮片第一批	0.73	0.14
茜草饮片第二批	0.70	0.11
茜草饮片第三批	0.84	0.16
茜草饮片第四批	1.59	0.49
茜草饮片第五批	0.38	0.31
茜草饮片第六批	4.52	0.19

由于供试品制备过程涉及蒽醌苷类成分的水解和提取，过程繁多复杂，所以造成的测定结果误差较大；另外，洛阳茜草质量与生长地的好坏、气候条件、生长年限有一定的关系，有待继续探讨和研究。根据测定结果，计算出大叶茜草素和羟基茜草素的 95% 置信区间分别为（1.46%±1.62%）、（0.233%±0.151%），经分析茜草的大叶茜草素标准定为 0.43%、羟基茜草素标准定为 0.10%，切实可行，且优于《中国药典》2015 年版标准，所以规定本品大叶茜草素和羟基茜草素限度分别为 0.43%、0.10%。

八、性味与归经

苦，寒。归肝经。

九、功能与主治

凉血，祛瘀，止血，通经。用于吐血，衄血，崩漏，外伤出血，瘀阻经闭，关节痹痛，跌仆肿痛。

十、用法与用量

6 ～ 10g。

十一、贮藏

置常温干燥处，湿度不高于 65%。

十二、优质饮片质量标准亮点总结

茜草的原料产于传统的道地产区——河南嵩县、汝阳、宜阳、栾川等地，该地区生长的茜草个大、质优、气足。我公司在道地产区建立了 500 亩茜草种植基地，同时从当地采购优质茜草原料。保证了原料的质量可靠性和资源可持续性。

结合茜草本身的性质，在性状项下增加了饮片厚度及直径的量化指标，增加了“均匀化生产”要求，体现了传统炮制理念的传承；增加了“分级”的要求，较好地控制了投料的洁净度。

与《中国药典》2015 年版相比，在鉴别项下优化了鉴别方法；检查项修订了水分、杂质、灰分、酸不溶性灰分等质控标准；浸出物项提高了水溶性浸出物质控标准；含量测定项下提高了大叶茜草素、羟基茜草素、茜草素含量质控标准。见表 10-3。

表 10-3 优质茜草饮片内控质量标准和药典标准对比

检查项目	药典标准	内控质量标准	变化情况
鉴别	显微鉴别、理化鉴别和薄层鉴别	显微鉴别、理化鉴别和薄层鉴别	同药典
杂质	—	不得过 1.5%	增加项
水分	不得过 12.0%	不得过 11.0%	提高
总灰分	不得过 15.0%	不得过 14.0%	提高
酸不溶性灰分	不得过 5.0%	不得过 4.5%	提高
浸出物	不得少于 9.0%	不少于 10.0%	提高
大叶茜草素	不得少于 0.20%	不少于 0.43%	提高
羟基茜草素	不得少于 0.080%	不少于 0.10%	提高

11. 茜草炭
Qiancaotan

本品为茜草科植物茜草 *Rubia cordifolia* L. 的干燥根及根茎的炮制加工品。

【采收与加工】 春、秋二季采挖，除去泥沙，干燥。产于河南洛阳嵩县、汝阳、宜阳、栾川等地，为茜草的传统道地产区。

【炮制】 取净茜草饮片备用，用炒炭法将其炒至表面焦黑色。设定炒药机温度250℃，炒制时间为30min。

【成品性状】 形如茜草饮片，呈不规则的段。表面黑褐色，内部棕褐色。气微，味苦、涩。

【鉴别】

（1）显微鉴别：粉末黑褐色，导管多炭化，棕色块颜色加深，草酸钙针晶散在，大量针晶断裂。

（2）取本品粉末0.4g，加乙醚5ml，振摇数分钟，滤过，滤液加氢氧化钠试液1ml，振摇，静置使分层，水层显红色，醚层无色，置紫外光灯（365nm）下观察，显天蓝色荧光。

【检查】

杂质 不得过1.5%（《中国药典》2015年版通则2301）。

水分 不得过7.5%（《中国药典》2015年版通则0832第二法）。

【浸出物】 照“醇溶性浸出物测定法”（《中国药典》2015年版通则2201）项下的热浸法测定，用乙醇作溶剂，不得少于11.0%。

【性味与归经】 苦，寒。归肝经。

【功能与主治】 凉血，祛瘀，止血，通经。用于吐血，衄血，崩漏，外伤出血，瘀阻经闭，关节痹痛，跌仆肿痛。

【用法与用量】 6～10g。

【贮藏】 置常温干燥处。湿度不超过65%

起草单位：洛阳康鑫中药饮片有限公司

“优质茜草炭饮片的质量标准（草案）”起草说明

一、药材来源

本品为茜草科植物茜草 *Rubia cordifolia* L. 的干燥根和根茎。所用均产自河南省洛阳市。茜草在河南、陕西、河北、安徽、山东等地均有分布，其中以河南、陕西产量大且质优。

二、炮制

1. 标准依据

《中国药典》（2015年版）、《茜草炭生产工艺规程》（编号：KX-TS-08-080-02-04）。

2. 工艺流程（图 11-1）

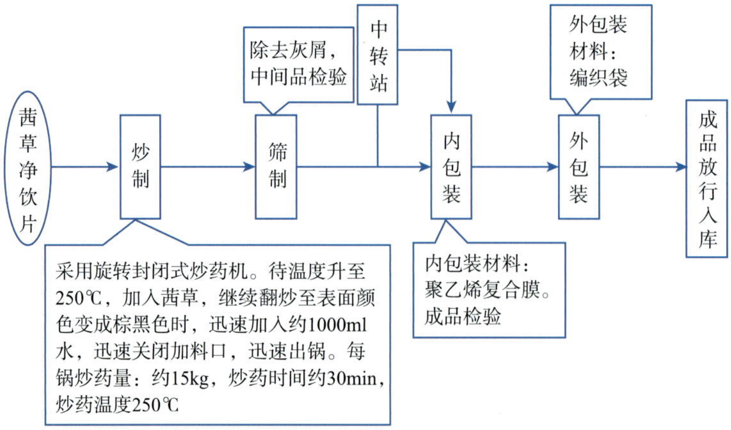

图 11-1　茜草炭饮片生产工艺流程图

3. 原料来源及标准

（1）原料规格（等级）质量标准：符合文件编码 KX-TS-Yl-09-080-01 要求。

（2）中间产品质量标准：符合文件编码 KX-TS-ZJP-09-080-01 要求。

（3）成品质量标准：符合文件编码 KX-TS-CP-09-080-01 要求。

（4）成品贮存及注意事项：置常温干燥处，湿度不高于 65%。

（5）工艺卫生要求：符合文件编码 KX-MS-06-005-01 要求。

4. 标准操作规程（SOP）

（1）炒制：开启炒药机，设定加热温度为 250℃持续加热，待温度达到 250℃时将茜草段投入，用武火炒制至茜草表面焦黑色时，喷淋清水少许，熄灭火星，取出，晾干。待全部炒制完成后称重转入下一道工序并做好生产记录（炒制温度 250℃，每锅炒制时间约 30min，每锅加入饮片约 15kg）。操作按《炒制岗位标准操作规程（KX-WS-08-006-01）》、《CY-800- Ⅲ型炒药机标准操作规程（KX-WS-04-014-00）》进行操作，生产结束后按《CY-800- Ⅲ型炒药机清洁标准操作规程（KX-WS-SB-04-014-00）》进行清洁操作。

（2）筛制：接上道工序的茜草炭药材，依次加入多用振动筛，筛去灰屑。将筛制干净的茜草炭饮片装入周转容器称重记录，待中间品检验合格后，转入下一道工序并做好生产记录。操作按《筛选岗位标准操作规程（KX-WS-08-007-01）》、《ZDS-（3）型多用振动筛标准操作规程（KX-WS-04-009-01）》进行操作，生产结束后按《ZDS-（3）型多用振动筛清洗标准操作规程（KX-WS-SB-06-009-01）》进行清洁操作。

（3）包装：接上一道工序递交的茜草炭药材，称重复核无误后，依据包装指令要求选用规定包装袋进行手工装袋包装，待全部包装完成后进行外包装，并记录包装数量，放入包装暂存区。并做好成品留样，后填写请验单待检验合格后入库。做好生产记录。按《包装岗位标准操作规程（KX-WS-08-008-01）》、《SF-B600 型脚踏封口机标准操作规程（KX-WS-04-011-01）》进行操作，生产结束后按《SF-B600 型脚踏封口机清洗标准操作规程（KX-WS-SB-06-011-01）》进行清洁操作。

注：包装区域为控制区。

5. 关键生产工序

（1）炒制：关键生产控制点，炒炭；主要设备，CY-800- Ⅲ型炒药机；关键工艺技术情况，炒制温度 250℃，炒制时间 30min，出锅前喷淋清水少许。

（2）筛制：关键生产控制点，净选挑选；主要设备，ZDS-（3）型多用振动筛；关键工艺技术情况，筛去不符合标准的灰屑杂质。

6. 结论

茜草炭饮片的生产工序关键点在于炒炭过程。设置其温度 250℃，每锅投入量 15kg，炒制时间 30min，以达到炒炭存性的目的；茜草炭出锅前要喷洒少量清水，以熄灭火星；最后，需筛去不符合标准的灰屑杂质，保证药材的质量。

三、性状

本品形如茜草饮片，呈不规则的段。表面黑褐色，内部棕褐色。气微，味苦、涩。见图 11-2。

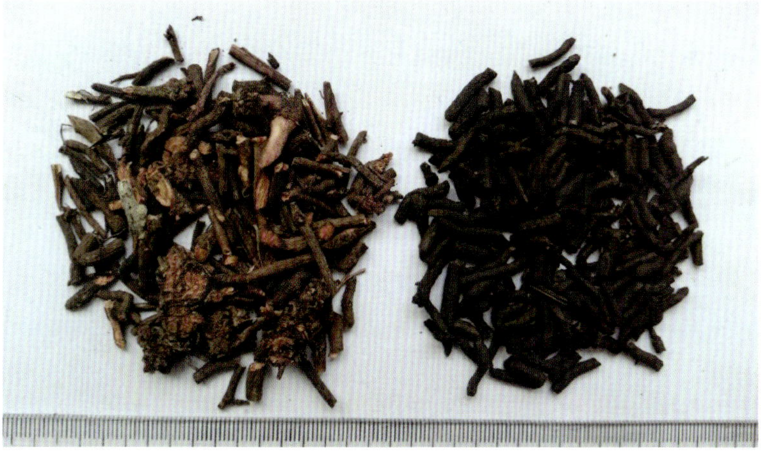

图 11-2　茜草和茜草炭饮片对比

四、鉴别

1. 显微鉴别

取供试品粉末，挑取少许置载玻片上，滴加水合氯醛试液后，在酒精灯上加热透化，并滴加稀甘油试液，或直接加少许蒸馏水，盖上盖玻片，用显微镜观察。见图 11-3。

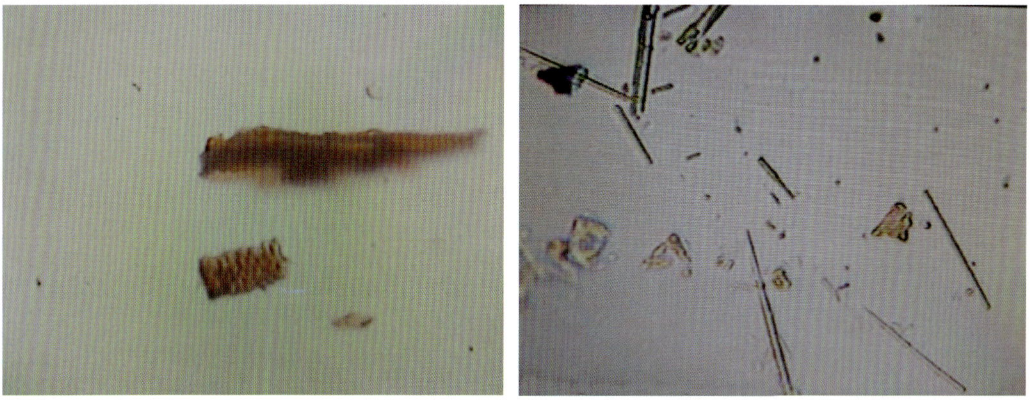

导管及棕色块　　草酸钙针晶

图 11-3　茜草炭粉末显微特征图（40×16 倍）

2. 理化鉴别

参照《中国药典》2015年版一部鉴别。取本品粉末0.2g，加乙醚5ml，振摇数分钟，滤过。滤液加氢氧化钠试液1ml，振摇，静置使分层，水层显红色、醚层无色，置紫外光灯（365nm）下观察，显天蓝色荧光。

五、检查

1. 杂质

取供试品约100g，称定重量，摊开，用肉眼观察，将杂质拣出（来源与规定相同，但其性状或药用部位与规定不符，来源与规定不同的物质、无机杂质，如砂石、泥块、尘土、灰屑等），称重，计算其在供试品中的含量（%），结果见表11-1。

2. 水分

采用"水分测定法"项下的烘干法测定：取供试品粉末（过二号筛）3g，平铺于干燥至恒重的扁形称量瓶中，精密称定，开启瓶盖在105℃干燥5h，将瓶盖盖好，移置干燥器中，放冷30min，精密称定，再在上述温度干燥1h，放冷，称重，至连续两次称重的差异不超过5mg为止。根据减失的重量，计算供试品中含水量（%）。对收集到的6批样品进行测定，结果见表11-1。

表11-1 茜草炭的检查项测定结果

样品批号	杂质（%）	水分（%）
1	1.21	7.13
2	1.18	7.16
3	1.27	7.12
4	1.39	6.83
5	1.05	5.91
6	0.91	7.05

根据样品测定结果，分别计算出杂质、水分的95%置信区间为（1.17%±0.18%）、（6.87%±0.51%），经分析将茜草炭的杂质标准定为不得过1.5%、水分标准定为不得过7.5%，切实可行，且优于《中国药典》2015年版，所以规定本品杂质限度为不得过1.5%，水分限度为不得过7.5%。

六、浸出物

采用《中国药典》2015年版四部通则2201"浸出物测定法"项下的醇溶性热浸测定法测定，用乙醇作溶剂。具体操作方法：取供试品约4g，精密称定，置250ml的锥形瓶中，精密加乙醇100ml，密塞，静置1h，连接回流冷凝管，加热至沸腾，并保持微沸1h。放冷后，取下锥形瓶，密塞，再称定重量，用乙醇补足减失的重量，摇匀，用干燥滤器滤过，精密量取滤液25ml，置已干燥至恒重的蒸发皿中，在水浴上蒸干后，于105℃干燥3h，置干燥器中冷却30min，迅速精密称定重量。以干燥品计算供试品中醇溶性浸出物的含量（%）。对收集到的6批样品进行测定，浸出物结果在11.37%～13.57%，计算醇溶性浸出物的95%置信区间为（12.66%±1.12%），经分析茜草炭的醇溶性浸出物标准定为11.0%，切实可行，规定本品浸出物不少于11.0%。

七、性味与归经

苦，寒。归肝经。

八、功能与主治

凉血，祛瘀，止血，通经。用于吐血，衄血，崩漏，外伤出血，瘀阻经闭，关节痹痛，跌仆肿痛。

九、用法与用量

6 ～ 10g。

十、贮藏

置常温干燥处，湿度不高于 65%。

十一、优质饮片质量标准亮点总结

茜草药材来源于茜草的道地产区河南洛阳，该地区生长的茜草个大、质优、气足。公司在道地产区建立了500亩茜草种植基地，同时从当地采购优质茜草原料，保证了原料药材的质量可靠性和资源可持续性。

生产加工茜草炭近十年，炮制加工历经业内专家及老药工现场指导，确保继承传统茜草炭炮制技艺的精髓，同时结合现代炮制加工设备，优选最佳工艺参数，并经验证和确认，制订了标准岗位操作规程，确保炮制加工工艺的稳定、可靠。

结合茜草的本身性质，在性状项下增加了饮片厚度及直径的量化指标，增加了“均匀化生产”要求，体现了传统炮制理念的传承；增加了“分级”的要求，较好地控制了投料的洁净度。

与《中国药典》2015 年版相比，鉴别项下优化了鉴别方法；检查项修订了水分、杂质等质控标准；浸出物项提高了醇溶性浸出物质控标准。和药典标准的比较见表 11-2。

表 11-2　优质茜草炭饮片质量标准和药典标准对比

检测项目	药典标准	优质茜草炭饮片质量标准	变化情况
杂质	—	不得过 1.5%	增加项
水分	不得过 8.0%	不得过 7.5%	提高
浸出物	不得少于 10.0%	不少于 11.0%	提高

12. 大黄
Dahuang
RHEI RADIX ET RHIZOMA

本品为蓼科植物药用大黄 *Rheum officinale* Baill. 的干燥根和根茎的炮制加工品。

【采收与加工】 秋末茎叶枯萎或次春发芽前采挖，除去细根，刮去外皮，切瓣或段，干燥。产地为道地产区湖北利川。

【炮制】 除去杂质，洗净，润透，切厚片或块，晾干。

【成品性状】 呈长条状或块状，大小不等。外表皮黄棕色或棕褐色，有纵皱纹及疙瘩状隆起。切面黄棕色至淡红棕色，较平坦，有明显散在或排列成环的星点，有空隙。气清香，味苦而微涩，嚼之黏牙，有沙粒感。

【鉴别】

（1）显微鉴别：横切面，根木栓层和栓内层大多已除去。韧皮部筛管群明显；薄壁组织发达。形成层成环。木质部射线较密，宽 2 ～ 4 列细胞，内含棕色物；导管非木化，常一至数个相聚，稀疏排列。薄壁细胞含草酸钙簇晶，并含多数淀粉粒。

根茎髓部宽广，其中常见黏液腔，内有红棕色物；异型维管束散在，形成层成环，木质部位于形成层外方，韧皮部位于形成层内方，射线呈星状射出。

粉末黄棕色。草酸钙簇晶直径 20 ～ 160μm，有的至 190μm。具缘纹孔导管、网纹导管、螺纹导管及环纹导管非木化。淀粉粒甚多，单粒类球形或多角形，直径 3 ～ 45μm，脐点星状；复粒由 2 ～ 8 分粒组成。

取本品粉末少量，进行微量升华，可见菱状针晶或羽状结晶。

（2）取本品粉末 0.1g，加甲醇 20ml，浸泡 1h，滤过，取滤液 5ml，蒸干，残渣加水 10ml 使溶解，再加盐酸 1ml，加热回流 30min，立即冷却，用乙醚分 2 次振摇提取，每次 20ml，合并乙醚液，蒸干，残渣加三氯甲烷 1ml 使溶解，作为供试品溶液。另取大黄对照药材 0.1g，同法制成对照药材溶液。再取大黄酸对照品，加甲醇制成每 1ml 含 1mg 的溶液，作为对照品溶液。照薄层色谱法（《中国药典》2015 年版通则 0502）试验，吸取上述三种溶液各 4μl，分别点于同一以羧甲基纤维素钠为黏合剂的硅胶 H 薄层板上，以石油醚（30 ～ 60℃）- 甲酸乙酯 - 甲酸（15 ∶ 5 ∶ 1）的上层溶液为展开剂，展开，取出，晾干，置紫外光灯（365nm）下检视。供试品色谱中，在与对照药材色谱相应的位置上，显相同的五个橙黄色荧光主斑点；在与对照品色谱相应的位置上，显相同的橙黄色荧光斑点，置氨蒸气中熏后，斑点变为红色。

【检查】

土大黄苷　取本品粉末 0.1g，加甲醇 10ml，超声处理 20min，滤过，取滤液 1ml，加甲醇至 10ml，作为供试品溶液。另取土大黄苷对照品，加甲醇制成每 1ml 含 10μg 的溶液，作为对照品溶液（临用新制）。照薄层色谱法（《中国药典》2015 年版通则 0502）试验，吸取上述两种溶液各 5μl，分别点于同一聚酰胺薄膜上，以甲苯 - 甲酸乙酯 - 丙酮 - 甲醇 - 甲酸（30 ∶ 5 ∶ 5 ∶ 20 ∶ 0.1）为展开剂，展开，取出，晾干，置紫外光灯（365nm）下检视。供试品色谱中，在与对照品色谱相应的位置上，不得显相同的亮蓝色荧光斑点。

干燥失重　取本品，在 105℃干燥 6h，减失重量不得过 11.0%（《中国药典》2015 年版通则 0831）。

总灰分　不得过 5.0%（《中国药典》2015 年版通则 2302）。

酸不溶性灰分　不得过 2%（《中国药典》2015 年版通则 2302）。

杂质　不得过 2%（《中国药典》2015 年版通则 2301）。

【浸出物】　照“水溶性浸出物测定法”（《中国药典》2015 年版通则 2201）项下的热浸法测定，不得少于 35.0%。

【含量测定】

（1）总蒽醌：照高效液相色谱法（《中国药典》2015 年版通则 0512）测定。

色谱条件与系统适用性试验：以十八烷基硅烷键合硅胶为填充剂；以甲醇 -0.1% 磷酸溶液（85 ∶ 15）为流动相；检测波长为 254nm。理论板数按大黄素峰计算应不低于 3000。

对照品溶液的制备：精密称取芦荟大黄素对照品、大黄酸对照品、大黄素对照品、大黄酚对照品、大黄素甲醚对照品适量，加甲醇分别制成每 1ml 含芦荟大黄素、大黄酸、大黄素、大黄酚各 80μg，大黄素甲醚 40μg 的溶液；分别精密量取上述对照品溶液各 2ml，混匀，即得（每 1ml 中含芦荟大黄素、大黄酸、大黄素、大黄酚各 16μg，含大黄素甲醚 8μg）。

供试品溶液的制备：取本品粉末（过四号筛）约 0.15g，精密称定，置具塞锥形瓶中，精密加入甲醇 25ml，称定重量，加热回流 1h，放冷，再称定重量，用甲醇补足减失的重量，摇匀，滤过。精密量取续滤液 5ml，置烧瓶中，挥去溶剂，加 8% 盐酸溶液 10ml，超声处理 2min，再加三氯甲烷 10ml，加热回流 1h，放冷，置分液漏斗中，用少量三氯甲烷洗涤容器，并入分液漏斗中，分取三氯甲烷层，酸液再用三氯甲烷提取 3 次，每次 10ml，合并三氯甲烷液，减压回收溶剂至干，残渣加甲醇使溶解，转移至 10ml 量瓶中，加甲醇至刻度，摇匀，滤过，取续滤液，即得。

测定法：分别精密吸取对照品溶液与供试品溶液各 10μl，注入液相色谱仪，测定，即得。

本品按干燥品计算，含总蒽醌以芦荟大黄素（$C_{15}H_{10}O_5$）、大黄酸（$C_{15}H_8O_6$）、大黄素（$C_{15}H_{10}O_5$）、大黄酚（$C_{15}H_{10}O_4$）和大黄素甲醚（$C_{16}H_{12}O_5$）的总量计，不得少于 1.5%。

（2）游离蒽醌：照高效液相色谱法（《中国药典》2015 年版通则 0512）测定。

色谱条件与系统适用性试验：同【含量测定】总蒽醌项下。

对照品溶液的制备：取【含量测定】总蒽醌项下的对照品溶液，即得。

供试品溶液的制备：取本品粉末（过四号筛）约 0.5g，精密称定，置具塞锥形瓶中，精密加入甲醇 25ml，称定重量，加热回流 1h，放冷，再称定重量，用甲醇补足减失的重量，摇匀，滤过，取续滤液，即得。

测定法：分别精密吸取对照品溶液与供试品溶液各 10μl，注入液相色谱仪，测定，即得。

本品按干燥品计算，含游离蒽醌以芦荟大黄素（$C_{15}H_{10}O_5$）、大黄酸（$C_{15}H_8O_6$）、大黄素（$C_{15}H_{10}O_5$）、大黄酚（$C_{15}H_{10}O_4$）和大黄素甲醚（$C_{16}H_{12}O_5$）的总量计，不得少于 0.40%。

【性味与归经】 苦，寒。归脾、胃、大肠、肝、心包经。

【功能与主治】 泻下攻积，清热泻火，凉血解毒，逐瘀通经，利湿退黄。用于实热积滞便秘，血热吐衄，目赤咽肿，痈肿疔疮，肠痈腹痛，瘀血经闭，产后瘀阻，跌打损伤，湿热痢疾，黄疸尿赤，淋证，水肿；外治烧烫伤。酒大黄善清上焦血分热毒，用于目赤咽肿、齿龈肿痛。熟大黄泻下力缓、泻火解毒，用于火毒疮疡。大黄炭凉血化瘀止血，用于血热有瘀之出血症。

【用法与用量】 3 ～ 15g；用于泻下不宜久煎。外用适量，研末敷于患处。

【注意】 孕妇及月经期、哺乳期慎用。

【贮藏】 置通风干燥处，防蛀。

起草单位：湖北信仁中药科技发展有限公司

“优质大黄饮片质量标准（草案）”起草说明

一、药材来源

1. 基原

《中国药典》2015 年版一部收载的大黄药材基原之一——蓼科植物药用大黄 *Rheum officinale* Baill. 的干燥根和根茎为药材来源。大黄始载于《神农本草经》，列为下品。《吴普本草》云：“生蜀郡北部或陇西（今四川北部、甘肃西部）。”《名医别录》亦谓：“生河西山谷及陇西（今甘肃）。”可见自古大黄就以甘肃、四川北部为主要产地。《本草图经》曰：“大黄，正月内生青叶似蓖麻，大者如扇。根如芋，大者如碗，长一二尺，傍生细根如牛蒡，小者亦如芋。四月开黄花，亦有青红似荞麦花者。茎青紫色，形如竹。”所述青叶似蓖麻、根如芋、开黄花的特征，与药用大黄 *Rheum officinale* Baill. 相符，而开青红似荞麦花的特点与掌叶大黄 *Rheum palmatum* L. 和唐古特大黄 *Rheum tanguticum* Maxim. ex Balf. 一致。《本草图经》所附大黄附图，基生叶具长柄，叶宽卵圆形，具浅或深裂，根茎粗大，具残存托叶鞘，与大黄属掌叶组植物特征吻合。综合上述大黄的产地、形态、附图，可以认为古今所用大黄是一致的。出自《神农本草经》。陶弘景：大黄，今采益州北部汶山及西山者，虽非河西、陇西，好者犹作紫地锦色，味甚苦涩，色至浓黑，西川阴干者胜，北部日干，亦有火干者，皮小焦，不如而（“而”《纲目》引作“西”）耐蛀堪久。此药至劲利，粗者便不中服，最为俗方所重，将军之号，当取其骏快也。又名将军、黄良、火参、肤如、蜀大黄、锦纹大黄、牛舌大黄、锦纹、生军、川军。

大黄是多年生高大草本。生于山地林缘或草坡，野生或栽培，根茎粗壮。茎直立，高 2m 左右，中空，光滑无毛。基生叶大，有粗壮的肉质长柄，约与叶片等长；叶片宽心形或近圆形，径达 40cm 以上，3 ～ 7 掌状深裂，每裂片常再羽状分裂，上面流生乳头状小突起，下面有柔毛；茎生叶较小，有短柄；托叶鞘筒状，密生短柔毛。花序大圆锥状，顶生；花梗纤细，中下部有关节。花紫红色或带红紫色；花被片 6，长约 1.5mm，成 2 轮；雄蕊 9；花柱 3。瘦果有 3 棱，沿棱生翅，顶端微凹陷，基部近心形，暗褐色。花期 6 ～ 7 月，果期 7 ～ 8 月。

2. 采收季节及产地加工

大黄移栽后，一般于第 3、4 年 7 月种子成熟后采挖，先把地上部分割去，挖开四周泥土，把根从根茎上割下，分别加工。北大黄（掌叶大黄和唐古特大黄）挖起后不用水洗，将外皮刮去，大的开成对半，小团型的修成蛋形。可自然阴干或用火熏干。南大黄（药用大黄）先洗净根茎泥沙，晒干，刮去粗皮，横切成 7 ～ 10cm 厚的大块，然后抗干或晒干，由于根茎中心干后收缩陷成马蹄形，故称“马蹄大黄”。粗根刮皮后，切成 10 ～ 13cm 长的小段，晒或炕子即成。优质大黄饮片原料药材采集规格为三年生大黄，见图 12-1。

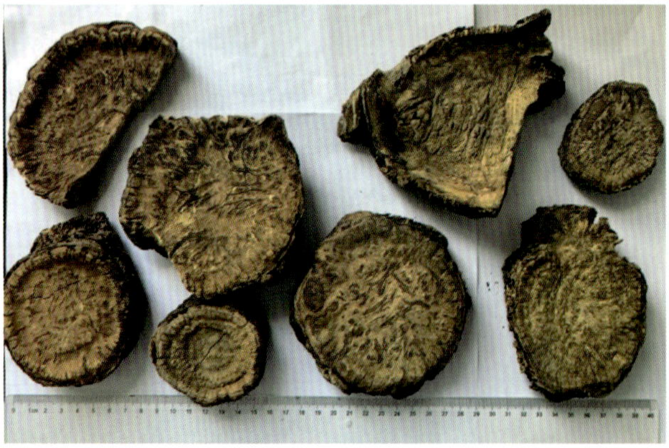

图 12-1　大黄药材

3. 优质药材依据

基原清晰。产地明确，湖北利川是大黄的道地产区，利川平均海拔 1200m 以上，适宜大黄生长，故近年大黄种植面积大幅度扩大，达 10 万多亩，年产量 2000t 以上，能保证资源可持续。

二、炮制

1. 标准依据

按照《中国药典》2015 年版炮制项下操作，方法为除去杂质，洗净，润透，切厚片或块，晾干。饮片外观见图 12-2。

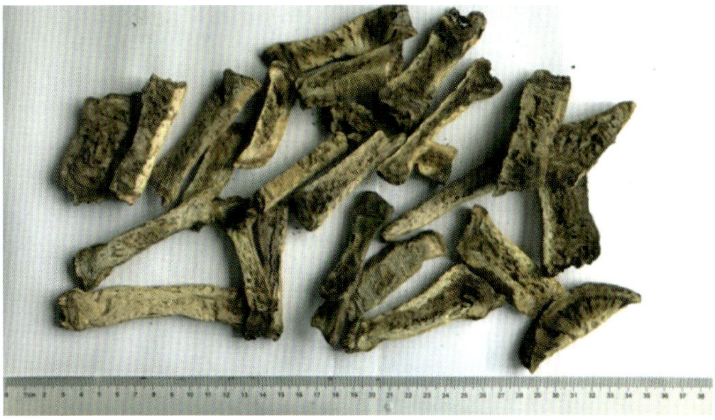

图 12-2 优质大黄饮片

2. 工艺流程（图 12-3）

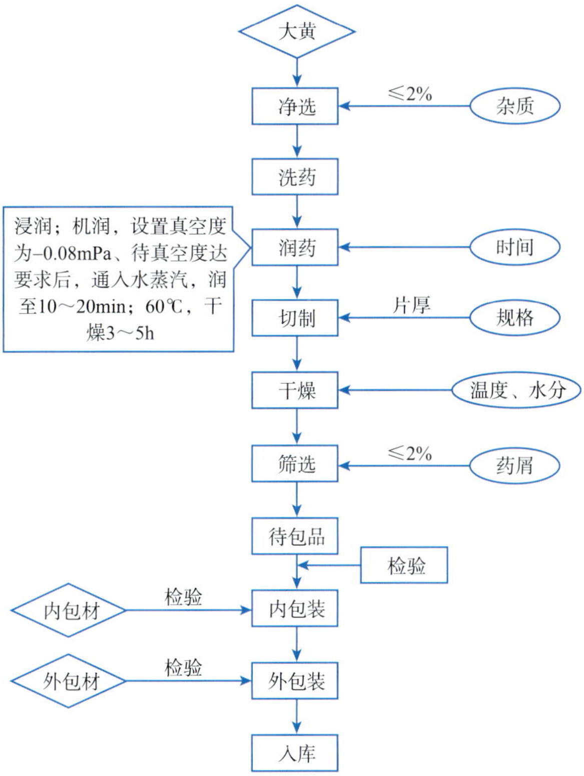

图 12-3 大黄饮片生产工艺流程图

3. 起草质量标准研究用样品的采集

根据《中国药典》2015 年版对药材的要求，采集道地产区湖北利川大黄药材，并取 3 批药材按照规范化炮制方法制备饮片样品 3 批。

三、性状

1. 药材

本品呈类圆柱形，长 3 ～ 17cm，直径 5 ～ 10cm。表面黄棕色至红棕色，有的可见类白色网状纹理及星点，残留的外皮棕褐色，多具粗皱纹。质坚实，有的中心稍松软，断面淡红棕色或黄棕色，显颗粒性；根茎髓部宽广，有星点环列或散在。气清香，味苦而微涩，嚼之黏牙，有沙粒感。见表 12-1。

2. 饮片

本品饮片呈长条状或块状，大小不等。外表皮黄棕色或棕褐色，有纵皱纹及疙瘩状隆起。切面黄棕色至淡红棕色，较平坦，有明显散在或排列成环的星点，有空隙。见表 12-1。

表 12-1　优质大黄药材、饮片传统方法质量评价结果

药材	饮片样 1	饮片样 2	饮片样 3
呈类圆柱形，长 3 ～ 17cm，直径 5 ～ 10cm。表面黄棕色至红棕色，有的可见类白色网状纹理及星点，残留的外皮棕褐色，多具粗皱纹。质坚实，有的中心稍松软，断面淡红棕色或黄棕色，显颗粒性；根茎髓部宽广，有星点环列或散在。气清香，味苦而微涩，嚼之黏牙，有沙粒感	呈长条状或块状，大小不等。外表皮黄棕色或棕褐色，有纵皱纹及疙瘩状隆起。切面黄棕色至淡红棕色，较平坦，有明显散在或排列成环的星点，有空隙	呈长条状或块状，大小不等。外表皮黄棕色或棕褐色，有纵皱纹及疙瘩状隆起。切面黄棕色至淡红棕色，较平坦，有明显散在或排列成环的星点，有空隙	呈长条状或块状，大小不等。外表皮黄棕色或棕褐色，有纵皱纹及疙瘩状隆起。切面黄棕色至淡红棕色，较平坦，有明显散在或排列成环的星点，有空隙
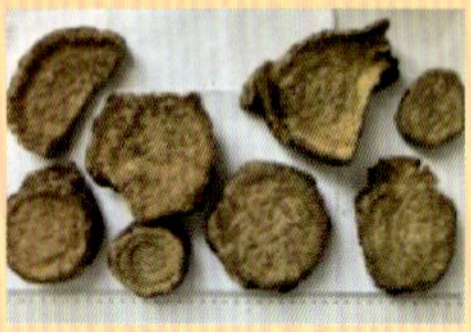	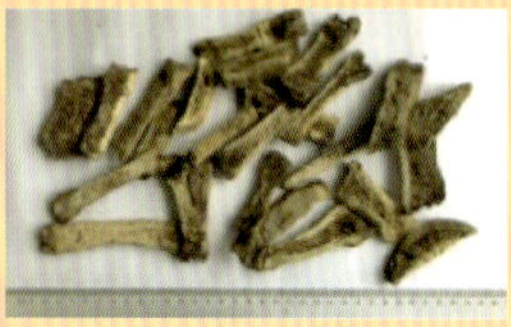	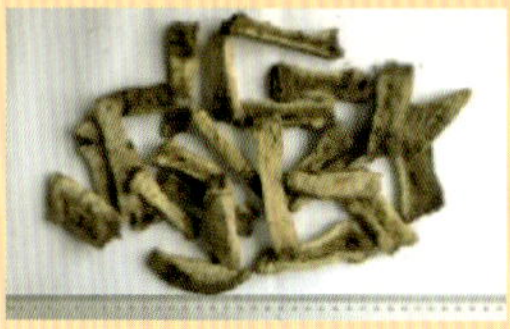	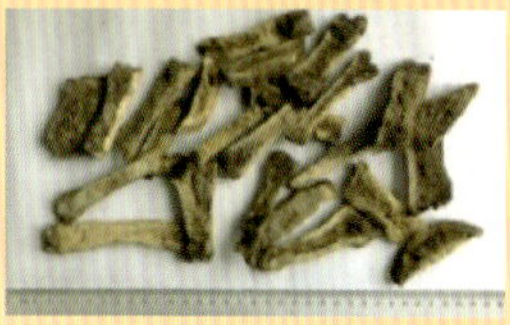

根据观察和测定结果确定优质饮片：呈不规则类圆形厚片或块，大小不等。外表皮黄棕色或棕褐色，有纵皱纹及疙瘩状隆起。切面黄棕色至淡红棕色，较平坦，有明显散在或排列成环的星点，有空隙。

四、鉴别

1. 显微鉴别

照“优质大黄饮片标准鉴别”项下（1）操作，并与药材对比。根木栓层和栓内层大多已除去。韧皮部筛管群明显；薄壁组织发达。形成层成环。木质部射线较密，宽 2 ～ 4 列细胞，内含棕色物；导管非木化，常 1 个至数个相聚，稀疏排列。薄壁细胞含草酸钙簇晶，并含多数淀粉粒。根茎髓部宽广，其中常见黏液腔，内有红棕色物；异型维管束散在，形成层成环，木质部位于形成层外方，韧皮部位

于形成层内方，射线呈星状射出。

粉末黄棕色。草酸钙簇晶直径 20 ～ 160μm，有的至 190μm。具缘纹孔导管、网纹导管、螺纹导管及环纹导管非木化。淀粉粒甚多，单粒类球形或多角形，直径 3 ～ 45μm，脐点星状；复粒由 2 ～ 8 分粒组成。结果见表 12-2。

表 12-2　优质大黄饮片显微鉴别结果

药材	饮片样 1	饮片样 2	饮片样 3
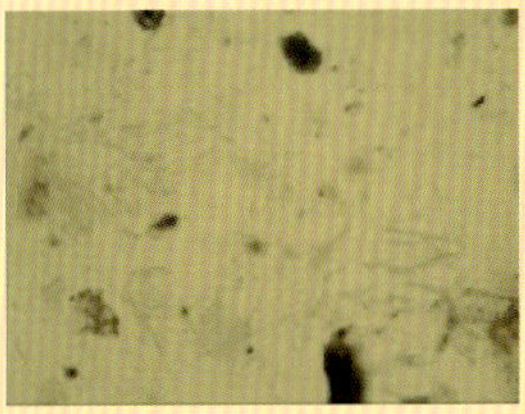	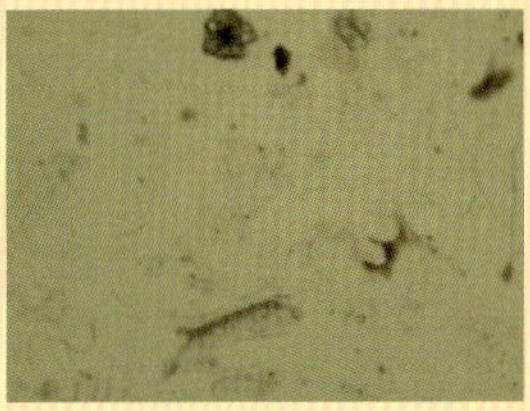	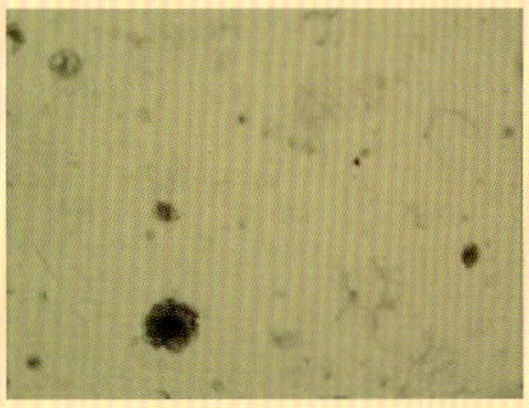	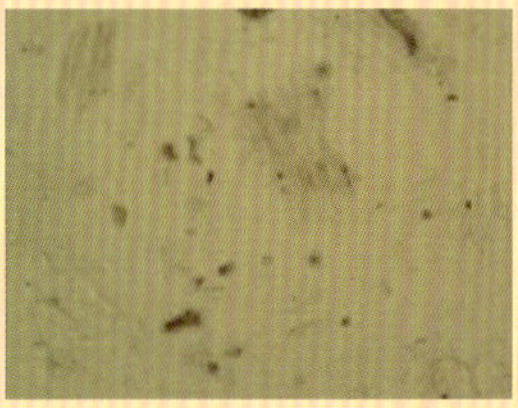
木栓层为数列细胞，石细胞多。髓部无石细胞	木栓层为数列细胞，石细胞多。髓部无石细胞	木栓层为数列细胞，石细胞多。髓部无石细胞	木栓层为数列细胞，石细胞多。髓部无石细胞

照“优质大黄饮片标准”鉴别项下（1）操作，并与药材对比。取少量本品粉末，进行微量升华，可见菱状针晶或羽状结晶。结果见表 12-3。

表 12-3　优质大黄饮片理化鉴别结果

药材	饮片样 1	饮片样 2	饮片样 3
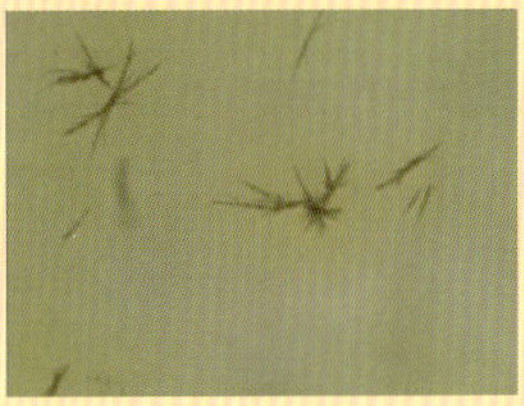	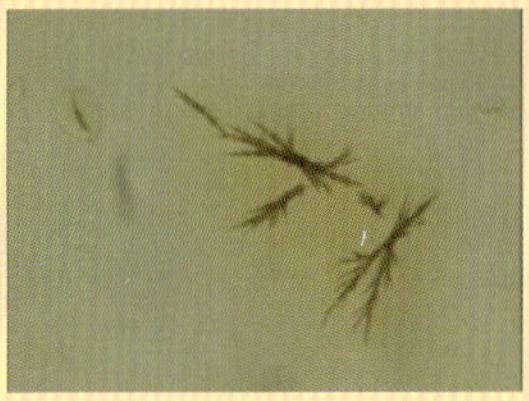	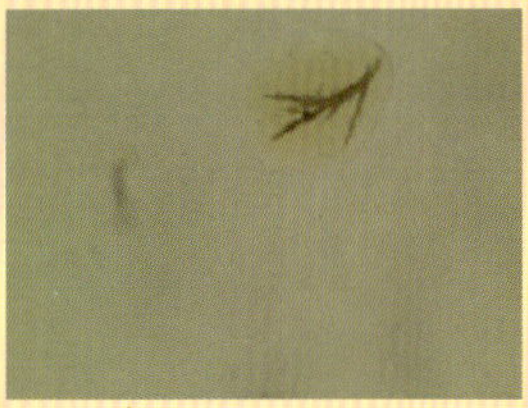	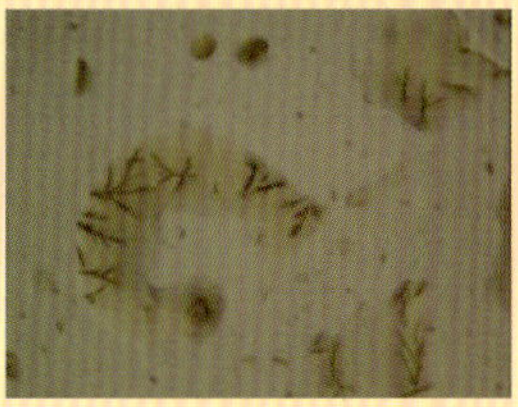
含菱状针晶或羽状结晶	含菱状针晶或羽状结晶	含菱状针晶或羽状结晶	含菱状针晶或羽状结晶

2. 薄层色谱鉴别

取本品粉末 0.1g，加甲醇 20ml，浸泡 1h，滤过，取滤液 5ml，蒸干，残渣加水 10ml 使溶解，再加盐酸 1ml，加热回流 30min，立即冷却，用乙醚分 2 次振摇提取，每次 20ml，合并乙醚液，蒸干，残渣加三氯甲烷 1ml 使溶解，作为供试品溶液。另取大黄对照药材 0.1g，同法制成对照药材溶液。再取大黄酸对照品，加甲醇制成每 1ml 含 1mg 的溶液，作为对照品溶液。照薄层色谱法（《中国药典》2015 年版通则 0502）试验，吸取上述三种溶液各 4μl，分别点于同一以羧甲基纤维素钠为黏合剂的硅胶 H 薄层板上，以石油醚（30 ～ 60℃）- 甲酸乙酯 - 甲酸（15 ∶ 5 ∶ 1）的上层溶液为展开剂，展开，取出，晾干，置紫外光灯（365nm）下检视。供试品色谱中，在与对照药材色谱相应的位置上，显相同的五个橙黄色荧光主斑点；在与对照品色谱相应的位置上，显相同的橙黄色荧光斑点，置氨蒸气中熏后，斑点变为红色。药材和饮片色谱结果见图 12-4，图 12-5。

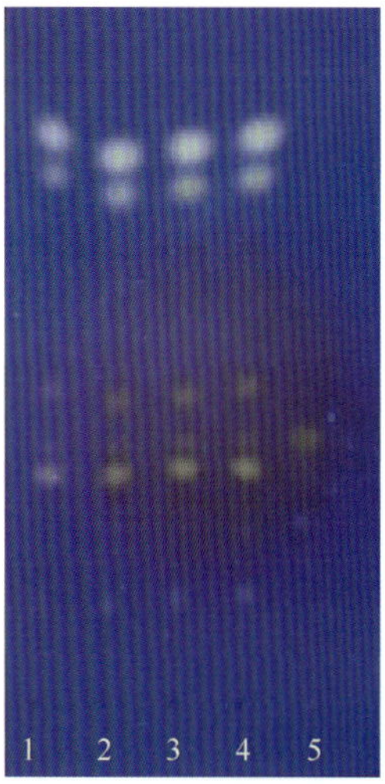

图 12-4　大黄药材薄层鉴别色谱

1～3. 大黄药材；4. 大黄对照药材；5. 大黄酸对照品

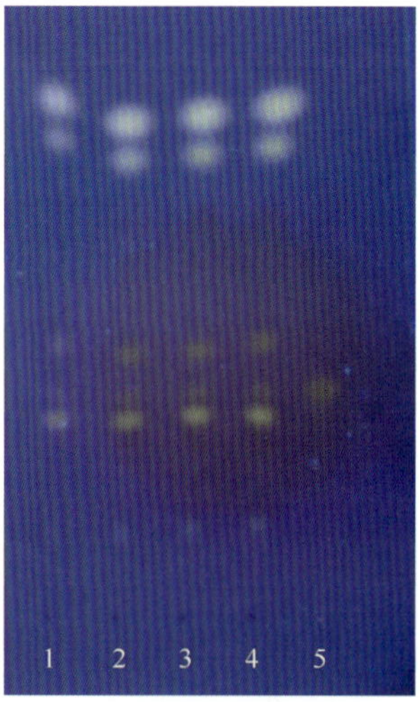

图 12-5　大黄饮片薄层鉴别色谱

1～3. 大黄饮片；4. 大黄对照药材；5. 大黄酸对照品

五、检查

1. 土大黄苷

依据《中国药典》薄层色谱法测定，取本品粉末 0.1g，加甲醇 10ml，超声处理 20min，滤过，取滤液 1ml，加甲醇至 10ml，作为供试品溶液。另取土大黄苷对照品，加甲醇制成每 1ml 含 10μg 的溶液，作为对照品溶液（临用新制）。照薄层色谱法（《中国药典》2015 年版通则 0502）试验，吸取上述两种溶液各 5μl，分别点于同一聚酰胺薄膜上，以甲苯 - 甲酸乙酯 - 丙酮 - 甲醇 - 甲酸（30 ∶ 5 ∶ 5 ∶ 20 ∶ 0.1）为展开剂，展开，取出，晾干，置紫外光灯（365nm）下检视。供试品色谱中，在与对照品色谱相应的位置上，不得显相同的亮蓝色荧光斑点。结果显示，供试品图谱中，未与土大黄苷对照品显相同的亮蓝色荧光斑点。

2. 干燥失重

依据《中国药典》2015 年版通则 0831 干燥失重测定法测定，取供试品约 1g 置与供试品相同条件下干燥至恒重的扁形称量瓶中，精密称定，在 105℃干燥至恒重。由减失的重量和取样量计算供试品的干燥失重。根据减失的重量，计算供试品中含水量（%）。结果见表 12-4。

表 12-4　大黄药材及饮片干燥失重测定结果

样品编号	减失重量（%）			$\bar{x}\pm s$	RSD（%）
	1	2	3		
药材	11.3	11.6	11.4	11.43±0.15	1.3
饮片样 1	9.5	9.6	9.9	9.67±0.21	2.2
饮片样 2	9.1	9.3	9.7	9.37±0.31	3.3
饮片样 3	9.0	9.4	9.4	9.27±0.23	2.5

根据《中国药典》2015 年版，要求其药材和饮片减失重量不得超过 15.0%，所有样品均符合规定。饮片含水最高 9.9%，最低 9.0%，由此制定饮片减失重量不得超过 11.0%。

3. 总灰分

按照《中国药典》2015 年版（通则 2302）总灰分测定法测定，将供试品粉碎，过二号筛（24 目），混合均匀后，取供试品 2 ～ 3g（如须测定酸不溶性灰分，可取供试品 3 ～ 5g），置炽热至恒重的坩埚中，称定重量（准确至 0.01g），缓缓炽热，至完全炭化时，逐渐升高温度至 500 ～ 600℃，灼烧至无炭粒（不少于 2h），待炉温降至 200 ～ 300℃时，取出坩埚。置于干燥器内冷却至室温，称量，再移入高温炉内，灼烧 30min，取出，冷却至室温。称量，重复此操作，直至恒重，结果见表 12-5。

表 12-5　大黄药材及饮片总灰分测定结果

样品编号	总灰分含量（%）			$\bar{x}\pm s$	RSD（%）
	1#	2#	3#		
药材	5.4	5.6	5.7	5.57±0.15	2.7
饮片样 1	4.3	4.4	4.2	4.30±0.10	2.3
饮片样 2	4.3	4.0	4.1	4.13±0.15	3.7
饮片样 3	4.5	4.4	4.4	4.43±0.06	1.3

《中国药典》2015 年版一部规定大黄药材和饮片总灰分不得过 10.0%，样品均符合规定。所以制定优质饮片总灰分不得过 5.0%。

4. 酸不溶性灰分

按照《中国药典》2015 年版（通则 2302）酸不溶性灰分测定法测定。取上项所得的灰分，在坩埚中小心加入稀盐酸约 10ml，用表面皿覆盖坩埚，置水浴上加热 10min，表面皿用热水 5ml 冲洗，洗液并入坩埚中，用无灰滤纸滤过，坩埚内的残渣用水洗于滤纸上，并洗涤至洗液不显氯化物反应为止。滤渣连同滤纸移置同一坩埚中，干燥，炽灼至恒重。根据残渣重量，计算供试品中酸不溶性灰分的含量（%）。结果见表 12-6。

表 12-6　大黄药材及饮片酸不溶性灰分测定结果

样品编号	酸不溶性灰分含量（%）			$\bar{x}\pm s$	RSD（%）
	1#	2#	3#		
药材	3.0	3.3	2.9	3.07±0.21	6.8
饮片样 1	1.7	1.6	1.6	1.63±0.06	3.5
饮片样 2	1.7	1.7	1.6	1.67±0.06	3.5
饮片样 3	1.5	1.6	1.5	1.53±0.06	3.8

根据测定结果制定优质大黄饮片酸不溶性灰分不得过 2.0%。《中国药典》2015 年版在本品项下没有规定。

5. 杂质

国家中医药管理局关于《中药饮片质量标准通则（试行）》的通知中均有规定，饮片杂质不得过 2%。按照《中国药典》2015 年版（通则 2301）杂质检查法检查，结果见表 12-7。

表 12-7　大黄药材及饮片杂质测定结果

样品编号	药材	饮片样 1	饮片样 2	饮片样 3
杂质（%）	2.6	0.77	0.81	0.88

在合格条件下提高优质品质量，将优质大黄饮片杂质含量定为不得过 2%。《中国药典》2015 年版在本品项下没有规定。

六、浸出物的测定

用水作溶剂，按《中国药典》2015 年版（通则 2201）水溶性浸出物测定法（热浸法）测定，结果见表 12-8。

表 12-8　大黄药材、饮片水溶性浸出物测定结果

样品编号	水溶性浸出物（%）			$\bar{x}\pm s$	RSD（%）
	1#	2#	3#		
药材	35.1	35.7	35.4	35.40±0.30	0.8
饮片样 1	38.2	38.1	38.7	38.33±0.32	0.8
饮片样 2	37.9	37.6	37.4	37.63±0.25	0.7
饮片样 3	37.0	37.4	37.7	37.37±0.35	0.9

《中国药典》2015 年版一部规定大黄药材、饮片水溶性浸出物不得少于 25.0%，所有样品均符合规定。我们确定优质大黄饮片水溶性浸出物不得低于 35.0%，为药典规定值的 1.4 倍。

七、含量测定

照高效液相色谱法《中国药典》2015 年版通则 0512 测定。

（1）色谱条件系统适用性试验：岛津 LC-20A 高效液相色谱仪，Inertsil ODS-3 色谱柱（4.6mm×250mm，5μm）。以甲醇 -0.1% 磷酸溶液（85 ∶ 15）为流动相；流速 1.0ml/min；进样量 10μl；柱温 25℃；检测波长为 254nm。理论板数按大黄素峰计算应不低于 3000。大黄素与其他组分达到基线分离，大黄素保留时间为 9.419min；拖尾因子为 1.1；分离度为 2.3；理论板数为 14 477。

（2）对照品溶液的制备：取芦荟大黄素对照品、大黄酸对照品、大黄素对照品、大黄酚对照品、大黄素甲醚对照品适量，精密称定，加甲醇分别制成每 1ml 含芦荟大黄素、大黄酸、大黄素、大黄酚各 80μg，大黄素甲醚 40μg 的溶液；分别精密量取上述对照品溶液各 2ml，混匀，即得（每 1ml 中含芦荟大黄素、大黄酸、大黄素、大黄酚各 16μg，含大黄素甲醚 8μg）。

（3）供试品溶液的制备：取本品粉末（过四号筛）约 0.15g，精密称定，置具塞锥形瓶中，精密加入甲醇 25ml，称定重量，加热回流 1h，放冷，再称定重量，用甲醇补足减失的重量，摇匀，滤过。精密量取续滤液 5ml，置烧瓶中，挥去溶剂，加 8% 盐酸溶液 10ml，超声处理 2min，再加三氯甲烷 10ml，加热回流 1h，放冷，置分液漏斗中，用少量三氯甲烷洗涤容器，并入分液漏斗中，分取三氯甲烷层，酸液再用三氯甲烷提取 3 次，每次 10ml，合并三氯甲烷液，减压回收溶剂至干，残渣加甲醇使溶解，转移至 10ml 量瓶中，加甲醇至刻度，摇匀，滤过，取续滤液，即得。

（4）标准曲线的绘制：分别配制 5 个不同浓度的标准品，以峰面积为纵坐标，进样体积为横坐标，得大黄素回归方程为 Y=40468X+2718 R^2=0.9999（n=5）。结果表明大黄素在 3.995 ～ 63.92μg/ml 范围内与峰面积呈良好的线性关系。见图 12-6。

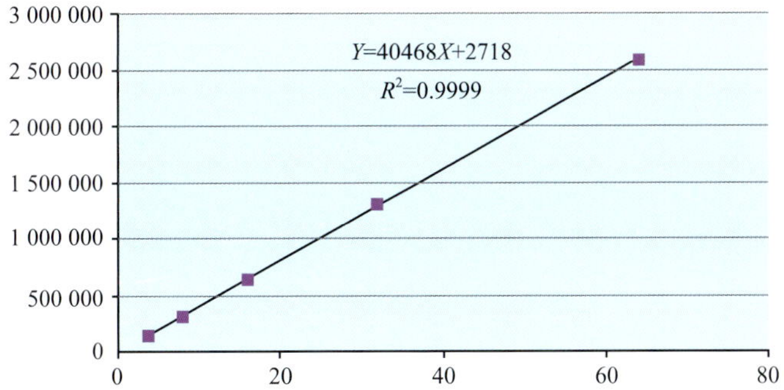

图 12-6　大黄素标准曲线

（5）精密度试验：分别精密吸取（2）项下大黄素对照品溶液 10μl，连续进样 5 次，结果见表 12-9。

表 12-9　大黄素精密度试验结果

次数	1	2	3	4	5	$\bar{x} \pm s$	RSD（%）
峰面积	644 697	640 159	638 147	641 001	643 819	641 564.6±2686.43	0.42

（6）稳定性试验：分别精密吸取（2）项下大黄素对照品溶液，每隔 3h 进样一次，共 5 次，结果在 12h 内稳定性良好，结果见表 12-10。

表 12-10　大黄素稳定性试验结果

次数	1	2	3	4	5	$\bar{x} \pm s$	RSD（%）
峰面积	644 697	644 523	650 171	649 874	648 512	647 555.4±2761.26	0.43

（7）加样回收率试验：精密称取 S1 样品 5 份，每份 0.15g，分别加入（2）项下大黄素对照品溶液 5.0ml，按（3）项下供试品溶液配制，按（1）项下色谱条件，依法测定，计算回收率。结果见表 12-11。

表 12-11　加样回收率试验结果

样品	称样量（g）	样品含量（mg）	加入量（mg）	测得值（mg）	回收率（%）	$\bar{x} \pm s$	RSD（%）
1	0.1504	0.391	0.0799	0.4705	99.45		
2	0.1489	0.387	0.0799	0.4665	99.32		
3	0.1499	0.390	0.0799	0.4693	99.57	99.39±0.28	0.28
4	0.1524	0.396	0.0799	0.4753	98.95		
5	0.1581	0.411	0.0799	0.4907	99.67		

（8）含量测定：精密吸取（3）项下各供试品溶液，按（1）项下色谱条件，依法测定峰面积，计算不同批次大黄饮片总蒽醌和游离蒽醌含量结果见表 12-12，表 12-13。

表 12-12　总蒽醌测定结果

样品编号	总蒽醌含量（%）			$\bar{x} \pm s$	RSD（%）
	1	2	3		
药材	1.51	1.53	1.55	1.53±0.02	1.3
饮片样 1	1.55	1.58	1.6	1.58±0.03	1.6

续表

样品编号	总蒽醌含量（%）			$\bar{x}\pm s$	RSD（%）
	1	2	3		
饮片样 2	1.57	1.54	1.55	1.55±0.02	1.0
饮片样 3	1.58	1.6	1.57	1.58±0.02	1.0

表 12-13 游离蒽醌测定结果

样品编号	游离蒽醌含量（%）			$\bar{x}\pm s$	RSD（%）
	1	2	3		
药材	0.41	0.4	0.43	0.41±0.02	3.7
饮片样 1	0.45	0.48	0.46	0.46±0.02	3.3
饮片样 2	0.44	0.47	0.46	0.46±0.02	3.3
饮片样 3	0.44	0.44	0.45	0.44±0.01	1.3

根据《中国药典》2015 年版规定，按干燥品计算，含总蒽醌以芦荟大黄素（$C_{15}H_{10}O_5$）、大黄酸（$C_{15}H_8O_6$）、大黄素（$C_{15}H_{10}O_5$）、大黄酚（$C_{15}H_{10}O_4$）和大黄素甲醚（$C_{16}H_{12}O_5$）的总量计，不得少于 1.5%。游离蒽醌以芦荟大黄素（$C_{15}H_{10}O_5$）、大黄酸（$C_{15}H_8O_6$）、大黄素（$C_{15}H_{10}O_5$）、大黄酚（$C_{15}H_{10}O_4$）和大黄素甲醚（$C_{16}H_{12}O_5$）的总量计，不得少于 0.20%。确定优质大黄饮片拟定按干燥品计算，含总蒽醌以芦荟大黄素（$C_{15}H_{10}O_5$）、大黄酸（$C_{15}H_8O_6$）、大黄素（$C_{15}H_{10}O_5$）、大黄酚（$C_{15}H_{10}O_4$）和大黄素甲醚（$C_{16}H_{12}O_5$）的总量计，不得少于 1.5%。游离蒽醌以芦荟大黄素（$C_{15}H_{10}O_5$）、大黄酸（$C_{15}H_8O_6$）、大黄素（$C_{15}H_{10}O_5$）、大黄酚（$C_{15}H_{10}O_4$）和大黄素甲醚（$C_{16}H_{12}O_5$）的总量计，不得少于 0.40%。

八、优质饮片质量标准亮点总结

1. 药材和基原

《中国药典》2015 年版一部收载的大黄药材基原之一——蓼科植物药用大黄 *Rheum officinale* Baill. 的干燥根和根茎为药材来源。

2. 产地

道地产区湖北利川。

3. 检查

增加了杂质和酸不溶灰分，杂质不得过 2%（《中国药典》2015 年版通则 2301）；酸不溶灰分不得过 2.0%（《中国药典》2015 年版通则 2301）。水溶性浸出物测定法项下的热浸法，用水作溶剂，不得少于 35.0%，比《中国药典》2015 年版的指标高出 1.4 倍。

4. 含量测定

确定优质大黄饮片按干燥品计算，含总蒽醌以芦荟大黄素（$C_{15}H_{10}O_5$）、大黄酸（$C_{15}H_8O_6$）、大黄素（$C_{15}H_{10}O_5$）、大黄酚（$C_{15}H_{10}O_4$）和大黄素甲醚（$C_{16}H_{12}O_5$）的总量计，不得少于 1.5%。游离蒽醌以芦荟大黄素（$C_{15}H_{10}O_5$）、大黄酸（$C_{15}H_8O_6$）、大黄素（$C_{15}H_{10}O_5$）、大黄酚（$C_{15}H_{10}O_4$）和大黄素甲醚（$C_{16}H_{12}O_5$）的总量计，不得少于 0.40%。

13. 党参
Dangshen
CODONOPSIS RADIX

本品为桔梗科植物川党参 *Codonopsis tangshen* Oliv. 的干燥根的炮制加工品。

【采收与加工】 秋季采挖，洗净，晒干。产地为道地产区湖北省恩施土家族苗族自治州。

【炮制】 除去杂质，洗净，润透，切厚片，干燥。

【成品性状】 呈类圆形的厚片。外表皮灰黄色、黄棕色至灰棕色，有时可见根头部有多数疣状突起的茎痕和芽。切面皮部淡棕黄色至黄棕色，木部淡黄色至黄色，有裂隙或放射状纹理。有特殊香气，味微甜。

【鉴别】

（1）显微鉴别：横切面，木栓细胞数列至十数列，外侧有石细胞，单个或成群。栓内层窄。韧皮部宽广，外侧常现裂隙，散有淡黄色乳管群，并常与筛管群交互排列。形成层成环。木质部导管单个散在或数个相聚，呈放射状排列。薄壁细胞含菊糖。

（2）取本品粉末 1g，加甲醇 25ml，超声处理 30min，滤过，滤液蒸干，残渣加水 15ml 使溶解，通过 D101 型大孔吸附树脂柱（内径为 1.5cm，柱高为 10cm），用水 50ml 洗脱，弃去水液，再用 50% 乙醇 50ml 洗脱，收集洗脱液，蒸干，残渣加甲醇 1ml 使溶解，作为供试品溶液。另取党参炔苷对照品，加甲醇制成每 1ml 含 1mg 的溶液，作为对照品溶液。照薄层色谱法（《中国药典》2015 年版通则 0502）试验，吸取供试品溶液 2 ～ 4μl、对照品溶液 2μl，分别点于同一高效硅胶 G 薄层板上，以正丁醇 - 冰醋酸 - 水（7 ∶ 1 ∶ 0.5）为展开剂，展开，取出，晾干，喷以 10% 硫酸乙醇溶液，在 100℃加热至斑点显色清晰，分别置日光和紫外光灯（365nm）下检视。供试品色谱中，在与对照品色谱相应的位置上，显相同颜色的斑点或荧光斑点。

【检查】

杂质　不得过 2%（《中国药典》2015 年版通则 2301）。

水分　不得过 13.0%（《中国药典》2015 年版通则 0832 第二法）。

总灰分　不得过 4.0%（《中国药典》2015 年版通则 2302）。

酸不溶性灰分　不得过 1.0%（《中国药典》2015 年版通则 2302）。

二氧化硫残留量　不得过 100mg/kg（《中国药典》2015 年版通则 2331）。

【浸出物】 照“醇溶性浸出物测定法”（《中国药典》2015 年版通则 2201）项下的热浸法测定，用 45% 乙醇作溶剂，不得少于 60.0%。

【性味与归经】 甘，平。归脾、肺经。

【功能与主治】 健脾益肺，养血生津。用于脾肺气虚，食少倦怠，咳嗽虚喘，气血不足，面色萎黄，心悸气短，津伤口渴，内热消渴。

【用法与用量】 9 ～ 30g。

【注意】 不宜与藜芦同用。

【贮藏】 置通风干燥处，防蛀。

起草单位：湖北信仁中药科技发展有限公司

“优质党参饮片质量标准（草案）”起草说明

一、药材来源

1. 基原

《中国药典》2015 年版一部收载的党参药材基原之一——桔梗科植物川党参 *Codonopsis tangshen* Oliv. 的干燥根。党参为中国常用的传统补益药，古代以山西上党地区所出为上品，具有补中益气、健脾益肺之功效，类于人参，故名“党参”。党参为桔梗科多年生草本植物党参、素花党参、川党参及其同属多种植物的根。

板桥党参属于川党参，表面灰黄色，条直且长，头小，身粗，尾细，分枝少，狮子头，泥鳅尾，皮皱，糙米色，菊花心，糖质软，嚼之无渣，尤以干后不返糖而利于长期保存，名列中国四大名党之首。板桥党参最早为野生，相传 14 世纪时（明洪武年间），有王氏兄弟二人上山挖党参，然后到邻近的奉节出售，被巫山大昌镇的江西帮“同昌洋”药号收购，通过精细加工装箱后，顺长江水路运到汉口、九江、上海等地销售。各路客商还在板桥镇上门收购，由于有江西帮和四川帮两大药帮的药号，党参上市时节，在板桥镇设药店达 20 余家，使不足百户人家的板桥市场出现了繁荣的景象，板桥镇也随之闻名，外界曾一度将板桥镇称为“板桥市”。板桥党参由野生转为栽培始于清代。19 世纪初（清朝嘉庆年间）《施南府志》载：“板桥嵩坝百余家，大半药师兼药户，刀砍火种笑人忙，抛却农书翻药谱，雪后点种子匀排，云叶燕时芽渐吐，自然蔓长与藤抽，三年不用占晴雨。”详细记述了当时板桥党参由野生转为广泛栽种的盛况，且板桥镇成为中国党参传统道地产区。

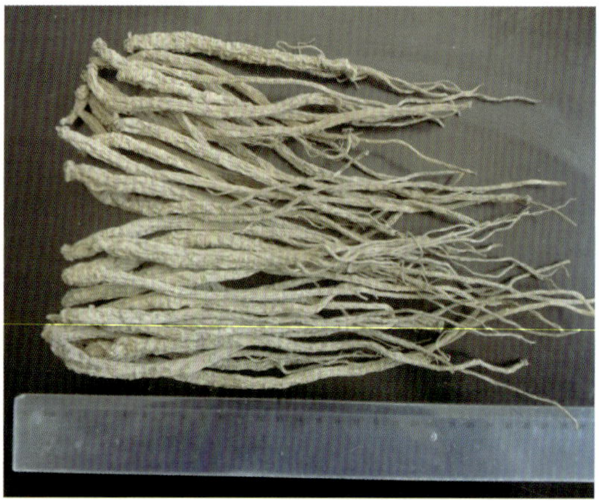

图 13-1　党参药材

2. 采收季节及产地加工

采收时间：秋季采挖，洗净，晒干。优质党参饮片原料药材采集规格为三年生党参。见图 13-1。

3. 优质药材依据

1984 年，外经贸部将板桥党参定名为“中国板党”。2001 年，湖北省科技厅将板桥党参列为“湖北地道药材规范化种植研究及 GAP 示范基地建设”品种之一。2006 年，板桥镇有板桥党参留存面积 3.2 万亩，年产量 1000t 以上。2006 年，板桥党参列为国家地理标志产品。见图 13-2。

据 2009 年统计，中国国内有 20 多个省市 100 多个县的流动客商云集板桥镇收购板党，恩施市每年都在板桥镇举办“中国板党节”，加大外销力度。板党年采挖 8000 多亩，年产量 1000t 以上。

综上所述，恩施党参种植历史悠久，质量稳定可靠。党参饮片原料来源能得到稳定的保障。恩施党参产量占全国总量的 35%，是恩施道地药材之一，具备原材料供应的绝对优势。

二、炮制

1. 标准依据

按照《中国药典》2015 年版“炮制”项下操作，方法为将党参洗净，润透，成扎，切片，干燥。饮片外观见图 13-3。

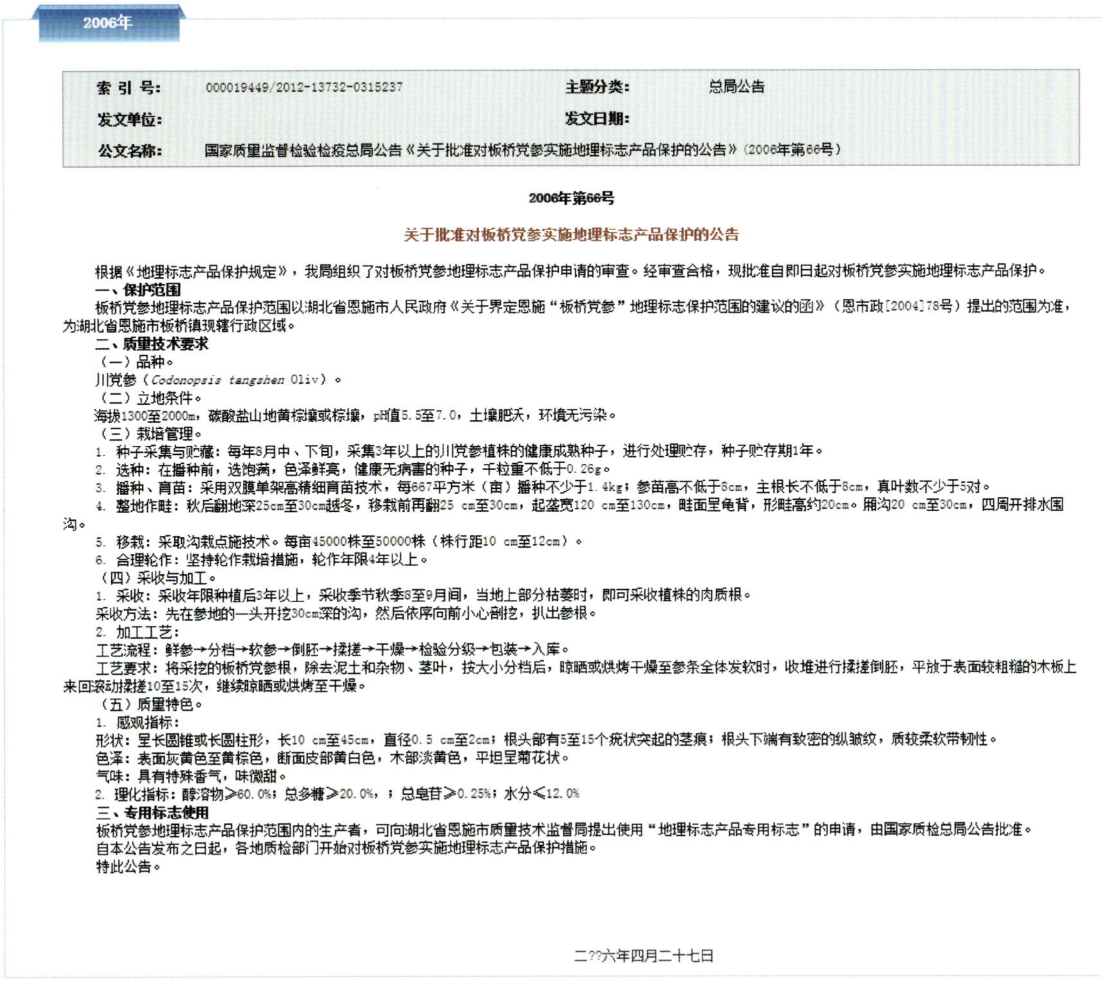

2006年

索 引 号:	000019449/2012-13732-0315237	**主题分类:**	总局公告
发文单位:		**发文日期:**	
公文名称:	国家质量监督检验检疫总局公告《关于批准对板桥党参实施地理标志产品保护的公告》(2006年第66号)		

2006年第66号

关于批准对板桥党参实施地理标志产品保护的公告

根据《地理标志产品保护规定》，我局组织了对板桥党参地理标志产品保护申请的审查。经审查合格，现批准自即日起对板桥党参实施地理标志产品保护。

一、保护范围

板桥党参地理标志产品保护范围以湖北省恩施市人民政府《关于界定恩施“板桥党参”地理标志保护范围的建议的函》（恩市政[2004]78号）提出的范围为准，为湖北省恩施市板桥镇现辖行政区域。

二、质量技术要求

（一）品种。

川党参（*Codonopsis tangshen* Oliv）。

（二）立地条件。

海拔1300至2000m，碳酸盐山地黄棕壤或棕壤，pH值5.5至7.0，土壤肥沃，环境无污染。

（三）栽培管理。

1. 种子采集与贮藏：每年8月中、下旬，采集3年以上的川党参植株的健康成熟种子，进行处理贮存，种子贮存期1年。
2. 选种：在播种前，选饱满，色泽鲜亮，健康无病害的种子，千粒重不低于0.26g。
3. 播种、育苗：采用双膜单架高精细育苗技术，每667平方米（亩）播种不少于1.4kg；参苗高不低于8cm，主根长不低于8cm，真叶数不少于5对。
4. 整地作畦：秋后翻地深25cm至30cm越冬，移栽前再翻25 cm至30cm，起垄宽120 cm至130cm，畦面呈龟背，形畦高约20cm。厢沟20 cm至30cm，四周开排水围沟。
5. 移栽：采取沟栽点施技术。每亩45000株至50000株（株行距10 cm至12cm）。
6. 合理轮作：坚持轮作栽培措施，轮作年限4年以上。

（四）采收与加工。

1. 采收：采收年限种植后3年以上，采收季节秋季8至9月间，当地上部分枯萎时，即可采收植株的肉质根。

采收方法：先在参地的一头开挖30cm深的沟，然后依序向前小心刨挖，扒出参根。

2. 加工工艺：

工艺流程：鲜参→分档→软参→倒胚→揉搓→干燥→检验分级→包装→入库。

工艺要求：将采挖的板桥党参根，除去泥土和杂物、茎叶，按大小分档后，晾晒或烘烤干燥至参条全体发软时，收堆进行揉搓倒胚，平放于表面较粗糙的木板上来回滚动揉搓10至15次，继续晾晒或烘烤至干燥。

（五）质量特色。

1. 感观指标：

形状：呈长圆锥或长圆柱形，长10 cm至45cm，直径0.5 cm至2cm；根头部有5至15个疣状突起的茎痕；根头下端有致密的纵皱纹，质较柔软带韧性。

色泽：表面灰黄色至黄棕色，断面皮部黄白色，木部淡黄色，平坦呈菊花状。

气味：具有特殊香气，味微甜。

2. 理化指标：醇溶物≥60.0%；总多糖≥20.0%，；总皂苷≥0.25%；水分≤12.0%

三、专用标志使用

板桥党参地理标志产品保护范围内的生产者，可向湖北省恩施市质量技术监督局提出使用“地理标志产品专用标志”的申请，由国家质检总局公告批准。

自本公告发布之日起，各地质检部门开始对板桥党参实施地理标志产品保护措施。

特此公告。

二??六年四月二十七日

图 13-2　党参国家地理标志产品批文

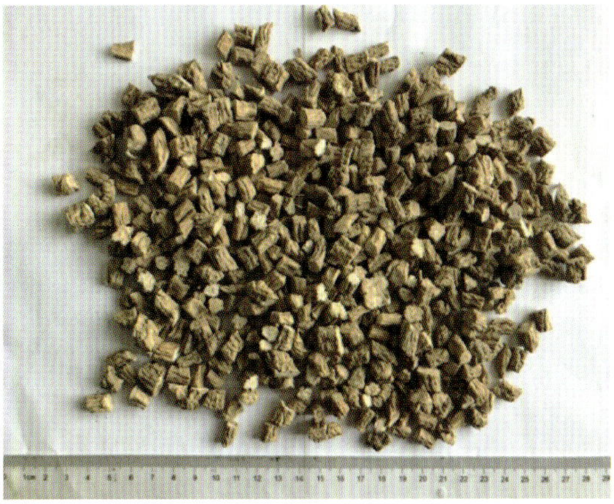

图 13-3　优质党参饮片

2. 工艺流程（图 13-4）

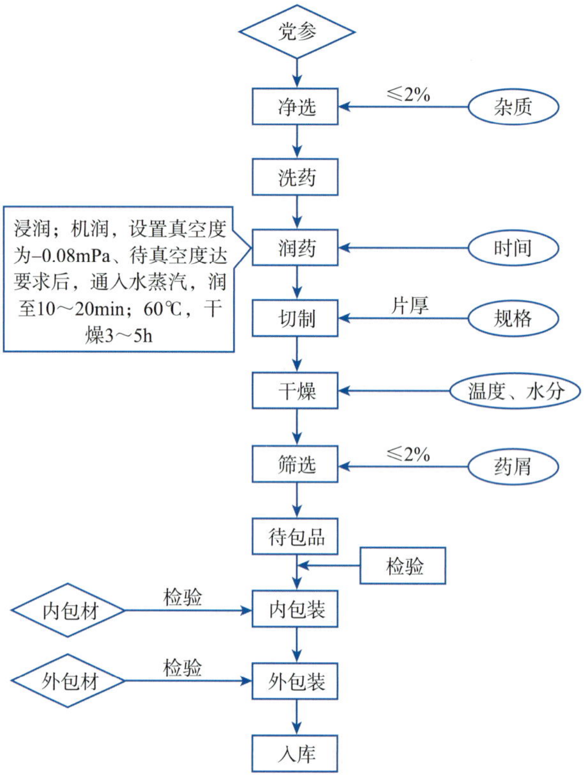

图 13-4　党参饮片生产工艺流程图

3. 起草质量标准研究用样品的采集

根据《中国药典》2015 年版对药材的要求，采集道地产区湖北恩施党参药材，并取 3 批药材按照规范化炮制方法制备饮片样品 3 批。

三、性状

1. 药材

本品呈长圆柱形，稍弯曲，长 10 ～ 35cm，直径 0.4 ～ 2cm。表面灰黄色、黄棕色至灰棕色，根头部有多数疣状突起的茎痕及芽，每个茎痕的顶端呈凹下的圆点状；全体有纵皱纹和散在的横。质稍柔软而略带韧性，断面稍平坦，有裂隙或放射状纹理，皮部淡棕黄色至黄棕色，木部淡黄色至黄色。有特殊香气，味微甜。结果见表 13-1。

2. 饮片

饮片呈类圆形的厚片。外表皮灰黄色、黄棕色至灰棕色，有时可见根头部有多数疣状突起的茎痕和芽。切面皮部淡棕黄色至黄棕色，木部淡黄色至黄色，有裂隙或放射状纹理。有特殊香气，味微甜。结果见表 13-1。

根据观察和测定结果确定优质饮片：呈类圆形的厚片。外表皮灰黄色、黄棕色至灰棕色，有时可见根头部有多数疣状突起的茎痕和芽。切面皮部淡棕黄色至黄棕色，木部淡黄色至黄色，有裂隙或放射状纹理。有特殊香气，味微甜。

表 13-1　优质党参药材及饮片传统方法质量评价结果

药材	饮片样 1	饮片样 2	饮片样 3
呈长圆柱形，稍弯曲，长 10 ～ 35cm，直径 0.4 ～ 2cm。表面灰黄色、黄棕色至灰棕色，根头部有多数疣状突起的茎痕及芽，每个茎痕的顶端呈凹下的圆点状；全体有纵皱纹和散在的横长皮孔样突起，支根断落处常有黑褐色胶状物。质稍柔软而略带韧性，断面稍平坦，有裂隙或放射状纹理，皮部淡棕黄色至黄棕色，木部淡黄色至黄色。有特殊香气，味微甜	呈类圆形的厚片。外表皮灰黄色、黄棕色至灰棕色，有时可见根头部有多数疣状突起的茎痕和芽。切面皮部淡棕黄色至黄棕色，木部淡黄色至黄色，有裂隙或放射状纹理。有特殊香气，味微甜	呈类圆形的厚片。外表皮灰黄色、黄棕色至灰棕色，有时可见根头部有多数疣状突起的茎痕和芽。切面皮部淡棕黄色至黄棕色，木部淡黄色至黄色，有裂隙或放射状纹理。有特殊香气，味微甜	呈类圆形的厚片。外表皮灰黄色、黄棕色至灰棕色，有时可见根头部有多数疣状突起的茎痕和芽。切面皮部淡棕黄色至黄棕色，木部淡黄色至黄色，有裂隙或放射状纹理。有特殊香气，味微甜
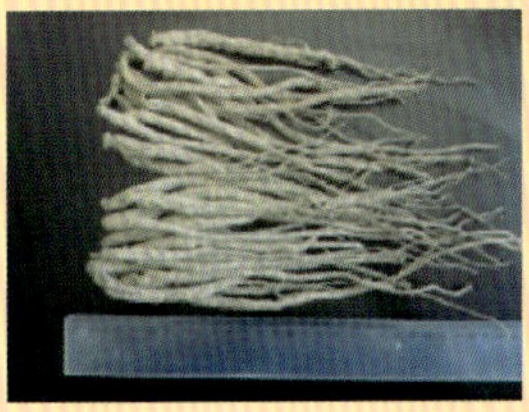	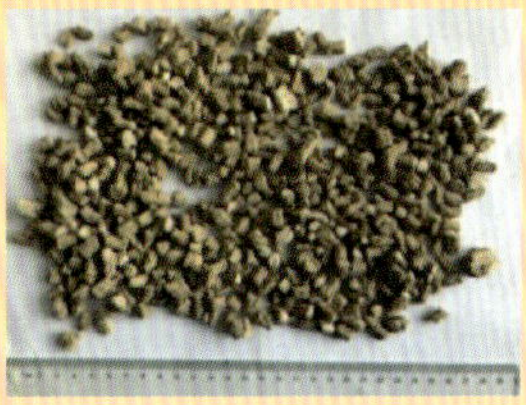	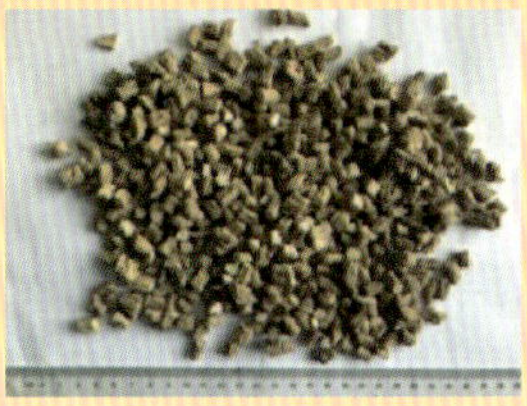	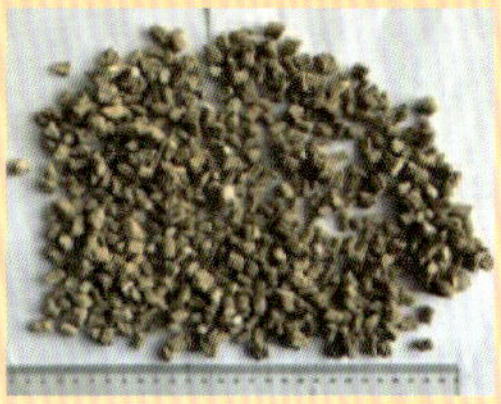

四、鉴别

1. 显微鉴别

照“优质党参饮片标准鉴别”项下（1）操作，并与药材对比。本品横切面：木栓细胞数列至十数列，外侧有石细胞，单个或成群。栓内层窄。韧皮部宽广，外侧常现裂隙，散有淡黄色乳管群，并常与筛管群交互排列。形成层成环。木质部导管单个散在或数个相聚，呈放射状排列。薄壁细胞含菊糖。结果见表 13-2。

表 13-2　优质党参饮片显微鉴别结果

药材	饮片样 1	饮片样 2	饮片样 3
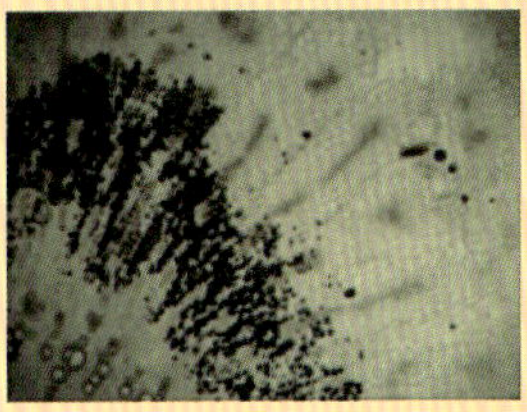	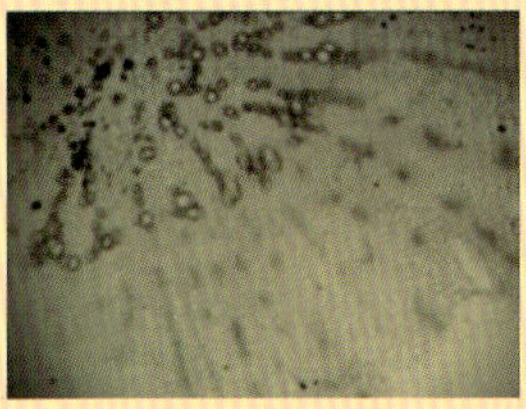	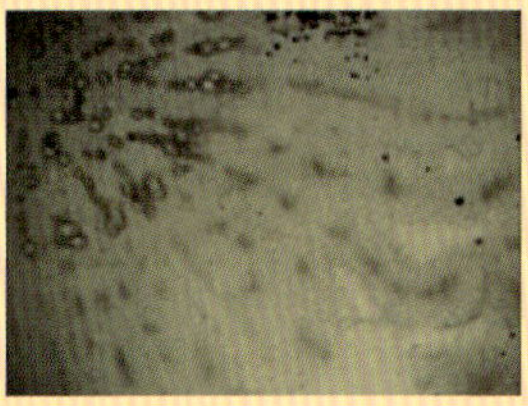	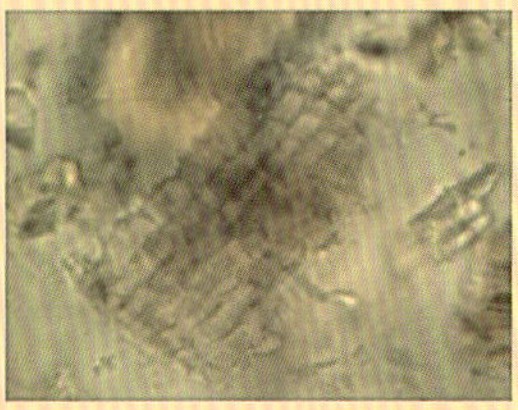
木栓细胞数列至十数列，外侧有石细胞，韧皮部宽广，木质部导管单个散在或数个相聚，呈放射状排列。薄壁细胞含菊糖	木栓细胞数列至十数列，外侧有石细胞，韧皮部宽广，木质部导管单个散在或数个相聚，呈放射状排列。薄壁细胞含菊糖	木栓细胞数列至十数列，外侧有石细胞，韧皮部宽广，木质部导管单个散在或数个相聚，呈放射状排列。薄壁细胞含菊糖	木栓细胞数列至十数列，外侧有石细胞，韧皮部宽广，木质部导管单个散在或数个相聚，呈放射状排列。薄壁细胞含菊糖

2. 薄层色谱鉴别

照“优质党参饮品标准鉴别”项下（2）操作，取本品粉末1g，加甲醇25ml，超声处理30min，滤过，滤液蒸干，残渣加水15ml使溶解，通过D101型大孔吸附树脂柱（内径为1.5cm，柱高为10cm），用水50ml洗脱，弃去水液，再用50%乙醇50ml洗脱，收集洗脱液，蒸干，残渣加甲醇1ml使溶解，作为供试品溶液。另取党参炔苷对照品，加甲醇制成每1ml含1mg的溶液，作为对照品溶液。照薄层色谱法（《中国药典》2015年版通则0502）试验，吸取供试品溶液2～4μl、对照品溶液2μl，分别点于同一高效硅胶G薄层板上，以正丁醇-冰醋酸-水（7∶1∶0.5）为展开剂，展开，取出，晾干，喷以10%硫酸乙醇溶液，在100℃加热至斑点显色清晰，分别置日光和紫外光灯（365nm）下检视。供试品色谱中，在与对照品色谱相应的位置上，显相同颜色的斑点或荧光斑点。药材和饮片薄层鉴别图谱结果见图13-5，图13-6。

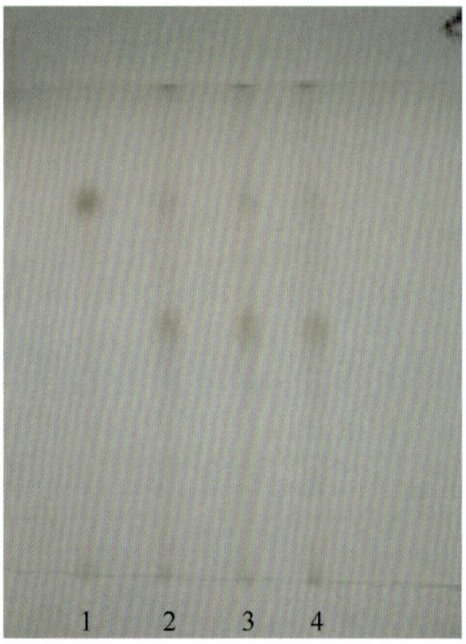

图13-5 党参药材薄层鉴别图谱

1. 党参炔苷对照品；2～4. 党参药材

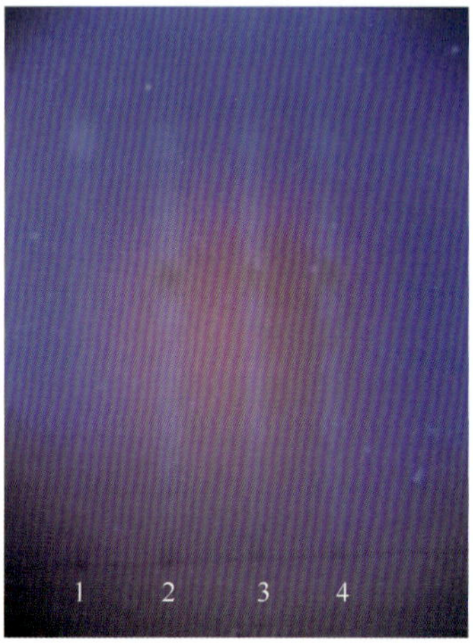

图13-6 党参饮片薄层鉴别图谱

1. 党参炔苷对照品；2～4. 党参饮片

五、检查

1. 水分

依据《中国药典》2015年版通则0832第二法烘干法测定。取供试品2～5g，平铺于干燥至恒重的扁形称量瓶中，厚度不超过5mm，疏松供试品不超过10mm，精密称定，开启瓶盖，在100～105℃干燥5h，将瓶盖盖好，移置干燥器中，放冷30min，精密称定，再在上述温度干燥1h，放冷，称重，至连续两次称重的差异不超过5mg为止。根据减失的重量，计算供试品中含水量（%）。结果见表13-3。

表13-3 党参药材及饮片含水量测定结果

样品编号	水分含量（%）			$\bar{x}\pm s$	RSD（%）
	1	2	3		
药材	13.1	13.5	13.2	13.27±0.21	1.6
饮片样1	11.8	12.1	11.9	11.93±0.15	1.3
饮片样2	12	12.3	12.4	12.23±0.21	1.7
饮片样3	11.3	11.5	11.6	11.47±0.15	1.3

根据《中国药典》2015 年版，要求其药材和饮片水分不得过 16.0%，所有样品均符合规定。饮片含水量最高 12.4%，最低 11.3%，由此制定饮片含水量不得过 13.0%。

2. 总灰分

按照《中国药典》2015 年版（通则 2302）总灰分测定法测定，将供试品粉碎，过二号筛（24 目），混合均匀后，取供试品 2 ～ 3g（如须测定酸不溶性灰分，可取供试品 3 ～ 5g），置炽热至恒重的坩埚中，称定重量（准确至 0.01g），缓缓炽热，至完全炭化时，逐渐升高温度至 500 ～ 600℃，灼烧至无炭粒（不少于 2h），待炉温降至 200 ～ 300℃时，取出坩埚。置于干燥器内冷却至室温，称量，再移入高温炉内，灼烧 30min，取出，冷却至室温。称量，重复此操作，直至恒重。结果见表 13-4。

表 13-4 党参药材及饮片总灰分含量测定结果

样品编号	总灰分含量（%）			$\bar{x}\pm s$	RSD（%）
	1	2	3		
药材	4.3	4.6	4.4	4.43±0.15	3.4
饮片样 1	2.2	2.2	2.3	2.23±0.06	2.6
饮片样 2	2.7	2.6	2.6	2.63±0.06	2.2
饮片样 3	2.8	2.7	2.8	2.77±0.06	2.1

《中国药典》2015 年版一部规定党参药材和饮片总灰分不得过 5.0%，所有样品均符合规定。饮片总灰分最高 2.8%，最低 2.2%，所以制定优质饮片总灰分不得过 4.0%。

3. 酸不溶性灰分

按照《中国药典》2015 年版（通则 2302）酸不溶性灰分测定法测定。取上项所得的灰分，在坩埚中小心加入稀盐酸约 10ml，用表面皿覆盖坩埚，置水浴上加热 10min，表面皿用热水 5ml 冲洗，洗液并入坩埚中，用无灰滤纸滤过，坩埚内的残渣用水洗于滤纸上，并洗涤至洗液不显氯化物反应为止。滤渣连同滤纸移置同一坩埚中，干燥，炽灼至恒重。根据残渣重量，计算供试品中酸不溶性灰分的含量（%）。结果见表 13-5。

表 13-5 党参药材及饮片酸不溶性灰分含量测定结果

样品编号	总灰分含量（%）			$\bar{x}\pm s$	RSD（%）
	1	2	3		
药材	0.97	0.99	0.98	0.98±0.01	1.0
饮片样 1	0.84	0.81	0.82	0.82±0.02	1.9
饮片样 2	0.80	0.79	0.82	0.8±0.02	1.9
饮片样 3	0.78	0.77	0.81	0.79±0.02	2.6

根据测定结果制定优质党参饮片酸不溶性灰分不得过 1.0%。《中国药典》2015 年版在本品项下没有规定。

4. 杂质

国家中医药管理局关于《中药饮片质量标准通则（试行）》的通知中均有规定，饮片杂质不得过 2%。按照《中国药典》2015 年版（通则 2301）杂质检查法检查，结果见表 13-6。

表 13-6　党参药材及饮片杂质测定结果

样品编号	药材	饮片样 1	饮片样 2	饮片样 3
杂质（%）	2.4	0.85	0.86	0.90

在合格条件下提高优质品质量，将优质党参饮片杂质含量定为不得过 1%。《中国药典》2015 年版在本品项下没有规定。

5. 二氧化硫残留量

按照《中国药典》2015 年版（通则 2331）二氧化硫残留量第一法（酸碱滴定法）测定，取药材及饮片细粉约 10g，精密称定，置两颈圆底烧瓶中，加水 300 ～ 400ml。打开回流冷凝管开关给水，将冷凝管的上端 E 口处连接一橡胶导气管置于 100ml 锥形瓶底部。锥形瓶内加入 3% 过氧化氢溶液 50ml 作为吸收液（橡胶导气管的末端应在吸收液液面以下）。使用前，在吸收液中加入 3 滴甲基红乙醇溶液指示剂（2.5mg/ml），并用 0.01mol/L 氢氧化钠滴定液滴定至黄色（即终点；如果超过终点，则应舍弃该吸收溶液）。开通氮气，使用流量计调节气体流量至约 0.2L/min；打开分液漏斗 C 的活塞，使 10ml 盐酸溶液（6mol/L）流入蒸馏瓶，立即加热两颈烧瓶内的溶液至沸，并保持微沸；烧瓶内的水沸腾 1.5h 后，停止加热。吸收液放冷后，置于磁力搅拌器上不断搅拌，用氢氧化钠滴定液（0.01mol/L）滴定，至黄色持续时间 20s 不褪，并将滴定的结果用空白实验校正。计算结果见表 13-7。

表 13-7　党参药材及饮片二氧化硫残留量测定结果

样品编号	二氧化硫残留量（mg/kg）			$\bar{x}\pm s$	RSD（%）
	1	2	3		
药材	40.9	41.6	42.0	41.50±0.56	1.3
饮片样 1	38.5	37.9	38.1	38.17±0.31	0.8
饮片样 2	37.6	37.1	37.4	37.37±0.25	0.7
饮片样 3	38.9	38.1	38.0	38.33±0.49	1.3

《中国药典》2015 年版一部规定党参药材、饮片二氧化硫残留量不得超过 400mg/kg，样品均符合规定。结合药典规定，确定优质党参饮片二氧化硫残留量不得超过 100mg/kg。

六、醇浸出物的测定

用 45% 乙醇作溶剂，按《中国药典》2015 年版（通则 2201）醇溶性浸出物测定法（热浸法）测定，结果见表 13-8。

表 13-8　党参药材及饮片醇溶性浸出物测定结果

样品编号	浸出物（%）			$\bar{x}\pm s$	RSD（%）
	1	2	3		
药材	61.3	60.9	61.8	61.33±0.45	0.7
饮片样 1	63.6	63.9	64.1	63.87±0.25	0.4
饮片样 2	62.9	63.2	63.4	63.17±0.25	0.4
饮片样 3	64.0	63.9	64.6	64.17±0.38	0.6

《中国药典》2015 年版一部规定党参药材、饮片醇溶性浸出物不得少于 55.0%，样品均符合规定。确定优质党参饮片 45% 乙醇提取物不得低于 60.0%，为药典规定值的 1.1 倍。

七、优质饮片质量标准亮点总结

1. 药材和基原

《中国药典》2015 年版一部收载的党参药材基原之一——桔梗科植物川党参 *Codonopsis tangshen* Oliv. 的干燥根为药材来源。

2. 产地

道地产区湖北恩施。

3. 检查

增加了杂质和酸不溶性灰分，杂质不得过 2%（《中国药典》2015 年版通则 2301）；酸不溶灰分不得过 1.0%（《中国药典》2015 年版通则 2301）。二氧化硫残留不得过 100mg/kg。醇溶性浸出物（测定法项下的热浸法），用 45% 乙醇作溶剂，不得少于 60.0%，比中国药典的指标高出 5%。

14. 杜仲
Duzhong
EUCOMMIAE CORTEX

本品为杜仲科植物杜仲 *Eucommia ulmoides* Oliv. 的十年以上生，厚度为 0.7cm 以上干燥树皮的炮制加工品。

【采收与加工】 4～6 月剥取，刮去粗皮，堆置“发汗”至内皮呈紫褐色，晒干。产地为道地产区湖北省利川市。

【炮制】 刮去残留粗皮，洗净，切块或丝，干燥。

【成品性状】 呈 3cm×3cm 的小方块。外表面淡棕色或灰褐色，少量栓皮残留。内表面暗紫色，光滑。断面有细密、银白色、富弹性的橡胶丝相连。气微，味稍苦。

【鉴别】

（1）显微鉴别：本品粉末棕色。橡胶丝成条或扭曲成团，表面显颗粒性。石细胞甚多，大多成群，类长方形、类圆形、长条形或形状不规则，长约至 180μm，直径 20～80μm，壁厚，有的胞腔内含橡胶团块。木栓细胞表面观多角形，直径 15～40μm，壁不均匀增厚，木化，有细小纹孔；侧面观长方形，壁三面增厚，一面薄，孔沟明显。

（2）取本品粉末 1g，加三氯甲烷 10ml，浸渍 2h，滤过。滤液挥干，加乙醇 1ml，产生具弹性的胶膜。

【检查】

杂质 不得过 2%（《中国药典》2015 年版通则 2301）。

水分 不得过 13.0%（《中国药典》2015 年版通则 0832 第二法）。

总灰分 不得过 10.0%（《中国药典》2015 年版通则 2302）。

酸不溶性灰分 不得过 2.0%（《中国药典》2015 年版通则 2302）。

【浸出物】 照“醇溶性浸出物测定法”（《中国药典》2015 年版通则 2201）项下的热浸法测定，用 75% 乙醇作溶剂，不得少于 15.0%。

【含量测定】 照高效液相色谱法（《中国药典》2015 年版通则 0512）测定。

色谱条件与系统适用性试验：以十八烷基硅烷键合硅胶为填充剂；以甲醇 - 水（25 ∶ 75）为流动相；检测波长为 277nm。理论板数按松脂醇二葡萄糖苷峰计算应不低于 1000。

对照品溶液的制备：取松脂醇二葡萄糖苷对照品适量，精密称定，加甲醇制成每 1ml 含 0.5mg 的溶液，即得。

供试品溶液的制备：取本品约 3g，剪成碎片，揉成絮状，取约 2g，精密称定，置索氏提取器中，加入三氯甲烷适量，加热回流 6h，弃去三氯甲烷液，药渣挥去三氯甲烷，再置索氏提取器中，加入甲醇适量，加热回流 6h，提取液回收甲醇至适量，转移至 10ml 量瓶中，加甲醇至刻度，摇匀，滤过，取续滤液，即得。

测定法：分别精密吸取对照品溶液与供试品溶液各 10μl，注入液相色谱仪，测定，即得。

本品含松脂醇二葡萄糖苷（$C_{32}H_{42}O_{16}$）不得少于 0.10%。

【性味与归经】 甘，温。归肝、肾经。

【功能与主治】 补肝肾，强筋骨，安胎。用于肝肾不足，腰膝酸痛，筋骨无力，头晕目眩，妊娠漏血，胎动不安。

【用法与用量】 6 ～ 10g。

【贮藏】 置通风干燥处。

起草单位：湖北信仁中药科技发展有限公司

“优质杜仲饮片质量标准（草案）”起草说明

一、药材来源

1. 基原

《中国药典》2015 年版一部收载的杜仲科植物杜仲 *Eucommia ulmoides* Oliv. 的干燥树皮为药材来源。杜仲始载于《神农本草经》，主腰脊痛，补中益精气，坚筋骨，强志，除阴下痒湿，小便余沥。本品列于上品，原产于洞庭，又名胶木，杜仲科植物杜仲（*Eucommia ulmoides* Oliv.）的干燥树皮，存在于中国的杜仲是杜仲科杜仲属仅存的孑遗植物，它不仅有很高的经济价值，而且对于研究被子植物系统演化及中国植物区系的起源等诸多方面都具有极为重要的科学价值。现已作为稀有植物被列入《中国植物红皮书　稀有濒危植物》第一卷。杜仲游离氨基酸极少，含有的少量蛋白质是和绝大多数食品类似的完全蛋白，即能够水解检出人体必需的 8 种氨基酸。测定了杜仲所含的 15 种矿物元素，其中有锌、铜、铁等微量元素，以及钙、磷、钾、镁等宏量元素。药用杜仲，即为杜仲科植物杜仲的干燥树皮，是中国名贵滋补药材。其味甘，性温，有补益肝肾、强筋壮骨、调理冲任、固经安胎的功效。可治疗肾阳虚引起的腰腿痛或酸软无力，肝气虚引起的胞胎不固、阴囊湿痒等症。在《神农本草经》中被列为上品。

2. 采收季节及产地加工

优质杜仲饮片原料药材采集十年以上生杜仲，厚度为 0.7cm 以上的药材。采收时间：4 ～ 6 月剥取，刮去粗皮，堆置“发汗”至内皮呈紫褐色，晒干。优质杜仲饮片原料药材见图 14-1。

3. 优质药材依据

因杜仲药材受限于濒危植物保护，恩施州在 1970 年开始发展种植杜仲，发展成为恩施有名的“三木”药材之一。20 世纪 80 年代，因经济价值下降，农民保护和种植力度下降，造成杜仲留存面积大幅度下降。

21 世纪初，国家关注西部开发和长江中上游水土保护，大力推进退耕还林和天保工程，使具有经济价值的林木药材之一的杜仲种植面积回升较大。目前杜仲的种植面积 3 万多亩，年产量可达 100t 以上，与贵州、湖南并称为杜仲的三大产地。综上所述，利川杜仲种植历史悠久，质量稳定可靠。杜仲饮片原料来源能得到稳定的保障。利川杜仲产量占全国总产量的 30%，是利川道地药材之一，具备原材料供应的绝对优势。

二、炮制

1. 标准依据

按照《中国药典》2015 年版“炮制”项下操作，方法为将杜仲刮去残留粗皮，洗净，切块，干燥。饮片外观见图 14-2。

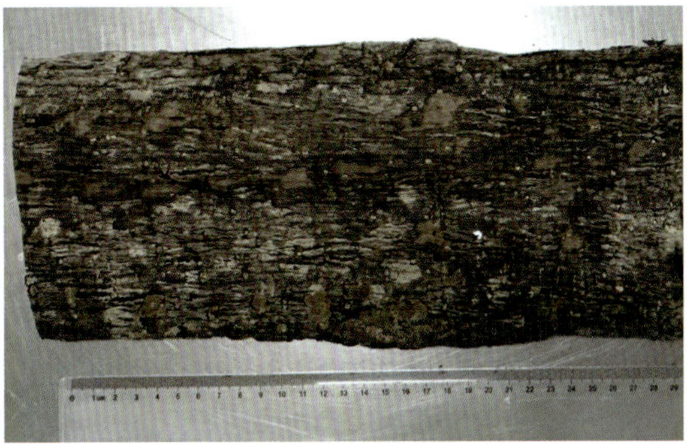

图 14-1 杜仲药材

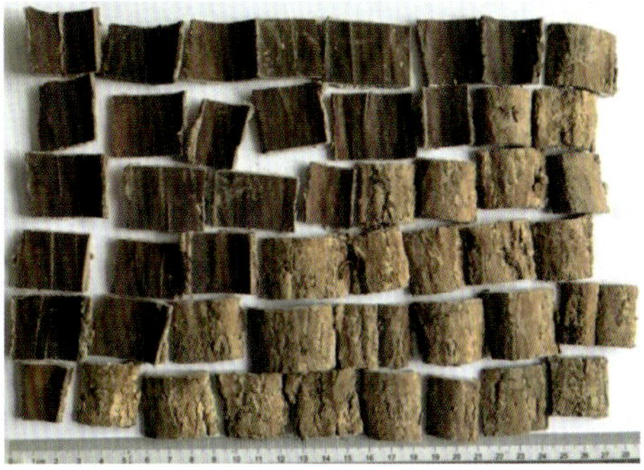

图 14-2 优质杜仲饮片

2. 工艺流程（图 14-3）

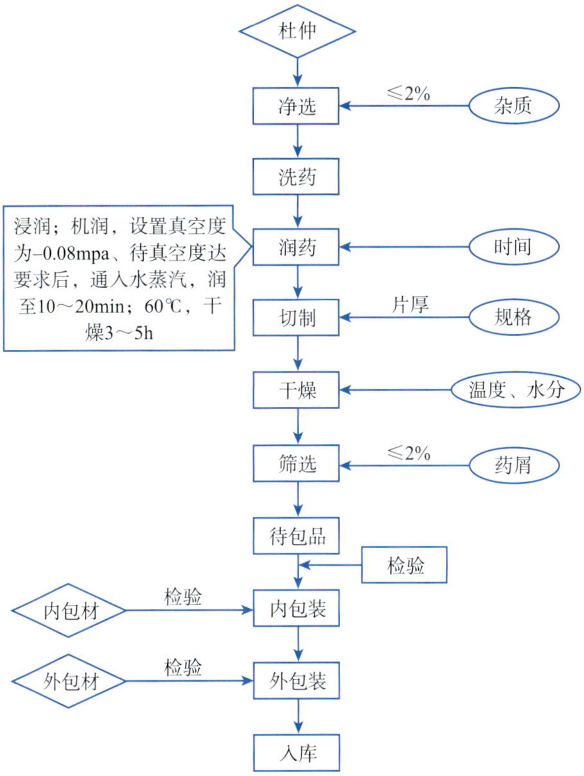

图 14-3 杜仲饮片生产工艺流程图

3. 起草质量标准研究用样品的采集

根据《中国药典》2015 年版对药材的要求，采集道地产区湖北利川杜仲药材，并取 3 批药材按照规范化炮制方法制备饮片样品 3 批。

三、性状

1. 药材

本品呈板片状，大小不一，厚 3 ～ 7mm。外表面淡棕色或灰褐色，有明显的皱纹或纵裂槽纹，有的树皮较薄，未去粗皮，可见明显的皮孔。内表面暗紫色，光滑。质脆，易折断，断面有细密、银白色、富弹性的橡胶丝相连。气微，味稍苦。结果见表 14-1。

2. 饮片

本品饮片呈小方块状。外表面淡棕色或灰褐色，内表面暗紫色，光滑。断面有细密、银白色、富弹性的橡胶丝相连。气微，味稍苦。结果见表 14-1。

表 14-1　优质杜仲药材及饮片传统方法质量评价结果

药材	饮片样 1	饮片样 2	饮片样 3
呈板片状，大小不一，厚 3 ～ 7mm。外表面淡棕色或灰褐色，有明显的皱纹或纵裂槽纹，有的树皮较薄，未去粗皮，可见明显的皮孔。内表面暗紫色，光滑。质脆，易折断，断面有细密、银白色、富弹性的橡胶丝相连。气微，味稍苦	呈 3cm×3cm 的小方块。外表面淡棕色或灰褐色，少量栓皮残留。内表面暗紫色，光滑。断面有细密、银白色、富弹性的橡胶丝相连。气微，味稍苦	呈 3cm×3cm 的小方块。外表面淡棕色或灰褐色，少量栓皮残留。内表面暗紫色，光滑。断面有细密、银白色、富弹性的橡胶丝相连。气微，味稍苦	呈 3cm×3cm 的小方块。外表面淡棕色或灰褐色，少量栓皮残留。内表面暗紫色，光滑。断面有细密、银白色、富弹性的橡胶丝相连。气微，味稍苦
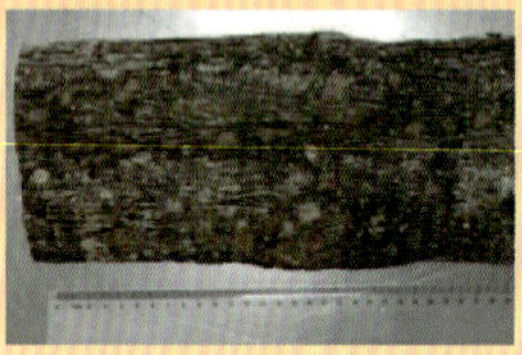	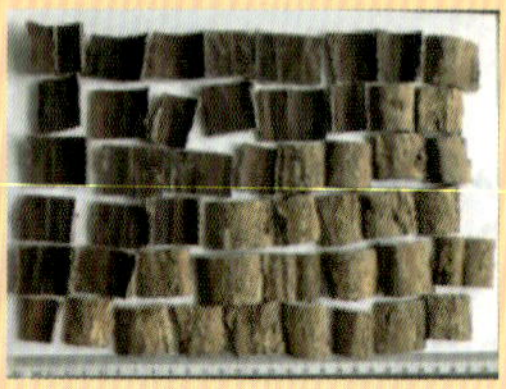	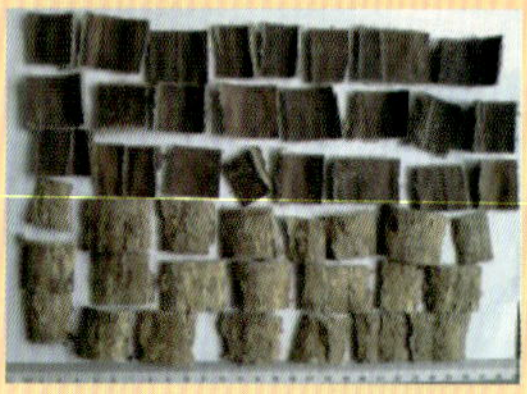	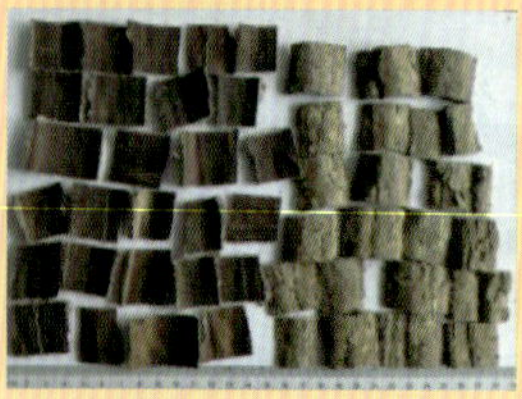

根据观察和测定结果确定优质饮片：呈 3cm×3cm 的小方块。外表面淡棕色或灰褐色，少量栓皮残留。内表面暗紫色，光滑。断面有细密、银白色、富弹性的橡胶丝相连。气微，味稍苦。

四、鉴别

1. 显微鉴别

照“优质杜仲饮片标准鉴别”项下（1）操作，并与药材对比。橡胶丝成条或扭曲成团，表面显颗粒性。石细胞甚多，大多成群，类长方形、类圆形、长条形或形状不规则，长约至 180μm，直径 20 ～ 80μm，壁厚，有的胞腔内含橡胶团块。木栓细胞表面观多角形，直径 15 ～ 40μm，壁不均匀增厚，木化，有细小纹孔；侧面观长方形，壁三面增厚，一面薄，孔沟明显。结果见表 14-2。

表 14-2 优质杜仲饮片显微鉴别结果

药材	饮片样 1	饮片样 2	饮片样 3
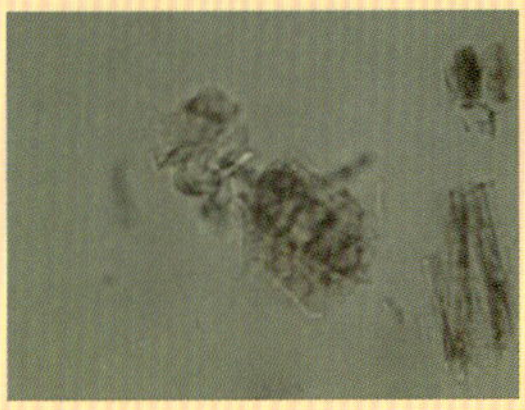	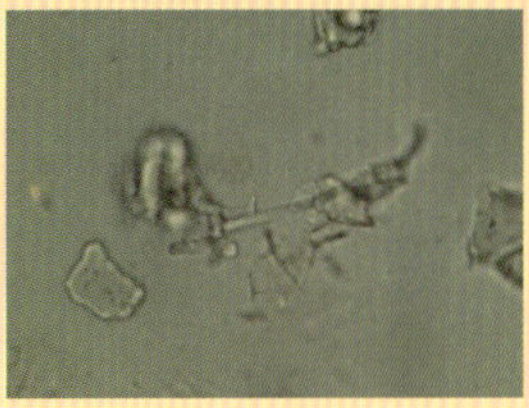	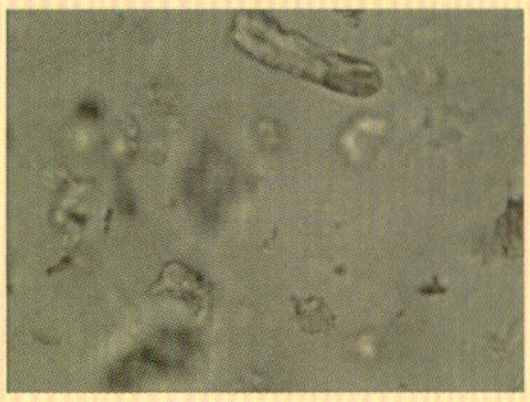	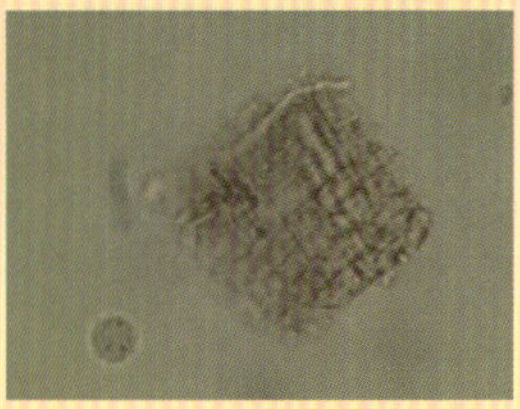
木栓细胞表面观多角形，石细胞多。橡胶丝成条或扭曲成团	木栓细胞表面观多角形，石细胞多。橡胶丝成条或扭曲成团	木栓细胞表面观多角形，石细胞多。橡胶丝成条或扭曲成团	木栓细胞表面观多角形，石细胞多。橡胶丝成条或扭曲成团

2. 理化鉴别

取本品粉末 1g，加三氯甲烷 10ml，浸渍 2h，滤过。滤液挥干，加乙醇 1ml，产生具弹性的胶膜。

五、检查

1. 水分

依据《中国药典》2015 年版通则 0832 第二法烘干法测定。取供试品 2 ～ 5g，平铺于干燥至恒重的扁形称量瓶中，厚度不超过 5mm，精密称定，开启瓶盖，在 100 ～ 105℃干燥 5h，将瓶盖盖好，移置干燥器中，放冷 30min，精密称定，再在上述温度干燥 1h，放冷，称重，至连续两次称重的差异不超过 5mg 为止。根据减失的重量，计算供试品中含水量（%）。结果见表 14-3。

表 14-3 杜仲药材及饮片含水量测定结果

样品编号	水分含量（%）			$\bar{x}\pm s$	RSD（%）
	1	2	3		
药材	12.6	12.1	12.5	12.4±0.26	2.1
饮片样 1	11.1	10.7	10.8	10.87±0.21	1.9
饮片样 2	11.8	11.5	11.9	11.73±0.21	1.8
饮片样 3	12	11.8	11.4	11.73±0.31	2.6

根据 2015 年版《中国药典》药材和饮片检定通则中规定，饮片水分通常不得过 13%，所有样品均符合规定。由此制订杜仲饮片含水量不得过 13.0%。药典在本品项下没有规定。

2. 总灰分

按照《中国药典》2015 年版（通则 2302）总灰分测定法测定，将供试品粉碎，过二号筛（24 目），混合均匀后，取供试品 3 ～ 5g，置炽热至恒重的坩埚中，称定重量（准确至 0.01g），缓缓炽热，至完全炭化时，逐渐升高温度至 500 ～ 600℃，灼烧至无炭粒（不少于 2h），待炉温降至 200 ～ 300℃时，取出坩埚。置于干燥器内冷却至室温，称量，再移入高温炉内，灼烧 30min，取出，冷却至室温。称量，重复此操作，直至恒重，结果见表 14-4。

表 14-4　杜仲药材及饮片总灰分含量测定结果

样品编号	总灰分含量（%）			$\bar{x}\pm s$	RSD（%）
	1	2	3		
药材	10.6	10.1	10.3	10.33±0.25	2.4
饮片样 1	8.6	8.9	9.0	8.83±0.21	2.4
饮片样 2	8.8	8.4	8.8	8.67±0.23	2.7
饮片样 3	8.1	8.3	8.0	8.13±0.15	1.9

根据测定结果制订优质杜仲饮片总灰分不得过 10.0%。《中国药典》2015 年版在本品项下没有规定。

3. 酸不溶性灰分

按照《中国药典》2015 年版（通则 2302）酸不溶性灰分测定法测定。取上项所得的灰分，在坩埚中小心加入稀盐酸约 10ml，用表面皿覆盖坩埚，置水浴上加热 10min，表面皿用热水 5ml 冲洗，洗液并入坩埚中，用无灰滤纸滤过，坩埚内的残渣用水洗于滤纸上，并洗涤至洗液不显氯化物反应为止。滤渣连同滤纸移置同一坩埚中，干燥，炽灼至恒重。根据残渣重量，计算供试品中酸不溶性灰分的含量（%）。结果见表 14-5。

表 14-5　杜仲药材及饮片酸不溶性灰分含量测定结果

样品编号	总灰分含量（%）			$\bar{x}\pm s$	RSD（%）
	1	2	3		
药材	3.1	3.3	2.9	3.10±0.20	6.5
饮片样 1	1.8	1.6	1.6	1.67±0.12	6.9
饮片样 2	1.7	1.6	1.6	1.63±0.06	3.5
饮片样 3	1.4	1.5	1.3	1.40±0.10	7.1

根据测定结果制订优质杜仲饮片酸不溶性灰分不得过 2.0%。《中国药典》2015 年版在本品项下没有规定。

4. 杂质

国家中医药管理局关于《中药饮片质量标准通则（试行）》的通知中均有规定，饮片杂质不得过 2%。按照《中国药典》2015 年版（通则 2301）杂质检查法检查，结果见表 14-6。

表 14-6　杜仲药材、饮片杂质测定结果

	药材	饮片样 1	饮片样 2	饮片样 3
杂质（%）	2.1	0.91	0.81	0.88

在合格条件下提高杜仲饮片质量，将优质杜仲饮片杂质含量定为不得过 2%。《中国药典》2015 年版在本品项下没有规定。

六、浸出物

用 75% 的乙醇，按《中国药典》2015 年版（通则 2201）醇溶性浸出物测定法（热浸法）测定，结果见表 14-7。

表 14-7 杜仲药材、饮片醇溶性浸出物测定结果

样品编号	醇溶性浸出物（%）			$\bar{x}\pm s$	RSD（%）
	1	2	3		
药材	15.3	15.6	15.4	15.43±0.15	1.0
饮片样 1	16.1	16.0	16.7	16.27±0.38	2.3
饮片样 2	16.6	16.5	16.1	16.40±0.26	1.6
饮片样 3	15.9	16.3	16.3	16.17±0.23	1.4

《中国药典》2015 年版一部规定杜仲药材、饮片醇溶性浸出物不得少于 11.0%，样品均符合规定。我们确定优质杜仲饮片 75% 乙醇浸出物含量不得低于 15.0%，为药典规定值的 1.36 倍。

七、含量测定

照高效液相色谱法（《中国药典》2015 年版通则 0512）测定。

1. 色谱条件系统适用性试验

岛津 LC-20A 高效液相色谱仪，Inertsil ODS-3 色谱柱（4.6mm×250mm，5μm）。以甲醇 - 水（25 ∶ 75）为流动相；流速 1.0ml/min；进样量 10μl；柱温 25℃；检测波长为 277nm。理论板数按松脂醇二葡萄糖苷峰计算应不低于 1000。在正文的色谱条件下，松脂醇二葡萄糖苷与其他组分达到基线分离，松脂醇二葡萄糖苷保留时间为 32.792min；拖尾因子为 1.264；理论板数为 5136。

2. 对照品溶液的制备

取松脂醇二葡萄糖苷对照品适量，精密称定，加甲醇制成每 1ml 含 0.5mg 的溶液，即得。

3. 供试品溶液的制备

取本品约 3g，剪成碎片，揉成絮状，取约 2g，精密称定，置索氏提取器中，加入三氯甲烷适量，加热回流 6h，弃去三氯甲烷液，药渣挥去三氯甲烷，再置索氏提取器中，加入甲醇适量，加热回流 6h，提取液回收甲醇至适量，转移至 10ml 量瓶中，加甲醇至刻度，摇匀，滤过，取续滤液，即得。供试品图谱见图 14-4。

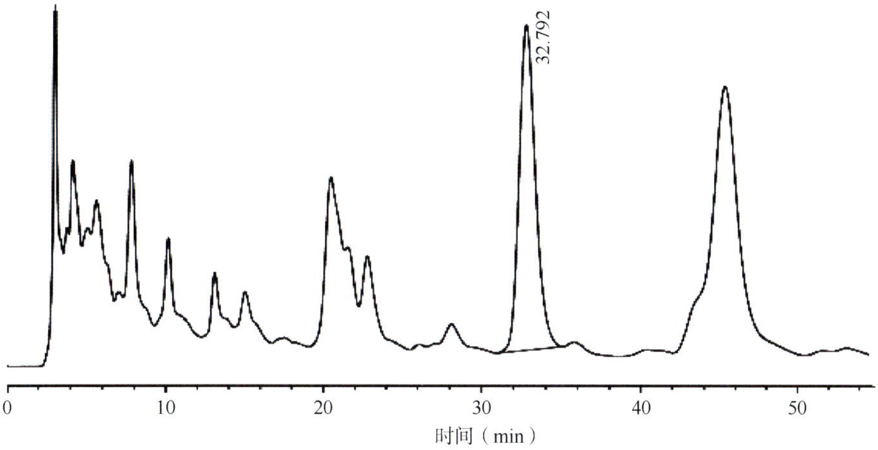

图 14-4 供试品图谱

4. 方法学考察

（1）标准曲线的绘制：分别配制 5 个不同浓度的标准品，以峰面积为纵坐标，进样体积为横坐标，

得松脂醇二葡萄糖苷回归方程为 Y=5E+06X−31 314，R^2=0.9997（n=5）。结果表明松脂醇二葡萄糖苷在 0.1048 ～ 1.6076mg/ml 范围内与峰面积呈良好的线性关系。见图 14-5。

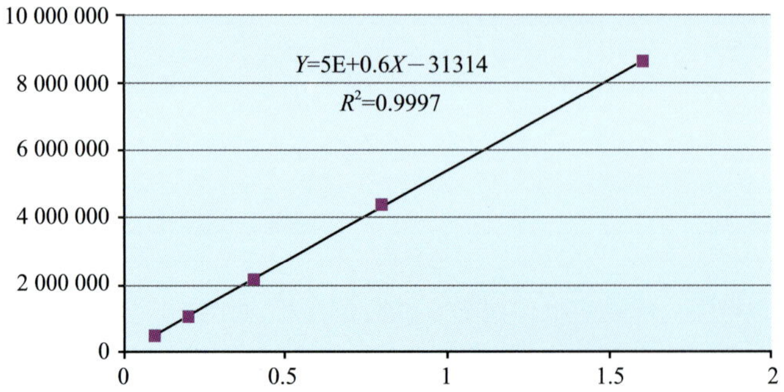

图 14-5　松脂醇二葡萄糖苷标准曲线

（2）精密度试验：分别精密吸取松脂醇二葡萄糖苷溶液 10μl，连续进样 5 次，结果见表 14-8。

表 14-8　松脂醇二葡萄糖苷精密度试验结果

次数	1	2	3	4	5	$\bar{x} \pm s$	RSD（%）
峰面积	2 195 221	2 203 545	2 200 156	2 197 496	2 210 124	2 201 308.4 ± 5823.14	0.26

（3）稳定性试验：分别精密吸取松脂醇二葡萄糖苷对照品溶液，每隔 3h 进样一次，共 5 次，结果在 12h 内稳定性良好，结果见表 14-9。

表 14-9　松脂醇二葡萄糖苷稳定性试验结果

次数	1	2	3	4	5	$\bar{x} \pm s$	RSD（%）
峰面积	2 204 521	2 210 412	2 207 843	2 199 451	2 190 694	2 202 584.2 ± 7808.24	0.35

（4）回收率试验：精取 S1 样品 5 份，每份 2.0g，分别加入松脂醇二葡萄糖苷对照品溶液 5.0ml，按含量测定项下供试品溶液配制，依法测定，计算回收率。结果见表 14-10。

表 14-10　回收率试验结果

样品	称样量（g）	样品含量（mg）	加入量（mg）	测得值（mg）	回收率（%）	$\bar{x} \pm s$	RSD（%）
1	2.0124	26.161	0.25	26.4094	99.28		
2	1.9987	25.983	0.25	26.2330	99.96		
3	1.9549	25.414	0.25	25.6631	99.76	99.64 ± 0.26	0.26
4	2.0201	26.261	0.25	26.5100	99.48		
5	1.9845	25.799	0.25	26.0478	99.72		

（5）含量测定：精密吸取（3）项下各供试品溶液，按色谱条件，依法测定峰面积，计算不同批次杜仲饮片松脂醇二葡萄糖苷含量结果见表 14-11。

表 14-11 松脂醇二葡萄糖苷含量测定结果

样品编号	含量（%）			$\bar{x}\pm s$	RSD（%）
	1	2	3		
药材	0.17	0.16	0.16	0.16±0.01	3.5
饮片样 1	0.13	0.14	0.13	0.13±0.01	4.3
饮片样 2	0.12	0.12	0.13	0.12±0.01	4.7
饮片样 3	0.15	0.14	0.14	0.14±0.01	4.0

根据《中国药典》2015 年版规定，本品含松脂醇二葡萄糖苷（$C_{32}H_{42}O_{16}$）不得少于 0.10%。样品均符合规定。

八、优质饮片质量标准亮点总结

1. 药材和基原

《中国药典》2015 年版一部收载的杜仲科植物杜仲 *Eucommia ulmoides* Oliv. 的十年以上生干燥树皮为药材来源。

2. 产地

道地产区湖北利川。

3. 性状

明确“橡胶丝”形态可见，明确 3cm×3cm 为饮片规格。

4. 检查

增加了杂质、水分、总灰分和酸不溶灰分限量，杂质不得过 2%（《中国药典》2015 年版通则 2301）；水分不得过 13.0%（《中国药典》2015 年版通则 0832），总灰分不得过 10.0%（《中国药典》2015 年版通则 2301），酸不溶灰分不得过 2.0%（《中国药典》2015 年版通则 2301）。醇溶性浸出物（测定法项下的热浸法），用 75% 乙醇作溶剂，不得少于 15.0%。

5. 含量测定

确定优质杜仲饮片含松脂醇二葡萄糖苷（$C_{32}H_{42}O_{16}$）不得少于 0.10%。

15. 薄荷
Bohe
MENTHAE HAPLOCALYCIS HERBA

本品为唇形科植物薄荷 *Mentha haplocalyx* Briq. 的干燥地上部分的炮制加工品。

【采收与加工】 夏、秋二季茎叶茂盛或花开至三轮时，选晴天，分次采割，晒干或阴干。产地为薄荷道地产区四川省平昌县。

【炮制】 除去老茎和杂质，略喷清水，稍润，切短段，及时低温干燥。

【成品性状】 呈圆饼状，直径 50mm，外表灰绿色，可见部分压扁后的茎。以清水发散后呈不规则的段。未破碎的茎呈方柱形，表面淡黄绿色或淡紫红色，被短柔毛。叶多破碎，上表面深绿色，下表面灰绿色，稀被茸毛。偶见穗状轮伞花序。气芳香，味微涩而辛凉。

【鉴别】

（1）显微鉴别：叶表面观，腺鳞头部 8 细胞，直径约至 90μm，柄单细胞；小腺毛头部及柄部均为单细胞。非腺毛 1 ～ 8 细胞，常弯曲，壁厚，微具疣突。下表皮气孔多见，直轴式。

（2）理化鉴别：取本品叶的粉末少量，经微量升华得油状物，加硫酸 2 滴及香草醛结晶少量，初显黄色至橙黄色，再加水 1 滴，即变紫红色。

（3）取本品粉末 0.5g，加石油醚（60 ～ 90℃）5ml，密塞，振摇数分钟，放置 30min，滤过，滤液挥至 1ml，作为供试品溶液。另取薄荷对照药材 0.5g，同法制成对照药材溶液。再取薄荷脑对照品，加石油醚（60 ～ 90℃）制成每 1ml 含 2mg 的溶液，作为对照品溶液。照薄层色谱法（《中国药典》2015 年版通则 0502）试验，吸取供试品溶液 10 ～ 20μl，对照药材溶液和对照品溶液各 10μl，分别点于同一硅胶 G 薄层板上，以甲苯 - 乙酸乙酯（19 ∶ 1）为展开剂，展开，取出，晾干，喷以香草醛硫酸试液 - 乙醇（1 ∶ 4）的混合溶液，在 100℃加热至斑点显色清晰。供试品色谱中，在与对照药材色谱和对照品色谱相应的位置上，显相同颜色的斑点。

【检查】

叶　不得少于 40%。

水分　不得过 11.0%（《中国药典》2015 年版通则 0832 第二法）。

总灰分　不得过 9.0%（《中国药典》2015 年版通则 2302）。

酸不溶性灰分　不得过 1.5%（《中国药典》2015 年版通则 2302）。

杂质　不得过 1.5%。

二氧化硫残留量　不得过 150mg/kg。

【含量测定】　挥发油：取本品约 5mm 的短段适量，每 100g 供试品加水 600ml，照挥发油测定法（《中国药典》2015 年版通则 2204）保持微沸 3h 测定。

本品含挥发油不得少于 0.50%。

【性味与归经】　辛，凉。归肺、肝经。

【功能与主治】　疏散风热，清利头目，利咽，透疹，疏肝行气。用于风热感冒，风温初起，头痛，目赤，喉痹，口疮，风疹，麻疹，胸胁胀闷。

【用法与用量】　3 ～ 6g，后下。

【贮藏】　置阴凉干燥处。

起草单位：四川省中药饮片有限责任公司

“优质压制薄荷饮片质量标准（草案）”起草说明

一、药材来源

1. 基原

参照《中国药典》2015 年版和《中国植物志》确定基原植物为唇形科植物薄荷 *Mentha haplocalyx* Briq.。经基地种植过程中多年观察，采用根茎繁殖，其种源稳定，无变异现象。种植基地位于四川省平昌县，为薄荷主产区，目前种植面积 100 亩，年产优质薄荷药材 30t 以上。

2. 采收及加工

薄荷种植基地根据当地实际栽培情况，结合《中国药典》2015 年版一部“薄荷”项下规定“夏、秋二季茎叶茂盛或花开至三轮时，选晴天，分次采割，晒干或阴干”，确定采收期为六月及九月茎叶茂盛时采割地上部分。薄荷的主要成分为挥发油，温度过高，对药材质量影响较大；阴干干燥时间长且易影响药材外观；晒干受天气影响，对基地栽培薄荷干燥方式进行考察，结合生产实际，最终确定干燥方式为 40℃烘干。见表 15-1。

表 15-1　不同干燥方式对薄荷药材质量的影响（$\bar{x} \pm s$，%，n=3）

干燥方式	晒干	阴干	40℃烘干	50℃烘干
挥发油	1.28 ± 0.32	1.47 ± 0.22	1.39 ± 0.25	0.94 ± 0.18

3. 优质药材依据

沿用《中国药典》2015 年版及《四川省中药饮片有限责任公司优质饮片企业内控质量标准》，对薄荷药材进行分级，本标准收载薄荷药材等级为一等品。见图 15-1，表 15-2。

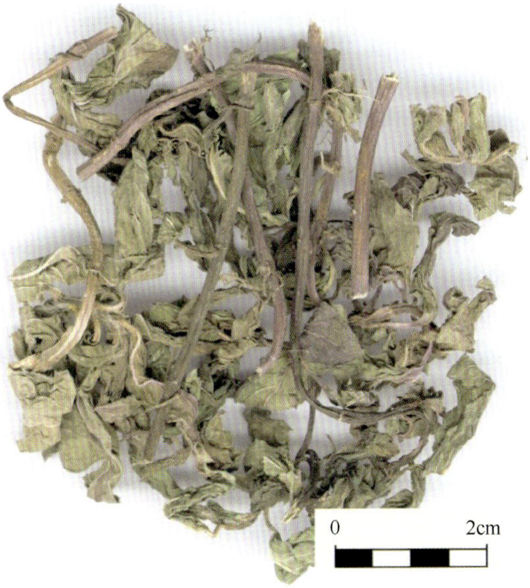

图 15-1　薄荷原料药材（一等品）

表 15-2　薄荷一等药材规格标准

项目	一等品
生长年限	一年
外形	除去根、老茎和杂质，切断，呈不规则的段。无杂质、虫蛀、霉变
规格	叶百分比大于 40%
表面	茎多呈方柱形，呈淡绿色；棱角处具茸毛；叶上表面淡绿色，下表面黄绿色
质地	质脆
断面	断面白色，髓部中空
气味	揉搓后有清凉香气，味辛凉

四川省平昌县的薄荷基地，目前种植面积 100 亩，年产优质薄荷药材 30t 以上。基地出产薄荷茎叶繁茂，香气浓郁，一等薄荷占比高，同时，本基地薄荷挥发油含量高于《中国药典》2015 年版一部“薄荷”项下规定的 50% 以上。

二、炮制

1. 标准依据

优质薄荷饮片炮制工艺按《中国药典》2015 年版及《四川省中药饮片有限责任公司优质饮片企业内控标准》执行，“除去老茎和杂质，略喷清水，稍润，切 10mm 段，40℃烘干，定量压制”。

2. 工艺流程图（图 15-2）

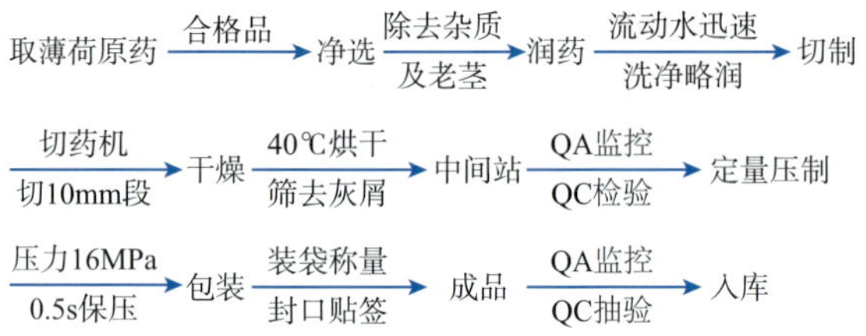

图 15-2 薄荷饮片生产工艺流程图

3. 切制、干燥及压制工艺研究

薄荷主要成分为挥发油，在干燥过程中温度对饮片质量影响较大，干燥温度过低，干燥时间长。根据《中国药典》2015 年版，“除去老茎和杂质，略喷清水，稍润，切短段，及时低温干燥”，对切段长度及干燥温度进行考察，结合生产实际，选择 40℃烘干。切段长度对薄荷内在品质影响不显著，但 10mm 略优于 5mm，最终选择 10mm。最终确定为“切 10mm 段，40℃烘干”工艺。见表 15-3。

表 15-3 不同切段长度及烘干温度对薄荷饮片挥发油含量的影响（$\bar{x}\pm s$，%，n=3）

温度	5mm	10mm
30℃	0.68±0.22	0.70±0.20
40℃	0.62±0.18	0.64±0.17
50℃	0.57±0.16	0.60±0.15

此外，还对压制与传统非压制薄荷饮片进行了比较，0 ~ 12 个月贮藏期内挥发油的含量变化显示，压制工艺大大缩小了薄荷饮片体积，减小了饮片表面与空气的接触面积，从而减少了有效成分挥发油的散失，因此，压制工艺更有利于薄荷饮片贮藏。见表 15-4。

表 15-4 压制与非压制在不同贮藏时间对薄荷饮片挥发油含量的影响（$\bar{x}\pm s$，%，n=6）

时间（月）	0	3	6	9	12	15	18
压制	0.74±0.13	0.72±0.16	0.69±0.12	0.67±0.14	0.64±0.17	0.61±0.18	0.58±0.15
非压制	0.75±0.15	0.69±0.14	0.63±0.13	0.55±0.16	0.50±0.21	0.42±0.20	0.40±0.17

4. 薄荷饮片炮制 SOP（节选）

（1）领料：领料员凭生产指令填写《领料单》，到原料库领取薄荷原药。保管员核对品名、规格、批号、数量。确认后，备料。称量前应校准衡器，按照《称量 SOP》逐品种进行，一人司秤，一人记录。

领、发双方复核、签名、发货。领料员运回车间，分发生产工序。

（2）净选：操作人员接到薄荷原药，先核对品名、规格、批号、数量。确认无误后，按照《净选SOP》，置拣选场地，挑选除去杂质，大小分开，装入清洁容器，称重。真实及时地填写记录，转入下一工序。

（3）洗药：操作人员接到净选后的薄荷，先核对品名、规格、批号、数量及净选情况。确认无误后，按照《洗药标准操作规程》，置洗药池内，流动水洗净，取出，装入有孔周转箱。真实及时地填写记录，附上《生产流程单》，转入下一工序。

（4）润药：操作人员接到洗净的薄荷，先核对品名、规格、批号、数量。确认无误后，按照《润药标准操作规程》，置润洗药台上，闷润至透，取出，装有孔周转箱内。真实及时地填写记录，附上《生产流程单》，转入下一工序。

（5）切制：操作人员接到润制后的薄荷，先核对品名、规格、批号、数量及润制情况。确认无误后，按照《切制标准操作规程》，用往复式或转盘式切药机将其切成10mm段。切药应理顺压紧，先试切少量，停机检查合格后，再大量生产。边切边用清洁容器接装，以免切片落地造成污染。切完后，真实及时地填写记录，附上《生产流程单》，转入下一工序。

（6）干燥：操作人员接到切制后的薄荷，先核对品名、规格、批号、数量及切制质量。确认无误后，按照《干燥标准操作规程》，烘干。温度控制在40℃。水分不得过11.0%。干燥后筛去碎屑，称重，装清洁容器。真实及时地填写记录，附上《生产流程单》，转送至下一工序。

（7）筛选：操作人员接到干燥后的薄荷，先核对品名、规格、批号、数量。确认无误后，按照《筛选SOP》和《DW11-50N02.0型除尘器使用、维护保养及维修SOP》、置拣选场地，挑选除去灰渣、杂质，装入清洁周转桶，称重。真实及时地填写记录，转送至中间站。

（8）中间站：工作人员接到薄荷半成品，按照《中间站SOP》，检查品名、规格、批号、数量及产品质量。确认无误后，将其收归中间站，填写《半成品请验单》，附上《生产流程单》，质量管理部取样检验后，出具检验报告。

（9）领料：领料员凭生产指令填写《领料单》，到半成品库领取薄荷半成品。保管员核对品名、规格、批号、数量。确认后，备料。称量前应校准衡器，按照《称量SOP》逐品种进行，一人司秤，一人记录。领、发双方复核、签名、发货。领料员运回车间，分发生产工序。

（10）定量压制：操作人员接到薄荷半成品，先核对品名、规格、批号、数量。确认无误后，按照《定量压制标准操作规程》，定量压制应先试压少量，停机检查合格后，再大量生产。边压边包装。定量压制完成后，真实及时地填写记录，附上《生产流程单》，转入下一工序。

（11）包装规格：复合膜包装，装量规格为5g、10g、15g、20g。

三、性状

本品呈圆饼状，直径50mm，外表灰绿色，可见部分压扁后的茎。以清水发散后呈不规则的段。未破碎的茎呈方柱形，表面淡黄绿色或淡紫红色，被短柔毛。叶多破碎，上表面深绿色，下表面灰绿色，稀被茸毛。偶见穗状轮伞花序。气芳香，味微涩而辛凉。见图15-3。

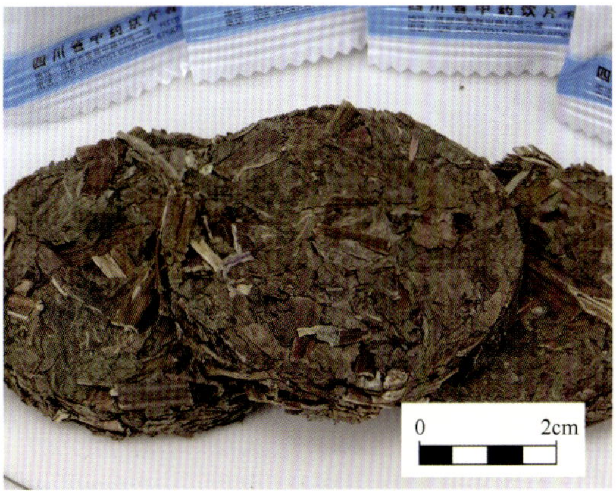

图15-3 优质压制薄荷饮片

四、鉴别

1. 显微鉴别

优质压制薄荷饮片叶表面观：腺鳞头部 8 细胞，直径约至 90μm，柄单细胞；小腺毛头部及柄部均为单细胞。非腺毛 1 ～ 8 细胞，常弯曲，壁厚，微具疣突。下表皮气孔多见，直轴式。见图 15-4。

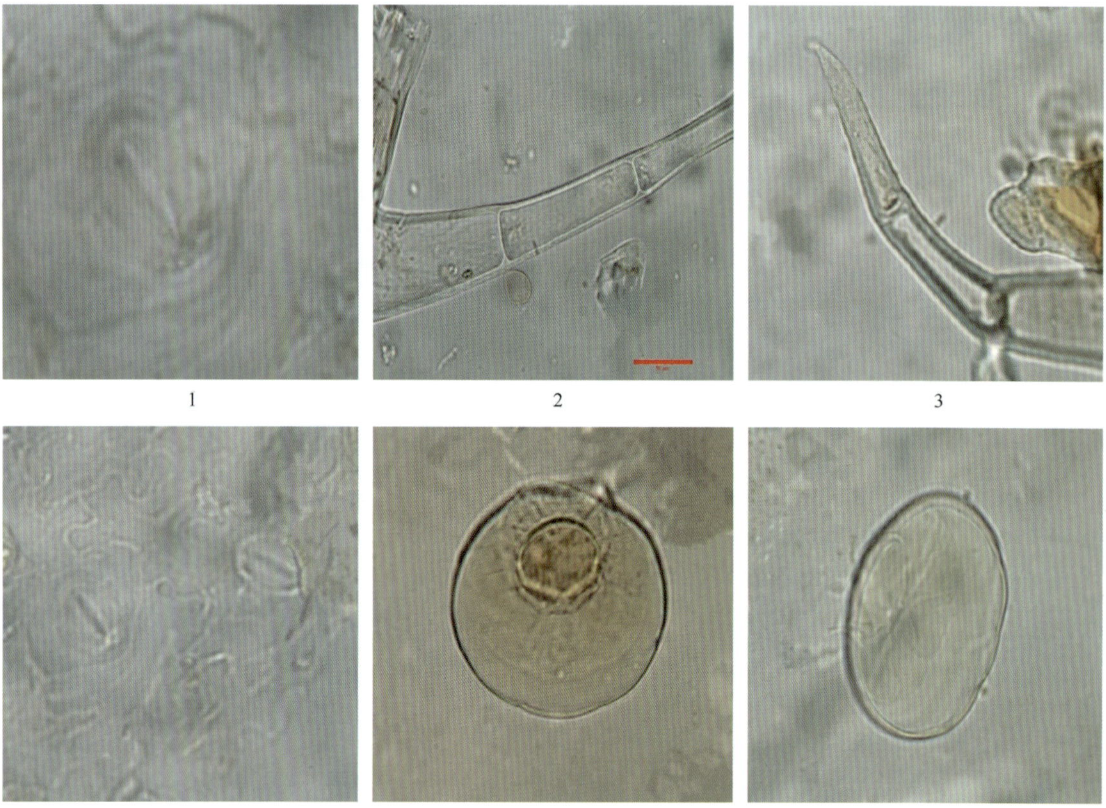

1　2　3

4　5　6

图 15-4　薄荷显微特征

1. 草酸钙砂晶；2、3. 非腺毛；4. 气孔；5、6. 腺鳞

2. 薄层鉴别

取本品粉末 0.5g，加石油醚（60 ～ 90℃）5ml，密塞，振摇数分钟，放置 30min，滤过，滤液挥至 1ml，作为供试品溶液。另取薄荷对照药材 0.5g，同法制成对照药材溶液。再取薄荷脑对照品，加石油醚（60 ～ 90℃）制成每 1ml 含 2mg 的溶液，作为对照品溶液。照薄层色谱法（《中国药典》2015 年版通则 0502）试验，吸取供试品溶液 10 ～ 20μl，对照药材溶液和对照品溶液各 10μl，分别点于同一硅胶 G 薄层板上，以甲苯 - 乙酸乙酯（19 ∶ 1）为展开剂，展开，取出，晾干，喷以香草醛硫酸试液 - 乙醇（1 ∶ 4）的混合溶液，在 100℃加热至斑点显色清晰。见图 15-5。供试品色谱中，在与薄荷对照药材色谱和薄荷脑对照品色谱相应的位置上，显相同颜色的斑点。

五、检查

通过对 6 批次压制薄荷饮片进行水分、总灰分、酸不溶性灰分及杂质考察（表 15-5），确定优质薄荷饮片检查项限量标准：

1. 叶

测定结果为百分比大于45%，故规定叶百分比不得少于40%。

2. 水分

测定结果为6.7%～10.2%，平均为8.0%，故规定水分不得过11.0%。

3. 总灰分

测定结果为6.6%～8.3%，平均为7.4%，故规定总灰分不得过9.0%。

4. 酸不溶性灰分

测定结果为0.5%～1.0%，平均为0.75%，故规定酸不溶性灰分不得过1.5%。

5. 杂质

测定结果为0.6%～1.1%，平均为0.8%，故规定杂质不得过1.5 %。

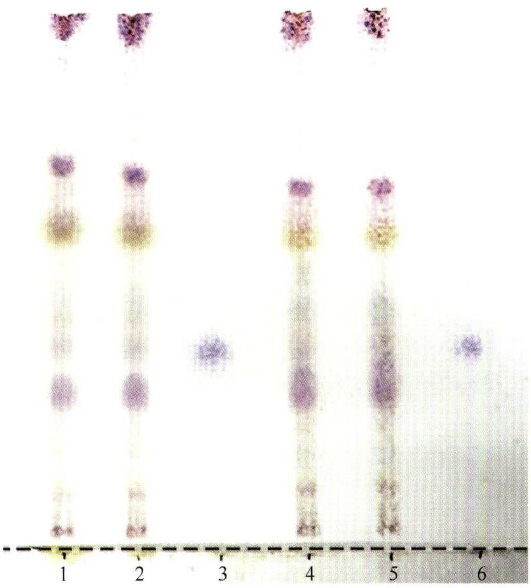

图15-5　优质薄荷饮片薄层色谱

1、4. 供试品；2、5. 对照药材；3、6. 薄荷脑对照品

6. 二氧化硫残留量

沿用《中国药典》2015年版（通则2331）标准，不得过150mg/kg。

表15-5　薄荷饮片检查项测定结果（$\bar{x}\pm s$，%，n=3）

编号	批号	水分	总灰分	酸不溶性灰分	杂质
1	160201	7.3±0.14	6.6±0.09	0.9±0.09	0.7±0.05
2	160509	6.7±0.15	6.9±0.06	1.0±0.16	0.9±0.04
3	160620	7.1±0.10	8.3±0.08	0.7±0.11	0.6±0.07
4	160718	10.2±0.17	7.6±0.07	0.5±0.16	0.8±0.06
5	160819	6.8±0.19	6.8±0.05	0.8±0.24	0.9±0.08
6	160909	10.0±0.22	8.3±0.10	0.6±0.14	1.1±0.05
平均		8.02±1.63	7.42±0.76	0.75±0.19	0.83±0.18
原料药材 编码160118		8.74±0.26	8.52±0.46	1.02±0.53	0.87±0.06

六、含量测定

通过对6批次压制薄荷饮片进行挥发油含量考察，测定结果为0.59%～0.73%，平均为0.67%。因此，确定优质薄荷饮片挥发油含量不得少于0.50%。见表15-6。

表15-6　薄荷挥发油含量测定结果（$\bar{x}\pm s$，%，n=3）

编号	批号	挥发油
1	160201	0.66±0.10
2	160509	0.59±0.07
3	160620	0.62±0.09
4	160718	0.71±0.08

续表

编号	批号	挥发油
5	160819	0.73±0.07
6	160909	0.69±0.16
平均		0.67±0.05
原料药材 编码 160118		1.36±0.37

七、性味与归经

辛，凉。归肺、肝经。

八、功能与主治

疏散风热，清利头目，利咽，透疹，疏肝行气。用于风热感冒，风温初起，头痛，目赤，喉痹，口疮，风疹，麻疹，胸胁胀闷。

九、用法与用量

3～6g，后下。

十、包装与贮藏

1. 饮片小包装

根据《中国药典》2015年版中“薄荷”项下关于薄荷饮片用量的规定，模拟市售小包装，每袋包装重量选为5g，分别采用聚乙烯塑料真空Ⅰ、聚乙烯塑料非真空Ⅱ、铝箔真空Ⅲ、铝箔非真空Ⅳ、纸袋非真空Ⅴ、双向拉伸聚丙烯/流延聚丙烯药品包装用复合膜袋（BOPP28/CPP30）进行包装，以高温封口机封口使密封。

2. 储藏条件

优质薄荷饮片贮藏沿用《中国药典》2015年版“薄荷”项下规定，为“置阴凉干燥处”。中药饮片在生产、流通、贮藏过程中，保存条件一般可分为常温和低温两种，结合实际需要，选定低温稳定性和常温稳定性两个方面对薄荷饮片进行贮藏条件研究。

3. 低温长期稳定性试验贮藏条件

将不同包装材料和包装方法的薄荷小包装饮片放置在冰箱内，温度设定为2～10℃，分别于0、3、6、9、12、15、18个月根据《中国药典》2015年版检测相关项目。

4. 常温长期稳定性试验贮藏条件

同包装材料和包装方法的薄荷小包装饮片放置在常温留样室内，温度设定为10～30℃，室内具有一定的通风、光线及防蚊、防蝇、防鼠等设施，分别于0、3、6、9、12、15、18个月根据《中国药典》2015年版检测相关项目。

5. 结果

不同包装材料、包装方式和贮藏条件下薄荷水分、挥发油含量变化见表15-7，表15-8。

表 15-7　不同包装材料、包装方式和贮藏条件下薄荷水分含量变化（%）

时间（月）	低温						常温					
	塑料非真空	塑料真空	铝箔非真空	铝箔真空	纸袋非真空	BOPP/CPP	塑料非真空	塑料真空	铝箔非真空	铝箔真空	纸袋非真空	BOPP/CPP
0	8.7	8.7	8.7	8.7	8.7	8.7	8.7	8.7	8.7	8.7	8.7	8.7
3	8.6	8.6	8.5	8.4	8.5	8.5	8.6	8.6	8.5	8.4	8.5	8.5
6	8.5	8.5	8.4	8.3	8.4	8.4	8.5	8.5	8.4	8.2	8.3	8.4
9	8.3	8.3	8.3	8.4	8.3	8.3	8.3	8.3	8.3	8.4	8.3	8.3
12	8.2	8.2	8.1	8.2	8.1	8.1	8.2	8.2	8.1	8.2	8.1	8.1
15	8.1	8.2	8.0	8.2	8.1	8.1	8.1	8.2	8.0	8.2	8.1	8.1
18	8.0	8.1	7.9	8.1	8.0	8.0	7.9	8.0	7.9	8.1	8.0	8.0

表 15-8　不同包装材料、包装方式和贮藏条件下薄荷挥发油含量的变化（%）

时间（月）	低温						常温					
	塑料非真空	塑料真空	铝箔非真空	铝箔真空	纸袋非真空	BOPP/CPP	塑料非真空	塑料真空	铝箔非真空	铝箔真空	纸袋非真空	BOPP/CPP
0	0.70	0.70	0.70	0.70	0.70	0.70	0.70	0.70	0.70	0.70	0.70	0.70
3	0.65	0.70	0.65	0.70	0.62	0.70	0.67	0.66	0.60	0.69	0.65	0.67
6	0.60	0.65	0.60	0.65	0.58	0.68	0.65	0.65	0.58	0.65	0.40	0.65
9	0.55	0.60	0.58	0.60	0.51	0.63	0.70	0.60	0.56	0.60	0.35	0.61
12	0.60	0.55	0.53	0.55	0.44	0.63	0.65	0.55	0.55	0.57	0.25	0.60
15	0.55	0.60	0.54	0.50	0.40	0.60	0.60	0.50	0.50	0.52	0.20	0.58
18	0.50	0.55	0.50	0.55	0.36	0.65	0.55	0.51	0.48	0.46	0.10	0.54

从低温及常温条件下水分含量、挥发油含量结果可以看出，除了纸袋包装的饮片水分含量变化较大外，其他包装材料及条件的饮片水分含量差别不大，随时间变化不明显；挥发油含量总体趋势随着时间变化而减少，但减少幅度不大，符合《中国药典》2015 年版中关于薄荷饮片挥发油含量的要求。

综合以上因素，采用透明度高、阻湿性强的双向拉伸聚丙烯 / 流延聚丙烯药品包装用复合膜袋（BOPP28/CPP30）材料作为薄荷小包装饮片的包装材料。采用常温条件作为薄荷饮片的储存条件，保质期至少可达 18 个月。

十一、优质饮片质量标准亮点总结

1. 基原

唇形科植物薄荷 *Mentha haplocalyx* Briq. 的干燥地上部分。

2. 产地

四川省平昌县道地产区。

3. 工艺

优质薄荷饮片炮制工艺在《中国药典》2015 年版“薄荷”项下规定的基础上，增加了压制工艺，工艺稳定可控。

4. 性状

增加了饮片压制后性状描述，呈圆饼状，直径 50mm，外表灰绿色，可见部分压扁后的茎。

5. 检查

叶片比例由 30% 提高到 40%，水分的含量由 13.0% 降低到 11.0%，总灰分的含量由 11.0% 降低到 9.0%，酸不溶性灰分由 3.0% 降低到 1.5%。

6. 含量测定

挥发油含量由 0.4% 提高到 0.5%。

16. 益母草
Yimucao
LEONURI HERBA

本品为唇形科植物益母草 *Leonurus japonicus* Houtt. 的干燥地上部分的炮制加工品。

【采收与加工】 夏季茎叶茂盛、花未开或初开时采割，晒干，或切段晒干。产地为益母草道地产区四川省乐山市。

【炮制】 除去老茎和杂质，定量压制。

【成品性状】 呈圆饼状，直径 45mm，外表灰绿色，可见部分压扁后的茎。以清水发散后呈不规则的段。茎方形，四面凹下成纵沟，灰绿色或黄绿色。切面中部有白髓。叶片灰绿色，多皱缩、破碎。轮伞花序腋生，花黄棕色，花萼筒状，花冠二唇形。气微，味微苦。

【鉴别】

（1）显微鉴别：茎横切面，表皮细胞外被角质层，有茸毛；腺鳞头部 4、6 细胞或 8 细胞，柄单细胞；非腺毛 1 ～ 4 细胞。下皮厚角细胞在棱角处较多。皮层为数列薄壁细胞；内皮层明显。中柱鞘纤维束微木化。韧皮部较窄。木质部在棱角处较发达。髓部薄壁细胞较大。薄壁细胞含细小草酸钙针晶和小方晶。鲜品近表皮部分皮层薄壁细胞含叶绿体。

（2）取盐酸水苏碱【含量测定】项下的供试品溶液 10ml，蒸干，残渣加无水乙醇 1ml 使溶解，离心，取上清液作为供试品溶液。另取盐酸水苏碱对照品，加无水乙醇制成每 1ml 含 1mg 的溶液，作为对照品溶液。照薄层色谱法（《中国药典》2015 年版通则 0502）试验，吸取上述两种溶液各 5 ～ 10μl，分别点于同一硅胶 G 薄层板上，以丙酮 - 无水乙醇 - 盐酸（10 ∶ 6 ∶ 1）为展开剂，展开，取出，晾干，在 105℃加热 15min，放冷，喷以稀碘化铋钾试液 - 三氯化铁试液（10 ∶ 1）混合溶液至斑点显色清晰。供试品色谱中，在与对照品色谱相应的位置上，显相同颜色的斑点。

【检查】

水分　不得过 10.0%（《中国药典》2015 年版通则 0832 第二法）。

总灰分　不得过 9.0%（《中国药典》2015 年版通则 2302）。

杂质　不得过 1.0%（《中国药典》2015 年版通则 2301）。

二氧化硫残留量　不得过 150mg/kg（《中国药典》2015 年版通则 2331）。

【浸出物】 照“水溶性浸出物测定法”项下的热浸法（《中国药典》2015 年版通则

2201）测定，不得少于 15.0%。

【含量测定】

（1）盐酸水苏碱：照高效液相色谱法（《中国药典》2015 年版通则 0512）测定。

色谱条件与系统适用性试验：以丙基酰胺键合硅胶为填充剂；以乙腈 -0.2% 冰醋酸溶液（80 ∶ 20）为流动相；用蒸发光散射检测器检测。理论板数按盐酸水苏碱峰计算应不低于 6000。

对照品溶液的制备：取盐酸水苏碱对照品适量，精密称定，加 70% 乙醇制成每 1ml 含 0.5mg 的溶液，即得。

供试品溶液的制备：取本品粉末（过三号筛）约 1g，精密称定，置具塞锥形瓶中，精密加入 70% 乙醇 25ml，称定重量，加热回流 2h，放冷，再称定重量，用 70% 乙醇补足减失的重量，摇匀，滤过，取续滤液，即得。

测定法：分别精密吸取对照品溶液 5μl、10μl，供试品溶液 10 ～ 20μl，注入液相色谱仪，测定，用外标两点法对数方程计算，即得。

本品按干燥品计算，含盐酸水苏碱（$C_7H_{13}NO_2 \cdot HCl$）不得少于 0.55%。

（2）盐酸益母草碱：照高效液相色谱法（《中国药典》2015 年版通则 0512）测定。

色谱条件与系统适用性试验：以十八烷基硅烷键合硅胶为填充剂；以乙腈 -0.4% 辛烷磺酸钠的 0.1% 磷酸溶液（24 ∶ 76）为流动相；检测波长为 277nm。理论板数按盐酸益母草碱峰计算应不低于 6000。

对照品溶液的制备：取盐酸益母草碱对照品适量，精密称定，加 70% 乙醇制成每 1ml 含 30μg 的溶液，即得。

测定法：分别精密吸取对照品溶液与盐酸水苏碱【含量测定】项下供试品溶液各 10μl，注入液相色谱仪，测定，即得。

本品按干燥品计算，含盐酸益母草碱（$C_{14}H_{21}O_5N_3 \cdot HCl$）不得少于 0.055%。

【性味与归经】 苦、辛，微寒。归肝、心包、膀胱经。

【功能与主治】 活血调经，利尿消肿，清热解毒。用于月经不调，痛经经闭，恶露不尽，水肿尿少，疮疡肿毒。

【用法与用量】 9 ～ 30g。

【注意】 孕妇慎用。

【贮藏】 置干燥处。

起草单位：四川省中药饮片有限责任公司

“优质干益母草饮片质量标准（草案）”起草说明

一、药材来源

1. 基原

参照《中国药典》2015 年版和《中国植物志》确定基原植物为唇形科植物益母草 *Leonurus japonicus* Houtt.。

2. 采收季节及产地加工

四川省乐山市益母草基地，根据当地实际栽培情况，结合《中国药典》2015 年版一部“益母草”项下规定“夏季茎叶茂盛、花未开或初开时采割，晒干，或切段晒干”，对基地栽培益母草产地加工采用切 20mm 段晒干的方式。切段长度考察见表 16-1。

表 16-1 不同切段长度对干益母草药材质量的影响（$\bar{x}\pm s$，%，n=3）

项目	浸出物	盐酸水苏碱	盐酸益母草碱
10mm	16.8±0.21	0.73±0.18	0.069±0.02
20mm	17.3±0.19	0.78±0.14	0.072±0.03

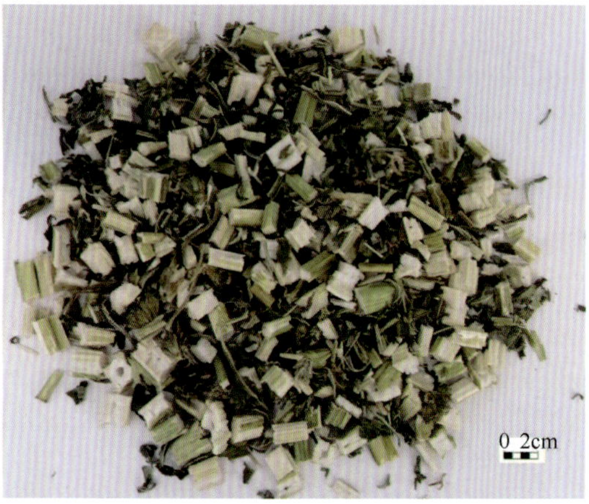

图 16-1 干益母草原料药材（一等品）

益母草鲜品切片整齐均匀，色绿；叶、花能最大程度地保留下来；干益母草的采收季节在夏季，适宜自然晒干，切段长度对益母草质量影响不明显，最终确定在产地鲜切 20mm 段晒干。

3. 优质药材依据

沿用《中国药典》2015 年版及《四川省中药饮片有限责任公司优质饮片企业内控质量标准》，对干益母草药材进行分级，本标准收载干益母草药材等级为一等品。见图 16-1，表 16-2。

益母草种植基地位于四川省乐山市，为益母草主产区，经基地种植过程中多年观察，建立育种基地，采用种子繁殖，其种源稳定，无变异现象。目前种植面积 100 亩，年产优质干益母草药材 20t 以上。基地出产干益母草茎叶繁茂，一等干益母草占比高，浸出物及生物碱含量高于《中国药典》2015 年版一部“干益母草”项下规定。

表 16-2 干益母草一等药材规格标准

项目	一等品
生长年限	一年
外形	茎表面灰绿色或黄绿色；叶片灰绿色，多皱缩、破碎，易脱落。未开花或开花，轮伞花序腋生，小花淡紫色，花萼筒状，花冠二唇形
规格	开花部分不超过全株的 1/3，20mm 段
质地	体轻，质韧
断面	断面中部有髓

二、炮制

1. 标准依据

优质干益母草饮片炮制工艺按《中国药典》2015 年版及《四川省中药饮片有限责任公司优质饮片企业内控标准》执行，干益母草“除去老茎和杂质，定量压制”。

2. 工艺流程（图 16-2）

取干益母草原药 —合格品→ 净选 —除去杂质／筛去灰屑→ 定量压制 —压力18MPa／0.5s保压→ 包装 —装袋称量／封口贴签→ 成品 —QA监控／QC抽验→ 入库

图 16-2　益母草饮片生产工艺流程图

3. 压制工艺研究（表 16-3）

表 16-3　压制与非压制对干益母草饮片质量的影响（$\bar{x}\pm s$，%，n=6）

时间（月）	压制			非压制		
	浸出物	盐酸水苏碱	盐酸益母草碱	浸出物	盐酸水苏碱	盐酸益母草碱
0	19.3±0.21	0.76±0.14	0.081±0.02	19.5±0.15	0.78±0.12	0.080±0.03
3	19.1±0.18	0.72±0.15	0.079±0.01	19.0±0.21	0.71±0.13	0.076±0.03
6	18.8±0.19	0.69±0.13	0.078±0.03	18.6±0.15	0.69±0.10	0.072±0.01
9	18.8±0.22	0.67±0.19	0.072±0.02	18.3±0.09	0.62±0.13	0.066±0.02
12	18.2±0.21	0.65±0.15	0.070±0.03	17.7±0.14	0.56±0.21	0.061±0.03
15	17.6±0.20	0.63±0.18	0.068±0.04	17.0±0.19	0.51±0.20	0.057±0.01
18	17.4±0.16	0.60±0.17	0.066±0.02	16.5±0.18	0.48±0.22	0.052±0.02

压制工艺大大缩小了干益母草饮片体积，减小了饮片表面与空气的接触面积，从而减慢了饮片的氧化过程，因此，压制工艺更有利于干益母草饮片贮藏。

4. 干益母草饮片炮制 SOP（节选）

（1）领料：领料员凭生产指令填写《领料单》，到原料库领取干益母草原药。保管员核对品名、规格、批号、数量。确认后，备料。称量前应校准衡器，按照《称量 SOP》逐品种进行，一人司秤，一人记录。领、发双方复核、签名、发货。领料员运回车间，分发生产工序。

（2）净选：操作人员接到干益母草，先核对品名、规格、批号、数量。确认无误后，按照《筛选 SOP》和《DW11-50N02.0 型除尘器使用、维护保养及维修 SOP》、置拣选场地，挑选除去灰渣、杂质，装入清洁周转桶，称重。真实及时地填写记录，转送至中间站。

（3）定量压制：操作人员接到筛选后的干益母草，先核对品名、规格、批号、数量。确认无误后，按照《定量压制标准操作规程》，定量压制应先试压少量，停机检查合格后，再大量生产。边压边包装。定量压制完成后，真实及时地填写记录，附上《生产流程单》，转入下一工序。

（4）包装：复合膜包装，装量规格 5g、10g、15g、20g。

三、性状

本品呈圆饼状，直径 45mm，外表灰绿色，可见部分压扁后的茎。以清水发散后呈不规则的段。茎表面灰绿色或黄绿色；体轻，质韧，断面中部有髓。叶片灰绿色，多皱缩、破碎，易脱落。轮伞花序腋生，小花淡紫色，花萼筒状，花冠二唇形。气微，味微苦。见图 16-3。

四、鉴别

1. 显微鉴别

茎横切面：表皮细胞外被角质层，有茸毛；腺鳞头部 4、6 细胞或 8 细胞，柄单细胞；非腺毛 1 ～ 4

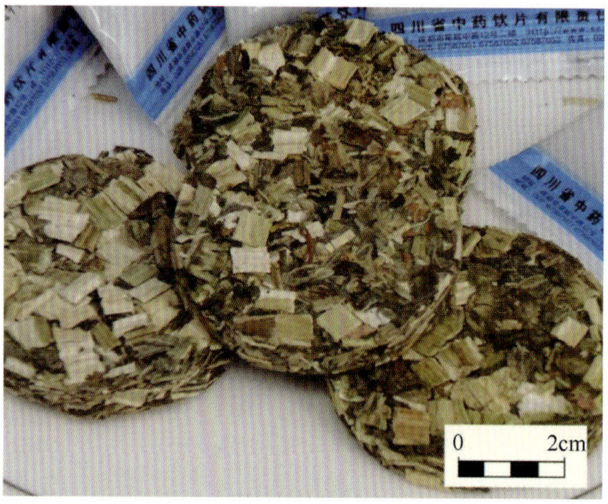

图 16-3 优质压制干益母草饮片

细胞。下皮厚角细胞在棱角处较多。皮层为数列薄壁细胞；内皮层明显。中柱鞘纤维束微木化。韧皮部较窄。木质部在棱角处较发达。髓部薄壁细胞较大。薄壁细胞含细小草酸钙针晶和小方晶。鲜品近表皮部分皮层薄壁细胞含叶绿体。如图 16-4。

2. 薄层鉴别

取盐酸水苏碱【含量测定】项下的供试品溶液 10ml，蒸干，残渣加无水乙醇 1ml 使溶解，离心，取上清液作为供试品溶液。另取盐酸水苏碱对照品，加无水乙醇制成每 1ml 含 1mg 的溶液，作为对照品溶液。照薄层色谱法（《中国药典》2015 年版通则 0502）试验，吸取上述两种溶液各 5 ～ 10μl，分别点于同一硅胶 G 薄层板上，以丙酮 - 无水乙醇 - 盐酸（10 ∶ 6 ∶ 1）为展开剂，展开，取出，晾干，在 105℃加热 15min，放冷，喷以稀碘化铋钾试液 - 三氯化铁试液（10 ∶ 1）混合溶液至斑点显色清晰。供试品色谱中，在与盐酸水苏碱对照品色谱相应的位置上，显相同颜色的斑点。见图 16-5。

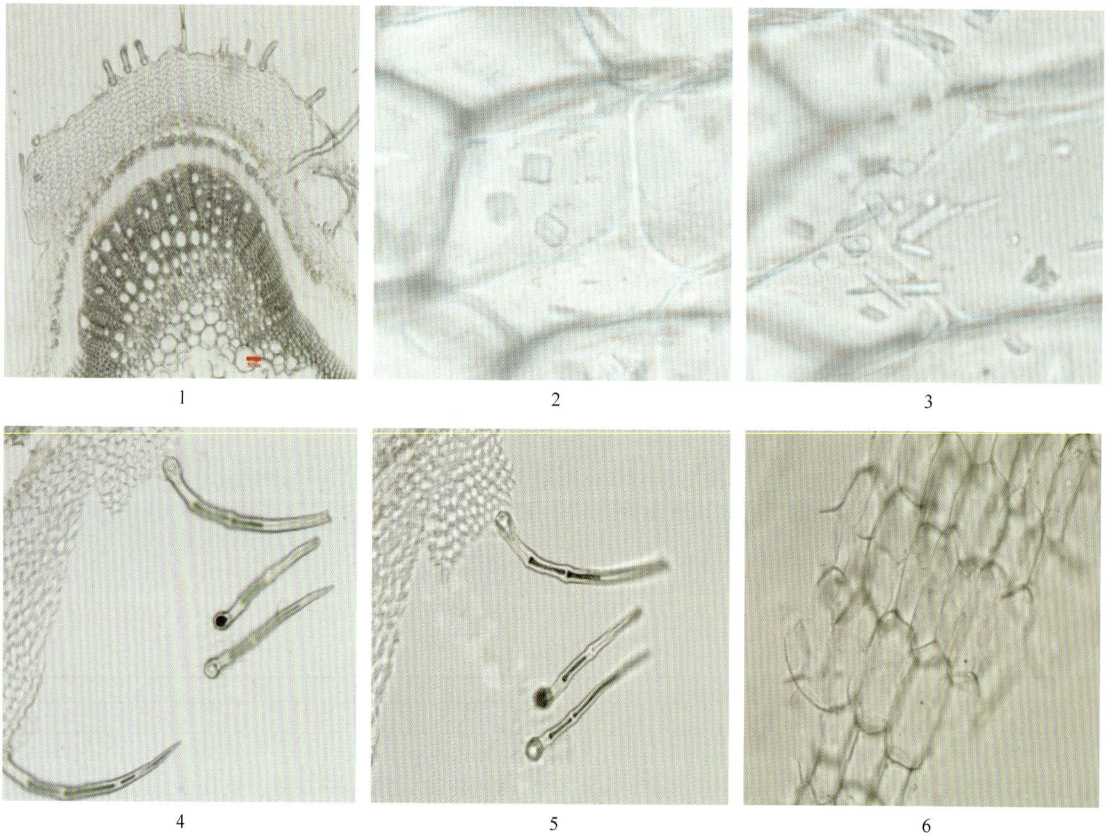

图 16-4 益母草显微特征

1. 横截面；2. 草酸钙方晶；3. 针晶和方晶；4、5. 非腺毛；6. 髓部薄壁细胞

五、检查

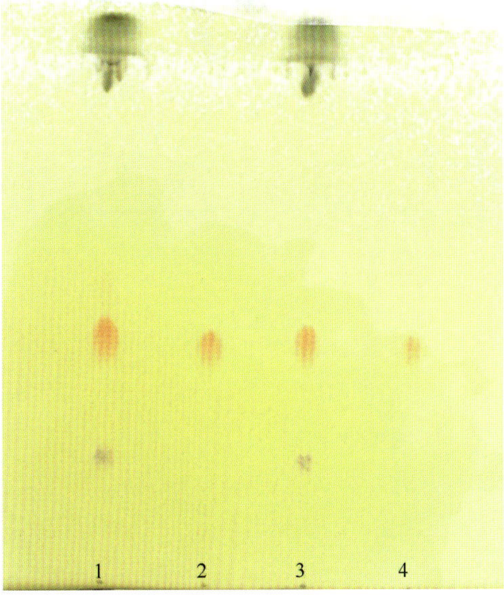

图 16-5　优质干益母草饮片薄层色谱

1、3. 供试品；2、4. 盐酸水苏碱

通过对 6 批次压制干益母草饮片进行水分、总灰分及杂质考察（见表 16-4），确定优质压制干益母草饮片检查项限量标准：

1. 水分

测定结果为 7.3% ～ 9.3%，平均为 8.2%，故规定水分不得过 10.0%。

2. 总灰分

测定结果为 6.0% ～ 7.9%，平均为 7.0%，故规定总灰分不得过 9.0%。

3. 杂质

测定结果为 0.3% ～ 0.7%，平均为 0.5 %，故规定杂质不得过 1.0 %。

4. 二氧化硫残留量

沿用《中国药典》2015 年版（通则 2331）标准，不得过 150mg/kg。

表 16-4　干益母草饮片检查项测定结果（$\bar{x}\pm s$，%，n=3）

编号	批号	水分	总灰分	杂质
1	160217	7.3±0.16	6.0±0.13	0.6±0.07
2	160302	9.1±0.12	7.6±0.09	0.4±0.05
3	160322	7.4±0.15	6.8±0.10	0.6±0.08
4	160414	7.8±0.13	7.2±0.12	0.3±0.07
5	160601	8.1±0.18	7.9±0.08	0.6±0.08
6	160726	9.3±0.17	6.7±0.11	0.7±0.09
平均		8.17±0.85	7.03±0.68	0.52±0.15
原料药材编码	160112	8.82±0.24	7.63±0.51	0.66±0.11

六、浸出物

通过对 6 批次干益母草饮片进行浸出物含量考察，测定结果为 15.6% ～ 18.7%，平均为 17.3%。因此，确定优质干益母草饮片水溶性浸出物不得少于 15.0%。结果见表 16-5。

表 16-5　干益母草饮片浸出物测定结果（$\bar{x}\pm s$，%，n=3）

编号	批号	浸出物
1	160217	16.7±0.16
2	160302	17.8±0.18
3	160322	16.6±0.21
4	160414	15.6±0.22
5	160601	18.2±0.19

续表

编号	批号	浸出物
6	160726	18.7±0.14
平均		17.27±1.16
原料药材 编码	160112	18.91±0.32

七、含量测定

通过对6批次压制干益母草饮片进行盐酸水苏碱（$C_7H_{13}NO_2 \cdot HCl$）和盐酸益母草碱（$C_{14}H_{21}O_5N_3 \cdot HCl$）含量考察，确定优质干益母草饮片生物碱含量限度。

1. 盐酸水苏碱

测定结果为0.62%～0.81%，平均为0.71%，故规定盐酸水苏碱含量不得少于0.55%。见图16-6，图16-7，表16-6。

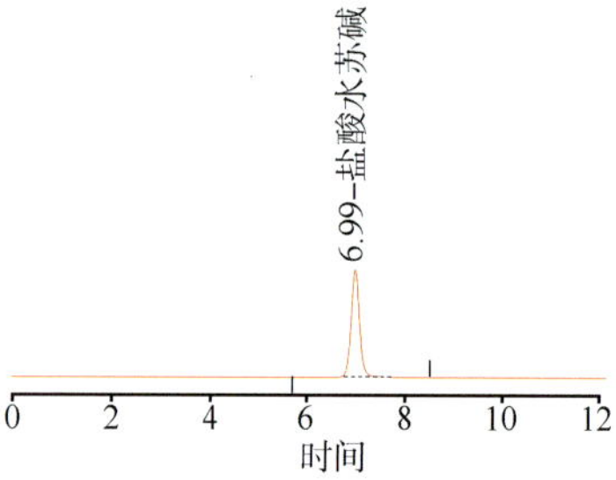

图16-6 盐酸水苏碱对照品HPLC色谱

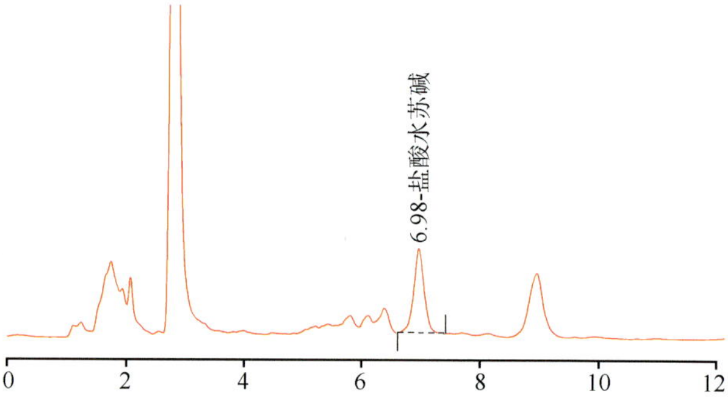

图16-7 干益母草供试品HPLC色谱（1）

2. 盐酸益母草碱

测定结果为0.064%～0.088%，平均为0.075%，故规定盐酸益母草碱含量不得少于0.055%。见图16-8，图16-9，表16-6。

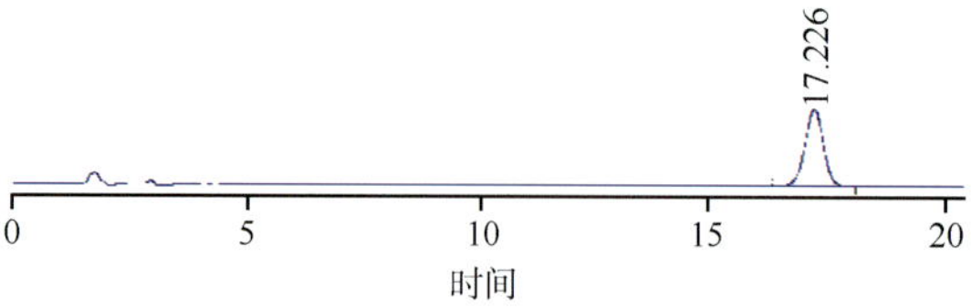

图16-8 盐酸益母草碱对照品HPLC色谱

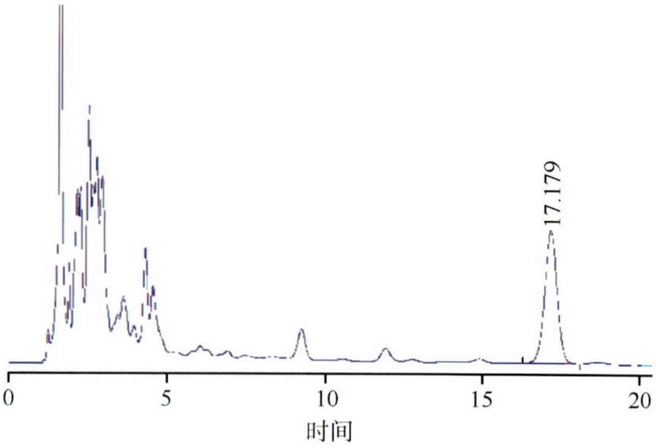

图16-9 干益母草供试品HPLC色谱（2）

八、性味与归经

苦、辛，微寒。归肝、心包、膀胱经。

表 16-6 优质压制干益母草饮片盐酸水苏碱及盐酸益母草碱含量测定结果（$\bar{x}\pm s$，%）

编号	批号	盐酸水苏碱	盐酸益母草碱
1	160217	0.73±0.08	0.064±0.01
2	160302	0.62±0.06	0.072±0.02
3	160322	0.81±0.09	0.069±0.03
4	160414	0.69±0.11	0.088±0.04
5	160601	0.65±0.10	0.081±0.02
6	160726	0.74±0.08	0.074±0.03
平均		0.71±0.07	0.075±0.02
原料药材	编码 160112	0.73±0.24	0.078±0.03

九、功能与主治

活血调经，利尿消肿，清热解毒。用于月经不调，痛经经闭，恶露不尽，水肿尿少，疮疡肿毒。

十、用法与用量

9 ～ 30g。

十一、注意

孕妇慎用。

十二、包装与贮藏

1. 饮片小包装

根据《中国药典》2015 年版中“益母草”项下关于干益母草用量的规定，模拟市售小包装，以 30g 为单位进行压制，每袋包装重量选为 30g，分别采用聚乙烯塑料真空Ⅰ、聚乙烯塑料非真空Ⅱ、铝箔真空Ⅲ、铝箔非真空Ⅳ、纸袋非真空Ⅴ、双向拉伸聚丙烯 / 流延聚丙烯药品包装用复合膜袋（BOPP28/CPP30）进行包装，以高温封口机封口使密封。

2. 储藏条件

优质干益母草饮片贮藏沿用《中国药典》2015 年版“干益母草”项下规定，为“置干燥处”。中药饮片在生产、流通、贮藏过程中，保存条件一般可分为常温和低温两种，结合实际需要，选定低温稳定性和常温稳定性两个方面对干益母草进行贮藏条件研究。

3. 低温长期稳定性试验贮藏条件

不同包装材料和包装方法的干益母草小包装饮片放置在冰箱内，温度设定为 2 ～ 10℃，分别于 0、3、6、9、12、15、18 个月根据《中国药典》2015 年版规定检测相关项目。

4. 常温长期稳定性试验贮藏条件

同包装材料和包装方法的干益母草小包装饮片放置在常温留样室内，温度设定为 10 ～ 30℃，室内具有一定的通风、光线及防蚊、防蝇、防鼠等设施，分别于 0、3、6、9、12、15、18 个月根据《中国药典》2015 年版检测相关项目。

5. 结果

不同包装材料、包装方式和贮藏条件下干益母草水分、总灰分、浸出物及盐酸水苏碱（$C_7H_{13}NO_2 \cdot HCl$）和盐酸益母草碱（$C_{14}H_{21}O_5N_3 \cdot HCl$）含量变化见表 16-7 ～表 16-11。

表 16-7　不同包装材料、包装方式和贮藏条件下干益母草水分含量变化（%）

时间（月）	低温						常温					
	塑料非真空	塑料真空	铝箔非真空	铝箔真空	纸袋非真空	BOPP/CPP	塑料非真空	塑料真空	铝箔非真空	铝箔真空	纸袋非真空	BOPP/CPP
0	7.4	7.4	7.4	7.4	7.4	7.4	7.4	7.4	7.4	7.4	7.4	7.4
3	7.3	7.4	7.2	7.3	7.4	7.5	7.5	7.3	7.3	7.3	7.5	7.3
6	7.3	7.1	7.2	7.2	7.5	7.2	7.2	7.2	7.2	7.3	6.6	7.2
9	7.2	7.3	7.1	7.2	7.6	7.2	7.1	7.3	7.2	7.2	6.7	7.0
12	7.0	7.4	7.1	7.1	7.8	7.3	7.2	7.2	7.5	7.4	7.9	7.0
15	7.0	6.8	6.9	7.1	8.4	6.8	7.0	7.1	7.1	6.9	8.4	6.9
18	6.9	6.8	6.8	7.0	8.9	6.8	7.0	6.9	7.1	7.0	8.7	7.0

表 16-8　不同包装材料、包装方式和贮藏条件下干益母草总灰分含量变化（%）

时间（月）	低温						常温					
	塑料非真空	塑料真空	铝箔非真空	铝箔真空	纸袋非真空	BOPP/CPP	塑料非真空	塑料真空	铝箔非真空	铝箔真空	纸袋非真空	BOPP/CPP
0	8.2	8.2	8.2	8.2	8.2	8.2	8.2	8.2	8.2	8.2	8.2	8.2
3	8.3	8.8	8.0	8.1	8.6	8.1	8.5	8.2	8.6	8.3	8.1	8.4
6	8.1	8.2	8.5	7.9	8.2	8.6	8.4	8.3	8.4	8.1	8.8	8.6
9	8.6	7.6	9.1	8.6	8.3	8.1	8.1	8.1	8.3	8.1	8.3	7.9
12	8.0	8.1	8.1	8.2	8.0	8.3	8.2	8.5	8.5	8.2	8.2	8.5
15	8.4	8.5	8.3	8.7	8.2	8.0	8.1	7.8	8.0	8.5	8.7	7.8
18	8.2	8.2	7.8	8.5	8.7	8.2	8.6	8.4	8.2	8.6	8.4	8.1

表 16-9　不同包装材料、包装方式和贮藏条件下干益母草水溶性浸出物含量变化（%）

时间（月）	低温						常温					
	塑料非真空	塑料真空	铝箔非真空	铝箔真空	纸袋非真空	BOPP/CPP	塑料非真空	塑料真空	铝箔非真空	铝箔真空	纸袋非真空	BOPP/CPP
0	20.6	20.6	20.6	20.6	20.6	20.6	20.6	20.6	20.6	20.6	20.6	20.6
3	20.5	21.7	20.8	20.7	20.5	20.7	19.8	22.4	21.2	20.2	20.8	20.3
6	20.5	21.6	20.1	21.5	20.5	21.6	20.0	21.5	20.6	20.0	20.7	21.8
9	21.4	20.9	20.5	20.8	20.9	19.5	21.6	20.8	19.3	19.8	21.4	22.2
12	19.7	20.8	21.2	20.3	21.4	20.1	22.7	20.4	19.7	20.2	20.5	20.4
15	20.8	21.6	20.8	19.7	20.2	20.9	20.9	21.5	20.6	21.7	19.7	19.8
18	21.1	20.4	19.9	19.6	21.3	19.6	20.0	20.7	20.5	20.3	20.2	20.4

表 16-10 不同包装材料、包装方式和贮藏条件下干益母草盐酸水苏碱含量变化（%）

时间（月）	低温						常温					
	塑料非真空	塑料真空	铝箔非真空	铝箔真空	纸袋非真空	BOPP/CPP	塑料非真空	塑料真空	铝箔非真空	铝箔真空	纸袋非真空	BOPP/CPP
0	0.76	0.76	0.76	0.76	0.76	0.76	0.76	0.76	0.76	0.76	0.76	0.76
3	0.77	0.75	0.78	0.72	0.74	0.73	0.76	0.77	0.74	0.75	0.68	0.75
6	0.72	0.79	0.82	0.71	0.72	0.74	0.78	0.75	0.75	0.73	0.69	0.76
9	0.69	0.74	0.80	0.67	0.83	0.73	0.79	0.84	0.79	0.66	0.70	0.76
12	0.73	0.75	0.75	0.71	0.81	0.69	0.67	0.79	0.76	0.82	0.78	0.78
15	0.75	0.68	0.69	0.81	0.77	0.74	0.69	0.78	0.73	0.69	0.74	0.79
18	0.81	0.74	0.73	0.76	0.75	0.75	0.72	0.76	0.72	0.77	0.73	0.75

表 16-11 不同包装材料、包装方式和贮藏条件下干益母草盐酸益母草碱含量变化（%）

时间（月）	低温						常温					
	塑料非真空	塑料真空	铝箔非真空	铝箔真空	纸袋非真空	BOPP/CPP	塑料非真空	塑料真空	铝箔非真空	铝箔真空	纸袋非真空	BOPP/CPP
0	0.073	0.073	0.073	0.073	0.073	0.073	0.073	0.073	0.073	0.073	0.073	0.073
3	0.068	0.070	0.076	0.076	0.067	0.071	0.075	0.072	0.068	0.077	0.076	0.075
6	0.072	0.071	0.072	0.078	0.079	0.071	0.074	0.078	0.075	0.074	0.072	0.072
9	0.070	0.069	0.075	0.073	0.081	0.075	0.073	0.076	0.069	0.071	0.070	0.068
12	0.083	0.067	0.075	0.075	0.070	0.079	0.075	0.079	0.057	0.078	0.081	0.079
15	0.081	0.070	0.077	0.074	0.076	0.068	0.076	0.072	0.070	0.069	0.070	0.082
18	0.071	0.077	0.072	0.079	0.078	0.070	0.078	0.071	0.070	0.074	0.080	0.076

从低温及常温条件下水分、总灰分、水溶性浸出物、盐酸水苏碱（$C_7H_{13}NO_2 \cdot HCl$）和盐酸益母草碱（$C_{14}H_{21}O_5N_3 \cdot HCl$）含量结果可以看出，除了纸袋包装的饮片水分含量变化较大外，其他包装材料及条件的饮片水分含量差别不大，随时间变化不明显；水溶性浸出物变化亦不明显。盐酸水苏碱和盐酸益母草碱含量变化无显著差异。

综合以上因素，采用透明度高、阻湿性强的双向拉伸聚丙烯 / 流延聚丙烯药品包装用复合膜袋（BOPP28/CPP30）材料作为干益母草小包装饮片的包装材料。采用常温条件作为干益母草的储存条件，保质期至少可达 18 个月。

十三、优质饮片质量标准亮点总结

1. 基原

唇形科植物益母草 *Leonurus japonicus* Houtt. 的干燥地上部分。

2. 产地

四川省乐山市道地产区。

3. 工艺

优质益母草饮片炮制工艺在《中国药典》2015 年版 “益母草” 项下规定的基础上，增加了压制工艺，工艺稳定可控。

4. 检查

提高了水分和总灰分的标准，水分不得过 10.0%，总灰分不得过 9.0%。增加了对杂质和二氧化硫的规定，杂质不得过 1.0%，二氧化硫残留量不得过 150mg/kg。

5. 提高项

水溶性浸出物标准提高为不得少于 15.0%。盐酸水苏碱含量标准提高为不得少于 0.55%。盐酸益母草碱含量标准提高为不得少于 0.055%。

17. 鱼腥草
Yuxingcao
HOUTTUYNIAE HERBA

本品为三白草科植物蕺菜 *Houttuynia cordata* Thunb. 的干燥地上部分的炮制加工品。

【采收与加工】 夏季茎叶茂盛花穗多时采割，除去杂质，晒干。产地为鱼腥草道地产区四川省平昌县。

【炮制】 除去杂质，迅速洗净，切 20mm 段，40℃烘干，定量压制。

【成品性状】 呈圆饼状，直径 50mm，外表黄棕色，可见部分压扁后的茎叶。以清水发散后呈不规则的段。未破碎的茎呈扁圆柱形，扭曲，表面黄棕色，具纵棱数条；质脆，易折断。叶片卷折皱缩，展平后呈心形，上表面暗黄绿色至暗棕色，下表面灰绿色或灰棕色。穗状花序黄棕色。

【鉴别】

（1）显微鉴别：粉末灰绿色至棕色，油细胞类圆形或椭圆形，直径 28 ～ 104μm，内含黄色油滴。非腺毛 1 ～ 16 细胞，基部直径 12 ～ 104μm，表面具线状纹理。腺毛头部 2 ～ 5 细胞，内含淡棕色物，直径 9 ～ 34μm。叶表皮细胞表面具波状条纹，气孔不定式。草酸钙簇晶直径可达 57μm。

（2）理化鉴别：取干鱼腥草粉末适量，置小试管中，用玻棒压紧，滴加品红亚硫酸试液少量至上层粉末湿润，放置片刻，自侧壁观察，湿粉末显粉红色或红紫色。

（3）取干鱼腥草 25g 剪碎，照挥发油测定法（《中国药典》2015 年版通则 2204）加乙酸乙酯 1ml，缓缓加热至沸，并保持微沸 4h，放置 30min，取乙酸乙酯液作为供试品溶液。另取甲基正壬酮对照品，加乙酸乙酯制成每毫升含 10μl 的溶液，作为对照品溶液。照薄层色谱法（《中国药典》2015 年版通则 0502）试验，吸取供试品溶液 5μl、对照品溶液 2μl，分别点于同一硅胶 G 薄层板上，以环已烷 - 乙酸乙酯（9 ∶ 1）为展开剂，展开，取出，晾干，喷以二硝基苯肼试液。供试品色谱中，在与对照品色谱相应的位置上，显相同的黄色斑点。

【检查】

水分　不得过 10.0%（《中国药典》2015 年版通则 0832 第二法）。

酸不溶性灰分　不得过 2.0%（《中国药典》2015 年版通则 2302）。

杂质　不得过 1.5%（《中国药典》2015 年版通则 2301）。

二氧化硫残留量　不得过 150mg/kg（《中国药典》2015 年版通则 2331）。

【浸出物】 照水溶性浸出物测定法项下的冷浸法(《中国药典》2015 年版通则 2201)测定，

不得少于 14.0%。

【性味与归经】 辛，微寒。归肺经。

【功能与主治】 清热解毒，消痈排脓，利尿通淋。用于肺痈吐脓，痰热喘咳，热痢，热淋，痈肿疮毒。

【用法与用量】 15 ～ 25g，不宜久煎。

【贮藏】 置干燥处。

起草单位：四川省中药饮片有限责任公司

“优质干鱼腥草饮片质量标准（草案）”起草说明

一、药材来源

1. 基原

参照《中国药典》2015 年版和《中国植物志》确定基原植物为三白草科植物蕺菜 *Houttuynia cordata* Thunb.。

2. 采收及加工

四川省平昌县鱼腥草基地，根据当地实际栽培情况，结合《中国药典》2015 年版一部“鱼腥草”项下规定“干品夏季茎叶茂盛花穗多时采割，除去杂质，晒干”确定采收期为 7 月茎叶茂盛花穗多时采割地上部分。对基地栽培鱼腥草干燥方式进行考察，最终确定干燥方式为 40℃烘干，见表 17-1。

表 17-1 不同采收期及干燥方式对干鱼腥草浸出物含量的影响（$\bar{x}\pm s$，%，n=3）

采收月份	干燥方式	水溶性浸出物
6 月	晒干	26.6±0.04
	阴干	25.4±0.09
	40℃烘干	27.0±0.10
7 月	晒干	30.8±0.07
	阴干	29.5±0.05
	40℃烘干	32.2±0.09
8 月	晒干	28.7±0.10
	阴干	27.9±0.11
	40℃烘干	28.7±0.12
9 月	晒干	30.1±0.16
	阴干	30.8±0.15
	40℃烘干	30.7±0.14
10 月	晒干	27.8±0.16
	阴干	26.0±0.14
	40℃烘干	27.9±0.09

不同干燥方式对干鱼腥草药材质量影响较大；阴干耗时长且易影响药材外观；晒干受天气影响，

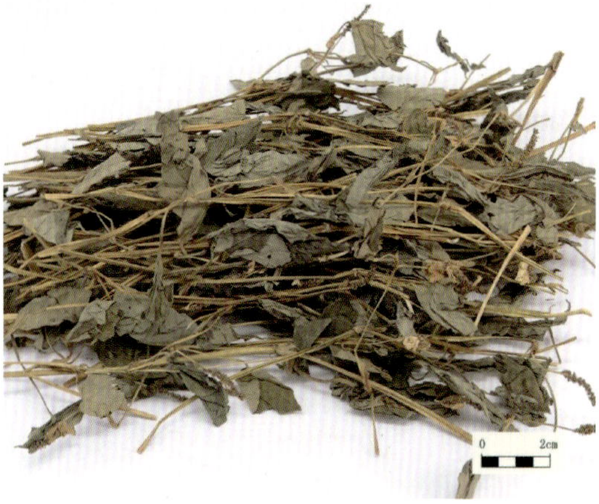

图 17-1　鱼腥草原料药材（一等品）

结合生产实际，最终选择 40℃烘干。

3. 优质药材依据

沿用《中国药典》2015 年版及《四川省中药饮片有限责任公司优质饮片企业内控质量标准》，对鱼腥草药材进行分级，本标准收载鱼腥草药材等级为一等品，见图 17-1、表 17-2。

鱼腥草基地位于四川省平昌县，为鱼腥草主产区，经基地种植过程中多年观察，采用根茎繁殖，其种源稳定，无变异现象。目前种植面积 120 亩，年产优质鱼腥草药材 30t 以上。基地出产鱼腥草茎叶繁茂，香气浓郁，一等鱼腥草占比高，浸出物含量高于《中国药典》2015 年版一部“鱼腥草”项下规定的 100% 以上。

表 17-2　干鱼腥草一等药材规格标准

项目	一等品
生长年限	一年
外形	茎呈扁圆柱形，表面黄棕色，叶片卷折皱缩，上表面暗黄绿色，下表面灰绿色。穗状花序黄棕色
表面	茎表面黄棕色，叶片卷折皱缩，上表面暗黄绿色，下表面灰绿色
质地	质脆
气味	鱼腥气浓

二、炮制

1. 标准依据

优质干鱼腥草饮片炮制工艺执行《中国药典》2015 年版“鱼腥草”及《四川省中药饮片有限责任公司优质饮片企业内控质量标准》“鱼腥草”项下：“除去杂质，迅速洗净，切 20mm 段，40℃烘干，定量压制”。

2. 工艺流程（图 17-2）

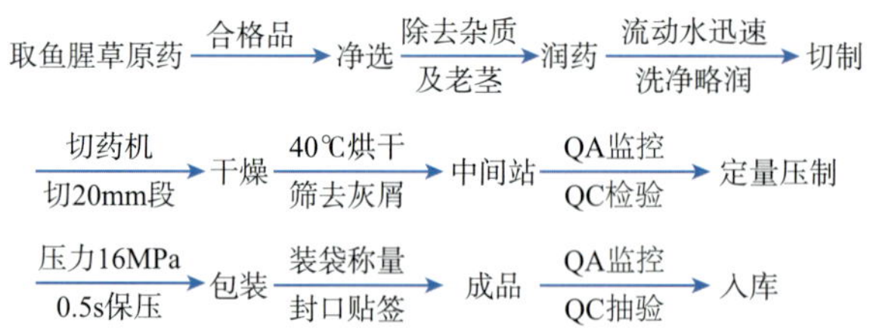

图 17-2　鱼腥草饮片生产工艺流程图

3. 切制、干燥及压制工艺研究

根据《中国药典》2015 年版“鱼腥草”项下：“除去杂质，迅速洗净，切段，及时低温干燥”对切段长度及干燥温度进行考察，最终确定为“切 20mm 段，40℃烘干”工艺（表 17-3），压制对饮片质量的影响见表 17-4。

表 17-3 不同长度及干燥温度对干鱼腥草饮片浸出物含量的影响（$\bar{x}\pm s$，%，n=3）

切片长度	温度	水溶性浸出物含量
10mm	30℃	28.6±0.07
	40℃	28.5±0.05
	50℃	29.9±0.09
20mm	30℃	30.6±0.04
	40℃	31.4±0.09
	50℃	30.0±0.10

表 17-4 压制与非压制在不同贮藏时间对干鱼腥草饮片浸出物含量的影响（$\bar{x}\pm s$，%，n=6）

工艺	0	3	6	9	12	15	18
压制	32.61±0.13	32.10±0.16	32.00±0.12	31.50±0.14	30.20±0.17	28.30±0.18	25.40±0.15
非压制	32.64±0.11	31.50±0.14	29.00±0.13	27.00±0.16	25.10±0.21	23.61±0.20	22.42±0.17

鱼腥草主要成分为浸出物，在干燥过程中温度对饮片质量影响较大，干燥温度过低，干燥时间长，结合生产实际，最终选择 40℃烘干。切段长度对鱼腥草内在品质影响不显著，但 20mm 略优于 10mm，最终选择 20mm。

压制工艺大大缩小了干鱼腥草饮片的体积，减小了饮片表面与空气的接触面积，从而减少了饮片整体的氧化过程，因此，压制工艺更有利于干鱼腥草饮片贮藏。

4. 干鱼腥草饮片炮制 SOP（节选）

（1）领料：领料员凭生产指令填写《领料单》，到原料库领取鱼腥草原药。保管员核对品名、规格、批号、数量。确认后，备料。称量前应校准衡器，按照《称量 SOP》逐品种进行，一人司秤，一人记录。领、发双方复核、签名、发货。领料员运回车间，分发生产工序。

（2）净选：操作人员接到鱼腥草原药，先核对品名、规格、批号、数量。确认无误后，按照《净选 SOP》，置拣选场地，挑选除去杂质，大小分开，装入清洁容器，称重。真实及时地填写记录，转入下一工序。

（3）润药：操作人员接到净选的鱼腥草抢水洗，先核对品名、规格、批号、数量。确认无误后，按照《润药标准操作规程》，置润洗药台上，稍润，取出，装有孔周转箱内。真实及时地填写记录，附上《生产流程单》，转入下一工序。

（4）切制：操作人员接到润制后的鱼腥草，先核对品名、规格、批号、数量及润制情况。确认无误后，按照《切制标准操作规程》，用往复式或转盘式切药机将其切成 20mm 长段。切药应理顺压紧，先试切少量，停机检查合格后，再大量生产。边切边用清洁容器接装，以免切片落地造成污染。切完后，真实及时地填写记录，附上《生产流程单》，转入下一工序。

（5）干燥：操作人员接到切制后的鱼腥草，先核对品名、规格、批号、数量及切制质量。确认无误后，按照《干燥标准操作规程》，烘干。温度控制在 40℃。水分不得过 10.0%。干燥后筛去碎屑，称重，装清洁容器。真实及时地填写记录，附上《生产流程单》，转送至下一工序。

（6）筛选：操作人员接到干燥后的鱼腥草，先核对品名、规格、批号、数量。确认无误后，按照《筛选 SOP》和《DW11-50N02.0 型除尘器使用、维护保养及维修 SOP》，置拣选场地，挑选除去灰渣、杂质，装入清洁周转桶，称重。真实及时地填写记录，转送至中间站。

（7）中间站：工作人员接到鱼腥草半成品，按照《中间站 SOP》，检查品名、规格、批号、数量及产品质量。确认无误后，将其收归中间站，填写《半成品请验单》，附上《生产流程单》，质量管理部取样检验后，出具检验报告。

（8）领料：领料员凭生产指令填写《领料单》，到半成品库领取鱼腥草半成品。保管员核对品名、规格、批号、数量。确认后，备料。称量前应校准衡器，按照《称量 SOP》逐品种进行，一人司秤，一人记录。领、发双方复核、签名、发货。领料员运回车间，分发生产工序。

（9）定量压制：操作人员接到鱼腥草半成品，先核对品名、规格、批号、数量。确认无误后，按照《定量压制标准操作规程》，定量压制应先试压少量，停机检查合格后，再大量生产。边压边包装。定量压制完成后，真实及时地填写记录，附上《生产流程单》，转入下一工序。

（10）包装规格：复合膜包装，装量规格 5g、10g、15g、20g。

三、性状

本品呈圆饼状，直径 50mm，外表黄棕色，可见部分压扁后的茎叶。以清水发散后呈不规则的段。未破碎的茎呈扁圆柱形，表面黄棕色，叶片卷折皱缩，上表面暗黄绿色，下表面灰绿色。穗状花序黄棕色。鱼腥气浓。具体见图 17-3。

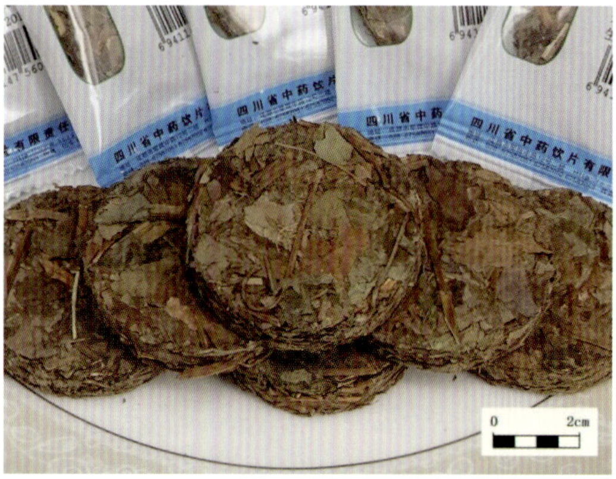

图 17-3　优质鱼腥草压制饮片

四、鉴别

1. 显微鉴别

优质干鱼腥草饮片粉末灰绿色至棕色。油细胞类圆形或椭圆形，直径 28 ～ 104μm，内含黄色油滴。非腺毛 1 ～ 16 细胞，基部直径 12 ～ 104μm，表面具线状纹理。腺毛头部 2 ～ 5 细胞，内含淡棕色物，直径 9 ～ 34μm。叶表皮细胞表面具波状条纹，气孔不定式。草酸钙簇晶直径可达 57μm。具体见图 17-4。

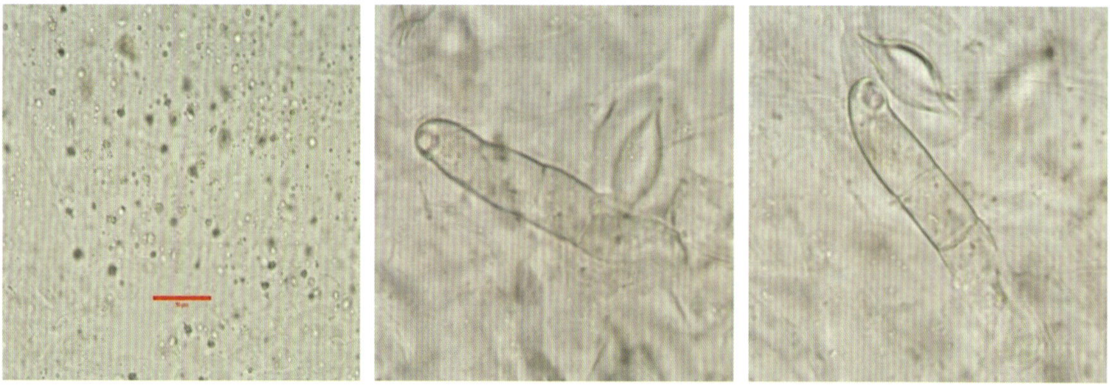

1　　2　　3

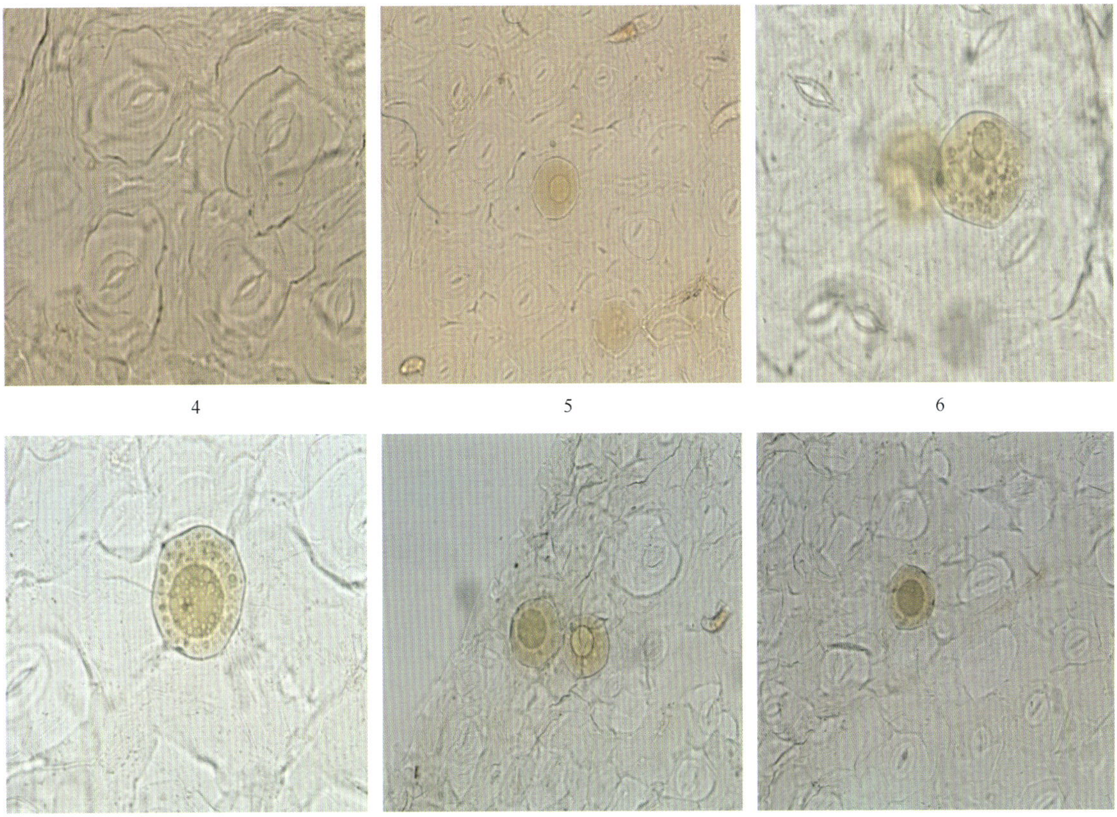

图 17-4　鱼腥草显微特征

1. 方晶；2. 非腺毛；3. 非腺毛；4. 气孔；5. 腺毛；6. 油细胞；7. 腺鳞；8. 腺鳞；9. 腺鳞

2. 薄层色谱鉴别

取干鱼腥草 25g（鲜鱼腥草 125g）剪碎，照挥发油测定法（《中国药典》2015 年版通则 2204）加乙酸乙酯 1ml，缓缓加热至沸，并保持微沸 4h，放置 30min，取乙酸乙酯液作为供试品溶液。另取甲基正壬酮对照品，加乙酸乙酯制成每毫升含 10μl 的溶液，作为对照品溶液。照薄层色谱法（《中国药典》2015 年版通则 0502）试验，吸取供试品溶液 5μl、对照品溶液 2μl，分别点于同一硅胶 G 薄层板上，以环己烷 - 乙酸乙酯（9 ∶ 1）为展开剂，展开，取出，晾干，喷以二硝基苯肼试液。供试品色谱中，在与对照品色谱相应的位置上，显相同的黄色斑点。供试品色谱中，在与鱼腥草对照品色谱相应的位置上，显相同颜色的斑点。具体见图 17-5。

图 17-5　优质干鱼腥草饮片薄层色谱图

1、3. 供试品；2、4. 甲基正壬酮对照品

五、检查

通过对 6 批次干鱼腥草饮片进行水分、酸不溶性灰

分、二氧化硫残留量及杂质考察，确定以下优质干鱼腥草饮片检查项限量标准。结果见表 17-5。

1. 水分

测定结果为 6.9% ～ 8.2%，平均为 7.5%，故规定水分不得过 10.0%。

2. 酸不溶性灰分

测定结果为 0.9% ～ 1.7%，平均为 1.38%，故规定酸不溶性灰分不得过 2.0%。

3. 杂质

测定结果为 0.6% ～ 1.1%，平均为 0.83%，故规定杂质不得过 1.5%。

4. 二氧化硫残留量

沿用《中国药典》2015 年版（通则 2331），不得过 150mg/kg。

表 17-5　干鱼腥草饮片水分、酸不溶性灰分、杂质测定结果（$\bar{x}\pm s$，%，n=3）

编号	批号	水分	酸不溶性灰分	杂质
1	160222	7.3±0.14	0.9±0.09	0.7±0.05
2	160512	6.9±0.15	1.5±0.16	0.9±0.04
3	160616	7.1±0.10	1.7±0.11	0.6±0.07
4	160721	8.2±0.17	1.4±0.16	0.8±0.06
5	160802	8.0±0.19	1.2±0.20	0.9±0.08
6	161222	7.8±0.22	1.6±0.14	1.1±0.05
平均		7.5±0.23	1.38±0.19	0.83±0.18
原料药材	编码 160118	8.74±0.26	1.8±0.33	0.87±0.06

六、浸出物

通过对四川省中药饮片有限责任公司 6 批次压制干鱼腥草饮片进行浸出物含量考察测定结果为 15.3% ～ 20.5%，平均为 17.6%。故规定优质干鱼腥草饮片浸出物含量不得少于 14.0%。结果见表 17-6。

表 17-6　干鱼腥草饮片浸出物含量测定结果（$\bar{x}\pm s$，%，n=3）

编号	批号	浸出物
1	160222	15.3±0.09
2	160512	16.9±0.16
3	160616	20.5±0.11
4	160721	19.7±0.16
5	160802	15.6±0.24
6	161222	17.6±0.14
平均		17.6±0.30
原料药材	编码 160118	18.6±0.13

七、性味与归经

辛，微寒。归肺经。

八、功能与主治

清热解毒，消痈排脓，利尿通淋。用于肺痈吐脓，痰热喘咳，热痢，热淋，痈肿疮毒。

九、用法与用量

15 ～ 25g，不宜久煎。

十、包装与贮藏

1. 饮片小包装

根据《中国药典》2015 年版中“鱼腥草”项下关于干鱼腥草用量的规定，模拟市售小包装，以 25g 为单位进行定量压制，每袋包装重量选为 25g。分别采用聚乙烯塑料真空Ⅰ、聚乙烯塑料非真空Ⅱ、铝箔真空Ⅲ、铝箔非真空Ⅳ、纸袋非真空Ⅴ、双向拉伸聚丙烯/流延聚丙烯药品包装用复合膜袋（BOPP28/CPP30）进行包装，以高温封口机封口使密封。

2. 贮藏条件

优质干鱼腥草饮片贮藏沿用《中国药典》2015 年版“鱼腥草”项下规定，为“置干燥处”。中药饮片在生产、流通、贮藏过程中，保存条件一般可分为常温和低温两种，四川省中药饮片有限责任公司结合实际需要，选定低温稳定性和常温稳定性两个方面对干鱼腥草进行贮藏条件研究。

3. 低温长期稳定性试验贮藏条件

不同包装材料和包装方法的干鱼腥草小包装饮片放置在冰箱内，温度设定为 2 ～ 10℃，分别于 0、3、6、9、12、15、18 个月根据《中国药典》2015 年版检测相关项目。

4. 常温长期稳定性试验贮藏条件

同包装材料和包装方法的干鱼腥草小包装饮片放置在常温留样室内，温度设定为 10 ～ 30℃，室内具有一定的通风、光线及防蚊、防蝇、防鼠等设施，分别于 0、3、6、9、12、15、18 个月根据《中国药典》2015 年版检测相关项目。

5. 结果

不同包装材料、包装方式和贮藏条件下干鱼腥草水分、酸不溶性灰分及水溶性浸出物含量变化见表 17-7 ～表 17-9。

表 17-7　不同包装材料、包装方式和贮藏条件下干鱼腥草水分含量变化（%）

时间（月）	低温						常温					
	塑料非真空	塑料真空	铝箔非真空	铝箔真空	纸袋非真空	BOPP/CPP	塑料非真空	塑料真空	铝箔非真空	铝箔真空	纸袋非真空	BOPP/CPP
0	6.7	6.7	6.7	6.7	6.7	6.7	6.7	6.7	6.7	6.7	6.7	6.7
3	6.7	6.6	6.6	6.8	6.9	6.5	6.8	6.7	6.9	6.7	6.8	6.8
6	6.7	6.5	6.8	6.2	6.8	6.2	6.3	6.6	6.6	6.8	6.6	6.7
9	6.6	6.3	6.7	6.1	7.0	6.1	6.5	6.3	6.2	6.5	6.8	6.8
12	6.6	6.3	6.3	6.0	7.1	7.2	6.1	6.1	6.1	6.8	6.9	6.6
15	6.2	6.4	6.1	6.1	7.1	6.4	6.1	6.4	6.3	6.3	7.0	6.6
18	6.2	6.0	6.1	6.4	7.2	6.2	6.0	6.2	6.0	6.2	7.2	6.4

表 17-8　不同包装材料、包装方式和贮藏条件下干鱼腥草酸不溶性灰分含量变化（%）

时间（月）	低温						常温					
	塑料非真空	塑料真空	铝箔非真空	铝箔真空	纸袋非真空	BOPP/CPP	塑料非真空	塑料真空	铝箔非真空	铝箔真空	纸袋非真空	BOPP/CPP
0	1.6	1.6	1.6	1.6	1.6	1.6	1.6	1.6	1.6	1.6	1.6	1.6
3	1.3	1.5	1.6	1.5	1.4	1.5	1.6	1.7	1.5	1.4	1.5	1.5
6	1.7	1.8	1.4	1.8	1.7	1.7	1.7	1.4	1.8	1.7	1.5	1.7
9	1.4	1.8	1.7	1.3	1.9	1.5	1.5	1.7	1.6	1.6	1.8	1.4
12	1.5	1.2	1.5	1.5	1.3	1.4	1.6	1.7	1.5	1.5	1.9	1.2
15	1.6	1.4	1.3	1.7	1.6	1.5	1.3	1.4	1.5	1.4	1.3	1.3
18	1.3	1.6	1.2	1.4	1.8	1.3	1.3	1.4	1.5	1.6	1.4	1.6

表 17-9　不同包装材料、包装方式和贮藏条件下干鱼腥草水溶性浸出物含量变化（%）

时间（月）	低温						常温					
	塑料非真空	塑料真空	铝箔非真空	铝箔真空	纸袋非真空	BOPP/CPP	塑料非真空	塑料真空	铝箔非真空	铝箔真空	纸袋非真空	BOPP/CPP
0	16.2	16.2	16.2	16.2	16.2	16.2	16.2	16.2	16.2	16.2	16.2	16.2
3	16.0	16.7	15.6	16.5	16.0	16.1	16.8	16.2	15.7	16.9	16.0	16.5
6	16.5	16.6	16.0	16.4	16.6	16.9	16.0	16.6	16.0	16.0	16.0	16.7
9	16.7	16.8	16.1	16.7	16.4	16.6	16.5	16.7	16.3	16.5	15.9	16.4
12	16.1	16.2	16.9	15.8	16.7	15.8	17.3	16.5	16.5	16.6	16.2	16.3
15	15.9	16.1	16.0	16.9	16.0	16.7	16.0	16.1	16.5	16.7	16.1	16.6
18	16.3	16.9	15.2	17.1	15.5	16.0	16.2	16.1	16.3	16.4	16.1	16.0

从低温及常温条件下水分、酸不溶性灰分及水溶性浸出物含量结果可以看出，除了纸袋包装的饮片水分含量变化较大外，其他包装材料及条件的饮片水分含量差别不大，随时间变化不明显；酸不溶性灰分含量及水溶性浸出物含量变化亦不明显。

综合以上因素，采用透明度高、阻湿性强的双向拉伸聚丙烯 / 流延聚丙烯药品包装用复合膜袋（BOPP28/CPP30）材料作为干鱼腥草小包装饮片的包装材料。采用常温条件作为干鱼腥草的贮存条件，保质期至少可达 18 个月。

十一、优质饮片质量标准亮点总结

1. 药材与基原

本品为三白草科植物蕺菜 *Houttuynia cordata* Thunb. 的干燥地上部分。

2. 产地

四川省平昌县道地产区。

3. 工艺

优质鱼腥草饮片炮制工艺在《中国药典》2015 年版“鱼腥草”项下规定的基础上，增加了压制工艺，工艺稳定可控。

4. 性状

增加了饮片压制后性状描述，呈圆饼状，直径 50mm，外表黄棕色，可见部分压扁后的茎叶。

5. 检查

提高了水分和酸不溶性灰分的标准，水分不得过 10.0%，酸不溶性灰分不得过 2.0%。增加了二氧化硫残留量和杂质的规定，二氧化硫残留量不得过 150mg/kg，杂质不得过 1.5%。

6. 浸出物

提高了水溶性浸出物标准，不少于 14.0%。

18. 蒲公英
Pugongying
TARAXACI HERBA

本品为菊科植物蒲公英 *Taraxacum mongolicum* Hand.-Mazz. 的干燥全草的炮制加工品。

【采收与加工】 春至秋季花初开时采挖，除去杂质，洗净，晒干。产地为蒲公英道地产区四川省平昌县。

【炮制】 除去杂质，洗净，切 20mm 段，50℃烘干，定量压制。

【成品性状】 呈圆饼状，直径 50mm，外表暗灰绿色，可见部分压扁后的叶。根表面棕褐色，抽皱；根头部有棕褐色或黄白色的茸毛，有的已脱落。叶多皱缩破碎，绿褐色或暗灰绿色，完整者展平后呈倒披针形，先端尖或钝，边缘浅裂或羽状分裂，基部渐狭，下延呈柄状。头状花序，总苞片多层，花冠黄褐色或淡黄白色。有时可见具白色冠毛的长椭圆形瘦果。气微，味微苦。

【鉴别】

（1）显微鉴别

1）叶表面观：上下表皮细胞垂周壁波状弯曲，表面角质纹理明显或稀疏可见。上下表皮均有非腺毛，3 ～ 9 细胞，直径 17 ～ 34μm，顶端细胞甚长，皱缩呈鞭状或脱落。下表皮气孔较多，不定式或不等式，副卫细胞 3 ～ 6 个，叶肉细胞含细小草酸钙结晶。叶脉旁可见乳汁管。

2）根横切面：木栓细胞数列，棕色。韧皮部宽广，乳管群断续排列成数轮。形成层成环。木质部较小，射线不明显；导管较大，散列。

（2）取本品粉末 1g，加含 5% 甲酸的甲醇溶液 20ml，超声处理 20min，滤过，滤液蒸干，残渣加水 10ml 使溶解，滤过，滤液用乙酸乙酯振摇提取 2 次，每次 10ml，合并乙酸乙酯液，蒸干，残渣加甲醇 1ml 使溶解，作为供试品溶液。另取咖啡酸对照品，加甲醇制成每毫升含 0.5mg 的溶液，作为对照品溶液。照薄层色谱法（《中国药典》2015 年版通则 0502）试验，吸取上述两种溶液各 6μl，分别点于同一硅胶 G 薄层板上，以乙酸丁酯 - 甲酸 - 水（7 ∶ 2.5 ∶ 2.5）的上层溶液为展开剂，展开，取出，晾干，置紫外光灯（365nm）下检视。供试品色谱中，在与对照品色谱相应的位置上，显相同颜色的荧光斑点。

【检查】

水分 不得过 10.0%（《中国药典》2015 年版通则 0832 第四法）。

杂质 不得过 1.5%。

二氧化硫 不得过 150mg/kg。

【浸出物】 照醇溶性浸出物测定法（《中国药典》2015 年版通则 2201）项下的热浸法，用 75% 乙醇作溶剂，不得少于 19.0%。

【含量测定】 照高效液相色谱法（《中国药典》2015 年版通则 0512）测定。

色谱条件与系统适用性试验：以十八烷基硅烷键合硅胶为填充剂；以甲醇 - 磷酸盐缓冲液（取磷酸二氢钠 1.56g，加水使溶解成 1000ml，再加 1% 磷酸溶液调节 pH 至 3.8 ～ 4.0，即得）（23 ∶ 77）为流动相；检测波长为 323nm；柱温 40℃。理论板数按咖啡酸峰计算应不低于 3000。

对照品溶液的制备：取咖啡酸对照品适量，精密称定，加甲醇制成每毫升含 30μg 的溶液，即得。

供试品溶液的制备：取本品粗粉约 1g，精密称定，置 50ml 具塞锥形瓶中，精密加含 5% 甲酸的甲醇溶液 10ml，密塞，摇匀，称定重量，超声处理（功率 250W，频率 40kHz）30min，取出，放冷，再称定重量，用含 5% 甲酸的甲醇溶液补足减失的重量，摇匀，离心，取上清液，置棕色量瓶中，即得。

测定法：分别精密吸取对照品溶液 10μl 与供试品溶液 5 ～ 20μl，注入液相色谱仪，测定，即得。

本品按干燥品计算，含咖啡酸（$C_9H_8O_4$）不得少于 0.037%。

【性味与归经】 苦、甘，寒。归肝、胃经。

【功能与主治】 清热解毒，消肿散结，利尿通淋。用于疔疮肿毒，乳痈，瘰疬，目赤，咽痛，肺痈，肠痈，湿热黄疸，热淋涩痛。

【用法与用量】 10 ～ 15g。

【贮藏】 置通风干燥处，防潮，防蛀。

起草单位：四川省中药饮片有限责任公司

“优质压制蒲公英饮片质量标准（草案）”起草说明

一、药材来源

1. 基原

参照《中国药典》2015 年版和《中国植物志》确定基原植物为菊科植物蒲公英 *Taraxacum mongolicum* Hand.-Mazz.。

2. 采收及加工

四川省平昌县蒲公英基地，根据当地实际栽培情况，结合《中国药典》2015 年版一部“蒲公英”项下规定“春至秋季花初开时采挖，除去杂质，洗净，晒干”确定采收期为 5 ～ 9 月花初开时采挖。对基地栽培蒲公英干燥方式进行考察，最终确定干燥方式为 50℃烘干，见表 18-1。

表 18-1 不同干燥方式对蒲公英药材质量的影响（$\bar{x}\pm s$，%，n=3）

采收月份	干燥方式	醇溶性浸出物	咖啡酸
4 月	晒干	31.9±0.12	0.030±0.17
	阴干	29.1±0.03	0.039±0.15
	50℃烘干	28.1±0.10	0.037±0.17

续表

采收月份	干燥方式	醇溶性浸出物	咖啡酸
5 月	晒干	33.9±0.12	0.040±0.17
	阴干	34.1±0.03	0.046±0.15
	50℃烘干	34.1±0.10	0.042±0.17
6 月	晒干	33.2±0.04	0.060±0.10
	阴干	33.1±0.02	0.073±0.27
	50℃烘干	33.4±0.02	0.068±0.08
7 月	晒干	36.6±0.07	0.060±0.11
	阴干	38.1±0.03	0.070±0.39
	50℃烘干	36.2±0.11	0.068±0.11
8 月	晒干	38.5±0.11	0.063±0.17
	阴干	38.6±0.10	0.072±0.18
	50℃烘干	38.2±0.04	0.069±0.13
9 月	晒干	35.6±0.09	0.060±0.11
	阴干	36.5±0.07	0.063±0.15
	50℃烘干	34.7±0.07	0.068±0.12
10 月	晒干	23.9±0.12	0.055±0.17
	阴干	24.1±0.03	0.056±0.15
	50℃烘干	23.1±0.10	0.052±0.17

不同干燥方式对蒲公英药材质量影响较大；阴干干燥时间长且易影响药材外观；晒干受天气影响，结合生产实际，最终选择 50℃烘干。

3. 优质药材依据

沿用《中国药典》2015 年版及《四川省中药饮片有限责任公司优质饮片企业内控质量标准》，对蒲公英药材进行分级，本标准收载蒲公英药材等级为一等品，见图 18-1、表 18-2。

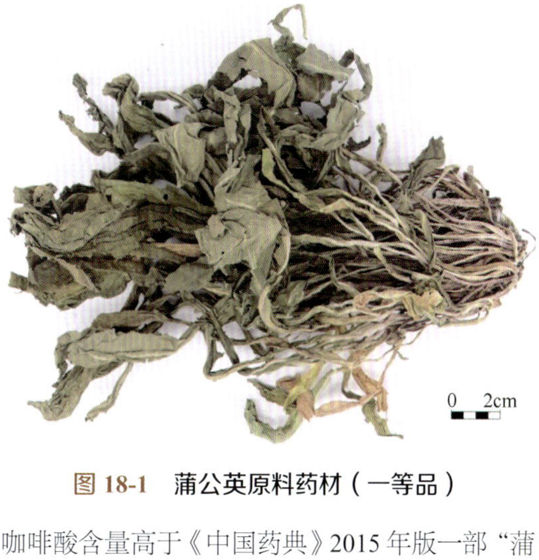

图 18-1 蒲公英原料药材（一等品）

蒲公英种植基地位于四川省平昌县，为蒲公英主产区，经基地种植过程中多年观察，采用种子繁殖，其种源稳定，无变异现象。目前种植面积 60 亩，年产优质蒲公英药材 20t 以上。基地出产蒲公英的茎叶繁茂，一等蒲公英占比高（按表 18-2 分级标准分级），咖啡酸含量高于《中国药典》2015 年版一部“蒲公英”项下规定的 50% 以上。

表 18-2 蒲公英一等药材规格标准

项目	一等品
生长年限	二年
外形	皱缩卷曲的团块。根呈圆锥状，表面棕褐色。叶基生，多皱缩破碎，完整叶片呈倒披针形，暗灰绿色，无花茎。无虫蛀，无霉变

续表

项目	一等品
表面	根表面棕褐色，叶暗灰绿色
气味	气微，味微苦

二、炮制

1. 标准依据

优质蒲公英饮片炮制工艺执行《中国药典》2015 年版“蒲公英”及《四川省中药饮片有限责任公司优质饮片企业内控质量标准》“蒲公英”项下：“除去杂质，洗净，切 20mm 段，50℃烘干，定量压制”。

2. 工艺流程（图 18-2）

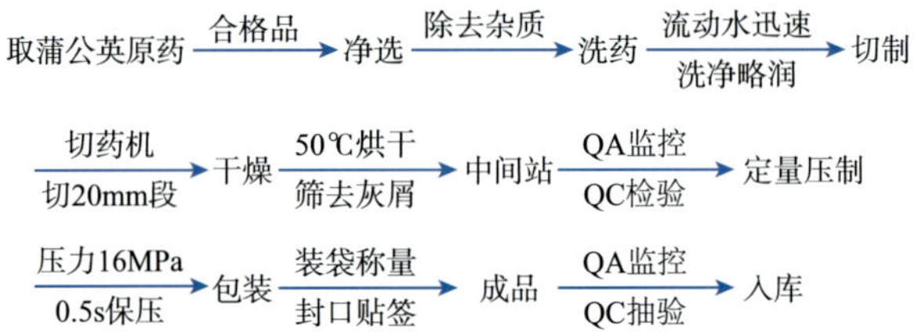

图 18-2　蒲公英饮片生产工艺流程图

3. 切制、干燥及压制工艺研究

根据《中国药典》2015 年版“蒲公英”项下：“除去杂质，洗净，切段，干燥”对切段长度及干燥温度进行考察，最终确定为“切 20mm 段，50℃烘干”工艺（表 18-3），压制对饮片质量的影响见表 18-4。

表 18-3　不同切段长度及烘干温度对蒲公英饮片醇溶性浸出物和咖啡酸含量的影响（$\bar{x}\pm s$，%，n=3）

切制长度	温度	醇溶性浸出物	咖啡酸
10mm	40℃	33.2±0.14	0.060±0.10
	50℃	33.6±0.12	0.073±0.27
	60℃	33.4±0.10	0.068±0.08
20mm	40℃	36.6±0.07	0.060±0.11
	50℃	37.1±0.13	0.070±0.39
	60℃	36.2±0.11	0.068±0.11

蒲公英主要成分为醇溶性浸出物和咖啡酸，在干燥过程中温度对饮片质量影响较大，干燥温度过低，干燥时间长，结合生产实际，最终选择 50℃烘干。切段长度对蒲公英内在品质影响不显著，但 20mm 略优于 10mm，最终选择 20mm。

表 18-4　压制与非压制对蒲公英饮片醇溶性浸出物和咖啡酸含量的影响（$\bar{x}\pm s$，%，n=6）

时间（月）	压制与否	醇溶性浸出物	咖啡酸
0	压制	44.1±0.12	0.072±0.17
	非压制	44.1±0.03	0.072±0.18
3	压制	43.5±0.10	0.071±0.17
	非压制	43.0±0.12	0.068±0.13

续表

时间（月）	压制与否	醇溶性浸出物	咖啡酸
6	压制	43.2±0.11	0.069±0.15
	非压制	42.7±0.10	0.064±0.17
9	压制	42.9±0.04	0.067±0.10
	非压制	41.9±0.02	0.061±0.27
12	压制	42.4±0.02	0.064±0.08
	非压制	41.2±0.07	0.057±0.11
15	压制	42.0±0.03	0.063±0.39
	非压制	40.7±0.11	0.054±0.11
18	压制	41.5±0.11	0.063±0.17
	非压制	39.9±0.10	0.052±0.18

压制工艺大大缩小了蒲公英饮片的体积，减小了饮片表面与空气的接触面积，从而减慢了饮片的氧化过程，因此，压制工艺更有利于蒲公英饮片贮藏。

4. 蒲公英饮片炮制 SOP（节选）

（1）领料：领料员凭生产指令填写《领料单》，到原料库领取蒲公英原药。保管员核对品名、规格、批号、数量。确认后，备料。称量前应校准衡器，按照《称量 SOP》逐品种进行，一人司秤，一人记录。领、发双方复核、签名、发货。领料员运回车间，分发生产工序。

（2）净选：操作人员接到蒲公英原药，先核对品名、规格、批号、数量。确认无误后，按照《净选 SOP》，置拣选场地，挑选除去杂质，大小分开，装入清洁容器，称重。真实及时地填写记录，转入下一工序。

（3）洗药：操作人员接到净选后的蒲公英，先核对品名、规格、批号、数量及净选情况。确认无误后，按照《洗药标准操作规程》，置洗药池内，流动水洗净，略润后取出，装入有孔周转箱。真实及时地填写记录，附上《生产流程单》，转入下一工序。

（4）切制：操作人员接到洗净后的蒲公英，先核对品名、规格、批号、数量及润制情况。确认无误后，按照《切制标准操作规程》，用往复式或转盘式切药机将其切成 20mm 段。切药应理顺压紧，先试切少量，停机检查合格后，再大量生产。边切边用清洁容器接装，以免切片落地造成污染。切完后，真实及时地填写记录，附上《生产流程单》，转入下一工序。

（5）干燥：操作人员接到切制后的蒲公英，先核对品名、规格、批号、数量及切制质量。确认无误后，按照《干燥标准操作规程》，烘干。温度控制在 50℃。水分不得过 10.0%。干燥后筛去碎屑，称重，装清洁容器。真实及时地填写记录，附上《生产流程单》，转送至下一工序。

（6）中间站：工作人员接到蒲公英半成品，按照《中间站 SOP》，检查品名、规格、批号、数量及产品质量。确认无误后，将其收归中间站，填写《半成品请验单》，附上《生产流程单》，质量管理部取样检验后，出具检验报告。

（7）领料：领料员凭生产指令填写《领料单》，到半成品库领取蒲公英半成品。保管员核对品名、规格、批号、数量。确认后，备料。称量前应校准衡器，按照《称量 SOP》逐品种进行，一人司秤，一人记录。领、发双方复核、签名、发货。领料员运回车间，分发生产工序。

（8）定量压制：操作人员接到蒲公英半成品，先核对品名、规格、批号、数量。确认无误后，按照《定量压制标准操作规程》，定量压制应先试压少量，停机检查合格后，再大量生产。边压边包装。定量压制完成后，真实及时地填写记录，附上《生产流程单》，转入下一工序。

（9）包装规格：复合膜包装，装量规格 5g、10g、15g、20g。

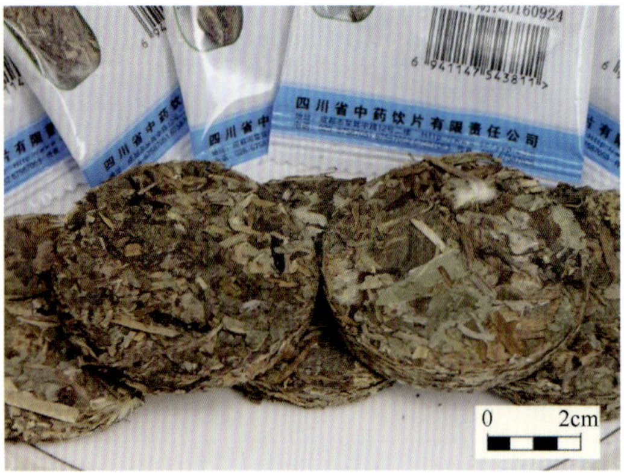

图 18-3 优质蒲公英压制饮片

三、性状

本品呈圆饼状，直径 50mm，外表暗灰绿色，可见部分压扁后的叶。以清水发散后呈不规则的段。根表面棕褐色，抽皱；根头部有棕褐色或黄白色的茸毛，有的已脱落。叶多皱缩破碎，暗灰绿色，完整者展平后呈倒披针形，先端尖或钝，边缘浅裂或羽状分裂，基部渐狭，下延呈柄状。偶见头状花序，总苞片多层，花冠黄褐色或淡黄白色。有时可见具白色冠毛的长椭圆形瘦果。气微，味微苦。具体见图 18-3。

四、鉴别

1. 显微鉴别

优质蒲公英饮片叶表面观：上下表皮细胞垂周壁波状弯曲，表面角质纹理明显或稀疏可见。上下表皮均有非腺毛，3 ～ 9 细胞，直径 17 ～ 34μm，顶端细胞甚长，皱缩呈鞭状或脱落。下表皮气孔较多，不定式或不等式，副卫细胞 3 ～ 6 个，叶肉细胞含细小草酸钙结晶。叶脉旁可见乳汁管。根横切面：木栓细胞数列，棕色。韧皮部宽广，乳管群断续排列成数轮，形成层成环。木质部较小，射线不明显；导管较大，散列。具体见图 18-4。

2. 薄层色谱鉴别

取本品粉末 1g，加含 5% 甲酸的甲醇溶液 20ml，超声处理 20min，滤过，滤液蒸干，残渣加水 10ml 使溶解，滤过，滤液用乙酸乙酯振摇提取 2 次，每次 10ml，合并乙酸乙酯液，蒸干，残渣加甲醇 1ml 使溶解，作为供试品溶液。另取咖啡酸对照品，加甲醇制成每毫升含 0.5mg 的溶液，作为对照品溶液。照薄层色谱法（《中国药典》2015 年版通则 0502）试验，吸取上述两种溶液各 6μl，分别点于同一硅胶 G 薄层板上，以乙酸丁酯 - 甲酸 - 水（7 ∶ 2.5 ∶ 2.5）的上层溶液为展开剂，展开，取出，晾干，置紫外光灯（365nm）下检视。供试品色谱中，在与对照品色谱相应的位置上，显相同颜色的荧光斑点。具体见图 18-5。

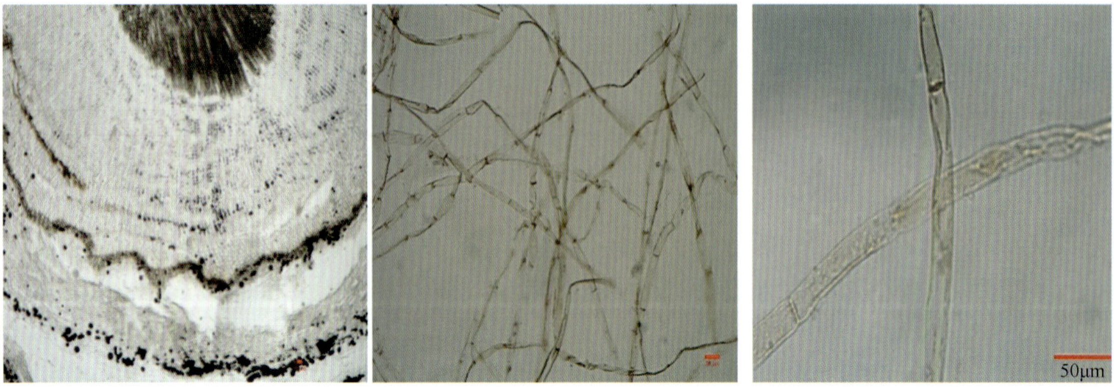

1　　2　　3

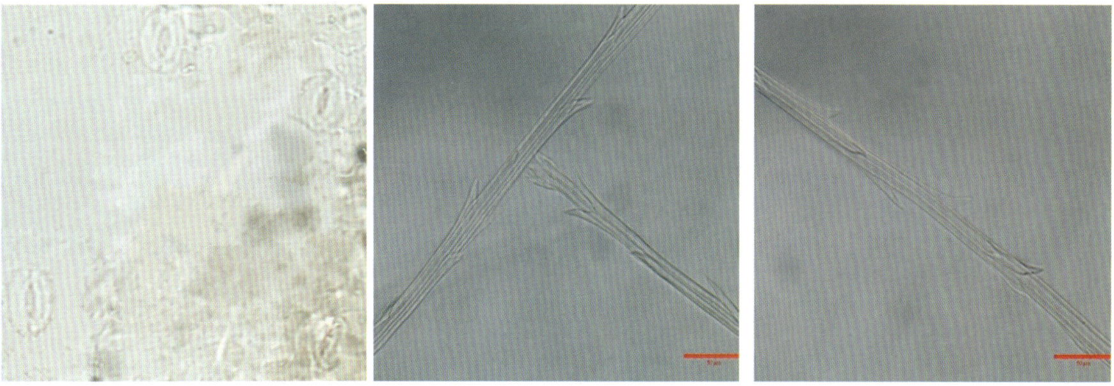

4 5 6

图 18-4 蒲公英显微特征

1. 横截面；2. 非腺毛；3. 非腺毛；4. 气孔；5. 冠毛；6. 冠毛

五、检查

通过对 6 批次蒲公英饮片进行水分、杂质及二氧化硫残留量考察（结果见表 18-5），确定以下优质蒲公英饮片检查项限量标准。

1. 水分

测定结果为 7.0% ～ 8.9%，平均为 7.9%，故规定水分不得过 10.0%。

2. 杂质

测定结果为 0.7% ～ 1.1%，平均为 0.8%，故规定杂质不得过 1.5%。

3. 二氧化硫残留量

沿用《中国药典》2015 年版（通则 2331），不得过 150mg/kg。

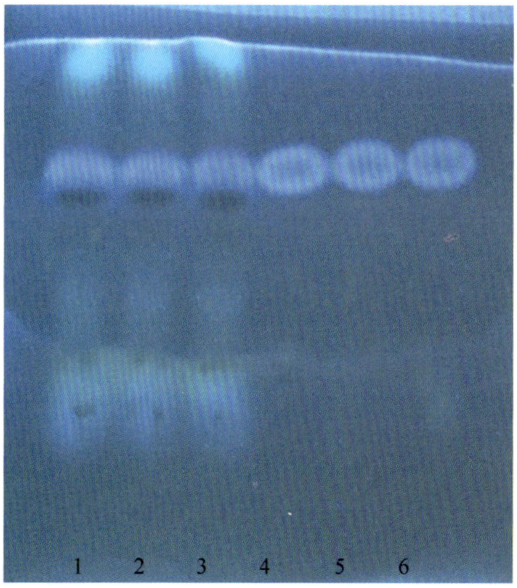

图 18-5 优质蒲公英饮片薄层色谱图

1 ～ 3. 供试品；4 ～ 6. 咖啡酸对照品

表 18-5 蒲公英饮片水分及杂质测定结果（$\bar{x} \pm s$，%，n=3）

编号	批号	水分	杂质
1	160201	8.9 ± 0.14	0.7 ± 0.05
2	160413	7.8 ± 0.15	0.9 ± 0.06
3	160506	7.9 ± 0.10	0.7 ± 0.05
4	160603	7.2 ± 0.17	0.8 ± 0.06
5	160612	8.8 ± 0.19	0.9 ± 0.08
6	160621	7.0 ± 0.22	1.1 ± 0.07
平均		7.9 ± 0.33	0.8 ± 0.18
原料药材	编码 160118	8.7 ± 0.26	1.2 ± 0.06

六、浸出物

通过对 6 批次蒲公英饮片进行浸出物考察，测定结果为 20.3% ～ 22.1%，平均为 21.4%。故规定优质蒲公英饮片浸出物含量不得少于 19.0%。结果见表 18-6。

表 18-6　蒲公英饮片浸出物含量测定结果（$\bar{x}\pm s$，%，n=3）

编号	批号	浸出物
1	160201	22.1±0.09
2	160413	20.3±0.06
3	160506	22.0±0.08
4	160603	21.5±0.07
5	160612	21.6±0.05
6	160621	20.8±0.10
平均		21.4±0.20
原料药材	编码 160118	23.5±0.16

七、含量测定

通过对 6 批次蒲公英饮片进行咖啡酸含量考察，测定结果为 0.069% ～ 0.093%，平均为 0.083%。故规定优质蒲公英饮片咖啡酸含量不得少于 0.037%。结果见图 18-6，图 18-7，表 18-7。

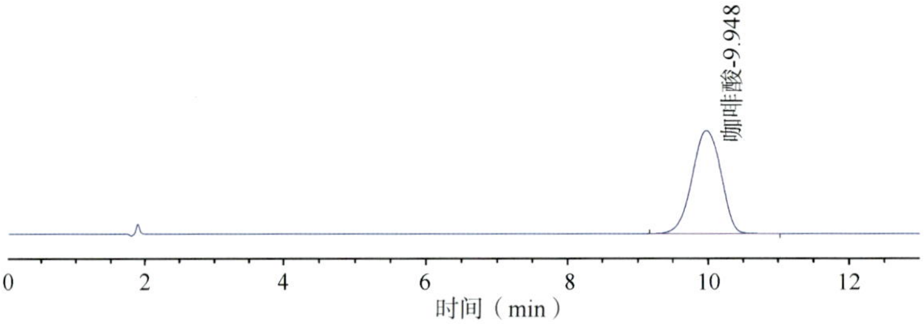

图 18-6　咖啡酸对照品 HPLC 色谱

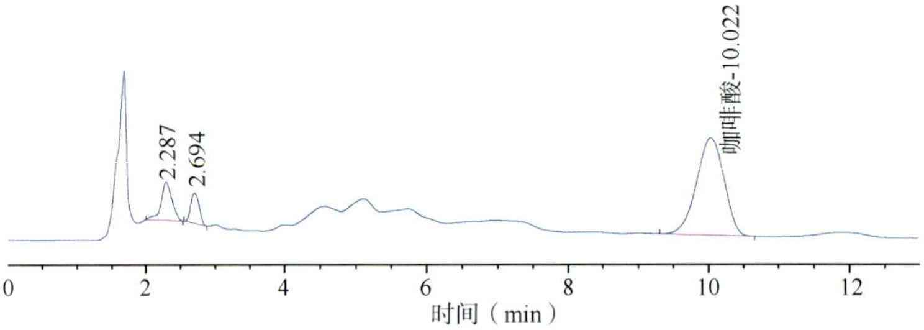

图 18-7　蒲公英饮片 HPLC 图谱

表 18-7　蒲公英饮片咖啡酸含量测定结果（$\bar{x}\pm s$，%，n=3）

编号	批号	咖啡酸
1	160201	0.092±0.09
2	160413	0.093±0.12
3	160506	0.088±0.11
4	160603	0.086±0.15
5	160612	0.073±0.13
6	160621	0.069±0.14
平均		0.083±0.19
原料药材	编码 160118	0.110±0.23

八、性味与归经

苦、甘，寒。归肝、胃经。

九、功能与主治

清热解毒，消肿散结，利尿通淋。用于疔疮肿毒，乳痈，瘰疬，目赤，咽痛，肺痈，肠痈，湿热黄疸，热淋涩痛。

十、用法与用量

10 ～ 15g。

十一、包装与贮藏

1. 饮片小包装

根据《中国药典》2015 年版中“蒲公英”项下关于蒲公英饮片用量的规定，模拟市售小包装，每袋包装重量为 15g。分别采用聚乙烯塑料真空Ⅰ、聚乙烯塑料非真空Ⅱ、铝箔真空Ⅲ、铝箔非真空Ⅳ、纸袋非真空Ⅴ、双向拉伸聚丙烯 / 流延聚丙烯药品包装用复合膜袋（BOPP28/CPP30）进行包装，以高温封口机封口使密封。

2. 贮藏条件

优质蒲公英饮片贮藏沿用《中国药典》2015 年版“蒲公英”项下规定，为“置通风干燥处，防潮，防蛀”。中药饮片在生产、流通、贮藏过程中，保存条件一般可分为常温和低温两种，四川省中药饮片有限责任公司结合实际需要，选定低温稳定性和常温稳定性两个方面对蒲公英饮片进行贮藏条件研究。

3. 低温长期稳定性试验贮藏条件

不同包装材料和包装方法的蒲公英小包装饮片放置在冰箱内，温度设定为 2 ～ 10℃，分别于 0、3、6、9、12、15、18 个月根据《中国药典》2015 年版检测相关项目。

4. 常温长期稳定性试验贮藏条件

同包装材料和包装方法的蒲公英小包装饮片放置在常温留样室内，温度设定为 10 ～ 30℃，室内具有一定的通风、光线及防蚊、防蝇、防鼠等设施，分别于 0、3、6、9、12、15、18 个月根据《中国药典》2015 年版检测相关项目。

5. 结果

不同包装材料、包装方式和贮藏条件下蒲公英水分、醇溶性浸出物和咖啡酸（$C_9H_8O_4$）含量变化见表 18-8 ～表 18-10。

表 18-8　不同包装材料、包装方式和贮藏条件下蒲公英水分含量变化（%）

时间（月）	低温						常温					
	塑料非真空	塑料真空	铝箔非真空	铝箔真空	纸袋非真空	BOPP/CPP	塑料非真空	塑料真空	铝箔非真空	铝箔真空	纸袋非真空	BOPP/CPP
0	8.5	8.5	8.5	8.5	8.5	8.5	8.5	8.5	8.5	8.5	8.5	8.5
3	8.5	8.4	8.4	8.5	8.4	8.4	8.4	8.4	8.5	8.5	8.6	8.5

续表

时间（月）	低温						常温					
	塑料非真空	塑料真空	铝箔非真空	铝箔真空	纸袋非真空	BOPP/CPP	塑料非真空	塑料真空	铝箔非真空	铝箔真空	纸袋非真空	BOPP/CPP
6	8.4	8.4	8.5	8.5	8.4	8.5	8.5	8.3	8.4	8.4	8.4	8.5
9	8.4	8.3	8.3	8.4	8.5	8.5	8.4	8.5	8.4	8.3	8.4	8.4
12	8.3	8.3	8.2	8.4	8.7	8.4	8.5	8.4	8.3	8.3	8.5	8.4
15	8.3	8.2	8.2	8.4	8.9	8.4	8.3	8.1	8.2	8.2	8.6	8.3
18	8.1	8.2	8.1	8.3	9.0	8.3	8.2	8.1	8.1	8.2	8.5	8.3

表 18-9　不同包装材料、包装方式和贮藏条件下蒲公英醇溶性浸出物含量变化（%）

时间（月）	低温						常温					
	塑料非真空	塑料真空	铝箔非真空	铝箔真空	纸袋非真空	BOPP/CPP	塑料非真空	塑料真空	铝箔非真空	铝箔真空	纸袋非真空	BOPP/CPP
0	19.3	19.3	19.3	19.3	19.3	19.3	19.3	19.3	19.3	19.3	19.3	19.3
3	18.5	18.9	18.7	18.8	18.6	18.8	18.8	18.9	18.8	18.7	18.8	18.9
6	19.1	19.1	19.2	19.0	19.1	19.1	19.2	19.1	19.1	19.0	19.1	19.1
9	18.8	18.9	18.9	18.9	18.7	18.8	18.9	18.9	18.9	18.7	18.9	18.9
12	19.4	19.2	19.2	19.2	19.2	19.1	19.3	19.2	19.2	19.0	19.1	19.3
15	18.9	19.0	19.0	18.9	18.8	18.9	19.0	19.0	19.0	18.8	19.0	18.9
18	19.6	19.2	19.2	19.6	19.3	19.3	19.3	19.6	19.2	19.1	19.2	19.4

表 18-10　不同包装材料、包装方式和贮藏条件下蒲公英咖啡酸（$C_9H_8O_4$）含量变化（%）

时间（月）	低温						常温					
	塑料非真空	塑料真空	铝箔非真空	铝箔真空	纸袋非真空	BOPP/CPP	塑料非真空	塑料真空	铝箔非真空	铝箔真空	纸袋非真空	BOPP/CPP
0	0.032	0.032	0.032	0.032	0.032	0.032	0.032	0.032	0.032	0.032	0.032	0.032
3	0.031	0.029	0.030	0.031	0.030	0.033	0.031	0.031	0.032	0.029	0.035	0.032
6	0.030	0.028	0.033	0.034	0.031	0.034	0.030	0.035	0.035	0.032	0.031	0.038
9	0.035	0.031	0.035	0.031	0.034	0.033	0.032	0.036	0.031	0.030	0.035	0.035
12	0.030	0.031	0.029	0.033	0.035	0.031	0.028	0.032	0.031	0.031	0.034	0.034
15	0.031	0.034	0.028	0.033	0.031	0.030	0.029	0.030	0.034	0.032	0.030	0.032
18	0.028	0.032	0.035	0.034	0.030	0.030	0.031	0.033	0.032	0.030	0.030	0.031

从低温及常温条件下水分、醇溶性浸出物和咖啡酸含量结果可以看出，除了纸袋包装的饮片水分含量变化较大外，其他包装材料及条件的饮片水分含量差别不大，随时间变化不明显；醇溶性浸出物含量总体趋势随着时间变化而减少，但减少幅度不大，符合《中国药典》2015 年版中关于蒲公英饮片浸出物含量的要求；咖啡酸（$C_9H_8O_4$）含量差别不大。

综合以上因素，采用透明度高、阻湿性强的双向拉伸聚丙烯 / 流延聚丙烯药品包装用复合膜袋（BOPP28/CPP30）材料作为蒲公英小包装饮片的包装材料。采用常温条件作为蒲公英饮片的贮存条件，保质期至少可达 18 个月。

十二、优质饮片质量标准亮点总结

1. 药材与基原

本品为菊科植物蒲公英 *Taraxacum mongolicum* Hand.-Mazz. 的干燥全草。

2. 产地

四川省平昌县道地产区。

3. 工艺

优质蒲公英饮片炮制工艺在《中国药典》2015 年版“蒲公英”项下规定基础上，增加了压制工艺，工艺稳定可控。

4. 性状

增加了饮片压制后性状描述，呈圆饼状，直径 50mm，外表暗灰绿色，可见部分压扁后的叶。

5. 检查

规定水分不得过 10.0%。增加了对杂质和二氧化硫残留量的规定，杂质不得过 1.5%，二氧化硫残留量不得过 150mg/kg。

6. 提高项

醇溶性浸出物的含量由 18.0% 提高到 19.0%，咖啡酸（$C_9H_8O_4$）含量由 0.020% 提高到 0.037%。

19. 茵陈
Yinchen
ARTEMISIAE SCOPARTAE HERBA

本品为菊科植物茵陈蒿 *Artemisia capillaris* Thunb. 的干燥地上部分的炮制加工品。

【采收与加工】 春季幼苗高 6 ～ 10cm 时采收，除去杂质和老茎，晒干。产地为道地产区四川省彭山县。

【炮制】 除去残根和杂质，筛去灰屑，定量压制。

【成品性状】 呈圆饼状，直径 50mm，外表灰白色，可见部分压扁后的茎及叶，密被白色绒毛。以清水发散后呈不规则的段或卷曲成团。未破碎的茎细小，长 1.5 ～ 2.5cm，直径 0.1 ～ 0.2cm，除去表面白色茸毛后可见明显纵纹；质脆，易折断。叶具柄；展平后叶片呈一至三回羽状分裂，叶片长 1 ～ 3cm，宽约 1cm；小裂片卵形或稍呈倒披针形、条形，先端锐尖。气清香，味微苦。

【鉴别】

（1）显微鉴别：粉末灰绿色。非腺毛“T”字形，长 600 ～ 1700μm，中部略折成“V”字形，两臂不等长，细胞壁极厚，胞腔多呈细缝状，柄 1 ～ 2 细胞。

（2）取本品粉末 0.5g，加 50% 甲醇 20ml，超声处理 30min，离心，取上清液作为供试品溶液。另取绿原酸对照品，加甲醇制成每毫升含 0.1mg 的溶液，作为对照品溶液。照薄层色谱法（《中国药典》2015 年版通则 0502）试验，吸取上述两种溶液各 2μl，分别点于同一硅胶 G 薄层板上，以乙酸丁酯 - 甲酸 - 水（7 ∶ 2.5 ∶ 2.5）的上层溶液为展开剂，展开，取出，晾干，置紫外光灯（365nm）下检视。供试品色谱中，在与对照品色谱相应的位置上，显相同颜色的荧光斑点。

【检查】

水分　不得过 9.0%（《中国药典》2015 年版通则 0832 第二法）。

二氧化硫残留量　不得过 150mg/kg。

杂质　不得过 1.5%。

【浸出物】　照水溶性浸出物测定法项下的热浸法（《中国药典》2015 年版通则 2201）测定，不得少于 26.0%。

【含量测定】　照高效液相色谱法（《中国药典》2015 年版通则 0512）测定。

色谱条件与系统适用性试验：以十八烷基硅烷键合硅胶为填充剂；以乙腈 -0.05% 磷酸溶液（10 ∶ 90）为流动相；检测波长为 327nm。理论板数按绿原酸峰计算应不低于 5000。

对照品溶液的制备：取绿原酸对照品适量，精密称定，置棕色量瓶中，加 50% 甲醇制成每毫升含 40μg 的溶液，即得。

供试品溶液的制备：取本品粉末（过二号筛）约 1g，精密称定，置具塞锥形瓶中，精密加入 50% 甲醇 50ml，称定重量，超声处理（功率 180W，频率 42kHz）30min，放冷，再称定重量，用 50% 甲醇补足减失的重量，摇匀，离心，精密量取上清液 5ml，置 25ml 棕色量瓶中，加 50% 甲醇至刻度，摇匀，滤过，取续滤液，即得。

测定法：分别精密吸取对照品溶液 10μl 与供试品溶液 5 ～ 20μl，注入液相色谱仪，测定，即得。

本品按干燥品计算，含绿原酸（$C_{16}H_{18}O_9$）不得少于 0.60%。

【性味与归经】　苦、辛，微寒。归脾、胃、肝、胆经。

【功能与主治】　清利湿热，利胆退黄。用于黄疸尿少，湿温暑湿，湿疮瘙痒。

【用法与用量】　6 ～ 15g。外用适量，煎汤熏洗。

【贮藏】　置阴凉干燥处，防潮。

起草单位：四川省中药饮片有限责任公司

“优质茵陈饮片质量标准（草案）”起草说明

一、药材来源

1. 基原

参照《中国药典》2015 年版和《中国植物志》确定基原植物为菊科植物茵陈蒿 *Artemisia capillaris* Thunb.。

2. 采收及加工

根据《中国药典》2015 年版一部“茵陈”项下规定“4 月幼苗高 6 ～ 10cm 时采收，除去杂质和老茎，晒干”进行产地加工。

3. 优质药材依据

沿用《中国药典》2015 年版及《四川省中药饮片有限责任公司优质饮片企业内控质量标准》，对茵陈药材进行分级，本标准收载茵陈药材等级为一等品。具体见图 19-1、表 19-1。

茵陈种植基地位于四川省彭山县，为茵陈主产区，经基地种植过程中多年观察，采用分株繁殖，其种源稳定，无变异现象。目前种植面积 80 亩，年产优质茵陈药材 20t 以上。基地出产茵陈茎叶繁茂，一等茵陈占比高，绿原酸含量高于《中国药典》2015 年版一部“茵陈”项下规定 20% 以上。

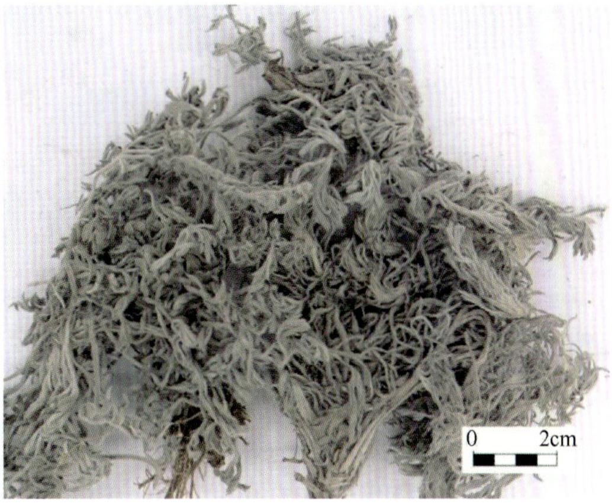

图 19-1　茵陈原料药材（一等品）

二、炮制

1. 标准依据

优质茵陈饮片炮制工艺执行《中国药典》2015 年版“茵陈”及《四川省中药饮片有限责任公司优质饮片企业内控质量标准》“茵陈”项下：“除去残根和杂质，筛去灰屑，定量压制”。

表 19-1　茵陈一等药材规格标准

项目	一等品
生长年限	一年
外形	多卷曲成团状，灰白色，茎细小，长 1.5 ～ 2.5cm，直径 0.1 ～ 0.2cm，叶具柄
质地	质脆，易折断
气味	气清香，味微苦

2. 工艺流程（图 19-2）

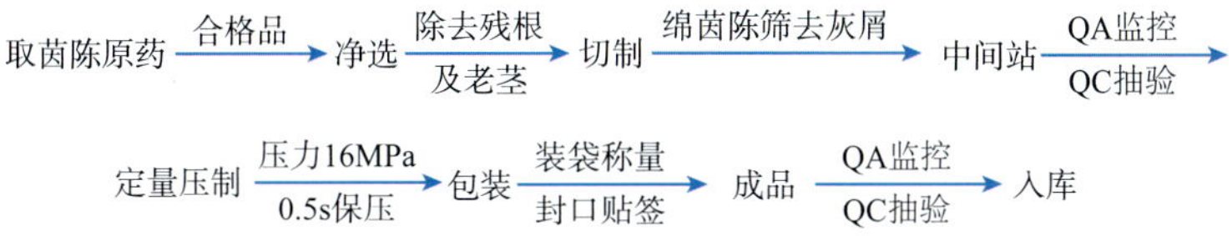

图 19-2　茵陈饮片生产工艺流程图

3. 压制工艺研究

根据《中国药典》2015 年版及《四川省中药饮片炮制规范》“茵陈”项下：“除去残根和杂质，筛去灰屑，定量压制”对压制饮片贮藏进行考察，压制与非压制工艺对饮片质量的影响见表 19-2。

表 19-2　压制与非压制对茵陈饮片浸出物及绿原酸含量的影响（$\bar{x}\pm s$，%，n=6）

时间（月）	压制		非压制	
	浸出物	绿原酸	浸出物	绿原酸
0	28.4±0.11	0.78±0.14	28.5±0.15	0.76±0.12
3	27.7±0.17	0.74±0.15	27.6±0.21	0.71±0.13
6	27.2±0.14	0.71±0.13	27.0±0.12	0.69±0.10
9	26.6±0.18	0.67±0.23	26.4±0.09	0.62±0.13
12	26.1±0.17	0.64±0.15	25.7±0.16	0.56±0.21
15	25.8±0.19	0.61±0.18	25.1±0.17	0.51±0.20
18	25.2±0.14	0.58±0.17	24.6±0.19	0.48±0.22

压制工艺大大缩小了茵陈饮片的体积，减小了饮片表面与空气的接触面积，从而减少了有效成分的散失，因此，压制工艺更有利于茵陈饮片贮藏。

4. 茵陈饮片炮制 SOP（节选）

（1）领料：领料员凭生产指令填写《领料单》，到原料库领取茵陈原药。保管员核对品名、规格、批号、数量。确认后，备料。称量前应校准衡器，按照《称量 SOP》逐品种进行，一人司秤，一人记录。领、发双方复核、签名、发货。领料员运回车间，分发生产工序。

（2）净选：操作人员接到茵陈原药，先核对品名、规格、批号、数量。确认无误后，按照《净选 SOP》，置拣选场地，挑选除去杂质，大小分开，装入清洁容器，称重。真实及时地填写记录，转入下一工序。

（3）切制：操作人员接到净选后的茵陈，先核对品名、规格、批号、数量及润制情况。确认无误后，按照《切制标准操作规程》，用往复式或转盘式切药机将其切成段。切药应理顺压紧，边切边用清洁容器接装，以免切片落地造成污染。切完后，真实及时地填写记录，附上《生产流程单》，转入下一工序。

（4）定量压制：操作人员接到茵陈半成品，先核对品名、规格、批号、数量。确认无误后，按照《定量压制标准操作规程》，定量压制应先试压少量，停机检查合格后，再大量生产。边压边包装。定量压制完成后，真实及时地填写记录，附上《生产流程单》，转入下一工序。

（5）包装规格：复合膜包装，装量规格 5g、10g、15g、20g。

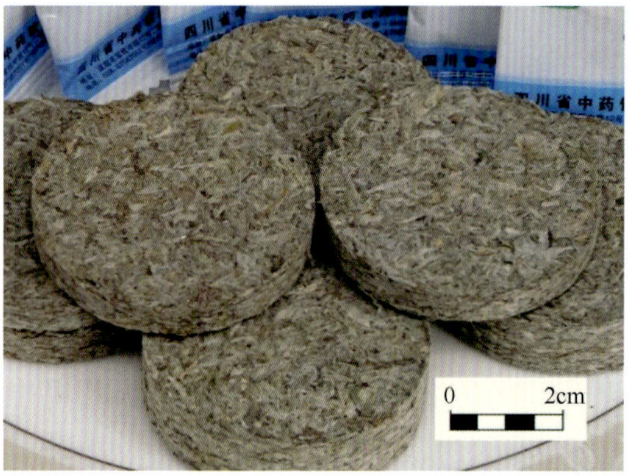

图 19-3　优质茵陈压制饮片

三、性状

本品呈圆饼状，直径 50mm，外表灰白色，可见部分压扁后的茎及叶，密被白色绒毛。以清水发散后呈不规则的段或卷曲成团。未破碎的茎细小，长 1.5 ～ 2.5cm，直径 0.1 ～ 0.2cm，除去表面白色茸毛后可见明显纵纹。叶具柄；展平后叶片呈一至三回羽状分裂，叶片长 1 ～ 3cm，宽约 1cm；小裂片卵形或稍呈倒披针形、条形，先端锐尖。气清香，味微苦。无霉变、无虫蛀、无变色。具体见图 19-3。

四、鉴别

1. 显微鉴别

优质茵陈饮片粉末灰绿色。非腺毛“T”字形，长 600 ～ 1700μm，中部略折成“V”字形，两臂不等长，细胞壁极厚，胞腔多呈细缝状，柄 1 ～ 2 细胞。具体见图 19-4。

2. 薄层鉴别

取本品粉末 0.5g，加 50% 甲醇 20ml，超声处理 30min，离心，取上清液作为供试品溶液。另取绿原酸对照品，加甲醇制成每毫升含 0.1mg 的溶液，作为对照品溶液。照薄层色谱法（《中国药典》2015 年版通则 0502）试验，吸取上述两种溶液各 2μl，分别点于同一硅胶 G 薄层板上，以乙酸丁酯 - 甲酸 - 水（7 ∶ 2.5 ∶ 2.5）的上层溶液为展开剂，展开，取出，晾干，置紫外光灯（365nm）下检视。供试品色谱中，在与绿原酸对照品色谱相应的位置上，显相同颜色的荧光斑点。具体见图 19-5。

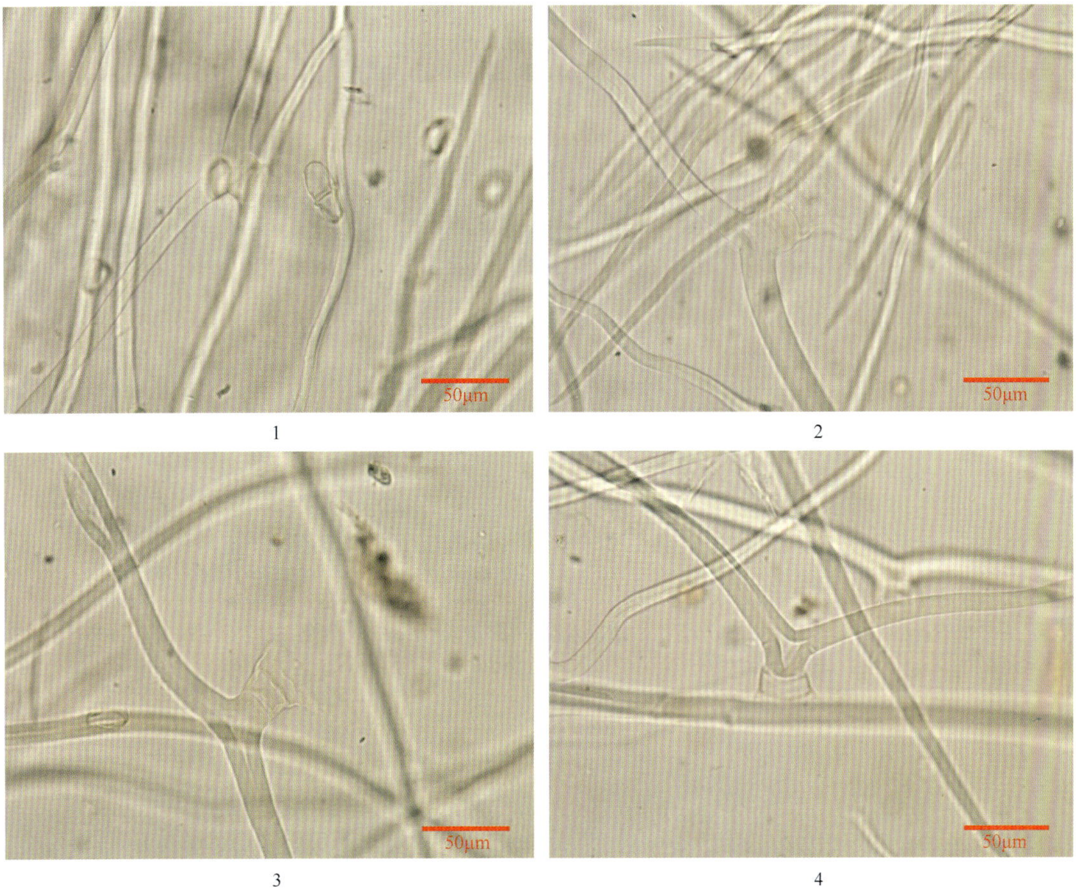

图 19-4 茵陈显微特征

1. 非腺毛；2. 非腺毛；3. 非腺毛；4. 非腺毛

五、检查

通过对 6 批次茵陈饮片进行水分、杂质及二氧化硫残留量考察（表 19-3），确定以下优质茵陈饮片检查项限量标准。

1. 水分

测定结果为 6.9% ～ 8.2%，平均为 7.6%，故规定水分不得过 9.0%。

2. 杂质

测定结果为 0.7% ～ 1.2%，平均为 0.93%，故规定杂质不得过 1.5%。

3. 二氧化硫残留量

沿用《中国药典》2015 年版（通则 2331），不得过 150mg/kg。

图 19-5 优质茵陈饮片薄层色谱图

1、3. 供试品；2、4. 绿原酸对照品

表 19-3 茵陈饮片水分及杂质测定结果（$\bar{x}\pm s$，%，n=3）

编号	批号	水分	杂质
1	160216	7.6±0.15	0.80±0.05
2	160323	6.9±0.16	0.70±0.04
3	160408	7.3±0.18	0.90±0.07
4	160517	8.2±0.19	1.20±0.06
5	160521	7.8±0.22	0.90±0.08
6	160617	8.0±0.20	1.10±0.05
平均		7.6±0.48	0.93±0.19
原料药材	编码 151127	7.7±0.22	0.87±0.11

六、浸出物

通过对四川省中药饮片有限责任公司 6 批次茵陈饮片进行浸出物含量考察，测定结果为 26.7% ～ 29.2%，平均为 27.5%，故规定优质茵陈饮片浸出物不得少于 26.0%。结果见表 19-4。

表 19-4 茵陈饮片浸出物测定结果（$\bar{x}\pm s$，%，n=3）

编号	批号	浸出物
1	160216	27.3±0.09
2	160323	26.7±0.10
3	160408	27.1±0.14
4	160517	29.2±0.28
5	160521	26.8±0.12
6	160617	28.0±0.21
平均		27.5±0.95
原料药材	编码 151127	28.3±0.17

七、含量测定

通过对四川省中药饮片有限责任公司 6 批次茵陈饮片进行绿原酸含量考察，测定结果为 0.68% ～ 0.82%，平均为 0.76%，故规定优质茵陈饮片绿原酸含量不得少于 0.60%。结果见表 19-5。

表 19-5 茵陈饮片绿原酸含量测定结果（$\bar{x}\pm s$，%，n=3）

编号	批号	绿原酸
1	160216	0.77±0.09
2	160323	0.79±0.08
3	160408	0.68±0.04
4	160517	0.76±0.06
5	160521	0.73±0.07
6	160617	0.82±0.05
平均		0.76±0.05
原料药材	编码 151127	0.80±0.27

八、性味与归经

苦、辛，微寒。归脾、胃、肝、胆经。

九、功能与主治

清利湿热，利胆退黄。用于黄疸尿少，湿温暑湿，湿疮瘙痒。

十、用法与用量

6 ～ 15g。外用适量，煎汤熏洗。

十一、包装与贮藏

1. 饮片小包装

根据《中国药典》2015 年版中“茵陈”项下关于茵陈饮片用量的规定，模拟市售小包装，每袋包装重量为 10g。分别采用聚乙烯塑料真空Ⅰ、聚乙烯塑料非真空Ⅱ、铝箔真空Ⅲ、铝箔非真空Ⅳ、纸袋非真空Ⅴ、双向拉伸聚丙烯 / 流延聚丙烯药品包装用复合膜袋（BOPP28/CPP30）进行包装，以高温封口机封口使密封。

2. 贮藏条件

优质茵陈饮片贮藏沿用《中国药典》2015 年版“茵陈”项下规定，为“置阴凉干燥处，防潮”。中药饮片在生产、流通、贮藏过程中，保存条件一般可分为常温和低温两种，四川省中药饮片有限责任公司结合实际需要，选定低温稳定性和常温稳定性两个方面对茵陈饮片进行贮藏条件研究。

3. 低温长期稳定性试验贮藏条件

不同包装材料和包装方法的茵陈小包装饮片放置在冰箱内，温度设定为 2 ～ 10℃，分别于 0、3、6、9、12、15、18 个月根据《中国药典》2015 年版检测相关项目。

4. 常温长期稳定性试验贮藏条件

同包装材料和包装方法的茵陈小包装饮片放置在常温留样室内，温度设定为 10 ～ 30℃，室内具有一定的通风、光线及防蚊、防蝇、防鼠等设施，分别于 0、3、6、9、12、15、18 个月根据《中国药典》2015 年版检测相关项目。

5. 结果

不同包装材料、包装方式和贮藏条件下茵陈水分、水溶性浸出物、绿原酸含量变化见表 19-6 ～表 19-8。

表 19-6　不同包装材料、包装方式和贮藏条件下茵陈水分含量变化（%）

时间（月）	低温						常温					
	塑料非真空	塑料真空	铝箔非真空	铝箔真空	纸袋非真空	BOPP/CPP	塑料非真空	塑料真空	铝箔非真空	铝箔真空	纸袋非真空	BOPP/CPP
0	10.7	10.7	10.7	10.7	10.7	10.7	10.7	10.7	10.7	10.7	10.7	10.7
3	10.6	10.7	10.6	10.7	10.7	10.6	10.6	10.7	10.6	10.7	10.8	10.6
6	10.5	10.6	10.5	10.6	10.8	10.5	10.5	10.6	10.4	10.6	10.9	10.5

续表

时间（月）	低温						常温					
	塑料非真空	塑料真空	铝箔非真空	铝箔真空	纸袋非真空	BOPP/CPP	塑料非真空	塑料真空	铝箔非真空	铝箔真空	纸袋非真空	BOPP/CPP
9	10.4	10.5	10.3	10.5	10.8	10.4	10.4	10.5	10.3	10.5	11.1	10.4
12	10.3	10.4	10.2	10.4	11.0	10.3	10.3	10.4	10.2	10.4	11.2	10.2
15	10.2	10.3	10.1	10.3	11.1	10.1	10.2	10.3	10.1	10.3	11.6	10.1
18	10.1	10.2	10.0	10.2	11.3	9.9	10.1	10.2	10.0	10.2	11.8	10.0

表 19-7 不同包装材料、包装方式和贮藏条件下茵陈水溶性浸出物含量变化（%）

时间（月）	低温						常温					
	塑料非真空	塑料真空	铝箔非真空	铝箔真空	纸袋非真空	BOPP/CPP	塑料非真空	塑料真空	铝箔非真空	铝箔真空	纸袋非真空	BOPP/CPP
0	27.3	27.3	27.3	27.3	27.3	27.3	27.3	27.3	27.3	27.3	27.3	27.3
3	27.2	27.3	27.2	27.3	27.1	27.2	27.2	27.3	27.2	27.3	27.1	27.2
6	27.1	27.2	27.1	27.2	27.0	27.1	27.1	27.2	27.1	27.2	26.9	27.1
9	27.0	27.1	27.0	27.1	26.8	27.0	26.9	27.1	27.0	27.1	26.7	27.0
12	26.9	27.0	26.9	27.0	26.5	26.8	26.8	26.9	26.9	27.0	26.4	26.9
15	26.7	26.8	26.7	26.8	26.3	26.5	26.6	26.7	26.7	26.8	26.1	26.8
18	26.6	26.7	26.5	26.7	26.1	26.3	26.5	26.6	26.4	26.6	26.8	26.5

表 19-8 不同包装材料、包装方式和贮藏条件下茵陈绿原酸（$C_{16}H_{18}O_9$）含量变化（%）

时间（月）	低温						常温					
	塑料非真空	塑料真空	铝箔非真空	铝箔真空	纸袋非真空	BOPP/CPP	塑料非真空	塑料真空	铝箔非真空	铝箔真空	纸袋非真空	BOPP/CPP
0	0.78	0.78	0.78	0.78	0.78	0.78	0.78	0.78	0.78	0.78	0.78	0.78
3	0.78	0.78	0.78	0.78	0.78	0.78	0.77	0.78	0.77	0.78	0.76	0.77
6	0.77	0.77	0.77	0.77	0.76	0.77	0.76	0.77	0.76	0.77	0.74	0.76
9	0.76	0.76	0.76	0.76	0.75	0.76	0.75	0.76	0.75	0.76	0.72	0.75
12	0.75	0.76	0.75	0.76	0.75	0.75	0.74	0.75	0.75	0.76	0.72	0.75
15	0.74	0.75	0.74	0.75	0.74	0.74	0.73	0.74	0.74	0.75	0.71	0.74
18	0.74	0.75	0.74	0.75	0.74	0.74	0.72	0.74	0.73	0.74	0.70	0.73

从低温及常温条件下水分含量、水溶性浸出物、绿原酸含量结果可以看出，除了纸袋包装的饮片水分含量变化较大外，其他包装材料及条件的饮片水分含量差别不大，随时间变化不明显；浸出物含量总体趋势随着时间变化而减少，但减少幅度不大，符合《中国药典》2015 年版中关于茵陈饮片浸出物含量的要求；绿原酸（$C_{16}H_{18}O_9$）含量差别不大。

综合以上因素，采用透明度高、阻湿性强的双向拉伸聚丙烯 / 流延聚丙烯药品包装用复合膜袋（BOPP28/CPP30）材料作为茵陈小包装饮片的包装材料。采用常温条件作为茵陈饮片的贮存条件，保质期至少可达 18 个月。

十二、优质饮片质量标准亮点总结

1. 药材和基原

本品为菊科植物茵陈蒿 *Artemisia capillaris* Thunb. 的干燥地上部分。

2. 产地

四川省彭山县道地产区。

3. 工艺

优质茵陈饮片炮制工艺在《中国药典》2015 年版“茵陈”项下规定的基础上，增加了压制工艺，工艺稳定可控。

4. 性状

增加了饮片压制后性状描述，外观呈圆饼状，直径 50mm，外表灰白色，可见部分压扁后的茎及叶，密被白色绒毛。

5. 检查

规定水分不得过 9.0%，二氧化硫残留量不得过 150mg/kg，杂质不得过 1.5%，浸出物不得少于 26.0%。

6. 含量测定

提高了绿原酸含量标准为不少于 0.60%。

20. 川贝母粉
Chuanbeimufen
FRITILLARIAE CIRRHOSAE BULBUS

本品为梭砂贝母 *Fritillaria delavayi* Franch. 的炮制加工品。

【采收与加工】 夏、秋二季或积雪融化后采挖，除去须根、粗皮及泥沙，晒干或低温干燥。产自道地产区四川省阿坝州。

【炮制】 净制（无霉变、虫蛀等个体，不合格品和杂质应在 1% 之内）；快洗（采用高压冲洗法）；干燥（干燥温度不得超过 80℃，干燥时间为 4 ～ 6h）；消毒（铺料厚度 2 ～ 3cm，消毒约 2h）；粉碎（破碎颗粒过孔径 1cm 筛网，粉碎颗粒过孔径 200 筛网）；内包装（装量差异为 ±7%，密封性符合规定）、外包装。

【成品性状】 为类白色至淡黄色粉末。气微，味微苦。

【鉴别】

（1）显微鉴别：粉末类白色或浅黄色。淀粉粒广卵形、贝壳形、肾形或椭圆形，直径约 60μm，脐点人字状、星状或点状，层纹明显。螺纹导管和网纹导管直径可达 64μm。

（2）分别取川贝母粉、浙贝母粉末各 10g，分别加浓氨试液 10ml，密塞，浸泡 1h，加二氯甲烷 40ml，超声处理 1h，滤过，滤液蒸干，残渣加甲醇 0.5ml 使溶解，作为川贝母粉、浙贝母供试品溶液。另取贝母素甲、贝母素乙对照品，分别加甲醇制成每毫升含 1mg 的溶液，作为贝母素甲、贝母素乙对照品溶液。照薄层色谱法（《中国药典》2015 年版通则 0502）试验，分别吸取供试品溶液各 1 ～ 6μl、对照品溶液各 2μl，分别点于同一硅胶 G 薄层板上，以乙酸乙酯 - 甲醇 - 浓氨试液 - 水（18 ∶ 2 ∶ 1 ∶ 0.1）为展开剂，展开，取出，晾干，依次喷以稀碘化铋钾试液和亚硝酸钠乙醇试液。供试品色谱中，川贝母粉在与对照品贝母素乙色谱相应的位置上，显相同颜色的斑点，浙贝母在贝母素甲、贝母素乙色谱对应的位置上，显相同颜色的斑点，川贝母粉在贝母素甲对应的位置上，不得显相同颜色的斑点，川贝母粉与浙贝母除贝母素乙外的其他位置不得显相同颜色的斑点。

【检查】

密封性　在抽真空和真空保持期间应无连续的气泡产生及开封检查时无水渗入（《GB/T15171—94》）。

粒度　通过 200 目九号筛不得少于 95%（《中国药典》2015 年版通则 0982）。

水分　不得过 9.0%（《中国药典》2015 年版通则 0832 第四法）。

总灰分　不得过 5.0%（《中国药典》2015 年版通则 2302）。

酸不溶性灰分　不得过 0.5%（《中国药典》2015 年版通则 2302）。

微生物限度　需氧菌总数≤ 1000cfu/g；霉菌和酵母菌总数≤ 100cfu/g；沙门菌（10g）不得检出；耐胆盐革兰阴性菌≤ 10 000cfu/g（《中国药典》2015 年版四部通则 1105、1106、1107）。

二氧化硫残留量　不得过 150mg/kg（《中国药典》2015 年版通则 2331）。

最低装量　每个容器的装量百分率不得少于标示装量的 93%；平均装量不得少于标示装量（《中国药典》2015 年版通则 0942）。

重金属及有害元素　铅不得过 5mg/kg；镉不得过 0.3mg/kg；砷不得过 2mg/kg；汞不得过 0.2mg/kg；铜不得过 20mg/kg（《中国药典》2015 年版通则 2321）。

有机氯农药残留量　含总六六六（α-BHC、β-BHC、γ-BHC、δ-BHC 之和）不得过 0.2mg/kg；总滴滴涕（pp′-DDE、pp′-DDD、op′-DDT、pp′-DDT 之和）不得过 0.2mg/kg；五氯硝基苯不得过 0.1mg/kg（《中国药典》2015 年版通则 2321 第一法）。

【浸出物】　不得少于 10.0%（热浸法测定，用甲醇作溶剂。《中国药典》2015 年版四部通则 2201）。

【含量测定】

对照品溶液的制备：精密称取西贝母碱对照品适量，精密称定，加三氯甲烷制成每毫升含 0.2mg 的溶液，即得。

标准曲线的制备：精密量取对照品溶液 0.1ml、0.2ml、0.4ml、0.6ml、1.0ml，置 25ml 具塞试管中，分别补加三氯甲烷至 10ml，精密加水 5ml，再精密加 0.05% 溴甲酚绿缓冲液（取溴甲酚绿 0.05g，用 0.2mol/L 氢氧化钠溶液 6ml 使溶解，加磷酸二氢钾 1g，加水使溶解并稀释至 100ml，即得）2ml，密塞，剧烈振摇 1min，转移至分液漏斗中，放置 30min。取三氯甲烷液，用干燥滤纸滤过，取续滤液，以相应的试剂为空白，照紫外 - 可见分光光度法（《中国药典》2015 年版通则 0401），在 415nm 的波长处测定吸光度，以吸光度为纵坐标，浓度为横坐标，绘制标准曲线。

测定法：取本品粉末（过三号筛）约 2g，精密称定，置具塞锥形瓶中，加浓氨试液 3ml，浸润 1h，加三氯甲烷 - 甲醇（4 ∶ 1）混合溶液 40ml，置 80℃水浴加热回流 2h，放冷，滤过，滤液置 50ml 量瓶中，用适量三氯甲烷 - 甲醇（4 ∶ 1）混合溶液洗涤药渣 2 ～ 3 次，洗液并入同一量瓶中，加三氯甲烷 - 甲醇（4 ∶ 1）混合溶液至刻度，摇匀。精密量取 2 ～ 5ml，置 25ml 具塞试管中，水浴上蒸干，精密加入三氯甲烷 10ml 使溶解，照标准曲线的制备项下的方法，自“精密加水 5ml”起，依法测定吸光度，从标准曲线上读出供试品溶液中西贝母碱的重量（mg），计算，即得。

本品按干燥品计算，含总生物碱以西贝母碱（$C_{27}H_{43}NO_3$）计，不得少于 0.050%。

【性味与归经】 苦、甘，微寒。归肺、心经。

【功能与主治】 清热润肺，化痰止咳。用于肺热燥咳，干咳少痰，阴虚劳嗽，咯痰带血。

【用法与用量】 3 ～ 10g；研粉冲服，一次 1 ～ 2g。

【注意】 不宜与乌头类药物同用。

【贮藏】 置干燥处，防蛀。

【保质期】 三年。

起草单位：上海真仁堂药业有限公司

“优质川贝母粉直接服用饮片质量标准（草案）”起草说明

一、药材来源

1. 基原

基原植物为梭砂贝母 *Fritillaria delavayi* Franch. 的干燥鳞茎。炉贝鲜品、药材实物见图 20-1、图 20-2。

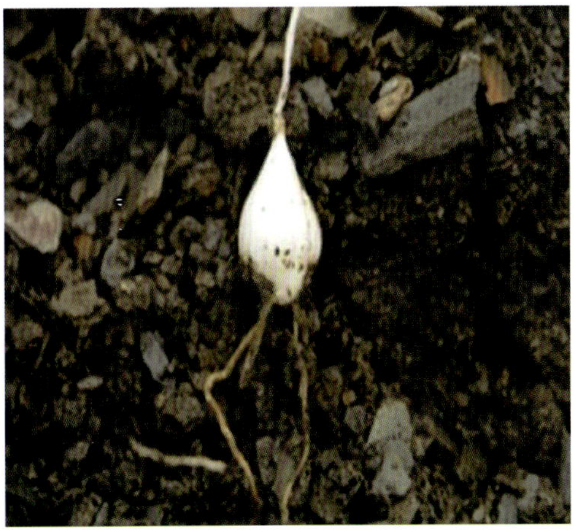

图 20-1 炉贝鲜品

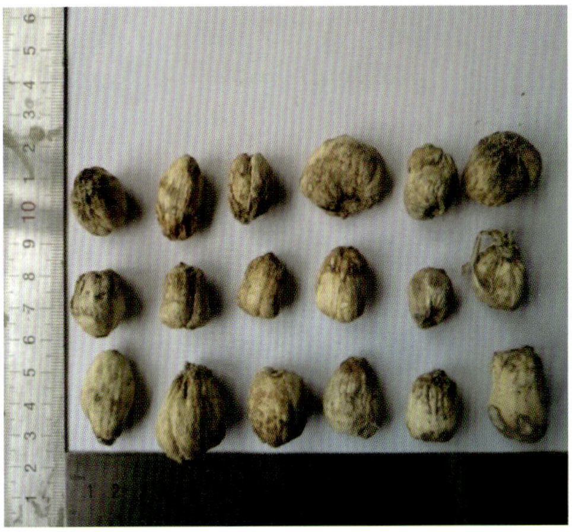

图 20-2 炉贝药材

贝母始载于《神农本草经》，列入中品。陶弘景曰：“形如聚贝子，故名贝母。”《本草纲目拾遗》将川贝与浙贝明确分开，谓川贝味甘而补，内伤久咳以川贝为宜。阿坝地区地势由西北向东南逐渐倾斜，县城海拔 3290m，境内最高海拔 5154m，最低海拔 2936m，径流分属长江、黄河两大水系，属高原寒温带半湿润季风气候，无明显四季之分，昼夜温差大，无霜期短，太阳辐射强，年均气温 4℃，符合川贝母喜冷凉气候条件，具有耐寒、喜湿、怕高湿、喜荫蔽的特性，适合川贝母生长。产区农户种植川贝母已有百年历史，具有丰富的种植、采收、初加工管理经验，所供川贝母原药材体重、色好、光滑、坚实而无空泡。2012 年由四川省阿坝州重大科技项目支持的“阿坝州川贝母人工栽培及大品种培育”项目，通过近几年的研究和实施，取得了初步成效，川贝母种子有效萌发率大幅提高，发芽率达 80% 以上，更新建川贝母多功能育大棚 3000m²，川贝母示范种植推广面积达 6500 亩。

据《中国药典》2015年版一部“川贝母”项下【用法与用量】中所述，研粉冲服，表明了本品的常规服用方法。《上海市中药饮片炮制规范》2008年版收载了川贝母粉，加工工艺为将原药除去杂质，快洗，干燥，研细粉。与《中国药典》中研粉冲服的描述一致。此外，安徽、北京、浙江、江苏等地的中药饮片炮制规范内均有收载川贝（母）粉。

2. 采收及加工

参考成都中医药大学硕士研究生刘辉的硕士论文《川贝母产地适应性分析及基于成分分析的采收加工方法研究》，该论文通过对各采收期干药材、总生物碱的比较，表明川贝母在夏、秋二季（果熟期）进行采收最为适宜。通过对各加工干燥样品总生物碱和贝母辛的含量并结合外观性状等评价指标进行综合比较，采用水洗后60℃烘干的加工为最佳，既能较好地保持川贝母的外观性状，少出现“黄子”、“油子”，又能有效地保持其中的有效成分——生物碱，且加工效率高，时间短，操作方便。另外，由于贝母含有大量淀粉，在采收加工的过程中，一些传统的原则如不能用手直接接触，不能将贝母接触铁器、三合土等也应严格遵守。

3. 优质药材依据

我公司制定了炉贝药材内控质量标准，与《中国药典》2015年版中川贝母药材标准相比，检查项下新增杂质、重金属及有害元素、有机氯农药残留量及二氧化硫残留量指标。浸出物不得少于10.0%，比药典提高了11%。

二、炮制

1. 标准依据

依据《上海市中药饮片炮制规范》2008年版质量标准炮制项下操作，方法为净制、快洗、干燥、消毒、粉碎、内包装、外包装。

2. 工艺流程

我公司生产经营川贝母粉多年，经过长期的实践和经验积累，通过老药工的现场指导，最终确定川贝母粉直接服用饮片炮制工艺。川贝母粉直接服用饮片炮制工艺步骤及主要参数包括：①净制：净选后的川贝母无霉变、虫蛀等个体；②快洗：采用高压冲洗法，洗后无泥沙杂质、霉变异味、伤水腐败；③干燥：烘箱内烘干，温度不超过80℃，干燥时间为4～6h；④消毒：铺料厚度2～3cm，消毒约2h；⑤粉碎：全部通过八号筛，并含能通过九号筛（200目）不少于95%的粉末；⑥内包装：装量差异为±7%。具体见图20-3。

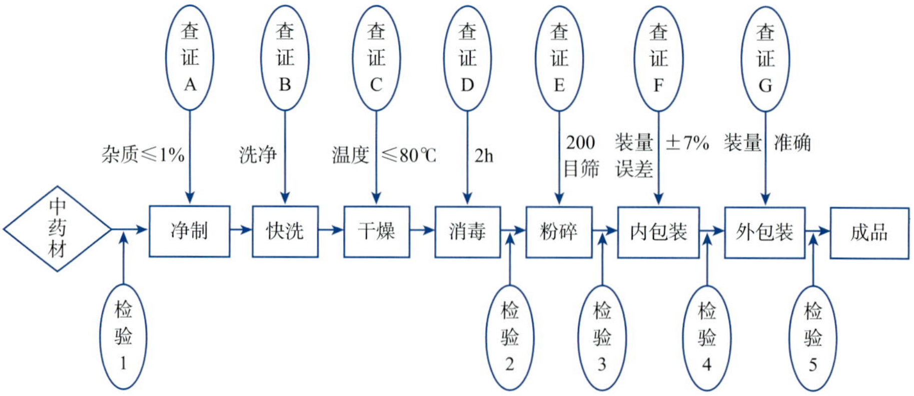

图20-3　川贝母粉生产工艺流程图

为确保产品质量符合要求，我公司以《上海市中药饮片炮制规范》2008 年版为基础，制定了《川贝母工艺规程》、《川贝母粉中间产品质量标准》、《川贝母粉成品质量标准》、《川贝母检验标准操作规程》等文件。生产设备有滚筒式洗药机、敞开式烘箱、双扉灭菌柜、中草药粉碎机组等，能够满足川贝母粉饮片的加工生产要求。

3. 成品标准

我公司制定了川贝母粉内控质量标准，与《上海中药饮片炮制规范》2008 年版中川贝母粉标准相比，检查项下新增水分、密封性、粒度、重金属及有害元素、有机氯农药残留量和二氧化硫残留量指标。部分指标优于药典标准：浸出物不得少于 10.0%，比药典提高了 11%。

三、性状

本品为类白色至淡黄色粉末。气微，味微苦。具体见图 20-4。

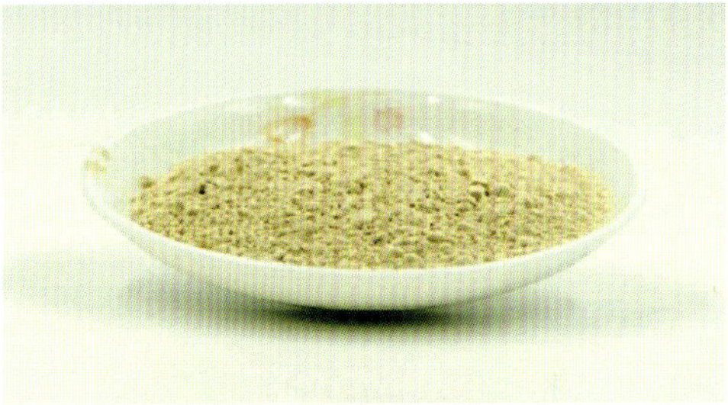

图 20-4　川贝母粉直接服用饮片

四、鉴别

1. 显微鉴别

粉末类白色或浅黄色。淀粉粒广卵形、贝壳形、肾形或椭圆形，直径约 60μm，脐点人字状、星状或点状，层纹明显。螺纹导管和网纹导管直径可达 64μm。具体见图 20-5。

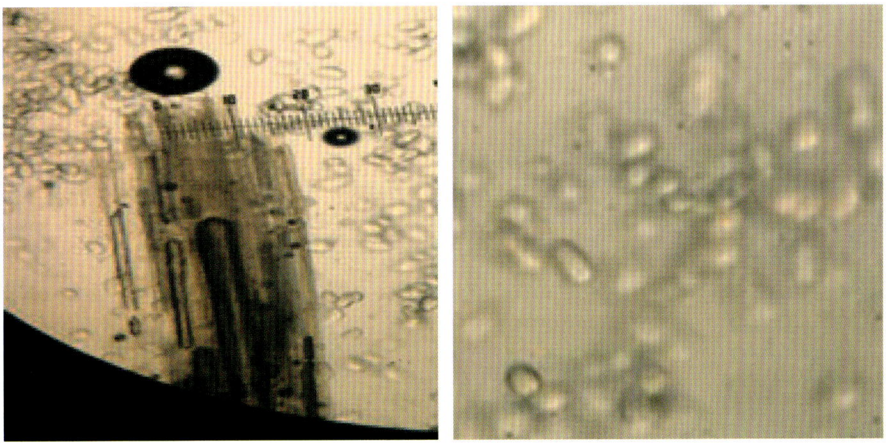

导管　　淀粉粒

图 20-5　川贝母粉显微鉴别特征图

2. 薄层鉴别

分别取川贝母粉、浙贝母粉末各 10g，分别加浓氨试液 10ml，密塞，浸泡 1h，加二氯甲烷 40ml，超声处理 1h，滤过，滤液蒸干，残渣加甲醇 0.5ml 使溶解，作为川贝母粉、浙贝母供试品溶液。另取贝母素甲、贝母素乙对照品，分别加甲醇制成每毫升含 1mg 的溶液，作为贝母素甲、贝母素乙对照品溶液。照薄层色谱法（《中国药典》2015 年版通则 0502）试验，分别吸取供试品溶液各 1 ～ 6μl、对照品溶液各 2μl，分别点于同一硅胶 G 薄层板上，以乙酸乙酯 - 甲醇 - 浓氨试液 - 水（18 ∶ 2 ∶ 1 ∶ 0.1）为展开剂，展开，取出，晾干，依次喷以稀碘化铋钾试液和亚硝酸钠乙醇试液。供试品色谱中，川贝

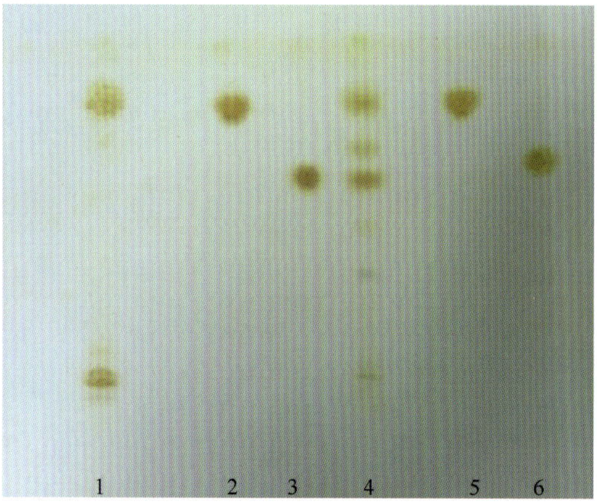

图 20-6　川贝母粉与浙贝母薄层色谱

1. 川贝母饮片；2. 贝母素乙对照品；3. 贝母素甲对照品；4. 浙贝母饮片；5. 贝母素乙对照品；6. 贝母素甲对照品

母粉在与对照品贝母素乙色谱相应的位置上，显相同颜色的斑点，浙贝母在与贝母素甲、贝母素乙色谱对应的位置上，显相同颜色的斑点，川贝母粉在与贝母素甲对应的位置上，不得显相同颜色的斑点，川贝母粉与浙贝母除贝母素乙外的其他位置不得显相同颜色的斑点。结果见图 20-6。

上述项目旨在通过对川贝母粉、浙贝母及贝母素甲、贝母素乙薄层色谱图的比较，排除川贝母粉中掺杂有浙贝母的可能。从图谱来看，川贝母粉在与对照品贝母素乙色谱相应的位置上，显相同颜色的斑点；浙贝母在与贝母素甲、贝母素乙色谱对应的位置上，均显相同颜色的斑点；川贝母粉在与贝母素甲对应的位置上，未显相同颜色的斑点；川贝母粉与浙贝母除贝母素乙外的其他位置未显相同颜色的斑点。上述结果表明，可以排除本品中混掺有浙贝母的情况。另外，因川贝母基原众多，且根据《中国药典》中各贝母类品种检验项目来看，相关检验项目专属性均不强，无法准确排查其他混杂品。我公司将在后期查阅其他文献，并作为专项进行研究，尽量找出易混品专属性检验方法，增加本品混杂品的排查检验项目，以进一步确保本品纯正。

3. 聚合酶链式反应 – 限制性内切酶长度多态性方法

（1）模板 DNA 提取：取本品 0.1g，依次用 75% 乙醇 1ml、灭菌超纯水 1ml 清洗，吸干表面水分，置乳钵中研磨成极细粉。取 20mg，置 1.5ml 离心管中，用新型广谱植物基因组 DNA 快速提取试剂盒提取 DNA[加入缓冲液 AP1 400μl 和 RNA 酶溶液（10mg/ml）4μl，涡漩振荡，65℃水浴加热 10min，加入缓冲液 AP2 130μl，充分混匀，冰浴冷却 5min，离心（转速为 14 000r/min）10min；吸取上清液转移入另一离心管中，加入 1.5 倍体积的缓冲液 AP3/E，混匀，加到吸附柱上，离心（转速为 13 000r/min）1min，弃去过滤液，加入漂洗液 700μl，离心（转速为 12 000r/min）30s，弃去过滤液；再加入漂洗液 500μl，离心（转速为 12 000r/min）30s，弃去过滤液；再离心（转速为 13 000r/min）2min，取出吸附柱，放入另一离心管中，加入 50μl 洗脱缓冲液，室温放置 3 ～ 5min，离心（转速为 12 000r/min）1min，将洗脱液再加入吸附柱中，室温放置 2min，离心（转速为 12 000r/min）1min]，取洗脱液，作为供试品溶液，置 4℃冰箱中备用。另取川贝母对照药材 0.1g，同法制成对照药材模板 DNA 溶液。

（2）PCR-RFLP 反应：鉴别引物：5′CGTAACAAGGTTT-CCGTAGGTGAA3′ 和 5′GCTACGTTC-TTCATCGAT3′。PCR 反应体系：在 200μl 离心管中进行，反应总体积为 30μl，反应体系包括 10× PCR 缓冲液 3μl，二氯化镁（25mmol/L）2.4μl，dNTP（10mmol/l）0.6μl，鉴别引物（30μmol/L）各 0.5μl，高保真 Taq DAN 聚合酶（5U/μl）0.2μl，模板 lμl，无菌超纯水 21.8μl。将离心管置 PCR 仪，PCR 反应参数：95℃预变性 4min，循环反应 30 次（95℃ 30s，55 ～ 58℃ 30s，72℃ 30s），72℃延伸 5min。取 PCR 反应液，置 500μl 离心管中，进行酶切反应，反应总体积为 20μl，反应体系包括 10× 酶切缓冲液 2μl，PCR 反应液 6μl，Sma I（10U/μl）0.5μl，无菌超纯水 11.5μl，酶切反应在 30℃水浴反应 2h。另取无菌超纯水，同法上述 PCR-RFLP 反应操作，作为空白对照。

（3）电泳检测：琼脂糖凝胶电泳法（《中国药典》2015 年版通则 0541），胶浓度为 1.5%，胶中加入核酸凝胶染色剂 GelRed；供试品与对照药材酶切反应溶液的上样量分别为 8μl，DNA 分子量标记上样量为 1μl（0.5μg/μl）。电泳结束后，取凝胶片在凝胶成像仪上或紫外透射仪上检视。供试品凝胶电泳图谱中，在与对照药材凝胶电泳图谱相应的位置上，在 100 ～ 250bp 应有两条 DNA 条带，空白对照无条带。

五、检查

1. 密封性

取 10 批样品，检查包装的密封性。在抽真空和真空保持期间应无连续的气泡产生及开封检查时无水渗入（《GB/T 15171—94》），结果 10 批饮片均符合规定。《上海市中药饮片炮制规范》2008 年版川贝母饮片标准中未对密封性做要求。为了切实保证直接服用饮片的质量，增加该项检查项目。

2. 粒度

取 10 批样品，每批样品取样 10g，照《中国药典》2015 年版（通则 0982）测定。10 批川贝母粉粒度 95% 以上通过 200 目筛达到超细粉标准。《上海市中药饮片炮制规范》2008 年版川贝母饮片标准中未对粒度做要求，但炮制方法规定要求本品研成细粉（即 95% 以上通过 100 目筛）。为了切实保证直接服用饮片的质量，同时考虑到生产实际，增加该项检测项目并将粒度标准定为 95% 以上通过 200 目筛。

3. 总灰分

照《中国药典》2015 年版（通则 2302）测定。3 批川贝母粉饮片总灰分的测定结果最低为 3.4%，最高值为 4.5%，平均值为 4.0%，据 95% 置信度计算置信区间为（4.0%±0.6%），上限为 4.6%，《上海市中药饮片炮制规范》2008 年版中川贝母粉饮片总灰分标准为不得过 5.0%。为了切实保证饮片的质量，同时考虑到生产实际，故优质川贝母粉饮片质量标准中总灰分规定为不得过 5.0%。

4. 酸不溶性灰分

照《中国药典》2015 年版（通则 2302）测定。3 批川贝母粉饮片酸不溶性灰分的测定结果为 0.2%，《上海市中药饮片炮制规范》2008 年版中川贝母粉饮片酸不溶性灰分标准为不得过 0.5%。为了切实保证饮片的质量，同时考虑到生产实际，故优质川贝母粉饮片质量标准中川贝母粉酸不溶性灰分规定为不得过 0.5%。

5. 二氧化硫残留量

照《中国药典》2015 年版（通则 2331）进行测定。10 批次川贝母粉二氧化硫残留量测定结果见表 20-1。

表 20-1　川贝母粉二氧化硫残留量检验结果（mg/kg）

批号	川贝母粉（饮片）	川贝母（药材）
16021001	10	4
16042002	2	未检出
17061701	2	2
17010202	4	4
17010301	4	4
17031101	未检出	未检出
17041301	2	2
17051601	2	2
17061901	2	2
17072001	3	3

由表 20-1 可知，10 批次川贝母粉饮片二氧化硫的测定结果最低为 2mg/kg，最高值为 10mg/kg，平均值为 4.67mg/kg，据 95% 置信度计算置信区间为（4.67mg/kg±4.62mg/kg），上限为 9.29mg/kg，《上海市中药饮片炮制规范》2008 年版中川贝母粉饮片质量标准中未对二氧化硫残留量做出规定，为了切实保证优质川贝母粉饮片质量，同时考虑生产实际，参考《中国药典》2015 年版（通则 2331）中的相关规定，故优质川贝母粉饮片质量标准中川贝母粉二氧化硫残留规定为不得过 150mg/kg。

6. 浸出物

照《中国药典》2015 年版（通则 2201）醇溶性浸出物测定法项下的热浸法测定，用稀乙醇作溶剂。结果见表 20-2。

表 20-2　川贝母粉醇溶性浸出物测定结果（%）

批号	川贝母粉（饮片）	川贝母（药材）
16021001	17.5	17.3
16042002	16.2	17.5
17061701	17.5	17.9

由表 20-2 可知，3 批次川贝母粉饮片浸出物的测定结果最低为 16.2%，最高值为 17.5%，平均值为 17.1%，据 95% 置信度计算置信区间为（17.1%±0.8%），下限为 16.3%，《上海市中药饮片炮制规范》2008 年版中川贝母粉饮片浸出物标准为不得少于 8.0%。为了切实保证饮片的质量，同时考虑生产实际，故优质川贝母粉饮片质量标准中川贝母粉浸出物规定为不得少于 10.0%。

7. 水分

按《中国药典》2015 年版（通则 0832）烘干法进行测定。10 批次川贝母粉水分含量的测定结果见表 20-3。

表 20-3　川贝母粉水分含量检验结果（%）

批号	川贝母粉（饮片）	川贝母（药材）
16021001	4.5%	11.9%
16042002	7.3%	10.9%
17061701	8.4%	13.1%
17010202	6.9%	11.9%
17010301	7.6%	11.9%
17031101	6.7%	10.9%
17041301	6.9%	13.1%
17051601	8.8%	13.1%
17061901	8.3%	13.1%
17072001	8.1%	10.9%

由表 20-3 可知，10 批次川贝母粉饮片水分的测定结果最低为 4.5%，最高值为 8.8%，平均值为 7.4%，据 95% 置信度计算置信区间为（7.4%±1.2%），上限为 8.6%，《上海市中药饮片炮制规范》2008 年版川贝母饮片标准中未对水分做要求，且国家现对直接服用饮片水分尚无要求，为了切实保证饮片的质量，同时考虑生产实际，故优质川贝母粉饮片质量标准引用《中国药典》现行版附录“散剂”水分要求，定为不得过 9%。

8. 最低装量

取 10 批次样品，按《中国药典》2015 年版通则 0942 进行测定。10 批次川贝母粉最低装量均合格。《上海市中药饮片炮制规范》2008 年版川贝母饮片标准中未对密封性做要求。为了切实保证直接服用饮片的质量，增加该项检测项目。

9. 微生物限度

按《中国药典》2015 年版通则 1105、1106、1107 进行测定。3 批次川贝母粉饮片微生物限度的测定结果均符合规定，由于各版《中国药典》品种项下均无微生物限度检测要求，故该品种优质饮片标准沿用《上海市中药饮片炮制规范》现行版标准。

10. 重金属及有害元素

为保证现有产品质量，对川贝母粉重金属及有害元素含量进行检测。结果见表 20-4。

表 20-4　川贝母粉重金属及有害元素含量检验结果（mg/kg）

批号	铅≤ 5	镉≤ 0.3	砷≤ 2	汞≤ 0.2	铜≤ 20
17031102	未检出	0.010 00	未检出	0.020	2
17051501	未检出	未检出	未检出	0.008	3
17061801	0.2	0.002 00	0.1	0.009	4
17061901	未检出	0.090 00	未检出	0.010	2
17072001	未检出	0.000 80	未检出	0.007	3
17072002	未检出	0.060 00	未检出	0.010	4
17112202	未检出	0.000 05	未检出	0.009	3
17112501	未检出	0.008 00	0.04	0.020	未检出
17112601	未检出	0.020 00	未检出	0.010	2
17122701	0.1	0.020 00	0.1	0.010	2

由表 20-4 可知，10 批次川贝母粉的重金属及有害元素含量均符合要求。此项为安全性指标，参照药典现行版标准，不做修订。

11. 有机氯农药残留量

为保证现有产品质量，对川贝母粉有机氯农药残留量进行检测。结果见表 20-5。

表 20-5　川贝母粉有机氯农药残留量检验结果（mg/kg）

批号	总六六六≤ 0.2	总滴滴涕≤ 0.2	五氯硝基苯≤ 0.1
17031102	0.001	未检出	0.0010
17051501	0.020	0.002	0.0010
17061801	0.002	未检出	0.0005
17061901	0.020	0.002	0.0008
17072001	0.030	0.002	0.0020
17072002	0.020	0.002	0.0020
17112202	0.001	未检出	0.0010
17112501	0.010	0.003	0.0020
17112601	0.004	未检出	0.0010
17122701	0.003	0.001	0.0010

由表 20-5 可知，10 批次川贝母粉饮片有机氯农药残留量均符合规定。此项为安全性指标，参照药典现行版标准，不做修订。

六、含量测定

1. 对照品溶液的制备

精密称取西贝母碱对照品适量，精密称定，加三氯甲烷制成每毫升含 0.2mg 的溶液，即得。

2. 标准曲线的制备

精密量取对照品溶液 0.1ml、0.2ml、0.4ml、0.6ml、1.0ml，置 25ml 具塞试管中，分别补加三氯甲烷至 10ml，精密加水 5ml，再精密加 0.05% 溴甲酚绿缓冲液（取溴甲酚绿 0.05g，用 0.2mol/L 氢氧化钠溶液 6ml 使溶解，加磷酸二氢钾 1g，加水使溶解并稀释至 100ml，即得）2ml，密塞，剧烈振摇 1min，转移至分液漏斗中，放置 30min。取三氯甲烷液，用干燥滤纸滤过，取续滤液，以相应的试剂为空白，照紫外 - 可见分光光度法（《中国药典》2015 年版通则 0401），在 415nm 波长处测定吸光度，以吸光度为纵坐标，浓度为横坐标，绘制标准曲线。

3. 测定法

取本品粉末（过三号筛）约 2g，精密称定，置具塞锥形瓶中，加浓氨试液 3ml，浸润 1h，加三氯甲烷 - 甲醇（4 ∶ 1）混合溶液 40ml，置 80℃水浴加热回流 2h，放冷，滤过，滤液置 50ml 量瓶中，用适量三氯甲烷 - 甲醇（4 ∶ 1）混合溶液洗涤药渣 2 ～ 3 次，洗液并入同一量瓶中，加三氯甲烷 - 甲醇（4 ∶ 1）混合溶液至刻度，摇匀。精密量取 2 ～ 5ml，置 25ml 具塞试管中，水浴上蒸干，精密加入三氯甲烷 10ml 使溶解，照标准曲线的制备项下的方法，自“精密加水 5ml”起，依法测定吸光度，从标准曲线上读出供试品溶液中西贝母碱的重量（mg），计算，即得。

以下为 5 批样品中西贝母碱含量（%）：批号 Y16050101，0.311%；批号 Y16050201，0.563%；批号 Y16070301，0.108%；批号 Y16120401，0.195%；批号 Y16120501，0.200%，说明川贝母饮片中西贝母碱最低含量为 0.108%，最高为 0.563%，考虑样品的差异性，故优质川贝母粉饮片质量标准规定西贝母碱含量不得少于 0.050%。

七、性味与归经

苦、甘，微寒。归肺、心经。

八、功能与主治

清热润肺，化痰止咳。用于肺热燥咳，干咳少痰，阴虚劳嗽，咯痰带血。

九、用法与用量

3 ～ 10g；粉末冲服，一次 1 ～ 2g。

十、贮藏

置阴凉干燥处，防潮，防蛀。

十一、优质饮片质量标准亮点总结

1. 药材与基原

本品为梭砂贝母 *Fritillaria delavayi* Franch. 的干燥鳞茎，为药典收载品种。

2. 产地

四川省阿坝州（阿坝县鼎甲药业有限公司川贝母专业种植基地）。

3. 工艺

参数明确，稳定可控，粒度为 200 目，易吸收。

4. 鉴别

增加了常见添加物浙贝母的薄层鉴别项，检查项下新增了粒度、水分、重金属及有害元素、有机氯农药残留量、二氧化硫残留量、最低装量和密封性指标，粒度通过 200 目筛不得少于 95%；水分不得过 9.0%；铅不得过 5mg/kg；镉不得过 0.3mg/kg；砷不得过 2mg/kg；汞不得过 0.2mg/kg；铜不得过 20mg/kg；含总六六六不得过 0.2mg/kg；总滴滴涕不得过 0.2mg/kg；五氯硝基苯不得过 0.1mg/kg；二氧化硫残留量不得过 150mg/kg；最低装量每包的装量百分率不少于标示量的 93%，平均装量不少于标示量；密封性在抽真空和真空保持期间无连续的气泡产生及开封检查时无水渗入；增加了混淆品浙贝母的排查检验。

5. 提高项

提高了粒度、浸出物指标，规定粒度为通过 200 目筛的粉末不得少于 95%；浸出物不得少于 10.0%。

21. 当归
Danggui
ANGELICAE SINENSIS RADIX

本品为伞形科植物当归 *Angelica sinensis*（Oliv.）Diels 的干燥根头部炮制加工品。

【采收与加工】 10 月 10 日至 11 月 10 日采收，烘干（低温干燥）。产自道地产区甘肃省岷县。

【炮制】 除去杂质，剪枝（剪去归身、归尾，归头约占全归 1/6），洗净，润透，切薄片（1 ～ 2mm），烘干（≤ 60℃），精选（手工挑选，除去将边皮片、异形片）。

【成品性状】 呈类圆形、椭圆形或不规则薄片，长 4.0 ～ 6.5cm，宽 2.0 ～ 4.0cm。外表皮黄棕色至棕褐色。切面黄白色或淡棕黄色，平坦，有裂隙，中间有浅棕色的形成层环，并有多数棕色的油点，香气浓郁，味甘、辛、微苦（柴性大、干枯无油或断面呈绿褐色者不可供药用）。

【鉴别】

（1）显微鉴别：粉末淡黄棕色。韧皮薄壁细胞纺锤形，壁略厚，表面有极微细的斜向交错纹理，有时可见菲薄的横隔。梯纹导管和网纹导管多见，直径约 80μm。有时可见油室碎片。

（2）取本品粉末 0.5g，加乙醚 20ml，超声处理 10min，滤过，滤液蒸干，残渣加乙醇 1ml 使溶解，作为供试品溶液。另取对照药材 0.5g，同法制成对照药材溶液。照薄层色谱法（《中国药典》2015 年版通则 0502）试验，吸取上述两种溶液各 10μl，分别点于同一硅胶 G 薄层板上，以正己烷 - 乙酸乙酯（4 ∶ 1）为展开剂，展开，取出，晾干，置紫外光灯（365nm）下检视。

供试品色谱中，在与对照药材色谱相应的位置上，显相同颜色的荧光斑点。

（3）取本品粉末3g，加1%碳酸氢钠溶液50ml，超声处理10min，离心，取上清液用稀盐酸调节pH至2～3，用乙醚振摇提取2次，每次20ml，合并乙醚液，挥干，残渣加甲醇1ml使溶解，作为供试品溶液。另取阿魏酸对照品、藁本内酯对照品，加甲醇制成每毫升各含1mg的溶液，作为对照品溶液。照薄层色谱法（《中国药典》2015年版通则0502）试验，吸取上述三种溶液各10μl，分别点于同一硅胶G薄层板上，以环己烷-二氯甲烷-乙酸乙酯-甲酸（4∶1∶1∶0.1）为展开剂，展开，取出，晾干，置紫外光灯（365nm）下检视。供试品色谱中，在与对照品色谱相应的位置上，显相同颜色的荧光斑点。

【检查】

杂质　不得过2%（《中国药典》2015年版通则2301）。

水分　不得过15.0%（《中国药典》2015年版通则0832第四法）。

总灰分　不得过7.0%（《中国药典》2015年版通则2302）。

酸不溶性灰分　不得过2.0%（《中国药典》2015年版通则2302）。

重金属及有害元素　铅不得过5mg/kg；镉不得过0.3mg/kg；砷不得过2mg/kg；汞不得过0.2mg/kg；铜不得过20mg/kg（《中国药典》2015年版通则2321）。

有机氯农药残留量　含总六六六（α-BHC、β-BHC、γ-BHC、δ-BHC之和）不得过0.2mg/kg；总滴滴涕（pp′-DDE、pp′-DDD、op′-DDT、pp′-DDT之和）不得过0.2mg/kg；五氯硝基苯不得过0.1mg/kg（《中国药典》2015年版通则2321第一法）。

二氧化硫残留量　照二氧化硫残留量测定法（《中国药典》2015年版通则2331）测定，不得过150mg/kg。

【浸出物】　照醇溶性浸出物测定法(《中国药典》2015年版通则2201)项下的热浸法测定，用70%乙醇作溶剂，不得少于48.0%。

【含量测定】

（1）挥发油：按《中国药典》2015年版四部通则2204“挥发油测定法”乙法测定。

本品含挥发油不得少于0.4%。

（2）阿魏酸：照高效液相色谱法（《中国药典》2015年版通则0512）测定。

色谱条件与系统适用性试验：以十八烷基硅烷键合硅胶为填充剂；以乙腈-0.085%磷酸溶液（17∶83）为流动相；检测波长为316nm；柱温35℃。理论板数按阿魏酸峰计算应不低于5000。

对照品溶液的制备：取阿魏酸对照品适量，精密称定，置棕色量瓶中，加70%甲醇制成每毫升含12μg的溶液，即得。

供试品溶液的制备：取本品粉末（过三号筛）约0.2g，精密称定，置具塞锥形瓶中，精密加入70%甲醇20ml，密塞，称定重量，加热回流30min，放冷，再称定重量，用70%甲醇补足减失的重量，摇匀，静置，取上清液滤过，取续滤液，即得。

测定法：分别精密吸取对照品溶液与供试品溶液各10μl，注入液相色谱仪测定，即得。

本品按干燥品计算，含阿魏酸（$C_{10}H_{10}O_4$）不得少于0.050%。

【性味与归经】　甘、辛，温。归肝、心、脾经。

【功能与主治】　补血活血，调经止痛，润肠通便。用于血虚萎黄，眩晕心悸，月经不调，经闭痛经，虚寒腹痛，风湿痹痛，跌仆损伤，痈疽疮疡，肠燥便秘。

【用法与用量】 6 ～ 12g。

【贮藏】 置阴凉干燥处，防潮，防蛀。

起草单位：上海真仁堂药业有限公司

“优质当归饮片质量标准（草案）”起草说明

一、药材来源

1. 基原

经甘肃省药品食品检验所中药室主任宋平顺研究员进行鉴定，本品为伞形科植物当归 *Angelica sinensis*（Oliv.）Diels 的干燥根。根据《中国药典》2015 年版一部记载当归可分为根头（归头）、主根（归身）和支根（归尾），对当归根头（归头）的描述为直径 1.5 ～ 4cm，具环纹，上端圆钝，或具数个明显突出的根茎痕，有紫色或黄绿色的茎和叶鞘的残基。北京、江西、河南等地的中药饮片炮制规范内均有收载当归头。《上海中药饮片炮制规范》2008 年版【70】也将全归进行了细分，划分为当归身与当归尾。具体见图 21-1。

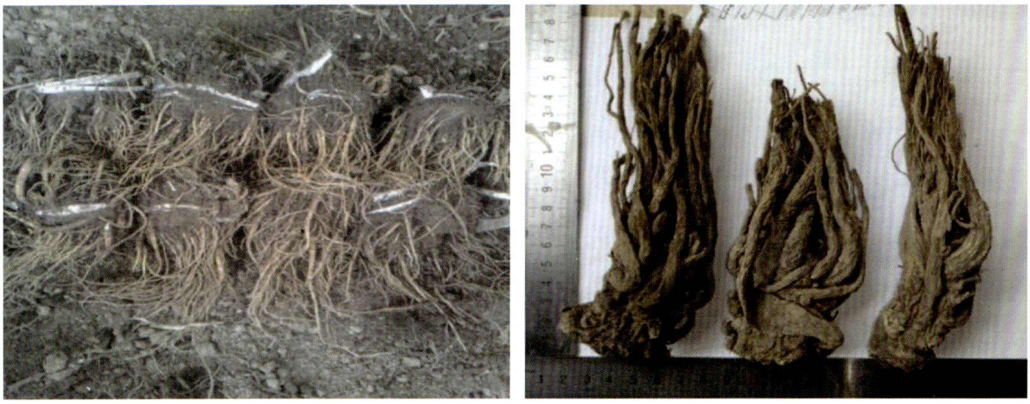

图 21-1 当归鲜品及药材

早在 1500 年前，在岷县、宕昌一带当归被驯为家种，《唐本草》中就有“今出当归，宕州、冀州、松州，宕州最胜”的描述，宕州即今岷县、宕昌一带。据《本草纲目》记载“当归生陇西川谷四阳”（武阳今漳县、岷阳今岷县、首阳今渭源、洮阳今临洮）。据各地文献研究显示甘肃省岷县产的当归较其他主产地（陇南地区；云南丽江、大理、曲靖地区；四川雅安、阿坝地区；湖北恩施等地）为最优。由于岷县当归质量上乘，商品流通领域将岷县当归称为“岷归”，享誉国内外。2001 年，岷县被中国特产之乡推荐暨宣传组织委员会命名为“中国当归之乡”，“岷归”并被国家质量监督检验检疫总局认定为原产地标记产品。岷县当归产量约占全国产量的 70% 以上，年产量在 15 000t 以上。具体见图 21-2、图 21-3。

优质当归饮片的原料药材来源于甘肃九州天润有限公司在甘肃省岷县建设的药材基地，基地于 2014 年 5 月通过 GAP 认证，基地实行“五统一”管理，应用专利无硫加工技术保证了药材的质量。2016 年岷县基地被中国中药协会认定为优质道地药材示范基地。基地建设地岷县是全国最大的产区，基地示范种植面积 2000 余亩，基地年产量 2000t 以上。具体见图 21-4 ～图 21-6。

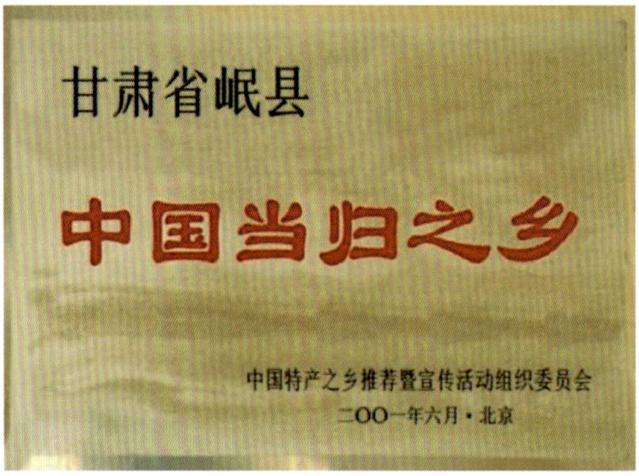

图 21-2　中国当归之乡

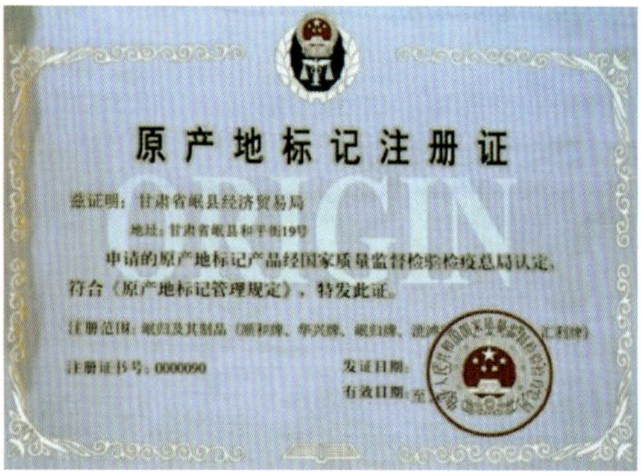

图 21-3　当归原产地标记注册证

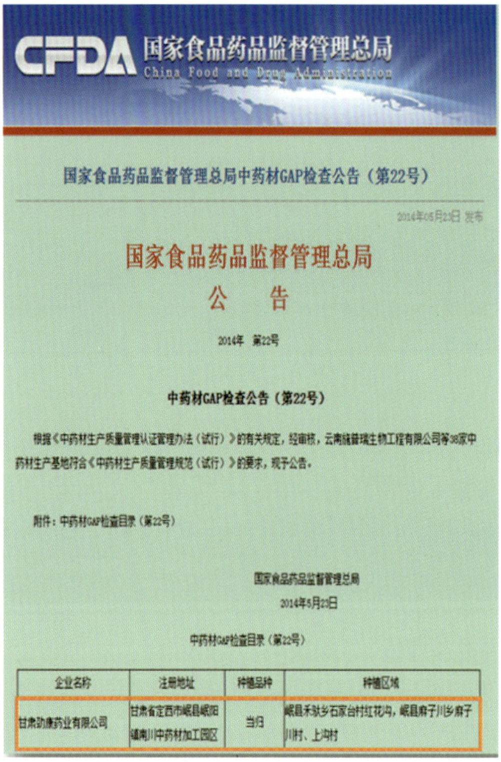

企业名称	注册地址	种植品种	种植区域
甘肃劲康药业有限公司	甘肃省定西市岷县岷阳镇南川中药材加工园区	当归	岷县禾驮乡石家台村红花沟，岷县麻子川乡麻子川村、上沟村

图 21-4　GAP 认证公告

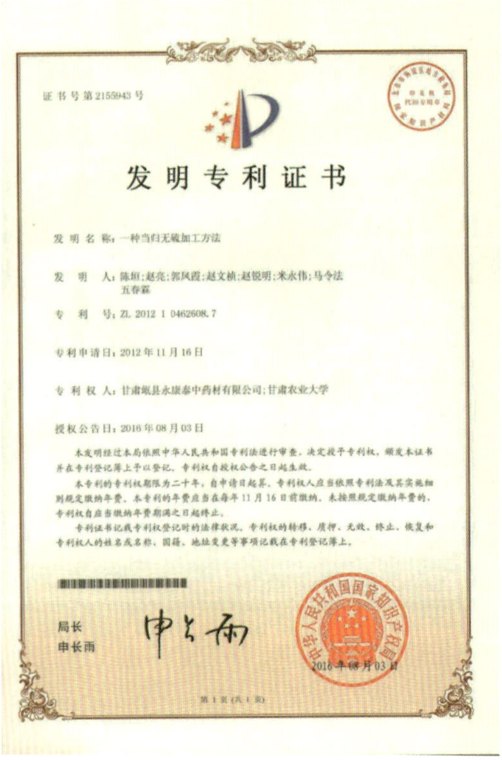

图 21-5　当归无硫加工技术专利

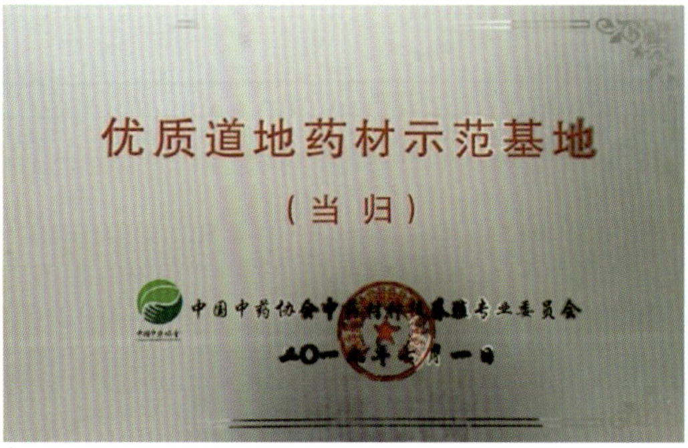

图 21-6　优质当归道地药材示范基地（当归）

2. 采收季节及产地加工

（1）采收期确定：实验所用的样品均采自甘肃省岷县当归 GAP 种植基地。药典规定，当归秋末采挖。因此，当归适宜采收时期为 9 月中旬至 11 月上旬，此时当归有效成分含量高，而且产量高。当归采收时间的确定依据有两个方面，一是传统经验总结，甘肃当归主产区采收时间从 9 月 10 日持续到 11 月 10 日。二是小区试验结论，按最高产量和品质确定采收时间，本基地试验数据和近年来甘肃农业大学、南京中医药大学等单位的研究结论认为当归增加采收期为 9 月中旬至 11 月上旬。

采用随机区组设计，每个处理三次重复，共 21 个处理。本次实验共抽取 67 个样品，样品来源见表 21-1。

表 21-1 样品来源

样品编号	采收时间	样品来源	基地批号
1	9 月 10 日	麻子川 A 区	JK12MA
2	9 月 20 日	麻子川 B 区	JK12MB
3	9 月 30 日	麻子川 C 区	JK12MC
4	10 月 10 日	麻子川 D 区	JK12MD
5	10 月 20 日	麻子川 E 区	JK12ME
6	10 月 30 日	麻子川 F 区	JK12MF
7	11 月 10 日	麻子川 G 区	JK12MG

（2）不同采收期对当归药材品质的影响

鲜产量及干产量的计算：小区面积 3m×6m = 18m^2，行距 30cm，株距 25cm，每小区栽苗 240 株，折合亩株数 8893 株。从 9 月 10 日开始采收，将全小区药材采收，计小区地下部分鲜产量、干产量。混合后随机取 10 株样本，测定浸出物、挥发油及阿魏酸的含量。结果见表 21-2、图 21-7。

阿魏酸的测定：照高效液相色谱法（《中国药典》2015 年版通则 0512）测定。

色谱条件与系统适用性试验：以十八烷基硅烷键合硅胶为填充剂；以乙腈 -0.085% 磷酸溶液（17 ∶ 83）为流动相；检测波长为 316nm；柱温 35℃。理论板数按阿魏酸峰计算应不低于 5000。

对照品溶液的制备：精密称取阿魏酸对照品适量，精密称定，置棕色量瓶中，加 70% 甲醇制成每毫升含 12μg 的溶液，即得。

供试品溶液的制备：取本品粉末（过三号筛）约 0.2g，精密称定，置具塞锥形瓶中，精密加入 70% 甲醇 20ml，密塞，称定重量，加热回流 30min，放冷，再称定重量，用 70% 甲醇补足减失的重量，摇匀，静置，取上清液滤过，取续滤液，即得。

测定法：分别精密吸取对照品溶液与供试品溶液各 10μl，注入液相色谱仪，测定，结果见表 21-2、图 21-8。

浸出物的测定：将制备好的样品粉末混合均匀，取供试品约 2g，称定重量，置 100ml 锥形瓶中，精密加入 75% 乙醇 50ml，塞紧，称定重量，静置 1h 后，连接回流冷凝管，水浴加热至沸腾，并保持微沸 1h，放冷后，取下锥形瓶，密塞，称定重量，用 75% 乙醇补足减失的重量，摇匀，用干燥的滤器滤过，精密量取滤液 25ml，置已干燥至恒重的蒸发皿中，在水浴上蒸干后，于 105℃干燥 3h，移置干燥器中，冷却 30min，迅速精密称定重量，以干燥品计算供试品中醇溶性浸出物的含量（%），结果见表 21-2、图 21-9。

挥发油的测定：按《中国药典》2015 年版四部通则 2204“挥发油测定法”乙法测定。取供试品 150g，置烧瓶中，加水 500ml 与玻璃珠数粒，振摇混合后，连接挥发油测定器与回流冷凝管。自冷凝管上端加水使充满挥发油测定器的刻度部分，并溢流入烧瓶时为止。置电热套中缓缓加热至沸，并保持微沸约 5h，至测定器中油量不再增加，停止加热，放置片刻，开启测定器下端的活塞，将水缓缓放出，至油层上端到达刻度 0 线上面 5mm 处为止。放置 1h 以上，再开启活塞使油层下降至其上端恰与刻度 0 线平齐，读取挥发油量，并计算供试品中挥发油的含量（%）。结果见表 21-2、图 21-10。

表 21-2 不同采收期对当归品质的影响

采收期	阿魏酸（%）	浸出物（%）	挥发油（%）	鲜产量（kg/m²）	干产量（kg/m²）
9 月 10 日	0.070	51.9	0.46	0.443	0.11
9 月 20 日	0.075	55.8	0.58	0.473	0.13
9 月 30 日	0.079	58.5	0.68	0.560	0.16
10 月 10 日	0.084	60.8	0.75	0.665	0.20
10 月 20 日	0.092	62.0	0.84	0.703	0.24
10 月 30 日	0.085	61.1	0.85	0.765	0.27
11 月 10 日	0.089	61.8	0.84	0.817	0.28

由表 21-2 可见，在 9 月 10 日之后当归的品质特征基本达到药品要求，10 月 10 日之后，阿魏酸、浸出物含量基本没有明显的规律性变化，挥发油含量至 10 月 30 时持续增加，产量在 9 月 20 日之后继续快速增加，尤其干产量增加幅度更大，即折干率在快速增加，实验结果表明 10 月 10 日之后即可采收，最佳采收期尽可能拖后会获得更高的产量。但气温降低之后当归的干制加工十分困难，因此，采收期确定在 10 月 10 日至 11 月 10 日。

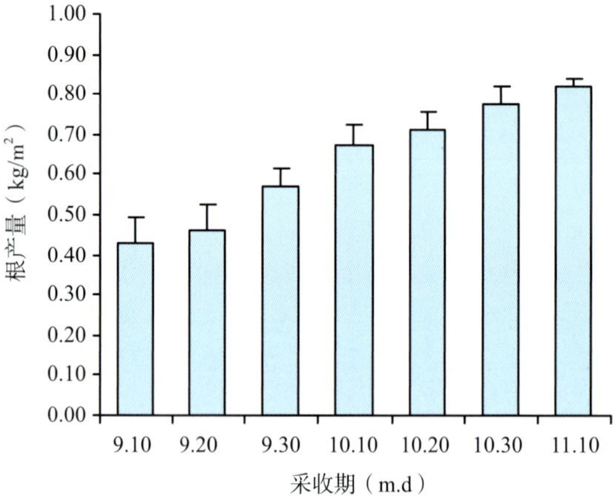

图 21-7 不同采收期当归产量（鲜）

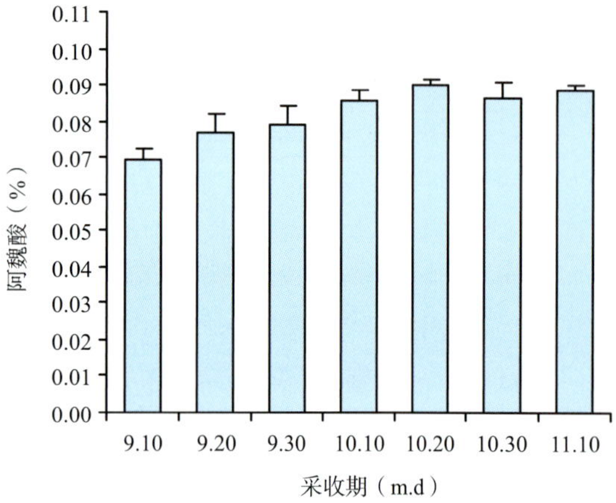

图 21-8 不同采收期当归阿魏酸含量

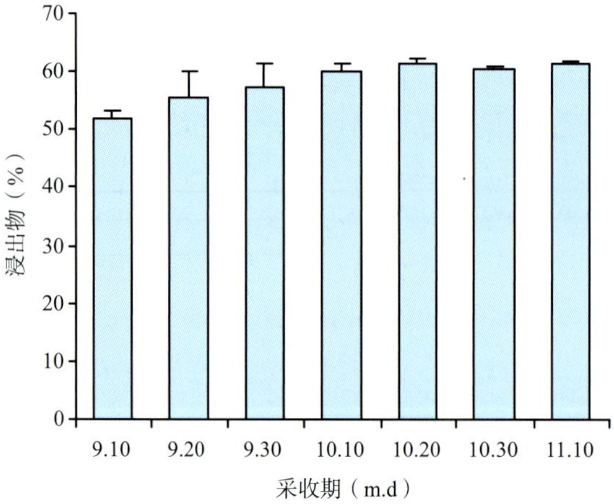

图 21-9 不同采收期当归浸出物含量

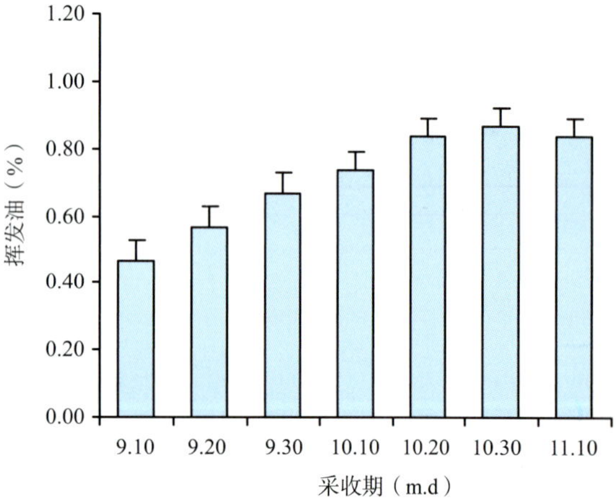

图 21-10 不同采收期当归挥发油含量

重金属及有害元素检查：参照《中国药典》2010 年版一部（附录Ⅸ B 原子吸收分光光度法或电感耦合等离子体质谱法）的测定方法测定。对人体有害的重金属铅、镉、汞在自然界中分布很广，药用植物可通过根部吸收土壤中溶解状态的铅及其他重金属元素，如果栽种田的土壤中重金属本底值高，药材中此类重金属的含量也会偏高，国外医药市场对我国出口中药材中的汞、砷等有害金属的限量一直是十分严格的。我公司按照《中国药典》现行标准中当归药材项下收载的有害金属的限量规定，对基地当归进行了检测。结果见表 21-3。

表 21-3　当归重金属含量检验结果（mg/kg）

编号	汞	砷	铅	镉	铜	重金属（以铅计）
1	0.0098	0.060	0.51	0.014	5.51	＜ 20
2	0.0652	0.042	0.07	0.030	7.50	＜ 20
3	0.0086	0.035	0.42	0.022	10.60	＜ 20
4	0.0470	0.016	0.37	0.018	9.01	＜ 20
5	0.0750	0.020	0.35	0.042	4.57	＜ 20
6	0.0105	0.045	0.28	0.096	11.81	＜ 20

由表 21-3 可知，本次试验测得当归药材中重金属铅、镉、砷、汞、铜均未超出《中国药典》项下要求，且远低于药典限值，由此说明基地当归重金属铅、镉、汞、砷、铜的含量满足药典要求。

有机氯类农药残留量：参照 GB/T5009.19-1996 食品中农药残留量测定方法（气相色谱法）进行检测。

有机氯农药在被使用后，经过一段时间，绝大部分发生分解或散失，但有些微量成分仍可滞留在药用植物体内，这部分滞留称为农药残留。中药材在未按 GAP 要求进行规范化种植前，药农曾有滥施农药的现象，导致中药材中农残含量超标，这些都制约了我国中药材产品的出口份额，严重地影响到临床用药的安全性；为了确保岷县当归药材的安全无毒，我们在参照现行国家有关标准的基础上，经对产区药材进行分析检测以期制定出岷县当归药材常用农药的残留限量标准，当归有机氯类农药残留量检验结果如下所示：六六六含量＜ 0.003mg/kg，DDT 含量＜ 0.006mg/kg，五氯硝基苯含量＜ 0.000 6mg/kg。由上可知，岷县当归农药残留量均未超过国家标准。由此说明，基地当归的三项农残满足药典要求，同时考虑实际检测成本的问题，不将重金属检测收入内控质量标准。

（3）基地当归采收方法：将鲜当归用高压水清洗、晾晒、整形堆垛后，发汗定型，20 天后当归初步定型，再次翻堆整形，重新堆垛，再次发汗定型，25 天后完全定型。再应用专利无硫加工技术，即通过太阳能室温干燥（温度≤ 40℃）、密封包装防潮、低温储藏三项技术保证原药材质量。

3. 优质药材依据

我公司制定了当归药材内控质量标准，与《中国药典》2015 年版中当归药材标准相比，检查项下新增重金属及有害元素、有机氯农药残留量及二氧化硫残留量指标。浸出物不得少于 50.0%，比药典提高了 11%。

二、炮制

1. 标准依据

依据《中国药典》2015 年版当归质量标准炮制项下操作，方法为净制、洗润、切制、干燥、精选。具体的工艺路线见图 21-11。

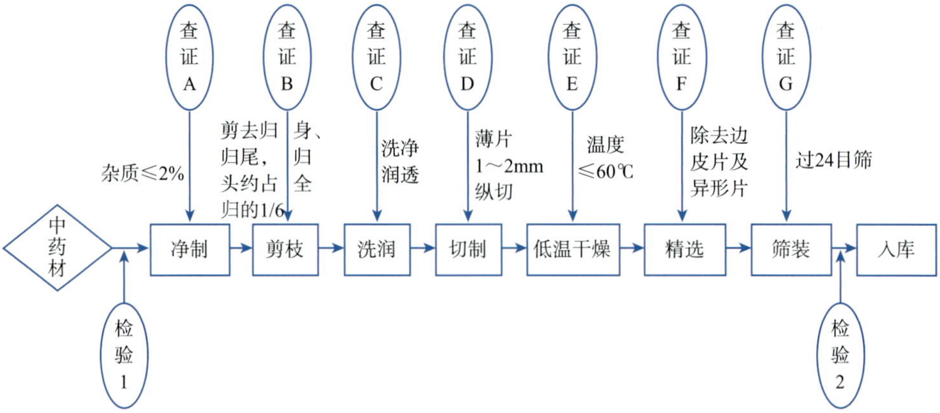

图 21-11　当归饮片生产工艺流程图

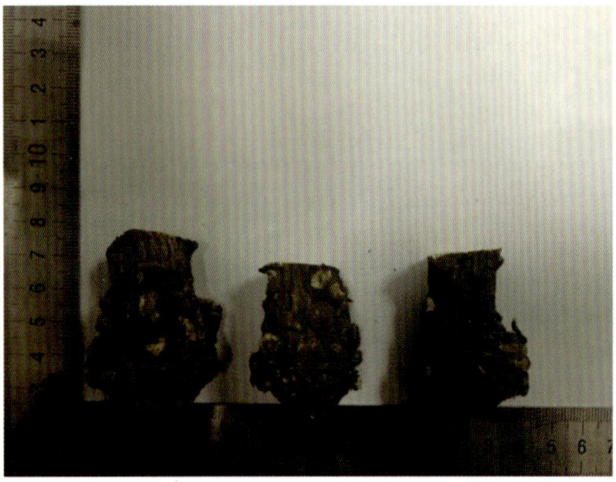

图 21-12　修剪后的归头药材

2. 炮制工艺

公司生产经营当归多年，经过长期的实践和经验积累，通过老药工的现场指导，最终确定当归饮片炮制工艺。当归饮片炮制工艺步骤及主要参数包括：①净制：净选后的当归无霉变、走油、虫蛀；②剪枝：分档，减去归身、归尾，仅留归头，归头约占全归的 1/6（修剪品见图 21-12）；③洗润：洗药池中抢水洗，置润药池中润至软硬适宜、内外一致；④切制：切片厚度为 1 ～ 2mm；⑤干燥：烘箱内烘干，温度不超过 60℃，上料厚度不得超过 3cm，干燥时间为 4 ～ 8h，至水分 15.0% 以下；⑥精选：手工挑选，除去将边皮片、异形片；⑦筛装：筛去碎末。

为确保产品质量符合要求，我公司以《中国药典》2015 年版为基础，制定了《当归工艺规程》、《当归中药材质量标准》、《当归检验标准操作规程》等文件。生产设备有直切式切药机、转盘式切药机、万能切药机、敞开式烘箱等，能够满足当归饮片的加工生产要求。

3. 成品标准

公司制定了当归头饮片内控质量标准，与《中国药典》2015 年版中当归标准相比，检查项下新增杂质、重金属及有害元素、有机氯农药残留量和二氧化硫残留量指标。部分指标优于药典标准：浸出物不得少于 48.0%，比药典提高了 6.7%。

三、性状

本品呈类圆形、椭圆形或不规则薄片，长 4 ～ 6.5cm，宽 2 ～ 4cm。外表皮黄棕色至棕褐色。切面黄白色或淡棕黄色，平坦，有裂隙，中间有浅棕色的形成层环，并有多数棕色的油点，香气浓郁，味甘、辛、微苦。对 3 批当归饮片进行性状评价。具体见图 21-13。

饮片编号 17051601：本品呈不规则薄片，长 4.5 ～ 5.5cm，宽 3.5 ～ 4cm。外表皮黄棕色。切面黄白色，平坦，有裂隙，中间有浅棕色的形成层环，并有多数棕色的油点，香气浓郁，味甘、辛、微苦。

饮片编号 17051602：本品呈不规则薄片，长 4.8 ～ 6cm，宽 2.5 ～ 4cm。外表皮黄棕色。切面黄白色，平坦，有裂隙，中间有浅棕色的形成层环，并有多数棕色的油点，香气浓郁，味甘、辛、微苦。

饮片编号 17051603：本品呈不规则薄片，长 4.2～6cm，宽 2.5～4cm。外表皮黄棕色。切面黄白色，平坦，有裂隙，中间有浅棕色的形成层环，并有多数棕色的油点，香气浓郁，味甘、辛、微苦。

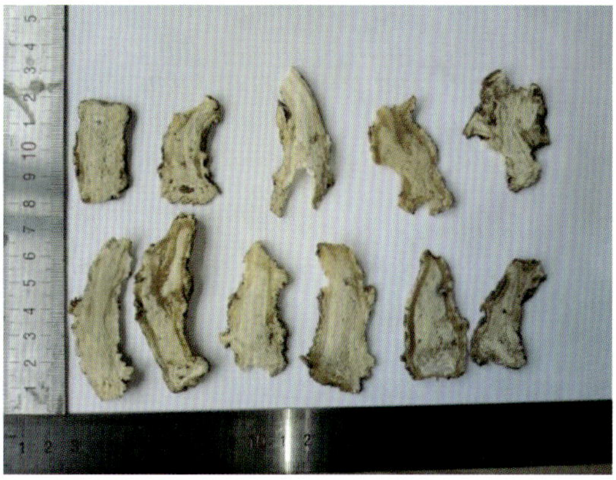

图 21-13 当归头饮片

四、鉴别

1. 显微鉴别

粉末淡黄棕色。韧皮薄壁细胞纺锤形，壁略厚，表面有极微细的斜向交错纹理，有时可见菲薄的横隔。梯纹导管及网纹导管多见，直径约 80μm，有时可见油室碎片。具体见图 21-14。

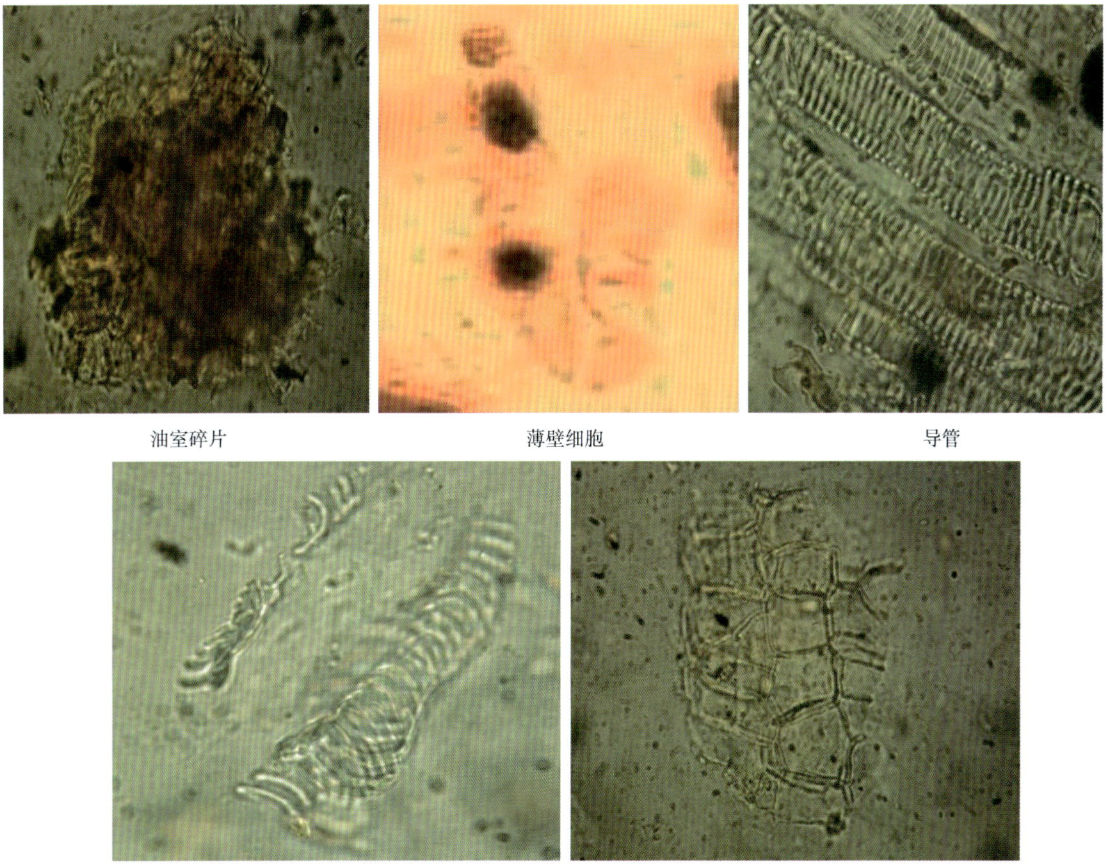

油室碎片 薄壁细胞 导管

导管 木栓细胞

图 21-14 当归饮片显微鉴别

2. 薄层鉴别

（1）取本品粉末 0.5g，加乙醚 20ml，超声处理 10min，滤过，滤液蒸干，残渣加乙醇 1ml 使溶解，作为供试品溶液。另取对照药材 0.5g，同法制成对照药材溶液。照薄层色谱法（《中国药典》2015 年版通则 0502）试验，吸取上述两种溶液各 10μl，分别点于同一硅胶 G 薄层板上，以正己烷 - 乙酸乙酯（4 ∶ 1）为展开剂，展开，取出，晾干，置紫外光灯（365nm）下检视。供试品色谱中，在与对照药材色谱相应的位置上，显相同颜色的荧光斑点。具体见图 21-15。

（2）取本品粉末 3g，加 1% 碳酸氢钠溶液 50ml，超声处理 10min，离心，取上清液用稀盐酸调节 pH 至 2 ～ 3，用乙醚振摇提取 2 次，每次 20ml，合并乙醚液，挥干，残渣加甲醇 1ml 使溶解，作为供试品溶液。另取阿魏酸对照品、藁本内酯对照品，加甲醇制成每毫升各含 1mg 的溶液，作为对照品溶液。照薄层色谱法（《中国药典》2015 年版通则 0502）试验，吸取上述三种溶液各 10μl，分别点于同一硅胶 G 薄层板上，以环己烷 - 二氯甲烷 - 乙酸乙酯 - 甲酸（4 ∶ 1 ∶ 1 ∶ 0.1）为展开剂，展开，取出，晾干，置紫外光灯（365nm）下检视。供试品色谱中，在与对照品色谱相应的位置上，显相同颜色的荧光斑点。结果见图 21-16。

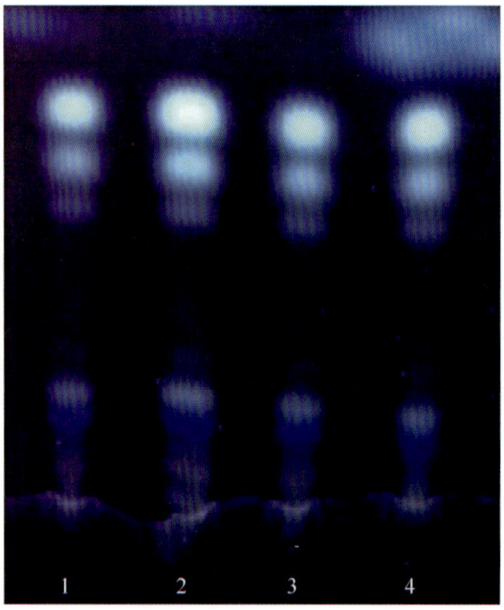

图 21-15　薄层鉴别（365nm）

1. 当归饮片；2. 当归对照药材；3. 当归饮片；4. 当归对照药材

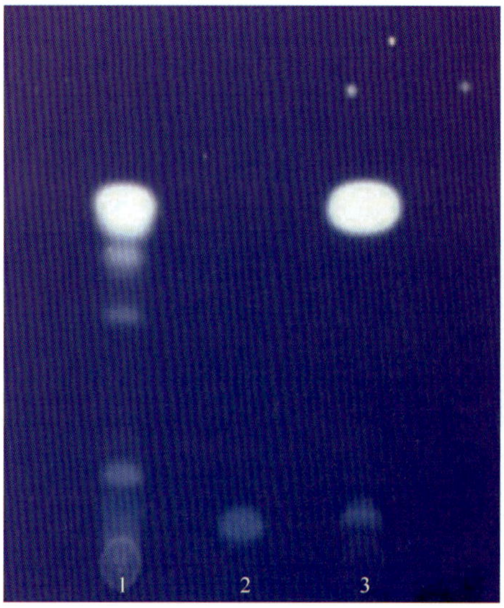

图 21-16　当归饮片薄层鉴别（365nm）

1. 当归饮片；2. 阿魏酸对照品；3. 藁本内酯对照品

五、检查

1. 杂质

取样品 50g，照《中国药典》2015 年版（通则 2301）测定。3 批当归杂质的测定结果最低为未检出，最高值为 0.2%。《中国药典》2015 年版“当归”项下未对杂质做要求。为了切实保证饮片的质量，同时考虑生产实际，故优质当归饮片质量标准中杂质规定为不得过 2%。结果见表 21-4。

2. 水分

取样品 3g，照《中国药典》2015 年版（通则 0832 第四法）测定。3 批当归饮片水分的测定结果最低为 6.7%，最高值为 10.0%，平均值为 8.2%，据 95% 置信度计算置信区间为（8.2%±1.7%），上限为 9.9%，《中国药典》2015 年版中当归饮片水分标准为不得过 15.0%。为了切实保证饮片的质量，同时考虑到生产实际，故优质当归饮片质量标准中水分规定为不得过 15.0%。结果见表 21-4。

3. 总灰分

取样品 5g，照《中国药典》2015 年版（通则 2302）测定。3 批当归饮片总灰分的测定结果最低为 4.6%，最高值为 5.1%，平均值为 4.8%，据 95% 置信度计算置信区间为（4.8%±0.3%），上限为 5.1%，

《中国药典》2015 年版中当归饮片总灰分标准为不得过 7.0%。为了切实保证饮片的质量，同时考虑到生产实际，故优质当归饮片质量标准中总灰分规定为不得过 7.0%。结果见表 21-4。

4. 酸不溶性灰分

照《中国药典》2015 年版（通则 2302）测定。3 批当归饮片酸不溶性灰分的测定结果最低为 0.5%，最高值为 1.0%，平均值为 0.7%，据 95% 置信度计算置信区间为（0.7%±0.3%），上限为 1.0%，《中国药典》2015 年版中当归饮片酸不溶性灰分标准为不得过 2.0%。为了切实保证饮片的质量，同时考虑到生产实际，故优质当归饮片质量标准中酸不溶性灰分规定为不得过 2.0%。结果见表 21-4。

5. 二氧化硫残留量

取样品 10g，照《中国药典》2015 年版（通则 2331）进行测定。3 批当归饮片二氧化硫残留量的测定结果最低为未检出，最高值为 3mg/kg，《中国药典》2015 年版当归饮片质量标准中未对二氧化硫残留量做出规定，为了切实保证优质饮片质量，同时考虑到生产实际，参考《中国药典》2015 年版（通则 2331）中的相关规定，故优质当归饮片质量标准中二氧化硫规定为不得过 150mg/kg。结果见表 21-4。

表 21-4　当归饮片检查项测定结果

批号	杂质	水分	总灰分	酸不溶性灰分	二氧化硫残留量
17051601	0.2%	10.0%	5.1%	1.0%	3mg/kg
17051602	未检出	6.7%	4.6%	0.5%	未检出
17051603	未检出	8.0%	4.6%	0.5%	未检出

六、浸出物

取样品 3g 照《中国药典》2015 年版（通则 2201）醇溶性浸出物测定法热浸法测定，用 70% 乙醇作溶剂。3 批当归饮片浸出物的测定结果最低为 62.9%，最高值为 64.0%，平均值为 63.5%，据 95% 置信度计算置信区间为（63.5%±0.6%），下限为 62.9%，《中国药典》2015 年版中当归饮片浸出物标准为不得少于 45.0%。为了切实保证饮片的质量，同时考虑生产实际，故优质当归饮片质量标准中浸出物规定为不得少于 48.0%。

七、含量测定

1. 挥发油

照挥发油测定法（通则 2204 乙法）测定。岷县当归挥发油含量均在 0.6% 以上，考虑样品的差异性，故暂定当归挥发油含量不得少于 0.4%。结果见表 21-5。

2. 阿魏酸

照高效液相色谱法（通则 0512）测定。

色谱条件与系统适用性试验：以十八烷基硅烷键合硅胶为填充剂；以乙腈 -0.085% 磷酸溶液（17 ∶ 83）为流动相；检测波长为 316nm；柱温 35℃。理论板数按阿魏酸峰计算应不低于 5000。

对照品溶液的制备：取阿魏酸对照品适量，精密称定，置棕色量瓶中，加 70% 甲醇制成每毫升含 12μg 的溶液，即得。

供试品溶液的制备：取本品粉末（过三号筛）约 0.2g，精密称定，置具塞锥形瓶中，精密加入 70% 甲醇 20ml，密塞，称定重量，加热回流 30min，放冷，再称定重量，用 70% 甲醇补足减失的重量，摇匀，静置，取上清液滤过，取续滤液，即得。

测定法：分别精密吸取对照品溶液与供试品溶液各 10μl，注入液相色谱仪测定。结果显示，岷县当归阿魏酸含量最低为 0.083%，最高为 0.156%，考虑样品的差异性，故优质当归饮片的阿魏酸含量不得少于 0.050%。结果见图 21-17、图 21-18、表 21-5。

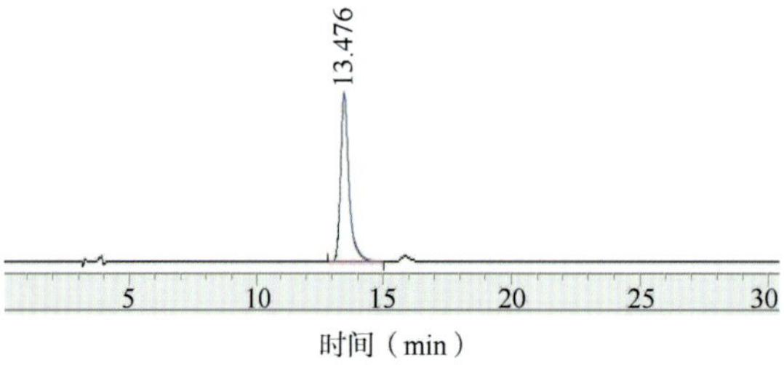

图 21-17　阿魏酸对照品

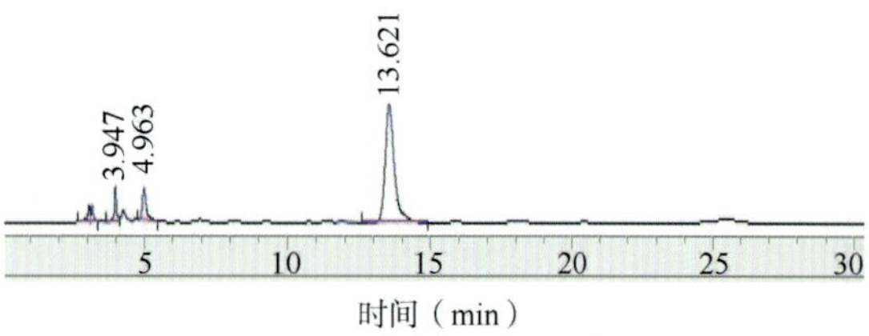

图 21-18　当归饮片供试品

表 21-5　挥发油、阿魏酸含量测定结果（%）

批号	挥发油	阿魏酸
Y13111501	0.7	0.094
Y15010101	0.6	0.083
Y15010102	0.6	0.090
Y15010201	0.6	0.085
Y15060318	0.6	0.144
Y17040103	0.6	0.156

八、性味与归经

甘、辛，温。归肝、心、脾经。

九、功能与主治

补血活血，调经止痛，润肠通便。用于血虚萎黄，眩晕心悸，月经不调，经闭痛经，虚寒腹痛，风湿痹痛，跌仆损伤，痈疽疮疡，肠燥便秘。酒当归活血通经。用于经闭痛经，风湿痹痛，跌仆损伤。

十、用法与用量

6 ～ 12g。

十一、贮藏

置阴凉干燥处，防潮，防蛀。

十二、优质饮片质量标准亮点总结

1. 药材与基原

当归药材经甘肃省药品食品检验所中药室主任宋平顺研究员进行鉴定，鉴定结果均为伞形科植物当归 *Angelica sinensis*（Oliv.）Diels 的干燥根，为药典收载品种。我公司截取当归完整头部进行切制，片型控制在长 4.0 ～ 6.5cm，宽 2.0 ～ 4.0cm，大小均一，片型完整，香气浓郁。

2. 产地

甘肃省岷县（甘肃九州天润有限公司当归道地药材生产基地）产的当归与其他主产地（陇南地区；云南丽江、大理、曲靖地区；四川雅安、阿坝地区；湖北恩施等地）比较阿魏酸含量为最高。

3. 工艺

参数明确，稳定可控。

4. 检查

新增杂质、重金属及有害元素、有机氯农药残留量和二氧化硫残留量指标，杂质不得过 2%；铅不得过 5mg/kg、镉不得过 0.3mg/kg、砷不得过 2mg/kg；含总六六六（α-BHC、β-BHC、γ-BHC、δ-BHC 之和）不得过 0.2mg/kg、总滴滴涕（pp′-DDE、pp′-DDD、op′-DDT、pp′-DDT 之和）不得过 0.2mg/kg、五氯硝基苯不得过 0.1mg/kg、汞不得过 0.2mg/kg、铜不得过 20mg/kg；二氧化硫残留量不得过 150mg/kg。

5. 提高项

在现行版《中国药典》基础上提高了浸出物指标，规定浸出物不得少于 48.0%，在药典的基础上提升了 6.7%。

22. 枸杞子
Gouqizi
LYCII FRUCTUS

本品为茄科植物宁夏枸杞 *Lycium barbarum* L. 的干燥成熟果实的炮制加工品。

【采收与加工】 10 月 10 日至 11 月 10 日采收，烘干（低温干燥）。产自道地产区宁夏回族自治区中宁县。

【炮制】 除去杂质、霉变等个体，挑选颗粒饱满、大小和颜色均匀的成品。

【成品性状】 呈类纺锤形或椭圆形，长 10 ～ 20mm，直径 6 ～ 10mm。表面红色或暗红色，顶端有小突起状的花柱痕，基部有白色的果梗痕。果皮柔韧，皱缩；果肉肉质，柔润。种子 20 ～ 50 粒，类肾形，扁而翘，长 1.5 ～ 1.9mm，宽 1 ～ 1.7mm，表面浅黄色或棕黄色。气微，味甜。果粒均匀度：（220±10）粒 /50g。

【鉴别】

（1）显微鉴别：粉末黄橙色或红棕色。外果皮表皮细胞表面观呈类多角形或长多角形，垂周壁平直或细波状弯曲，外平周壁表面有平行的角质条纹。中果皮薄壁细胞呈类多角形，壁薄，胞腔内含橙红色或红棕色球形颗粒。种皮石细胞表面观不规则多角形，壁厚，波状弯曲，层纹清晰。

（2）取本品 0.5g，加水 35ml，加热煮沸 15min，放冷，滤过，滤液用乙酸乙酯 15ml 振摇提取，分取乙酸乙酯液，浓缩至 1ml，作为供试品溶液。另取枸杞子对照药材 0.5g，同法制成对照药材溶液。照薄层色谱法（《中国药典》2015 年版通则 0502）试验，吸取上述两种溶液各 5μl，分别点于同一硅胶 G 薄层板上，以乙酸乙酯 - 三氯甲烷 - 甲酸（3 ∶ 2 ∶ 1）为展开剂，展开，取出，晾干，置紫外光灯（365nm）下检视。供试品色谱中，在与对照药材色谱相应的位置上，显相同颜色的荧光斑点。

【检查】

杂质　不得过 0.3%（《中国药典》2015 年版通则 2301）。

水分　不得过 11.0%（《中国药典》2015 年版通则 0832 第四法）。

总灰分　不得过 5.0%（《中国药典》2015 年版通则 2302）。

二氧化硫残留量　不得过 150mg/kg（《中国药典》2015 年版通则 2331）。

重金属及有害元素　铅不得过 5mg/kg；镉不得过 0.3mg/kg；砷不得过 2mg/kg；汞不得过 0.2mg/kg；铜不得过 20mg/kg（《中国药典》2015 年版通则 2321）。

有机氯农药残留量　含总六六六（α-BHC、β-BHC、γ-BHC、δ-BHC 之和）不得过 0.2mg/kg；总滴滴涕（pp′-DDE、pp′-DDD、op′-DDT、pp′-DDT 之和）不得过 0.2mg/kg；五氯硝基苯不得过 0.1mg/kg（《中国药典》2015 年版通则 2321 第一法）。

【浸出物】　水溶性浸出物不得少于 60.0%（中国药典》2015 年版通则 2201）。

【含量测定】

1. 枸杞多糖

对照品溶液的制备：精密称取无水葡萄糖对照品 25mg，置 250ml 量瓶中，加水适量溶解，稀释至刻度，摇匀，即得（每毫升中含无水葡萄糖 0.1mg）。

标准曲线的制备：精密量取对照品溶液 0.2ml、0.4ml、0.6ml、0.8ml、1.0ml，分别置具塞试管中，分别加水补至 2ml，各精密加入 5% 苯酚溶液 1ml，摇匀，迅速精密加入硫酸 5ml，摇匀，放置 10min，置 40℃水浴中保温 15min，取出，迅速冷却至室温，以相应的试剂为空白，照紫外 - 可见分光光度法（通则 0401），在 490nm 的波长处测定吸光度，以吸光度为纵坐标，浓度为横坐标，绘制标准曲线。

供试品溶液的制备：精密称取本品粗粉约 0.5g，加乙醚 100ml，加热回流 1h，静置，放冷，小心弃去乙醚液，残渣置水浴上挥尽乙醚。加入 80% 乙醇 100ml，加热回流 1h，趁热滤过，滤渣与滤器用热 80% 乙醇 30ml 分次洗涤，滤渣连同滤纸置烧瓶中，加水 150ml，加热回流 2h。趁热滤过，用少量热水洗涤滤器，合并滤液与洗液，放冷，移至 250ml 量瓶中，用水稀释至刻度，摇匀，即得。

测定法：精密量取 1ml 供试品溶液，置具塞试管中，加水 1ml，照标准曲线的制备项下的方法，自“各精密加入 5% 苯酚溶液 1ml”起，依法测定吸光度，从标准曲线上读出供试品溶液中含葡萄糖的重量（mg），计算，即得。

本品按干燥品计算，含枸杞多糖以葡萄糖（$C_6H_{12}O_6$）计，不得少于 2.0%。

2. 甜菜碱

取本品剪碎，取约 2g，精密称定，加 80% 甲醇 50ml，加热回流 1h，放冷，滤过，用 80% 甲醇 30ml 分次洗涤残渣和滤器，合并洗液与滤液，浓缩至 10ml，用盐酸调节 pH 至 1，加入活性炭 1g，加热煮沸，放冷，滤过，用水 15ml 分次洗涤，合并洗液与滤液，加入新配制的 2.5% 硫氰酸铬铵溶液 20ml，搅匀，10℃以下放置 3h。用 G_4 垂熔漏斗滤过，沉淀用少量冰水洗涤，抽干，残渣加丙酮溶解，转移至 5ml 量瓶中，加丙酮至刻度，摇匀，作为供试品溶液。另取甜菜碱对照品适量，精密称定，加盐酸甲醇溶液（0.5 → 100）制成每毫升含 4mg 的溶液，作为对照品溶液。照薄层色谱法（通则 0502）试验，精密吸取供试品溶液 5μl、对照品溶液 3μl 与 6μl，分别交叉点于同一硅胶 G 薄层板上，以丙酮 - 无水乙醇 - 盐酸（10 ∶ 6 ∶ 1）为展开剂，预饱和 30min，展开，取出，挥干溶剂，立即喷以新配制的改良碘化铋钾试液，放置 1 ～ 3h 至斑点清晰，照薄层色谱法（通则 0502）进行扫描，波长：λ_S =515nm，λ_R = 590nm，测量供试品吸光度积分值与对照品吸光度积分值，计算，即得。

本品按干燥品计算，含甜菜碱（$C_5H_{11}NO_2$）不得少于 0.30%。

【性味与归经】 甘，平。归肝、肾经。

【功能与主治】 滋补肝肾，益精明目。用于虚劳精亏，腰膝酸痛，眩晕耳鸣，阳痿遗精，内热消渴，血虚萎黄，目昏不明。

【用法与用量】 6 ～ 12g。

【贮藏】 置阴凉干燥处，防闷热，防潮，防蛀。温度 20℃以下，湿度 45% ～ 75%。

起草单位：上海真仁堂药业有限公司

“优质枸杞子饮片质量标准（草案）”起草说明

一、药材来源

1. 基原

本品为茄科植物宁夏枸杞 *Lycium barbarum* L. 的干燥成熟果实。为药典收载品种。参照国务院商业部和卫生部颁布的枸杞规格，我公司采购的枸杞子为 220 粒 /50g，等级可列为“枸杞王”，枸杞子鲜品及药材实物见图 22-1。

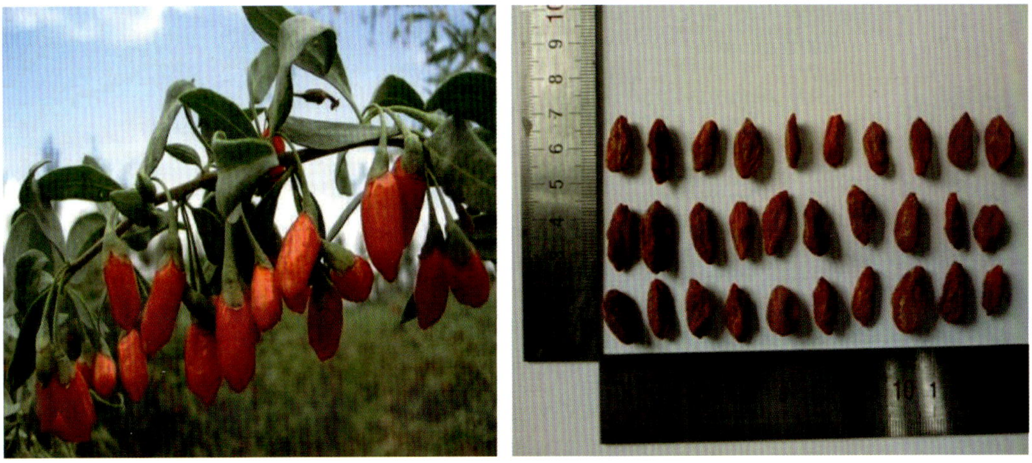

图 22-1 枸杞子鲜品及药材

枸杞子的原药材产自宁夏回族自治区中宁县，位居宁夏五宝之首。中宁已在全国 40 个大中城市建立“中宁枸杞专卖店”181 家，在全国 136 个大中城市建立了稳固的枸杞销售渠道和网点，枸杞干果及其加工产品远销 30 余个国家和地区。“中宁枸杞”已成为中国驰名商标，并被评为全国最具影响力的地理标志，品牌价值近 30 亿元人民币，列中国农产品区域公用品牌价值排行榜第 19 位。2010 年，全县枸杞种植面积发展到 20 万亩，占全国总面积的 23%；枸杞干果产量达到 40 000t，产值达到 16.5 亿元，综合产值超过 40 亿元；全县农民人均来自枸杞产业的现金收入达到 2600 元，占农民现金总收入的 46.2%。

中国宁夏回族自治区中宁县是世界枸杞的发源地和正宗原产地（图 22-2），也是中国枸杞主产区和新品种选育、新科技研究推广开发区，有 600 余年的枸杞栽种历史，是国务院命名的“中国枸杞之乡”。中宁地处内蒙古高原和黄土高原过渡带，属北温带大陆性季风气候区，光照充足，有效积温高，昼夜温差大。正是这一独特的地理环境和气候为枸杞生长提供了全国最优越的自然环境，素有“天下黄河富宁夏，中宁枸杞甲天下”的美誉。中宁枸杞之所以名甲天下，其一功益于当地适于枸杞生长的土壤和昼夜温差大的气候；其二是利用黄河水与含有各种矿物质的清水河苦水混灌。其特定条件决定了中宁枸杞的与众不同，中宁枸杞色艳、粒大、皮薄、肉厚、籽少、甘甜，品质超群，是唯一被载入新中国药典的枸杞品种。

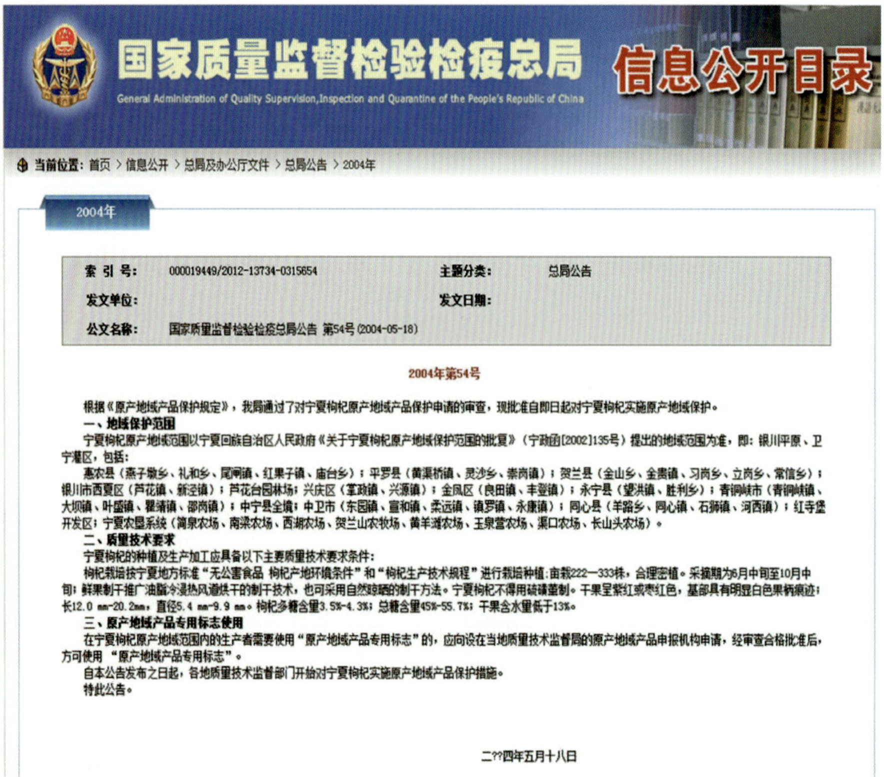

国家质量监督检验检疫总局 General Administration of Quality Supervision,Inspection and Quarantine of the People's Republic of China 信息公开目录

当前位置：首页 > 信息公开 > 总局及办公厅文件 > 总局公告 > 2004年

2004年

索 引 号：	000019449/2012-13734-0315654	主题分类：	总局公告
发文单位：		发文日期：	
公文名称：	国家质量监督检验检疫总局公告 第54号(2004-05-18)		

2004年第54号

根据《原产地域产品保护规定》，我局通过了对宁夏枸杞原产地域产品保护申请的审查，现批准自即日起对宁夏枸杞实施原产地域保护。

一、地域保护范围

宁夏枸杞原产地域范围以宁夏回族自治区人民政府《关于宁夏枸杞原产地域保护范围的批复》（宁政函[2002]135号）提出的地域范围为准，即：银川平原、卫宁灌区，包括：

惠农县（燕子墩乡、礼和乡、尾闸镇、红果子镇、庙台乡）；平罗县（黄渠桥镇、灵沙乡、崇岗镇）；贺兰县（金山乡、金贵镇、习岗乡、立岗乡、常信乡）；银川市西夏区（芦花镇、新泾镇）；芦花台园林场；兴庆区（掌政镇、兴源镇）；金凤区（良田镇、丰登镇）；永宁县（望洪镇、胜利乡）；青铜峡市（青铜峡镇、大坝镇、叶盛镇、瞿靖镇、邵岗镇）；中宁县全境；中卫市（东园镇、宣和镇、柔远镇、镇罗镇、永康镇）；同心县（羊路乡、同心镇、石狮镇、河西镇）；红寺堡开发区；宁夏农垦系统（简泉农场、南梁农场、西湖农场、贺兰山农牧场、黄羊滩农场、玉泉营农场、渠口农场、长山头农场）。

二、质量技术要求

宁夏枸杞的种植及生产加工应具备以下主要质量技术要求条件：

枸杞栽培按宁夏地方标准“无公害食品 枸杞产地环境条件”和“枸杞生产技术规程”进行栽培种植：亩栽222—333株，合理密植。采摘期为6月中旬至10月中旬；鲜果制干推广油脂冷浸热风道烘干的制干技术，也可采用自然晾晒的制干方法。宁夏枸杞不得用硫磺薰制。干果呈紫红或枣红色，基部具有明显白色果柄痕迹；长12.0 mm-20.2mm，直径5.4 mm-9.9 mm。枸杞多糖含量3.5%-4.3%；总糖含量45%-55.7%；干果含水量低于13%。

三、原产地域产品专用标志使用

在宁夏枸杞原产地域范围内的生产者需要使用“原产地域产品专用标志”的，应向设在当地质量技术监督局的原产地域产品申报机构申请，经审查合格批准后，方可使用“原产地域产品专用标志”。

自本公告发布之日起，各地质量技术监督部门开始对宁夏枸杞实施原产地域产品保护措施。

特此公告。

二??四年五月十八日

图 22-2 枸杞子原产地地域保护

2. 采收季节及产地加工

枸杞子植株繁殖能力强，可用种子、扦插、分株繁殖，中宁枸杞对土壤要求不严，耐干旱、瘠薄、盐碱、沙荒。在近水源的砂质壤土（pH 为 8.0 左右）上种植可获得优质高产。参考张自萍等于 2007 年发表在《西北农业学报》的《不同采摘期枸杞品质变化研究》的研究成果，显示夏果品质优于秋果，一般于 6 月中旬至 8 月上旬进行采收。采摘时轻采轻放，果实存放厚度不超过 5 ～ 10cm。

参考初乐等于 2014 年发表在《农产品工程 · 技术》的《不同加工处理方式对枸杞色素的影响》的研究结果，综合考虑后采用自然晒干法进行干燥。刚采摘的鲜果，两天内不宜在中午强光下暴晒，不能用手翻动，以防破裂，应晾至皮皱后，再暴晒至外皮干硬、果肉柔软。中宁枸杞色艳、粒大、皮薄、肉厚、籽少、甘甜，品质超群。产区农户均种植枸杞子多年，具有丰富的种植、采收、初加工管理经验，所供枸杞子符合中宁优质枸杞子的特点。

3. 优质药材依据

我公司制定了枸杞子药材内控质量标准，采购的枸杞子原药材均经过全项检验合格后方入库贮存，根据近年来对平邑产区所供枸杞子原药材检测情况来看，药材质量全部优于《中国药典》（2015 年版一部）“枸杞子”项下的有关标准。根据制定的内控质量标准，与《中国药典》2015 年版中枸杞子药材标准相比，增加原药材验收标准为（220±10）粒 /50g（为贡果等级），“检查”项下增加杂质、有机氯农药残留量及二氧化硫残留量指标。部分指标优于药典标准：浸出物不得少于 60.0%，比药典提高了 9%；枸杞多糖不得少于 2.0%，比药典提高了 11%；水分不得过 11.0%，比药典降低了 15%，确保了产品的重金属含量及农药残留，全部符合国家绿色食品标准，贮存方面根据以往经验及药典的贮存要求，将枸杞子贮存于阴凉干燥处，防闷热，防潮，防蛀。室内温度不超过 20℃，相对湿度控制在 45% ～ 75%。

二、炮制

1. 标准依据

依据《中国药典》2015 年版“枸杞子质量标准炮制”项下操作。

2. 工艺流程（图 22-3）

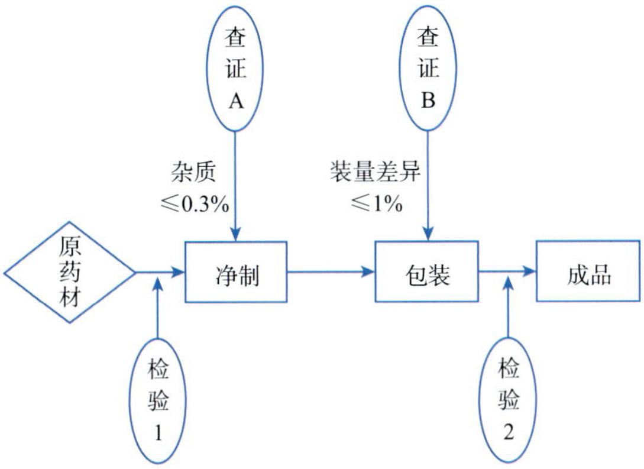

图 22-3　枸杞子饮片生产工艺流程图

检验 1. 中药材质量检验；检验 2. 成品质量检验

我公司生产经营枸杞子多年，且本品生产工艺简单，枸杞子饮片炮制工艺已确定。枸杞子饮片炮制工艺步骤及主要参数包括：①净制：净制后无杂质、霉变等个体，其他杂质不得过 0.3%，颗粒饱满、大小和颜色均匀；②包装：150g/ 瓶，装量差异≤ 1%。

为确保产品质量符合要求，我公司制定了内控质量标准，与《中国药典》2015 年版中枸杞子标准相比，“性状”项下增加果粒均匀度的要求；“检查”项下增加杂质、有机氯农药残留量及二氧化硫残留量指标。部分指标优于药典标准：浸出物不得少于 60.0%，比药典提高了 9%；枸杞多糖不得少于 2.0%，比药典提高了 11%；水分不得过 11.0%，比药典降低了 15%。

生产设备有全自动贴标机、电动封罐机、电子秤等，能够满足枸杞子饮片的加工生产要求。

三、性状

本品呈类纺锤形或椭圆形，长 10 ～ 20mm，直径 6 ～ 10mm。果皮鲜红、紫红色或枣红色，顶端有小突起状的花柱痕，基部有白色的果梗痕。果皮柔韧，皱缩；果肉肉质，柔润。种子 20 ～ 50 粒，类肾形，扁而翘，长 1.5 ～ 1.9mm，宽 1 ～ 1.7mm，表面浅黄色或棕黄色。不得含被虫蛀、粒面病斑面积达 $2mm^2$ 以上、发霉、黑变、变质的颗粒。气微，味甜。果粒均匀度：（220±10）粒 /50g。具体见图 22-4。

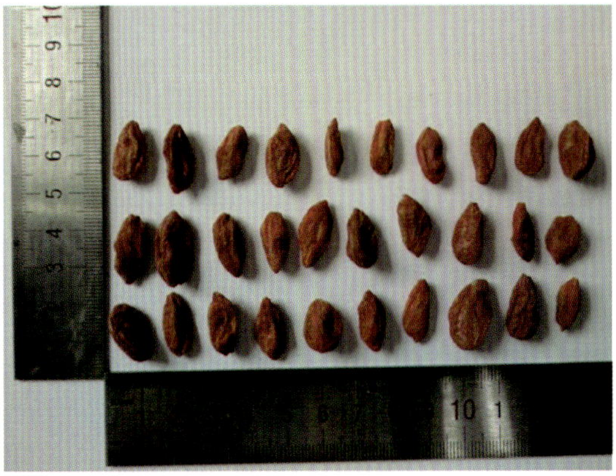

图 22-4　枸杞子饮片

对 3 批枸杞子饮片外观性状进行评价：

饮片编号 17072001：本品呈类纺锤形或椭圆形，长 12 ～ 20mm，直径 6 ～ 10mm。果皮鲜红、紫红色或枣红色，顶端有小突起状的花柱痕，基部有白色的果梗痕。果皮柔韧，皱缩；果肉肉质，柔润。种子 20 ～ 50 粒，类肾形，扁而翘，长 1.5 ～ 1.9mm，宽 1 ～ 1.7mm，表面浅黄色或棕黄色。未含被虫蛀、粒面病斑面积达 $2mm^2$ 以上、发霉、黑变、变质的颗粒。气微，味甜。果粒均匀度：223 粒 /50g。

饮片编号 17072101：本品呈类纺锤形或椭圆形，长 11 ～ 18mm，直径 7 ～ 9mm。果皮鲜红、紫红色或枣红色，顶端有小突起状的花柱痕，基部有白色的果梗痕。果皮柔韧，皱缩；果肉肉质，柔润。种子 20 ～ 50 粒，类肾形，扁而翘，长 1.5 ～ 1.9mm，宽 1 ～ 1.7mm，表面浅黄色或棕黄色。未含被虫蛀、粒面病斑面积达 $2mm^2$ 以上、发霉、黑变、变质的颗粒。气微，味甜。果粒均匀度：218 粒 /50g。

饮片编号 17072201：本品呈类纺锤形或椭圆形，长 6 ～ 20mm，直径 3 ～ 10mm。果皮鲜红、紫红色或枣红色，顶端有小突起状的花柱痕，基部有白色的果梗痕。果皮柔韧，皱缩；果肉肉质，柔润。种子 20 ～ 50 粒，类肾形，扁而翘，长 1.5 ～ 1.9mm，宽 1 ～ 1.7mm，表面浅黄色或棕黄色。未含被虫蛀、粒面病斑面积达 $2mm^2$ 以上、发霉、黑变、变质的颗粒。气微，味甜。果粒均匀度：213 粒 /50g。

四、鉴别

1. 显微鉴别

粉末黄橙色或红棕色。外果皮表皮细胞表面观呈类多角形或长多角形，垂周壁平直或细波状弯曲，外平周壁表面有平行的角质条纹。中果皮薄壁细胞呈类多角形，壁薄，胞腔内含橙红色或红棕色球形颗粒。种皮石细胞表面观不规则多角形，壁厚，波状弯曲，层纹清晰。具体见图 22-5。

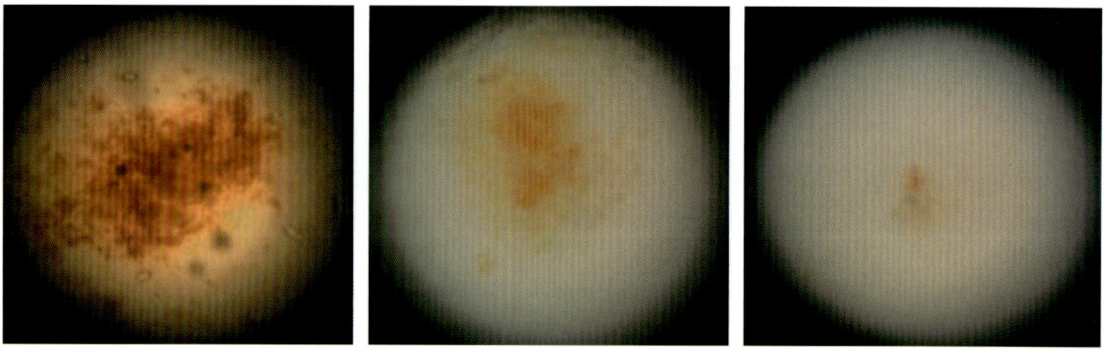

外果皮表皮细胞　　中果皮薄壁细胞　　种皮石细胞

图 22-5　枸杞子显微鉴别特征

2. 薄层鉴别

取本品 0.5g，加水 35ml，加热煮沸 15min，放冷，滤过，滤液用乙酸乙酯 15ml 振摇提取，分取乙酸乙酯液，浓缩至 1ml，作为供试品溶液。另取枸杞子对照药材 0.5g，同法制成对照药材溶液。照薄层色谱法（《中国药典》2015 年版通则 0502）试验，吸取上述两种溶液各 5μl，分别点于同一硅胶 G 薄层板上，以乙酸乙酯 - 三氯甲烷 - 甲酸（3 ∶ 2 ∶ 1）为展开剂，展开，取出，晾干，置紫外光灯（365nm）下检视。供试品色谱中，在与对照药材色谱相应的位置上，显相同颜色的荧光斑点。结果见图 22-6。

五、检查

1. 杂质

取样品 50g，照《中国药典》2015 年版（通则 2301）测定。3 批枸杞子杂质项目的测定结果均为未检出。《中国药典》2015 年版"枸杞子"项下未对杂质做要求。为了切实保证饮片的质量，同时考虑生产实际，故枸杞子内控质量标准中枸杞子杂质规定为不得过 0.3%。结果见表 22-1。

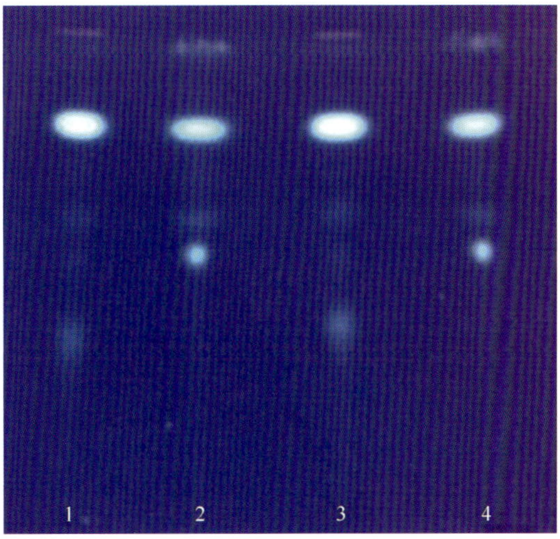

图 22-6　枸杞子薄层色谱

1. 枸杞子饮片；2. 枸杞子对照药材；3. 枸杞子饮片；4. 枸杞子对照药材

2. 水分

取样品 3g，照《中国药典》2015 年版（通则 0832 第四法）测定。枸杞子饮片水分的测定结果最低为 5.7%，最高值为 5.9%，平均值为 5.8%，据 95% 置信度计算置信区间为（5.8%±0.1%），上限为 5.9%，《中国药典》2015 年版中枸杞子饮片水分标准为不得过 13.0%。为了切实保证饮片的质量，同时考虑到生产实际，故枸杞子内控质量标准中水分规定为不得过 11.0%。结果见表 22-1。

3. 总灰分

取样品 5g，照《中国药典》2015 年版（通则 2302）测定。枸杞子总灰分的测定结果最低为 4.3%，最高值为 4.5%，平均值为 4.4%，据 95% 置信度计算置信区间为（4.4%±0.1%），上限为 4.5%，《中国药典》2015 年版中枸杞子饮片总灰分标准为不得过 5.0%。为了切实保证饮片的质量，同时考虑到生产实际，故枸杞子内控质量标准中总灰分规定为不得过 5.0%，不做修订。结果见表 22-1。

4. 二氧化硫残留量

取样品 10g，照《中国药典》2015 年版（通则 2331）进行测定。枸杞子二氧化硫残留量的测定结果最低为未检出，最高值为 68mg/kg，《中国药典》2015 年版枸杞子饮片质量标准中未对二氧化硫残留量做出规定，为了切实保证优质饮片质量，同时考虑生产实际，参考《中国药典》2015 年版（通则 2331）中的相关规定，故枸杞子内控质量标准中二氧化硫残留量规定为不得过 150mg/kg。结果见表 22-1。

表 22-1　枸杞子检查项测定结果

批号	杂质	水分	总灰分	二氧化硫残留量
17072001	未检出	5.7%	4.3%	68mg/kg
17072101	未检出	5.7%	4.5%	未检出
17072201	未检出	5.9%	4.3%	2mg/kg

5. 重金属及有害元素

照铅、镉、砷、汞、铜测定法（《中国药典》2015 年版通则 2321 原子吸收分光光度法或电感耦合等离子体质谱法）测定。3 批枸杞子重金属及有害元素的测定结果均符合规定，《中国药典》2015 年版中"枸杞子"项下规定铅不得过 5mg/kg；镉不得过 0.3mg/kg；砷不得过 2mg/kg；汞不得过 0.2mg/kg；铜不得过 20mg/kg，该项为安全指标，故按现行版药典执行。结果见表 22-2。

表 22-2　枸杞子重金属及有害元素测定结果

	铅	镉	砷	汞	铜
17072001	0.1mg/kg	0.04mg/kg	0.2mg/kg	0.04mg/kg	9.0mg/kg
17072101	未检出	0.10mg/kg	未检出	未检出	13.0mg/kg
17072201	未检出	0.09mg/kg	未检出	未检出	15.6mg/kg

六、浸出物

取样品 3g，照《中国药典》2015 年版（通则 2201）“水溶性浸出物测定法”项下的热浸法测定。枸杞子浸出物的测定结果最低为 76.2%，最高值为 80.2%，平均值为 78.1%，据 95% 置信度计算置信区间为（78.1%±2.0%），下限为 76.1%，《中国药典》2015 年版中枸杞子饮片浸出物标准为不得少于 55.0%。为了切实保证饮片的质量，同时考虑生产实际，故枸杞子内控质量标准中浸出物规定为不得少于 60.0%。

七、含量测定

1. 枸杞多糖

取样品 0.5g，照高效液相色谱法（《中国药典》2015 年版通则 0512）测定。3 批枸杞子多糖含量的测定结果最低为 2.1%，最高值为 3.0%，平均值为 2.5%，据 95% 置信度计算置信区间为（2.5%±0.4%），下限为 2.1%，《中国药典》2015 年版中枸杞子饮片枸杞子多糖含量标准为不得少于 1.8%。为了切实保证饮片的质量，同时考虑生产实际，故枸杞子内控质量标准规定为不得少于 2.0%。结果见表 22-3。

2. 甜菜碱

取样品 2g，照高效液相色谱法（《中国药典》2015 年版通则 0512）测定。3 批甜菜碱含量的测定结果均符合要求，《中国药典》2015 年版中枸杞子饮片甜菜碱含量标准为不得少于 0.30%。为了切实保证饮片的质量，同时考虑生产实际，故枸杞子内控质量标准规定为不得少于 0.30%。结果见表 22-3。

表 22-3　枸杞子含量检验结果（%）

批号	枸杞多糖	甜菜碱
17072001	3.0	0.45
17072101	2.1	0.45
17072201	2.5	0.45

八、性味与归经

甘，平。归肝、肾经。

九、功能与主治

滋补肝肾，益精明目。用于虚劳精亏，腰膝酸痛，眩晕耳鸣，阳痿遗精，内热消渴，血虚萎黄，目昏不明。

十、用法与用量

6 ～ 12g。

十一、贮藏

置阴凉干燥处，防潮，防蛀。

十二、优质饮片质量标准亮点总结

1. 药材与基原

本品为茄科植物宁夏枸杞 *Lycium barbarum* L. 的干燥成熟果实，为药典收载品种。我公司选用（220±10）粒 /50g 的枸杞子，长 10 ～ 20mm，直径 6 ～ 10mm，大小均一。不含被虫蛀、粒面病斑面积达 $2mm^2$ 以上、发霉、黑变、变质的颗粒。

2. 产地

宁夏回族自治区中宁县（宁夏裕宁枸杞商贸有限公司）为道地药材主产区，资源可持续。

3. 工艺

参数明确，稳定可控。原料供应商采用自然烘干法进行干果加工，较好地保留了枸杞子的有效成分。

4. 检查

新增了杂质和有机氯农药残留量、二氧化硫残留量指标，杂质不得过 0.3%，含总六六六（α-BHC、β-BHC、γ-BHC、δ-BHC 之和）不得过 0.2mg/kg；总滴滴涕（pp′-DDE、pp′-DDD、op′-DDT、pp′-DDT 之和）不得过 0.2mg/kg；五氯硝基苯不得过 0.1mg/kg，二氧化硫残留量不得过 150mg/kg。

5. 提高项

提高了水分、浸出物、枸杞多糖含量指标，规定水分不得过 11.0%；浸出物不得少于 60%；枸杞多糖含量不得少于 2.0%。

23. 黄芪
Huangqi
ASTRAGALI RADIX

本品为豆科植物蒙古黄芪 *Astragalus membranaceus*（Fisch.）Bge.*var.mongholicus*（Bge.）Hsiao 干燥根的炮制加工品。

【采收与加工】 10 月中下旬至 11 月上旬采收，除去须根和根头，烘干。产自道地产区甘肃省岷县。

【炮制】 除去杂质，洗净，润透，切厚片（2 ～ 4mm），烘干（≤ 80℃），精选（片型直径：1.0 ～ 1.2cm，不得含枯朽片、空心片）。

【成品性状】 呈类圆形厚片，直径 1.0 ～ 1.2cm，外表皮黄白色至淡棕褐色，可见纵皱纹或纵沟。切面皮部黄白色，木部淡黄色，有放射状纹理及裂隙。气微，味微甜，嚼之有豆腥味。

【鉴别】

（1）显微鉴别：粉末黄白色。纤维成束或散离，直径 8 ～ 30μm，壁厚，表面有纵裂纹，初生壁常与次生壁分离，两端常断裂成须状，或较平截。具缘纹孔导管无色或橙黄色，具缘纹孔排列紧密。石细胞少见，圆形、长圆形或形状不规则，壁较厚。

（2）取本品粉末3g，加甲醇20ml，加热回流1h，滤过，滤液加于中性氧化铝柱（100～120目，5g，内径为10～15mm）上，用40%甲醇100ml洗脱，收集洗脱液，蒸干，残渣加水30ml使溶解，用水饱和的正丁醇振摇提取2次，每次20ml，合并正丁醇液，用水洗涤2次，每次20ml，弃去水液，正丁醇液蒸干，残渣加甲醇0.5ml使溶解，作为供试品溶液。另取黄芪甲苷对照品，加甲醇制成每毫升含1mg的溶液，作为对照品溶液。照薄层色谱法（《中国药典》2015年版通则0502）试验，吸取上述两种溶液各2μl，分别点于同一硅胶G薄层板上，以三氯甲烷-甲醇-水（13∶7∶2）的下层溶液为展开剂，展开，取出，晾干，喷以10%硫酸乙醇溶液，在105℃加热至斑点显色清晰。供试品色谱中，在与对照品色谱相应的位置上，日光下显相同的棕褐色斑点；紫外光灯（365nm）下显相同的橙黄色荧光斑点。

（3）取本品粉末2g，加乙醇30ml，加热回流20min，滤过，滤液蒸干，残渣加0.3%氢氧化钠溶液15ml使溶解，滤过，滤液用稀盐酸调节pH至5～6，用乙酸乙酯15ml振摇提取，分取乙酸乙酯液，用铺有适量无水硫酸钠的滤纸滤过，滤液蒸干。残渣加乙酸乙酯1ml使溶解，作为供试品溶液。另取黄芪对照药材2g，同法制成对照药材溶液。照薄层色谱法（《中国药典》2015年版通则0502）试验，吸取上述两种溶液各10μl，分别点于同一硅胶G薄层板上，以三氯甲烷-甲醇（10∶1）为展开剂，展开，取出，晾干，置氨蒸气中熏后，置紫外光灯（365nm）下检视。供试品色谱中，在与对照药材色谱相应的位置上，显相同颜色的荧光主斑点。

【检查】

杂质　不得过3%（《中国药典》2015年版通则2301）。

水分　不得过10.0%（《中国药典》2015年版通则0832第二法）。

总灰分　不得过4.0%（《中国药典》2015年版通则2302）。

重金属及有害元素　照铅、镉、砷、汞、铜测定法（《中国药典》2015年版通则2302）测定，铅不得过5mg/kg；镉不得过0.3mg/kg；砷不得过2mg/kg；汞不得过0.2mg/kg；铜不得过20mg/kg。

有机氯农药残留量　照农药残留量测定法(《中国药典》2015年版通则2341第一法)测定。含总六六六（α-BHC、β-BHC、γ-BHC、δ-BHC之和）不得过0.2mg/kg；总滴滴涕（pp′-DDE、pp′-DDD、op′-DDT、pp′-DDT之和）不得过0.2mg/kg；五氯硝基苯不得过0.1mg/kg。

二氧化硫残留量　照二氧化硫残留量测定法（《中国药典》2015年版通则2331）测定，不得过150mg/kg。

【浸出物】　照"水溶性浸出物测定法"（《中国药典》2015年版通则2201）项下的冷浸法测定，不得少于18.0%。

【含量测定】

（1）黄芪甲苷：照高效液相色谱法（《中国药典》2015年版通则0512）测定。

色谱条件与系统适用性试验：以十八烷基硅烷键合硅胶为填充剂；以乙腈-水（32∶68）为流动相；蒸发光散射检测器检测。理论板数按黄芪甲苷峰计算应不低于4000。

对照品溶液的制备：取黄芪甲苷对照品适量，精密称定，加甲醇制成每毫升含0.5mg的溶液，即得。

供试品溶液的制备：取本品中粉约4g，精密称定，置索氏提取器中，加甲醇40ml，冷浸过夜，再加甲醇适量，加热回流4h，提取液回收溶剂并浓缩至干，残渣加水10ml，微热使溶解，用水饱和的正丁醇振摇提取4次，每次40ml，合并正丁醇液，用氨试液充分洗涤2次，每次40ml，弃去氨液，正丁醇液蒸干，残渣加水5ml使溶解，放冷，通过D101型大孔吸附树脂柱（内径为1.5cm，柱高为12cm），以水50ml洗脱，弃去水液，再用40%乙醇30ml洗脱，弃去洗脱液，继用70%乙醇80ml洗脱，收集洗脱液，蒸干，残渣加甲醇溶解，转移至5ml量瓶中，加甲醇至刻度，摇匀，即得。

测定法：分别精密吸取对照品溶液10μl、20μl，供试品溶液20μl，注入液相色谱仪，测定，用外标两点法对数方程计算，即得。

（2）毛蕊异黄酮葡萄糖苷：照高效液相色谱法（《中国药典》2015年版通则0512）测定。

色谱条件与系统适用性试验：以十八烷基硅烷键合硅胶为填充剂；以乙腈为流动相A，以0.2 %甲酸溶液为流动相B，按表23-1中的规定进行梯度洗脱；检测波长为260nm。理论板数按毛蕊异黄酮葡萄糖苷峰计算应不低于3000。

表23-1 毛蕊异黄酮葡萄糖苷含量测定流动相梯度表

时间（min）	流动相A（%）	流动相B（%）
0～20	20～40	80～60
20～30	40	60

对照品溶液的制备：取毛蕊异黄酮葡萄糖苷对照品适量，精密称定，加甲醇制成每毫升含50μg的溶液，即得。

供试品溶液的制备：取本品粉末（过四号筛）约1g，精密称定，置圆底烧瓶中，精密加入甲醇50ml，称定重量，加热回流4h，放冷，再称定重量，用甲醇补足减失的重量，摇匀，滤过，精密量取续滤液25ml，回收溶剂至干，残渣加甲醇溶解，转移至5ml量瓶中，加甲醇至刻度，摇匀，即得。

测定法：分别精密吸取对照品溶液与供试品溶液各10μl，注入液相色谱仪，测定，即得。

本品按干燥品计算，含黄芪甲苷（$C_{41}H_{68}O_{14}$）不得少于0.040%，含毛蕊异黄酮葡萄糖苷（$C_{22}H_{22}O_{10}$）不得少于0.025%。

【性味与归经】 甘，微温。归肺、脾经。

【功能与主治】 补气升阳，固表止汗，利水消肿，生津养血，行滞通痹，托毒排脓，敛疮生肌。用于气虚乏力，食少便溏，中气下陷，久泻脱肛，便血崩漏，表虚自汗，气虚水肿，内热消渴，血虚萎黄，半身不遂，痹痛麻木，痈疽难溃，久溃不敛。

【用法与用量】 9～30g。

【贮藏】 置通风干燥处，防潮，防蛀。温度20℃以下，湿度45%～75%。

起草单位：上海真仁堂药业有限公司

“优质黄芪饮片质量标准（草案）”起草说明

一、药材来源

1. 基原

岷县种植黄芪经甘肃省药品食品检验所中药室主任宋平顺研究员鉴定，鉴定结果为豆科植物蒙古黄芪 *Astragalus membranaceus*（Fisch.）Bge. *var. mongholicus*（Bge.）Hsiao 的干燥根，为药典收载品种。具体见图 23-1。

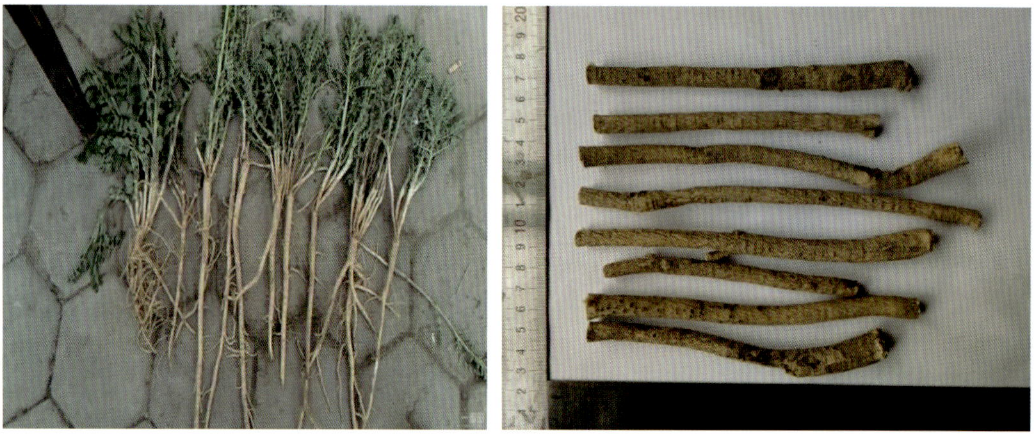

图 23-1　黄芪鲜品及药材

黄芪的药用历史迄今已有 2000 多年，是一味历史悠久、临床应用广泛的常用中草药，入药始载于《神农本草经》。黄芪产地最早记载于《名医别录》：“生白水（今四川松潘或碧口附近）者冷，补……生蜀郡（今四川平武、成都、雅安）白水、汉中（今陕西南郑）。”《重修政和经史证类备用本草》载陶隐居云弟一出陇西（今甘肃陇西），洮阳（今甘肃临潭县），色白，甜美，今亦难得。由此可见，甘肃省是黄芪道地药材产区之一，主要分布在陇西、岷县、渭源等地。以甘肃省陇西、岷县周边地区为黄芪种植区域中心，岷县黄芪主要集中在梅川镇，该产区种植历史悠久，种植面积广。

黄芪原料药材来源于甘肃九州天润有限公司黄芪道地药材生产基地，该基地是九州天润中药产业有限公司的子公司甘肃九州天润中药产业有限公司（公司前身为甘肃劲康药业有限公司）于岷县梅川镇车路村建设的黄芪 GAP 生产基地（图 23-2）。基地地处丘陵山区地带，远离工矿企业，土壤、空气和水源不受“三废”污染，当地农业生产相对落后，农药推广使用时间较晚，农药化肥施用量较少，过去没有使用过高毒高残留农药，所产黄芪重金属、农残含量远远低于国家限量标准。气候环境在海拔 2260 ～ 2700m 年气温平均 5.9℃、年降水量 587mm，土壤为大黑土、黑垆土、沙壤土，土层深厚、质地疏松肥沃。空气质量达到《大气环境质量标准》二级标准，土壤质量达到《土壤环境质量标准》二级标准。基地推广的品种为陇芪 1 号（原代号 94-01），经甘肃省农作物品种审定委员会审定。甘肃九州天润中药产业有限公司黄芪 GAP 生产基地，于 2015 年 10 月通过国家 GAP 认证检查小组的现场检查。采取“公司 + 基地 + 农户”的模式，建设了 1000 余亩黄芪道地药材种植基地，实行订单农业，与药农签订了《中药材黄芪 GAP 生产基地建设合同》，并且制定了管理制度，确保中药材黄芪种植基地产品质量和品质。

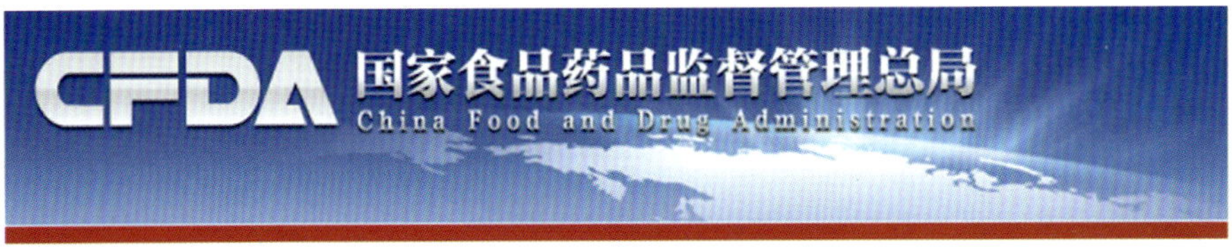

国家食品药品监督管理总局关于甘肃九州天润中药产业有限公司中药材GAP检查公告（2015年第297号）

2016年01月07日

根据《中华人民共和国药品管理法》及有关规定，经国家食品药品监督管理总局食品药品审核查验中心现场检查、技术审核，甘肃九州天润中药产业有限公司符合《中药材生产质量管理规范（试行）》（中药材GAP），现予公告。由甘肃省食品药品监督管理局指定日常监管机构及监管人员，并向社会公布，同时报国家食品药品监督管理总局备案。

企业名称：甘肃九州天润中药产业有限公司
组织机构代码：59552863-9
法定代表人：朱志国
质量负责人：赵亮
注册地址：甘肃省定西市岷县岷阳镇南川中药材加工园区
种植品种：黄芪
种植区域：甘肃省岷县梅川镇车路村
现场检查员：操复川、张淑萍、陈君
国家食品药品监督管理总局食品药品审核查验中心法定代表人：丁建华
有效期至：2020年12月30日

特此公告。

图 23-2 黄芪 GAP 种植基地证书

2. 采收季节及产地加工

（1）试验设计：黄芪采收期试验于 2011 年 4 月 10 日定植。按随机区组设计，三次重复，小区面积 $3\times5=15m^2$。移栽时挑选健壮且大小一致的种苗。移栽生育期 211 天。分秋季和春季两季采收，共 8 个处理。秋季 5 个处理，按每 15 天取样一次，从 9 月 15 日开始至 11 月 15 日土壤封冻。春季 3 个处理，按每 10 天取样一次，从 3 月 15 日土壤解冻至 4 月 5 日黄芪萌动抽芽。具体如表 23-2 所示。株行距 20cm×25cm，斜栽。取样时，尽量选取均匀一致的根茎，以减少试验误差。

（2）测定方法：按随机取样法进行取样，每小区取样 20 株。采挖时挖取 50cm 根层以内的根系，主根长按≥ 5mm 的根计，侧根长按≥ 1mm 的根计。黄芪产量均以鲜产计。黄芪商品等级划分为一等（根长≥ 40cm、根分枝≤ 2 个、根粗≥ 12mm、病斑≤ 5 个）、二等（根长 30 ～ 40cm、根分枝 2 ～ 3 个、根粗 9 ～ 12mm、病斑≤ 8 个）和三等（根长 20 ～ 30cm、根分枝 3 ～ 4 个、根粗 < 9mm、病斑≤ 12 个）三个等级；根据最近两年不同等级的黄芪在甘肃市场的平均市场价格来核算其经济效益。

表 23-2　黄芪采收期试验处理表

处理	采收年份	采收季节	采收日期
1	2011 年	秋季	9 月 15 日
2（CK）			10 月 1 日
3			10 月 15 日
4			11 月 1 日
5			11 月 15 日
6		春季	3 月 15 日
7			3 月 25 日
8			4 月 5 日
9	2012 年	秋季	9 月 15 日
10（CK）			10 月 1 日
11			10 月 15 日
12			11 月 1 日
13			11 月 15 日

（3）结果分析

1）采收期对移栽二年生黄芪外观质量的影响：黄芪的外观质量由根长、根分枝、根粗、发病情况等决定。一般认为，根长越长，根粗越粗，根分枝越少，病斑越少，黄芪的外观质量就越好。二年生黄芪春季、秋季不同采收期外观质量指标变化如表 23-3 所示。由此可见，秋季的 5 次采收期中，根长、根分枝不断增加，处理 5（11 月 15 日）达到最大值，分别为 48.00cm、2.87 个，较 CK 分别增加 12.40cm 和 1.14 个；根粗呈现出先增加略下降后再升高的趋势，处理 5 达最高，为 13.23mm；发病情况总体表现为秋季随采收时间的推迟而加重，且春季较秋季严重；春季和秋季采收的黄芪相比，可能由于冬天地温下降、表层土壤冻结等原因，其根长、根分枝、根粗较秋季均略有下降，以处理 8（4 月 5 日）的根长和根分枝最大，分别为 46.89cm 和 2.86 个，分别较 CK 增加 11.29cm 和 1.13 个。总体来看，外观质量指标以秋季 11 月中旬和春季 4 月初采收的黄芪为最佳。结果见表 23-3。

表 23-3　采收期对移栽二年生黄芪外观质量指标的影响

处理	根长（cm）	根分枝（个）	根粗（mm）	病斑数（个）
1	32.40	1.67	11.08	4.67
2（CK）	35.60	1.73	11.17	5.00
3	38.33	2.40	12.43	4.60
4	43.94	2.80	11.57	7.67
5	48.00	2.87	13.23	7.47
6	44.53	2.83	12.21	7.93
7	45.73	2.85	12.20	8.60
8	46.89	2.86	11.96	8.53

2）采收期对移栽二年生黄芪产量的影响：产量是现阶段黄芪栽培最重要的目标指标。由表 23-4 可以看出，二年生黄芪春季采收产量明显低于秋季采收产量。以处理 5（11 月 15 日）采收的产量最高，达 15 916.74kg/hm²，较秋季最低产量（9 月 15 日）10896.47kg/hm² 和春季最低产量（3 月 25 日）9953.75kg/hm² 分别高 46.07%、59.91%，较 CK 增产 24.99%。处理 3（10 月 15 日）产量次之，为 14 548.43 kg/hm²，与春季的三次采收产量差异均显著，较 CK 增产 1814.43kg/hm²。可见，以 10 月中旬至 11 月中旬采挖有利于黄芪产量的提高。

表 23-4 移栽二年生黄芪不同采收期产量比较

处理	小区产量（kg/15m²）				折合产量	较 CK 增减量
	Ⅰ	Ⅱ	Ⅲ	平均值	（kg/hm²）	（kg/hm²）
1	16.74	16.35	15.92	16.34	10 896.47	–1837.53
2（CK）	20.06	23.34	13.87	19.09	12 734.00	----
3	21.64	22.55	21.24	21.81	14 548.43	1814.43
4	23.13	14.65	16.76	18.18	12 123.66	–610.34
5	20.93	24.07	26.59	23.86	15 916.74	3182.74
6	13.91	14.83	18.16	15.63	10 427.80	–2306.2
7	14.60	16.89	13.28	14.92	9953.75	–2780.25
8	14.40	13.98	16.63	15.00	10 006.08	–2727.92

注：以上产量均为鲜产。

3）采收期对移栽二年生黄芪商品等级和经济效益的影响：如表 23-5 所示，不同采收期对黄芪的折干率影响不同，各处理折干率在 40%～56%，秋季呈现先减后增再减的 S 型趋势，春季则表现为一直上升，最终达 56%。商品等级分布中以处理 5（11 月 15 日）的一级商品率最高，达 60.00%，处理 3（10 月 15 日）次之，为 40.00%，处理 1（9 月 15 日）最低，仅 6.70%。不同采收期黄芪总收益以处理 5 最高，为 21 538.54 元 /hm²，较 CK 高 7020.50 元 /hm²，其中一级、二级、三级产品收益分别为 14 325.07 元 /hm²、6360.33 元 /hm²、853.14 元 /hm²。处理 3（10 月中旬）位居第 2，效益为 18 808.21 元 /hm²，处理 4（11 月初）和处理 2（10 月初）依次位居第 3、4，效益分别为 15 434.63 元 /hm²、14 518.04 元 /hm²；春季采收中，以处理 6（3 月 15 日左右）的黄芪经济效益最高，为 12 514.40 元 /hm²，但较秋季最高的 21 538.54 元 /hm² 低 9024.14 元 /hm²，较 CK 低 2003.64 元 /hm²，且一级产品率也较低，为 26.70%。以处理 7（4 月 1 日）的黄芪效益最低，为 10 682.36 元 /hm²，且一级产品率也最低，为 20.00%，其中一级、二级、三级产品收益分别为 2986.12 元 /hm²、3977.52 元 /hm²、3718.72 元 /hm²。因此，经济效益以秋季越晚越好，春季越早越好，但综合来看，11 月中旬为黄芪的最佳经济效益采收期。结果见表 23-5。

表 23-5 不同采收期商品等级和经济效益的比较

处理	折干率（%）	商品等级（%）			经济效益（元 /hm²）					位次
		一级	二级	三级	一级产品收益	二级产品收益	三级产品收益	总收益	较 CK 增减量	
1	48	6.70	40.00	53.30	1095.09	5230.30	4646.25	10 971.65	–3546.39	6
2（CK）	48	14.30	60.00	25.70	2731.44	9168.48	2618.11	14 518.04	—	4

续表

处理	折干率（%）	商品等级（%）			经济效益（元/hm²）					位次
		一级	二级	三级	一级产品收益	二级产品收益	三级产品收益	总收益	较 CK 增减量	
3	43	40.00	53.20	6.80	8729.06	9287.72	791.43	18 808.21	4290.17	2
4	48	33.30	60.00	6.70	6055.77	8729.03	649.83	15 434.63	916.59	3
5	41	60.00	33.30	6.70	14 325.07	6360.33	853.14	21 538.54	7020.50	1
6	40	26.70	53.30	20.00	4176.33	6669.62	1668.45	12 514.40	–2003.64	5
7	43	20.00	33.30	46.70	2986.12	3977.52	3718.72	10 682.36	–3835.68	8
8	56	20.00	46.80	33.20	3001.82	5619.41	2657.61	11 278.85	–3239.19	7

注：均以鲜黄芪价格计；一级产品按 1.5 元 /kg 计；二级产品按 1.2 元 /kg 计；三级产品按 0.8 元 /kg 计。

4）采收期对移栽二年生黄芪品质的影响：《中国药典》2010 年版规定，黄芪总灰分不得过 5%，水溶性浸出物不少于 17%，黄芪甲苷不少于 0.040%。

黄芪总灰分含量如表 23-6 所示，所有处理的黄芪总灰分均达到药典规定，秋季以处理 5（11 月 15 日）的黄芪总灰分最高，为 4.76%，春季以处理 8 最高，为 4.39%，且这两个处理与处理 1 成显著差异水平，与其他各处理间总灰分含量差异均不显著。

浸出物含量均达到并高于药典规定，其含量在 25.38% ～ 30.57%，以处理 4（11 月 1 日）的含量最高，达 30.57%。处理 8 最低，为 25.38%。

黄芪甲苷是黄芪的主要成分，由表 23-6 可以看出，除处理 6（春季 3 月中旬）的黄芪甲苷达不到药典规定外，其余均符合药典规定。黄芪甲苷含量随秋季采收期的推迟先下降，从处理 1（9 月 15 日）的 0.075% 下降到处理 4（11 月 1 日）的 0.048%，但在处理 5（11 月 15 日）又达最大，为 0.082%，较药典标准的 0.04% 高出 1 倍多；在春季的三次采收中，以处理 7（3 月 25 日）的甲苷含量最高，为 0.085%；且这两次采收期的黄芪甲苷含量与其他处理成极显著差异水平。因此，黄芪甲苷的含量在秋季 11 月中旬和春季 3 月下旬较高，此时采收的黄芪有利于黄芪甲苷含量的提高。结果见表 23-6。

表 23-6　采收期对移栽二年生黄芪品质的影响

处理	总灰分含量（%）	浸出物含量（%）	黄芪甲苷含量（%）
1	3.51	25.68	0.075
2	4.26	28.80	0.059
3	4.17	28.50	0.057
4	4.63	30.57	0.048
5	4.76	27.36	0.082
6	4.50	27.03	0.037
7	4.15	27.06	0.085
8	4.39	25.38	0.039

5）采收期对移栽三年生黄芪产量的影响：移栽三年生黄芪秋季不同采收期的各产量指标如表 23-7

所示。由此可见，移栽三年生蒙古黄芪的病害较严重，且随秋季采收时间的推迟而加重，处理 13（11 月 15 日左右）病斑数达 23.73 个，较 CK 多 2.66 个；根长以 CK（10 月中旬）为最高，为 47.53cm；产量则以处理 11（10 月中旬）为最高，达 12 057.08kg/hm^2，与处理 13 的产量差异显著，之后随病害和木质化程度的加重，黄芪根部逐渐腐朽，甚至发霉，其根长、根粗和产量均有所下降。结果见表 23-7。

表 23-7 秋季不同采收期对三年生黄芪产量的影响

处理	根长（cm）	根分枝（个）	根粗（mm）	病斑数（个）	小区产量（kg/15m^2）	公顷产量（kg/hm^2）
9	44.20	1.67	12.64	18.47	17.67	11 782.77
10（CK）	47.53	1.67	12.19	21.07	18.03	12 018.33
11	46.40	1.67	13.12	21.53	18.09	12 057.08
12	42.07	2.67	13.39	22.53	16.41	10 942.95
13	38.53	2.13	13.32	23.73	14.57	9712.90

注：产量均为鲜产。

（4）结论与讨论

1）采收期对移栽二年生黄芪产量的影响：不同采收期对黄芪的产量有较大的影响，秋季 9 ～ 11 月份，黄芪的根茎不断生长增粗，以秋季 11 月中旬采收的黄芪最好，根长、根分枝、根粗均达到最大，分别为 48.00cm、2.87 个、13.23mm，产量最高，达 15 916.74kg/hm^2，与其他采收期产量达极显著差异水平。春季和秋季采收的黄芪相比，其根长、根分枝数、根粗均略有下降，产量也相对较低。发病情况总体来看随时间的推迟而加重，且春季较秋季严重。总体来看，以秋季 11 月中旬，土壤封冻前采收的黄芪产量最高，符合黄芪传统采收期。

2）采收期对移栽二年生黄芪等级和经济效益的影响：将不同采收期黄芪进行等级划分，并按近三年黄芪平均市场价格逐一计算其经济效益，结果表明，不同采收期黄芪总收益以 11 月 15 日采收最高，为 21 538.54 元 /hm^2，其中一级、二级、三级产品收益分别为 14 325.07 元 /hm^2、6360.33 元 /hm^2、853.14 元 /hm^2。10 月中旬位居第 2，效益为 18 808.21 元 /hm^2。春季以 3 月 15 日左右采收的黄芪经济效益最高，为 12 514.40 元 /hm^2，但较秋季最高的 21 538.54 元 /hm^2 低 9024.14 元 /hm^2，且一级产品率也较低，为 26.70%。因此，秋季 11 月中旬为黄芪的最佳经济效益采收期。

3）采收期对移栽二年生黄芪品质的影响：结果表明，岷县梅川镇车路村黄芪的总灰分均达到药典规定，水溶性浸出物符合并高于药典规定，其含量在 25.38% ～ 30.57%。

黄芪甲苷是黄芪的主要化学成分，马世震等研究结果表明，不同生长时期黄芪甲苷含量差异较大，前期甲苷含量快速积累，到 6 月中旬达到最高值，随后甲苷含量呈下降趋势，到 9 月开始再次上升，至 10 月中旬又达到次高峰。本试验不同采收期甲苷含量测定结果显示，黄芪甲苷含量随秋季采收期的推迟先下降，从 9 月 15 日的 0.075% 下降到 11 月 1 日的 0.048%，再上升，至 11 月 15 日又达最大，为 0.082%，较药典标准的 0.04% 高出 1 倍多，这与上述结果的变化趋势相似，只是出现最高峰的时间相对推迟；在春季的三次采收中，以 3 月下旬，黄芪开始萌动时的甲苷含量最高，为 0.085%；综上所述，黄芪甲苷含量的测定结果表明，以休眠期（秋季 11 月中旬）和萌动期（春季 3 月末）时的含量为较高，这与贾桂芝、阎静等的研究结果一致。

4）采收期对移栽三年生黄芪产量的影响：根据田间观察记载，岷县梅川镇车路村移栽三年生蒙古黄芪在秋季采收时均有不同程度的柴质化现象，其质地疏松，病害严重，且随秋季采收时间的推迟木质化程度和病害逐渐加重。从10月初开始黄芪根部逐渐腐朽，甚至发霉，其根长、根粗和产量均有所下降。其10月中旬采收的产量与二年生黄芪的最佳采收期产量15 916.74kg/hm^{2}相比，减产3898.41kg/hm^2。由于病害和木质化程度的严重，加之明显的减产，因此，对其春季采收期未做进一步研究。本试验对移栽三年生蒙古黄芪的研究结果与相关报道出入较大，其结果和机制有待进一步探讨研究。

综上，结合岷县当地气候因素确定岷县梅川镇车路村黄芪采收期为10月上中旬至11月上旬，采收年限为移栽二年生黄芪。

综合含量、产量分析，10月霜降前后采收含量均合格，霜降后采收较霜降前采收含量高，以11月黄芪的含量和产量最高，但是11月下旬（小雪左右）产地出现地冻，影响黄芪采挖。

（5）结论：综合含量、产量、环境因素，黄芪采收为二年生，采收期为霜降至小雪（10月中下旬至11月上旬）。

3. 优质药材依据

本公司制定了黄芪药材内控质量标准，与《中国药典》2015年版中黄芪药材标准相比，“检查”项下新增二氧化硫残留量指标。部分指标优于药典标准：总灰分不得高于4.0%，比药典降低了20%；浸出物不得少于20.0%，比药典提高了17.6%；毛蕊异黄酮葡萄糖苷不得少于0.025%，比药典提高了25%。

二、炮制

1. 标准依据

依据《中国药典》2015年版“黄芪质量标准炮制”项下操作方法为净制，洗润，切制，干燥，精选。

2. 工艺流程（图23-3）

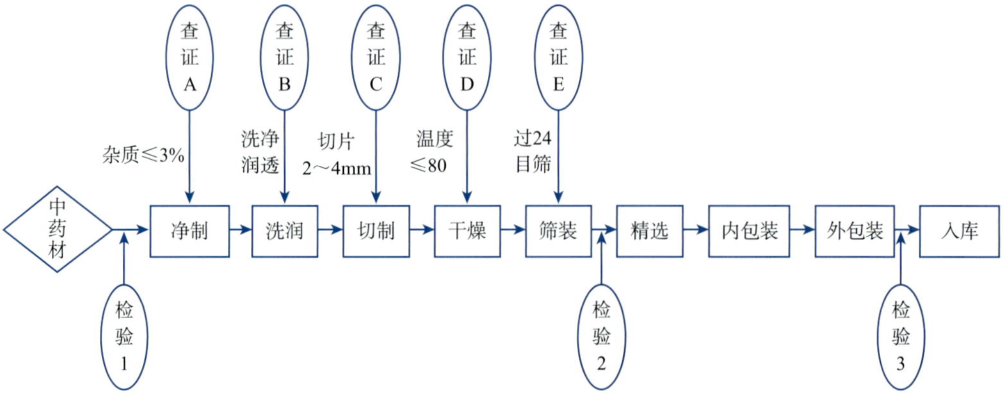

图23-3 黄芪饮片生产工艺流程图

检验1. 中药材质量检验；检验2. 大包装成品质量检验；检验3. 成品质量检验

本公司生产经营黄芪多年，经过长期的实践和经验积累，通过老药工的现场指导，最终确定黄芪饮片炮制工艺。黄芪饮片炮制工艺步骤及主要参数包括：①净制：净制后无霉变、虫蛀等个体，不合格品和杂质应在3%之内。②洗润：采用高压冲洗法。高压水冲洗工艺参数为5倍量水，冲洗2次，每次 2min。高压水冲洗除去泥沙，堆润至透。③切制：切片，片厚 2 ～ 4mm，总异形片不超过 10%。④干燥：表盘设置干燥温度 75℃，不得过 80℃，铺料厚度 2 ～ 3cm，干燥时间 6 ～ 8h，至水分低于 10.0%。⑤筛装：筛去药屑，过 24 目筛。⑥精选：留片型直径 1.0 ～ 1.2cm 的产品，不得含枯朽片。空心片。⑦包装。

为确保产品质量符合要求，本公司以《中国药典》2015 年版为基础，制定了《黄芪工艺规程》、《黄芪中药材质量标准》、《黄芪检验标准操作规程》等文件。生产设备有直切式切药机、转盘式切药机、万能切药机、敞开式烘箱等，能够满足黄芪饮片的加工生产要求。

3. 成品标准

本公司制定了黄芪片内控质量标准，与《中国药典》2015 年版中黄芪片标准相比，“检查”项下新增杂质、二氧化硫残留量指标。部分指标优于药典标准：总灰分不得高于 4.0%，比药典降低了 20%；浸出物不得少于 18.0%，比药典提高了 5.9%；毛蕊异黄酮葡萄糖苷不得少于 0.025%，比药典提高了 25%。

三、性状

本品呈类圆形的厚片，直径 1.0 ～ 1.2cm，外表皮黄白色至淡棕褐色，可见纵皱纹或纵沟。切面皮部黄白色，木部淡黄色，有放射状纹理及裂隙，有的中心偶有枯朽状空洞。气微，味微甜，嚼之有豆腥味。具体见图 23-4。

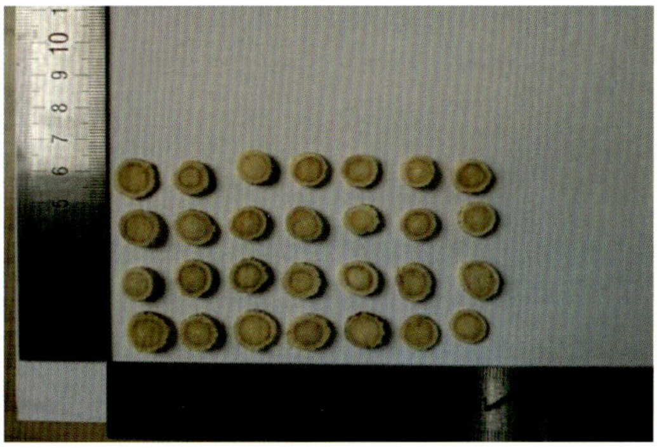

图 23-4 黄芪饮片

饮片编号 17061701：本品呈类圆形的厚片，直径 1.0 ～ 1.2cm，外表皮黄白色至淡棕褐色，可见纵皱纹或纵沟。切面皮部黄白色，木部淡黄色，有放射状纹理及裂隙。气微，味微甜，嚼之有豆腥味。

饮片编号 17061702：本品呈类圆形的厚片，直径 1.0 ～ 1.2cm，外表皮黄白色至淡棕褐色，可见纵皱纹或纵沟。切面皮部黄白色，木部淡黄色，有放射状纹理及裂隙。气微，味微甜，嚼之有豆腥味。

饮片编号 17061703：本品呈类圆形的厚片，直径 1.0 ～ 1.2cm，外表皮黄白色至淡棕褐色，可见纵皱纹或纵沟。切面皮部黄白色，木部淡黄色，有放射状纹理及裂隙。气微，味微甜，嚼之有豆腥味。

四、鉴别

1. 显微鉴别

木栓细胞多列；栓内层为 3 ～ 5 列厚角细胞。韧皮部射线外侧常弯曲，有裂隙；纤维成束，壁厚，木化或微木化，与筛管群交互排列；近栓内层处有时可见石细胞。形成层成环。木质部导管单个散在或 2 ～ 3 个相聚；导管间有木纤维；射线中有时可见单个或 2 ～ 4 个成群的石细胞。薄壁细胞含淀粉粒。具体见图 23-5。

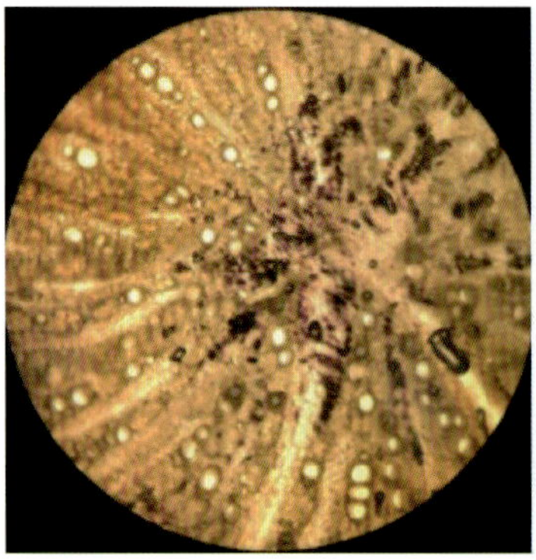

细胞淀粉粒

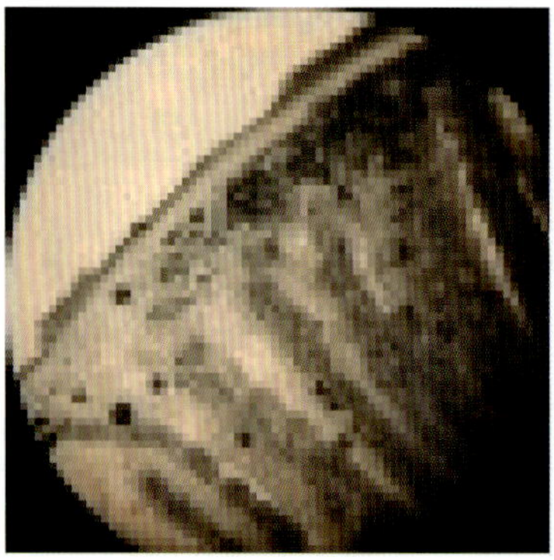

木栓细胞

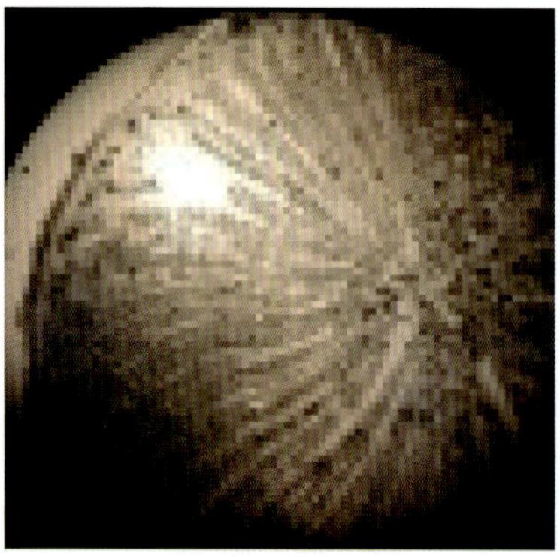

韧皮部射线、石细胞形成层、木质部导管、木纤维

图 23-5　横切面鉴别特征

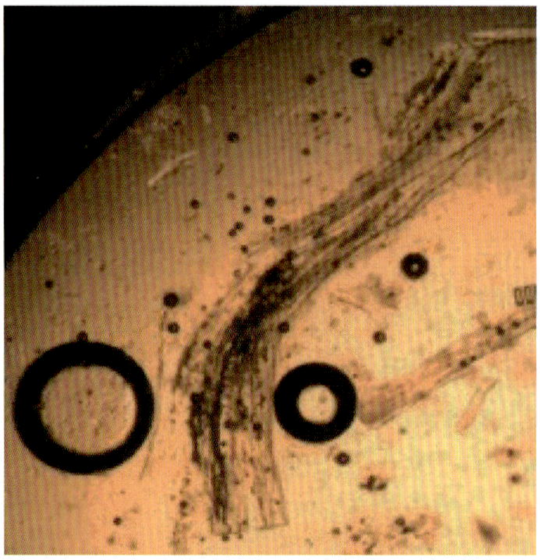

图 23-6　粉末显微鉴别特征

纤维束；具缘纹孔导管

粉末黄白色。纤维成束或散离，直径 8 ～ 30μm，壁厚，表面有纵裂纹，初生壁常与次生壁分离，两端常断裂成须状，或较平截。具缘纹孔排列紧密。石细胞少见，圆形、长圆形或形状不规则，壁较厚。具体见图 23-6。

2. 薄层鉴别

（1）黄芪甲苷鉴别：取本品粉末 3g，加甲醇 20ml，加热回流 1h，滤过，滤液加于中性氧化铝柱（100 ～ 120 目，5g，内径为 10 ～ 15mm）上，用 40% 甲醇 100ml 洗脱，收集洗脱液，蒸干，残渣加水 30ml 使溶解，用水饱和的正丁醇振摇提取 2 次，每次 20ml，合并正丁醇液，用水洗涤 2 次，每次 20ml，弃去水液，正丁醇液蒸干，残渣加甲醇 0.5ml 使溶解，作为供试品溶液。另取黄芪甲苷对照品，加甲醇制成每毫升含 1mg 的溶液，作为对照品溶液。照薄层色谱法（《中国药典》2015 年版通则 0502）试验，吸取上述两种溶液各 2μl，分别点于同一硅胶 G 薄层板上，以三氯甲烷 - 甲醇 - 水（13 ∶ 7 ∶ 2）的下层溶液为展开剂，展开，取出，晾干，喷以 10% 硫酸乙醇溶液，在 105℃加热至斑点显色清晰。供试品色谱中，在与对照品色谱相应的位置上，日光下显相同的棕褐色斑点；紫外光灯（365nm）下显相同的橙黄色荧光斑点。结果见图 23-7、图 23-8。

（2）对照药材鉴别：取本品粉末 2g，加乙醇 30ml，加热回流 20min，滤过，滤液蒸干，残渣加 0.3% 氢氧化钠溶液 1ml 使溶解，滤过，滤液用稀盐酸调节 pH 至 5 ～ 6，用乙酸乙酯 15ml 振摇提取，分取乙酸乙酯液，用铺有适量无水硫酸钠的滤纸滤过，滤液蒸干。残渣加乙酸乙酯 1ml 使溶解，作为供试品溶液。另取黄芪对照药材 2g，同法制成对照药材溶液。照薄层色谱法（《中国药典》2015 年版通则 0502）试验，吸取上述两种溶液各 10μl，分别点于同一硅胶 G 薄层板上，以三氯甲烷 - 甲醇（10 ∶ 1）为展开剂，展开，取出，晾干。置氨蒸气中熏后，置紫外光灯（365nm）下检视。供试品色谱中，在与对照药材色谱相应的位置上，显相同颜色的荧光主斑点。结果见图 23-9。

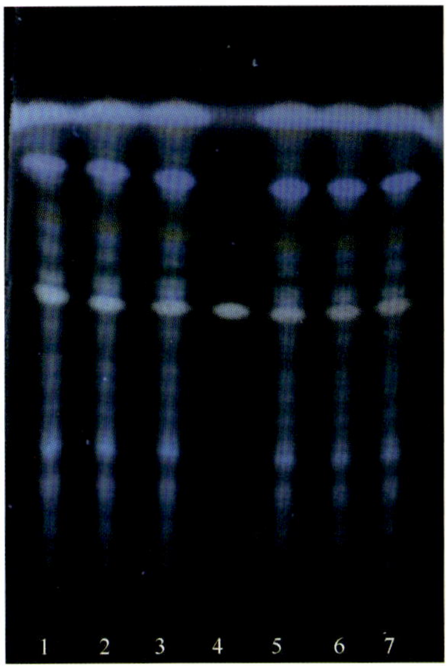

图 23-7 黄芪甲苷薄层色谱（365nm）

1 ～ 3. 黄芪饮片供试品；4. 黄芪甲苷对照品；5 ～ 7. 黄芪饮片供试品

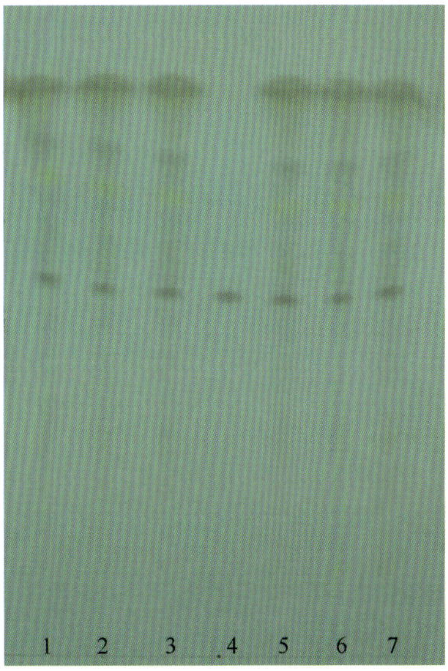

图 23-8 黄芪甲苷薄层色谱（日光）

1 ～ 3. 黄芪饮片供试品；4. 黄芪甲苷对照品；5 ～ 7. 黄芪饮片供试品

五、检查

1. 杂质

取样品 50g，照《中国药典》2015 年版（通则 2301）测定。黄芪饮片均未检出杂质。《中国药典》2015 年版“黄芪”项下未对杂质做要求。为了切实保证饮片的质量，同时考虑生产实际，故黄芪内控质量标准中黄芪杂质规定为不得过 3%。结果见表 23-8。

2. 水分

取样品 3g，照《中国药典》2015 年版（通则 0832 第四法）测定。黄芪饮片水分的测定结果最低为 6.7%，最高值为 7.0%，平均值为 6.9%，据 95% 置信度计算置信区间为（6.9%±0.2%），上限为 7.1%，《中国药典》2015 年版中黄芪饮片水分标准为不得过 10.0%。为了切实保证饮片的质量，同时考虑到生产实际，故黄芪内控质量标准中水分规定为不得过 10.0%。结果见表 23-8。

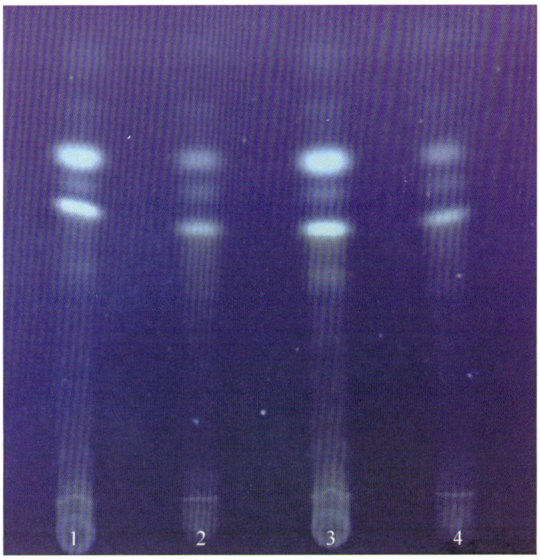

图 23-9 黄芪饮片薄层色谱（365nm）

1、3. 黄芪饮片；2、4. 黄芪甲苷对照药材

3. 总灰分

取样品 5g，照《中国药典》2015 年版（通则 2302）测定。黄芪总灰分的测定结果最低为 2.0%，最高值为 2.2%，平均值为 2.1%，据 95% 置信度计算置信区间为（2.1%±0.1%），上限为 2.2%，《中国药典》2015 年版中黄芪饮片总灰分标准为不得过 5.0%。为了切实保证饮片的质量，同时考虑到生产实际，故黄芪内控质量标准中总灰分规定为不得过 4.0%。结果见表 23-8。

4. 二氧化硫残留量

取样品 10g，照《中国药典》2015 年版（通则 2331）进行测定。黄芪二氧化硫残留的测定结果最低为未检出，最高值为 3mg/kg，《中国药典》2015 年版黄芪饮片质量标准中未对二氧化硫残留量做出规定，为了切实保证优质饮片质量，同时考虑生产实际，参考《中国药典》2015 年版（通则 2331）中的相关规定，故黄芪内控质量标准中二氧化硫残留量规定为不得过 150mg/kg。结果见表 23-8。

表 23-8　黄芪检查项测定结果

批号	杂质	水分	总灰分	二氧化硫残留量
17061701	未检出	6.9%	2.0%	未检出
17061702	未检出	7.0%	2.2%	未检出
17061703	未检出	6.7%	2.1%	3mg/kg

5. 重金属及有害元素

照铅、镉、砷、汞、铜测定法（《中国药典》2015 年版通则 2321 原子吸收分光光度法或电感耦合等离子体质谱法）测定。3 批黄芪重金属及有害元素的测定结果均符合规定，《中国药典》2015 年版中“黄芪”项下规定铅不得过 5mg/kg；镉不得过 0.3mg/kg；砷不得过 2mg/kg；汞不得过 0.2mg/kg；铜不得过 20mg/kg，该项为安全指标，故按现行版药典执行。结果见表 23-9。

6. 有机氯农药残留量

照农药残留量测定法（《中国药典》2015 年版通则 2341 有机氯类农药残留量测定法第一法）测定黄芪有机氯农药残留量。3 批黄芪有机氯农药残留量的测定结果均符合规定，《中国药典》2015 年版中“黄芪”项下规定含总六六六（α-BHC、β-BHC、γ-BHC、δ-BHC 之和）不得过 0.2mg/kg；总滴滴涕（pp'-DDE、pp'-DDD、op'-DDT、pp'-DDT 之和）不得过 0.2mg/kg；五氯硝基苯不得过 0.1mg/kg，该项为安全指标，故按现行版药典执行。结果见表 23-9。

表 23-9　黄芪饮片重金属、有害元素及有机氯农药残留量测定结果

	重金属及有害元素					有机氯农药		
	铅	镉	砷	汞	铜	总六六六	总滴滴涕	五氯硝基苯
17061701	未检出	0.020mg/kg	0.14mg/kg	未检出	4.9mg/kg	0.007mg/kg	0.06mg/kg	0.001mg/kg
17061702	未检出	0.004mg/kg	0.20mg/kg	0.008mg/kg	5.0mg/kg	0.004mg/kg	0.05mg/kg	0.001mg/kg
17061703	未检出	0.020mg/kg	0.15mg/kg	未检出	4.9mg/kg	0.008mg/kg	0.05mg/kg	0.001mg/kg

六、浸出物

取样品 3g，照《中国药典》2015 年版（通则 2201）水溶性浸出物测定法冷浸法测定。3 批黄芪浸出物的测定结果最低为 35.4%，最高值为 36.4%，平均值为 36.0%，据 95% 置信度计算置信区间为（36.0%±0.5%），下限为 35.5%，《中国药典》2015 年版中黄芪饮片浸出物标准为不得少于 17.0%。为了切实保证饮片的质量，同时考虑生产实际，故黄芪内控质量标准中浸出物规定为不得少于 18.0%。

七、含量测定

1. 黄芪甲苷

照《中国药典》2015 年版四部通则 0512 测定。

色谱条件与系统适用性试验：以十八烷基硅烷键合硅胶为填充剂；以乙腈 - 水（32 ∶ 68）为流动相；蒸发光散射检测器检测。理论板数按黄芪甲苷峰计算应不低于 4000。

对照品溶液的制备：取黄芪甲苷对照品适量，精密称定，加甲醇制成每毫升含 0.5mg 的溶液，即得。

供试品溶液的制备：取本品中粉约 4g，精密称定，置索氏提取器中，加甲醇 40ml，冷浸过夜，再加甲醇适量，加热回流 4h，提取液回收溶剂并浓缩至干，残渣加水 10ml，微热使溶解，用水饱和的正丁醇振摇提取 4 次，每次 40ml，合并正丁醇液，用氨试液充分洗涤 2 次，每次 40ml，弃去氨液，正丁醇液蒸干，残渣加水 5ml 使溶解，放冷，通过 D101 型大孔吸附树脂柱（内径为 1.5cm，柱高为 12cm），以水 50ml 洗脱，弃去水液，再用 40% 乙醇 30ml 洗脱，弃去洗脱液，继用 70% 乙醇 80ml 洗脱，收集洗脱液，蒸干，残渣加甲醇溶解，转移至 5ml 量瓶中，加甲醇至刻度，摇匀，即得。

测定法：分别精密吸取对照品溶液 10μl、20μl，供试品溶液 20μl，注入液相色谱仪，测定，用外标两点法对数方程计算，即得。

3 批黄芪甲苷含量的测定结果最低为 0.121%，最高值为 0.131%，平均值为 0.127%，据 95% 置信度计算置信区间为（0.126%±0.005%），下限为 0.122%，《中国药典》2015 年版中黄芪饮片黄芪甲苷含量标准为不得少于 0.040%。为了切实保证饮片的质量，同时考虑生产实际，故优质黄芪质量标准规定为不得少于 0.040%。结果见表 23-10、图 23-10、图 23-11。

表 23-10　黄芪饮片含量测定结果（%）

批号	黄芪甲苷	毛蕊异黄酮葡萄糖苷
17061701	0.131	0.071
17061702	0.121	0.058
17061703	0.128	0.071

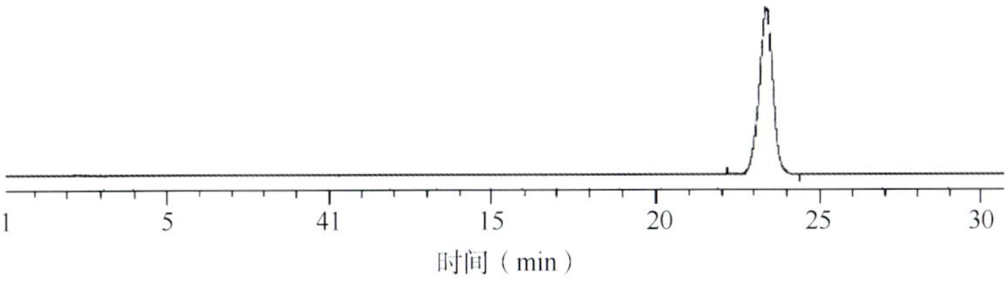

图 23-10　黄芪甲苷对照品

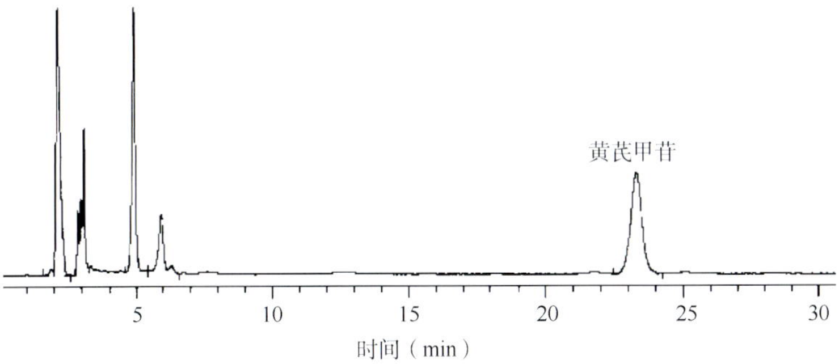

图 23-11　黄芪饮片供试品

2. 毛蕊异黄酮葡萄糖苷

照《中国药典》2015 年版四部通则 0512 测定。3 批毛蕊异黄酮葡萄糖苷含量的测定结果最低为 0.058%，最高值为 0.071%，平均值为 0.067%，据 95% 置信度计算置信区间为（0.067%±0.008%），下限为 0.059%，《中国药典》2015 年版中黄芪饮片毛蕊异黄酮葡萄糖苷含量标准为不得少于 0.020%。为了切实保证饮片的质量，同时考虑生产实际，故优质黄芪质量标准规定为不得少于 0.025%。结果见表 23-10、图 23-12、图 23-13。

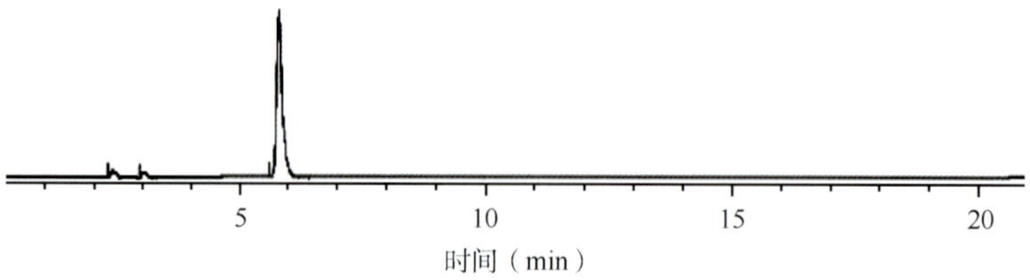

图 23-12　毛蕊异黄酮葡萄糖苷对照品

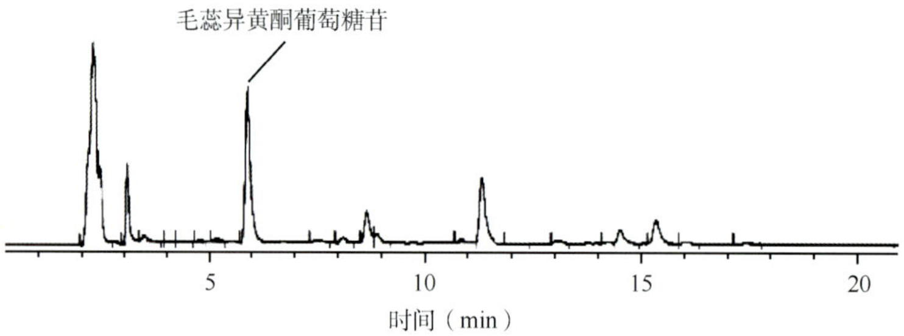

图 23-13　黄芪饮片供试品

八、性味与归经

甘，微温。归肺、脾经。

九、功能与主治

补气升阳，固表止汗，利水消肿，生津养血，行滞通痹，托毒排脓，敛疮生肌。用于气虚乏力，食少便溏，中气下陷，久泻脱肛，便血崩漏，表虚自汗，气虚水肿，内热消渴，血虚萎黄，半身不遂，痹痛麻木，痈疽难溃，久溃不敛。

十、用法与用量

9 ～ 30g。

十一、贮藏

置阴凉干燥处，防潮，防蛀。

十二、优质饮片质量标准亮点总结

1. 药材与基原

经甘肃省药品食品检验所中药室主任宋平顺研究员鉴定，鉴定结果为豆科植物蒙古黄芪 *Astragalus membranaceus*（Fisch.）Bge. *var. mongholicus*（Bge.）Hsiao 的干燥根，为药典收载品种。本公司为保证成品片型均一，在筛装工序后，进行精选，仅选用直径 1.0 ～ 1.2cm 的成品，并挑出枯朽片、空心片。

2. 产地

甘肃省岷县（甘肃九州天润有限公司黄芪道地药材生产 GAP 基地）。

3. 工艺

参数明确，稳定可控。

4. 检查

新增了杂质和二氧化硫残留量指标，杂质不得过 2%，二氧化硫残留量不得过 150mg/kg。

5. 提高项

提高了总灰分、浸出物、毛蕊异黄酮葡萄糖苷含量指标，规定总灰分不得过 4.0%；浸出物不得少于 18.0%；毛蕊异黄酮葡萄糖苷含量不得少于 0.025%。

24. 罗汉果
Luohanguo
SIRAITIAE FRUCTUS

本品为葫芦科植物罗汉果 *Siraitia grosvenorii*（Swingle）C. Jeffrey ex A. M. Lu et Z. Y. Zhang 的干燥果实的炮制加工品。

【采收与加工】 秋季果实由嫩绿色变深绿色时采收，晾数天后，低温干燥。产自道地产区广西壮族自治区永福县。

【炮制】 除去杂质及破碎品。

【成品性状】 呈卵形、椭圆形或球形，长 6.5 ～ 7.5cm，直径 5.5 ～ 6.0cm。表面褐色、黄褐色或绿褐色，有深色斑块和黄色柔毛，有的具 6 ～ 11 条纵纹。顶端有花柱残痕，基部有果梗痕。体轻，质脆，果皮薄，易破。果瓤（中、内果皮）海绵状，浅棕色。种子扁圆形，多数，长约 1.5cm，宽约 1.2cm；浅红色至棕红色，两面中间微凹陷，四周有放射状沟纹，边缘有槽。气微，味甜。

【鉴别】

（1）显微鉴别：粉末棕褐色。果皮石细胞大多成群，黄色，方形或卵圆形，直径 7 ～ 38μm，壁厚，孔沟明显。种皮石细胞类长方形或不规则形，壁薄，具纹孔。纤维长梭形，直径 16 ～ 42μm，胞腔较大，壁孔明显。可见梯纹导管和螺纹导管。薄壁细胞不规则形，具纹孔。

（2）取本品粉末 1g，加水 50ml，超声处理 30min，滤过，取滤液 20ml，加正丁醇振摇提取 2 次，每次 20ml，合并正丁醇液，减压蒸干，残渣加甲醇 1ml 使溶解，作为供试品溶液。另取罗汉果对照药材 1g，同法制成对照药材溶液。再取罗汉果皂苷 V 对照品，加甲醇制成每毫升含 1mg 的溶液，作为对照品溶液。照薄层色谱法（《中国药典》2015 年版通则 0502）试验，吸取上述三种溶液各 5μl，分别点于同一硅胶 G 薄层板上，以正丁醇 - 乙醇 - 水（8 ∶ 2 ∶ 3）为展开剂，展开，取出，晾干，喷以含 2% 香草醛的 10% 硫酸乙醇溶液，加热至斑点显色清晰。供试品色谱中，在与对照药材色谱和对照品色谱相应的位置上，显相同颜色的斑点。

【检查】

杂质　不得过 2.0%（《中国药典》2015 年版通则 2301）。

水分　不得过 15.0%（《中国药典》2015 年版通则 0832 第二法）。

总灰分　不得过 5.0%（《中国药典》2015 年版通则 2302）。

二氧化硫残留量　照二氧化硫残留量测定法（《中国药典》2015 年版通则 2331）测定，不得过 150mg/kg。

重金属及有害元素　铅不得过 5mg/kg；镉不得过 0.3mg/kg；砷不得过 2mg/kg；汞不得过 0.2mg/kg；铜不得过 20mg/kg（《中国药典》2015 年版通则 2321）。

有机氯农药残留量　含总六六六（α-BHC、β-BHC、γ-BHC、δ-BHC 之和）不得过 0.2mg/kg；总滴滴涕（pp′-DDE、pp′-DDD、op′-DDT、pp′-DDT 之和）不得过 0.2mg/kg；五氯硝基苯不得过 0.1mg/kg（《中国药典》2015 年版通则 2321 第一法）。

【浸出物】　照“水溶性浸出物测定法”（《中国药典》2015 年版通则 2201）项下的热浸法测定，不得少于 31.0%。

【含量测定】　照高效液相色谱法（《中国药典》2015 年版通则 0512）测定。

色谱条件与系统适用性试验：以十八烷基硅烷键合硅胶为填充剂；以乙腈 - 水（23 ∶ 77）为流动相；检测波长为 203nm。理论板数按罗汉果皂苷 V 峰计算应不低于 3000。

对照品溶液的制备：取罗汉果皂苷 V 对照品适量，精密称定，加流动相制成每毫升含 0.2mg 的溶液，即得。

供试品溶液的制备：取本品粉末（过四号筛）约 0.5g，精密称定，置具塞锥形瓶中，精密加入甲醇 50ml，密塞，称定重量，加热回流 2h，放冷，再称定重量，用甲醇补足减失的重量，摇匀，滤过。精密量取续滤液 20ml，回收溶剂至干，加水 10ml 溶解，通过大孔吸附树脂柱 AB-8（内径为 1cm，柱高为 10cm），以水 100ml 洗脱，弃去水液，再用 20% 乙醇 100ml 洗脱，弃去洗脱液，继用稀乙醇 100ml 洗脱，收集洗脱液，回收溶剂至干，残渣加流动相溶解，转移至 10ml 量瓶中，加流动相至刻度，摇匀，即得。

测定法：分别精密吸取对照品溶液与供试品溶液各 10μl，注入液相色谱仪，测定，即得。

本品按干燥品计算，含罗汉果皂苷 V（$C_{60}H_{102}O_{29}$）不得少于 0.55%。

【性味与归经】　甘，凉。归肺、大肠经。

【功能与主治】　清热润肺，利咽开音，滑肠通便。用于肺热燥咳，咽痛失音，肠燥便秘。

【用法与用量】　9 ～ 15g。

【贮藏】　置干燥处，防霉，防蛀。

起草单位：上海真仁堂药业有限公司

“优质罗汉果饮片质量标准（草案）”起草说明

一、药材来源

1. 基原

为葫芦科植物罗汉果 *Siraitia grosvenorii*（Swingle）C. Jeffrey ex A. M. Lu et Z. Y. Zhang 的干燥果实。具体见图 24-1。

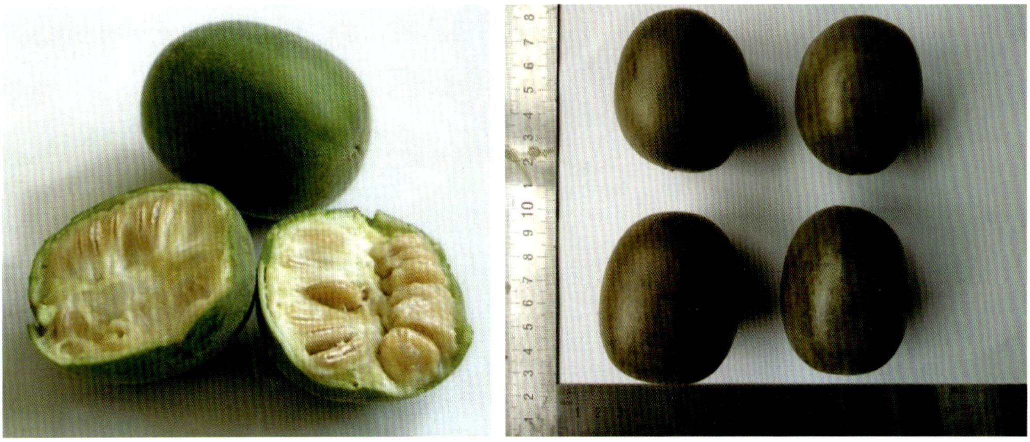

图 24-1 罗汉果鲜果及药材

广西壮族自治区永福县是正宗的罗汉果人工栽培的发源地和主产区，已有 200 多年的种植历史和一套完整成熟的种植加工技术。现全县罗汉果种植面积达 35 000 多亩，年产果近 2 亿个。1983 年罗汉果及罗汉果制品获国家对外经济贸易部颁发的“荣誉产品证书”，1989 年永福县被国家列为全国罗汉果生产出口基地县，1995 年永福县被国家农业部授予“中国罗汉果之乡”，2000 年罗汉果被桂林市认定为 1 号名牌农产品，在 2001 年中国国际农业博览会上永福罗汉果被授予“名牌产品”称号，2001 年在北京国际博览会上永福罗汉果获国际农业博览会名牌产品，2004 年永福罗汉果被国家质量监督检验检疫总局确认为原产地域产品（图 24-2），2005 年永福县获广西无公害生产产地认定，2006 年永福罗汉果获国家农业部无公害生产产品认证。

2. 采收季节及产地加工

（1）采收季节：罗汉果的成熟期由于各个品种不同而异，长果形从受精到成熟需要 70 ～ 75 天，圆果形需要 60 ～ 65 天；根据《岭南采药录》中记载，罗汉果在 9 ～ 10 月果熟时采摘最宜，采收时主要观察果实的长相特征，以果色、果柄和果实弹性作为判断成熟的主要标准；果皮由浅绿转为深绿，间有黄色斑块，果柄近果蒂处变黄，用手轻轻捏果实坚硬并富有弹性，为成熟果实。采收时，应选择晴天或阴天采收。雨天或露水未干不宜采收。采收时用剪刀平表面将木柄剪断，避免互相刺伤果皮，同时要轻拿轻放入硬件包装，不宜用麻袋等软件包装，防止挤压损伤造成破果。

（2）产地加工：成熟的鲜罗汉果含有丰富的蛋白酶，有强烈的麻舌作用，需要加热把酶杀灭才能食用。刚采收回的果实，含水量高，糖分尚未完全转化，如立即进入烘烤加工，容易出现爆果和果实甜味不够的现象。所以必须经过一段时间的糖化后熟、发汗过程。具体做法是：将刚采回的果实平铺在室内通风阴凉处，可叠二三层，3 ～ 4 天翻动一次，让其水分自然蒸发和内部糖分转化。在室内需要 7 ～ 10 天，使果实表面有 50% 呈现黄色，含水量蒸发去果重的 10% ～ 15%。将糖化后的果实，按照大、中、小分别装入烘房，点火升温。在烘烤过程中，分别经历低温→高温→降温三个阶段。第一阶段以 45 ～ 50℃维持 2 ～ 3 天，使水分逐步蒸发，注意打开气窗，让水蒸气排出。第二阶段逐步提高到 65 ～ 70℃，持续 2 ～ 3 天，使水分蒸发，注意打开气窗。第三阶段降温到 55 ～ 60℃，继续烘烤 2 天，使果实的重量下降到鲜果的 25% ～ 30%，停火，自然降温，出炉。

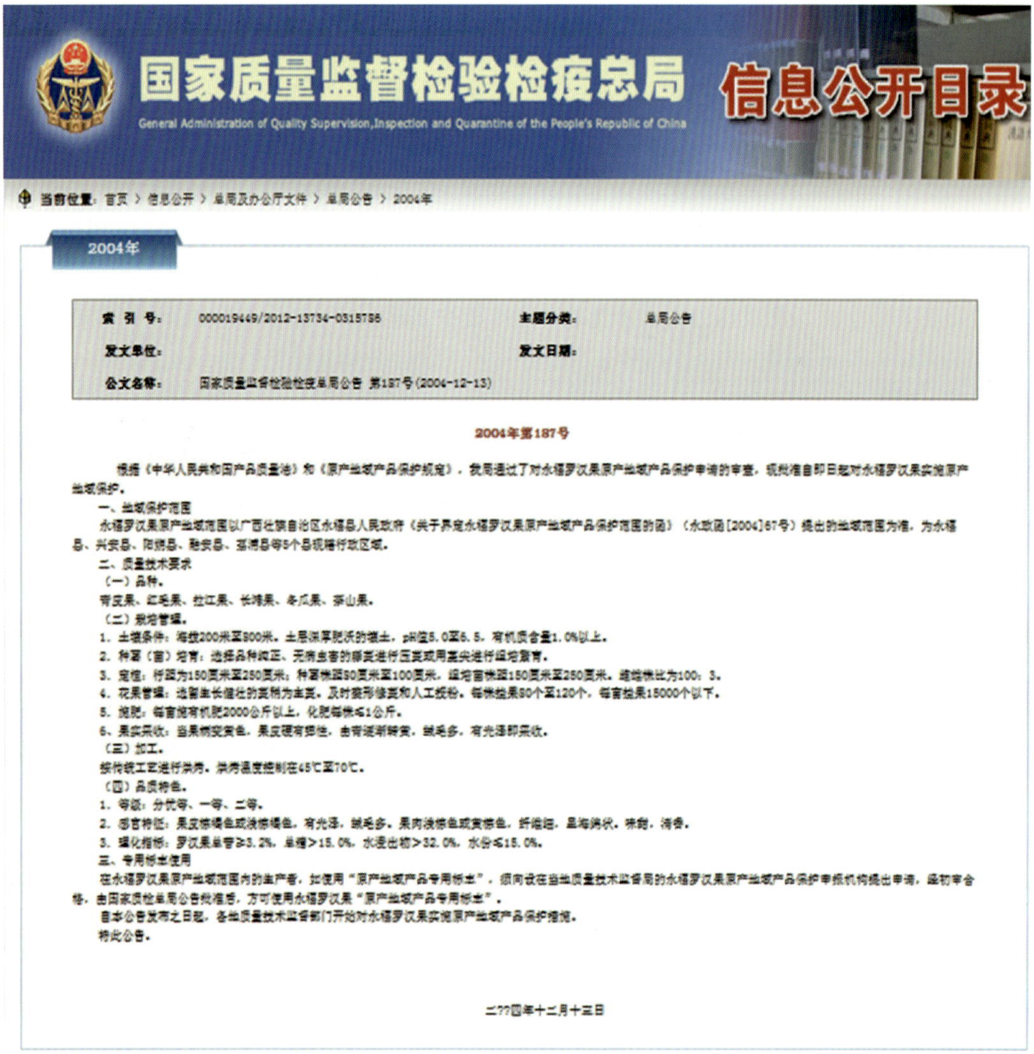

索 引 号：	000019449/2012-13734-0315786	主题分类：	总局公告
发文单位：		发文日期：	
公文名称：	国家质量监督检验检疫总局公告 第187号(2004-12-13)		

2004年第187号

根据《中华人民共和国产品质量法》和《原产地域产品保护规定》，我局通过了对永福罗汉果原产地域产品保护申请的审查。现批准自即日起对永福罗汉果实施原产地域保护。

一、地域保护范围

永福罗汉果原产地域范围以广西壮族自治区永福县人民政府《关于界定永福罗汉果原产地域产品保护范围的函》（永政函[2004]67号）提出的地域范围为准，为永福县、兴安县、阳朔县、融安县、荔浦县等5个县现辖行政区域。

二、质量技术要求

（一）品种。

青皮果、红毛果、拉江果、长滩果、冬瓜果、茶山果。

（二）栽培管理。

1. 土壤条件：海拔200米至800米，土层深厚肥沃的壤土，pH值5.0至6.5，有机质含量1.0%以上。

2. 种薯（苗）培育：选择品种纯正、无病虫害的藤蔓进行压蔓或用蔓尖进行组培繁育。

3. 定植：行距为150厘米至250厘米；种薯株距80厘米至100厘米，组培苗株距150厘米至250厘米。雌雄株比为100：3。

4. 花果管理：选留生长健壮的蔓梢为主蔓，及时疏形修蔓和人工授粉，每株结果80个至120个，每亩结果15000个以下。

5. 施肥：每亩施有机肥2000公斤以上，化肥每株≤1公斤。

6、果实采收：当果柄变黄色，果皮硬有弹性，由青逐渐转黄，绒毛多，有光泽即采收。

（三）加工。

按传统工艺进行烘烤，烘烤温度控制在45℃至70℃。

（四）品质特色。

1. 等级：分优等、一等、二等。

2. 感官特征：果皮棕褐色或浅棕褐色，有光泽，绒毛多，果肉浅棕色或黄棕色，纤维细，呈海绵状，味甜，清香。

3. 理化指标：罗汉果总苷≥3.2%，总糖>15.0%，水浸出物>32.0%，水分≤15.0%。

三、专用标志使用

在永福罗汉果原产地域范围内的生产者，如使用"原产地域产品专用标志"，须向设在当地质量技术监督局的永福罗汉果原产地域产品保护申报机构提出申请，经初审合格，由国家质检总局公告批准后，方可使用永福罗汉果"原产地域产品专用标志"。

自本公告发布之日起，各地质量技术监督部门开始对永福罗汉果实施原产地域产品保护措施。

特此公告。

二??四年十二月十三日

图 24-2　原产地域产品

3. 优质药材依据

本公司制定了罗汉果药材内控质量标准，与《中国药典》2015 年版中罗汉果药材标准相比，"检查"项下新增重金属及有害元素、有机氯农药残留量和二氧化硫残留量指标。部分指标优于药典标准："性状"中对长和直径做了规定，保证产品外观均一，浸出物不得少于 31.0%，比药典提高了 3.3%；罗汉果皂苷Ⅴ含量不得少于 0.55%，比药典提高了 10%。

二、炮制

1. 标准依据

依据《中国药典》2015 年版"罗汉果质量标准"炮制项下操作方法为净制，包装。

2. 工艺流程

本公司生产经营罗汉果多年，且生产工艺简单，罗汉果饮片炮制工艺已确定。罗汉果饮片炮制工艺步骤及主要参数包括：①净制：净选（精选）后的罗汉果上无毛，无破碎品；②包装：8 只 / 袋。具体见图 24-3。

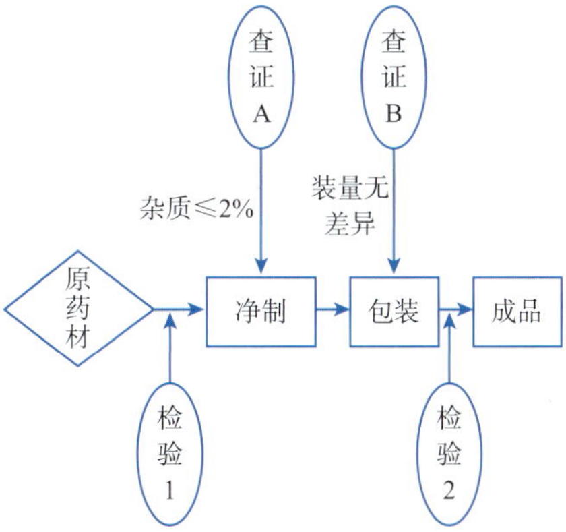

图 24-3 罗汉果饮片生产工艺流程图

检验 1. 品名、批号、数量、合格证、中药材质量检验；检验 2. 成品质量检验

为确保产品质量符合要求，本公司以《中国药典》2015 年版为基础，制定了《罗汉果工艺规程》、《罗汉果成品质量标准》、《罗汉果检验标准操作规范》等文件。生产设备有高效缩包装机、半自动脚踏式封口机等，能够满足罗汉果饮片的加工生产要求。

三、性状

本品呈卵形、椭圆形或球形，长 6.5 ～ 7.5cm，直径 5.5 ～ 6.0cm。表面褐色、黄褐色或绿褐色，有深色斑块和黄色柔毛，有的具 6 ～ 11 条纵纹。顶端有花柱残痕，基部有果梗痕。体轻，质脆，果皮薄，易破。果瓤（中、内果皮）海绵状，浅棕色。种子扁圆形，多数，长约 1.5cm，宽约 1.2cm；浅红色至棕红色，两面中间微凹陷，四周有放射状沟纹，边缘有槽。气微，味甜。3 批样品性状考察如下所示，外观性状见图 24-4。

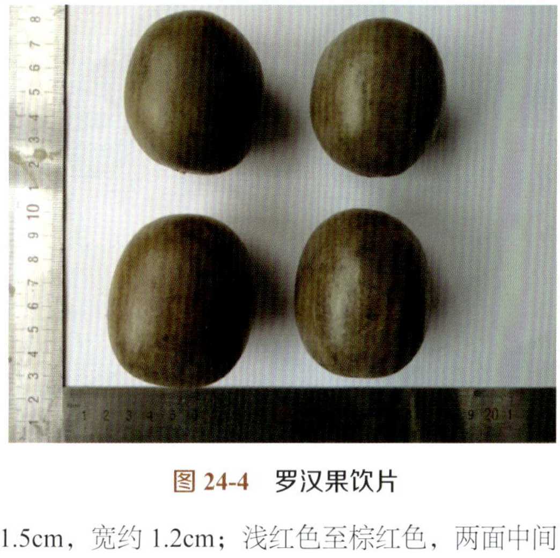

图 24-4 罗汉果饮片

饮片编号 16120101：本品呈卵形、椭圆形或球形，长 7cm，直径 6cm。表面绿褐色，有深色斑块和黄色柔毛，有的具 6 ～ 11 条纵纹。顶端有花柱残痕，基部有果梗痕。体轻，质脆，果皮薄，易破。果瓤（中、内果皮）海绵状，浅棕色。种子扁圆形，多数，长约 1.5cm，宽约 1.2cm；浅红色至棕红色，两面中间微凹陷，四周有放射状沟纹，边缘有槽。气微，味甜。

饮片编号 17042401：本品呈卵形、椭圆形或球形，长 6.8cm，直径 6cm。表面绿褐色，有深色斑块和黄色柔毛，有的具 6 ～ 11 条纵纹。顶端有花柱残痕，基部有果梗痕。体轻，质脆，果皮薄，易破。果瓤（中、内果皮）海绵状，浅棕色。种子扁圆形，多数，长约 1.5cm，宽约 1.2cm；浅红色至棕红色，两面中间微凹陷，四周有放射状沟纹，边缘有槽。气微，味甜。

饮片编号 17042601：本品呈卵形、椭圆形或球形，长 7cm，直径 6cm。表面绿褐色，有深色斑块和黄色柔毛，有的具 6 ～ 11 条纵纹。顶端有花柱残痕，基部有果梗痕。体轻，质脆，果皮薄，易破。

果瓤（中、内果皮）海绵状，浅棕色。种子扁圆形，多数，长约 1.5cm，宽约 1.2cm；浅红色至棕红色，两面中间微凹陷，四周有放射状沟纹，边缘有槽。气微，味甜。

四、鉴别

1. 显微鉴别

粉末棕褐色。果皮石细胞大多成群，黄色，方形或卵圆形，直径 7 ～ 38μm，壁厚，孔沟明显。种皮石细胞类长方形或不规则形，壁薄，具纹孔。纤维长梭形，直径 16 ～ 42μm，胞腔较大，壁孔明显。可见梯纹导管和螺纹导管。薄壁细胞不规则形，具纹孔。具体见图 24-5。

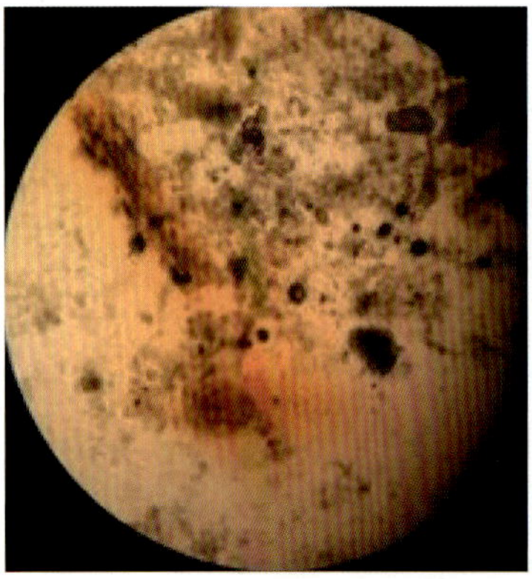

纤维

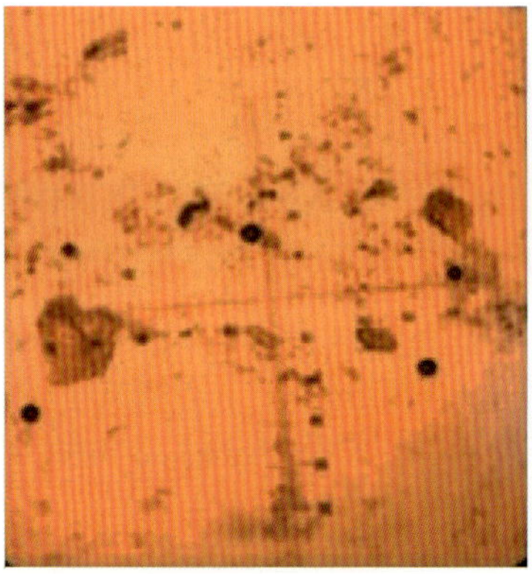

果皮石细胞

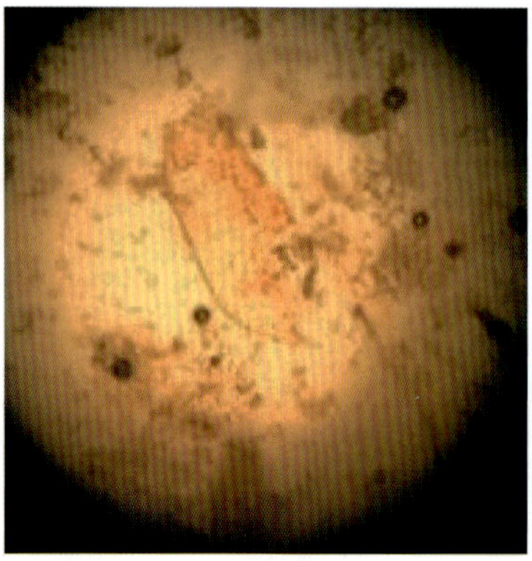

薄壁细胞

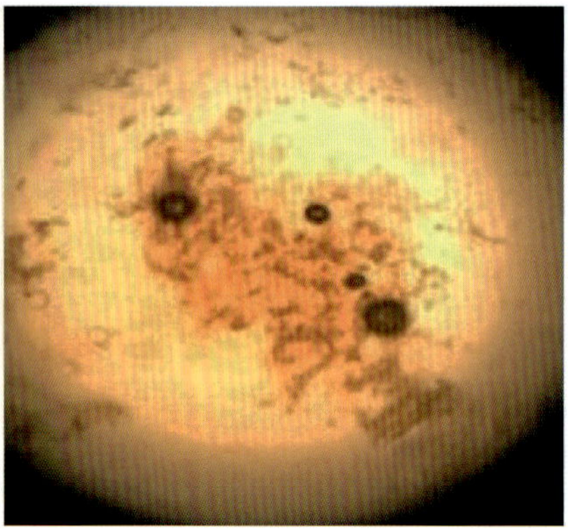

种皮石细胞

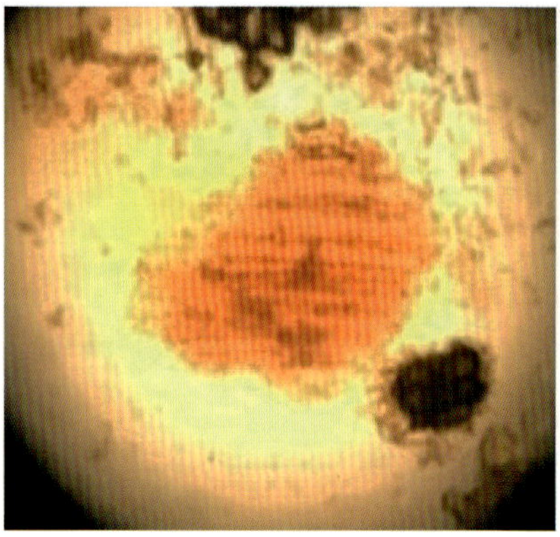

梯纹导管、螺纹导管

图 24-5　显微鉴别特征

2. 薄层鉴别

取本品粉末 1g，加水 50ml，超声处理 30min，滤过，取滤液 20ml，加正丁醇振摇提取 2 次，每次 20ml，合并正丁醇液，减压蒸干，残渣加甲醇 1ml 使溶解，作为供试品溶液。另取罗汉果对照药材 1g，同法制成对照药材溶液。再取罗汉果皂苷 V 对照品，加甲醇制成每毫升含 1mg 的溶液，作为对照品溶液。照薄层色谱法（《中国药典》2015 年版通则 0502）试验，吸取上述三种溶液各 5μl，分别点于同一硅胶 G 薄层板上，以正丁醇 - 乙醇 - 水（8 ∶ 2 ∶ 3）为展开剂，展开，取出，晾干，喷以含 2% 香草醛的 10% 硫酸乙醇溶液，加热至斑点显色清晰。供试品色谱中，在与对照药材色谱和对照品色谱相应的位置上，显相同颜色的斑点。结果见图 24-6。

五、检查

1. 杂质

取样品 50g，照《中国药典》2015 年版（通则 2301）测定。10 批罗汉果饮片均未检出杂质。《中国药典》2015 年版“罗汉果”项下未对杂质做要求。为了切实保证饮片的质量，同时考虑生产实际，故罗汉果内控质量标准中罗汉果杂质规定为不得过 2%。

2. 水分

取样品 3g，照《中国药典》2015 年版（通则 0832 第二法）测定。3 批罗汉果饮片水分的测定结果最低为 10.5%，最高值为 11.4%，平均值为 11.0%，据 95% 置信度计算置信区间为（11.0%±0.5%），上限为 11.5%，《中国药典》2015 年版中罗汉果饮片水分标准为不得过 15.0%。为了切实保证饮片的质量，同时考虑到生产实际，故罗汉果内控质量标准中水分规定为不得过 15.0%。结果见表 24-1。

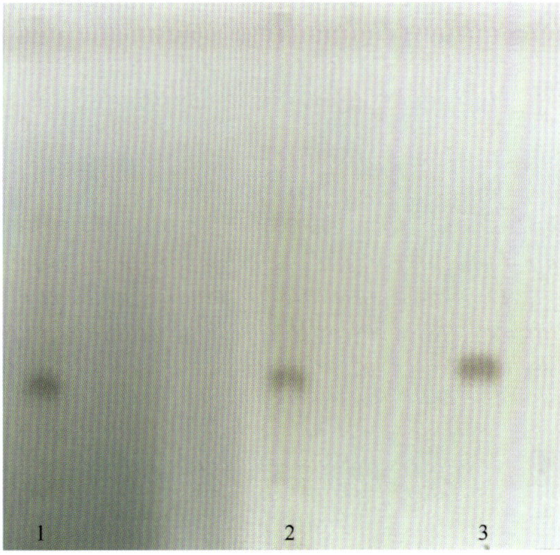

图 24-6　罗汉果饮片薄层鉴别

1. 罗汉果饮片；2. 罗汉果对照药材；3. 罗汉果皂苷 V 对照品

3. 总灰分

取样品 5g，照《中国药典》2015 年版（通则 2302）测定。3 批罗汉果总灰分的测定结果均为 4.4%，《中国药典》2015 年版中罗汉果饮片总灰分标准为不得过 5.0%。为了切实保证饮片的质量，同时考虑到生产实际，故罗汉果内控质量标准中总灰分规定为不得过 5.0%。结果见表 24-1。

4. 二氧化硫残留量

取样品 10g，照《中国药典》2015 年版（通则 2331）进行测定。3 批罗汉果二氧化硫残留量的测定结果最低为未检出，最高值为 5mg/kg，《中国药典》2015 年版罗汉果饮片质量标准中未对二氧化硫残留量做出规定，为了切实保证优质饮片质量，同时考虑生产实际，参考《中国药典》2015 年版（通则 2331）中的相关规定，故罗汉果内控质量标准中二氧化硫残留量规定为不得过 150mg/kg。结果见表 24-1。

表 24-1　罗汉果饮片检查测定结果

批号	水分（%）	总灰分（%）	二氧化硫残留量（mg/kg）
16120101	10.5	4.4	未检出
17042401	11.4	4.4	5
17042601	11.1	4.4	5

六、浸出物

取样品 3g，照《中国药典》2015 年版（通则 2201）醇溶性浸出物测定法热浸法测定，用水作溶剂。3 批罗汉果浸出物的测定结果最低为 42.5%，最高值为 45.0%，平均值为 43.3%，据 95% 置信度计算置信区间为（43.3%±1.4%），下限为 41.9%，《中国药典》2015 年版中罗汉果饮片浸出物标准为不得少于 30.0%。为了切实保证饮片的质量，同时考虑生产实际，故罗汉果内控质量标准中浸出物规定为不得少于 31.0%。

七、含量测定

色谱条件与系统适用性试验：以十八烷基硅烷键合硅胶为填充剂；以乙腈 - 水（23 ∶ 77）为流动相；检测波长为 203nm。理论板数按罗汉果皂苷 V 峰计算应不低于 3000。

对照品溶液的制备：取罗汉果皂苷 V 对照品适量，精密称定，加流动相制成每毫升含 0.2mg 的溶液，即得。

供试品溶液的制备：取本品粉末（过四号筛）约 0.5g，精密称定，置具塞锥形瓶中，精密加入甲醇 50ml，密塞，称定重量，加热回流 2h，放冷，再称定重量，用甲醇补足减失的重量，摇匀，滤过。精密量取续滤液 20ml，回收溶剂至干，加水 10ml 溶解，通过大孔吸附树脂柱 AB-8（内径为 1cm，柱高为 10cm），以水 100ml 洗脱，弃去水液，再用 20% 乙醇 100ml 洗脱，弃去洗脱液，继用稀乙醇 100ml 洗脱，收集洗脱液，回收溶剂至干，残渣加流动相溶解，转移至 10ml 量瓶中，加流动相至刻度，摇匀，即得。

测定法：分别精密吸取对照品溶液与供试品溶液各 10μl，注入液相色谱仪，测定，即得。结果见图 24-7、图 24-8。

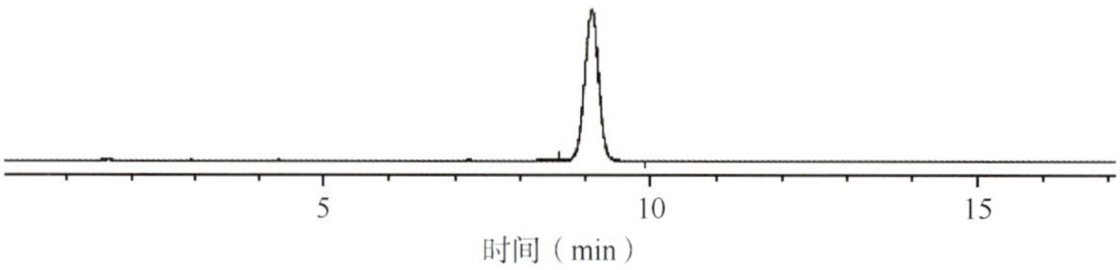

图 24-7　罗汉果皂苷 V 对照品

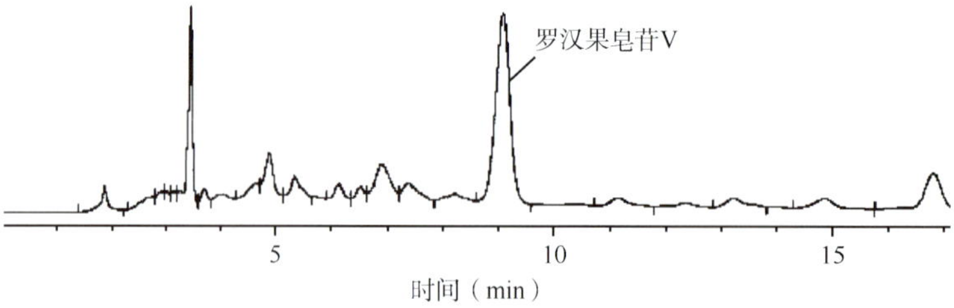

图 24-8　罗汉果供试品

3 批罗汉果罗汉果皂苷 V 含量的测定结果最低为 0.93%，最高值为 1.09%，平均值为 1.00%，据 95% 置信度计算置信区间为（1.00%±0.10%），下限为 0.90%，《中国药典》2015 年版中罗汉果饮片含量标准为罗汉果皂苷 V（$C_{60}H_{102}O_{29}$）不得少于 0.50%。为了切实保证饮片的质量，同时考虑生产实际，故罗汉果内控质量标准中含量罗汉果皂苷 V（$C_{60}H_{102}O_{29}$）规定为不得少于 0.55%。

八、性味与归经

甘，凉。归肺、大肠经。

九、功能与主治

清热润肺，利咽开音，滑肠通便。用于肺热燥咳，咽痛失音，肠燥便秘。

十、用法与用量

9 ～ 15g。

十一、贮藏

置阴凉干燥处，防潮，防蛀。

十二、优质饮片质量标准亮点总结

1. 药材与基原

本品为葫芦科植物罗汉果 *Siraitia grosvenorii*（Swingle）C. Jeffrey ex A. M. Lu et Z. Y. Zhang 的干燥果实，为药典收载品种。

2. 产地

广西壮族自治区永福县。

3. 工艺

参数明确，稳定可控。

4. 检查

新增杂质、重金属及有害元素、有机氯农药残留量和二氧化硫残留量指标，杂质不得过 2.0%，铅不得过 5mg/kg、镉不得过 0.3mg/kg、砷不得过 2mg/kg、汞不得过 0.2mg/kg、铜不得过 20mg/kg；含总六六六不得过 0.2mg/kg、总滴滴涕不得过 0.2mg/kg、五氯硝基苯不得过 0.1mg/kg；二氧化硫残留量不得过 150mg/kg。

5. 提高项

提高了浸出物及含量指标，规定浸出物不得少于 31.0%；罗汉果皂苷 V（$C_{60}H_{102}O_{29}$）规定为不得少于 0.55%。对性状中果实的长和直径做了细化，使成品大小均一。

25. 三七粉
Sanqifen
NOTOGINSENG RADIX ET RHIZOMA

本品为五加科植物三七 *Panax notoginseng*（Burk.）F.H.Chen 的干燥根和根茎的炮制加工品。

【采收与加工】 秋季花开前采挖，洗净，分开主根、支根及根茎，干燥。支根习称“筋条”，根茎习称“剪口”。产自云南省文山州。

【炮制】 净制（无霉变、虫蛀等个体，不合格品和杂质应在 1% 之内）、快洗（采用高压冲洗法）、干燥（干燥温度不得超过 80℃，干燥时间为 4 ～ 6h）、消毒（铺料厚度 2 ～ 3cm，臭氧浓度 200ppm，消毒约 2h）、粉碎（破碎颗粒过孔径 1cm 筛网，粉碎过孔径 200 筛网）、内包装（装量差异为 ±7%，密封性符合规定）、外包装。

【成品性状】 为灰黄色至淡棕黄色的粉末。气微，味苦回甜。

【鉴别】

（1）显微鉴别：粉末灰黄色。淀粉粒甚多，单粒圆形、半圆形或圆多角形，直径 4 ～

30μm；复粒由 2 ～ 10 余分粒组成。树脂道碎片含黄色分泌物。梯纹导管、网纹导管及螺纹导管直径 15 ～ 55μm。草酸钙簇晶少见，直径 50 ～ 80μm。

（2）取本品粉末 0.5g，加水 5 滴，搅匀，再加以水饱和的正丁醇 5ml，密塞，振摇 10min，放置 2h，离心，取上清液，加 3 倍量以正丁醇饱和的水，摇匀，放置使分层（必要时离心），取正丁醇层，蒸干，残渣加甲醇 1ml 使溶解，作为供试品溶液。另取人参皂苷 Rb_1 对照品、人参皂苷 Re 对照品、人参皂苷 Rg_1 对照品及三七皂苷 R_1 对照品，加甲醇制成每毫升各含 0.5mg 的混合溶液，作为对照品溶液。照薄层色谱法（《中国药典》2015 年版通则 0502）试验，吸取上述两种溶液各 1μl，分别点于同一硅胶 G 薄层板上，以三氯甲烷 - 乙酸乙酯 - 甲醇 - 水（15 ∶ 40 ∶ 22 ∶ 10）10℃以下放置的下层溶液为展开剂，展开，取出，晾干，喷以硫酸溶液（1 → 10），在 105℃加热至斑点显色清晰。供试品色谱中，在与对照品色谱相应的位置上，显相同颜色的斑点；置紫外光灯（365nm）下检视，显相同的荧光斑点。

【检查】

密封性　在抽真空和真空保持期间应无连续的气泡产生及开封检查时无水渗入（《GB/T15171—94》）。

粒度　通过 120 目九号筛不得少于 95%（《中国药典》2015 年版通则 0982）。

水分　不得过 9.0%（《中国药典》2015 年版通则 0832 第四法）。

总灰分　不得过 6.0%（《中国药典》2015 年版通则 2302）。

酸不溶性灰分　不得过 3.0%（《中国药典》2015 年版通则 2302）。

微生物限度　需氧菌总数≤ 1000cfu/g；霉菌和酵母菌总数≤ 100cfu/g；沙门菌（10g）不得检出；耐胆盐革兰阴性菌≤ 10 000cfu/g（《中国药典》2015 年版四部通则 1105、1106、1107）。

二氧化硫残留量　不得超过 150mg/kg（《中国药典》2015 年版通则 2331）。

最低装量　每个容器的装量百分率不得少于标示装量的 93%；平均装量不得少于标示装量（《中国药典》2015 年版通则 0942）。

重金属及有害元素　铅不得过 5mg/kg；镉不得过 0.3mg/kg；砷不得过 2mg/kg；汞不得过 0.2mg/kg；铜不得过 20mg/kg（《中国药典》2015 年版通则 2321）。

有机氯农药残留量　含总六六六（α-BHC、β-BHC、γ-BHC、δ-BHC 之和）不得过 0.2mg/kg；总滴滴涕（pp′-DDE、pp’-DDD、op′-DDT、pp′-DDT 之和）不得过 0.2mg/kg；五氯硝基苯不得过 0.1mg/kg（《中国药典》2015 年版通则 2321 第一法）。

【浸出物】　不得少于 16.0%（热浸法测定，用甲醇作溶剂。《中国药典》2015 年版四部通则 2201）。

【含量测定】　照《中国药典》2015 年版四部通则 0512 测定。

色谱条件与系统适用性试验：以十八烷基硅烷键合硅胶为填充剂；以乙腈为流动相 A，以水为流动相 B，按规定进行梯度洗脱：0 ～ 12min，19%A；12 ～ 60min，19% ～ 36%A；检测波长为 203nm。理论板数按三七皂苷 R_1 峰计算应不低于 4000。

对照品溶液的制备：精密称取人参皂苷 Rg_1 对照品、人参皂苷 Rb_1 对照品及三七皂苷 R_1 对照品适量，加甲醇制成每毫升含人参皂苷 Rg_1 0.4mg、人参皂苷 Rb_1 0.4mg、三七皂苷 R_1 0.1mg 的混合溶液，即得。

供试品溶液的制备：取本品粉末（过四号筛）0.6g，精密称定，精密加入甲醇 50ml，称定重量，放置过夜，置 80℃水浴上保持微沸 2h，放冷，再称定重量，用甲醇补足减失的重量，摇匀，滤过，取续滤液，即得。

测定法：分别精密吸取对照品溶液与供试品溶液各 10μl，注入液相色谱仪，测定，即得。

本品按干燥品计算，含人参皂苷 Rg_1（$C_{42}H_{72}O_{14}$）、人参皂苷 Rb_1（$C_{54}H_{92}O_{23}$）及三七皂苷 R_1（$C_{47}H_{80}O_{18}$）的总量不得少于 5.0%。

【性味与归经】 甘、微苦，温。归肝、胃经。

【功能与主治】 散瘀止血，消肿定痛。用于咯血，吐血，衄血，便血，崩漏，外伤出血，胸腹刺痛，跌仆肿痛。

【用法与用量】 3 ～ 9g；口服，一次 1 ～ 3g。外用适量。

【注意】 孕妇慎用。

【贮藏】 密封贮存。

起草单位：上海真仁堂药业有限公司

"优质三七粉饮片质量标准（草案）"起草说明

一、药材来源

1. 基原

本品为五加科植物三七 *Panax notoginseng*（Burk.）F.H.Chen 的干燥根和根茎。三七又名田七，明代著名的药学家李时珍称其为"金不换"。三七是中药材中的一颗明珠，清朝药学著作《本草纲目拾遗》中记载："人参补气第一，三七补血第一，味同而功亦等，故称人参三七，为中药中之最珍贵者。"扬名中外的中成药"云南白药"和"片仔癀"，即以三七为主要原料制成。三七为散瘀止血，消肿定痛的名贵中药材，自古就有"止血神药"的美称，为云南地区道地中药材，药用历史悠久，疗效卓著，驰名中外。本品产地十分集中，云南占绝大部分，其中文山州最为集中并辐射周边，是三七的主产地。公认的文山三七种植历史不少于 400 年，全国 95% 以上的三七产在文山州，被国家命名为"三七之乡"。具体见图 25-1。

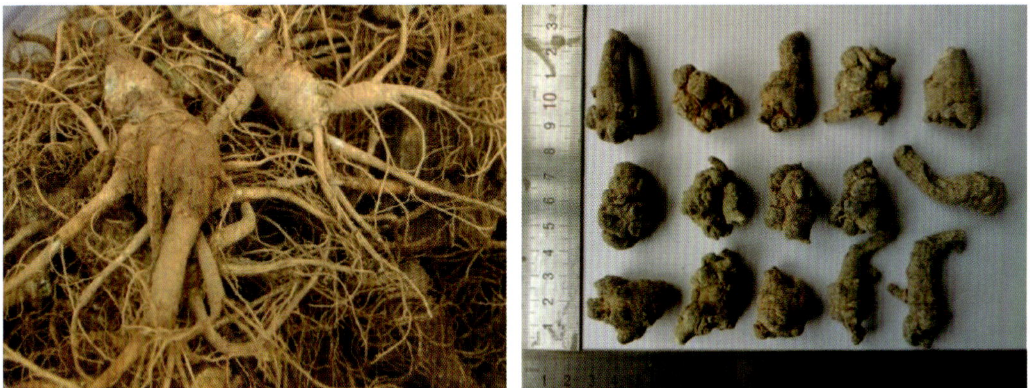

图 25-1　三七鲜品及药材

文山三七产业一直坚持持续发展，文山州政府明确提出了"以市场为导向，资源为依托，种植为基础，加工为重点，企业为龙头，效益为目标，走区域化布局，规模化生产，产业化经营，科技化发展之路”。从而使三七产业的发展迈出了新的步伐，三七种植业稳步发展，深度加工实现新的突破，三七生产综合效益得到显著提高。文山州政府培育三七产业，建立了三七特产局和三七产业园区，一批三七加工企业迅速崛起，三七产业呈良性发展态势。文山州三七的科研工作取得了骄人的业绩，围绕三七产业的发展，文山州三七研究所开展了大量的科研工作，对三七道地性及质量标准进行了研究，对三七道地性及质量标准进行了研究，三七 GAP 栽培技术、种植基地已初见规模。文山州三七的深加工已形成一批以三七为主要原料的高新技企业，国有、民营股份制等多种所有制开发主体并存，竞争主体多元化，促使企业不断提升现有产品的质量，造就了企业适应市场的能力和三七产业的勃勃生机。野生者已少见，多为栽培。优质三七粉饮片的原料药材来源于云南白药集团文山七花有限责任公司经营分公司，2011 年三七种植基地通过 GAP 认证（图 25-2），种植面积达 730hm^2，年产量可达 876t。

国家食品药品监督管理总局 CFDA
China Food and Drug Administration

国家食品药品监督管理局中药材GAP检查公告（第11号）

2011年04月28日 发布

国家食品药品监督管理局
公　　告

2011年 第37号

中药材GAP检查公告（第11号）

根据国家食品药品监督管理局《中药材生产质量管理认证管理办法（试行）》的规定，经审核，云南白药集团文山七花有限责任公司等4家企业中药材生产基地符合《中药材生产质量管理规范（试行）》的要求，现予公告。

附件：中药材GAP检查目录（第11号）

国家食品药品监督管理局
二〇一一年四月二十八日

附件：

中药材GAP检查目录（第11号）

企业名称	注册地址	种植品种	种植区域
云南白药集团文山七花有限责任公司	云南省文山县西华路388号	三七	云南省文山州砚山县平远镇（种子种苗基地）、云南省昆明市石林县圭山镇（商品三七基地）、云南省文山州砚山县盘龙乡（种质资源圃）
四川逢春制药有限公司	四川省中江县南华镇迎宾路9号	丹参	四川省中江县石泉乡西眉山村、林家沟村、视高子村
天台县中药药物研究所	天台县城关国清五峰桥	铁皮石斛	天台县田洋陈基地、西方洋基地、后洋基地
湖北恩施硒都科技园有限公司	恩施市施州大道20号	玄参	巴东县绿葱坡、建始县龙坪

图 25-2　GAP 认证公告

2. 采收季节及产地加工

参考云南省文山州三七研究所崔秀明、陈中坚等于2001年发表在《中国中药杂志》上的《三七皂苷积累规律的研究》，该文献通过对不同生长年限的三七总皂苷含量进行测定，结果表明，三七生长的第3年是三七总皂苷物质绝对值增加最多的1年，从三七皂苷含量的积累规律来看，三七的最佳采挖期为10～12月，与传统习惯的采挖期相吻合，也说明几百年来形成的三七采收期能够保证三七的质量，具有科学依据。

三七一般在块根挖起后洗净泥土，按大小放置，日晒或火烘（36～38℃）2～3天，约六成干时，将支根、须根、根茎分别剪下，再分别进行日晒或火烘2～3天，进行揉搓或放入转筒中滚动，使其互相摩擦，拿出再晒或烘，反复4～5次，最后1次可加些龙须草或青小豆，直至块根光滑圆整，干透即得。产区农户均种植三七多年，具有丰富的种植、采收、初加工管理经验，所供三七原药材体重、色好、光滑、坚实而无空泡。

3. 优质药材依据

本公司制定了三七药材内控质量标准，与《中国药典》2015年版中三七药材标准相比，“检查”项下新增二氧化硫残留量指标，确保了饮片的安全性。

二、炮制

1. 标准依据

依据《中国药典》2015年版“三七粉质量标准炮制”项下操作，方法为净制、快洗、干燥、消毒、粉碎、内包装、外包装。

2. 工艺流程

本公司生产经营三七粉多年，经过长期的实践和经验积累，通过老药工的现场指导，最终确定三七粉直接服用饮片炮制工艺。三七粉直接服用饮片炮制工艺步骤及主要参数包括：①净制：净选后的三七无霉变、虫蛀等个体；②快洗：无泥沙杂质、霉变异味、伤水腐败；③干燥：烘箱内烘干，温度不超过80℃，干燥时间为4～6h；④消毒：铺料厚度2～3cm，臭氧浓度200ppm，消毒约2h；⑤粉碎：全部通过八号筛，并含能通过九号筛不少于95%的粉末；⑥内包装：装量差异为±7%。具体见图25-3。

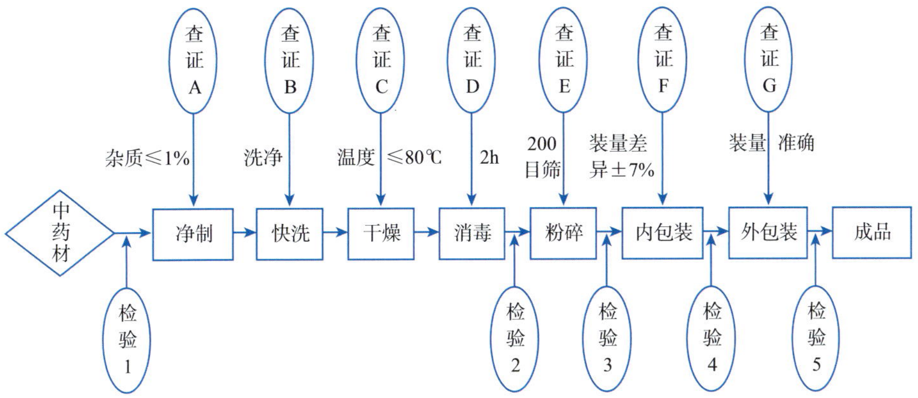

图25-3 三七粉生产工艺流程图

消毒、粉碎、内包装属D级洁净区；检验1. 原药材质量检测；检验2. 中间品质量检测；检验3. 中间品质量检测；检验4. 中间品质量检测；检验5. 成品质量检测为确保产品质量符合要求，本公司以《中国药典》2015年版为基础，制定了《三七工艺规程》、《三七粉中间产品质量标准》、《三七成品质量标准》、《三七检验标准操作规程》等文件。生产设备有滚筒式洗药机、敞开式烘箱、双扉灭菌柜、中草药粉碎机组等，能够满足三七粉饮片的加工生产要求。

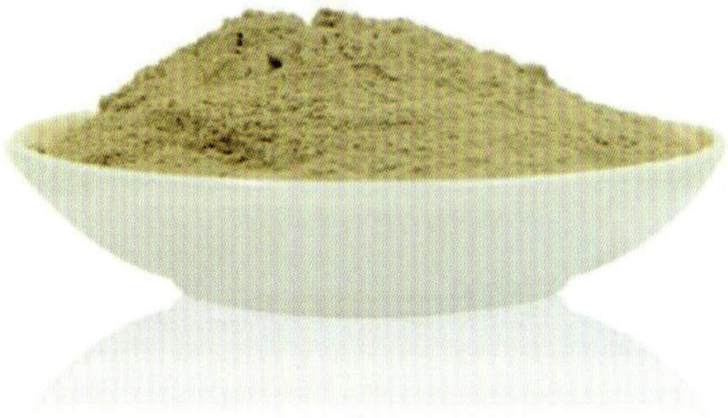

图 25-4 三七粉饮片

三、性状

本品为灰黄色的粉末。气微，味苦回甜。具体见图 25-4。

四、鉴别

1. 显微鉴别

粉末灰黄色。淀粉粒甚多，单粒圆形、半圆形或圆多角形，直径 4 ～ 30μm；复粒由 2 ～ 10 余分粒组成。树脂道碎片含黄色分泌物。梯纹导管、网纹导管及螺纹导管直径 15 ～ 55μm。草酸钙簇晶少见，直径 50 ～ 80μm。具体见图 25-5。

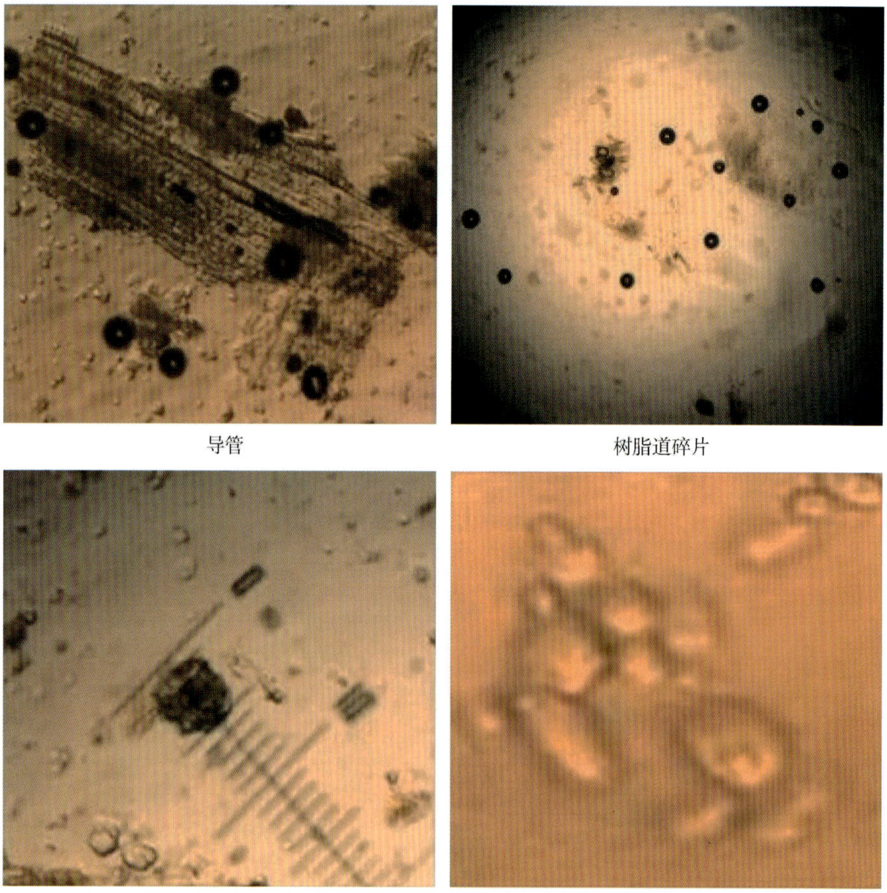

导管　树脂道碎片

草酸钙簇晶　淀粉粒

图 25-5 三七显微鉴别特征

2. 薄层鉴别

取本品粉末 0.5g，加水 5 滴，搅匀，再加以水饱和的正丁醇 5ml，密塞，振摇 10min，放置 2h，离心，取上清液，加 3 倍量以正丁醇饱和的水，摇匀，放置使分层（必要时离心），取正丁醇层，蒸干，残渣加甲醇 1ml 使溶解，作为供试品溶液。另取人参皂苷 Re 对照品、人参皂苷 Rg_1 对照品及三七皂苷 R_1 对照品，加甲醇制成每毫升各含 0.5mg 的混合溶液，作为对照品溶液。照薄层色谱法（《中国药典》2015 年版通则 0502）试验，吸取上述两种溶液各 1μl，分别点于同一硅胶 G 薄层板上，以三氯甲烷 - 乙酸乙酯 - 甲醇 - 水（15 ∶ 40 ∶ 22 ∶ 10）10℃以下放置的下层溶液为展开剂，展开，取出，晾干，喷以硫酸溶液（1 → 10），在 105℃加热至斑点显色清晰。供试品色谱中，在与对照品色谱相应的位置上，显相同颜色的斑点；置紫外光灯（365nm）下检视，显相同的荧光斑点。结果见图 25-6、图 25-7。

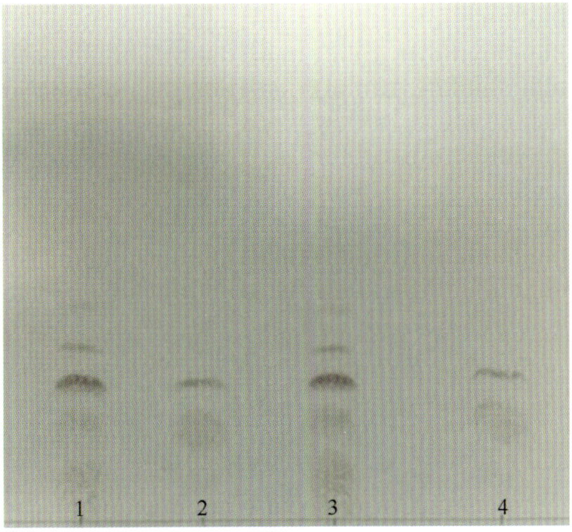

图 25-6　三七薄层色谱（日光）

1、3. 三七饮片；2、4. 人参皂苷（Re、Rg_1、R_1）混合对照品

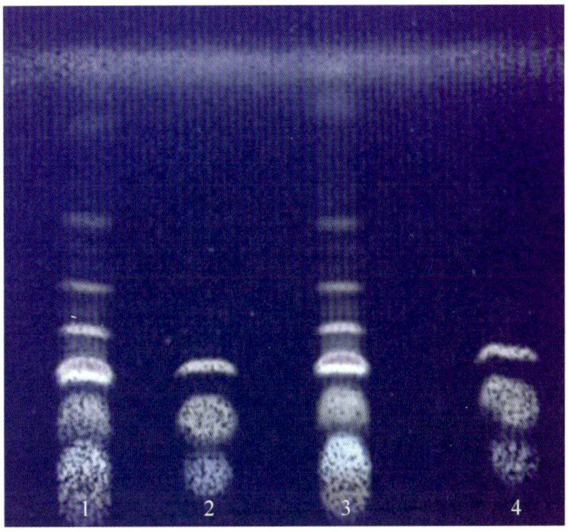

图 25-7　三七薄层色谱（365nm）

1、3. 三七饮片；2、4. 人参皂苷（Re、Rg_1、R_1）混合对照品

五、检查

1. 密封性

取 10 批样品，在抽真空和真空保持期间应无连续的气泡产生及开封检查时无水渗入（《GB/T 15171—94》）。《中国药典》2015 年版三七粉饮片标准中未对密封性做要求。为了切实保证直接服用饮片的质量，增加该项检测项目。

2. 粒度

取样品 10g，照《中国药典》2015 年版（通则 0982）测定。10 批三七粉粒度 95% 以上通过 120 目筛达到细粉标准。《中国药典》2015 年版三七饮片标准中未对粒度做要求，但要求本品研成细粉（即 95% 以上通过 100 目筛）。为了切实保证直接服用饮片的质量，同时考虑到生产实际，增加该项检测项目并将粒度标准定为 95% 以上通过 120 目筛。

3. 水分

取样品 3g，按《中国药典》2015 年版（通则 0832）烘干法进行测定。3 批三七粉饮片水分的测定结果最低为 4.1%，最高值为 4.7%，平均值为 4.5%，据 95% 置信度计算置信区间为（4.5%±0.3%），上限为 4.8%，《中国药典》2015 年版三七饮片标准中未对水分做要求，且国家现对直接服用饮片水分尚无要求，为了切实保证饮片的质量，同时考虑生产实际，故三七粉饮片内控质量标准引用《中国药典》现行版附录“散剂”水分要求，定为不得过 9%。结果见表 25-1。

4. 总灰分

取样品 3g，照《中国药典》2015 年版（通则 2302）测定。3 批三七粉饮片总灰分的测定结果最低为 3.9%，最高值为 4.9%，平均值为 4.5%，据 95% 置信度计算置信区间为（4.5%±0.5%），上限为 5.0%，《中国药典》2015 年版中三七粉饮片总灰分标准为不得过 6.0%。为了切实保证饮片的质量，同时考虑到生产实际，故三七粉饮片内控质量标准中总灰分规定为不得过 6.0%，不作修订。结果见表 25-1。

5. 酸不溶性灰分

照《中国药典》2015 年版（通则 2302）测定。3 批三七粉饮片酸不溶性灰分的测定结果最低为 0.4%，最高值为 0.7%，平均值为 0.5%，据 95% 置信度计算置信区间为（0.53%±0.15%），上限为 0.68%，《中国药典》2015 年版中三七粉饮片酸不溶性灰分标准为不得过 3.0%。为了切实保证饮片的质量，同时考虑到生产实际，故三七粉饮片内控质量标准中酸不溶性灰分规定为不得过 3.0%，不作修订。结果见表 25-1。

6. 二氧化硫残留量

取样品 10g，照《中国药典》2015 年版（通则 2331）进行测定。3 批三七粉饮片二氧化硫残留量的测定结果最低为未检出，最高值为 45mg/kg，《中国药典》2015 年版中三七粉饮片质量标准中未对二氧化硫残留量做出规定，为了切实保证优质三七粉饮片质量，同时考虑生产实际，参考《中国药典》2015 年版（通则 2331）中的相关规定，故三七粉饮片内控质量标准中三七粉二氧化硫残留量规定为不得过 150mg/kg，在药典通则基础上不作修订。结果见表 25-1。

表 25-1　三七粉检查项测定结果

批号	水分	总灰分	酸不溶性灰分	二氧化硫残留量
15111101	4.1%	3.9%	0.4%	45mg/kg
16030301	4.7%	4.9%	0.7%	3mg/kg
17010201	4.7%	4.7%	0.5%	未检出

7. 最低装量

取样品 5 包，按《中国药典》2015 年版通则 0942 进行测定。3 批三七粉最低装量均合格。《中国药典》2015 年版三七饮片标准中未对密封性做要求。为了切实保证直接服用饮片的质量，增加该项检测项目。

8. 微生物限度

取样品 10g，按《中国药典》2015 年版通则 1105、1106、1107 进行测定。3 批三七粉饮片微生物限度的测定结果均符合规定，由于各版《中国药典》“品种”项下均无微生物限度检测要求，故该品种优质饮片标准沿用《中国药典》现行版通则标准，不作修订。

9. 重金属及有害元素

为保证三七粉饮片的安全性，增加了对重金属及有害元素的测定。结果见表 25-2。

表 25-2　三七粉重金属及有害元素检查结果

批号	铅	镉	砷	汞	铜
15111101	未检出	0.01mg/kg	未检出	0.01mg/kg	4.0mg/kg
16030301	0.4mg/kg	0.02mg/kg	未检出	0.02mg/kg	5.0mg/kg
17010201	0.02mg/kg	0.2mg/kg	0.06mg/kg	0.02mg/kg	4.0mg/kg

由表 25-2 可知，上述批次三七粉饮片所含重金属及有害元素均符合要求。此项为安全性指标，参照药典现行版标准，不做修订。

10. 有机氯农药残留量

为保证三七粉饮片的安全性，增加了对有机氯农药残留量的测定。结果见表 25-3。

表 25-3 三七粉有机氯农药残留量检查结果（mg/kg）

批号	总六六六	总滴滴涕	五氯硝基苯
15111101	0.1	0.003	0.1
16030301	0.01	0.01	0.1
17010201	0.01	0.004	0.003

由表 25-3 可知，上述批次三七粉饮片中有机氯农药残留量均符合要求。此项为安全性指标，参照药典现行版标准，不做修订。

六、浸出物

取样品 3g，照《中国药典》2015 年版通则 2201“醇溶性浸出物测定法”项下的热浸法测定，用甲醇作溶剂。3 批次三七粉饮片浸出物的测定结果最低为 20.3%，最高值为 23.8%，平均值为 21.6%，据 95% 置信度计算置信区间为（21.6%±1.9%），下限为 19.7%，《中国药典》2015 年版中三七粉饮片浸出物标准为不得少于 16.0%。为了切实保证饮片的质量，同时考虑生产实际，故三七粉饮片内控质量标准中三七粉浸出物规定为不得少于 16.0%，不作修订。

七、含量测定

色谱条件与系统适用性试验：以十八烷基硅烷键合硅胶为填充剂；以乙腈为流动相 A，以水为流动相 B，按规定进行梯度洗脱：0 ～ 12min，19%A；12 ～ 60min，19%-36%A；检测波长为 203nm。理论板数按三七皂苷 R_1 峰计算应不低于 4000。

对照品溶液的制备：精密称取人参皂苷 Rg_1 对照品、人参皂苷 Rb_1 对照品及三七皂苷 R_1 对照品适量，加甲醇制成每毫升含人参皂苷 Rg_1 0.4mg、人参皂苷 Rb_1 0.4mg、三七皂苷 R_1 0.1mg 的混合溶液，即得。

供试品溶液的制备：取本品粉末（过四号筛）0.6g，精密称定，精密加入甲醇 50ml，称定重量，放置过夜，置 80℃水浴上保持微沸 2h，放冷，再称定重量，用甲醇补足减失的重量，摇匀，滤过，取续滤液，即得。

测定法：分别精密吸取对照品溶液与供试品溶液各 10μl，注入液相色谱仪，测定。结果见图 25-8、图 25-9。

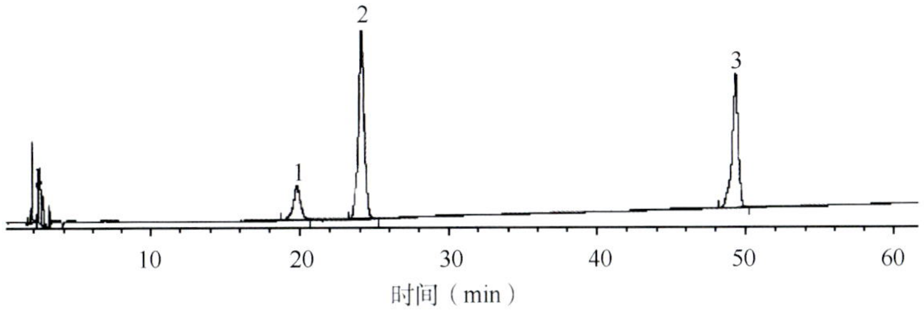

图 25-8 对照品

1. 三七皂苷 R_1；2. 人参皂苷 Rg_1；3. 人参皂苷 Rb_1

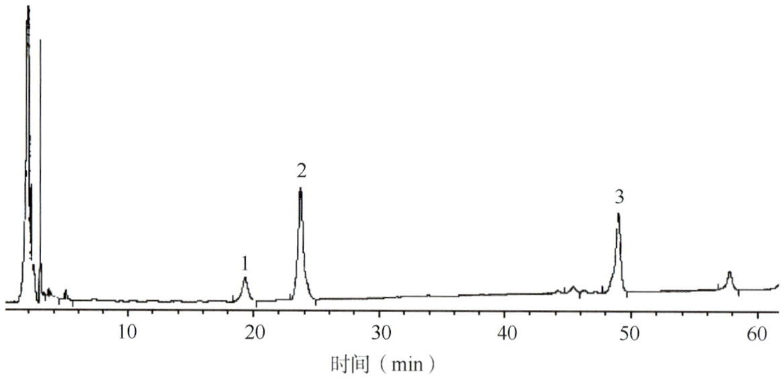

图 25-9 三七粉供试品

1. 三七皂苷 R_1；2. 人参皂苷 Rg_1；3. 人参皂苷 Rb_1

3 批三七粉含量的测定结果最低为 6.6%，最高值为 10.1%，平均值为 7.8%，据 95% 置信度计算置信区间为（7.8%±2.0%），下限为 6.8%，《中国药典》2015 年版中三七粉饮片该项含量标准为不得少于 5.0%。为了切实保证饮片的质量，同时考虑生产实际，故优质三七粉含人参皂苷 Rg_1（$C_{42}H_{72}O_{14}$）、人参皂苷 Rb_1（$C_{54}H_{92}O_{23}$）及三七皂苷 R_1（$C_{47}H_{80}O_{18}$）的总量不得少于 5.0%。

八、性味与归经

甘、微苦，温。归肝、胃经。

九、功能与主治

散瘀止血，消肿定痛。用于咯血，吐血，衄血，便血，崩漏，外伤出血，胸腹刺痛，跌仆肿痛。

十、用法与用量

3 ～ 9g；口服，一次 1 ～ 3g。外用适量。

十一、贮藏

置阴凉干燥处，防潮，防蛀。

十二、优质饮片质量标准亮点总结

1. 药材与基原

本品为五加科植物三七 *Panax notoginseng*（Burk.）F.H.Chen 的干燥根和根茎。

2. 产地

云南省文山州（云南白药集团文山七花有限责任公司三七粉道地药材生产基地）。

3. 工艺

参数明确，稳定可控。

4. 检查

新增了粒度、水分、二氧化硫残留量、最低装量和密封性指标，粒度通过 120 目筛不得少于

95%；水分不得过 9.0%；二氧化硫残留量不得过 150mg/kg；最低装量每包的装量百分率不少于标示量的 93%，平均装量不少于标示量；密封性在抽真空和真空保持期间无连续的气泡产生及开封检查时无水渗入。

26. 人参
Renshen
GINSENG RADIX ET RHIZOMA

本品为五加科植物人参 *Panax ginseng* C.A.Mey. 干燥根和根茎的炮制加工品。

【采收与加工】 采收，拆除荫棚，顺行挖出参根，抖掉泥土，去掉茎叶，用软毛刷将选好的参根刷洗干净，除去表面泥土，置阳光下晾晒 1 ～ 2 天，每天翻动 2 ～ 3 次（注意通风）。晒后的人参放入专用烘干室，30 ～ 40℃烘干。产自道地产区吉林省抚松县万良镇，抚松县被吉林省列为“人参原产地域保护”的 14 个县（市）之一。

【炮制】 净制，剪枝（掰去芦头，除去须根），润透（喷潮后，闷 10 ～ 12h），切片（片厚 1 ～ 2mm），干燥（干燥温度 50 ～ 60℃，干燥时间 2h），精选（留片型直径 1 ～ 1.5cm 的圆形或类圆形片，不得含锈斑、变色片），包装（250g/ 袋，装量误差≤ 1.0%）。

【成品性状】 呈圆形或类圆形薄片，厚 1 ～ 2mm，直径 1 ～ 1.5cm。外表皮灰黄色。切面淡黄白色或类白色，显粉性，形成层环纹棕黄色，皮部有黄棕色的点状树脂道及放射性裂隙。体轻，质脆。香气特异，味微苦、甘。

【鉴别】

（1）显微鉴别：粉末淡黄白色。树脂道碎片易见，含黄色块状分泌物。草酸钙簇晶直径 20 ～ 68μm，棱角锐尖。木栓细胞表面观类方形或多角形，壁细波状弯曲。网纹导管和梯纹导管直径 10 ～ 56μm。淀粉粒甚多，单粒类球形、半圆形或不规则多角形，直径 4 ～ 20μm，脐点点状或裂缝状；复粒由 2 ～ 6 分粒组成。

（2）取本品粉末 1g，加三氯甲烷 40ml，加热回流 1h，弃去三氯甲烷液，药渣挥干溶剂，加水 0.5ml 搅拌湿润，加水饱和正丁醇 10ml，超声处理 30min，吸取上清液加 3 倍量氨试液，摇匀，放置分层，取上层液蒸干，残渣加甲醇 1ml 使溶解，作为供试品溶液。另取人参对照药材 1g，同法制成对照药材溶液。再取人参皂苷 Rb_1 对照品、人参皂苷 Re 对照品、人参皂苷 Rf 对照品及人参皂苷 Rg_1 对照品，加甲醇制成每毫升各含 2mg 的混合溶液，作为对照品溶液。照薄层色谱法（《中国药典》2015 年版通则 0502）试验，吸取上述三种溶液各 1 ～ 2μl，分别点于同一硅胶 G 薄层板上，以三氯甲烷 - 乙酸乙酯 - 甲醇 - 水（15 ∶ 40 ∶ 22 ∶ 10）10℃以下放置的下层溶液为展开剂，展开，取出，晾干，喷以 10% 硫酸乙醇溶液，在 105℃加热至斑点显色清晰，分别置日光和紫外光灯（365nm）下检视。供试品色谱中，在与对照药材色谱和对照品色谱相应位置上，分别显相同颜色的斑点或荧光斑点。

【检查】

杂质　不得过 2%（《中国药典》2015 年版通则 2301）。

水分　不得过 12.0%（《中国药典》2015 年版通则 0832 烘干法）。

总灰分　不得过 5.0%（《中国药典》2015 年版通则 2302）。

酸不溶性灰分　不得过 1.0%（《中国药典》2015 年版通则 2302）。

二氧化硫残留量　不得过 150mg/kg（《中国药典》2015 年版通则 2331）。

农药残留量　含总六六六（α-BHC、β-BHC、γ-BHC、δ-BHC 之和）不得过 0.2mg/kg；总滴滴涕（pp′-DDE、pp′-DDD、op′-DDT、pp′-DDT 之和）不得过 0.2mg/kg；五氯硝基苯不得过 0.1mg/kg；六氯苯不得过 0.1mg/kg；七氯（七氯、环氧七氯之和）不得过 0.05mg/kg；艾氏剂不得过 0.05mg/kg；氯丹（顺式氯丹、反式氯丹、氧化氯丹之和）不得过 0.1mg/kg（《中国药典》2015 年版通则 2341 有机氯类农药残留量测定法一第二法）。

【含量测定】　照《中国药典》2015 年版通则 0512 测定。

色谱条件与系统适用性试验：以十八烷基硅烷键合硅胶为填充剂；以乙腈为流动相 A，以水为流动相 B，梯度洗脱：0 ～ 35min，19%A；35 ～ 55min，19% ～ 29%A；55 ～ 70min，29%A；70 ～ 100min，29% ～ 40%A。检测波长为 203nm。理论板数按人参皂苷 Rg_1 峰计算应不低于 6000。

对照品溶液的制备：精密称取人参皂苷 Rg_1 对照品、人参皂苷 Re 对照品及人参皂苷 Rb_1 对照品，加甲醇制成每毫升各含 0.2mg 的混合溶液，摇匀，即得。

供试品溶液的制备：取本品粉末（过四号筛）约 1g，精密称定，置索氏提取器中，加三氯甲烷加热回流 3h，弃去三氯甲烷液，药渣挥干溶剂，连同滤纸筒移入 100ml 锥形瓶中，精密加水饱和正丁醇 50ml，密塞，放置过夜，超声处理（功率 250W，频率 50kHz）30min，滤过，弃去初滤液，精密量取续滤液 25ml，置蒸发皿中蒸干，残渣加甲醇溶解并转移至 5ml 量瓶中，加甲醇稀释至刻度，摇匀，滤过，取续滤液，即得。

测定法：分别精密吸取对照品溶液 10μl 与供试品溶液 10 ～ 20μl，注入液相色谱仪，测定，即得。

本品以干燥品计算，含人参皂苷 Rg_1（$C_{42}H_{72}O_{14}$）和人参皂苷 Re（$C_{48}H_{82}O_{18}$）的总量不得少于 0.35%，人参皂苷 Rb_1（$C_{54}H_{92}O_{23}$）不得少于 0.18%。

【性味与归经】　甘、微苦，微温。归脾、肺、心、肾经。

【功能与主治】　大补元气，复脉固脱，补脾益肺，生津养血，安神益智。用于体虚欲脱，肢冷脉微，脾虚食少，肺虚喘咳，津伤口渴，内热消渴，气血亏虚，久病虚羸，惊悸失眠，阳痿宫冷。

【用法与用量】　3 ～ 9g，另煎兑服；也可研粉吞服，一次 2g，一日 2 次。

【注意】　不宜与藜芦、五灵脂同用。

【贮藏】　置阴凉干燥处，密闭保存，防蛀。温度 20℃以下，湿度 45% ～ 75%。

起草单位：上海真仁堂药业有限公司

“优质人参饮片质量标准（草案）”起草说明

一、药材来源

1. 基原

本品为五加科植物人参 *Panax ginseng* C.A.Mey. 的干燥根和根茎，为药典收载品种。人参被人们称为“百草之王”，是闻名遐迩的“东北三宝”之一，是驰名中外、老幼皆知的名贵药材。距今已有 4000 多年历史，在古代就有许多别名和雅号，如神草、王精、地精、土精、血参、人衔等。“百草之王”

的称号是从满语翻译而来的，满族人把人参称作“奥尔厚达”，意为百草之王。人参药用不但历史悠久，而且数千年来还培育了灿烂的人参文化。早在公元前48～前33年西汉元帝时期，在黄门令史游《急就章》一书中，载有药名“参”，即为现今之“参”，这是最早的参名记录。

我国第一部药物学著作《神农本草经》首次将人参当成药物收入。在书中，人参被列为“主养命以应天，无毒，多服久服不伤人，欲轻身益气不老延年”的上品“君”药之一，其药理则是“主补五脏，安精神，定魂魄，止惊悸，除邪气，明目，开心，益智”。具体见图 26-1。

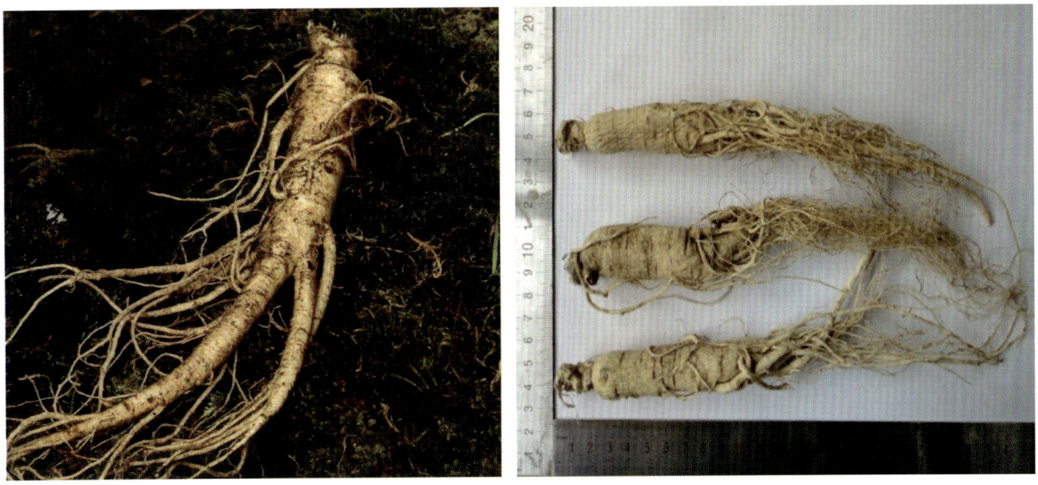

图 26-1 人参鲜品及药材

我公司采用产自吉林省抚松县万良镇的人参干燥根切片。抚松县被称为“中国人参之乡”，万良镇以人参种植、加工和贸易为支柱产业。林下参栽培面积近 1 200 000m^2，并拥有亚洲第一、全国最大的人参专业市场——万良长白山人参市场，2002 年抚松县被列入“人参原产地域保护”名录（图 26-2）。万良镇人参加工业户数达 1100 户、长年人参制品加工户 536 户、人参经销户 2980 户、国家级及省市县级农业产业化重点龙头企业 20 家。

2. 采收季节及产地加工

经参考《采收期内不同采收时间人参内在成分变化的对比分析》（《人参研究》，2011 年第 3 期），以及吉林农业大学硕士研究生刘岩的硕士论文《主产区人参采收加工技术及部分产品性状研究》等文献，上述文献分别对不同采收期的人参皂苷含量、淀粉含量、折干率及不同的产地加工技术对人参的质量影响进行了相关研究。

（1）参龄：《主产区人参采收加工技术及部分产品性状研究》表明，人参皂苷的积累随着人参生长年限的增大逐渐增加，1～3 年生人参皂苷含量较少，4～6 年生参根含皂苷较多，并随参龄增加而继续增加，但经进一步研究表明，前四年增加的幅度较大，后两年增加的幅度较小，如参龄更长虽然皂苷积累也增加，但增加更小，如生长年限在十几年至几十年以上的野山参，其人参皂苷含量仅比六年生栽培人生高 1 倍左右。我公司采购的人参原药材要求供应商提供五年参。

（2）采收季节：《采收期内不同采收时间人参内在成分变化的对比分析》中对 9～10 月不同时期采收人参的皂苷含量、淀粉含量和折干率进行了分别检验，并进行了综合比较，研究结果表明，吉林省人参最佳采收期为每年 9 月 7～20 日。

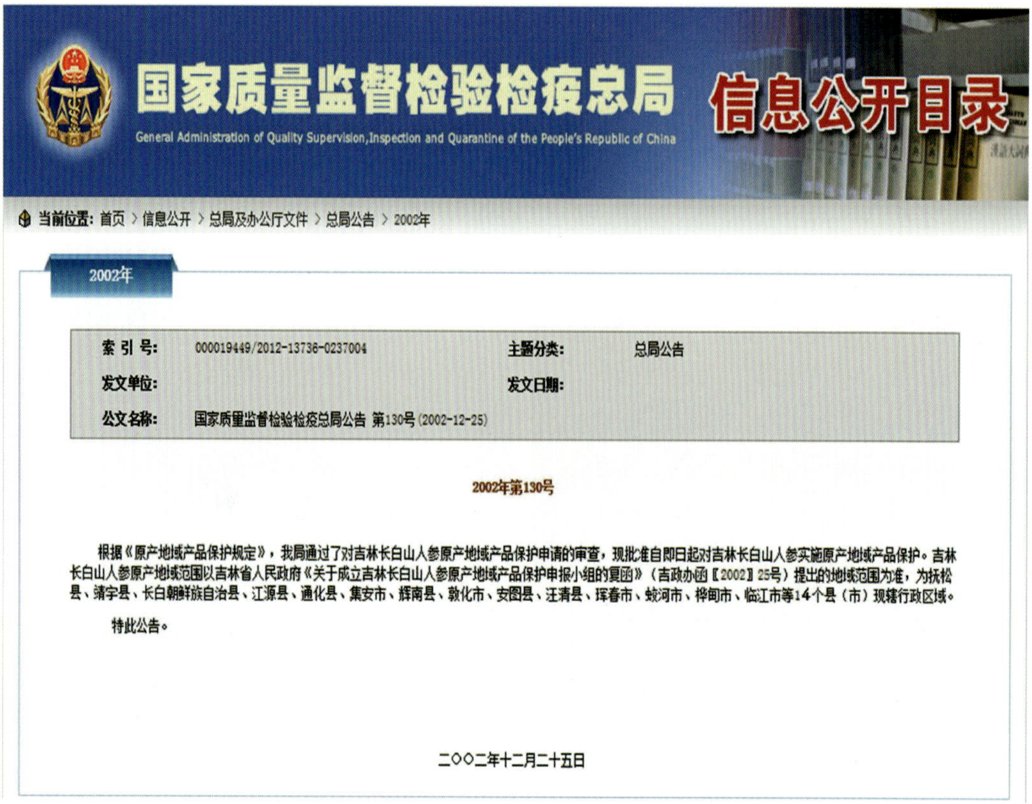

国家质量监督检验检疫总局 信息公开目录

General Administration of Quality Supervision,Inspection and Quarantine of the People's Republic of China

当前位置：首页 > 信息公开 > 总局及办公厅文件 > 总局公告 > 2002年

2002年

索引号：	000019449/2012-13736-0237004	主题分类：	总局公告
发文单位：		发文日期：	
公文名称：	国家质里监督检验检疫总局公告 第130号(2002-12-25)		

2002年第130号

根据《原产地域产品保护规定》，我局通过了对吉林长白山人参原产地域产品保护申请的审查，现批准自即日起对吉林长白山人参实施原产地域产品保护。吉林长白山人参原产地域范围以吉林省人民政府《关于成立吉林长白山人参原产地域产品保护申报小组的复函》（吉政办函〖2002〗25号）提出的地域范围为准，为抚松县、靖宇县、长白朝鲜族自治县、江源县、通化县、集安市、辉南县、敦化市、安图县、汪清县、珲春市、蛟河市、桦甸市、临江市等14个县（市）现辖行政区域。

特此公告。

二〇〇二年十二月二十五日

图 26-2　人参原产地域保护

（3）产地加工：经查阅《主产区人参采收加工技术及部分产品性状研究》，人参产地加工工艺分为鲜参采挖、洗刷（去须）、日晒、烘干、分级等过程。拆除人参荫棚后，顺行挖出参根，抖掉泥土，去掉茎叶；洗刷过程中采用软毛刷刷洗鲜人参，除去表面泥土；后置于阳光下晾晒 1 ～ 2 天，每天翻动 2 ～ 3 次（注意通风），以除去大部分的参根水分；晒后的人参放入专门烘干人参的烘干室，控制温度在 30 ～ 40℃进行烘干，每隔 1 ～ 20min 排一次潮气，直至参根含水量为 13% 及以下时，便可达到商品人参的含水量要求。在烘干过程中可向参根适量喷洒 45℃左右的温水，以保证主根内外一齐干，避免抽沟。

3. 优质药材依据

我公司制定了人参药材内控质量标准，与《中国药典》2015 年版中人参药材标准相比，“检查”项下新增酸不溶性灰分、二氧化硫残留量指标。部分指标优于药典标准：含人参皂苷 Rg_1（$C_{42}H_{72}O_{14}$）和人参皂苷 Re（$C_{48}H_{82}O_{18}$）的总量不得少于 0.40%，比药典提高了 33%。

二、炮制

1. 标准依据

依据《中国药典》2015 年版“质量标准炮制”项下操作，方法为净制、剪枝、润透、切制、干燥、精选、包装。

2. 工艺流程

我公司生产经营人参片多年，经过长期的实践和经验积累，通过老药工的现场指导，最终确定人参片炮制工艺。人参片炮制工艺步骤及主要参数包括：①净制：净选后的人参无虫蛀、霉变、锈斑，去净杂质及非药用部位，无泥沙、尘土；②剪枝：分挡后，符合优质饮片性状要求的除去须根；③润透：将人参光杆平铺喷潮，用 PET 膜包覆，闷润 10 ～ 12h，直至适宜切制；④切制：片厚 1 ～ 2mm，总异形片不超过 10%；⑤低温干燥：烘房表盘设置温度为 55℃，表盘干燥温度不得超过 60℃，干燥时间为 2h；⑥精选（留片型直径 1 ～ 1.5cm 的圆形或类圆形片，不得含锈斑、变色片）；⑦包装：60g/ 瓶，装量误差≤ 1.0%。具体见图 26-3。

为确保产品质量符合要求，我公司以《中国药典》2015 年版为基础，制定了《人参工艺规程》、《人参成品质量标准》、《人参检验标准操作规程》等文件。生产设备有中速分页机、电子台秤等，能够满足人参片饮片的加工生产要求。

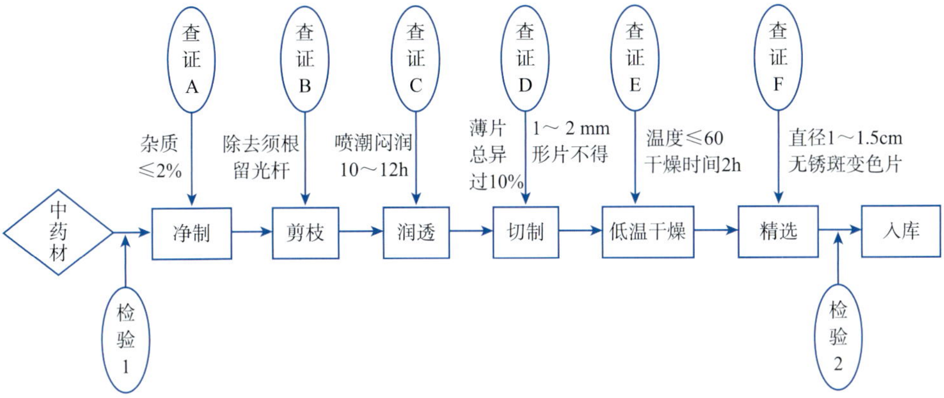

图 26-3　人参饮片生产工艺流程图

三、性状

本品呈圆形或类圆形薄片，厚 1 ～ 2mm，直径 1 ～ 1.5mm。外表皮灰黄色。切面淡黄白色或类白色，显粉性，形成层环纹棕黄色，皮部有黄棕色的点状树脂道及放射性裂隙。体轻，质脆。香气特异，味微苦、甘。具体见图 26-4。

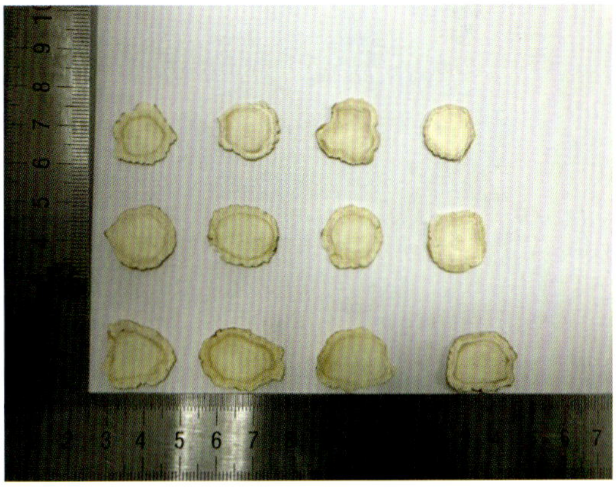

图 26-4　人参饮片

对三批人参饮片外观性状进行评价：

饮片编号 17051901：本品呈圆形或类圆形薄片，厚 1 ～ 2mm，直径 1 ～ 1.5mm。外表皮灰黄色。切面淡黄白色或类白色，显粉性，形成层环纹棕黄色，皮部有黄棕色的点状树脂道及放射性裂隙。体轻，质脆。香气特异，味微苦、甘。

饮片编号 17051902：本品呈圆形或类圆形薄片，厚 1 ～ 2mm，直径 1 ～ 1.5mm。外表皮灰黄色。切面淡黄白色或类白色，显粉性，形成层环纹棕黄色，皮部有黄棕色的点状树脂道及放射性裂隙。体轻，质脆。香气特异，味微苦、甘。

饮片编号 17051903：本品呈圆形或类圆形薄片，厚 1 ～ 2mm，直径 1 ～ 1.5mm。外表皮灰黄色。切面淡黄白色或类白色，显粉性，形成层环纹棕黄色，皮部有黄棕色的点状树脂道及放射性裂隙。体轻，质脆。香气特异，味微苦、甘。

四、鉴别

1. 显微鉴别

粉末淡黄白色。树脂道碎片易见，含黄色块状分泌物。草酸钙簇晶直径 20 ～ 68μm，棱角锐尖。木栓细胞表面观类方形或多角形，壁细波状弯曲。网纹导管和梯纹导管直径 10 ～ 56μm。淀粉粒甚多，单粒类球形、半圆形或不规则多角形，直径 4 ～ 20μm，脐点点状或裂缝状；复粒由 2 ～ 6 分粒组成。具体见图 26-5。

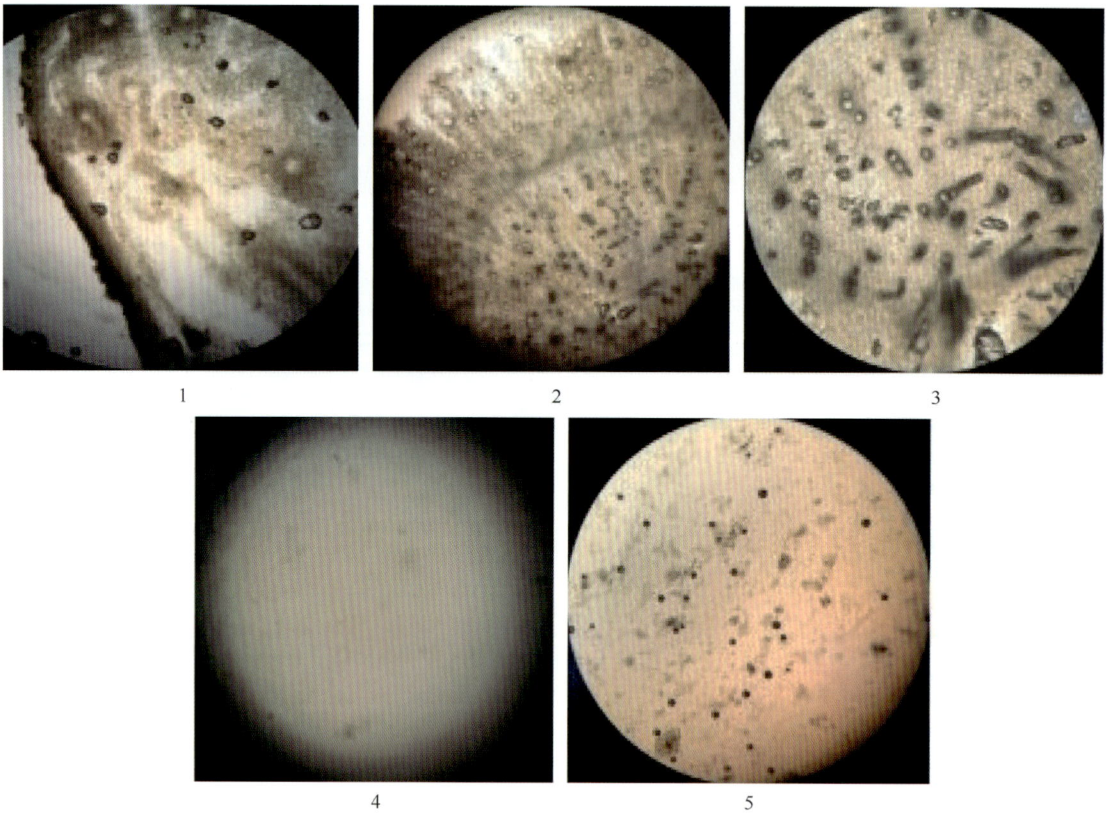

图 26-5 人参显微鉴别特征

1. 木栓层、栓内层、韧皮部；2. 薄壁细胞、形成层、树脂道；3. 导管、草酸钙簇晶；4. 石细胞；5. 表皮细胞

2. 薄层鉴别

取本品粉末 1g，加三氯甲烷 40ml，加热回流 1h，弃去三氯甲烷液，药渣挥干溶剂，加水 0.5ml 搅拌湿润，加水饱和正丁醇 10ml，超声处理 30min，吸取上清液加 3 倍量氨试液，摇匀，放置分层，取上层液蒸干，残渣加甲醇 1ml 使溶解，作为供试品溶液。另取人参对照药材 1g，同法制成对照药材溶液。再取人参皂苷 Rb_1 对照品、人参皂苷 Re 对照品、人参皂苷 Rf 对照品及人参皂苷 Rg_1 对照品，加甲醇制成每毫升各含 2mg 的混合溶液，作为对照品溶液。照薄层色谱法（《中国药典》2015 年版通则 0502）试验，吸取上述三种溶液各 1 ～ 2μl，分别点于同一硅胶 G 薄层板上，以三氯甲烷 - 乙酸乙酯 - 甲醇 - 水（15 ∶ 40 ∶ 22 ∶ 10）10℃以下放置的下层溶液为展开剂，展开，取出，晾干，喷以 10% 硫酸乙醇溶液，在 105℃加热至斑点显色清晰，分别置日光和紫外光灯（365nm）下检视。供试品色

谱中，在与对照药材色谱和对照品色谱相应的位置上，分别显相同颜色的斑点或荧光斑点。结果见图 26-6、图 26-7。

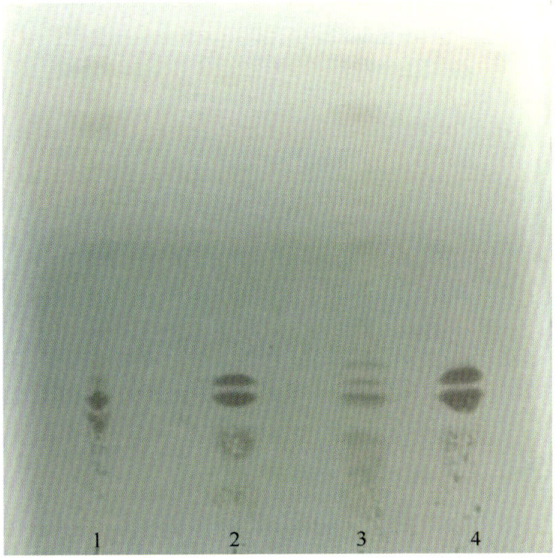

图 26-6　人参薄层鉴别（日光）

1. 人参饮片；2、4. 混合对照品（人参皂苷 Rb_1、Re、Rf、Rg_1）；3. 人参对照药材

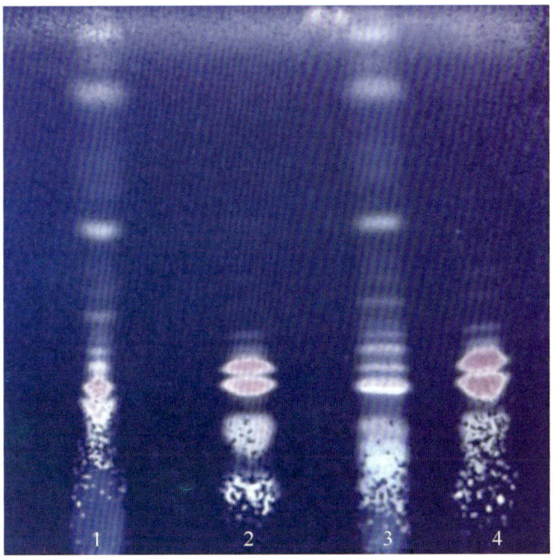

图 26-7　人参薄层鉴别（365nm）

1. 人参饮片；2、4. 混合对照品（人参皂苷 Rb_1、Re、Rf、Rg_1）；3. 人参对照药材

五、检查

1. 杂质

取样品 50g，照《中国药典》2015 年版（通则 2301）测定。3 批人参片杂质的测定结果均为未检出。《中国药典》2015 年版“人参片”项下未对杂质做要求。为了切实保证饮片的质量，同时考虑生产实际，故人参片内控质量标准中杂质规定为不得过 2%。

2. 水分

取样品 3g，按《中国药典》2015 年版（通则 0832 第二法）进行测定。3 批人参片水分的测定结果最低为 11.5%，最高值为 11.6%，平均值为 11.6%，据 95% 置信度计算置信区间为（11.6%±0.1%），上限为 11.7%，为了切实保证饮片的质量，同时考虑生产实际，故人参片内控质量标准中水分要求定为不得过 12.0%，不做修订。结果见表 26-1。

3. 总灰分

取样品 3g，照《中国药典》2015 年版（通则 2302）测定。3 批人参片总灰分的测定结果最低值为 2.8%，最高值为 3.0%，平均值为 2.9%，据 95% 置信度计算置信区间为（2.9%±0.1%），上限为 3.0%，《中国药典》2015 年版中人参片总灰分标准为不得过 5.0%。为了切实保证饮片的质量，同时考虑到生产实际，故人参片内控质量标准中总灰分规定为不得过 5.0%，不做修订。结果见表 26-1。

4. 酸不溶性灰分

照《中国药典》2015 年版（通则 2302）测定。3 批人参片酸不溶性灰分的测定结果最低为 0.1%，最高值为 0.2%，平均值为 0.13%，据 95% 置信度计算置信区间为（0.22%±0.18%），上限为 0.40%，《中国药典》2015 年版“人参片”项下未对酸不溶性灰分做要求。参考《上海中药饮片炮制规范》2008 年版“人参片”项下的有关规定，为了切实保证饮片的质量，同时考虑到生产实际，故人参片内控质量标准中酸不溶性灰分规定为不得过 1.0%。结果见表 26-1。

表 26-1 人参片检查项测定结果（%）

批号	水分	总灰分	酸不溶灰分
17051901	11.6	2.9	0.1
17051902	11.6	2.8	0.1
17051903	11.5	3.0	0.2

5. 二氧化硫残留量

取样品 10g，照《中国药典》2015 年版（通则 2331）进行测定。3 批人参饮片均未检出二氧化硫残留，《中国药典》2015 年版中人参片质量标准中未对二氧化硫残留量做出规定，为了切实保证优质人参片质量，同时考虑到生产实际，参考《中国药典》2015 年版（通则 2331）中的相关规定，故人参片内控质量标准中二氧化硫残留量规定为不得过 150mg/kg。

6. 农药残留量

照农药残留量测定法（《中国药典》2015 年版通则 2341 有机氯类农药残留量测定法一第二法）测定。3 批人参饮片均未检出农药残留。故按照《中国药典》通则规定：含总六六六（α-BHC、β-BHC、γ-BHC、δ-BHC 之和）不得过 0.2mg/kg；总滴滴涕（pp′-DDE、pp′-DDD、op′-DDT、pp′-DDT 之和）不得过 0.2mg/kg；五氯硝基苯不得过 0.1mg/kg；六氯苯不得过 0.1mg/kg；七氯（七氯、环氧七氯之和）不得过 0.05mg/kg；艾氏剂不得过 0.05mg/kg；氯丹（顺式氯丹、反式氯丹、氧化氯丹之和）不得过 0.1mg/kg。

六、含量测定

色谱条件与系统适用性试验：以十八烷基硅烷键合硅胶为填充剂；以乙腈为流动相 A，以水为流动相 B，按如下规定进行梯度洗脱：0 ～ 35min，19%A；35 ～ 55min，19% ～ 29%A；55 ～ 70min，29%A；70 ～ 100min，29% ～ 40%A。检测波长为 203nm。理论板数按人参皂苷 Rg_1 峰计算应不低于 6000。

对照品溶液的制备：精密称取人参皂苷 Rg_1 对照品、人参皂苷 Re 对照品及人参皂苷 Rb_1 对照品，加甲醇制成每毫升各含 0.2mg 的混合溶液，摇匀，即得。

供试品溶液的制备：取本品粉末（过四号筛）约 1g，精密称定，置索氏提取器中，加三氯甲烷加热回流 3h，弃去三氯甲烷液，药渣挥干溶剂，连同滤纸筒移入 100ml 锥形瓶中，精密加水饱和正丁醇 50ml，密塞，放置过夜，超声处理（功率 250W，频率 50kHz）30min，滤过，弃去初滤液，精密量取续滤液 25ml，置蒸发皿中蒸干，残渣加甲醇溶解并转移至 5ml 量瓶中，加甲醇稀释至刻度，摇匀，滤过，取续滤液，即得。

测定法：分别精密吸取对照品溶液 10μl 与供试品溶液 10 ～ 20μl，注入液相色谱仪，测定，即得。结果见图 26-8、图 26-9、表 26-2。

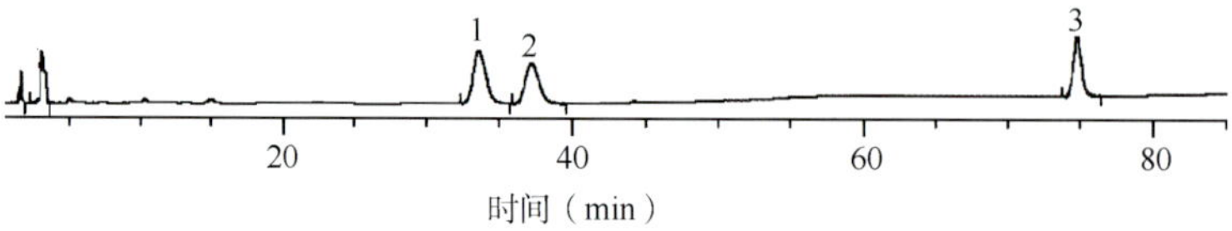

图 26-8 对照品色谱

1. 人参皂苷 Rg_1；2. 人参皂苷 Re；3. 人参皂苷 Rb_1

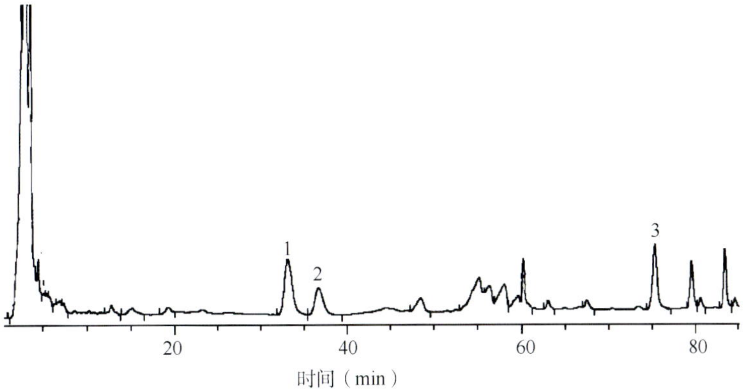

图 26-9　人参饮片供试品

1. 人参皂苷 Rg_1；2. 人参皂苷 Re；3. 人参皂苷 Rb_1

表 26-2　人参饮片含量测定结果（%）

批号	人参皂苷 Rg_1+Re	人参皂苷 Rb_1
17051901	0.50	0.59
17051902	0.50	0.59
17051903	0.55	0.66

由表 26-2 可知，3 批人参片含人参皂苷 Rg_1 和人参皂苷 Re 总量的测定结果最低值为 0.50%，最高值为 0.55%，平均值为 0.52%，据 95% 置信度计算置信区间为（0.52%±0.03%），下限为 0.49%，《中国药典》2015 年版中人参片该项含量标准为不得少于 0.27%。为了切实保证饮片的质量，同时考虑到生产实际，故人参片内控质量标准中含人参皂苷 Rg_1 和人参皂苷 Re 的总量规定为不得少于 0.35%。

含人参皂苷 Rb_1 的测定结果最低为 0.59%，最高值为 0.66%，平均值为 0.61%，据 95% 置信度计算置信区间为（0.61%±0.04%），下限为 0.57%，《中国药典》2015 年版中人参片该项含量标准为不得少于 0.18%。为了切实保证饮片的质量，同时考虑到生产实际，故人参片内控质量标准中含人参皂苷 Rb_1 规定为不得少于 0.18%，不做修订。

七、性味与归经

甘、微苦，微温。归脾、肺、心、肾经。

八、功能与主治

大补元气，复脉固脱，补脾益肺，生津养血，安神益智。用于体虚欲脱，肢冷脉微，脾虚食少，肺虚喘咳，津伤口渴，内热消渴，气血亏虚，久病虚羸，惊悸失眠，阳痿宫冷。

九、用法与用量

3 ～ 9g，另煎兑服；也可研粉吞服，一次 2g，一日 2 次。

十、贮藏

置阴凉干燥处，防潮，防蛀。

十一、优质饮片质量标准亮点总结

1. 药材与基原

本品为五加科植物人参 *Panax ginseng* C.A.Mey. 的干燥根和根茎，为药典收载品种。

2. 产地

吉林省抚松县万良镇。

3. 工艺

参数明确，稳定可控（参龄 5 年，片型 1 ～ 1.5cm）。

4. 检查

新增了杂质、重金属及有害元素、二氧化硫残留量、酸不溶性灰分项的检查，杂质不得过 2%；铅不得过 5mg/kg、镉不得过 0.3mg/kg、砷不得过 2mg/kg；二氧化硫残留量不得过 150mg/kg；酸不溶性灰分不得过 1.0%。

5. 提高项

提高了人参皂苷 Rg_1（$C_{42}H_{72}O_{14}$）和人参皂苷 Re（$C_{48}H_{82}O_{18}$）的总量指标，规定不得少于 0.35%。对“性状”项下的片型直径作了规定，选用直径 1 ～ 1.5cm 的产品，保证成品的均一性。

27. 铁皮枫斗
Tiepifengdou
DENDROBII OFFICINALIS CAULIS

本品为兰科植物铁皮石斛 *Dendrobium officinale* Kimura et Migo 的干燥茎的炮制加工品。

【采收与加工】 12 月至翌年 3 月采收，除去杂质，剪去部分须根，边加热边扭成螺旋形或弹簧状，烘干（即铁皮枫斗）。产自铁皮石斛的主产区之一的云南省西双版纳傣族自治州。

【炮制】 净制，包装。

【成品性状】 呈螺旋形或弹簧状的团粒物，长约 1.5cm，粗约 1cm，一般为 2 ～ 6 个旋纹。茎展开后长度为 3.5 ～ 8cm，直径为 0.2 ～ 0.6cm。表面黄绿色或略带金黄色，有细纵皱纹，节明显，节上有时可见残留的灰白色叶鞘纤维，两端大多可见茎的切断面。有的一端可见茎基部留下的短须根。质坚实，易折断，断面平坦，灰白色至灰绿色。略角质状。气微，味淡，嚼之有黏性。

【鉴别】

（1）显微鉴别：表皮细胞 1 列，扁平，外壁及侧壁稍增厚、微木化，外被黄色角质层，有的外层可见无色的薄壁细胞组成的叶鞘层。基本薄壁组织细胞多角形，大小相似，其间散在多数维管束，略排成 4 ～ 5 圈，维管率外韧型，外围排列有厚壁的纤维束，有的外侧小型薄壁细胞中含有硅度块。含草酸钙针晶束的黏液细胞多见于近表皮处。

（2）取本品粉末 1g，加三氯甲烷 - 甲醇（9 ∶ 1）混合溶液 15ml，超声处理 20min，滤过，滤液作为供试品溶液。另取铁皮石斛对照药材 1g，同法制成对照药材溶液。照薄层色谱法（《中国药典》2015 年版通则 0502）试验，吸取上述两种溶液各 2 ～ 5μl，分别点于同一硅胶 G 薄层板上，以甲苯 - 甲酸乙酯 - 甲酸（6 ∶ 3 ∶ 1）为展开剂，展开，取出，烘干，喷以 10% 硫酸乙醇溶液，在 95℃加热约 3min，置紫外光灯（365nm）下检视。供试品色谱中，在与对照药材色谱相应的位置上，显相同颜色的荧光斑点。

【检查】

色素　供试品色谱中，在与金胺 O 对照试剂色谱相应的位置上，不得显相同颜色的斑点。

甘露糖与葡萄糖峰面积比　取葡萄糖对照品适量，精密称定，加水制成每毫升含 50μg 的溶液，作为对照品溶液。精密吸取 0.4ml，按“〔含量测定〕甘露糖”项下方法依法测定。供试品色谱中，甘露糖与葡萄糖的峰面积比应为 2.4 ～ 8.0。

水分　不得过 12.0%（《中国药典》2015 年版通则 0832 第二法）。

总灰分　不得过 6.0%（《中国药典》2015 年版通则 2302）。

二氧化硫残留量　不得过 150mg/kg（《中国药典》2015 年版通则 2331）。

重金属及有害元素　铅不得过 5mg/kg；镉不得过 0.3mg/kg；砷不得过 2mg/kg；汞不得过 0.2mg/kg；铜不得过 20mg/kg（《中国药典》2015 年版通则 2302）。

有机氯农药残留量　含总六六六（α-BHC、β-BHC、γ-BHC、δ-BHC 之和）不得过 0.2mg/kg；总滴滴涕（pp′-DDE、pp′-DDD、op′-DDT、pp′-DDT 之和）不得过 0.2mg/kg；五氯硝基苯不得过 0.1mg/kg（《中国药典》2015 年版通则 2341 第一法）。

【浸出物】　照“醇溶性浸出物测定法”（《中国药典》2015 年版通则 2201）项下的热浸法测定，用乙醇作溶剂，不得少于 6.5%。

【含量测定】

（1）多糖

对照品溶液的制备：取无水葡萄糖对照品适量，精密称定，加水制成每毫升含 90μg 的溶液，即得。

标准曲线的制备：精密量取对照品溶液 0.2ml、0.4ml、0.6ml、0.8ml、1.0ml，分别置 10ml 具塞试管中，各加水补至 1.0ml，精密加入 5% 苯酚溶液 1ml（临用配制），摇匀，再精密加硫酸 5ml，摇匀，置沸水浴中加热 20min，取出，置冰浴中冷却 5min，以相应试剂为空白，照紫外 - 可见分光光度法（《中国药典》2015 年版通则 0401），在 488nm 波长处测定吸光度，以吸光度为纵坐标，浓度为横坐标，绘制标准曲线。

供试品溶液的制备：取本品粉末（过三号筛）约 0.3g，精密称定，加水 200ml，加热回流 2h，放冷，转移至 250ml 量瓶中，用少量水分次洗涤容器，洗液并入同一量瓶中，加水至刻度，摇匀，滤过，精密量取续滤液 2ml，置 15ml 离心管中，精密加入无水乙醇 10ml，摇匀，冷藏 1h，取出，离心（转速为 4000r/min）20min，弃去上清液（必要时滤过），沉淀加 80% 乙醇洗涤 2 次，每次 8ml，离心，弃去上清液，沉淀加热水溶解，转移至 25ml 量瓶中，放冷，加水至刻度，摇匀，即得。

测定法：精密量取供试品溶液 1ml，置 10ml 具塞试管中，照“标准曲线的制备”项下的方法，自“精密加入 5% 苯酚溶液 1ml”起，依法测定吸光度，从标准曲线上读出供试品溶液中无水葡萄糖的量，计算，即得。

本品按干燥品计算，含铁皮石斛多糖以无水葡萄糖（$C_6H_{12}O_6$）计，不得少于 25.0%。

（2）甘露糖：照高效液相色谱法（《中国药典》2015 年版通则 0512）测定。

色谱条件与系统适用性试验：以十八烷基硅烷键合硅胶为填充剂；以乙腈 -0.02mol/L 乙酸铵溶液（20 ∶ 80）为流动相；检测波长为 250nm。理论板数按甘露糖峰计算应不低于 4000。

校正因子测定：取盐酸氨基葡萄糖适量，精密称定，加水制成每毫升含 12mg 的溶液，作为内标溶液。另取甘露糖对照品约 10mg，精密称定，置 100ml 量瓶中，精密加入内标溶液 1ml，加水适量使溶解并稀释至刻度，摇匀，吸取 400μl，加 0.5mol/L 的 PMP（1- 苯基 -3- 甲基 -5- 吡唑啉酮）甲醇溶液与 0.3mol/L 的氢氧化钠溶液各 400μl，混匀，70℃水浴反应 100min。再加 0.3mol/L 的盐酸溶液 500μl，混匀，用三氯甲烷洗涤 3 次，每次 2ml，弃去三氯甲烷液，水层离心后，取上清液 10μl，注入液相色谱仪，测定，计算校正因子。

测定法：取本品粉末（过三号筛）约 0.12g，精密称定，置索氏提取器中，加 80% 乙醇适量，加热回流提取 4h，弃去乙醇液，药渣挥干乙醇，滤纸筒拆开置于烧杯中，加水 100ml，再精密加入内标溶液 2ml，煎煮 1h 并时时搅拌，放冷，加水补至约 100ml，混匀，离心，吸取上清液 1ml，置安瓿瓶或顶空瓶中，加 3.0mol/L 的盐酸溶液 0.5ml，封口，混匀，110℃水解 1h，放冷，用 3.0mol/L 的氢氧化钠溶液调节 pH 至中性，吸取 400μl，照校正因子测定方法，自“加 0.5mol/L 的 PMP 甲醇溶液”起，依法操作，取上清液注入液相色谱仪，测定，即得。

本品按干燥品计算，含甘露糖（$C_6H_{12}O_6$）应为 13.0% ～ 38.0%。

【性味与归经】 甘，微寒。归胃、肾经。

【功能与主治】 益胃生津，滋阴清热。用于热病津伤，口干烦渴，胃阴不足，食少干呕，病后虚热不退，阴虚火旺，骨蒸劳热，目暗不明，筋骨痿软。

【用法与用量】 6 ～ 12g。

【贮藏】 置阴凉干燥处，防潮，防蛀。

起草单位：上海真仁堂药业有限公司

“优质铁皮石斛（铁皮枫斗）饮片质量标准（草案）”起草说明

一、药材来源

1. 基原

本品原药材为兰科植物铁皮石斛 *Dendrobium officinale* Kimura et Migo 的干燥茎。12 月至翌年 3 月采收，除去杂质，剪去部分须根，边加热边扭成螺旋形或弹簧状，烘干。具体见图 27-1。

原药材产自云南省西双版纳傣族自治州，是铁皮枫斗的主产地之一，西双版纳傣族自治州地貌多为中低山和丘陵区，年平均气温在 18 ～ 22℃，年均温 20℃的等温线相当于 850m 等高线。长夏无冬，秋春相连且为期较短。西双版纳傣族自治州年日照时数 1800 ～ 2100h，季节分配较均匀，其气温年较差不大，日较差则较大，非常适合铁皮枫斗喜凉爽、湿润、空气畅通的生长习性。

原药材由西双版纳老树林石斛有限责任公司供货，其建立了铁皮石斛种苗专业化繁育基地、产业化繁育体系、标准化种植基地及加工基地，并联合专业种植大户、农户、农民合作社，共同发展铁皮石斛产业。基地集种质资源收集保存平台、种苗研发平台、种苗生产平台和成果展示平台等，形成种苗输出、技术输出、产品输出功能和产、供、销一体化的全产业链。我公司采用“公司 + 基地 + 农户”的运营模式发展石斛产业，在国内辐射带动农户及中小企业共同种植石斛 5000 多亩，亩产值达 8 万元以上。农户的责任是保证药材的产量和质量，而企业的责任是打开市场，解决农民的后顾之忧。企业凭借优质的铁皮石斛种苗和成熟的种植技术带动并指导农户共同发展，以订单农业的方式与农户建立巩固的产业化协作关系，使农户规避风险、稳定受益，极大地调动了农户种植的积极性。

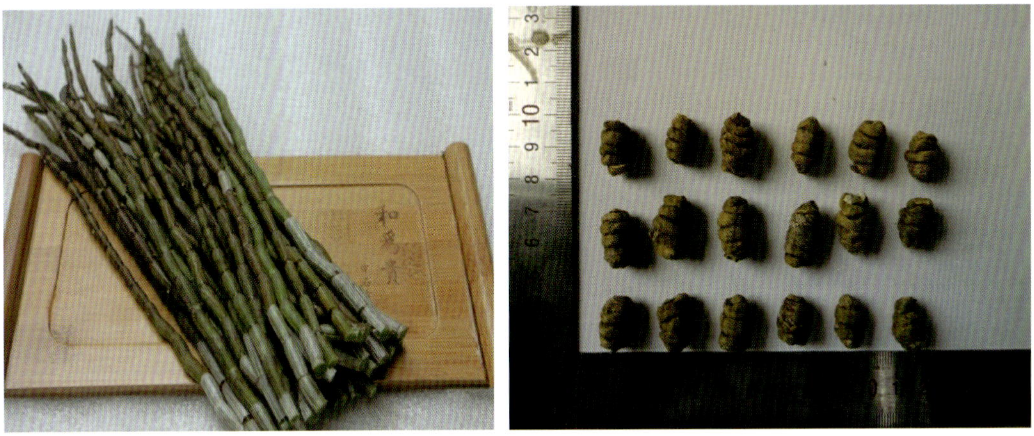

图 27-1 铁皮枫斗鲜品及药材

2. 采收季节及产地加工

（1）采收季节确定：经查阅浙江大学药学院林燕飞硕士学位论文《铁皮石斛药材的质量标准及最佳采收期的研究》，该文献主要通过采取气相色谱法、高效液相色谱法、红外光谱法、紫外 - 可见分光光度法等检验方法对不同产地、不同采收季节、不同部位的铁皮石斛中含有的葡萄糖、甘露糖、木糖、还原糖、总水溶性糖等主要成分进行了较为详尽的研究。研究结果表明，云南省产的铁皮石斛在每年 12 月至翌年 3 月进行采收，其各组分含量最高，与《中国药典》所载的采收季节符合。

（2）产地加工：铁皮枫斗在鲜石斛采收完后，需趁鲜进行如下加工：

1）整理石斛：鲜石斛原料去根、花序梗并剥去叶鞘，短条留用，长条切成短段。

2）烘焙：低温烘焙，除去水分并软化，以便于卷曲；软化过程中，尽可能除去残留的叶鞘。

3）卷曲加箍：加箍的目的是使卷曲紧密，不致散开，形态美观，均匀一致。

4）干燥处理：干燥的关键是要低温，以避免枯焦。应呈金黄色。

5）分档处理：经干燥后的枫斗，按规格进行分档，并根据需要进行外表拉毛或打光处理。具体见图 27-2。

3. 优质药材依据

为保证成品质量，我公司特制定了原药材的内控标准，增加了重金属及有害元素、有机氯农药残留和二氧化硫残留的检查，其余标准参照现行版《中国药典》“铁皮枫斗”项下要求。

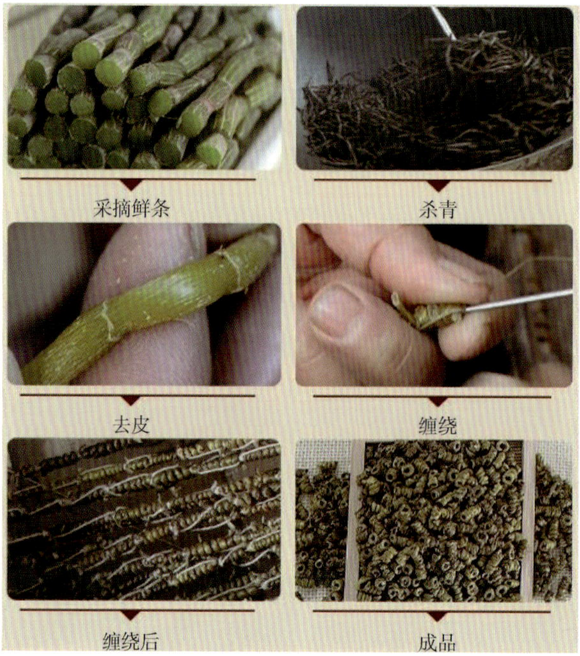

图 27-2 鲜石斛加工过程

二、炮制

1. 标准依据

依据《中国药典》2015 年版“铁皮枫斗质量标准炮制”项下操作，方法为净制、包装。

2. 工艺流程

我公司生产经营铁皮枫斗多年，且本品加工工艺简单，铁皮枫斗饮片炮制工艺已确定。铁皮枫斗饮片炮制工艺步骤及主要参数包括：①净制：净选后的铁皮枫斗无杂质；②包装：25g/ 瓶。具体见图 27-3。

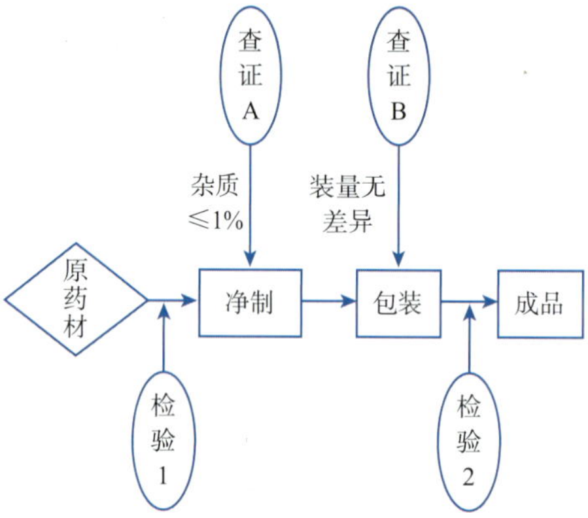

图 27-3 铁皮枫斗生产工艺流程图

检验 1. 品名、批号、数量、合格证、中药材质量检验；
检验 2. 成品质量检验

为确保产品质量符合要求，优质铁皮枫斗以《中国药典》2015 年版为基础，制定了《铁皮枫斗工艺规程》、《铁皮枫斗成品质量标准》、《铁皮枫斗检验标准操作规范》等文件。生产设备有全自动贴标机、电动封罐机、电子台秤等，能够满足铁皮枫斗优质饮片的加工生产要求。

三、性状

本品呈螺旋形或弹簧状的团粒物，长约 1.5cm，粗约 1cm，一般为 2 ～ 6 个旋纹。茎展开后长度为 3.5 ～ 8cm，直径为 0.2 ～ 0.6cm。表面黄绿色或略带金黄色，有细纵皱纹，节明显，节上有时可见残留的灰白色叶鞘纤维，两端大多可见茎的切断面。有的一端可见茎基部留下的短须根。质坚实，易折断，断面平坦，灰白色至灰绿色。略角质状。气微，味淡，嚼之有黏性。3 批样品性状考察如下所示，外观性状见图 27-4。

饮片编号 17011901：本品呈螺旋形或弹簧状的团粒物，长约 1.5cm，粗约 1cm，一般为 2 ～ 6 个旋纹。茎展开后长度为 3.5 ～ 8cm，直径为 0.2 ～ 0.6cm。表面黄绿色或略带金黄色，有细纵皱纹，节明显，节上有时可见残留的灰白色叶鞘纤维，两端大多可见茎的切断面。有的一端可见茎基部留下的短须根。质坚实，易折断，断面平坦，灰白色至灰绿色。略角质状。气微，味淡，嚼之有黏性。

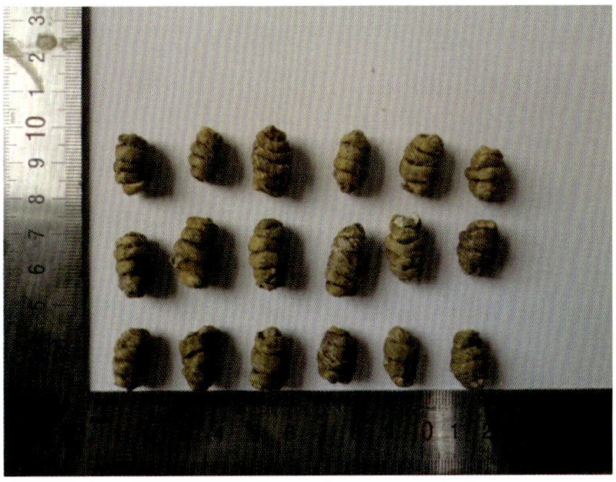

图 27-4 铁皮枫斗饮片

饮片编号 17072101：本品呈螺旋形或弹簧状的团粒物，长约 1.5cm，粗约 1cm，一般为 2 ～ 6 个旋纹。茎展开后长度为 3.5 ～ 8cm，直径为 0.2 ～ 0.6cm。表面黄绿色或略带金黄色，有细纵皱纹，节明显，节上有时可见残留的灰白色叶鞘纤维，两端大多可见茎的切断面。有的一端可见茎基部留下的短须根。质坚实，易折断，断面平坦，灰白色至灰绿色。略角质状。气微，味淡，嚼之有黏性。

饮片编号 17072001：本品呈螺旋形或弹簧状的团粒物，长约 1.5cm，粗约 1cm，一般为 2 ～ 6 个旋纹。茎展开后长度为 3.5 ～ 8cm，直径为 0.2 ～ 0.6cm。表面黄绿色或略带金黄色，有细纵皱纹，节明显，节上有时可见残留的灰白色叶鞘纤维，两端大多可见茎的切断面。有的一端可见茎基部留下的短须根。质坚实，易折断，断面平坦，灰白色至灰绿色。略角质状。气微，味淡，嚼之有黏性。

四、鉴别

1. 显微鉴别

表皮细胞 1 列，扁平，外壁及侧壁稍增厚、微木化，外被黄色角质层，有的外层可见无色的薄壁细胞组成的叶鞘层。基本薄壁组织细胞多角形，大小相似，其间散在多数维管束，略排成 4 ～ 5 圈，维管率外韧型，外围排列有厚壁的纤维束，有的外侧小型薄壁细胞中含有硅度块。含草酸钙针晶束的黏液细胞多见于近表皮处。具体见图 27-5。

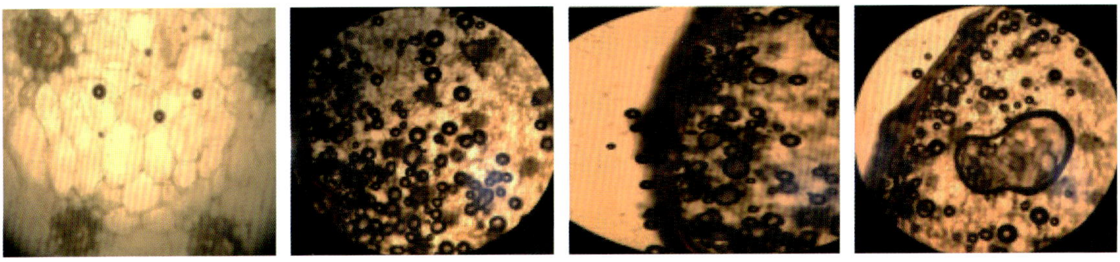

1　　2　　3　　4

图 27-5 铁皮枫斗显微鉴别特征

1. 硅质块；2. 维管束、纤维束；3. 表皮细胞；4. 角质层、基本薄壁组织、含草酸钙针晶的黏液细胞

2. 薄层鉴别

取本品粉末 1g，加三氯甲烷 - 甲醇（9 ∶ 1）混合溶液 15ml，超声处理 20min，滤过，滤液作为供试品溶液。另取铁皮石斛对照药材 1g，同法制成对照药材溶液。照薄层色谱法（《中国药典》2015 年版通则 0502）试验，吸取上述两种溶液各 2 ～ 5μl，分别点于同一硅胶 G 薄层板上，以甲苯 - 甲酸乙酯 - 甲酸（6 ∶ 3 ∶ 1）为展开剂，展开，取出，烘干，喷以 10% 硫酸乙醇溶液，95℃加热约 3min，置紫

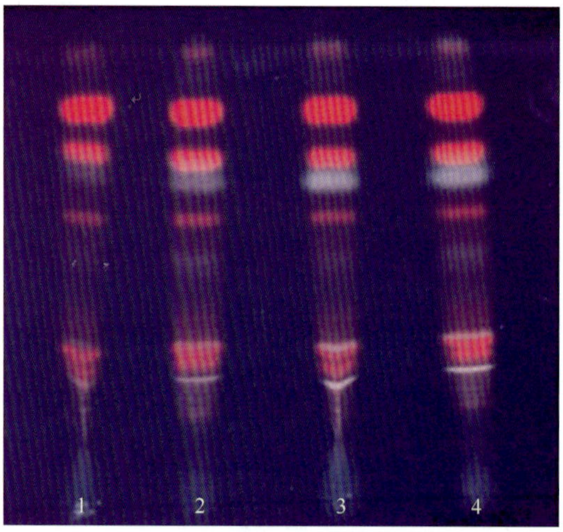

图 27-6　铁皮石斛薄层鉴别

1、3. 铁皮石斛供试品；2、4. 铁皮石斛对照药材

外光灯（365nm）下检视。供试品色谱中，在与对照药材色谱相应的位置上，显相同颜色的荧光斑点。具体见图 27-6。

五、检查

1. 杂质

取样品 50g，照《中国药典》2015 年版（通则 2301）测定。10 批铁皮枫斗杂质的测定结果为未检出。《中国药典》2015 年版“铁皮枫斗”项下未对杂质做要求。为了切实保证饮片的质量，同时考虑生产实际，故铁皮枫斗内控质量标准中铁皮枫斗杂质规定为不得过 1%。

2. 水分

取样品 3g，照《中国药典》2015 年版（通则 0832 第二法）测定。3 批铁皮枫斗饮片水分的测定结果最低为 8.4%，最高值为 9.4%，平均值为 9.0%，据 95% 置信度计算置信区间为（9.0%±0.5%），上限为 9.5%，《中国药典》2015 年版中铁皮枫斗饮片水分标准为不得过 12.0%。为了切实保证饮片的质量，同时考虑到生产实际，故铁皮枫斗内控质量标准中水分规定为不得过 12.0%。结果见表 27-1。

3. 总灰分

取样品 5g，照《中国药典》2015 年版（通则 2302）测定。3 批铁皮枫斗总灰分的测定结果最低值为 3.2%，最高值为 5.0%，据 95% 置信度计算置信区间为（3.9%±1.0%），上限为 4.9%，《中国药典》2015 年版中铁皮枫斗饮片总灰分标准为不得过 6.0%。为了切实保证饮片的质量，同时考虑到生产实际，故铁皮枫斗内控质量标准中总灰分规定为不得过 6.0%。结果见表 27-1。

表 27-1　铁皮枫斗检查项测定结果（%）

批号	水分	总灰分
17011901	8.4	5.0
17072101	9.2	3.5
17072001	9.4	3.2

4. 二氧化硫残留量

取样品 10g，照《中国药典》2015 年版（通则 2331）进行测定。3 批铁皮枫斗二氧化硫残留量的测定结果均为检出，《中国药典》2015 年版铁皮枫斗饮片质量标准中未对二氧化硫残留量做出规定，为了切实保证优质饮片质量，同时考虑到生产实际，参考《中国药典》2015 年版（通则 2331）中的相关规定，故铁皮枫斗内控质量标准中二氧化硫残留量规定为不得过 150mg/kg。

5. 重金属及有害元素

铅不得过 5mg/kg；镉不得过 0.3mg/kg；砷不得过 2mg/kg；汞不得过 0.2mg/kg；铜不得过 20mg/kg。此项为安全性指标，执行《中国药典》2015 年版一部标准。

6. 有机氯农药残留量

含总六六六（α-BHC、β-BHC、γ-BHC、δ-BHC 之和）不得过 0.2mg/kg；总滴滴涕（pp′-DDE、pp′-DDD、op′-DDT、pp′-DDT 之和）不得过 0.2mg/kg；五氯硝基苯不得过 0.1mg/kg。此项为安全性指标，执行《中国药典》2015 年版一部标准。

7. 色素检查

取样品 1g，照《中国药典》2015 年版（通则 9303）测定。3 批供试品色谱中，在与金胺 O 对照试剂相应的位置上未显相同颜色的斑点。

8. 甘露糖与葡萄糖峰面积比

取葡萄糖对照品适量，精密称定，加水制成每毫升含 50μg 的溶液，作为对照品溶液。精密吸取 0.4ml，按“〔含量测定〕甘露糖”项下方法依法测定。结果见表 27-2。

表 27-2 铁皮枫斗甘露糖与葡萄糖峰面积比测定结果（%）

批号	饮片检验结果	药材检验结果
17011901	2.9	2.9
17072101	2.6	2.9
17072001	2.5	2.9

由表 27-2 可知，3 批铁皮枫斗甘露糖与葡萄糖峰面积比测定结果最低为 2.5%，最高值为 2.9%，平均值为 2.7%，据 95% 置信度计算置信区间为（2.7%±0.2%），范围为 2.5% ～ 2.9%，《中国药典》2015 年版中铁皮枫斗饮片甘露糖与葡萄糖峰面积比为 2.4% ～ 8.0%。为了切实保证饮片的质量，同时考虑到生产实际，故优质铁皮枫斗质量标准与药典一致，不做修订。

六、浸出物

取样品 3g，照《中国药典》2015 年版（通则 2201）醇溶性浸出物测定法热浸法测定，用水作溶剂。结果见表 27-3。

表 27-3 铁皮枫斗浸出物检查结果（%）

批号	饮片浸出物检验结果	药材浸出物检验结果
17011901	10.0	10.0
17072101	10.0	10.0
17072001	9.8	10.0

由表 27-3 可知，3 批铁皮枫斗浸出物的测定结果最低为 9.8%，最高值为 10.0%，平均值为 9.9%，据 95% 置信度计算置信区间为（9.9%±0.1%），下限为 9.8%，《中国药典》2015 年版中铁皮枫斗饮片浸出物标准为不得少于 6.5%。为了切实保证饮片的质量，同时考虑到生产实际，故铁皮枫斗内控质量标准中浸出物规定为不得少于 6.5%。

七、含量测定

1. 多糖

取样品 0.3g，照《中国药典》2015 年版紫外 - 可见分光光度法（通则 0401）测定。3 批铁皮枫斗多糖含量的测定结果最低为 37.3%，最高值为 58.4%，平均值为 45.8%，据 95% 置信度计算置信区间为（45.8%±11.2%），下限为 34.6%，《中国药典》2015 年版中铁皮枫斗饮片多糖含量标准不得少于 25.0%。结果见表 27-4。

表 27-4　铁皮枫斗多糖含量测定结果（%）

批号	饮片检验结果	药材检验结果
17011901	58.4	58.4
17072101	41.6	58.4
17072001	37.3	58.4

为切实保证饮片质量，结合生产实际，规定优质铁皮枫斗饮片质量标准中多糖含量不得少于 25.0%，与《中国药典》一致，不作修订。

2. 甘露糖

取样品 0.12g，照《中国药典》2015 年版（通则 0512）高效液相色谱法测定。3 批铁皮枫斗甘露糖含量的测定结果最低值为 33.7%，最高值为 37.4%，平均值为 35.7%，据 95% 置信度计算置信区间为（35.7%±1.9%），范围为 33.8% ～ 37.6%，《中国药典》2015 年版中铁皮枫斗饮片甘露糖含量标准应为 13.0% ～ 38.0%。结果见表 27-5、图 27-7、图 27-8。

表 27-5　铁皮枫斗甘露糖检查结果（%）

批号	饮片检验结果	药材检验结果
17011901	37.4	37.4
17072101	33.7	37.4
17072001	36.1	37.4

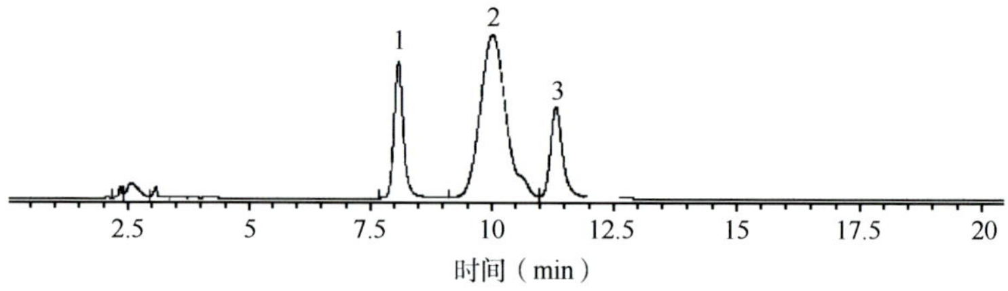

图 27-7　甘露糖对照品

1. 甘露糖；2. 1- 苯基 -3- 甲基 -5- 吡唑啉酮（PMP）；3. 盐酸氨基葡萄糖（HAG）

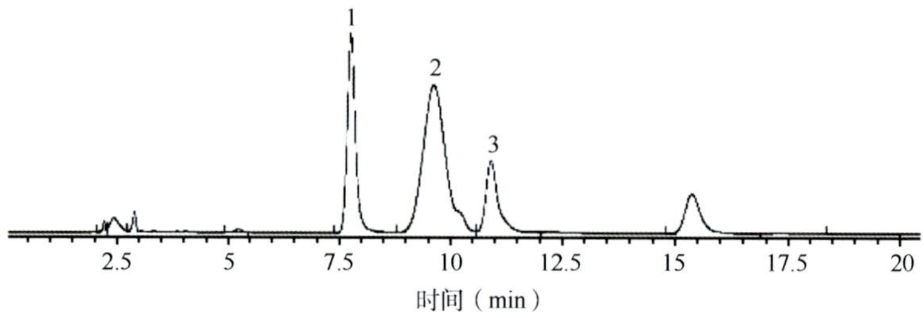

图 27-8　铁皮枫斗供试品

1. 甘露糖；2. 1- 苯基 -3- 甲基 -5- 吡唑啉酮（PMP）；3. 盐酸氨基葡萄糖（HAG）

为了切实保证饮片的质量，同时考虑到生产实际，故优质铁皮枫斗质量标准中甘露糖含量规定为含甘露糖（$C_6H_{12}O_6$）应为 13.0% ～ 38.0%，与《中国药典》2015 年版标准一致，不作修订。

八、性味与归经

甘，微寒。归胃、肾经。

九、功能与主治

益胃生津，滋阴清热。用于热病津伤，口干烦渴，胃阴不足，食少干呕，病后虚热不退，阴虚火旺，骨蒸劳热，目暗不明，筋骨痿软。

十、用法与用量

6 ～ 12g。

十一、贮藏

置阴凉干燥处，防潮，防蛀。

十二、优质饮片质量标准亮点总结

1. 药材与基原

本品为兰科植物铁皮石斛 *Dendrobium officinale* Kimura et Migo 的干燥茎，为药典收载品种。

2. 产地

云南省西双版纳傣族自治州。

3. 工艺

参数明确，稳定可控。

4. 检查

新增了杂质、重金属及有害元素、有机氯农药残留量和二氧化硫残留量指标，杂质不得过 1%；二氧化硫残留量不得过 150mg/kg。“性状”项下增加了长度和粗细的要求，使成品外观均一。

28. 金银花
Jinyinhua
LONICERAE JAPONICAE FLOS

本品为忍冬科植物忍冬 *Lonicera japonica* Thunb. 干燥花蕾的炮制加工品。

【采收与加工】 5 月下旬至 6 月上旬采收，采收后多采用先蒸后晒（阴）干的加工方式进行干燥。产自山东省平邑县。

【炮制】 除去杂质、霉变、虫蛀等个体，留花体饱满、大小、颜色均匀的产品。

【成品性状】 呈棒状，上粗下细，略弯曲，长 2 ～ 3cm，上部直径约 3mm，下部直径约 1.5mm。表面黄白色或绿白色（贮久色渐深），密被短柔毛。偶见叶状苞片。花萼绿色，先端 5 裂，裂片有毛，长约 2mm。气清香，味淡、微苦。

【鉴别】

（1）显微鉴别：粉末浅黄棕色或黄绿色。腺毛较多，头部倒圆锥形、类圆形或略扁圆形，4 ～ 33 细胞，排成 2 ～ 4 层，直径 30 ～ 64 ～ 108μm，柄部 1 ～ 5 细胞，长可达 700μm。非腺毛有两种：一种为厚壁非腺毛，单细胞，长可达 90μm，表面有微细疣状或泡状突起，有的具螺纹；另一种为薄壁非腺毛，单细胞，甚长，弯曲或皱缩，表面有微细疣状突起。草酸钙簇晶直径 6 ～ 45μm。花粉粒类圆形或三角形，表面具细密短刺及细颗粒状雕纹，具 3 孔沟。

（2）取本品粉末 0.2g，加甲醇 5ml，放置 12h，滤过，取滤液作为供试品溶液。另取绿原酸对照品，加甲醇制成每毫升含 1mg 的溶液，作为对照品溶液。照薄层色谱法（《中国药典》2015 年版通则 0502）试验，吸取供试品溶液 10 ～ 20μl、对照品溶液 10μl，分别点于同一硅胶 H 薄层板上，以乙酸丁酯 - 甲酸 - 水（7 ∶ 2.5 ∶ 2.5）的上层溶液为展开剂，展开，取出，晾干，置紫外光灯（365nm）下检视。供试品色谱中，在与对照品色谱相应的位置上，显相同颜色的荧光斑点。

【检查】

水分　不得过 12.0%（《中国药典》2015 年版通则 0832 第二法）。

镁盐、铝盐　不得出现明显浑浊（《中国药典》2015 年版通则 0301）。

总灰分　不得过 8.0%（《中国药典》2015 年版通则 2302）。

酸不溶性灰分　不得过 2.0%（《中国药典》2015 年版通则 2302）。

重金属及有害元素　照铅、镉、砷、汞、铜测定法（《中国药典》2015 年版通则 2302）测定，铅不得过 5mg/kg；镉不得过 0.3mg/kg；砷不得过 2mg/kg；汞不得过 0.2mg/kg；铜不得过 20mg/kg。

有机氯农药残留量　含总六六六（α-BHC、β-BHC、γ-BHC、δ-BHC 之和）不得过 0.2mg/kg；总滴滴涕（pp′-DDE、pp′-DDD、op′-DDT、pp′-DDT 之和）不得过 0.2mg/kg；五氯硝基苯不得过 0.1mg/kg（《中国药典》2015 年版通则 2321 第一法）。

【含量测定】

（1）绿原酸：照高效液相色谱法（《中国药典》2015 年版通则 0512）测定。

色谱条件与系统适用性试验：十八烷基硅烷键合硅胶柱，流动相乙腈 -0.4 % 磷酸溶液（13 ∶ 87），检测波长 327nm。理论塔板数按绿原酸峰计算应不低于 1000。

对照品溶液的制备：精密称取绿原酸对照品适量，置棕色量瓶中，加 50% 甲醇制成每毫升含 40μg 的溶液。

供试品溶液的制备：取样品粉末 0.5g，精密称定，置具塞锥形瓶中，精密加 50% 甲醇 50ml，称定重量，超声处理 30min，放冷，称定重量，用 50% 甲醇补足减失的重量，摇匀，滤过，精密称取续滤液 5ml，置 25ml 棕色量瓶中，加 50% 甲醇至刻度，摇匀，即得。

测定法：分别精密吸取对照品与供试品溶液各 10ml，注入高效液相色谱仪，测定，即得。

本品按干燥品计算，含绿原酸（$C_{16}H_{18}O_9$）不得少于 1.5%。

（2）木犀草苷：照高效液相色谱法（《中国药典》2015 年版通则 0512）测定。

色谱条件与系统适用性试验：以十八烷基硅烷键合硅胶为填充剂；以乙腈为流动相 A，以 0.5% 冰醋酸溶液为流动相 B，梯度洗脱：0 ～ 15min，10% A → 20% A；15 ～ 30min，20% A；

30 ～ 40min，20% A → 30% A。检测波长为 350nm。理论板数按木犀草苷峰计算应不低于 20 000。

对照品溶液的制备：精密称取木犀草苷对照品适量，精密称定，加 70% 乙醇制成每毫升含 40μg 的溶液，即得。

供试品溶液的制备：取本品粉末（过四号筛）约 2g，精密称定，置具塞锥形瓶中，精密加入 70% 乙醇 50ml，称定重量，超声处理（功率 250W，频率 35kHz）1h，放冷，再称定重量，用 70% 乙醇补足减失的重量，摇匀，滤过。精密量取续滤液 10ml，回收溶剂至干，残渣用 70% 乙醇溶解，转移至 5ml 量瓶中，加 70% 乙醇至刻度，即得。

测定法：分别精密吸取对照品溶液与供试品溶液各 10μl，注入液相色谱仪，测定，即得。

本品按干燥品计算，含木犀草苷（$C_{21}H_{20}O_{11}$）不得少于 0.060%。

【性味与归经】 甘，寒。归肺、心、胃经。

【功能与主治】 清热解毒，疏散风热。用于痈肿疔疮，喉痹，丹毒，热毒血痢，风热感冒，温病发热。

【用法与用量】 6 ～ 15g。

【贮藏】 置阴凉干燥处，防潮，防蛀。温度 20℃以下，湿度 45% ～ 75%。

起草单位：上海真仁堂药业有限公司

“优质金银花饮片质量标准（草案）”起草说明

一、药材来源

1. 基原

本品为忍冬科植物忍冬 *Lonicera japonica* Thunb. 的干燥花蕾，为药典收载品种。具体见图 28-1。

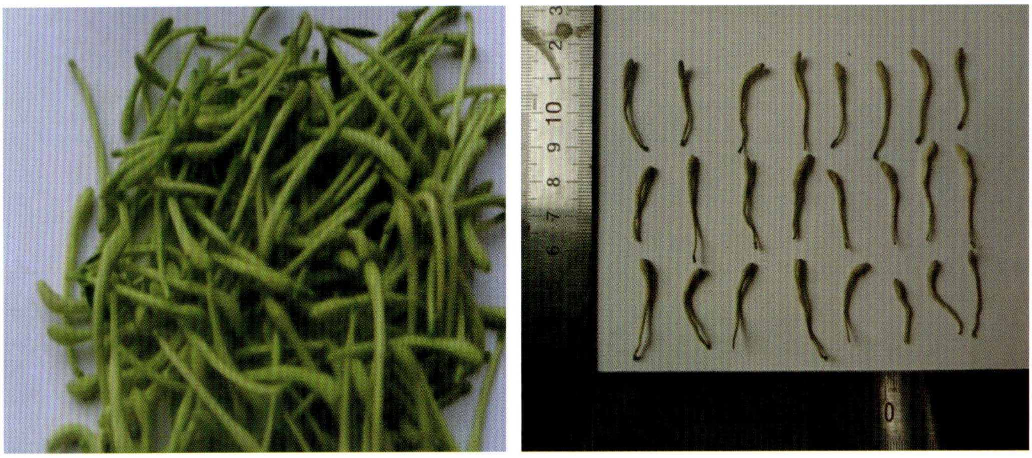

图 28-1 金银花鲜品及药材

原药材购自平邑县泰顺中药材种植专业合作社，产自山东省平邑县，平邑县栽培金银花历史悠久，质量上乘，较其他产区，平邑县产金银花具有花蕾肥大、色泽纯正、味道清香、绿原酸含量高的特点，产量占全国总产量的 1/2 以上，年交易额 4 亿元以上，居全国之首，是我国最大的金银花集散地。平邑县被农业部命名为“中国中草药金银花优质产品”、“中国金银花之乡”，被国家林业局命名为“中国名特优经济林金银花之乡”，并获得国家地理标志产品保护。具体见图 28-2。

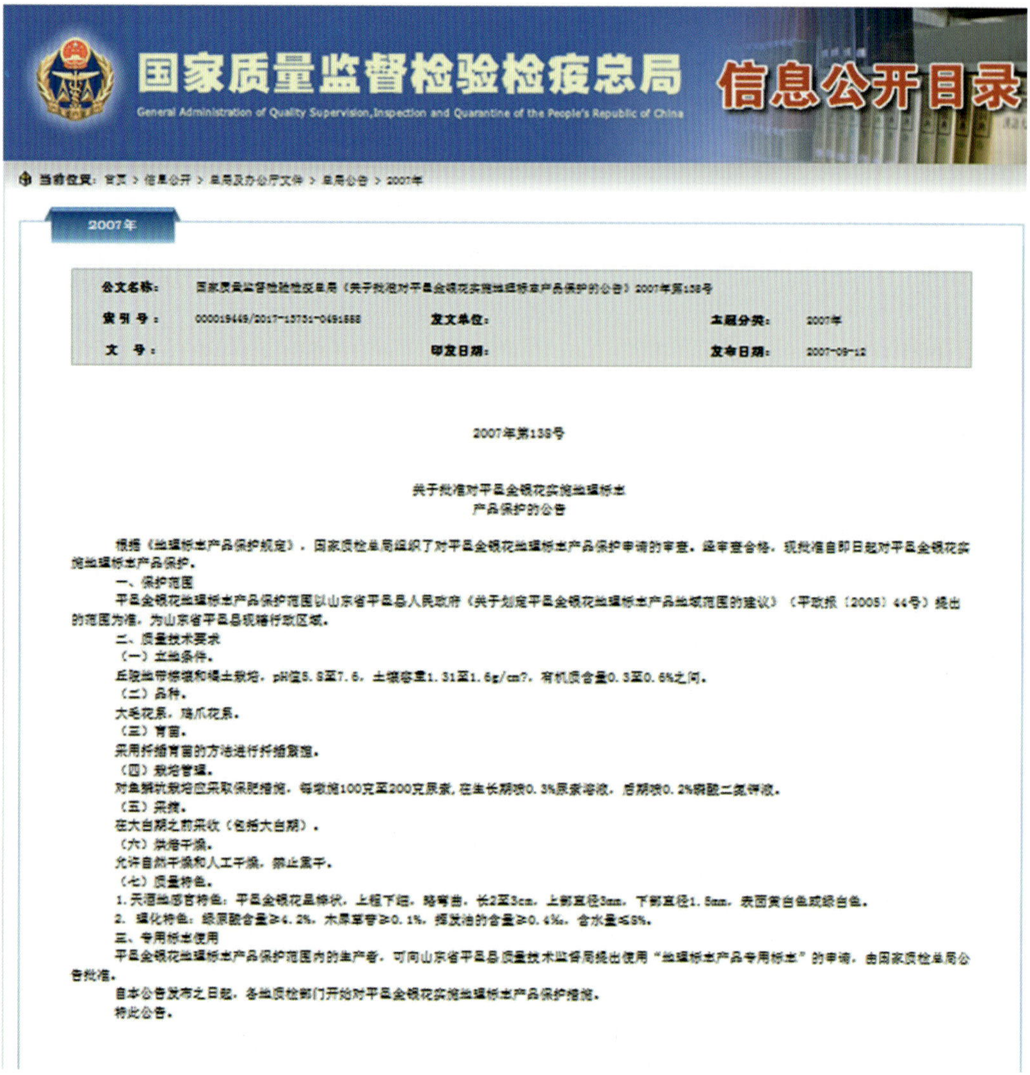
国家质量监督检验检疫总局　信息公开目录

General Administration of Quality Supervision,Inspection and Quarantine of the People's Republic of China

当前位置：首页 > 信息公开 > 总局及办公厅文件 > 总局公告 > 2007年

2007年

公文名称：	国家质量监督检验检疫总局《关于批准对平邑金银花实施地理标志产品保护的公告》2007年第138号				
索 引 号：	000019449/2017-13731-0491888	发文单位：		主题分类：	2007年
文　号：		印发日期：		发布日期：	2007-09-12

2007年第138号

关于批准对平邑金银花实施地理标志
产品保护的公告

根据《地理标志产品保护规定》，国家质检总局组织了对平邑金银花地理标志产品保护申请的审查。经审查合格，现批准自即日起对平邑金银花实施地理标志产品保护。

一、保护范围

平邑金银花地理标志产品保护范围以山东省平邑县人民政府《关于划定平邑金银花地理标志产品地域范围的建议》（平政报〔2005〕44号）提出的范围为准，为山东省平邑县现辖行政区域。

二、质量技术要求

（一）立地条件。

丘陵地带棕壤和褐土栽培，pH值5.8至7.6，土壤容重1.31至1.6g/cm?，有机质含量0.3至0.6%之间。

（二）品种。

大毛花系、鸡爪花系。

（三）育苗。

采用扦插育苗的方法进行扦插繁殖。

（四）栽培管理。

对金银花栽培应采取保肥措施，每墩施100克至200克尿素，在生长期喷0.3%尿素溶液，后期喷0.2%磷酸二氢钾液。

（五）采摘。

在大白期之前采收（包括大白期）。

（六）烘焙干燥。

允许自然干燥和人工干燥，禁止熏干。

（七）质量特色。

1. 天恩地感官特色：平邑金银花呈棒状，上粗下细，略弯曲，长2至3cm，上部直径3mm，下部直径1.5mm，表面黄白色或绿白色。

2. 理化特色：绿原酸含量≥4.2%，木犀草苷≥0.1%，挥发油的含量≥0.4‰，含水量≤5%。

三、专用标志使用

平邑金银花地理标志产品保护范围内的生产者，可向山东省平邑县质量技术监督局提出使用“地理标志产品专用标志”的申请，由国家质检总局公告批准。

自本公告发布之日起，各地质检部门开始对平邑金银花实施地理标志产品保护措施。

特此公告。

图 28-2　原产地域产品公告

2. 采收季节及产地加工

《中国药典》收载金银花为忍冬科植物忍冬 *Lonicera Japonica* Thunb. 的干燥花蕾或初开的花。山东省平邑县等地所产金银花即为忍冬花。年产量在 6 000 000kg，占全国总产量的 2/3 以上。是当地农民的主要经济收入之一。金银花的主要成分为绿原酸，具有清热解毒、凉散风热的功效。主要用于痈肿疔疮、喉痹、丹毒、热毒血痢、风热感冒、温病发热等症。现代药理研究证明其具有抗病原微生物、抗炎解热等作用。广泛地应用于治疗各种感染性疾病，且作为中成药、食品饮料的原料，绿原酸含量是主要质量指标之一，绿原酸含量的高低直接影响临床疗效和产品质量。

金银花传统的加工方法有晒干、阴干、烘干、硫熏等，具有很大地域、时间的随意性，没有一种完整统一、易于控制的加工方法，很难保证金银花质量的稳定与统一，致使这一优质道地药材没能产生应有的经济效益和社会效益。为此，我们以平邑县产金银花为研究对象，对金银花加工方法进行了较为全面、系统的研究，以期找到最佳采收加工方法，有效地减少绿原酸在加工贮藏过程中的损失，确立金银花药材标准的指纹图谱，以提高金银花的药材品质，实现金银花药材产地加工生产的标准化。

（1）采收季节：每年5月下旬至6月上旬是金银花的采收季节，选择平邑县羊城乡柳家村作为样品采集点，地理条件符合实验要求。选择当天从清晨至上午10点钟采收的鲜金银花，趁鲜收购，立即按规定方法处理样品、贮存备用。

（2）产地加工

晒干：取鲜金银花1kg于阳光下直晒，夜间放置室内或室外用塑料布遮盖，直至干燥。备用。

阴干：取鲜金银花1kg置没有阳光直射的通风的干燥地方，使其自然干燥。

烘干：取样品200g，置电烘箱中，分别以60℃ 2h、70℃ 1.5h、80℃ 1h、90℃ 1h、100℃ 1h，烘烤取出晾干备用。

硫熏：取样品金银花，每份1kg，置于用塑料周转箱外罩塑料薄膜的临时容器中，设定10、20、30、40、50、60、70、80、90、120、150min 11个硫熏时间段。点燃放于最底部的硫黄，至上部出现黄烟时开始计时，到规定的时间取出，每个样品同时做两份，一份为阴干，一份为晒干。硫黄用量为鲜金银花的5‰即可。

蒸法：取500g样品金银花，放入已有沸水的锅中笼屉内、盖上锅盖，待上部出现蒸汽时计时，蒸到规定的时间取出，每个样品同时做两份，一份晒干，一份阴干。时间设定为1、2、3、4、5、6、7、8、9、10、15min，共11个时间段。

（3）不同产地加工方法对饮片性状的影响

晒干：呈棒状，上粗下细，略弯曲，长2～3cm，上部直径3mm，下部直径1.5mm。表面黄白色或黄绿色（贮久颜色变深）短柔毛，偶见叶状苞片，花萼绿色，先端5裂，裂片有毛，长约2mm，开放者花冠筒状，先端二唇形，雄蕊5个，附于筒壁，黄色；雌蕊1个，子房无毛。气清香，味淡，微苦。

阴干：形状同晒干品，表面绿色深重。

烘干：形状同晒干品，弯曲明显，表面黄棕色或棕色。

硫熏：形状同晒干品，花形松泡，表面黄色或黄白色，气味香酸。

蒸法：呈棒状，顶端膨大，直径约2mm，下部约1mm，弯曲皱缩明显，表面黄绿色或灰绿色，柔毛不明显，质硬脆，易折断，气清香、味苦，较其他方法加工的金银花苦味重。

（4）不同产地加工方法对绿原酸含量的影响

色谱条件：十八烷基硅烷键合硅胶柱，流动相乙腈-0.4%磷酸溶液（13∶87），检测波长327nm。理论塔板数按绿原酸峰计算应不低于1000。

对照品溶液的制备：精密称取绿原酸对照品适量，置棕色量瓶中，加50%甲醇制成每毫升含40μg的溶液。

供试品溶液的制备：取样品粉末0.5g，精密称定，置具塞锥形瓶中，精密加50%甲醇50ml，称定重量，超声处理30min，放冷，称定重量，用50%甲醇补足减失的重量，摇匀，滤过，精密称取续滤液5ml，置25ml棕色量瓶中，加50%甲醇至刻度，摇匀，即得。

测定法：分别精密吸取对照品与供试品溶液各10ml，注入高效液相色谱仪，测定，即得。结果见表28-1～表28-5。

表 28-1 阴干与晒干金银花中绿原酸的含量比较（%）

	1	2	3	4	5	6	7	8	9	10	均值	RSD
阴干	4.78	5.01	4.80	4.56	3.90	5.22	4.32	4.18	4.05	3.90	4.460	0.442
晒干	4.45	4.82	4.43	5.01	4.49	3.92	5.05	3.89	4.04	3.95	4.405	0.447

注：t=0.534，P > 0.05。

表 28-2 不同烘干温度对金银花中绿原酸含量的影响（%）

条件	60℃	70℃	80℃	90℃	100℃
	2h	1.5h	1h	1h	1h
含量	2.84	1.97	1.21	2.44	3.98

表 28-3 硫熏不同时间对金银花中绿原酸含量的影响（%）

时间（min）	10	20	30	40	50	60	70	80	90	120	150	均值	RSD
阴干	4.16	7.35	6.74	6.54	7.05	7.78	7.60	8.22	7.88	7.71	8.25	7.207	1.153
晒干	4.20	7.27	7.05	6.83	7.11	7.75	7.34	8.03	8.02	8.10	8.18	7.261	1.121

注：t=0.1218，P > 0.05。

表 28-4 不同蒸制时间对金银花中绿原酸含量的影响（%）

时间(min)	1	2	3	4	5	6	7	8	9	10	15	$\bar{x}$	SD
阴干	8.05	8.03	8.83	8.73	8.35	8.59	7.79	7.76	7.80	7.80	7.11	7.207	1.153
晒干	6.45	6.82	7.76	7.32	7.85	6.90	6.50	6.30	7.70	7.70	6.99	7.261	1.121

注：t=4.0960，P > 0.01。

表 28-5 不同年份、不同加工方法金银花中绿原酸的含量（%）

年份 加工方法	1998	1999	2000	2001
蒸法 5min	8.18	8.10	8.06	7.83
硫熏 150min	8.25	8.18	8.04	6.79
晒干	6.22	4.86	2.35	1.25
阴干	6.74	4.43	2.47	0.89

（5）硫熏法金银花中二氧化硫残留量的测定：取硫熏样品 20g，置 250ml 量筒中，加 75% 酒石酸溶液 5ml，以 20% 氯化钠溶液加至刻度、移入组织捣碎机捣碎 1min，以绒布过滤，吸取 50ml，滤液 2 份，分别置 2 个 250ml 碘价瓶中，一份加 1mol 氢氧化钠 2ml，1 ～ 2min 后加入 6mol/L 盐酸 2ml，再加淀粉指示剂 1ml，用 0.01mol/L 碘液滴定出现蓝色 30s 不消失为止。另一份作其他还原性物质的测定，处理同上，但在加入 6mol/L 盐酸后加入 40% 甲醛静止 10min。结果见表 28-6。以下操作同前，按下列公式计算：

$$S=\frac{(A-B)\cdot M\times 0.064}{20\times 50/250}\times 100$$

式中，S 为 SO_2 的含量，A 为样品所耗碘液体积；B 为其他还原物质耗碘液体积；M 为碘标准溶液的浓度。

表 28-6 硫熏金银花中二氧化硫残留量（mg/kg）

硫熏时间（min）	10	20	30	40	50	60	70	80	90
SO_2	507	805	1293	824	824	652	785	894	842

（6）不同加工方法对金银花饮片收率的影响：上述各样品干燥后放置在同一室内自然干燥的环境中 5 天，称各份样品的重量，计算收率。结果见表 28-7、表 28-8。

表 28-7 蒸法对金银花收率的影响（%）

加工方法 \ 时间（min）		1	2	3	4	5	6	7	8	9	10	15	$\bar{x}$	SD
收率	阴干	230	228	234	230	274	270	222	220	216	220	216	232.7	20.3
	晒干	230	230	236	232	260	258	240	220	216	212	216	231.8	16.1

注：t=0.116，$P > 0.05$。

表 28-8 硫熏法对金银花收率的影响（%）

加工方法 \ 时间（min）		10	20	30	40	50	60	70	80	90	120	150	$\bar{x}$	SD
收率	阴干	240	270	205	225	222	217	215	220	210	215	220	223.5	17.8
	晒干	238	265	214	235	220	220	218	235	220	217	224	227.8	14.8

（7）结果分析

晒干：目前仍然是产地加工金银花采用得最多的方法，简便易行，但受气候影响大、周期长，难于掌握统一的标准，给金银花标准化种植、加工带来一定的困难。晒干占地面积大，最好用纱网、木框钉成筛子，夜间或阴雨天搬动方便。在晒干前不要翻动，以免损伤金银花组织导致变黑而降低商品等级。

阴干：目前阴干是晒干的重要补充手段，当受到阳光限制时，无法晒干，只能阴干，阴干使绿原酸的含量降低，干燥周期比晒干更长，占地面积大，商品外观、质量差。自然干燥即晒干、阴干都不能使多元酚氧化酶灭活，遇到阴雨天或空气湿度大时，吸潮，多元酚氧化酶再度活跃，导致绿原酸继续分解，四年追踪测定，生晒品、阴干品绿原酸含量每年都有明显下降，而蒸法、熏法的样品则基本维持当初的含量，因此，从另一个侧面印证采用蒸法、熏法的金银花可以久贮。

烘法：在烘制过程中不管采用何种设备或设施，药材升温缓慢，当温度升到 30 ～ 39℃时酶的活性增强，反而加速了绿原酸的分解。因而导致金银花中绿原酸含量比生晒、阴干还要低。烘法还受到设施条件的限制，如果用专用设备势必耗费大量的能源材料和设备购置费。目前采收鲜金银花大多是以农户为单位分散形式，每人每天最多只能采收 5kg 鲜金银花，如果利用农村现有烘烟房，则需动员许多农户共同参与，要做大量的组织协调工作，不方便，不利于金银花的生产。再者烘法制取的金银花外观、质量不高，色泽变黑变暗，且费工费时，标准不易掌握。

硫熏法：从样品外观性状上看，以硫熏法中 30 ～ 90min 区间内，金银花黄色、花形完整，符合《中国药典》关于金银花性状特征的描述。随着硫熏时间的延长，绿原酸含量有逐渐升高的趋势，而金银花的颜色则由黄色变为黄白色，这是由于 SO_2 气体接触氧化、脱色漂白的原因。硫熏法绿原酸含量明显高于晒干、阴干、烘法制品，与蒸法无显著性差异。熏过的金银花保存三年以上不变质、不虫蛀。收率大于晒干、阴干，与蒸法无显著性差异。硫熏后金银花中 SO_2 大量残留，有的样品高达 1200mg/kg 以上，严重者超过食品卫生标准规定，极大地影响其内在品质。如用这种金银花为原料生产口服液、注射剂时可导致药品澄明度下降，增加工艺难度，放置时重复出现沉淀，影响产品稳定性。在出口商品中要求成品中不得检出 SO_2。因此，硫黄熏的金银花虽能改善外观色泽，提高绿原酸含量，但是却给使用者带来了很大的后患，甚至产品不能用于出口。高效液相色谱证明，硫黄熏后的金银花在保留时间 9.440min 处有出现一个有别于其他方法的新峰，这说明在硫熏的过程中绿原酸被分解或转化成了新的成分。在硫熏的加工过程中，燃烧占鲜药材总量 5‰ 的硫，对环境造成一定程度上的污染。综合评价硫熏法虽使绿原酸含量升高，但却降低了金银花的品质。

蒸法：实质上是一种加热的水处理过程，这与金银花成品应用时的制作方法是吻合的，金银花用于汤剂时需要煎煮，用在工业生产中也需要煎煮，因此可以认为蒸法符合金银花传统用药习惯，与工业生产也不矛盾。金银花蒸后绿原酸含量大大提高，是生晒、阴干等方法的 2 倍左右，这极大地提高了药品效价，相当于增加了 2 倍的药材资源，提高了资源的利用率。蒸法操作简便、易行，控制时间即可掌握统一的标准，很适合农村的生产形式，可以做到即采、即蒸、即晒或阴干，受自然界影响较小，也适合集中加工，蒸后的金银花干燥速度快，较其他方法时间缩短 2/3。亦可以随时翻动而不影响成品的色泽。蒸法绿原酸含量高的机制可能是：水蒸气穿透力强，药材升温快，能快速杀死金银花中多元酚氧化酶而减少绿原酸的分解。蒸法制取的药材黄绿色、质地坚实、硬而脆、断面角质化，味苦，与药典描述性状基本一致。蒸法的技术关键是每次蒸的量根据容器大小确定，厚度不宜超过 10cm，要均匀地平铺在笼屉中，必须待水沸后方可放入金银花，以缩短升温时间；快速杀酶，需要武火、足够的沸水；蒸的时间以锅上出蒸汽 3 ～ 5min 为宜，切忌太过，太过一则导致绿原酸流失，二则药材组织破坏严重，直接影响外观质量和收率。蒸法、熏法容易干燥，且阴干、晒干对绿原酸含量及药材性状影响没有显著性差异，因此可以在阴雨天保证金银花不霉烂，及时收获。蒸干的品种保存四年以上不变质、不虫蛀。各种加工方法得到样品的乙醇提取液的紫外吸收曲线无明显变化，其主要不同是体现在绿原酸的含量差异上。高效液相色谱法证实蒸法与自然干燥金银花色谱图是完全一致的。鲜金银花采收后应尽快蒸制，或及时晾晒或作其他处理，避免鲜金银花堆放，堆放 2h，堆内发热变黑，变黑的金银花绿原酸几乎不存在。开花的金银花绿原酸的含量降到 1% 以下。收干率，以蒸法、熏法无显著性差异，但明显高于晒干品和阴干品，有极显著性差异。

（8）小结：金银花产地加工方法以蒸法最为简便易行，标准容易统一。蒸法的绿原酸含量高达 8% 左右，对以往认为平邑金银花绿原酸含量低于山银花的观点又有了新的认识，这是由于加工方法不同造成的。蒸法可以明显提高药效，提高资源利用率，如果全部推广蒸法，山东省临沂市 6 000 000kg 金银花的药品效价将提高 2 倍。蒸法工艺，应以武火蒸 3 ～ 5min，药材收率高，有效成分含量高，干燥时间短，为最佳工艺方法。蒸法符合农村的生产实际，容易为广大药农所接受，蒸制后的产品可以冠以“平邑金银花”品牌，势必产生新的优势，产生很好的经济效益和社会效益。

3. 优质药材依据

平邑县位于鲁南沂蒙山区西南部，属于暖温带季风大陆性气候，四季分明，平邑金银花生长环境雨量充沛，气候温和，土壤和气候资源优越。金银花喜温暖耐寒，生态适应性较强，具有喜阳、耐阴、耐干旱、耐积水、耐脊薄和耐寒冷的特点，在气温 11 ～ 25℃的条件下基本都能生长，要求年平均气温 11 ～ 14℃，较适宜的生长温度为 15 ～ 25℃，如果气温高于 38℃或低于 －4℃时，其生长就会受到影响，遇严重低温如低于 －20℃，根部会冻死。平邑县的月平均气温在 14.7 ～ 20.1℃，其中 5 月的平均气温为 20.1℃，优越的热量条件，对金银花生长十分有利。

平邑产金银花花蕾肥大、色泽纯正、味道清香，绿原酸含量高。据山东中医药研究所和山东中医药大学测定，平邑金银花挥发油的含量为 1.8‰，异地同类产品的含量仅为 0.2‰ ～ 0.4‰。金银花绿原酸含量达到 5.87%（国标含量 1.5%），在国内独一无二，是其他天然种群含量的近 50 倍。该县所产的金银花富含 32 种元素，而外地产金银花仅含两种。

我公司制定了金银花药材内控质量标准，与《中国药典》2015 年版中金银花药材标准相比，性状方面采用干燥花蕾，不得有开放的花，“检查”项下新增有机氯农药残留量及二氧化硫残留量指标。部分指标优于药典标准：总灰分不得过 8.0%，比药典降低了 20%；酸不溶性灰分不得过 2.0%，比药典降低了 33%；木犀草苷不得少于 0.060%，比药典提高了 20%。

二、炮制

1. 标准依据

依据《中国药典》2015 年版“金银花质量标准炮制”项下操作，方法为净制、包装。

2. 工艺流程

经过长期的实践和经验积累，通过老药工的现场指导，最终确定金银花饮片炮制工艺。金银花饮片炮制工艺步骤及主要参数包括：①净制：净选后的金银花杂质≤ 3%，无霉变、虫蛀等个体，花体饱满，大小、颜色均匀；②包装：60g/ 瓶。具体见图 28-3。

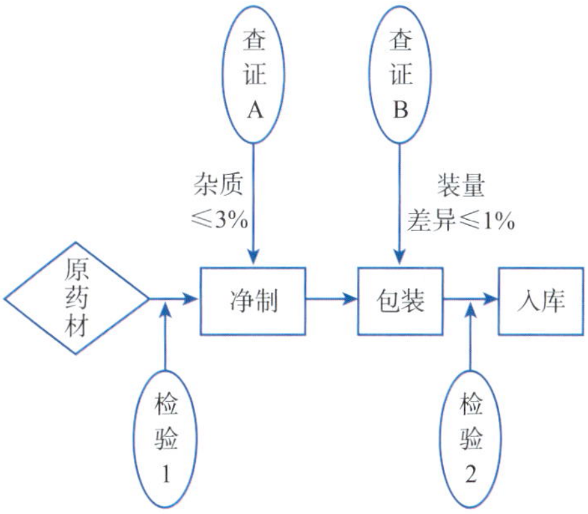

图 28-3 金银花饮片生产工艺流程图

检验 1. 中药材质量检验；检验 2. 成品质量检验

为确保产品质量符合要求，我公司以《中国药典》2015 年版为基础，制定了《金银花工艺规程》、《金银花成品质量标准》、《金银花检验标准操作规范》等文件。生产设备有全自动贴标机、电动封罐机、电子台秤等，能够满足金银花饮片的加工生产要求。

三、性状

本品呈棒状，上粗下细，略弯曲，长 2 ～ 3cm，上部直径约 3mm，下部直径约 1.5mm。表面黄白色或绿白色（贮久色渐深），密被短柔毛。偶见叶状苞片。花萼绿色，先端 5 裂，裂片有毛，长约 2mm。气清香，味淡、微苦。3 批样品性状考察如下所示，外观性状见图 28-4。

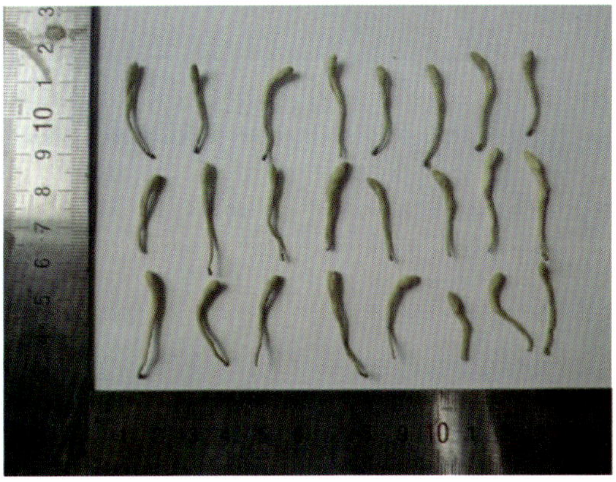

图 28-4 金银花饮片

饮片编号 16071801：本品呈棒状，上粗下细，略弯曲，长 2 ～ 3cm，上部直径约 3mm，下部直径约 1.5mm。表面黄白色或绿白色（贮久色渐深），密被短柔毛。偶见叶状苞片。花萼绿色，先端 5 裂，裂片有毛，长约 2mm。气清香，味淡、微苦。

饮片编号 17021601：本品呈棒状，上粗下细，略弯曲，长 2 ～ 3cm，上部直径约 3mm，下部直径约 1.5mm。表面黄白色或绿白色（贮久色渐深），密被短柔毛。偶见叶状苞片。花萼绿色，先端 5 裂，裂片有毛，长约 2mm。气清香，味淡、微苦。

饮片编号 17061001：本品呈棒状，上粗下细，略弯曲，长 2 ～ 3cm，上部直径约 3mm，下部直径约 1.5mm。表面黄白色或绿白色（贮久色渐深），密被短柔毛。偶见叶状苞片。花萼绿色，先端 5 裂，裂片有毛，长约 2mm。气清香，味淡、微苦。

四、鉴别

1. 显微鉴别

本品粉末浅黄棕色或黄绿色。腺毛较多，头部倒圆锥形、类圆形或略扁圆形，4 ～ 33 细胞，排成 2 ～ 4 层，直径 30 ～ 64 ～ 108μm，柄部 1 ～ 5 细胞，长可达 700μm。非腺毛有两种：一种为厚壁非腺毛，单细胞，长可达 90μm，表面有微细疣状或泡状突起，有的具螺纹；另一种为薄壁非腺毛，单细胞，甚长，弯曲或皱缩，表面有微细疣状突起。草酸钙簇晶直径 6 ～ 45μm。花粉粒类圆形或三角形，表面具细密短刺及细颗粒状雕纹，具 3 孔沟。具体见图 28-5。

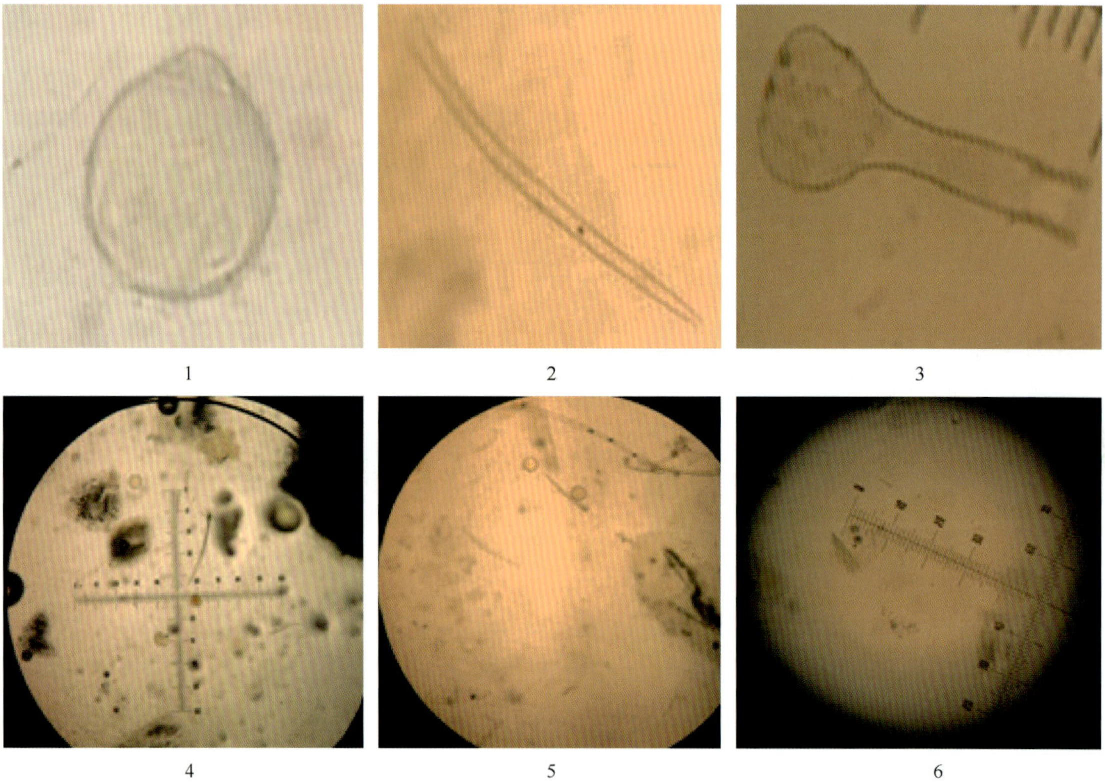

1　　2　　3　　4　　5　　6

图 28-5　金银花显微鉴别特征

1. 花粉粒；2. 非腺毛；3. 腺毛；4. 厚壁非腺毛；5. 薄壁非腺毛；6. 草酸钙簇晶

2. 薄层鉴别

取本品粉末 0.2g，加甲醇 5ml，放置 12h，滤过，取滤液作为供试品溶液。另取绿原酸对照品，加甲醇制成每毫升含 1mg 的溶液，作为对照品溶液。照薄层色谱法（《中国药典》2015 年版通则 0502）试验，吸取供试品溶液 10 ～ 20μl、对照品溶液 10μl，分别点于同一硅胶 H 薄层板上，以乙酸丁酯 - 甲酸 - 水（7 ∶ 2.5 ∶ 2.5）的上层溶液为展开剂，展开，取出，晾干，置紫外光灯（365nm）下检视。供试品色谱中，在与对照品色谱相应的位置上，显相同颜色的荧光斑点。结果见图 28-6。

3. 理化鉴别

（1）镁盐：取供试品溶液，加氨试液，即生成白色沉淀；滴加氯化铵试液，沉淀溶解；再加磷酸氢二钠试液1滴，振摇，即生成白色沉淀。分离，沉淀在氨试液中不溶解。

取供试品溶液，加氢氧化钠试液，即生成白色沉淀。分离，沉淀分成两份，一份中加过量的氢氧化钠试液，沉淀不溶解；另一份中加碘试液，沉淀转成红棕色。

（2）铝盐：取供试品溶液，滴加氢氧化钠试液，即生成白色胶状沉淀；分离，沉淀能在过量的氢氧化钠试液中溶解。

取供试品溶液，加氨试液至生成白色胶状沉淀，滴加茜素磺酸钠指示液数滴，沉淀即显樱红色。

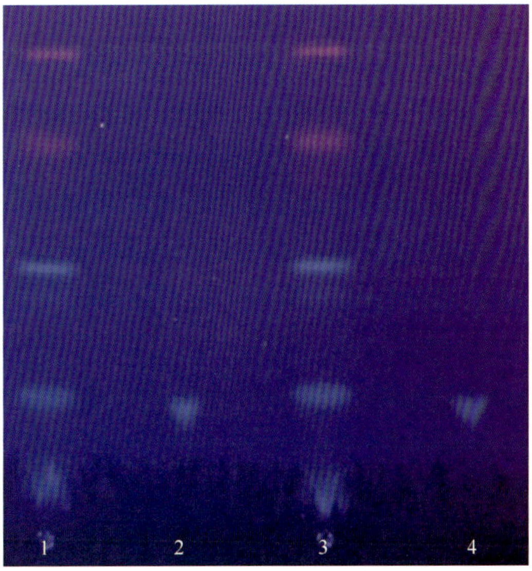

图 28-6 金银花薄层鉴别（365nm）

1、3. 金银花饮片；2、4. 绿原酸对照品

五、检查

1. 杂质

取样品50g，照《中国药典》2015年版（通则2301）测定。3批金银花杂质的测定结果仅1批为0.1%，其余皆未检出。《中国药典》2015年版金银花项下未对杂质做要求。为了切实保证饮片的质量，同时考虑到生产实际，故优质金银花质量标准中金银花杂质规定为不得过3%。

2. 水分

取样品3g，照《中国药典》2015年版（通则0832烘干法）测定。3批金银花饮片水分的测定结果最低值为8.2%，最高值为10.3%，平均值为9.2%，据95%置信度计算置信区间为（9.2%±1.1%），上限为10.3%，《中国药典》2015年版中金银花饮片水分标准为不得过12.0%。为了切实保证饮片的质量，同时考虑到生产实际，故金银花内控质量标准中水分规定为不得过12.0%。结果见表28-9。

3. 总灰分

取样品5g，照《中国药典》2015年版（通则2302）测定。3批金银花总灰分的测定结果最低为5.3%，最高值为5.7%，平均值为5.4%，据95%置信度计算置信区间为（5.4%±0.2%），上限为5.6%，《中国药典》2015年版中金银花饮片总灰分标准为不得过10.0%。为了切实保证饮片的质量，同时考虑到生产实际，故金银花内控质量标准中总灰分规定为不得过8.0%。结果见表28-9。

4. 酸不溶性灰分

取上项所得灰分，照《中国药典》2015年版（通则2302）测定。3批金银花酸不溶性灰分的测定结果最低值为0.2%，最高值为0.4%，平均值为0.3%，据95%置信度计算置信区间为（0.2%±0.2%），上限为0.4%，《中国药典》2015年版中金银花饮片酸不溶性灰分标准为不得过3.0%。为了切实保证饮片的质量，同时考虑到生产实际，故金银花内控质量标准中酸不溶性灰分规定为不得过2.0%。结果见表28-9。

5. 二氧化硫残留量

取样品10g，照《中国药典》2015年版（通则2331）进行测定。3批金银花二氧化硫残留量的测定结果最低为3mg/kg，最高值为48mg/kg，《中国药典》2015年版金银花饮片质量标准中未对二氧化硫残留量做出规定，为了切实保证优质饮片质量，同时考虑到生产实际，参考《中国药典》2015年版（通则 2331）中的相关规定，故金银花内控质量标准中二氧化硫残留量规定为不得过 150mg/kg。结果见表 28-9。

表 28-9 金银花检查结果

批号	水分（%）	总灰分（%）	酸不溶性灰分（%）	二氧化硫残留量（mg/kg）
16071801	10.3	5.3	0.2	48
17021601	8.2	5.3	0.2	48
17061001	9.2	5.7	0.4	3

6. 镁盐、铝盐

按食品药品监督管理局稽函〔2012〕200 号附件（《中国药典》2015 年版四部通则 0301）测定。3 批金银花均未检出镁盐、铝盐。

7. 重金属及有害元素

按《中国药典》2015 年版四部通则 2331- 原子吸收分光光度法测定。3 批金银花重金属及有害元素的测定结果均符合规定，该项属于安全性指标，参考《中国药典》2015 年版要求。结果见表 28-10。

表 28-10 重金属及有害元素检测结果（mg/kg）

批号	铅	镉	砷	汞	铜
16071801	0.6	0.29	0.8	0.11	10
17021601	0.6	0.29	0.8	0.11	10
17061001	0.4	0.20	0.5	0.11	11

8. 有机氯农药残留量

含总六六六（α-BHC、β-BHC、γ-BHC、δ-BHC 之和）不得过 0.2mg/kg；总滴滴涕（pp′-DDE、pp′-DDD、op′-DDT、pp′-DDT 之和）不得过 0.2mg/kg；五氯硝基苯不得过 0.1mg/kg。此项为安全性指标，执行《中国药典》2015 年版一部标准。

六、含量测定

1. 绿原酸

照《中国药典》2015 年版（通则 0512）高效液相色谱法测定。

色谱条件：十八烷基硅烷键合硅胶柱，流动相乙腈 -0.4% 磷酸溶液（13 ∶ 87），检测波长 327nm。理论塔板数按绿原酸峰计算应不低于 1000。

对照品溶液的制备：精密称取绿原酸对照品适量，置棕色量瓶中，加 50% 甲醇制成每毫升含 40μg 的溶液。

供试品溶液的制备：取样品粉末 0.5g，精密称定，置具塞锥形瓶中，精密加 50% 甲醇 50ml，称定重量，超声处理 30min，放冷，称定重量，用 50% 甲醇补足减失的重量，摇匀，滤过，精密称取续滤液 5ml，置 25ml 棕色量瓶中，加 50% 甲醇至刻度，摇匀，即得。

测定法：分别精密吸取对照品与供试品溶液各 10ml，注入高效液相色谱仪，测定。结果见图 28-7、图 28-8、表 28-11。

2. 木犀草苷

色谱条件：以乙腈为流动相 A；以 0.5% 冰醋酸溶液为流动相 B，梯度洗脱：0 ～ 15min，10%

A → 20% A；15 ～ 30min，20% A；30 ～ 40min，20% A → 30% A。检测波长为 350nm。理论板数按木犀草苷峰计算应不低于 20 000。

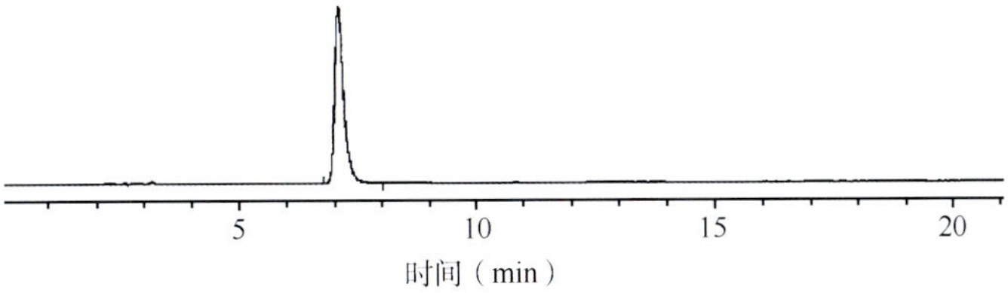

图 28-7　绿原酸对照品

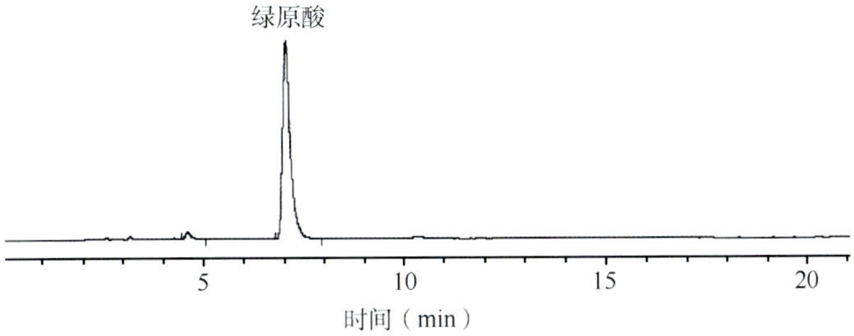

图 28-8　金银花饮片供试品

对照品溶液的制备：精密称取木犀草苷对照品适量，精密称定，加 70% 乙醇制成每毫升含 40μg 的溶液，即得。

供试品溶液的制备：取本品粉末（过四号筛）约 2g，精密称定，置具塞锥形瓶中，精密加入 70% 乙醇 50ml，称定重量，超声处理（功率 250W，频率 35kHz）1h，放冷，再称定重量，用 70% 乙醇补足减失的重量，摇匀，滤过。精密量取续滤液 10ml，回收溶剂至干，残渣用 70% 乙醇溶解，转移至 5ml 量瓶中，加 70% 乙醇至刻度，即得。

测定法：分别精密吸取对照品溶液与供试品溶液各 10μl，注入液相色谱仪，测定，即得。

取样品 2g，照《中国药典》2015 年版（通则 0512）高效液相色谱法测定。结果见图 28-9、图 28-10、表 28-11。

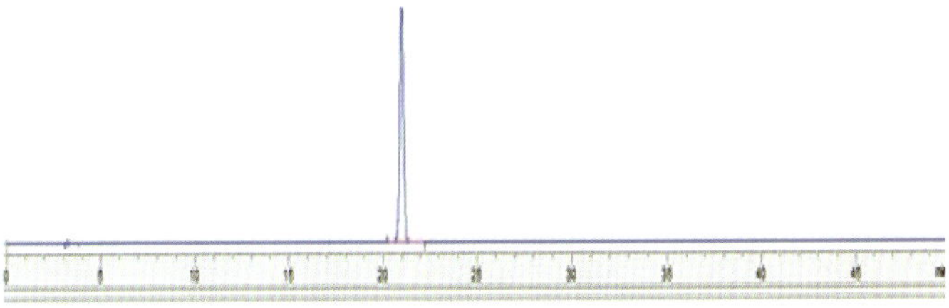

图 28-9　木犀草苷对照品

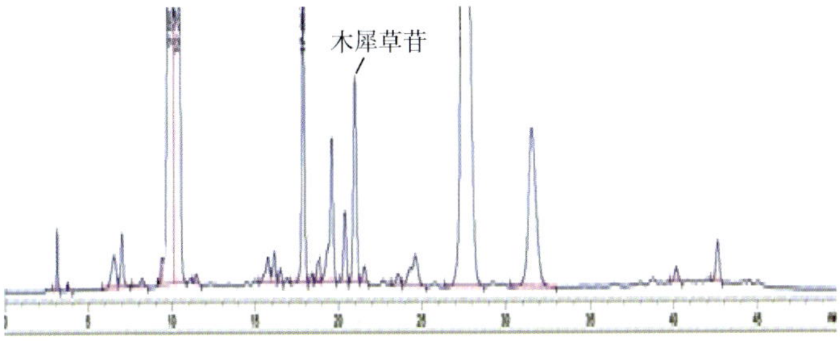

图 28-10　金银花供试品

表 28-11　金银花饮片含量测定结果（%）

批号	绿原酸	木犀草苷
16071801	2.9	0.086
17021601	2.9	0.086
17061001	2.2	0.082

3. 结果分析

3 批金银花绿原酸含量的测定结果最低为 2.2%，最高值为 2.9%，平均值为 2.7%，据 95% 置信度计算置信区间为（2.7%±0.4%），下限为 2.3%，《中国药典》2015 年版中金银花饮片含量标准为金银花绿原酸不得少于 1.5%。为了切实保证饮片的质量，同时考虑到生产实际，故金银花内控质量标准中绿原酸含量规定为不得少于 1.5%。

3 批金银花木犀草苷含量的测定结果最低为 0.082%，最高值为 0.086%，平均值为 0.085%，据 95% 置信度计算置信区间为（0.085%±0.002%），下限为 0.083%，《中国药典》2015 年版中金银花饮片含量标准为金银花木犀草苷不得少于 0.050%。为了切实保证饮片的质量，同时考虑到生产实际，故金银花内控质量标准中木犀草苷含量规定为不得少于 0.060%。

七、性味与归经

甘，寒。归肺、心、胃经。

八、功能与主治

清热解毒，疏散风热。用于痈肿疔疮，喉痹，丹毒，热毒血痢，风热感冒，温病发热。

九、用法与用量

6 ～ 15g。

十、贮藏

置阴凉干燥处，防潮，防蛀。

十一、优质饮片质量标准亮点总结

1. 药材与基原

本品为忍冬科植物忍冬 *Lonicera japonica* Thunb. 的干燥花蕾，为药典收载品种。

2. 产地

山东省平邑县（平邑县泰顺中药材种植专业合作社）。平邑县产金银花具有花蕾肥大、色泽纯正、味道清香、绿原酸含量高的特点。

3. 工艺

参数明确，稳定可控。

4. 检查

新增了杂质、有机氯农药残留量和二氧化硫残留量指标，杂质不得过 3%；有机氯农药残留含总六六六不得过 0.2mg/kg，总滴滴涕不得过 0.2mg/kg，五氯硝基苯不得过 0.1mg/kg；二氧化硫残留量不得过 150mg/kg。

5. 提高项

提高了总灰分、酸不溶性灰分、木犀草苷含量指标，规定总灰分不得过 8.0%（降低了 20%）；酸不溶性灰分不得过 2.0%（降低了 33%）；木犀草苷含量不得少于 0.060%（提升了 20%）。

29. 白芍
Baishao
PAEONIAE RADIX ALBA

本品为毛茛科植物芍药 *Paeonia lactiflora* Pall. 干燥根的炮制加工品。

【采收与加工】 6 月下旬至 7 月上旬采收，晒干。产自道地产区浙江省磐安县，为白芍的地理标志产区。

【炮制】 除去杂质，洗净，润透，切薄片（1 ～ 2mm），烘干（≤ 80℃），精选。

【成品性状】 呈类圆形的 1 ～ 2mm 薄片，直径 10 ～ 15mm。表面淡棕红色或类白色，平滑。切面类白色或微带棕红色，形成层环明显，可见稍隆起的筋脉纹呈放射状排列。气微，味微苦、酸。

【鉴别】

（1）显微鉴别：粉末黄白色。糊化淀粉粒团块甚多。草酸钙簇晶直径 11 ～ 35μm，存在于薄壁细胞中，常排列成行，或一个细胞中含数个簇晶。具缘纹孔导管和网纹导管直径 20 ～ 65μm。纤维长梭形，直径 15 ～ 40μm，壁厚，微木化，具大的圆形纹孔。

（2）取本品粉末 0.5g，加乙醇 10ml，振摇 5min，滤过，滤液蒸干，残渣加乙醇 1ml 使溶解，作为供试品溶液。另取芍药苷对照品，加乙醇制成每毫升含 1mg 的溶液，作为对照品溶液。照薄层色谱法（《中国药典》2015 年版通则 0502）试验，吸取上述两种溶液各 10μl，分别点于同一硅胶 G 薄层板上，以三氯甲烷 - 乙酸乙酯 - 甲醇 - 甲酸（40 ∶ 5 ∶ 10 ∶ 0.2）为展开剂，展开，取出，晾干，喷以 5% 香草醛硫酸溶液，加热至斑点显色清晰。供试品色谱中，在与对照品色谱相应的位置上，显相同的蓝紫色斑点。

【检查】

杂质　不得过 1%（《中国药典》2015 年版通则 2301）。

水分　不得过 12.0%（《中国药典》2015 年版通则 0832 第二法）。

总灰分　不得过 3.5%（《中国药典》2015 年版通则 2302）。

二氧化硫残留量　照二氧化硫残留量测定法（《中国药典》2015 年版通则 2331）测定，不得过 100mg/kg。

【浸出物】 照“水溶性浸出物测定法”（《中国药典》2015 年版通则 2201）项下的热浸法测定，不得少于 23.0%。

【含量测定】 照高效液相色谱法（《中国药典》2015 年版通则 0512）测定。

色谱条件与系统适用性试验：以十八烷基硅烷键合硅胶为填充剂；以乙腈 -0.1% 磷酸溶

液（14 ∶ 86）为流动相；检测波长为 230nm。理论板数按芍药苷峰计算应不低于 2000。

对照品溶液的制备：取芍药苷对照品适量，精密称定，加甲醇制成每毫升含 60μg 的溶液，即得。

供试品溶液的制备：取本品中粉约 0.1g，精密称定，置 50ml 量瓶中，加稀乙醇 35ml，超声处理（功率 240W，频率 45kHz）30min，放冷，加稀乙醇至刻度，摇匀，滤过，取续滤液，即得。

测定法：分别精密吸取对照品溶液与供试品溶液各 10μl，注入液相色谱仪，测定，即得。

本品按干燥品计算，含芍药苷（$C_{23}H_{28}O_{11}$）不得少于 1.4%。

【性味与归经】 苦、酸，微寒。归肝、脾经。

【功能与主治】 养血调经，敛阴止汗，柔肝止痛，平抑肝阳。用于血虚萎黄，月经不调，自汗，盗汗，胁痛，腹痛，四肢挛痛，头痛眩晕。

【用法与用量】 6 ～ 15g。

【注意】 不宜与藜芦同用。

【贮藏】 置干燥处，防蛀。

起草单位：河北楚风中药饮片有限公司

“优质白芍饮片质量标准（草案）”起草说明

一、药材来源

1. 基原

原料药材为毛茛科植物芍药 *Paeonia lactiflora* Pall. 的干燥根，为药典收载品种。具体见图 29-1。

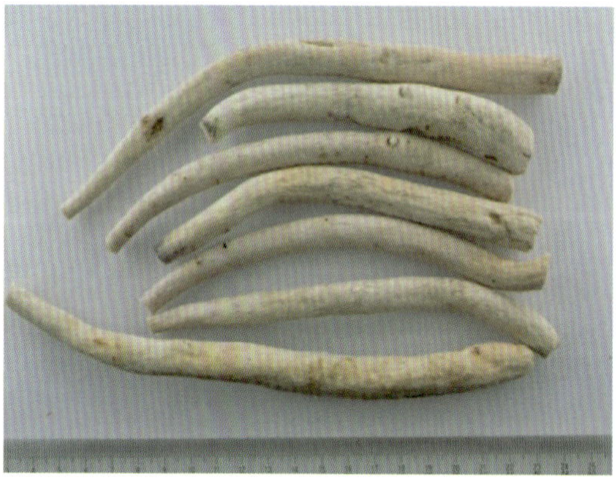

图 29-1 白芍药材

2. 采收及加工

采收期为栽后 4 年的 6 月下旬至 7 月上旬。采收时选择晴天，先割去茎叶，然后挖取全根，抖去泥沙，切下芍根，刮去外皮，置沸水内烫煮 5 ～ 15min。在沸水中煮至无硬心，迅速投入冷水中浸泡，切齐两端，分别晒干。晒 3 ～ 5 天后，在室内堆放回潮数天，然后继续晒 4 ～ 5 天，再于室内堆放 3 ～ 5 天后，晒至全干。

3. 优质药材依据

白芍始载于《神农本草经》，《名医别录》云：“芍药生中岳川谷及丘陵”。“中岳”即嵩山，在河南登封市北。芍药有赤白之分，始于陶弘景，称“芍药今出白山、蒋山、茅山最好，白而长尺许，余处亦有而多赤，赤者小利”。“白山”即长白山，江苏宁县东三十里，浙江于潜南五十八里，浙江临海县东南二百五十里亦有白山。“蒋山”即南京钟山。“茅山”即江苏省西南部。明 · 李时珍《本草纲目》曰：“今药中所用，亦多取扬州者”。《本草品汇精要》首将赤、白芍分别功用，专条记述，并以泽州、白山、蒋山、茅山、淮南、海盐、杭越为道地产区。可见明朝浙产者已被认定为道地药材。《新编中药志》称白芍主产浙江杭州、安徽亳州、山东菏泽、四川和贵州等地，此外，河南、陕西等地也有栽培。

人民卫生出版社出版的《中国药材商品学》中写道：白芍主产于浙江东阳、盘安；通常认为浙江产者品质最佳，因集散地在杭州，故俗称“杭白芍”。

中国商业出版社出版的《药材资料汇编》中写道：白芍现时人工栽培主产于安徽亳州、涡阳、阜阳、临泉、界首、凤台；四川中江、苍溪、渠县、宣汉、仪陇、广安；浙江东阳、磐安、缙云、永康、仙居、临安、安吉；山东菏泽；河南柘城、鹿邑、项城、商丘。

科学出版社出版的《商品饮片的分级方法及其质量评价》中写道：白芍在我国已有900多年的栽培历史，历来以安徽、浙江、四川为三大道地主产区。根据产地调研结果发现：亳芍主产于安徽亳州、涡阳、阜阳、临泉、界首、凤台等地；杭芍主产于浙江建德、临安、东阳、磐安、缙云、永康、仙居、安吉等地（习惯统称杭白芍）；浙江产者，商品名称为杭白芍，品质最佳。

2006年，磐安杭白芍等五个药材证明商标获得国家商标局的注册，2010年磐安杭白芍等五个药材获得注册为“磐五味”，2012年“浙八味”商标注册申请已被国家工商总局商标局受理。

浙江省磐安县的白芍药材能够从种子选育、种苗生产、种植、产地加工实行规范化、标准化管理，白芍年产量在180t以上。

我公司制定了白芍药材内控质量标准，标准基于《中国药典》2015年版制定，部分关键质量指标在药典标准上有所提高（杂质不超过2%，比药典低1%；水分不超过13.0%，比药典低1%；总灰分不超过3.5%，比药典低0.5%；二氧化硫残留量不超过100mg/kg，比药典低300mg/kg；铅不得过5mg/kg，镉不得过0.3mg/kg，砷不得过2mg/kg，汞不得过0.2mg/kg，铜不得过20mg/kg；浸出物不低于24.0%，比药典高2.0%；芍药苷不少于2.0%，比药典高0.4%），原料经检验合格后入库，贮存于常温库，并按养护规程进行养护。

二、炮制

1. 标准依据

依据《中国药典》2015年版“白芍质量标准”炮制项下操作，方法为净选、洗药、润药、切制、干燥、精选。

2. 工艺流程（图29-2）

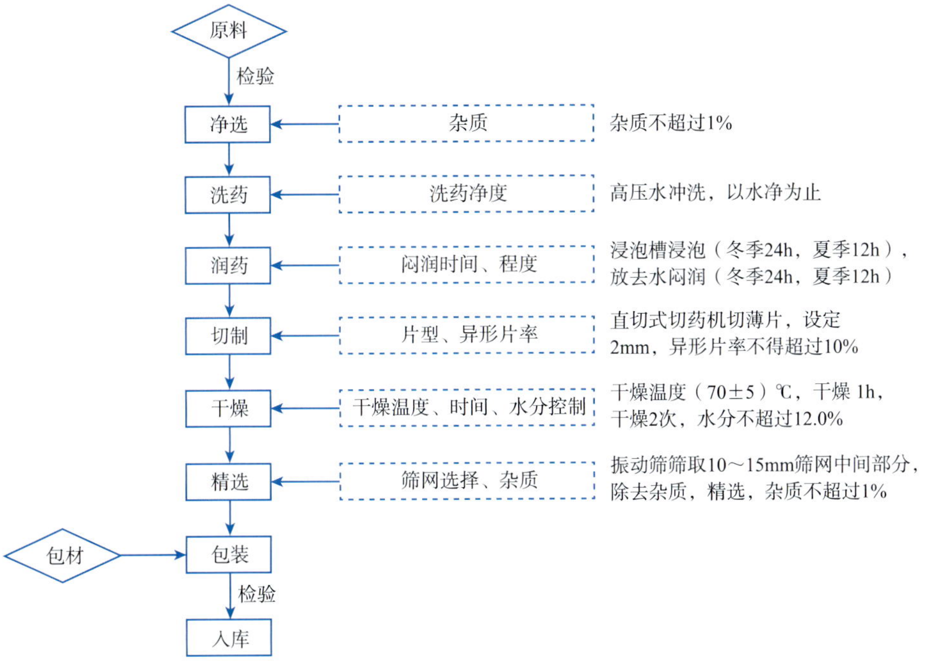

图29-2　白芍饮片生产工艺流程图

3. 炮制工艺

经过长期的实践和经验积累，最终确定白芍饮片炮制工艺。白芍饮片炮制工艺步骤及主要参数包括：①净选：人工挑选，剔除有霉变、表面有黑斑的白芍，并除去杂质、非药用部位。净选后杂质不得超过1%。②洗药：将净选后的白芍药材置于浸泡槽中，每次30kg左右，高压水冲洗至水净为止，洗净表面泥沙。③润药：将清洗完成的白芍，置于不锈钢的浸泡槽内，加水至没过白芍5cm左右，夏季浸泡12h左右，冬季浸泡24h左右，放去水，闷润，夏季闷润12h左右，冬季闷润24h左右，闷润至易弯曲而不易折断，柔软而富有弹性，内无干心。④切制：将润好的白芍置于直切式切药机上，片厚调节器设定为2mm，切薄片。异形片不得超过10%。⑤干燥：将切制的白芍，用网带式烘箱干燥，干燥温度（70±5）℃，干燥1h左右，干燥2次，干燥后水分不超过12.0%。⑥精选：干燥后置筛选机中，先用10mm筛网筛选，取筛上部分，然后用15mm筛网筛选，取筛下部分，人工精选。精选后杂质不得超过1%。

为确保产品质量符合要求，我公司以《中国药典》2015年版为基础，制定了《白芍生产工艺规程》、《白芍饮片检验标准操作规程》等文件。生产设备有净选台、浸泡槽、直切式切药机、网带式烘箱、振动筛选机、链斗式包装机、自动包装机等，能够满足白芍优质饮片的加工生产要求。

三、性状

本品呈类圆形的1～2mm薄片，直径10～15mm。表面淡棕红色或类白色，平滑。切面类白色或微带棕红色，形成层环明显，可见稍隆起的筋脉纹呈放射状排列。气微，味微苦、酸。3批样品性状考察见表29-1，外观性状见图29-3。

表29-1　白芍饮片性状

饮片编号	性状描述
B601041	类圆形的1～2mm薄片，直径10～15mm。表面淡棕红色或类白色，平滑。切面类白色或微带棕红色，形成层环明显，可见稍隆起的筋脉纹呈放射状排列。气微，味微苦、酸
B602191	类圆形的1～2mm薄片，直径10～15mm。表面淡棕红色或类白色，平滑。切面类白色或微带棕红色，形成层环明显，可见稍隆起的筋脉纹呈放射状排列。气微，味微苦、酸
B602241	类圆形的1～2mm薄片，直径10～15mm。表面淡棕红色或类白色，平滑。切面类白色或微带棕红色，形成层环明显，可见稍隆起的筋脉纹呈放射状排列。气微，味微苦、酸

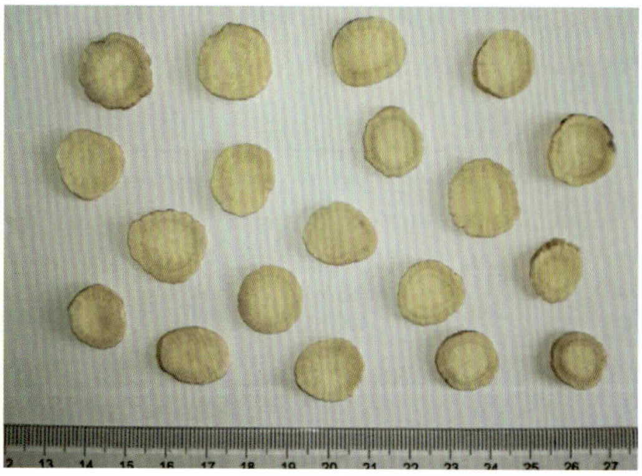

图29-3　白芍饮片

四、鉴别

1. 显微鉴别

本品粉末黄白色。糊化淀粉粒团块甚多。草酸钙簇晶直径11～35μm，存在于薄壁细胞中，常排列成行，或一个细胞中含数个簇晶。具缘纹孔导管和网纹导管直径20～65μm。纤维长梭形，直径15～40μm，壁厚，微木化，具有大的圆形纹孔。具体见图29-4～图29-7。

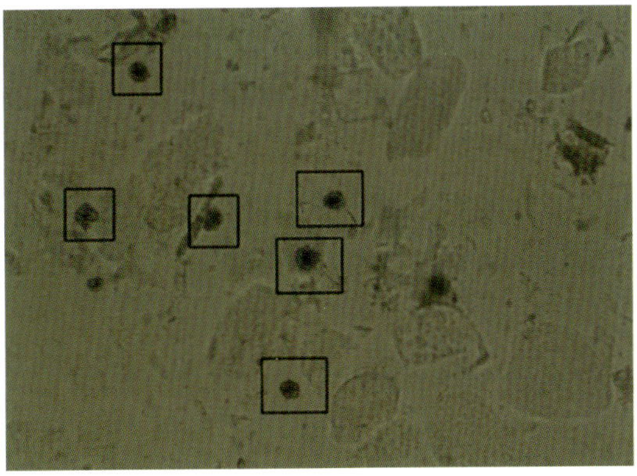

图 29-4　草酸钙簇晶

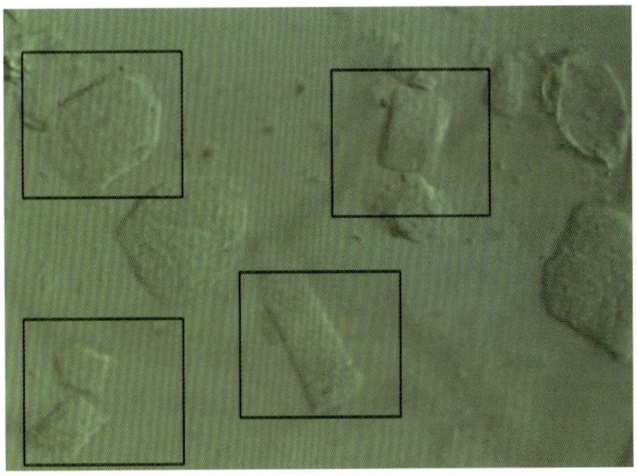

图 29-5　糊化淀粉粒团块

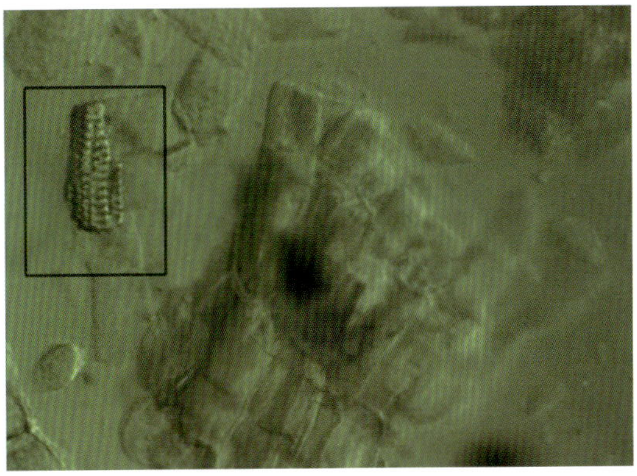

图 29-6　白芍的纤维

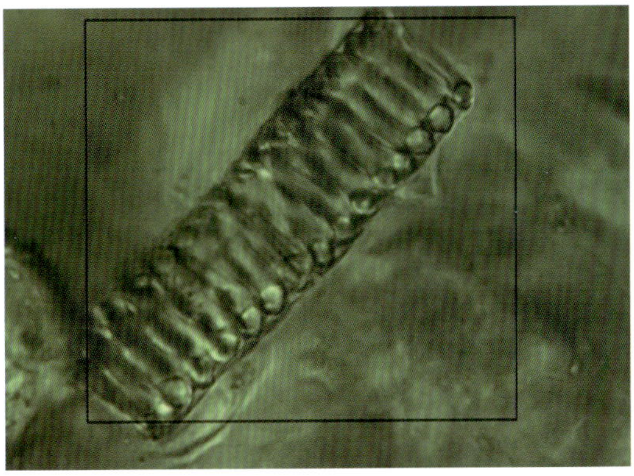

图 29-7　白芍的导管

2. 薄层鉴别

取本品粉末 0.5g，加乙醇 10ml，振摇 5min，滤过，滤液蒸干，残渣加乙醇 1ml 使溶解，作为供试品溶液。另取芍药苷对照品，加乙醇制成每毫升含 1mg 的溶液，作为对照品溶液。照薄层色谱法（《中国药典》2015 年版通则 0502）试验，吸取上述两种溶液各 10μl，分别点于同一硅胶 G 薄层板上，以三氯甲烷 - 乙酸乙酯 - 甲醇 - 甲酸（40 ∶ 5 ∶ 10 ∶ 0.2）为展开剂，展开，取出，晾干，喷以 5% 香草醛硫酸溶液，加热至斑点显色清晰。供试品色谱中，在与对照品色谱相应的位置上，显相同的蓝紫色斑点。结果见图 29-8。

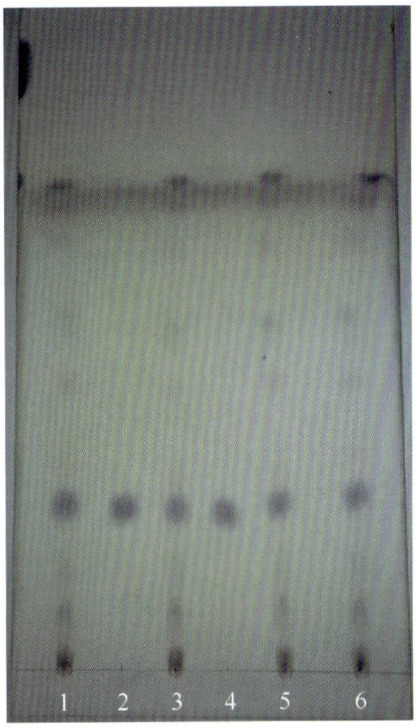

图 29-8　白芍薄层图谱

1. 白芍饮片；2. 芍药苷对照品；3. 白芍饮片；4. 芍药苷对照品；5. 白芍饮片；6. 白芍饮片

五、检查

1. 杂质

根据《中国药典》2015 年版通则 2301 杂质检查法，各取约 100g 的净白芍，摊开，将霉烂、变质、虫蛀及其他杂质拣出，将各类杂质分别称重，计算其在供试品中的百分比含量，结果见表 29-2。

表 29-2　白芍杂质测定结果（%）

批号	饮片杂质率平均值	原料杂质率
B601041	1.0	1.5
B601291	0.8	1.4
B602191	0.7	1.4
B602241	0.4	1.4
B611151	0.6	1.6
B612061	0.8	1.6
B612281	0.7	1.6
B701101	0.6	1.6
B703061	0.5	1.7
B703281	0.8	1.7
B704071	0.9	1.7
B704173	0.8	1.7

通过检测，饮片杂质量最高为 1.0%，最低为 0.4%，均符合药典标准（不超过 3%）。根据 95% 置信度计算置信区间，上限为 0.8%，下限为 0.6%，考虑到大生产的实际及成本控制的需要，将白芍优质饮片内控质量标准杂质含量定为不得过 1%。

2. 水分

照水分测定法(《中国药典》2015 年版通则 0832 第二法)测定，不得过 14.0%。将供试品粉碎为粗粉，精密称定（2～5g），置已恒重的称量瓶中。将称量瓶于 105℃干燥 5h，取出，移至干燥器中，冷却 30min，精密称定。将称量瓶再于 105℃干燥 1h，取出，移至干燥器中，冷却 30min，精密称定，至连续两次称重的差异不超过 5mg。记录干燥时的温度、干燥剂的种类，干燥和放冷至室温的时间，称量及恒重数据。根据减失的重量，计算 12 份供试品中含水量（%）。白芍样品水分测定结果见表 29-3。

表 29-3　白芍水分含量测定结果（%）

批号	饮片含水率平均值	原料含水率
B601041	11.2	12.8
B601291	11.8	13.0
B602191	11.4	13.0
B602241	10.9	13.0
B611151	12.3	10.0
B612061	11.5	10.0
B612281	11.2	10.0
B701101	10.4	10.0
B703061	11.0	13.8
B703281	11.9	13.8
B704071	11.2	13.8
B704173	11.8	13.8

结果表明，白芍饮片水分含量最高为 12.3%，根据 95% 置信度计算置信区间，上限为 11.7%，下限为 11.0%，考虑到大生产的实际及成本控制的需要，我公司将白芍优质饮片含水量内控标准定为不得高于 12.0%。

3. 总灰分

按照灰分测定法（《中国药典》2015 年版通则 2302）测定，不得过 4.0%。取供试品适量粉碎使其完全通过二号筛，充分混匀。精密称取白芍粉末 3 ～ 5g，置炽灼至恒重的坩埚中，于电炉上缓缓炽热至完全炭化。转移至马福炉中，逐渐升温至 600℃，完全灰化（约 5h）并至恒重，称重。根据残渣重量，计算 12 份供试品中总灰分的含量，结果见表 29-4。

表 29-4　白芍总灰分测定结果（%）

批号	饮片总灰分平均值	原料总灰分
B601041	2.2	3.0
B601291	3.0	2.9
B602191	2.1	2.9
B602241	3.0	2.9
B611151	3.2	2.6
B612061	2.7	2.6
B612281	3.4	2.6
B701101	2.7	2.6
B703061	3.2	2.6
B703281	2.7	2.6
B704071	2.6	2.6
B704173	2.6	2.6

结果表明，白芍饮片总灰分含量最高为 3.4%，根据 95% 置信度计算置信区间，上限为 3.0%，下限为 2.5%，考虑到大生产的实际需要，我公司将白芍优质饮片总灰分内控标准定为不得高于 3.5%。

4. 二氧化硫残留量

按照二氧化硫残留量测定法（《中国药典》2015 年版通则 2331）测定，不得过 400mg/kg。取白芍饮片细粉约 10g，精密称定，置两颈圆底烧瓶中，加水 300 ～ 400ml。打开回流冷凝管开关给水，将冷凝管的上端 E 口处连接一橡胶导气管置于 100ml 锥形瓶底部。锥形瓶内加入 3% 过氧化氢溶液 50ml 作为吸收液（橡胶导气管的末端应在吸收液液面以下）。使用前，在吸收液中加入 3 滴甲基红乙醇溶液指示剂（2.5mg/ml），并用 0.01mol/L 氢氧化钠滴定液滴定至黄色（即终点；如果超过终点，则应舍弃该吸收溶液）。开通氮气，使用流量计调节气体流量至约 0.2L/min；打开分液漏斗 C 的活塞，使盐酸溶液（6mol/L）10ml 流入蒸馏瓶，立即加热两颈烧瓶内的溶液至沸，并保持微沸；烧瓶内的水沸腾 1.5h 后，停止加热。吸收液放冷后，置于磁力搅拌器上不断搅拌，用氢氧化钠滴定液（0.01mol/L）滴定，至黄色持续时间 20s 不褪，并将滴定的结果用空白实验校正。计算供试品中二氧化硫残留量，结果见表 29-5。

表 29-5　白芍二氧化硫残留量测定结果（mg/kg）

批号	饮片二氧化硫残留量平均值	原料二氧化硫残留量
B601041	18	22
B601291	12	28
B602191	38	28
B602241	34	28
B611151	17	17
B612061	0	17
B612281	10	17
B701101	20	17
B703061	90	90
B703281	81	90
B704071	90	90
B704173	88	90

结果表明，饮片二氧化硫残留量最高为 90mg/kg，根据 95% 置信度计算置信区间，上限为 63.9mg/kg，下限为 19.1mg/kg，考虑到样品的差异性、大生产的实际，将白芍优质饮片二氧化硫残留量内控标准定为不得超过 100mg/kg。

六、浸出物

制备好的样品粉末混合均匀，取供试品约 2g，称定重量，置 100ml 的锥形瓶中，精密加入蒸馏水 50ml，塞紧，称定重量，静置 1h 后，连接回流冷凝管，水浴加热至沸腾，并保持微沸 1h，放冷后，取下锥形瓶，密塞，称定重量，用蒸馏水补足减失的重量，摇匀，用干燥的滤器滤过，精密量取滤液 25ml，置已干燥至恒重的蒸发皿中，在水浴上蒸干后，于 105℃干燥 3h，移至干燥器中，冷却 30min，迅速精密称定重量，以干燥品计算供试品中水溶性浸出物的含量（%）。按《中国药典》2015 年版通则 2201，测定其水溶性浸出物的含量。结果见表 29-6。

表 29-6　白芍水溶性浸出物测定结果（%）

编号	饮片浸出物平均值	原料浸出物
B601041	27.0	29.3
B601291	25.9	28.0
B602191	26.8	28.0
B602241	25.0	28.0
B611151	23.8	26.7
B612061	23.0	26.7
B612281	22.6	26.7
B701101	22.9	26.7
B703061	24.7	27.1
B703281	24.9	27.1
B704071	25.0	27.1
B704173	25.1	27.1

结果表明，白芍饮片浸出物含量最高为 27.0%，最低为 22.6%，根据 95% 置信度计算置信区间，上限为 25.6%，下限为 23.8%，考虑到大生产的实际，我公司将白芍优质饮片浸出物内控标准定为不得少于 23.0%。

七、含量测定

照《中国药典》2015 年版（通则 0512）高效液相色谱法测定。

色谱条件：以十八烷基硅烷键合硅胶为填充剂；以乙腈 -0.1% 磷酸溶液（14 ∶ 86）为流动相；检测波长为 230nm。理论板数按芍药苷峰计算应不低于 2000。

对照品溶液的制备：取芍药苷对照品适量，精密称定，加甲醇制成每毫升含 60μg 的溶液，即得。

供试品溶液的制备：取本品中粉约 0.1g，精密称定，置 50ml 量瓶中，加稀乙醇 35ml，超声处理（功率 240W，频率 45kHz）30min，放冷，加稀乙醇至刻度，摇匀，滤过，取续滤液，即得。

样品含量测定：分别精密吸取对照品溶液、供试品溶液各 10μl，注入高效液相色谱仪，按前述色谱条件测定。结果见图 29-9、图 29-10、表 29-7。

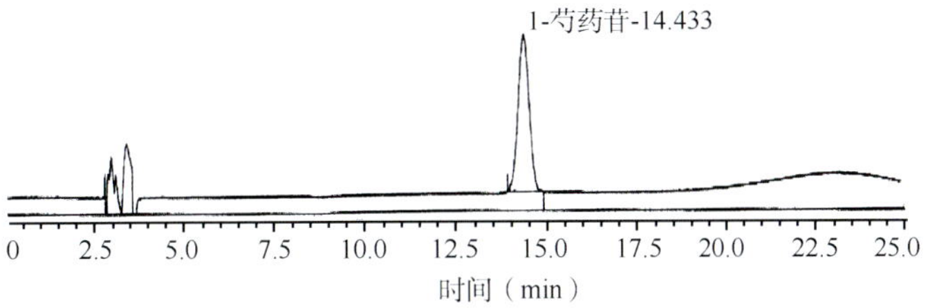

图 29-9 芍药苷对照品

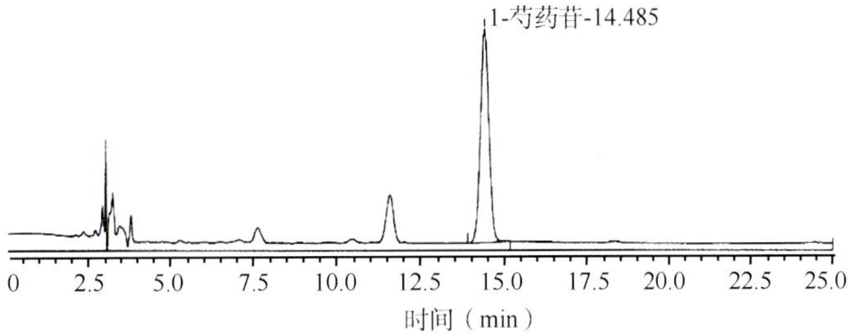

图 29-10 白芍饮片供试品

表 29-7 白芍药材及饮片芍药苷含量测定结果（%）

批号	芍药苷含量平均值	原料芍药苷含量
B601041	3.3	3.8
B601291	3.1	3.1
B602191	2.3	3.1
B602241	2.5	3.1
B611151	2.6	3.3
B612061	2.8	3.3
B612281	2.7	3.3
B701101	2.6	3.3

续表

批号	芍药苷含量平均值	原料芍药苷含量
B703061	2.8	3.4
B703281	3.0	3.4
B704071	2.4	3.4
B704173	2.6	3.4

结果显示，浙江省磐安县白芍产区生产的白芍饮片中芍药苷的含量均超过1.2%，符合药典标准。根据95%置信度计算置信区间，上限为2.9%，下限为2.5%，考虑到大生产的实际，我公司将白芍优质饮片芍药苷内控标准定为不得少于1.4%。

八、性味与归经

苦、酸，微寒。归肝、脾经。

九、功能与主治

养血调经，敛阴止汗，柔肝止痛，平抑肝阳。用于血虚萎黄，月经不调，自汗，盗汗，胁痛，腹痛，四肢挛痛，头痛眩晕。

十、用法与用量

6～15g。

十一、贮藏

常温饮片库面积843m^2，温度30℃以下，湿度45%～75%。阴凉饮片库面积2700m^2，温度20℃以下，湿度45%～75%。白芍置干燥处，防蛀。白芍置于常温库贮存。

十二、优质饮片质量标准亮点总结

1. 药材与基原

原料药材为毛茛科植物芍药 *Paeonia lactiflora* Pall. 的干燥根。为药典收载品种。

2. 产地

浙江省磐安县。为白芍的道地产区。

3. 工艺

参数明确，稳定可控。

4. 性状

要求白芍优质饮片的厚度在1～2mm，直径在10～15mm。在药典的基础上增加了厚度和直径的要求。

5. 检查

新增了杂质指标，杂质不得过1%。提高了水分、总灰分、二氧化硫残留量检测指标。水分规定不得过 12.0%（药典规定不得过 14.0%）；总灰分规定不得过 3.5%（药典规定不得过 4.0%）；二氧化硫残留量不得过 100mg/kg（药典规定不得过 400mg/kg）。

6. 提高项

浸出物指标，规定浸出物不得少于 23.0%（药典规定浸出物不得少于 22.0%）。提高了含量测定项芍药苷的指标，含芍药苷不得少于 1.4%（药典规定不得少于 1.2%）。

30. 板蓝根
Banlangen
ISATIDIS RADIX

本品为十字花科植物菘蓝 *Isatis indigotica* Fort. 的干燥根的炮制加工品。

【采收与加工】 8 月下旬至 9 月中旬采挖，除去泥沙，晒干。产自道地产区甘肃省张掖市民乐县。

【炮制】 除去杂质，洗净，润透，切厚片（2 ～ 4mm），烘干（≤ 80℃），精选。

【成品性状】 呈圆形的 2 ～ 4mm 厚片，直径 8 ～ 10mm。外表皮淡灰黄色至淡棕黄色，有纵皱纹。切面皮部黄白色，木部黄色。气微，味微甜后苦涩。

【鉴别】

（1）取本品粉末 0.5g，加稀乙醇 20ml，超声处理 20min，滤过，滤液蒸干，残渣加稀乙醇 1ml 使溶解，作为供试品溶液。另取板蓝根对照药材 0.5g，同法制成对照药材溶液。再取精氨酸对照品，加稀乙醇制成每毫升含 0.5mg 的溶液，作为对照品溶液。照薄层色谱法（《中国药典》2015 年版通则 0502）试验，吸取上述三种溶液各 1 ～ 2μl，分别点于同一硅胶 G 薄层板上，以正丁醇 - 冰醋酸 - 水（19 ∶ 5 ∶ 5）为展开剂，展开，取出，热风吹干，喷以茚三酮试液，在 105℃加热至斑点显色清晰。供试品色谱中，在与对照药材色谱和对照品色谱相应的位置上，显相同颜色的斑点。

（2）取本品粉末 1g，加 80% 甲醇 20ml，超声处理 30min，滤过，滤液蒸干，残渣加甲醇 1ml 使溶解，作为供试品溶液。另取板蓝根对照药材 1g，同法制成对照药材溶液。再取（R，S）- 告依春对照品，加甲醇制成每毫升含 0.5mg 的溶液，作为对照品溶液。照薄层色谱法（《中国药典》2015 年版通则 0502）试验，吸取上述三种溶液各 5 ～ 10μl，分别点于同一硅胶 GF_{254} 薄层板上，以石油醚（60 ～ 90℃）- 乙酸乙酯（1 ∶ 1）为展开剂，展开，取出，晾干，置紫外光灯（254nm）下检视。供试品色谱中，在与对照药材色谱和对照品色谱相应的位置上，显相同颜色的斑点。

【检查】

杂质　不得过 2%（《中国药典》2015 年版通则 2301）。

水分　不得过 11.0%（《中国药典》2015 年版通则 0832 第二法）。

总灰分　不得过 5.0%（《中国药典》2015 年版通则 2302）。

酸不溶性灰分　不得过 1.0%（《中国药典》2015 年版通则 2302）。

二氧化硫残留量　照二氧化硫残留量测定法（《中国药典》2015 年版通则 2331）测定，不得过 90mg/kg。

【浸出物】 照“醇溶性浸出物测定法”（《中国药典》2015 年版通则 2201）项下的热

浸法测定，用 45% 乙醇作溶剂，不得少于 30.0%。

【含量测定】 照高效液相色谱法（《中国药典》2015 年版通则 0512）测定。

色谱条件与系统适用性试验：以十八烷基硅烷键合硅胶为填充剂；以甲醇 -0.02% 磷酸溶液（7 ∶ 93）为流动相；检测波长为 245nm。理论板数按（R，S）- 告依春峰计算应不低于 5000。

对照品溶液的制备：取（R，S）- 告依春对照品适量，精密称定，加甲醇制成每毫升含 40μg 的溶液，即得。

供试品溶液的制备：取本品粉末（过四号筛）约 1g，精密称定，置圆底瓶中，精密加入水 50ml，称定重量，煎煮 2h，放冷，再称定重量，用水补足减失的重量，摇匀，滤过，取续滤液，即得。

测定法：分别精密吸取对照品溶液与供试品溶液各 10 ～ 20μl，注入液相色谱仪，测定，即得。

本品按干燥品计算，含（R，S）- 告依春（C_5H_7NOS）不得少于 0.040%。

【性味与归经】 苦，寒。归心、胃经。

【功能与主治】 清热解毒，凉血利咽。用于瘟疫时毒，发热咽痛，温毒发斑，痄腮，烂喉丹痧，大头瘟疫，丹毒，痈肿。

【用法与用量】 9 ～ 15g。

【贮藏】 置干燥处，防霉，防蛀。

起草单位：河北楚风中药饮片有限公司

“优质板蓝根饮片质量标准（草案）”起草说明

一、药材来源

1. 基原

原料药材为十字花科植物菘蓝 *Isatis indigotica* Fort. 的干燥根，为药典收载品种，见图 30-1。

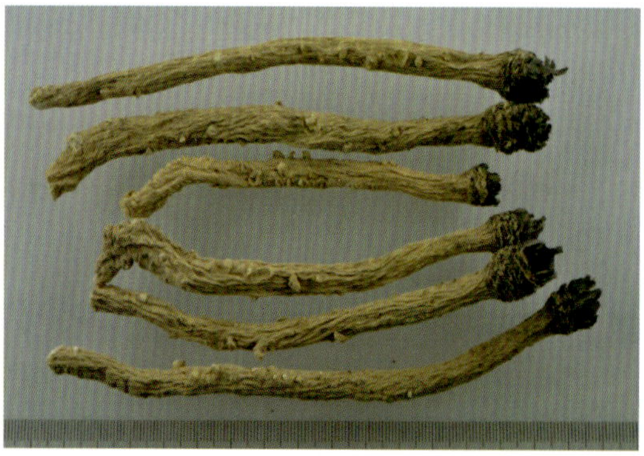

图 30-1 板蓝根药材

2. 采收季节及产地加工

采收期为当年的 8 月下旬至 9 月中旬，选择晴天采挖，挖时务必刨深，以防根刨断。起土后，去净泥土和茎叶，摊晒至七八成干，扎成捆，再晒至全干即可。

3. 优质药材依据

板蓝根原材料来源于地道产区甘肃省张掖市民乐县。药材能够从种子选育、种苗生产、种植、产地加工实行规范化、标准化管理。板蓝根年产量在 250t 以上，完全满足优质饮片生产需求。

甘肃省张掖市民乐县的板蓝根经鉴定为十字花科植物菘蓝 *Isatis indigotica* Fort. 的干燥根，为药典收载品种。

我公司制定了板蓝根药材内控质量标准，标准基于《中国药典》2015 年版制定，部分关键质量指标在药典标准上有所提高（杂质不超过 2%；水分不超过 14.0%，比药典低 1.0%；总灰分不超过 5.0%，比药典低 4.0%；酸不溶性灰分不超过 2.0%；二氧化硫残留量不超过 90mg/kg，比药典低 60mg/kg；浸出物不低于 32.0%，比药典高 7.0%；含（R，S）- 告依春 0.040%，比药典高 0.020%），原料经检验合格后入库，贮存于常温库，并按养护规程进行养护。

二、炮制

1. 标准依据

依据《中国药典》2015 年版“板蓝根质量标准炮制”项下操作，方法为净制、洗药、润药、切制、干燥、精选。

2. 工艺流程（图 30-2）

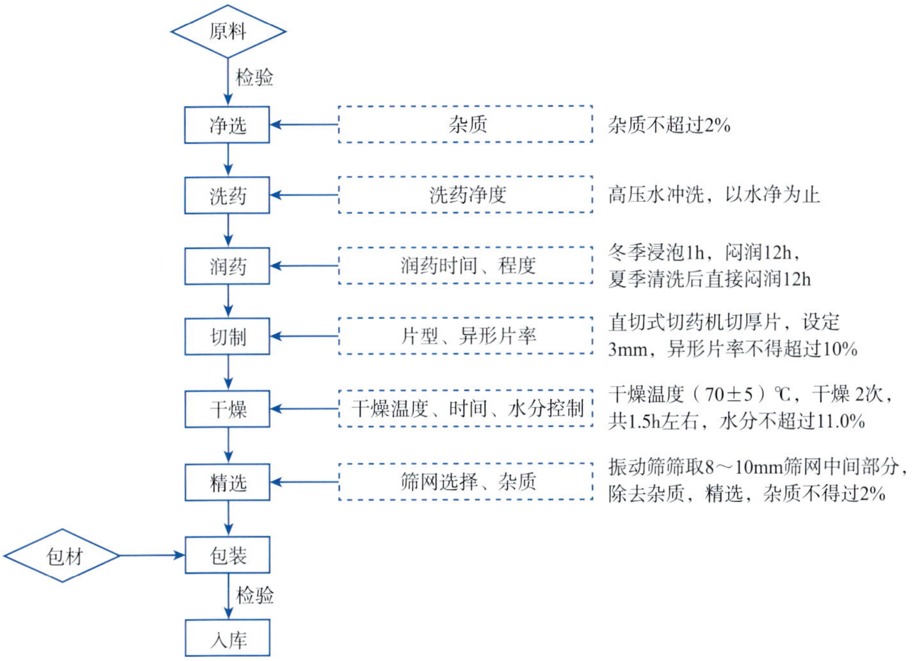

图 30-2 板蓝根饮片生产工艺流程图

3. 炮制工艺

我公司生产经营板蓝根多年，经过长期的实践和经验积累，最终确定板蓝根饮片炮制工艺。板蓝根饮片炮制工艺步骤及主要参数包括：①净制：人工净选，净选后板蓝根必须无虫蛀、霉变，去净杂质、非药用部位，无泥沙及尘土；杂质应不得超过 2%。②洗药：将净选后的板蓝根置于浸泡槽中，每次 30kg 左右，高压水冲洗至水净为止，洗净表面泥沙。③润药：将清洗完成的板蓝根药材置于浸泡槽中，冬季浸泡 1h 左右，闷润 12h，夏季清洗后直接闷润 12h，润至弯曲不易折断，内无干心，湿度一致。④切制：采用直切式切药机，片厚调节器设定 3mm，切厚片。异形片不得超过 10%。⑤干燥：采用网带式烘箱干燥，干燥温度（70±5）℃，干燥 2 次，共干燥 1.5h 左右，干燥后水分不得超过 11.0%。⑥精选：干燥后置筛选机中，先用 8mm 筛网筛选，取筛上部分，然后用 10mm 筛网筛选，取筛下部分，人工精选。精选后杂质不得超过 2%。

为确保产品质量符合要求，我公司以《中国药典》2015 年版为基础，制定了《板蓝根生产工艺规程》、《板蓝根饮片检验标准操作规程》等文件。生产设备有净选台、浸泡槽、直切式切药机、网带式烘箱、振动筛选机、链斗式包装机、自动包装机等，能够满足板蓝根优质饮片的加工生产要求。

三、性状

本品呈圆形的 2 ～ 4mm 厚片，直径为 8 ～ 10mm。外表皮淡灰黄色至淡棕黄色，有纵皱纹。切面皮部黄白色，木部黄色。气微，味微甜后苦涩。具体见表 30-1、图 30-3。

表 30-1　板蓝根饮片性状

饮片编号	性状描述
B601021	呈圆形的 2 ～ 4mm 厚片，直径为 8 ～ 10mm。外表皮淡灰黄色至淡棕黄色，有纵皱纹。切面皮部黄白色，木部黄色。气微，味微甜后苦涩
B604221	呈圆形的 2 ～ 4mm 厚片，直径为 8 ～ 10mm。外表皮淡灰黄色至淡棕黄色，有纵皱纹。切面皮部黄白色，木部黄色。气微，味微甜后苦涩
B605241	呈圆形的 2 ～ 4mm 厚片，直径为 8 ～ 10mm。外表皮淡灰黄色至淡棕黄色，有纵皱纹。切面皮部黄白色，木部黄色。气微，味微甜后苦涩

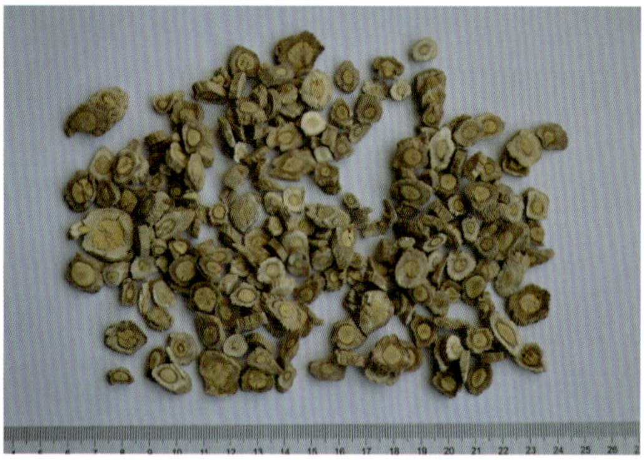

图 30-3　板蓝根饮片

四、薄层鉴别

（1）取本品粉末 0.5g，加稀乙醇 20ml，超声处理 20min，滤过，滤液蒸干，残渣加稀乙醇 1ml 使溶解，作为供试品溶液。另取板蓝根对照药材 0.5g，同法制成对照药材溶液。再取精氨酸对照品，加稀乙醇制成每毫升含 0.5mg 的溶液，作为对照品溶液。照薄层色谱法（《中国药典》2015 年版通则 0502）试验，吸取上述三种溶液各 1 ～ 2μl，分别点于同一硅胶 G 薄层板上，以正丁醇 - 冰醋酸 - 水（19 ∶ 5 ∶ 5）为展开剂，展开，取出，热风吹干，喷以茚三酮试液，在 105℃加热至斑点显色清晰。供试品色谱中，在与对照药材色谱和对照品色谱相应的位置上，显相同颜色的斑点。结果见图 30-4。

（2）取本品粉末 1g，加 80% 甲醇 20ml，超声处理 30min，滤过，滤液蒸干，残渣加甲醇 1ml 使溶解，作为供试品溶液。另取板蓝根对照药材 1g，同法制成对照药材溶液。再取（R，S）- 告依春对照品，加甲醇制成每毫升含 0.5mg 的溶液，作为对照品溶液。照薄层色谱法（《中国药典》2015 年版通则 0502）试验，吸取上述三种溶液各 5 ～ 10μl，分别点于同一硅胶 GF_{254} 薄层板上，以石油醚（60 ～ 90℃）- 乙酸乙酯（1 ∶ 1）为展开剂，展开，取出，晾干，置紫外光灯（254nm）下检视。供试品色谱中，在与对照药材色谱和对照品色谱相应的位置上，显相同颜色的斑点。结果见图 30-5。

五、检查

1. 杂质

根据《中国药典》2015 年版通则 2301 杂质检查法，各取约 50g 的板蓝根，摊开，将霉烂、变质、虫蛀及其他杂质拣出，将各类杂质分别称重，计算其在供试品中的百分含量，结果见表 30-2。

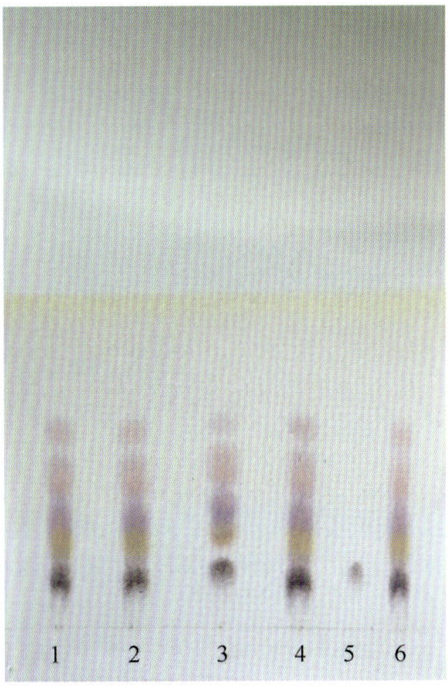

图 30-4　板蓝根薄层鉴别（一）

1、2、4、6. 板蓝根饮片；3. 板蓝根对照药材；5. 精氨酸对照品

图 30-5　板蓝根薄层鉴别（二）

1、2、5、6. 板蓝根饮片；3. 板蓝根对照药材；4.（R，S）- 告依春对照品

表 30-2　板蓝根杂质测定结果（%）

批号	饮片杂质率平均值	原料杂质率
B601201	1.0	1.8
B604221	0.8	1.6
B605241	1.7	2.3
B607211	2.1	1.6
B608081	1.9	1.6
B609131	1.8	2.4
B609291	0.6	2.3
B610091	0.9	2.4
B611081	1.6	2.6
B612021	1.7	2.3

通过检测，杂质量最高为 2.1%，最低为 0.6%，均符合药典标准（不超过 3%）。根据 95% 置信度计算置信区间，上限为 1.8%，下限为 1.0%，考虑到板蓝根的大生产实际，将板蓝根优质饮片质量标准杂质含量定为不得过 2.0%。

2. 水分

照水分测定法(《中国药典》2015 年版通则 0832 第二法)测定，不得过 13.0%。将供试品粉碎为粗粉，精密称定（2 ～ 5g），置已恒重的称量瓶中。将称量瓶于 105℃干燥 5h，取出，移至干燥器中，冷却 30min，精密称定。将称量瓶再于 105℃干燥 1h，取出，移至干燥器中，冷却 30min，精密称定，至连续两次称重的差异不超过 5mg。记录干燥时的温度、干燥剂的种类，干燥和放冷至室温的时间，称量及恒重数据。根据减失的重量，计算供试品中含水量（%）。结果见表 30-3。

表 30-3　板蓝根水分测定结果（%）

批号	饮片含水率平均值	原料含水率
B601201	9.3	12.2
B604221	10.2	12.6
B605241	8.9	11.8
B607211	10.2	12.6
B608081	10.9	12.6
B609131	11.2	13.2
B609291	9.7	11.8
B610091	11.6	13.2
B611081	9.8	13.4
B612021	9.9	11.8

结果表明，水分含量最高为 11.6%，根据 95% 置信度计算置信区间，上限为 10.8%，下限为 9.6%，考虑到大生产的实际及成本控制的需要，我公司将板蓝根优质饮片含水量标准定为不得高于 11.0%。

3. 总灰分

按照总灰分测定法（《中国药典》2015 年版通则 2302）测定，不得过 8.0%。将供试品粉碎为粗粉，通过二号筛，混合均匀，精密称定（3 ～ 5g），置已恒重的坩锅中，称定重量（准确至 0.01g）。将坩锅置入马弗炉中缓缓炽灼，注意避免燃烧，至完全炭化时，逐渐升高温度至 500 ～ 600℃，使完全灰化并恒重。根据残渣重量，计算供试品中总灰分的含量，结果见表 30-4。

表 30-4　板蓝根总灰分测定结果（%）

批号	饮片总灰分平均值	原料总灰分
B601201	4.1	4.2
B604221	3.9	4.1
B605241	3.8	4.1
B607211	3.9	4.1
B608081	3.9	4.1
B609131	4.5	4.8
B609291	3.8	4.1
B610091	4.5	4.8
B611081	4.6	5.2
B612021	3.8	4.1

结果表明，总灰分含量最高为 4.6%，根据 95% 置信度计算置信区间，上限为 4.3%，下限为 3.8%，考虑到大生产的实际，我公司将板蓝根优质饮片总灰分标准定为不得高于 5.0%。

4. 酸不溶性灰分

取上项所得总灰分，在坩埚中小心加入稀盐酸约 10ml，用表面皿覆盖坩埚，置水浴上加热 10min，表面皿用热水 5ml 冲洗，洗液并入坩埚中，用无灰滤纸滤过，坩埚内的残渣用水洗于滤纸上，并洗涤至洗液不显氯化物反应为止。滤渣连同滤纸移至同一坩埚中，干燥，炽灼至恒重，取出，放冷，称重，根据残渣重量，计算供试品中酸不溶性灰分的含量（%），不得过 2.0%。结果见表 30-5。

表 30-5 板蓝根酸不溶性灰分测定结果（%）

批号	饮片酸不溶性灰分平均值	原料酸不溶性灰分
B601201	0.5	0.6
B604221	0.1	0.3
B605241	0.3	0.5
B607211	0.1	0.3
B608081	0.2	0.3
B609131	0.6	0.8
B609291	0.3	0.5
B610091	0.7	0.8
B611081	0.7	1.2
B612021	0.4	0.5

结果表明，酸不溶性灰分含量最高为 0.7%，最低为 0.1%，根据 95% 置信度计算置信区间，上限为 0.6%，下限为 0.2%，考虑到大生产的实际，我公司将板蓝根优质饮片酸不溶性灰分标准定为不得高于 1.0%。

5. 二氧化硫残留量

按照二氧化硫残留量测定法（《中国药典》2015 年版通则 2331）测定，不得过 150mg/kg。取板蓝根饮片细粉约 10g，精密称定，置两颈圆底烧瓶中，加水 300 ～ 400ml。打开回流冷凝管开关给水，将冷凝管的上端 E 口处连接一橡胶导气管置于 100ml 锥形瓶底部。锥形瓶内加入 3% 过氧化氢溶液 50ml 作为吸收液（橡胶导气管的末端应在吸收液液面以下）。使用前，在吸收液中加入 3 滴甲基红乙醇溶液指示剂（2.5mg/ml），并用 0.01mol/L 氢氧化钠滴定液滴定至黄色（即终点；如果超过终点，则应舍弃该吸收溶液）。开通氮气，使用流量计调节气体流量至约 0.2L/min；打开分液漏斗 C 的活塞，使盐酸溶液（6mol/L）10ml 流入蒸馏瓶，立即加热两颈烧瓶内的溶液至沸，并保持微沸；烧瓶内的水沸腾 1.5h 后，停止加热。吸收液放冷后，置于磁力搅拌器上不断搅拌，用氢氧化钠滴定液（0.01mol/L）滴定，至黄色持续时间 20s 不褪，并将滴定的结果用空白实验校正。计算供试品中二氧化硫残留量，结果见表 30-6。

表 30-6 板蓝根二氧化硫残留量测定结果（mg/kg）

批号	饮片二氧化硫残留量平均值	原料二氧化硫残留量
B601201	13	13
B604221	87	87
B605241	25	25
B607211	83	87

续表

批号	饮片二氧化硫残留量平均值	原料二氧化硫残留量
B608081	87	87
B609131	7	10
B609291	21	25
B610091	7	10
B611081	90	90
B612021	23	25

结果表明，二氧化硫残留量最高为 90mg/kg，根据 95% 置信度计算置信区间，上限为 70.8mg/kg，下限为 17.8mg/kg，考虑到样品的差异性及产品质量，我公司将板蓝根优质饮片二氧化硫残留量标准定为不得超过 90mg/kg。

六、浸出物

将供试品粉碎，使能通过二号筛，并混合均匀。取供试品 2～4g，称定重量，置 100～250ml 锥形瓶中，精密加入 45% 乙醇 50～100ml，塞紧，称定重量，静置 1h 后，连接回流冷凝管，水浴加热至沸腾，并保持微沸 1h，放冷后，取下锥形瓶，密塞，称定重量，用 45% 乙醇补足减失的重量，摇匀，用干燥的滤器滤过，精密量取滤液 25ml，置已干燥至恒重的蒸发皿中，在水浴上蒸干后，于 105℃干燥 3h，移至干燥器中，冷却 30min，迅速精密称定重量，以干燥品计算供试品中醇溶性浸出物的含量（%）。按《中国药典》2015 年版通则 2201 测定其醇溶性浸出物的含量。结果见表 30-7。

表 30-7　板蓝根醇溶性浸出物测定结果（%）

批号	饮片浸出物平均值	原料浸出物
B601201	39.9	41.3
B604221	32.2	34.6
B605241	45.7	47.2
B607211	32.2	34.6
B608081	31.9	34.6
B609131	40.9	44.0
B609291	45.7	47.2
B610091	40.6	44.0
B611081	43.0	46.0
B612021	44.3	47.2

结果表明，醇溶性浸出物含量最高为 45.7%，最低为 31.9%，根据 95% 置信度计算置信区间，上限为 43.6%，下限为 35.7%，药典要求不得少于 25.0%，考虑到大生产的实际，我公司将板蓝根优质饮片醇溶性浸出物标准定为不得少于 30.0%。

七、含量测定

照《中国药典》2015 年版（通则 0512）高效液相色谱法测定。

色谱条件：以十八烷基硅烷键合硅胶为填充剂；以甲醇 -0.02% 磷酸溶液（7 ∶ 93）为流动相；检测波长为 245nm。理论板数按（R，S）- 告依春峰计算应不低于 5000。

对照品溶液的制备：取（R，S）- 告依春对照品适量，精密称定，加甲醇制成每毫升含 40μg 的溶液，即得。

供试品溶液的制备：取本品粉末（过四号筛）约 1g，精密称定，置圆底瓶中，精密加入水 50ml，称定重量，煎煮 2h，放冷，再称定重量，用水补足减失的重量，摇匀，滤过，取续滤液，即得。

样品含量测定：分别精密吸取对照品溶液与供试品溶液各 10 ～ 20μl，注入液相色谱仪，按前述色谱条件测定，结果见图 30-6、图 30-7、表 30-8。

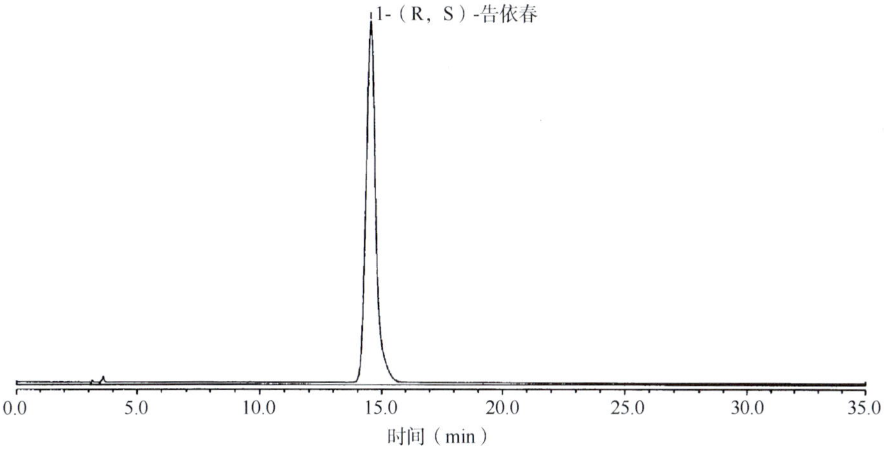

图 30-6 （R，S）- 告依春对照品

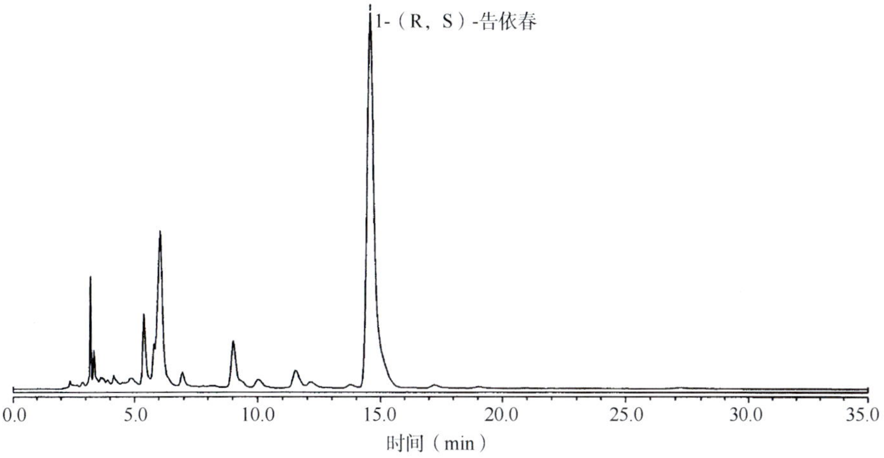

图 30-7 板蓝根供试品

表 30-8 板蓝根药材及饮片（R，S）- 告依春含量测定结果（%）

批号	饮片（R，S）- 告依春含量平均值	原料（R，S）- 告依春含量
B601201	0.063	0.069
B604221	0.051	0.060
B605241	0.058	0.063
B607211	0.051	0.060
B608081	0.049	0.060
B609131	0.048	0.057
B609291	0.057	0.063
B610091	0.048	0.057
B611081	0.112	0.120
B612021	0.058	0.063

结果显示，甘肃省张掖市民乐县板蓝根产区产板蓝根饮片中（R，S）- 告依春的含量最高为 0.112%，最低为 0.048%，符合药典标准。根据 95% 置信度计算置信区间，上限为 0.073%，下限为 0.046%，考虑到大生产的实际，我公司将板蓝根优质饮片（R，S）- 告依春标准定为不得少于 0.040%。

八、性味与归经

苦，寒。归心、胃经。

九、功能与主治

清热解毒，凉血利咽。用于瘟疫时毒，发热咽痛，温毒发斑，痄腮，烂喉丹痧，大头瘟疫，丹毒，痈肿。

十、用法与用量

9 ～ 15g。

十一、贮藏

常温饮片库面积 843m^2，温度 30℃以下，湿度 45% ～ 75%。阴凉饮片库面积 2700m^2，温度 20℃以下，湿度 45% ～ 75%。板蓝根置干燥处，防霉，防蛀。板蓝根置于阴凉库贮存。

十二、优质饮片质量标准亮点总结

1. 药材与基原

原料药材为十字花科植物菘蓝 *Isatis indigotica* Fort. 的干燥根，为药典收载品种。

2. 产地

甘肃省张掖市民乐县。

3. 工艺

参数明确，稳定可控。

4. 性状

要求优质板蓝根饮片的厚度在 2 ～ 4mm，直径在 8 ～ 10mm。在药典的基础上增加了厚度和直径的要求。

5. 检查

新增了杂质和二氧化硫残留量指标，杂质不得过 2%，二氧化硫残留量不得过 90mg/kg。提高了水分、总灰分、酸不溶性灰分的检查指标。水分不得过 11.0%（药典规定不得过 13.0%）；总灰分不得过 5.0%（药典规定不得过 8.0%）；酸不溶性灰分不得过 1.0%（药典规定不得过 2.0%）。

6. 提高项

提高了浸出物指标，规定浸出物不得少于 30.0%（药典规定不得少于 25.0%）。提高了含量测定的指标，含（R，S）- 告依春不得少于 0.040%（药典规定不得少于 0.030%）。

31. 赤芍
Chishao
PAEONIAE RADIX RUBRA

本品为毛茛科植物芍药 *Paeonia lactiflora* Pall. 的干燥根的炮制加工品。

【采收与加工】 8 ～ 9 月采挖，除去根茎、须根及泥沙，晒干。产自道地产区内蒙古自治区呼伦贝尔市。

【炮制】 除去杂质，洗净，润透，切厚片（2 ～ 4mm），烘干（≤ 80℃），精选。

【成品性状】 呈类圆形 2 ～ 4mm 厚片，直径 8 ～ 12mm，外表皮棕褐色。切面粉白色或粉红色，皮部窄，木部放射状纹理明显，有的有裂隙。

【鉴别】

（1）显微鉴别：横切面见木栓层为数列棕色细胞。栓内层薄壁细胞切向延长。韧皮部较窄。形成层成环。木质部射线较宽，导管群作放射状排列，导管旁有木纤维。薄壁细胞含草酸钙簇晶，并含淀粉粒。

（2）取本品粉末 0.5g，加乙醇 10ml，振摇 5min，滤过，滤液蒸干，残渣加乙醇 2ml 使溶解，作为供试品溶液。另取芍药苷对照品，加乙醇制成每毫升含 2mg 的溶液，作为对照品溶液。照薄层色谱法（《中国药典》2015 年版通则 0502）试验，吸取上述两种溶液各 4μl，分别点于同一硅胶 G 薄层板上，以三氯甲烷 - 乙酸乙酯 - 甲醇 - 甲酸（40 ∶ 5 ∶ 10 ∶ 0.2）为展开剂，展开，取出，晾干，喷以 5% 香草醛硫酸溶液，加热至斑点显色清晰。供试品色谱中，在与对照品色谱相应的位置上，显相同的蓝紫色斑点。

【检查】

杂质　不得过 2%（《中国药典》2015 年版通则 2301）。

水分　不得过 11.0%（《中国药典》2015 年版通则 0832 第二法）。

二氧化硫残留量　照二氧化硫残留量测定法（《中国药典》2015 年版通则 2331）测定，不得过 50mg/kg。

【含量测定】 照高效液相色谱法（《中国药典》2015 年版通则 0512）测定。

色谱条件与系统适用性试验：以十八烷基硅烷键合硅胶为填充剂；以甲醇 -0.05mol/L 磷酸二氢钾溶液（40 ∶ 65）为流动相；检测波长为 230nm。理论板数按芍药苷峰计算应不低于 3000。

对照品溶液的制备：取经五氧化二磷减压干燥器中干燥 36h 的芍药苷对照品适量，精密称定，加甲醇制成每毫升含 0.5mg 的溶液，即得。

供试品溶液的制备：取本品粗粉约 0.5g，精密称定，置具塞锥形瓶中，精密加入甲醇 25ml，称定重量，浸泡 4h，超声处理 20min，放冷，再称定重量，用甲醇补足减失的重量，摇匀，滤过，取续滤液，即得。

测定法：分别精密吸取对照品溶液与供试品溶液各 10μl，注入液相色谱仪，测定，即得。

本品含芍药苷（$C_{23}H_{28}O_{11}$）不得少于 2.2%。

【性味与归经】 苦，微寒。归肝经。

【功能与主治】 清热凉血，散瘀止痛。用于热入营血，温毒发斑，吐血衄血，目赤肿痛，肝郁胁痛，经闭痛经，癥瘕腹痛，跌仆损伤，痈肿疮疡。

【用法与用量】 6 ～ 12g。

【注意】 不宜与藜芦同用。

【贮藏】 置通风干燥处。

起草单位：河北楚风中药饮片有限公司

“优质赤芍饮片质量标准（草案）”起草说明

一、药材来源

1. 基原

原料药材为毛茛科植物芍药 *Paeonia lactiflora* Pall. 的干燥根，为药典收载品种，见图 31-1。

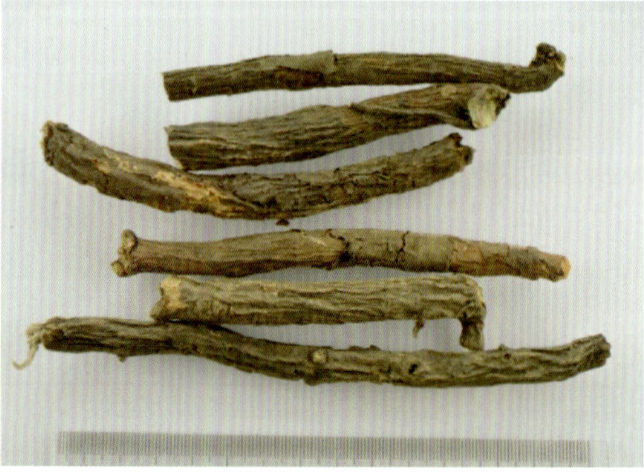

图 31-1 赤芍药材

2. 采收季节及产地加工

采收期为每年的 8 ～ 9 月，选择晴天，先将地上茎叶割去，挖出根部，挖出后，去掉根茎及须根等杂质，晾晒或烘干，直至内外干透为止。

3. 优质药材依据

赤芍在古时已有记载，《本草经集注》曰：“今生白山、蒋山、茅山最好，白而长尺许，余处亦有而多赤，赤者小利”。《本草别说》曰：“本经芍药生丘陵川谷，今世所用者，多是人家种植，欲其花叶肥大”。《本草纲目》曰：“赤者名木芍药……色紫瘦多脉”。中国商业出版社出版的《药材资料汇编》中写道：现时主产于内蒙古自治区额尔古纳右旗（属于呼伦贝尔）、牙克石、鄂伦春旗、扎兰屯、额尔古纳左旗、巴林左旗、多伦、突尔等地。内蒙古自治区产的赤芍，俗称粉赤芍，品质为优。

内蒙古自治区呼伦贝尔市的赤芍年产量在 200t 以上，完全满足本公司生产饮片所需。为保证赤芍优质饮片的质量，原料全部从内蒙古自治区呼伦贝尔市采购，并与供应商签订了购销合同。

本公司制定了赤芍药材内控质量标准，标准基于《中国药典》2015 年版，部分关键质量指标在药典标准上有所提高（杂质不超过 2%，比药典低 1%；水分不超过 13.0%；二氧化硫残留量不超过 50mg/kg，比药典低 100mg/kg；含量芍药苷不少于 2.5%，比药典高 0.7%），原料经检验合格后入库，贮存于常温库，并按养护规程进行养护。

二、炮制

1. 标准依据

依据《中国药典》2015 年版“赤芍质量标准”炮制项下操作，方法为净制、洗药、润药、切制、干燥、精选。

2. 工艺流程（图 31-2）

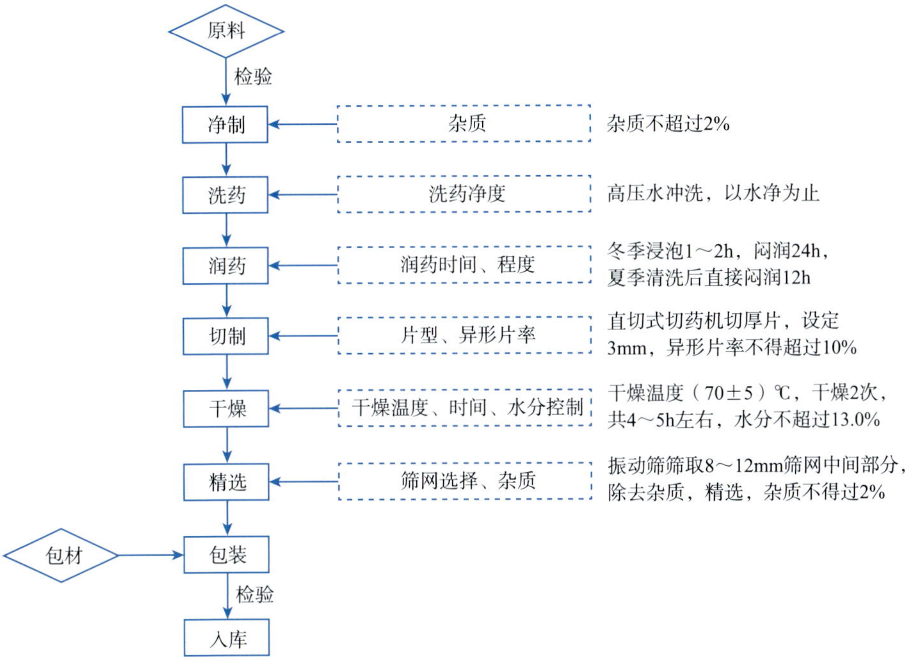

图 31-2　赤芍饮片生产工艺流程图

3. 炮制工艺

我公司生产经营赤芍多年，经过长期的实践和经验积累，最终确定赤芍饮片炮制工艺。赤芍饮片炮制工艺步骤及主要参数包括：①净制：人工净选，剔除霉变、虫蛀、杂质、非药用部位，净选后杂质不得超过 2%。②洗药：将净选后的赤芍置于浸泡槽中，每次 30kg 左右，高压水冲洗至水净为止，洗净表面泥沙。③润药：将清洗完成的赤芍药材，置于浸泡槽中，夏季清洗后直接闷润 12h，冬季浸泡 1 ～ 2h，闷润 24h，润至软硬适度，用手弯曲不易折断，扳开断面应透心，润透程度一致。④切制：采用直切式切药机，片厚调节器设定 3mm，切厚片。异形片不得超过 10%。⑤干燥：采用网带式烘箱干燥，干燥温度（70±5）℃，干燥 2 次，共干燥 4 ～ 5h 左右，干燥后水分不得超过 13.0%。⑥精选：干燥后置筛选机中，先用 12mm 筛网筛选，取筛下部分，然后用 8mm 筛网筛选，取筛上部分，人工精选。精选后杂质不得超过 2%。

为确保产品质量符合要求，我公司以《中国药典》2015 年版为基础，制定了《赤芍生产工艺规程》、《赤芍饮片检验标准操作规程》等文件。生产设备有净选台、浸泡槽、直切式切片机、网带式烘箱、振动筛选机、链斗式包装机、自动包装机等，能够满足赤芍饮片的加工生产要求。

三、性状

本品为类圆形厚片 2 ～ 4mm，直径 8 ～ 12mm，外表皮棕褐色。切面粉白色或粉红色，皮部窄，木部放射状纹理明显，有的有裂隙。具体见表 31-1、图 31-3。

表 31-1　赤芍饮片性状

饮片编号	性状描述
B602191	为类圆形 2 ～ 4mm 厚片，直径 8 ～ 12mm，外表皮棕褐色。切面粉白色或粉红色，皮部窄，木部放射状纹理明显，有的有裂隙
B603221	为类圆形 2 ～ 4mm 厚片，直径 8 ～ 12mm，外表皮棕褐色。切面粉白色或粉红色，皮部窄，木部放射状纹理明显，有的有裂隙
B603212	为类圆形 2 ～ 4mm 厚片，直径 8 ～ 12mm，外表皮棕褐色。切面粉白色或粉红色，皮部窄，木部放射状纹理明显，有的有裂隙

四、鉴别

1. 显微鉴别

木栓层为数列棕色细胞。栓内层薄壁细胞切向延长。韧皮部较窄。形成层成环。木质部射线较宽，导管群作放射状排列，导管旁有木纤维。薄壁细胞含草酸钙簇晶，并含淀粉粒。具体见图 31-4。

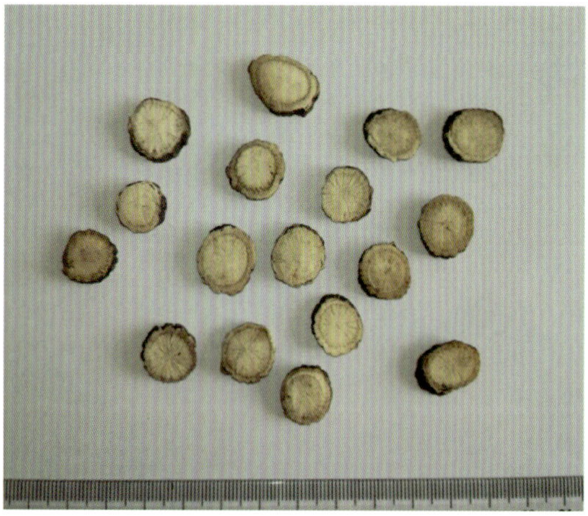

图 31-3　赤芍饮片

2. 薄层鉴别

取本品粉末 0.5g，加乙醇 10ml，振摇 5min，滤过，滤液蒸干，残渣加乙醇 2ml 使溶解，作为供试品溶液。另取芍药苷对照品，加乙醇制成每毫升含 2mg 的溶液，作为对照品溶液。照薄层色谱法（《中国药典》2015 年版（通则 0502）试验，吸取上述两种溶液各 4μl，分别点于同一硅胶 G 薄层板上，以三氯甲烷 - 乙酸乙酯 - 甲醇 - 甲酸（40 ∶ 5 ∶ 10 ∶ 0.2）为展开剂，展开，取出，晾干，喷以 5% 香草醛硫酸溶液，加热至斑点显色清晰。供试品色谱中，在与对照品色谱相应的位置上，显相同的蓝紫色斑点。结果见图 31-5。

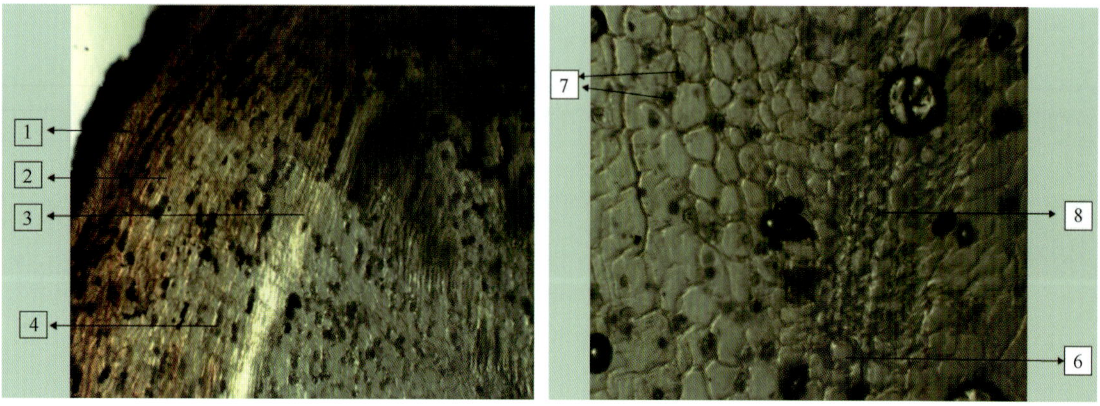

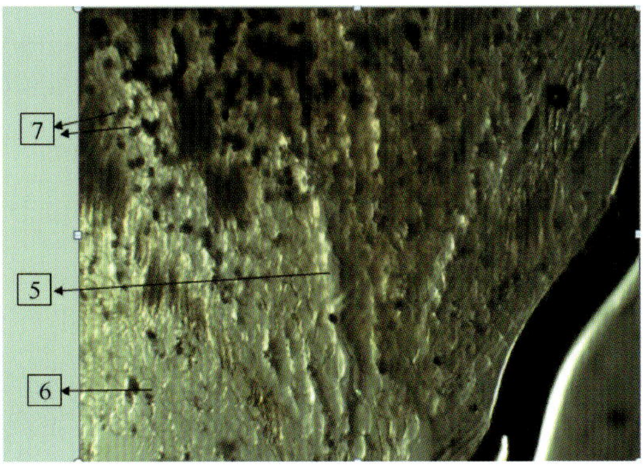

图 31-4 赤芍显微鉴别特征

1. 栓层；2. 栓内层；3. 形成层；4. 韧皮部；5. 木射线；6. 木质部导管；7. 簇晶；8. 木纤维

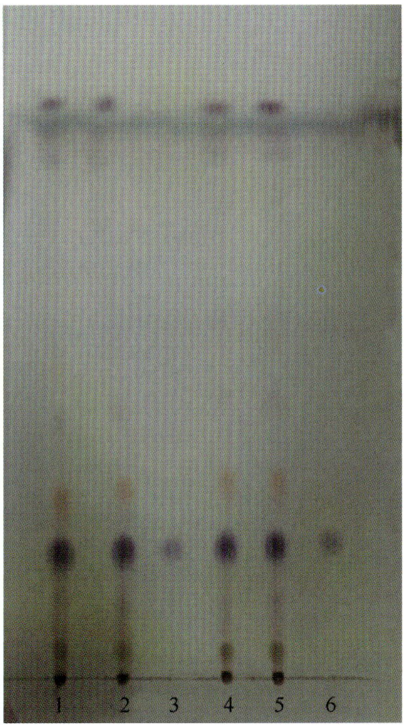

图 31-5 薄层鉴别图谱

1、2、4、5. 赤芍饮片；3、6. 芍药苷对照品

五、检查

1. 杂质

取样品 100g，照《中国药典》2015 年版（通则 2301）测定。10 批赤芍样品杂质测定结果见表 31-2。

表 31-2 赤芍杂质检查结果（%）

批号	饮片杂质率平均值	原料杂质率
B602191	0.9	1.3
B603221	0.6	1.0
B603212	1.4	1.0

续表

批号	饮片杂质率平均值	原料杂质率
B604111	1.6	1.0
B604251	1.1	1.0
B605261	1.8	1.6
B606061	1.7	1.9
B607061	1.2	1.9
B607111	1.4	1.9
B608311	0.9	1.7

由表 31-2 可知，10 批赤芍饮片杂质的测定结果最低为 0.6%，最高值为 1.8%，均符合药典标准（不超过 3%）。根据 95% 置信度计算置信区间，上限为 1.5%，下限为 1.0%，考虑到赤芍的大生产实际，将赤芍优质饮片质量标准杂质限量定为不得过 2.0%。

2. 水分

照水分测定法（《中国药典》2015 年版（通则 0832 第二法）测定。

将供试品粉碎为粗粉，精密称定（2 ～ 5g），置已恒重的称量瓶中。将称量瓶于 105℃干燥 5h，取出，移至干燥器中，冷却 30min，精密称定。将称量瓶再于 105℃干燥 1h，取出，移至干燥器中，冷却 30min，精密称定，至连续两次称重的差异不超过 5mg。记录干燥时的温度、干燥剂的种类，干燥和放冷至室温的时间，称量及恒重数据。根据减失的重量，计算 10 份供试品中含水量（%）。结果见表 31-3。

表 31-3　赤芍水分含量测定结果（%）

批号	饮片含水率平均值	原料含水率
B602191	9.6	11.3
B603221	8.7	11.9
B603212	9.5	11.9
B604111	10.3	11.9
B604251	10.6	11.9
B605261	11.0	12.6
B606061	11.1	12.8
B607061	10.9	12.8
B607111	10.9	12.8
B608311	10.7	11.7

结果表明，水分含量最高为 11.1%，根据 95% 置信度计算置信区间，上限为 10.9%，下限为 9.8%，考虑到大生产的实际及成本控制的需要，我公司将赤芍优质饮片含水量标准定为不得高于 11.0%。

3. 二氧化硫残留量

按照二氧化硫残留量测定法（《中国药典》2015 年版（通则 2331）测定。取赤芍饮片细粉约

10g，精密称定，置两颈圆底烧瓶中，加水 300 ～ 400ml。打开回流冷凝管开关给水，将冷凝管的上端 E 口处连接一橡胶导气管置于 100ml 锥形瓶底部。锥形瓶内加入 3% 过氧化氢溶液 50ml 作为吸收液（橡胶导气管的末端应在吸收液液面以下）。使用前，在吸收液中加入 3 滴甲基红乙醇溶液指示剂（2.5mg/ml），并用 0.01mol/L 氢氧化钠滴定液滴定至黄色（即终点；如果超过终点，则应舍弃该吸收溶液）。开通氮气，使用流量计调节气体流量至约 0.2L/min；打开分液漏斗 C 的活塞，使盐酸溶液（6mol/L）10ml 流入蒸馏瓶，立即加热两颈烧瓶内的溶液至沸，并保持微沸；烧瓶内的水沸腾 1.5h 后，停止加热。吸收液放冷后，置于磁力搅拌器上不断搅拌，用氢氧化钠滴定液（0.01mol/L）滴定，至黄色持续时间 20s 不褪，并将滴定的结果用空白实验校正。计算供试品中二氧化硫残留量，结果见表 31-4。

表 31-4　赤芍饮片二氧化硫残留量测定结果（mg/kg）

批号	饮片二氧化硫残留量平均值	原料二氧化硫残留量
B602191	45	45
B603221	5	0
B603212	0	0
B604111	0	0
B604251	0	0
B605261	0	0
B606061	45	47
B607061	40	47
B607111	42	47
B608311	24	24

结果表明，二氧化硫残留量最高为 45mg/kg，根据 95% 置信度计算置信区间，上限为 35.1mg/kg，下限为 5.1mg/kg，考虑到样品的差异性，我公司将赤芍优质饮片二氧化硫残留量标准定为不得超过 50mg/kg。

六、含量测定

照《中国药典》2015 年版（通则 0512）高效液相色谱法测定。

色谱条件：以十八烷基硅烷键合硅胶为填充剂；以甲醇 -0.05mol/L 磷酸二氢钾溶液（40 ∶ 65）为流动相；检测波长为 230nm。理论板数按芍药苷峰计算应不低于 3000。

对照品溶液的制备：取经五氧化二磷减压干燥器中干燥 36h 的芍药苷对照品适量，精密称定，加甲醇制成每毫升含 0.5mg 的溶液，即得。

供试品溶液的制备：取本品粗粉约 0.5g，精密称定，置具塞锥形瓶中，精密加入甲醇 25ml，称定重量，浸泡 4h，超声处理 20min，放冷，再称定重量，用甲醇补足减失的重量，摇匀，滤过，取续滤液，即得。

样品含量测定：分别精密吸取对照品溶液、供试品溶液各 10μl，注入高效液相色谱仪，按前述色谱条件测定，见图 31-6、图 31-7、表 31-5。

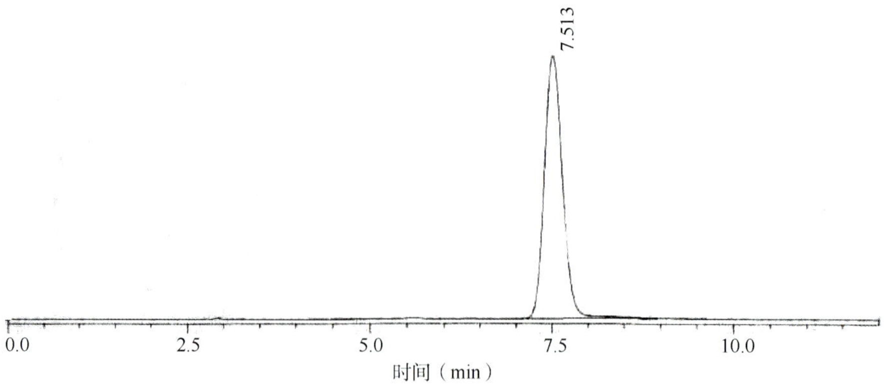

图 31-6　芍药苷对照品

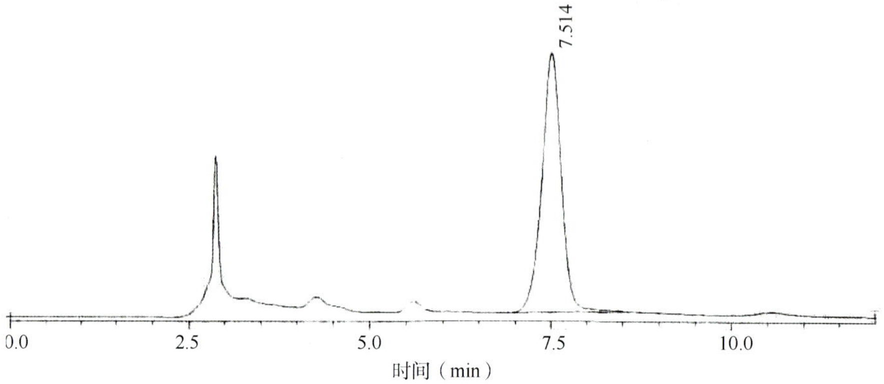

图 31-7　赤芍供试品

表 31-5　赤芍药材及饮片芍药苷含量测定结果（%）

批号	饮片芍药苷含量平均值	原料芍药苷含量
B602191	2.3	2.9
B603221	2.4	3.4
B603212	2.5	3.4
B604111	2.7	3.4
B604251	2.5	3.4
B605261	2.2	2.7
B606061	3.1	3.5
B607061	2.9	3.5
B607111	3.0	3.5
B608311	3.1	3.8

结果显示，内蒙古自治区呼伦贝尔市赤芍产区生产的赤芍饮片中芍药苷的含量均符合药典标准。其中含量最低值为 2.2%。根据 95% 置信度计算置信区间，上限为 2.9%，下限为 2.4%，考虑到大生产的实际及赤芍的历史检验数据，我公司将赤芍优质饮片芍药苷标准定为不得少于 2.2%。

七、性味与归经

苦，微寒。归肝经。

八、功能与主治

清热凉血，散瘀止痛。用于热入营血，温毒发斑，吐血衄血，目赤肿痛，肝郁胁痛，经闭痛经，癥瘕腹痛，跌仆损伤，痈肿疮疡。

九、用法与用量

6 ～ 12g。

十、贮藏

常温饮片库面积 843m^2，温度 30℃以下，湿度 45% ～ 75%。阴凉饮片库面积 2700m^2，温度 20℃以下，湿度 45% ～ 75%。赤芍置通风干燥处。赤芍置于常温库贮存。

十一、优质饮片质量标准亮点总结

1. 药材与基原

原料药材为毛茛科植物芍药 *Paeonia lactiflora* Pall. 的干燥根。为药典收载品种。

2. 产地

内蒙古自治区呼伦贝尔市，为赤芍的道地产区。

3. 工艺

参数明确，稳定可控。

4. 性状

要求优质饮片赤芍的厚度在 2 ～ 4mm，直径 8 ～ 12mm。在药典的基础上增加了厚度和直径的要求。

5. 检查

新增了杂质、水分和二氧化硫残留量指标，杂质不得过 2%，水分不超过 11.0%，二氧化硫残留量不得过 50mg/kg。

6. 含量测定

提高了含量测定指标，规定芍药苷含量不得少于 2.2%（高于药典标准不得少于 1.5%）。

32. 川芎
Chuanxiong
CHUANXIONG RHIZOMA

本品为伞形科植物川芎 *Ligusticum chuanxiong* Hort. 的干燥根茎的炮制加工品。

【采收与加工】 5 月下旬至 6 月上旬采挖，抖去泥土，晒至内外干透，撞去须根。产自道地产区四川省彭州市。

【炮制】 除去杂质，洗净，润透，切厚片（2 ～ 4mm），烘干（≤ 60℃），精选。

【成品性状】 呈不规则 2 ～ 4mm 厚片，直径为 18 ～ 24mm，外表皮灰褐色或褐色，有皱缩纹。切面黄白色或灰黄色，具有明显波状环纹或多角形纹理，散生黄棕色油点。质坚实。气浓香，味苦、辛，微甜。

【鉴别】

（1）显微鉴别：粉末淡黄棕色或灰棕色。淀粉粒较多，单粒椭圆形、长圆形、类圆形、卵圆形或肾形，直径 5 ～ 16μm，长约 21μm，脐点点状、长缝状或人字状；偶见复粒，由 2 ～ 4 分粒组成。草酸钙晶体存在于薄壁细胞中，呈类圆形团块或类簇晶状，直径 10 ～ 25μm。木栓细胞深黄棕色，表面观呈多角形，微波状弯曲。油室多已破碎，偶可见油室碎片，分泌细胞壁薄，含有较多的油滴。导管主要为螺纹导管，亦有网纹导管及梯纹导管，直径 14 ～ 50μm。

（2）理化鉴别：取本品粉末 1g，加石油醚（30 ～ 60℃）5ml，放置 10h，时时振摇，静置，取上清液 1ml，挥干后，残渣加甲醇 1ml 使溶解，再加 2% 3，5- 二硝基苯甲酸的甲醇溶液 2 ～ 3 滴与甲醇饱和的氢氧化钾溶液 2 滴，显红紫色。

（3）取本品粉末 1g，加乙醚 20ml，加热回流 1h，滤过，滤液挥干，残渣加乙酸乙酯 2ml 使溶解，作为供试品溶液。另取川芎对照药材 1g，同法制成对照药材溶液。再取欧当归内酯 A 对照品，加乙酸乙酯制成每毫升含 0.1mg 的溶液（置棕色量瓶中），作为对照品溶液。照薄层色谱法（《中国药典》2015 年版通则 0502）试验，吸取上述三种溶液各 10μl，分别点于同一硅胶 GF_{254} 薄层板上，以正己烷 - 乙酸乙酯（3 ∶ 1）为展开剂，展开，取出，晾干，置紫外光灯（254nm）下检视。供试品色谱中，在与对照药材色谱和对照品色谱相应的位置上，显相同颜色的斑点。

【检查】

杂质　不得过 1%（《中国药典》2015 年版通则 2301）。

水分　不得过 12.0%（《中国药典》2015 年版通则 0832 第四法）。

总灰分　不得过 5.0%（《中国药典》2015 年版通则 2302）。

二氧化硫残留量　照二氧化硫残留量测定法（《中国药典》2015 年版通则 2331）测定，不得过 50mg/kg。

【浸出物】　照“醇溶性浸出物测定法”（《中国药典》2015 年版通则 2201）项下的热浸法测定，用乙醇作溶剂，不得少于 33.0%。

【含量测定】　照高效液相色谱法（《中国药典》2015 年版通则 0512）测定。

色谱条件与系统适用性试验：以十八烷基硅烷键合硅胶为填充剂；以甲醇 -1% 乙酸溶液（30 ∶ 70）为流动相；检测波长为 321nm。理论板数按阿魏酸峰计算应不低于 4000。

对照品溶液的制备：取阿魏酸对照品适量，精密称定，置棕色量瓶中，加 70% 甲醇制成每毫升含 20μg 的溶液，即得。

供试品溶液的制备：取本品粉末（过四号筛）约 0.5g，精密称定，置具塞锥形瓶中，精密加入 70% 甲醇 50ml，密塞，称定重量，加热回流 30min，放冷，再称定重量，用 70% 甲醇补足减失的重量，摇匀，静置，取上清液，滤过，取续滤液，即得。

测定法：分别精密吸取对照品溶液与供试品溶液各 10μl，注入液相色谱仪，测定，即得。

本品按干燥品计算，含阿魏酸（$C_{10}H_{10}O_4$）不得少于 0.20%。

【性味与归经】　辛，温。归肝、胆、心包经。

【功能与主治】　活血行气，祛风止痛。用于胸痹心痛，胸胁刺痛，跌仆肿痛，月经不调，经闭痛经，癥瘕腹痛，头痛，风湿痹痛。

【用法与用量】　3 ～ 10g。

【贮藏】 置阴凉干燥处，防蛀。

起草单位：河北楚风中药饮片有限公司

“优质川芎饮片质量标准（草案）”起草说明

一、药材来源

1. 基原

原料药材为伞形科植物川芎 *Ligusticum chuanxiong* Hort. 的干燥根，为药典收载品种，见图 32-1。

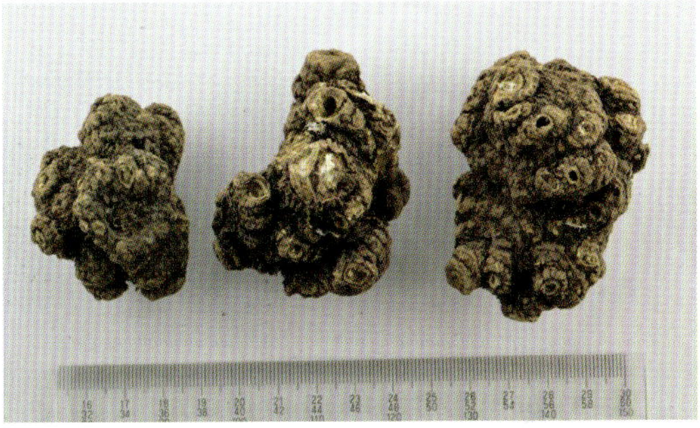

图 32-1 川芎药材

2. 采收季节及产地加工

采收期为移栽后第二年的5月下旬至6月上旬，在晴天用双齿耙将全株挖取，割去茎叶（茎叶可留在田里作水稻肥料），抖去泥土，晒至内外干透，撞去须根。

3. 优质药材依据

川芎早在古时就有种植。《名医别录》曰：“生武功川谷，斜谷西岭”。《吴普本草》曰：“生胡无桃山阴或泰山”。《本草经集注》曰：“武功、斜谷西岭，俱近长安。今出历阳，处处亦有，人家多中种之……蜀亦有而细”。《本草图经》曰：“关陕、川蜀、江东山中多有之，而以蜀川者为胜”。《本草衍义》曰：“以川中大块，黑色白，不油，嚼之味辛甘者佳”。《本草品汇精要》曰：“蜀川者为胜”。

中国商业出版社出版的《药材资料汇编》中写道：川芎现时主产于四川省都江堰、崇庆、彭州、新都等地，产量占全国90%以上，质佳。

科学出版社出版的《商品饮片的分级方法及其质量评价》中写道：根据本草考证和川芎的产地调研，确定川芎原料药材的道地产区为四川省彭州，主要产区在都江堰、什邡等地。

四川省彭州市的川芎药材能够从种子选育、种苗生产、种植、产地加工实行规范化、标准化管理。年产量在200t以上，完全满足本公司生产饮片所需。

为保证川芎优质饮片的质量，川芎优质原料全部从四川省彭州市采购，并与供应商签订了购销合同。

本公司制定了川芎原药材内控质量标准，标准基于《中国药典》2015年版制定，部分关键质量指标在药典标准上有所提高（杂质不超过1%，比药典低1%；水分不超过12.0%；总灰分不超过5.0%，比药典低1.0%；酸不溶性灰分不超过1.5%，比药典低0.5%；二氧化硫残留量不超过50mg/kg，比药典低100mg/kg；浸出物不低于27.0%，比药典高15.0%；含量阿魏酸不少于0.20%，比药典高0.10%），原料经检验合格后入库，贮存于阴凉库，并按养护规程进行养护。

二、炮制

1. 标准依据

依据《中国药典》2015年版“川芎质量标准”炮制项下操作，方法为净制、洗药、润药、切制、干燥、精选。

2. 工艺流程（图 32-2）

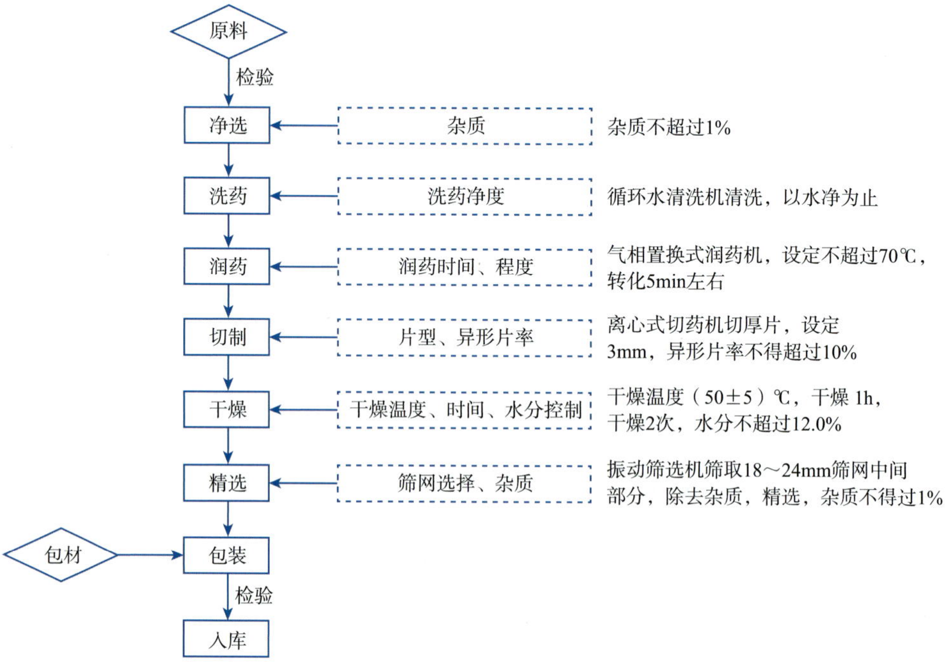

图 32-2　川芎饮片生产工艺流程图

3. 炮制工艺

经过长期的实践和经验积累，最终确定川芎饮片炮制工艺。川芎饮片炮制工艺步骤及主要参数包括：①净选：除去杂质、非药用部位，大小分档。净选后杂质不得过 1%。②洗药：将净选后的川芎置于循环水清洗机中，每次 30kg 左右，清洗至水净为止，洗净表面泥沙。③润药：将洗过的川芎药材置气相置换式润药机内，温度设定不超过 70℃，软化时间 5min 左右，每锅约 180kg。经软化过的川芎，用指甲可掐入表面，手握感觉柔软无硬心，用小刀切开后内无干心。④切制：将润好的川芎用离心式切药机进行切制，片厚调节器设定 3mm，切厚片；异形片不得超过 10%。⑤干燥：将切制的川芎，用网带式烘箱干燥，干燥温度（50±5）℃，上料厚度不得超过 5cm、松散，干燥 1h，干燥 2 次，干燥至水分低于 12.0%。⑥精选：干燥后置筛选机中，先用 18mm 筛网筛选，取筛上部分，然后用 24mm 筛网筛选，取筛下部分，人工精选。精选后杂质不得超过 1%。

为确保产品质量符合要求，以《中国药典》2015 年版为基础，制定了《川芎生产工艺规程》、《川芎饮片检验标准操作规程》等文件。生产设备有净选台、循环水清洗机、汽相置换式润药机、离心式切药机、网带式烘箱、振动筛选机、链斗式包装机、自动包装机等，能够满足川芎饮片的加工生产要求。

三、性状

本品为不规则 2 ～ 4mm 厚片，直径 18 ～ 24mm，外表皮灰褐色或褐色，有皱缩纹。切面黄白色或灰黄色，具有明显波状环纹或多角形纹理，散生黄棕色油点。质坚实。气浓香，味苦、辛，微甜。具体见表 32-1、图 32-3。

表 32-1　川芎饮片性状

饮片批号	性状描述
B601072	本品为不规则 2 ～ 4mm 厚片，直径 18 ～ 24mm，外表皮灰褐色或褐色，有皱缩纹。切面黄白色或灰黄色，具有明显波状环纹或多角形纹理，散生黄棕色油点。质坚实。气浓香，味苦、辛，微甜
B601131	本品为不规则 2 ～ 4mm 厚片，直径 18 ～ 24mm，外表皮灰褐色或褐色，有皱缩纹。切面黄白色或灰黄色，具有明显波状环纹或多角形纹理，散生黄棕色油点。质坚实。气浓香，味苦、辛，微甜
B602241	本品为不规则 2 ～ 4mm 厚片，直径 18 ～ 24mm，外表皮灰褐色或褐色，有皱缩纹。切面黄白色或灰黄色，具有明显波状环纹或多角形纹理，散生黄棕色油点。质坚实。气浓香，味苦、辛，微甜

四、鉴别

1. 显微鉴别

本品横切面：木栓层为 10 余列细胞。皮层狭窄，散有根迹维管束，其形成层明显。韧皮部宽广，形成层环波状或不规则多角形。木质部导管多角形或类圆形，大多单列或排成“V”形，偶有木纤维束。髓部较大。薄壁组织中散有多数油室，类圆形、椭圆形或形状不规则，淡黄棕色，靠近形成层的油室小，向外渐大；薄壁细胞中富含淀粉粒，有的薄壁细胞中含草酸钙晶体，呈类圆形团块或类簇晶状。具体见图 32-4。

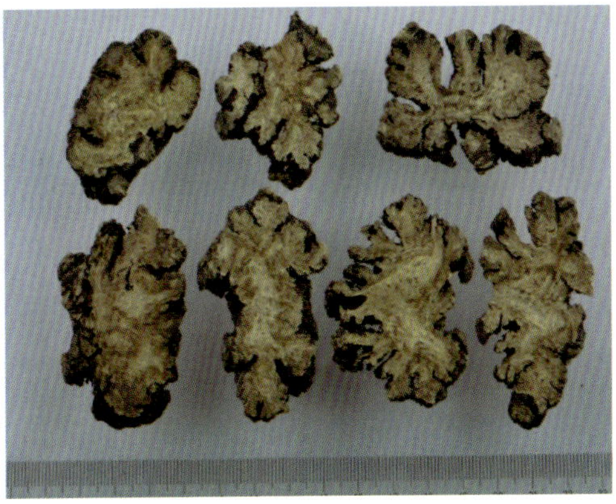

图 32-3　川芎饮片

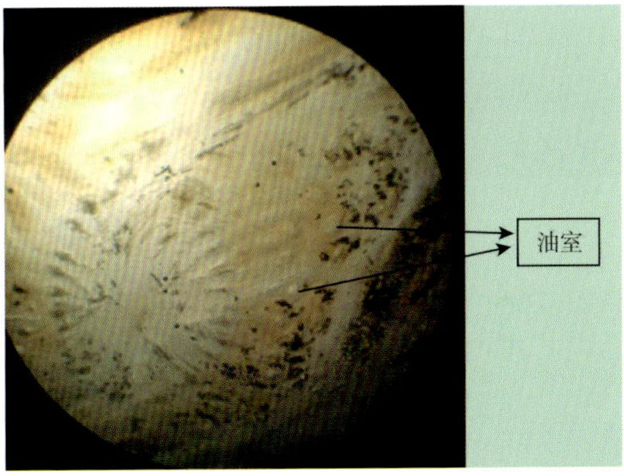

图 32-4　川芎横切面

粉末淡黄棕色或灰棕色。淀粉粒较多，单粒椭圆形、长圆形、类圆形、卵圆形或肾形，直径 5 ～ 16μm，长约 21μm，脐点点状、长缝状或人字状；偶见复粒，由 2 ～ 4 分粒组成。草酸钙晶体存在于薄壁细胞中，呈类圆形团块或类簇晶状，直径 10 ～ 25μm。木栓细胞深黄棕色，表面观呈多角形，微波状弯曲。油室多已破碎，偶可见油室碎片，分泌细胞壁薄，含有较多的油滴。导管主要为螺纹导管，亦有网纹导管及梯纹导管，直径 14 ～ 50μm。具体见图 32-5 ～图 32-8。

2. 理化鉴别

取本品粉末 1g，加石油醚（30 ～ 60℃）5ml，放置 10h，时时振摇，静置，取上清液 1ml，挥干后，残渣加甲醇 1ml 使溶解，再加含 2% 3，5- 二硝基苯甲酸的甲醇溶液 2 ～ 3 滴与甲醇饱和的氢氧化钾溶液 2 滴，显红紫色。

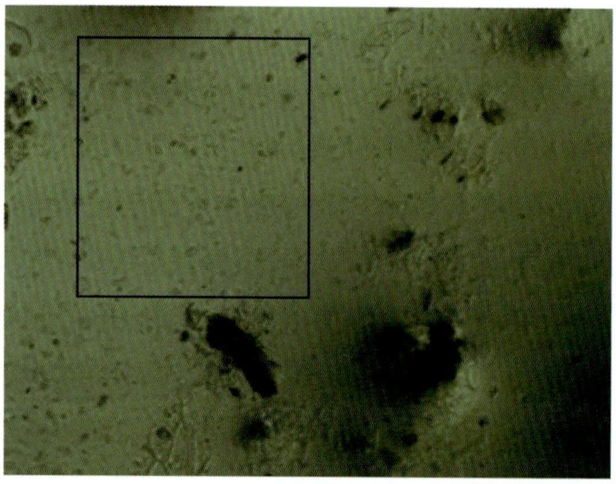

图 32-5　川芎淀粉粒

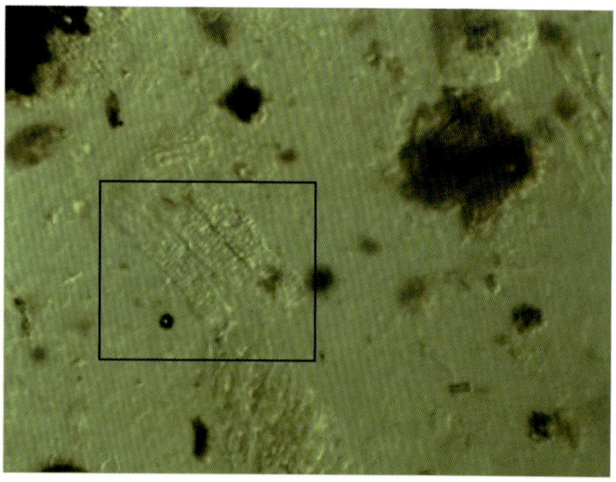

图 32-6　川芎导管

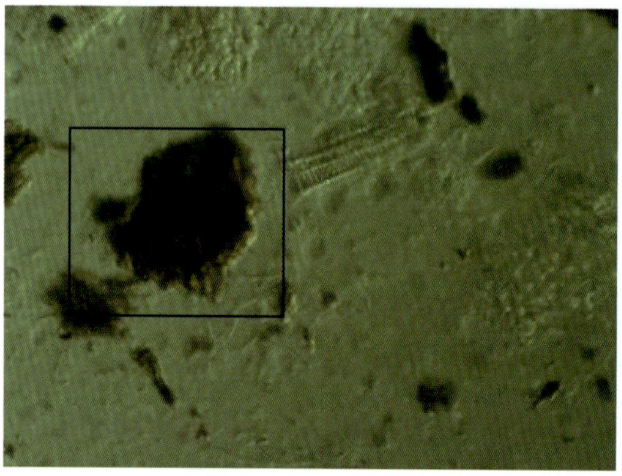

图 32-7　川芎木栓细胞

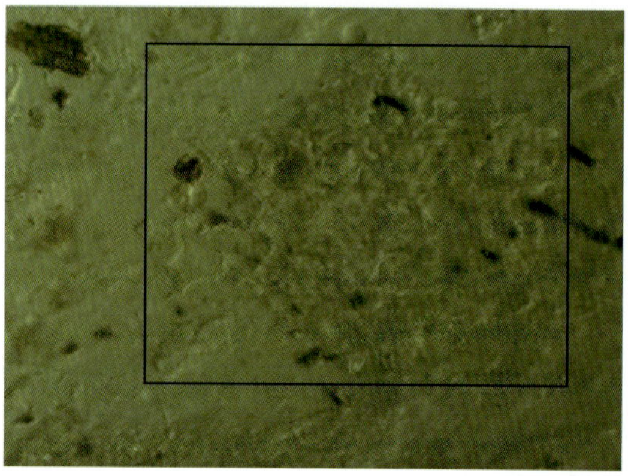

图 32-8　川芎油室碎片

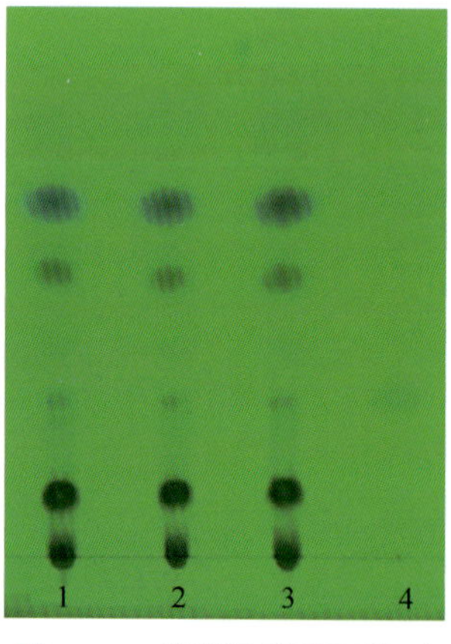

图 32-9　川芎饮片薄层鉴别

1～2. 川芎饮片；3. 川芎对照药材；4. 欧当归内酯 A 对照品

3. 薄层鉴别

取本品粉末 1g，加乙醚 20ml，加热回流 1h，滤过，滤液挥干，残渣加乙酸乙酯 2ml 使溶解，作为供试品溶液。另取川芎对照药材 1g，同法制成对照药材溶液。再取欧当归内酯 A 对照品，加乙酸乙酯制成每毫升含 0.1mg 的溶液（置棕色量瓶中），作为对照品溶液。照薄层色谱法（《中国药典》2015 年版通则 0502）试验，吸取上述三种溶液各 10μl，分别点于同一硅胶 GF_{254} 薄层板上，以正己烷 - 乙酸乙酯（3 ∶ 1）为展开剂，展开，取出，晾干，置紫外光灯（254nm）下检视。供试品色谱中，在与对照药材色谱和对照品色谱相应的位置上，显相同颜色的斑点。结果见图 32-9。

五、检查

1. 杂质

根据《中国药典》2015 年版通则 2301 杂质检查法，各取约 100g 的净川芎，摊开，将霉烂、变质、虫蛀及其他杂质拣出，将各类杂质分别称重，计算其在供试品中的百分含量，结果见表 32-2。

表 32-2 川芎杂质测定结果（%）

批号	饮片杂质率平均值	原料药材
B601072	0.8	1.0
B601131	0.7	1.0
B602241	0.7	1.2
B606061	1.0	1.6
B606121	0.9	1.8
B607041	0.8	1.4
B702171	0.9	1.6
B703061	0.6	1.6
B703151	0.5	1.6
B703161	0.7	1.6

通过检测，杂质量最高为 1.0%，最低为 0.5%，均符合药典标准（不超过 3%）。根据 95% 置信度计算置信区间，上限为 0.9%，下限为 0.7%，考虑到川芎的大生产实际，我公司将川芎优质饮片质量标准杂质含量定为不得过 1.0%。

2. 水分

照水分测定法（《中国药典》2015 年版通则 0832 第四法）测定，不得过 12.0%。取本品粉末 20g，粉碎过二号筛，精密称定，置 500ml 圆底烧瓶中，加入沸石数粒，将水分测定仪其余部分接上，于冷凝管顶端加入 200ml 甲苯，使充满 B 管狭长部分。开启电热套，待甲苯开始沸腾时，调节温度使液滴速度控制在每秒钟馏出 2 滴。持续加热至测定管刻度部分水分不再增加时（约 4h），用少许甲苯从冷凝管上端冲洗冷凝管内壁，并用蘸甲苯的铜丝刷将附着在内壁的甲苯推下，继续加热蒸馏 5min，停止加热，放冷至室温。拆卸装置，待水分与甲苯完全分离，读取水量，计算出供试品中水分的百分量，结果见表 32-3。

表 32-3 川芎水分测定结果（%）

批号	饮片含水率平均值	原料药材
B601072	11.1	11.6
B601131	11.1	11.6
B602241	10.8	11.5
B606061	10.8	11.8
B606121	8.0	11.9
B607041	10.6	9.8
B702171	11.4	11.8
B703061	11.8	11.8
B703151	11.6	11.8
B703161	7.0	11.8

结果表明，水分含量最高为 11.8%，根据 95% 置信度计算置信区间，上限为 11.6%，下限为 9.3%，

考虑到大生产的实际及成本控制的需要，我公司将川芎优质饮片含水量标准定为不得高于 12.0%。

3. 总灰分

按照灰分测定法（《中国药典》2015 年版通则 2302）测定，不得过 4.0%。取供试品适量粉碎使其完全通过二号筛，充分混匀。精密称取川芎粉末 3 ～ 5g，置炽灼至恒重的坩埚中，于电炉上缓缓炽热至完全炭化。转移至马福炉中，逐渐升温至 600℃，完全灰化（约 5h）并至恒重，称重。根据残渣重量，计算 10 份供试品中总灰分的含量，结果见表 32-4。

表 32-4 川芎总灰分测定结果（%）

批号	饮片总灰分平均值	原料药材
B601072	4.4	4.7
B601131	4.4	4.7
B602241	3.9	4.2
B606061	3.9	4.1
B606121	4.5	4.0
B607041	4.2	4.5
B702171	4.2	3.9
B703061	4.1	3.9
B703151	4.1	3.9
B703161	4.0	3.9

结果表明，总灰分含量最高为 4.5%，根据 95% 置信度计算置信区间，上限为 4.3%，下限为 4.0%，考虑到大生产的实际，我公司将川芎优质饮片总灰分标准定为不得高于 5.0%。

4. 二氧化硫残留量

按照二氧化硫残留量测定法（《中国药典》2015 年版通则 2331）测定，不得过 150mg/kg。取川芎饮片细粉约 10g，精密称定，置两颈圆底烧瓶中，加水 300 ～ 400ml。打开回流冷凝管开关给水，将冷凝管的上端 E 口处连接一橡胶导气管置于 100ml 锥形瓶底部。锥形瓶内加入 3% 过氧化氢溶液 50ml 作为吸收液（橡胶导气管的末端应在吸收液液面以下）。使用前，在吸收液中加入 3 滴甲基红乙醇溶液指示剂（2.5mg/ml），并用 0.01mol/L 氢氧化钠滴定液滴定至黄色（即终点；如果超过终点，则应舍弃该吸收溶液）。开通氮气，使用流量计调节气体流量至约 0.2L/min；打开分液漏斗 C 的活塞，使盐酸溶液（6mol/L）10ml 流入蒸馏瓶，立即加热两颈烧瓶内的溶液至沸，并保持微沸；烧瓶内的水沸腾 1.5h 后，停止加热。吸收液放冷后，置于磁力搅拌器上不断搅拌，用氢氧化钠滴定液（0.01mol/L）滴定，至黄色持续时间 20s 不褪，并将滴定的结果用空白实验校正。计算供试品中二氧化硫残留量，结果见表 32-5。

表 32-5 川芎二氧化硫残留量测定结果（mg/kg）

批号	饮片二氧化硫残留量平均值	原料二氧化硫残留量
B601072	38	42
B601131	38	42
B602241	50	50
B606061	27	27
B606121	26	31

续表

批号	饮片二氧化硫残留量平均值	原料二氧化硫残留量
B607041	18	16
B702171	0	11
B703061	1	11
B703151	11	11
B703161	1	11

结果表明，二氧化硫残留量最高为 50mg/kg，根据 95% 置信度计算置信区间，上限为 33.7mg/kg，下限为 8.3mg/kg，考虑到样品的差异性，我公司将川芎优质饮片二氧化硫残留量标准定为不得超过 50mg/kg。

六、浸出物

将制备好的样品粉末混合均匀，取供试品约 2g，称定重量，置 100ml 的锥形瓶中，精密加入蒸馏水 50ml，塞紧，称定重量，静置 1h 后，连接回流冷凝管，水浴加热至沸腾，并保持微沸 1h，放冷后，取下锥形瓶，密塞，称定重量，用乙醇补足减失的重量，摇匀，用干燥的滤器滤过，精密量取滤液 25ml，置已干燥至恒重的蒸发皿中，在水浴上蒸干后，于 105℃干燥 3h，移至干燥器中，冷却 30min，迅速精密称定重量，以干燥品计算供试品中醇溶性浸出物的含量（%）。结果见表 32-6。

表 32-6　川芎浸出物测定结果（%）

批号	饮片浸出物平均值	原料浸出物
B601072	36.3	36.7
B601131	36.3	36.7
B602241	34.4	35.0
B606061	34.4	30.1
B606121	33.2	34.2
B607041	32.2	35.2
B702171	32.3	37.1
B703061	37.1	37.1
B703151	36.1	37.1
B703161	33.1	37.1

结果表明，浸出物含量最高为 37.1%，最低为 32.2%，根据 95% 置信度计算置信区间，上限为 35.8%，下限为 33.3%，考虑到大生产的实际，我公司将川芎优质饮片浸出物标准定为不得少于 33.0%。

七、含量测定

照《中国药典》2015 年版（通则 0512）高效液相色谱法测定。

色谱条件：以十八烷基硅烷键合硅胶为填充剂；以甲醇 -1% 乙酸溶液（30 ∶ 70）为流动相；检测波长为 321nm。理论板数按阿魏酸峰计算应不低于 4000。

对照品溶液的制备：取阿魏酸对照品适量，精密称定，置棕色量瓶中，加 70% 甲醇制成每毫升含 20μg 的溶液，即得。

供试品溶液的制备：取本品粉末（过四号筛）约 0.5g，精密称定，置具塞锥形瓶中，精密加入 70% 甲醇 50ml，密塞，称定重量，加热回流 30min，放冷，再称定重量，用 70% 甲醇补足减失的重量，摇匀，静置，取上清液，滤过，取续滤液，即得。

样品含量测定：分别精密吸取对照品溶液、供试品溶液各 10μl，注入高效液相色谱仪，按前述色谱条件测定，结果见图 32-10、图 32-11、表 32-7。

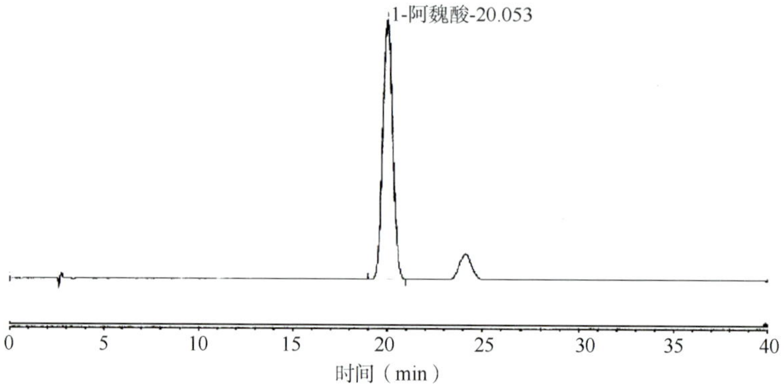

图 32-10　阿魏酸对照品

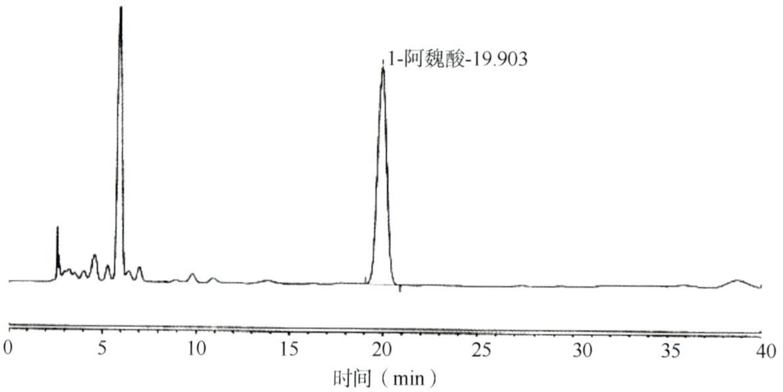

图 32-11　川芎饮片供试品

表 32-7　川芎阿魏酸含量测定结果（%）

编号	饮片阿魏酸含量平均值	原料药材阿魏酸含量
B601072	0.25	0.26
B601131	0.25	0.26
B602241	0.28	0.25
B606061	0.28	0.26
B606121	0.29	0.20
B607041	0.23	0.30
B702171	0.25	0.28
B703061	0.17	0.28
B703151	0.26	0.28
B703161	0.31	0.28

结果显示，四川省彭州市川芎产区生产川芎饮片中阿魏酸的含量均超过药典标准 0.10%，符合药典标准。根据 95% 置信度计算置信区间，上限为 0.29%，下限为 0.23%，考虑到大生产的实际，我公司将川芎优质饮片阿魏酸标准定为不得少于 0.20%。

八、性味与归经

辛，温。归肝、胆、心包经。

九、功能与主治

活血行气，祛风止痛。用于胸痹心痛，胸胁刺痛，跌仆肿痛，月经不调，经闭痛经，癥瘕腹痛，头痛，风湿痹痛。

十、用法与用量

3 ～ 10g。

十一、贮藏

常温饮片库面积 843m^2，温度 30℃以下，湿度 45% ～ 75%。阴凉饮片库面积 2700m^2，温度 20℃以下，湿度 45% ～ 75%。川芎置阴凉干燥处，防蛀。川芎置于阴凉库贮存。

十二、优质饮片质量标准亮点总结

1. 药材与基原

原料药材为伞形科植物川芎 *Ligusticum chuanxiong* Hort. 的干燥根茎，为药典收载品种。

2. 产地

四川省彭州市，为川芎的道地产区。

3. 工艺

参数明确，稳定可控。

4. 性状

要求优质饮片川芎的厚度在 2 ～ 4mm，直径在 18 ～ 24mm。在药典的基础上增加了厚度和直径的要求。

5. 检查

新增了杂质和二氧化硫残留量指标，杂质不得过 1%，二氧化硫残留量不得过 50mg/kg。提高了总灰分的指标，总灰分不得过 5.0%（药典要求为不得过 6.0%）。

6. 提高项

提高了浸出物指标，规定浸出物不得少于 33.0%（药典规定为不得少于 12.0%）。含量测定项下阿魏酸，含阿魏酸（$C_{10}H_{10}O_4$）不得少于 0.20%（药典规定不得少于 0.10%）。

33. 黄芩
Huangqin
SCUTELLARIAE RADIX

本品为唇形科植物黄芩 *Scutellaria baicalensis* Georgi 的干燥根的炮制加工品。

【采收与加工】 每年 11 月采挖，去掉茎叶、泥土，然后晾晒。晾晒时严防雨淋，晾晒至九成干时，用滚筒式撞皮机撞去粗皮，撞后再晒至全干即可。产自道地产区河北省安国市。

【炮制】 除去杂质，置沸水中煮 10min 左右，取出，闷透，切薄片（1 ～ 2mm），烘干（≤ 80℃），精选。

【成品性状】 呈类圆形 1 ～ 2mm 薄片，直径为 10 ～ 14mm。外表皮黄棕色或棕褐色。切面黄棕色或黄绿色，具放射状纹理。

【鉴别】

（1）显微鉴别：粉末黄色。韧皮纤维单个散在或数个成束，梭形，长 60 ～ 250μm，直径 9 ～ 33μm，壁厚，孔沟细。石细胞类圆形、类方形或长方形，壁较厚或甚厚。木栓细胞棕黄色，多角形。网纹导管多见，直径 24 ～ 72μm。木纤维多碎断，直径约 12μm，有稀疏斜纹孔。淀粉粒甚多，单粒类球形，直径 2 ～ 10μm，脐点明显，复粒由 2 ～ 3 分粒组成。

（2）取本品粉末 1g，加乙酸乙酯 - 甲醇（3 ∶ 1）的混合溶液 30ml，加热回流 30min，放冷，滤过，滤液蒸干，残渣加甲醇 5ml 使溶解，取上清液作为供试品溶液。另取黄芩对照药材 1g，同法制成对照药材溶液。再取黄芩苷对照品、黄芩素对照品、汉黄芩素对照品，加甲醇分别制成每 1ml 含 1mg、0.5mg、0.5mg 的溶液，作为对照品溶液。照薄层色谱法（《中国药典》2015 年版通则 0502）试验，吸取上述供试品溶液、对照药材溶液各 2μl 及上述三种对照品溶液各 1μl，分别点于同一聚酰胺薄膜上，以甲苯 - 乙酸乙酯 - 甲醇 - 甲酸（10 ∶ 3 ∶ 1 ∶ 2）为展开剂，预饱和 30min，展开，取出，晾干，置紫外光灯（365nm）下检视。供试品色谱中，在与对照药材色谱相应的位置上，显相同颜色的斑点；在与对照品色谱相应的位置上，显三个相同的暗色斑点。

【检查】

杂质　不得过 2%（《中国药典》2015 年版通则 2301）。

水分　不得过 11.0%（《中国药典》2015 年版通则 0832 第二法）。

总灰分　不得过 5.0%（《中国药典》2015 年版通则 2302）。

二氧化硫残留量　照二氧化硫残留量测定法（《中国药典》2015 年版通则 2331）测定，不得过 50mg/kg。

金胺 O　应符合规定（《国家食品药品监督管理局药品检验补充检验方法和检验项目批准件》）。

【浸出物】 照醇溶性浸出物测定法（《中国药典》2015 年版通则 2201）项下的热浸法测定，用稀乙醇作溶剂，不得少于 50.0%。

【含量测定】 照高效液相色谱法（《中国药典》2015 年版通则 0512）测定。

色谱条件与系统适用性试验：以十八烷基硅烷键合硅胶为填充剂；以甲醇 - 水 - 磷酸（47 ∶ 53 ∶ 0.2）为流动相；检测波长为 280nm。理论板数按黄芩苷峰计算应不低于 2500。

对照品溶液的制备：取在 60℃减压干燥 4h 的黄芩苷对照品适量，精密称定，加甲醇制成每 1ml 含 60μg 的溶液，即得。

供试品溶液的制备：取本品中粉约 0.3g，精密称定，加 70% 乙醇 40ml，加热回流 3h，放冷，滤过，滤液置 100ml 量瓶中，用少量 70% 乙醇分次洗涤容器和残渣，洗液滤入同一量瓶中，加 70% 乙醇至刻度，摇匀。精密量取 1ml，置 10ml 量瓶中，加甲醇至刻度，摇匀，即得。

测定法：分别精密吸取对照品溶液与供试品溶液各 10μl，注入液相色谱仪，测定，即得。

本品按干燥品计算，含黄芩苷（$C_{21}H_{18}O_{11}$）不得少于 10.0%。

【性味与归经】 苦，寒。归肺、胆、脾、大肠、小肠经。

【功能与主治】 清热燥湿，泻火解毒，止血，安胎。用于湿温，暑湿，胸闷呕恶，湿热痞满，泻痢，黄疸，肺热咳嗽，高热烦渴，血热吐衄，痈肿疮毒，胎动不安。

【用法与用量】 3 ～ 10g。

【贮藏】 置通风干燥处，防潮。

起草单位：河北楚风中药饮片有限公司

“优质黄芩饮片质量标准（草案）”起草说明

一、药材来源

1. 基原

原料药材唇形科植物黄芩 *Scutellaria baicalensis* Georgi 的干燥根，为《中国药典》收载品种，见图 33-1。

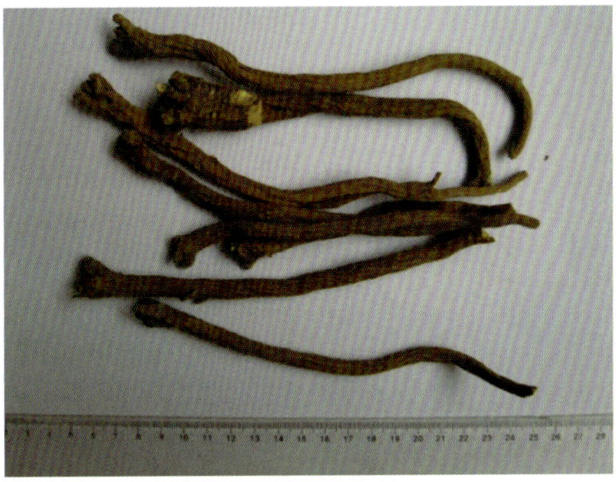

图 33-1 黄芩药材

2. 采收季节及产地加工

采收期为移栽后当年的 11 月(地上部分枯萎后)，选择晴天采挖，去掉茎叶、泥土，然后晾晒。晾晒时严防雨淋，晾晒至九成干时，用滚筒式撞皮机撞去粗皮，撞后再晒至全干即可。

3. 优质药材依据

黄芩早在古时就有种植。《本草经集注》：“今第一出彭城。郁州亦有之。”《唐本草》：“今出宜州、鄜州、泾州者佳。”《本草图经》：“今川蜀、河东、陕西近郡皆有之。”

中国商业出版社出版的《药材资料汇编》中写道：黄芩以内蒙古、山西、河北产量大、质佳。

人民卫生出版社出版的《中国药材商品学》中写道：黄芩主产于河北承德、围场、青龙、平泉、保定(安国市属于保定市)；习惯以河北产者品质最佳。

河北省安国市的黄芩药材能够从种子选育、种苗生产、种植、产地加工实行规范化、标准化管理。基地黄芩年产量在 250t 以上，完全满足公司生产饮片所需。

为保证黄芩优质饮片的质量，黄芩优质原料全部从河北省安国市采购，并与供应商签订了购销合同。

公司制定了黄芩药材内控质量标准，标准基于《中国药典》2015 年版制定，部分关键质量指标在《中国药典》标准上有所提高（杂质不超过 2%；水分不超过 11.0%，；总灰分不超过 5.0%；二氧化硫残留量不超过 50mg/kg，比《中国药典》低 100mg/kg；金胺 O 符合规定；浸出物不低于 50.0%，比《中国药典》高 10%；黄芩苷含量不低于 10.0%，比《中国药典》高 1.0%），原料经检验合格后入库，储存于常温库，并按养护规程进行养护。

二、炮制

1. 标准依据

依据《中国药典》2015 年版黄芩质量标准炮制项下内容操作，方法为净选，煮制，闷润，切制，干燥，精选。

2. 工艺流程

工艺流程见图 33-2。

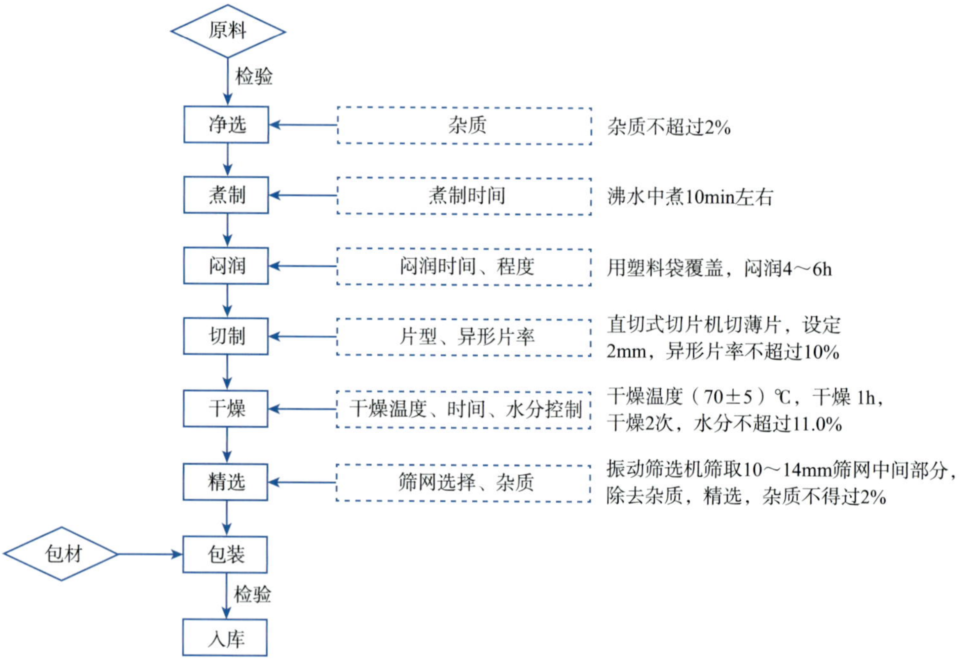

图 33-2　黄芩饮片生产工艺流程图

3. 炮制工艺

公司生产经营黄芩多年，经过长期的实践和经验积累，最终确定黄芩饮片炮制工艺。黄芩饮片炮制工艺步骤及主要参数如下：

（1）净选：人工净选，剔除虫蛀、霉变，去净杂质及非药用部位、泥沙、尘土。净选后杂质不超过 2%。

（2）煮制：用蒸煮锅煮黄芩，蒸煮锅加水后加热至水沸，将黄芩投入沸水中煮 10min 左右，取出。

（3）闷润：煮制后取出，置于周转箱内，用塑料袋覆盖闷润，闷 4～6h，闷润至易弯曲而不易折断，内外湿度一致。

（4）切制：将润好的黄芩置于直切式切片机上，片厚调节器设定为 2mm，切薄片。异形片不超过 10%。

（5）干燥：将切制的黄芩，用网带式烘箱干燥，干燥温度（70±5）℃，干燥 1h 左右，干燥 2 次，干燥后水分不超过 11.0%。

（6）精选：干燥后置筛选机中，先用 10mm 筛网筛选，取筛上部分，然后用 14mm 筛网筛选，取筛下部分，人工精选。精选后杂质不得超过 2%。

为确保产品质量符合要求，公司以《中国药典》2015 年版为基础，制定了《黄芩生产工艺规程》、《黄芩饮片检验标准操作规程》等文件。生产设备有净选台、直切式切片机、中药蒸煮锅、网带式烘箱、振动筛选机、链斗式包装机、自动包装机等，能够满足黄芩饮片的加工生产要求。

三、性状

本品为类圆形 1 ～ 2mm 薄片，直径为 10 ～ 14mm。外表皮黄棕色或棕褐色。切面黄棕色或黄绿色，具放射状纹理，见表 33-1、图 33-3。

表 33-1　黄芩饮片性状

饮片批号	性状描述
B601203	为类圆形 1 ～ 2mm 薄片，直径为 10 ～ 14mm。外表皮黄棕色或棕褐色。切面黄棕色或黄绿色，具放射状纹理
B606081	为类圆形 1 ～ 2mm 薄片，直径为 10 ～ 14mm。外表皮黄棕色或棕褐色。切面黄棕色或黄绿色，具放射状纹理
B606231	为类圆形 1 ～ 2mm 薄片，直径为 10 ～ 14mm。外表皮黄棕色或棕褐色。切面黄棕色或黄绿色，具放射状纹理

四、鉴别

1. 显微鉴别

本品粉末黄色。韧皮纤维单个散在或数个成束，梭形，长 60 ～ 250μm，直径 9 ～ 33μm，壁厚，孔沟细。石细胞类圆形、类方形或长方形，壁较厚或甚厚。木栓细胞棕黄色，多角形。网纹导管多见，直径 24 ～ 72μm。木纤维多碎断，直径约 12μm，有稀疏斜纹孔。淀粉粒甚多，单粒类球形，直径 2 ～ 10μm，脐点明显，复粒由 2 ～ 3 分粒组成，见图 33-4 ～图 33-9。

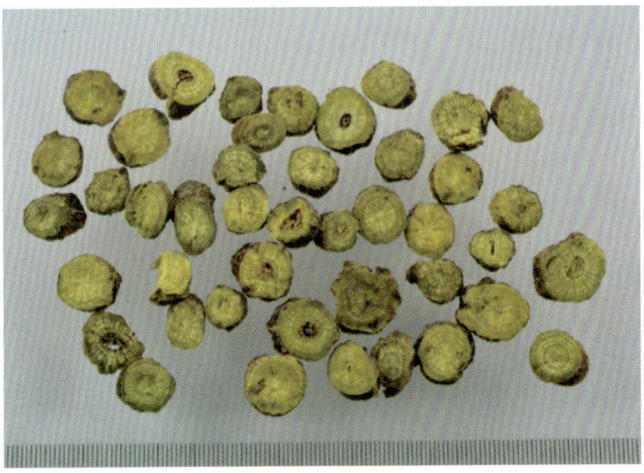

图 33-3　黄芩饮片

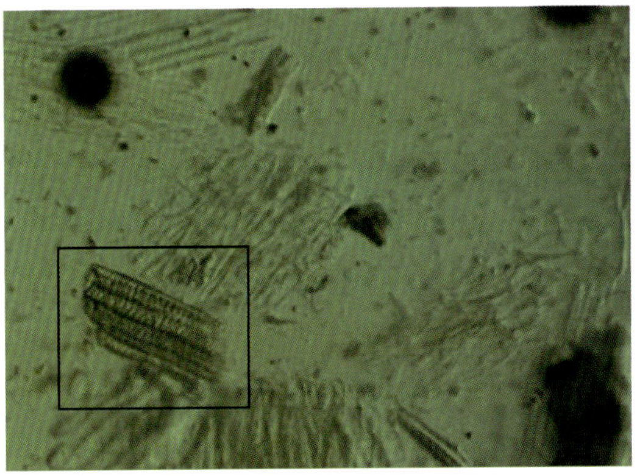

图 33-4　黄芩导管

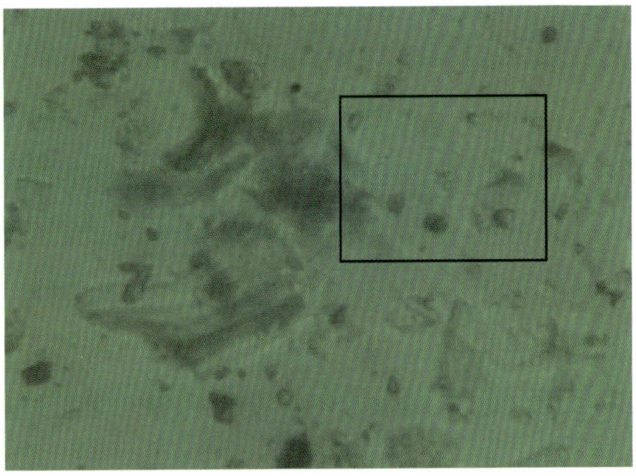

图 33-5　黄芩淀粉粒

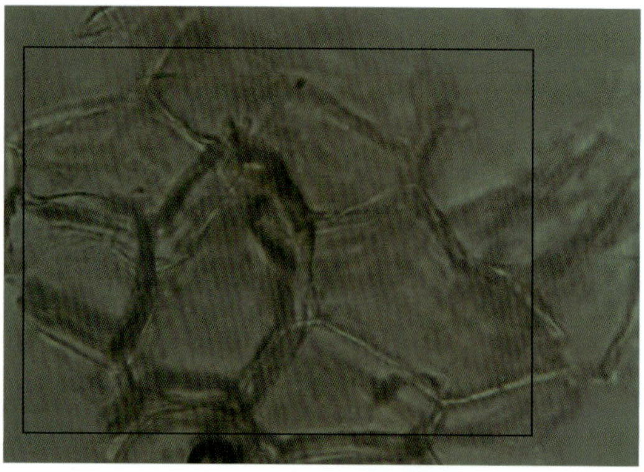

图 33-6　黄芩木栓细胞

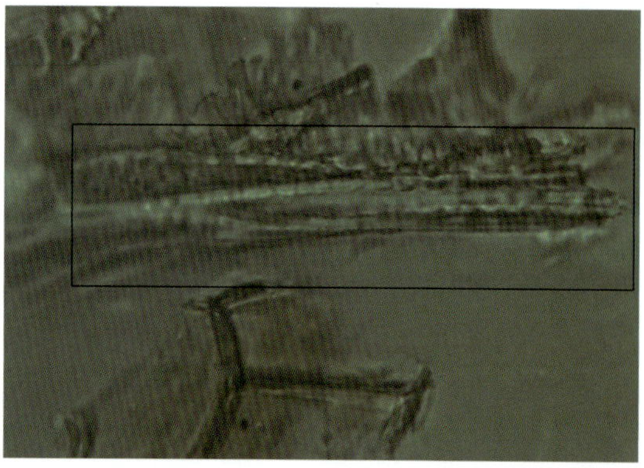

图 33-7　黄芩木纤维

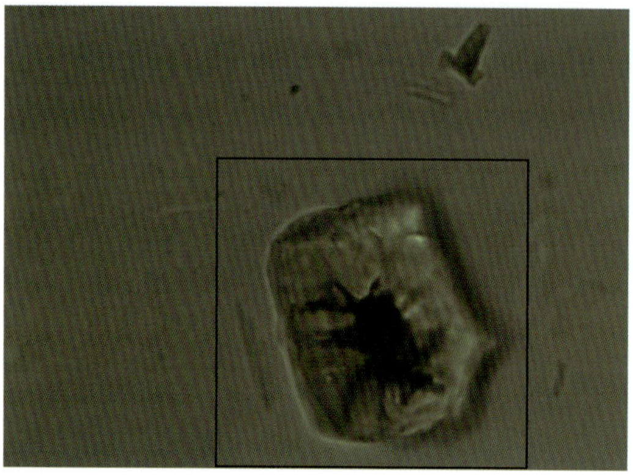

图 33-8　黄芩石细胞

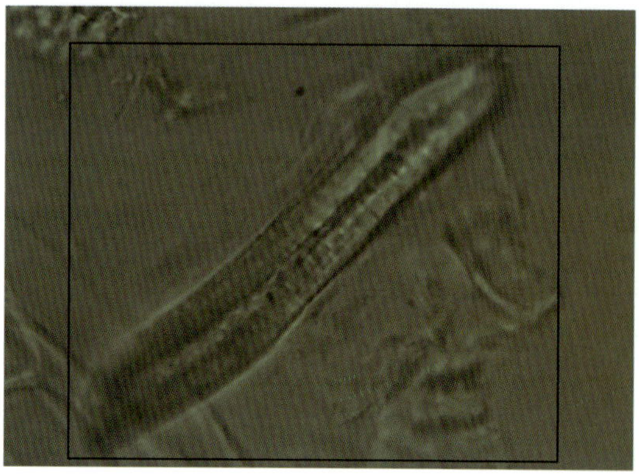

图 33-9　黄芩韧皮纤维

2. 薄层色谱鉴别

取本品粉末 1g，加乙酸乙酯 - 甲醇（3 ∶ 1）的混合溶液 30ml，加热回流 30min，放冷，滤过，滤液蒸干，残渣加甲醇 5ml 使溶解，取上清液作为供试品溶液。另取黄芩对照药材 1g，同法制成对照药材溶液。再取黄芩苷对照品、黄芩素对照品、汉黄芩素对照品，加甲醇分别制成每 1ml 含 1mg、0.5mg、0.5mg 的溶液，作为对照品溶液。照薄层色谱法（《中国药典》2015 年版通则 0502）试验，吸取上述供试品溶液、对照药材溶液各 2μl 及上述三种对照品溶液各 1μl，分别点于同一聚酰胺薄膜上，以甲苯 - 乙酸乙酯 - 甲醇 - 甲酸（10 ∶ 3 ∶ 1 ∶ 2）为展开剂，预饱和 30min，展开，取出，晾干，置紫外光灯（365nm）下检视。供试品色谱中，在与对照药材色谱相应的位置上，显相同颜色的斑点；在与对照品色谱相应的位置上，显三个相同的暗色斑点，见图 33-10。

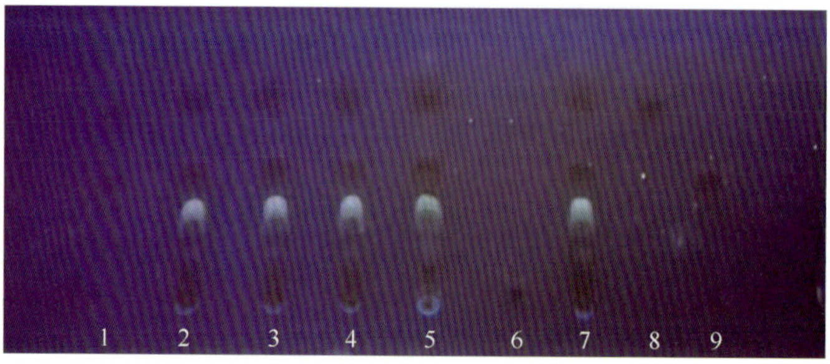

图 33-10　黄芩饮片薄层鉴别

1. 混合对照品；2. 黄芩饮片 -1；3. 黄芩饮片 -2；4. 黄芩饮片 -3；5. 对照药材；6. 黄芩苷对照品；7. 黄芩饮片 -4；8. 汉黄芩素对照品；9. 黄芩素对照品

五、检查

1. 杂质

根据《中国药典》2015年版通则2301杂质检查法，各取约100g的黄芩饮片，摊开，将霉烂、变质、虫蛀及其他杂质拣出，将各类杂质分别称重，计算其在供试品中的百分含量，结果见表33-2。

表 33-2 黄芩杂质测定结果（%）

批号	饮片	原料药材
B601203	1.8	2.6
B601261	1.6	2.6
B602191	1.2	2.3
B603111	1.1	2.3
B604151	1.0	2.8
B605101	0.9	2.8
B606081	1.1	2.3
B606231	1.5	2.3
B606281	1.3	2.8
B607051	0.7	2.0

通过检测，黄芩饮片杂质量最高为1.8%，最低为0.7%，均符合《中国药典》2015年版标准（不超过3%）。根据95%置信度计算置信区间，上限为1.5%，下限为1.0%，考虑到黄芩的产品质量，将黄芩优质饮片质量标准杂质含量定为不得过2.0%。

2. 水分

照水分测定法(《中国药典》2015年版通则0832第二法)测定，不得过12.0%。将供试品粉碎为粗粉，精密称定（2～5g），置已恒重的称量瓶中。将称量瓶于105℃干燥5h，取出，移置干燥器中，冷却30min，精密称定。将称量瓶再于105℃干燥1h，取出，移置干燥器中，冷却30min，精密称定，至连续两次称重的差异不超过5mg。记录干燥时的温度、干燥剂的种类，干燥和放冷至室温的时间，称量及恒重数据。根据减失的重量，计算10份供试品中含水量。结果见表33-3。

表 33-3 黄芩水分测定结果（%）

批号	饮片	原料药材
B601203	10.7	11.8
B601261	10.9	11.8
B602191	10.2	11.1
B603111	10.1	11.1
B604151	9.8	10.9
B605101	9.9	10.9
B606081	9.9	9.2
B606231	10.5	9.2
B606281	10.4	10.9
B607051	10.3	9.8

表33-3结果表明，黄芩饮片水分含量最高为10.9%，最低为9.8%，根据95%置信度计算置信区间，上限为10.5%，下限为10.0%，考虑到大生产的实际及成本控制的需要，将黄芩优质饮片含水量标准定为不得高于11.0%。

3. 总灰分

按照灰分测定法（《中国药典》2015年版通则2302）测定，不得过6.0%。取供试品适量粉碎使其完全通过二号筛，充分混匀。精密称取黄芩粉末3～5g，置炽灼至恒重的坩埚中，于电炉上缓缓炽热至完全炭化。转移至马福炉中，逐渐升温至600℃，完全灰化（约5h）并至恒重，称重。根据残渣重量，计算10份供试品中总灰分的含量。结果见表33-4。

表33-4 黄芩总灰分测定结果（%）

批号	饮片	原料药材
B601203	4.1	5.1
B601261	4.0	5.1
B602191	4.6	5.3
B603111	4.8	5.3
B604151	4.7	4.9
B605101	4.3	4.9
B606081	4.2	5.5
B606231	4.7	5.5
B606281	4.2	4.9
B607051	4.0	4.6

表33-4结果表明，黄芩饮片总灰分含量最高为4.8%，最低为4.0%，根据95%置信度计算置信区间，上限为4.6%，下限为4.1%，考虑到大生产的实际，将黄芩优质饮片总灰分标准定为不得高于5.0%。

4. 二氧化硫残留量

按照二氧化硫残留量测定法（《中国药典》2015年版通则2331）测定，不得过150mg/kg。取黄芩饮片细粉约10g，精密称定，置两颈圆底烧瓶中，加水300～400ml。打开回流冷凝管开关给水，将冷凝管的上端E口处连接一橡胶导气管置于100ml锥形瓶底部。锥形瓶内加入3%过氧化氢溶液50ml作为吸收液（橡胶导气管的末端应在吸收液液面以下）。使用前，在吸收液中加入3滴甲基红乙醇溶液指示剂（2.5mg/ml），并用0.01mol/L氢氧化钠滴定液滴定至黄色（即终点；如果超过终点，则应舍弃该吸收溶液）。开通氮气，使用流量计调节气体流量至约0.2L/min；打开分液漏斗C的活塞，使盐酸溶液（6mol/L）10ml流入蒸馏瓶，立即加热两颈烧瓶内的溶液至沸，并保持微沸；烧瓶内的水沸腾1.5h后，停止加热。吸收液放冷后，置于磁力搅拌器上不断搅拌，用氢氧化钠滴定液（0.01mol/L）滴定，至黄色持续时间20s不褪，并将滴定的结果用空白实验校正。计算供试品中二氧化硫残留量。结果见表33-5。

表33-5 黄芩二氧化硫残留量测定结果（mg/kg）

批号	饮片	原料药材
B601203	30	38
B601261	28	38

续表

批号	饮片	原料药材
B602191	9	13
B603111	9	13
B604151	3	7
B605101	3	7
B606081	0	0
B606231	0	0
B606281	3	7
B607051	38	42

表 33-5 结果表明，黄芩饮片二氧化硫残留量最高为 38mg/kg，最低为 0mg/kg，根据 95% 置信度计算置信区间，上限为 22.4mg/kg，下限为 2mg/kg，考虑到样品的差异性及产品质量，将黄芩优质饮片二氧化硫残留量标准定为不得超过 50mg/kg。

5. 金胺 O

根据《国家食品药品监督管理局药品检验补充检验方法和检验项目批准件》中检查方法检测，检验结果均符合规定。公司的黄芩饮片标准中金胺 O 应符合规定。

六、浸出物

将制备好的样品粉末混合均匀，取供试品约 2g，称定重量，置 100ml 的锥形瓶中，精密加入稀乙醇 50ml，塞紧，称定重量，静置 1h 后，连接回流冷凝管，水浴加热至沸腾，并保持微沸 1h，放冷后，取下锥形瓶，密塞，称定重量，用稀乙醇补足减失的重量，摇匀，用干燥的滤器滤过，精密量取滤液 25ml，置已干燥至恒重的蒸发皿中，在水浴上蒸干后，于 105℃干燥 3h，移置干燥器中，冷却 30min，迅速精密称定重量，以干燥品计算供试品中水醇溶性浸出物的含量。按《中国药典》2015 年版通则 2201 测定其醇溶性浸出物的含量。结果见表 33-6。

表 33-6　黄芩醇溶性浸出物测定结果（%）

批号	饮片	原料药材
B601203	58.2	59.0
B601261	57.9	59.0
B602191	51.3	59.2
B603111	50.8	59.2
B604151	54.8	60.1
B605101	53.9	60.1
B606081	58.9	60.8
B606231	53.0	60.8
B606281	51.9	60.1
B607051	59.0	62.3

表 33-6 结果表明，黄芩饮片浸出物含量最高为 59.0%，最低为 50.8%，根据 95% 置信度计算置信区间，上限为 57.3%，下限为 52.6%，考虑到大生产的实际，将黄芩优质饮片浸出物标准定为不得少于 50.0%。

七、含量测定

照《中国药典》2015 年版通则 0512 高效液相色谱法测定。

1. 色谱条件

以十八烷基硅烷键合硅胶为填充剂；以甲醇 - 水 - 磷酸（47 ∶ 53 ∶ 0.2）为流动相；检测波长为 280nm。理论板数按黄芩苷峰计算应不低于 2500。

2. 对照品溶液的制备

取在 60℃减压干燥 4h 的黄芩苷对照品适量，精密称定，加甲醇制成每 1ml 含 60μg 的溶液，即得。

3. 供试品溶液的制备

取本品中粉约 0.3g，精密称定，加 70% 乙醇 40ml，加热回流 3h，放冷，滤过，滤液置 100ml 量瓶中，用少量 70% 乙醇分次洗涤容器和残渣，洗液滤入同一量瓶中，加 70% 乙醇至刻度，摇匀。精密量取 1ml，置 10ml 量瓶中，加甲醇至刻度，摇匀，即得。

4. 样品含量测定

分别精密吸取对照品溶液、供试品溶液各 10μl，注入高效液相色谱仪测定。结果见图 33-11，图 33-12，表 33-7。

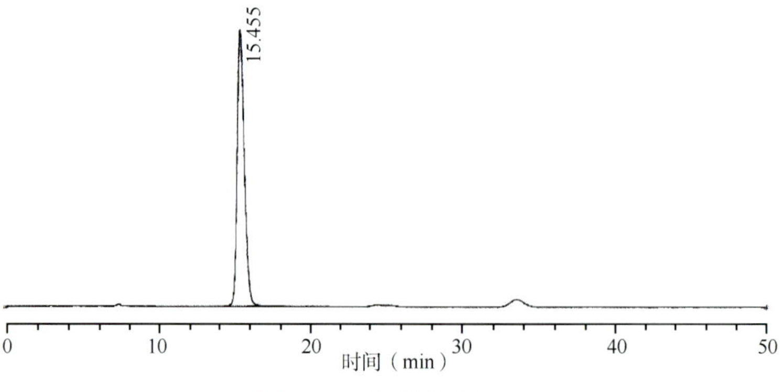

图 33-11 黄芩苷对照品

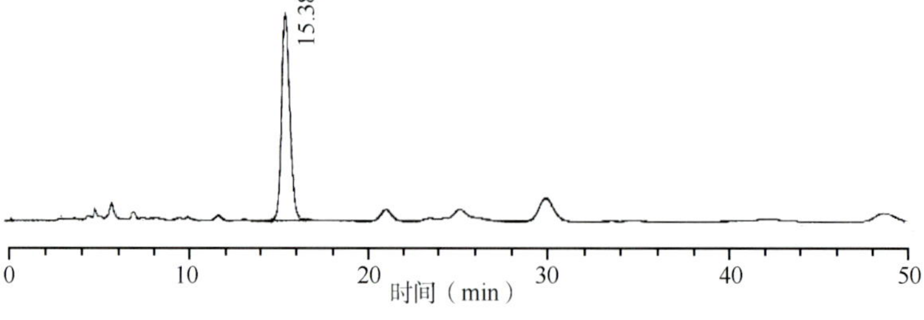

图 33-12 黄芩饮片供试品

表 33-7 黄芩中黄芩苷含量测定结果（%）

批号	饮片	原料药材
B601203	12.2	13.0
B601261	12.4	13.0
B602191	14.0	14.7
B603111	13.8	14.7
B604151	10.6	11.4
B605101	10.1	11.4
B606081	15.1	15.7
B606231	15.1	15.7
B606281	10.4	11.4
B607051	16.2	18.3

表 33-7 结果显示，河北省安国市产区生产黄芩饮片中黄芩苷的含量均超过 8.0%，显著高于《中国药典》2015 年版标准。根据 95% 置信度计算置信区间，上限为 14.5%，下限为 11.4%，考虑到大生产的实际，将黄芩优质饮片黄芩苷标准定为不得少于 10.0%。

八、性味与归经

苦，寒。归肺、胆、脾、大肠、小肠经。

九、功能与主治

清热燥湿，泻火解毒，止血，安胎。用于湿温，暑湿，胸闷呕恶，湿热痞满，泻痢，黄疸，肺热咳嗽，高热烦渴，血热吐衄，痈肿疮毒，胎动不安。

十、用法与用量

3 ～ 10g。

十一、贮藏

常温饮片库面积 843m^2，温度 30℃以下，湿度 45% ～ 75%。阴凉饮片库面积 2700m^2，温度 20℃以下，湿度 45% ～ 75%。黄芩置通风干燥处，防潮。黄芩置于常温库储存。

十二、优质饮片质量标准亮点总结

1. 药材与基原

原料药材唇形科植物黄芩 *Scutellaria baicalensis* Georgi 的干燥根，为《中国药典》收载品种。

2. 产地

河北省安国市，为黄芩道地产区。

3. 工艺

参数明确，稳定可控。

4. 性状

规定了优质黄芩饮片为类圆形 1 ～ 2mm 的薄片，直径 10 ～ 14mm。在《中国药典》2015 年版的基础上增加了对厚度和直径的要求。

5. 检查

新增了杂质、水分、总灰分、金胺 O 和二氧化硫残留量指标，杂质不得过 1%，水分不得过 11.0%，总灰分不得过 5.0%，金胺 O 符合规定，二氧化硫残留量不得过 50mg/kg。

6. 提高项

增加了浸出物指标，浸出物不得少于 50.0%。提高了含量测定的指标，规定含量不得少于 10.0%（《中国药典》2015 年版要求不得少于 8.0%）。

34. 牛膝
Niuxi
ACHYRANTHIS BIDENTATAE RADIX

本品为苋科植物牛膝 *Achyranthes bidentata* Bl. 干燥根的炮制加工品。

【采收与加工】 冬季茎叶枯萎时采挖，除去须根和泥沙，捆成小把，晒至干皱后，将顶端切齐，晒干。产自道地产区河南省焦作市。

【炮制】 除去杂质，洗净，润透，除去残留芦头，切长段（10 ～ 15mm），烘干（≤ 60℃），精选。

【成品性状】 呈圆柱形的 10 ～ 15mm 段，直径 6 ～ 8mm。外表皮灰黄色或淡棕色，有微细的纵皱纹及横长皮孔。质硬脆，易折断，受潮变软。切面平坦，淡棕色或棕色，略呈角质样而油润，中心维管束木部较大，黄白色，其外围散有多数黄白色点状维管束，断续排列成 2 ～ 4 轮。气微，味微甜而稍苦涩。

【鉴别】

（1）显微鉴别：横切面，木栓层为数列扁平细胞，切向延伸。栓内层较窄。异型维管束外韧型，断续排列成 2 ～ 4 轮，最外轮的维管束较小，有的仅 1 至数个导管，束间形成层几连接成环，向内维管束较大；木质部主要由导管及小的木纤维组成，根中心木质部集成 2 ～ 3 群。薄壁细胞含有草酸钙砂晶。

（2）取本品粉末 4g，加 80% 甲醇 50ml，加热回流 3h，滤过，滤液蒸干，残渣加水 15ml，微热使溶解，加在 D101 型大孔吸附树脂柱（内径为 1.5cm，柱高为 15cm）上，用水 100ml 洗脱，弃去水液，再用 20% 乙醇 100ml 洗脱，弃去洗脱液，继用 80% 乙醇 100ml 洗脱，收集洗脱液，蒸干，残渣加 80% 甲醇 1ml 使溶解，作为供试品溶液。另取牛膝对照药材 4g，同法制成对照药材溶液。再取 β- 蜕皮甾酮对照品、人参皂苷 Ro 对照品，加甲醇分别制成每 1ml 含 1mg 的溶液，作为对照品溶液。照薄层色谱法（《中国药典》2015 年版通则 0502）试验，吸取供试品溶液 4 ～ 8μl、对照药材溶液和对照品溶液各 4μl，分别点于同一硅胶 G 薄层板上，以三氯甲烷 - 甲醇 - 水 - 甲酸（7 ∶ 3 ∶ 0.5 ∶ 0.05）为展开剂，展开，取出，晾干，喷以 5% 香草醛硫酸溶液，在 105℃加热至斑点显色清晰。供试品色谱中，在与对照药材色谱和对照品色谱相应的位置上，显相同颜色的斑点。

【检查】

杂质　不得过 2%（《中国药典》2015 年版通则 2301）。

水分 不得过14.0%（《中国药典》2015年版通则0832第二法）。

总灰分 不得过6.0%（《中国药典》2015年版通则2302）。

二氧化硫残留量 照二氧化硫残留量测定法（《中国药典》2015年版通则2331）测定，不得过100mg/kg。

【浸出物】 照醇溶性浸出物测定法（《中国药典》2015年版通则2201）项下的热浸法测定，用水饱和正丁醇作溶剂，不得少于6.0%。

【含量测定】 照高效液相色谱法（《中国药典》2015年版通则0512）测定。

色谱条件与系统适用性试验：以十八烷基硅烷键合硅胶为填充剂；以乙腈-水-甲酸（16∶84∶0.1）为流动相；检测波长为250nm。理论板数按β-蜕皮甾酮峰计算应不低于4000。

对照品溶液的制备：取β-蜕皮甾酮对照品适量，精密称定，加甲醇制成每1ml含0.1mg的溶液，即得。

供试品溶液的制备：取本品粉末（过三号筛）约1g，精密称定，置具塞锥形瓶中，加水饱和正丁醇30ml，密塞，浸泡过夜，超声处理（功率300W，频率40kHz）30min，滤过，用甲醇10ml分数次洗涤容器及残渣，合并滤液和洗液，蒸干，残渣加甲醇使溶解，转移至5ml量瓶中，加甲醇至刻度，摇匀，即得。

测定法：分别精密吸取对照品溶液与供试品溶液各10μl，注入液相色谱仪，测定，即得。

本品按干燥品计算，含β-蜕皮甾酮（$C_{27}H_{44}O_7$）不得少于0.040%。

【性味与归经】 苦、甘、酸，平。归肝、肾经。

【功能与主治】 逐瘀通经，补肝肾，强筋骨，利尿通淋，引血下行。用于经闭，痛经，腰膝酸痛，筋骨无力，淋证，水肿，头痛眩晕，牙痛，口疮，吐血，衄血。

【用法与用量】 5～12g。

【注意】 孕妇慎用。

【贮藏】 置阴凉干燥处，防潮。

起草单位：河北楚风中药饮片有限公司

“优质牛膝饮片质量标准（草案）”起草说明

一、药材来源

1. 基原

原料药材为苋科植物牛膝 *Achyranthes bidentata* Bl. 的干燥根，为《中国药典》收载品种，见图34-1。

2. 采收季节及产地加工

采收期为移栽当年的11～12月地上部分枯萎时，采收时除去地上茎（俗称芦头）、须根及泥沙，炕或晒至半干，捆成把，将顶端切齐，晾晒至全干。

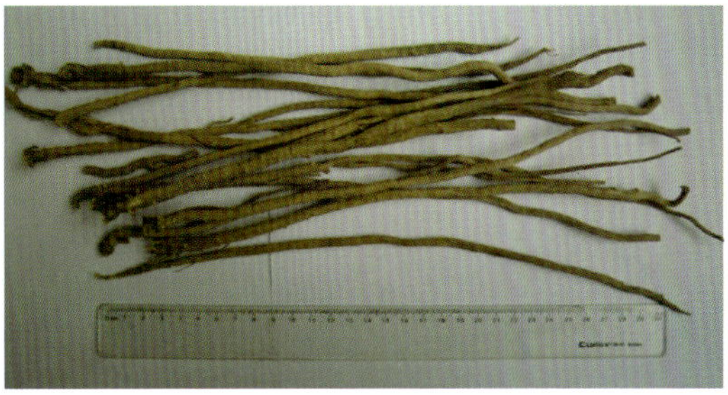

图34-1 牛膝药材

3. 优质药材依据

牛膝早在古时就有种植。《本草经集注》：“今出近道蔡州者，最长大柔润。”《本草图经》：“今江淮、闽粤、关中亦有之，然不及怀州者为真。”《本草衍义》：“今西京作畦种，有长二尺者最佳。”《本草品汇精要》：“怀州者为佳。”《本草纲目》：“牛膝处处有之，谓之土牛膝，不堪服，惟北土及川中人家栽莳者为良。”《药物出产辨》：“产河南淮庆、府武、陟温三县。”

中国商业出版社出版的《药材资料汇编》中写道：现时主产于河南武陟、温县、夏邑、孟县、博爱、沁阳，产量大。历史产区河南武陟、温县为主产地，以旧属怀庆府故称怀牛膝。

人民卫生出版社出版的《中国药材商品学》中写道：牛膝主产于河南武陟、温县、孟县、博爱、沁阳、辉县等地，河北、山西、山东、江苏及辽宁等省也有生产。以河南栽培的怀牛膝质量最好，畅销全国，并有出口。

河南省焦作市的牛膝药材能够从种子选育、种苗生产、种植、产地加工实行规范化、标准化管理。牛膝年产量在200t以上，完全满足本公司生产饮片所需。

为保证牛膝优质饮片的质量，牛膝优质原料全部从河南省焦作市采购，并与供应商签订了购销合同。

公司制定了牛膝药材内控质量标准，标准基于《中国药典》2015年版制定，部分关键质量指标在《中国药典》标准上有所提高（杂质不超过2%；水分不超过14.0%，比《中国药典》高1.0%；总灰分不超过6.0%，比《中国药典》低3.0%；二氧化硫残留量不超过100mg/kg，比《中国药典》低300mg/kg；浸出物不低于6.0%，比《中国药典》高0.5%；含量不低于0.040%，比《中国药典》高0.010%），原料经检验合格后入库，储存于阴凉库，并按养护规程进行养护。

二、炮制

1. 标准依据

依据《中国药典》2015年版牛膝质量标准炮制项下内容操作，方法为净选，洗药，润药，切制，干燥，精选。

2. 工艺流程

工艺流程见图34-2。

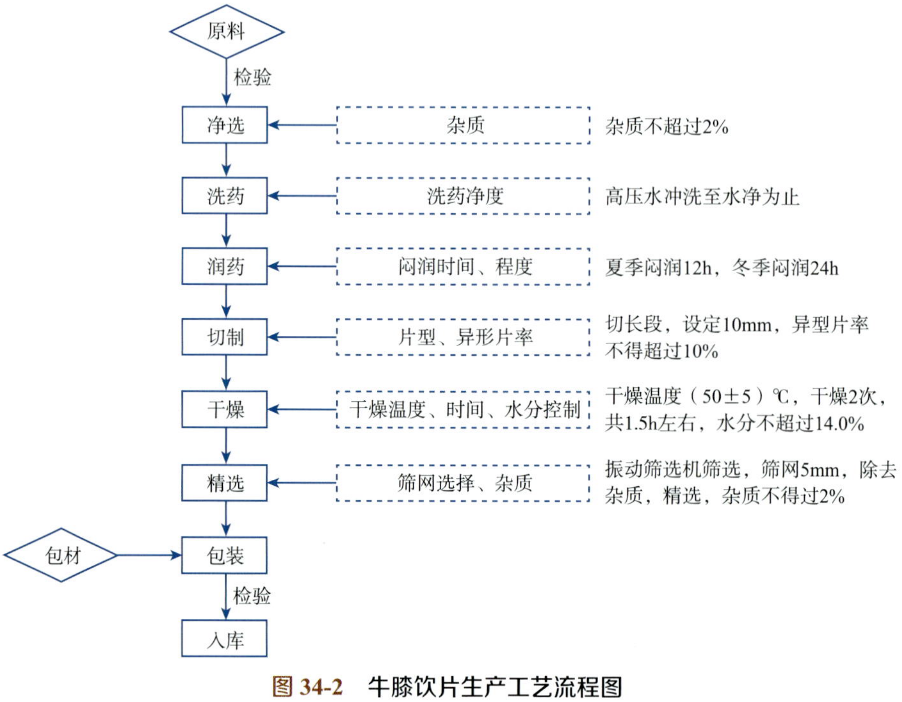

图34-2 牛膝饮片生产工艺流程图

3. 炮制工艺

公司生产经营牛膝多年，经过长期的实践和经验积累，最终确定牛膝饮片炮制工艺。牛膝饮片炮制工艺步骤及主要参数如下：

（1）净选：人工净选，净选后牛膝药材无泥沙、霉变、走油、虫蛀、非药用部位等；杂质应不得过 2%。

（2）洗药：将净选后的牛膝置浸泡槽中清洗，每次 30kg 左右，高压水冲洗至水净为止。

（3）润药：采用浸泡槽进行洗润，清洗后的牛膝直接闷润，夏季闷润 12h，冬季闷润 24h，闷润至弯曲不易折断，内外湿度一致。

（4）切制：采用直切式切片机进行切制，片厚调节器设定 10mm，切长段；异形片不得过 10%。

（5）干燥：采用网带式烘箱干燥，干燥温度（50±5）℃，干燥 2 次，共干燥 1.5h 左右。干燥后水分不得过 14.0%。

（6）精选：将干燥合格的牛膝置于振动筛内，过 5mm 筛，筛净细屑，精选。精选后杂质不超过 2%。

为确保产品质量符合要求，公司以《中国药典》2015 年版为基础，制定了《牛膝生产工艺规程》、《牛膝饮片检验标准操作规程》等文件。生产设备有净选台、浸泡槽、直切式切片机、网带式烘箱、振动筛选机、链斗式包装机、自动包装机等，能够满足牛膝饮片的加工生产要求。

三、性状

本品呈圆柱形的 10 ～ 15mm 段，直径为 6 ～ 8mm。外表皮灰黄色或淡棕色，有微细的纵皱纹及横长皮孔。质硬脆，易折断，受潮变软。切面平坦，淡棕色或棕色，略呈角质样而油润，中心维管束木部较大，黄白色，其外围散有多数黄白色点状维管束，断续排列成 2 ～ 4 轮。气微，味微甜而稍苦涩，见表 34-1，图 34-3。

表 34-1　牛膝饮片性状

饮片编号	性状描述
B601092	圆柱形的 10 ～ 15mm 段，直径为 6 ～ 8mm。外表皮灰黄色或淡棕色，有微细的纵皱纹及横长皮孔。质硬脆，易折断，受潮变软。切面平坦，淡棕色或棕色，略呈角质样而油润，中心维管束木部较大，黄白色，其外围散有多数黄白色点状维管束，断续排列成 2 ～ 4 轮。气微，味微甜而稍苦涩
B601201	圆柱形的 10 ～ 15mm 段，直径为 6 ～ 8mm。外表皮灰黄色或淡棕色，有微细的纵皱纹及横长皮孔。质硬脆，易折断，受潮变软。切面平坦，淡棕色或棕色，略呈角质样而油润，中心维管束木部较大，黄白色，其外围散有多数黄白色点状维管束，断续排列成 2 ～ 4 轮。气微，味微甜而稍苦涩
B605251	圆柱形的 10 ～ 15mm 段，直径为 6 ～ 8mm。外表皮灰黄色或淡棕色，有微细的纵皱纹及横长皮孔。质硬脆，易折断，受潮变软。切面平坦，淡棕色或棕色，略呈角质样而油润，中心维管束木部较大，黄白色，其外围散有多数黄白色点状维管束，断续排列成 2 ～ 4 轮。气微，味微甜而稍苦涩

四、鉴别

1. 显微鉴别

本品横切面：木栓层为数列扁平细胞，切向延伸。栓内层较窄。异型维管束外韧型，断续排列成 2 ～ 4 轮，最外轮的维管束较小，有的仅 1 至数个导管，束间形成层几连接成环，向内维管束较大；木

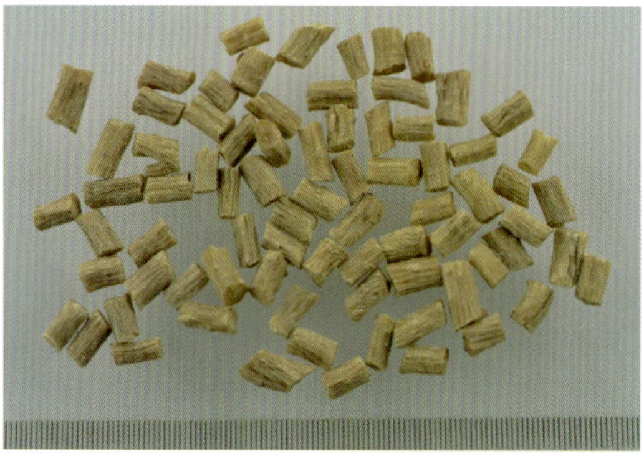

图 34-3 牛膝饮片

质部主要由导管及小的木纤维组成，根中心木质部集成 2 ～ 3 群。薄壁细胞含有草酸钙砂晶，见图 34-4。

2. 薄层鉴别

取本品粉末 4g，加 80% 甲醇 50ml，加热回流 3h，滤过，滤液蒸干，残渣加水 15ml，微热使溶解，加在 D101 型大孔吸附树脂柱（内径为 1.5cm，柱高为 15cm）上，用水 100ml 洗脱，弃去水液，再用 20% 乙醇 100ml 洗脱，弃去洗脱液，继用 80% 乙醇 100ml 洗脱，收集洗脱液，蒸干，残渣加 80% 甲醇 1ml 使溶解，作为供试品溶液。另取牛膝对照药材 4g，同法制成对照药材溶液。再取 *β*- 蜕皮甾酮对照品、人参皂苷 Ro 对照品，加甲醇分别制成每 1ml 含 1mg 的溶液，作为对照品溶液。照薄层色谱法（《中国药典》2015 年版通则 0502）试验，吸取供试品溶液 4 ～ 8μl、对照药材溶液和对照品溶液各 4μl，分别点于同一硅胶 G 薄层板上，以三氯甲烷 - 甲醇 - 水 - 甲酸（7 ∶ 3 ∶ 0.5 ∶ 0.05）为展开剂，展开，取出，晾干，喷以 5% 香草醛硫酸溶液，在 105℃加热至斑点显色清晰。供试品色谱中，在与对照药材色谱和对照品色谱相应的位置上，显相同颜色的斑点，见图 34-5。

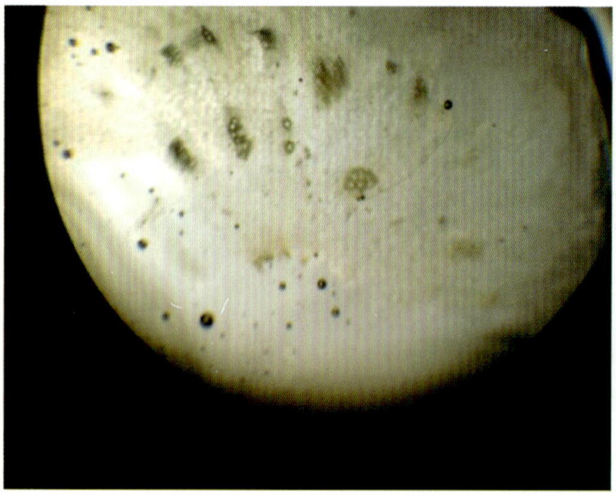

横切面

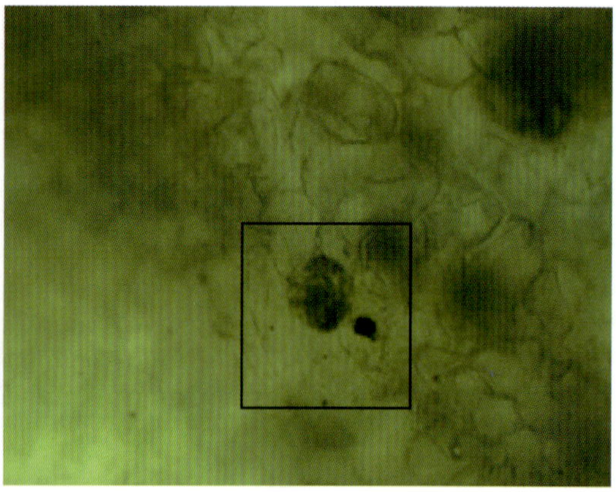

草酸钙砂晶

图 34-4 牛膝饮片显微鉴别特征

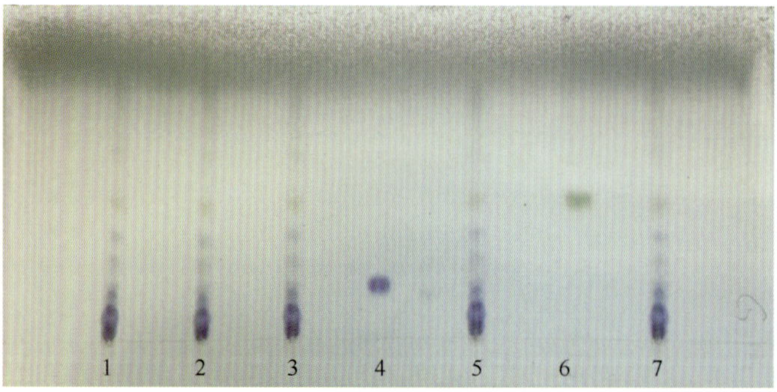

图 34-5 牛膝饮片薄层鉴别

1，2，5，7. 牛膝饮片；3. 对照药材；4. 人参皂苷 Ro 对照品；6. *β*- 蜕皮甾酮对照品

五、检查

1. 杂质

根据《中国药典》2015 年版通则 2301 杂质检查法，称取 100g 的净牛膝，摊开，将霉烂、变质、虫蛀及其他杂质拣出，将各类杂质分别称重，计算其在供试品中的百分含量，结果见表 34-2。

表 34-2 牛膝杂质测定结果（%）

批号	饮片	原料药材
B601092	1.0	1.8
B601201	1.7	1.8
B602211	0.9	1.1
B603111	0.7	1.1
B603281	0.7	1.1
B604181	1.0	1.3
B605161	1.2	1.3
B605251	1.5	1.7
B606231	1.4	1.7
B606301	1.1	1.7

通过检测，牛膝饮片杂质量最高为 1.7%，最低为 0.7%，均符合《中国药典》2015 年版标准（不超过 3%）。根据 95% 置信度计算置信区间，上限为 1.4%，下限为 0.9%，考虑到牛膝的大生产实际，将牛膝优质饮片质量标准杂质含量定为不得过 2.0%。

2. 水分

照水分测定法(《中国药典》2015 年版通则 0832 第二法)测定，不得过 15.0%。将供试品粉碎为粗粉，精密称定（2 ～ 5g），置已恒重的称量瓶中。将称量瓶于 105℃干燥 5h，取出，移置干燥器中，冷却 30min，精密称定。将称量瓶再于 105℃干燥 1h，取出，移置干燥器中，冷却 30min，精密称定，至连续两次称重的差异不超过 5mg。记录干燥时的温度，干燥剂的种类，干燥和放冷至室温的时间，称量及恒重数据。根据减失的重量，计算 10 份供试品中含水量。结果见表 34-3。

表 34-3 牛膝水分测定结果（%）

批号	饮片	原料药材
B601092	13.4	13.4
B601201	12.4	13.4
B602211	13.3	13.8
B603111	13.2	13.8
B603281	12.7	13.8
B604181	13.1	12.7
B605161	12.6	12.7
B605251	10.8	11.0
B606231	11.9	11.0
B606301	12.7	11.0

表 34-3 结果表明，牛膝饮片水分含量最高为 13.4%，最低为 10.8%，均低于 14.0%，根据 95% 置信度计算置信区间，上限为 13.2%，下限为 12.0%，考虑到大生产的实际及成本控制的需要，将牛膝优质饮片含水量标准定为不得高于 14.0%。

3. 总灰分

按照灰分测定法（《中国药典》2015 年版通则 2302）测定，不得过 9.0%。取供试品适量粉碎使其完全通过二号筛，充分混匀。精密称取牛膝粉末 3 ～ 5g，置炽灼至恒重的坩埚中，于电炉上缓缓炽热至完全炭化。转移至马福炉中，逐渐升温至 600℃，完全灰化（约 5h）并至恒重，称重。根据残渣重量，计算供试品中总灰分的含量，结果见表 34-4。

表 34-4　牛膝总灰分测定结果（%）

批号	饮片	原料药材
B601092	5.4	5.4
B601201	5.0	5.4
B602211	4.7	5.6
B603111	5.3	5.6
B603281	5.0	5.6
B604181	5.9	6.3
B605161	6.0	6.3
B605251	4.4	4.6
B606231	4.5	4.6
B606301	4.1	4.6

表 34-4 结果表明，牛膝饮片总灰分最高为 6.0%，最低为 4.1%，根据 95% 置信度计算置信区间，上限为 5.5%，下限为 4.6%，考虑到大生产的实际，将牛膝优质饮片总灰分标准定为不得高于 6.0%。

4. 二氧化硫残留量

按照二氧化硫残留量测定法（《中国药典》2015 年版通则 2331）测定，不得过 400mg/kg。取牛膝饮片细粉约 10g，精密称定，置两颈圆底烧瓶中，加水 300 ～ 400ml。打开回流冷凝管开关给水，将冷凝管的上端 E 口处连接一橡胶导气管置于 100ml 锥形瓶底部。锥形瓶内加入 3% 过氧化氢溶液 50ml 作为吸收液（橡胶导气管的末端应在吸收液液面以下）。使用前，在吸收液中加入 3 滴甲基红乙醇溶液指示剂（2.5mg/ml），并用 0.01mol/L 氢氧化钠滴定液滴定至黄色（即终点；如果超过终点，则应舍弃该吸收溶液）。开通氮气，使用流量计调节气体流量至约 0.2L/min；打开分液漏斗 C 的活塞，使盐酸溶液（6mol/L）10ml 流入蒸馏瓶，立即加热两颈烧瓶内的溶液至沸，并保持微沸；烧瓶内的水沸腾 1.5h 后，停止加热。吸收液放冷后，置于磁力搅拌器上不断搅拌，用氢氧化钠滴定液（0.01mol/L）滴定，至黄色持续时间 20s 不褪，并将滴定的结果用空白实验校正。计算供试品中二氧化硫残留量，结果见表 34-5。

表 34-5　牛膝二氧化硫残留量测定结果（mg/kg）

批号	饮片	原料药材
B601092	9	6
B601201	6	6
B602211	14	12

续表

批号	饮片	原料药材
B603111	10	12
B603281	10	12
B604181	49	52
B605161	50	52
B605251	58	58
B606231	56	58
B606301	62	58

表 34-5 结果表明，牛膝饮片二氧化硫残留量最高为 62mg/kg，最低为 6mg/kg，根据 95% 置信度计算置信区间，上限为 41.4mg/kg，下限为 35.4mg/kg，考虑到样品的差异性，将牛膝优质饮片二氧化硫残留量标准定为不得超过 100mg/kg。

六、浸出物

将制备好的样品粉末混合均匀，取供试品约 2g，称定重量，置 100ml 的锥形瓶中，精密加入水饱和正丁醇 50ml，塞紧，称定重量，静置 1h 后，连接回流冷凝管，水浴加热至沸腾，并保持微沸 1h，放冷后，取下锥形瓶，密塞，称定重量，用水饱和正丁醇补足减失的重量，摇匀，用干燥的滤器滤过，精密量取滤液 25ml，置已干燥至恒重的蒸发皿中，在水浴上蒸干后，于 105℃干燥 3h，移置干燥器中，冷却 30min，迅速精密称定重量，以干燥品计算供试品中醇溶性浸出物的含量。按《中国药典》2015 年版通则 2201，测定其醇溶性浸出物的含量。结果见表 34-6。

表 34-6 牛膝中醇溶性浸出物测定结果（%）

批号	饮片	原料药材
B601092	6.5	8.8
B601201	6.2	8.4
B602211	6.1	8.1
B603111	5.9	8.1
B603281	6.0	8.1
B604181	8.0	10.2
B605161	9.7	10.2
B605251	6.0	8.3
B606231	6.3	8.3
B606301	6.8	8.3

表 34-6 结果表明，牛膝饮片浸出物含量最高为 9.7%，最低为 5.9%，根据 95% 置信度计算置信区间，上限为 7.6%，下限为 5.9%，考虑到大生产的实际，将牛膝优质浸出物标准定为不得少于 6.0%。

七、含量测定

照《中国药典》2015 年版通则 0512 高效液相色谱法测定。

（1）色谱条件：以十八烷基硅烷键合硅胶为填充剂；以乙腈 - 水 - 甲酸（16 ∶ 84 ∶ 0.1）为流动相；检测波长为 250nm。理论板数按 *β*- 蜕皮甾酮峰计算应不低于 4000。

（2）对照品溶液的制备：取 *β*- 蜕皮甾酮对照品适量，精密称定，加甲醇制成每 1ml 含 0.1mg 的溶液，即得。

（3）供试品溶液的制备：取本品粉末（过三号筛）约 1g，精密称定，置具塞锥形瓶中，加水饱和正丁醇 30ml，密塞，浸泡过夜，超声处理（功率 300W，频率 40kHz）30min，滤过，用甲醇 10ml 分数次洗涤容器及残渣，合并滤液和洗液，蒸干，残渣加甲醇使溶解，转移至 5ml 量瓶中，加甲醇至刻度，摇匀，即得。

（4）样品含量测定：分别精密吸取对照品溶液与供试品溶液各 10μl，注入液相色谱仪，测定，见图 34-6，图 34-67。结果见表 34-7。

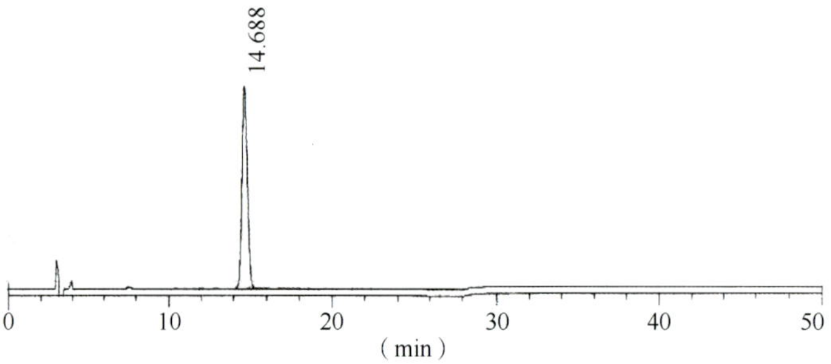

图 34-6　*β*- 蜕皮甾酮对照品

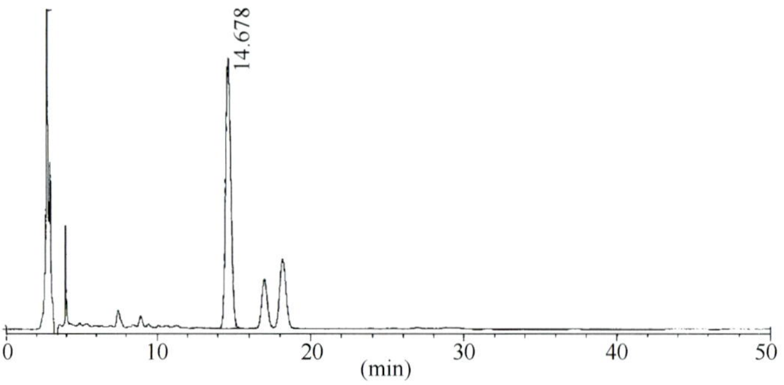

图 34-7　牛膝饮片供试品

表 34-7　牛膝 *β*- 蜕皮甾酮含量测定结果（%）

批号	饮片	原料药材
B601092	6.5	8.8
B601201	6.2	8.4
B602211	6.1	8.1
B603111	5.9	8.1
B603281	6.0	8.1

续表

批号	饮片	原料药材
B604181	8.0	10.2
B605161	9.7	10.2
B605251	6.0	8.3
B606231	6.3	8.3
B606301	6.8	8.3

表 34-7 结果显示，河南焦作市牛膝产区生产牛膝饮片中 *β*- 蜕皮甾酮的含量均超过 0.030%，显著高于《中国药典》2015 年版标准。根据 95% 置信度计算置信区间，上限为 0.059%，下限为 0.049%，考虑到大生产的实际，将牛膝优质饮片 *β*- 蜕皮甾酮标准定为不得少于 0.040%。

八、性味与归经

苦、甘、酸，平。归肝、肾经。

九、功能与主治

逐瘀通经，补肝肾，强筋骨，利尿通淋，引血下行。用于经闭，痛经，腰膝酸痛，筋骨无力，淋证，水肿，头痛眩晕，牙痛，口疮，吐血，衄血。

十、用法与用量

5 ～ 12g。

十一、贮藏

常温饮片库面积 843m^2，温度 30℃以下，湿度 45% ～ 75%。阴凉饮片库面积 2700m^2，温度 20℃以下，湿度 45% ～ 75%。牛膝置阴凉干燥处，防潮。牛膝置于阴凉库储存。

十二、优质饮片质量标准亮点总结

1. 药材与基原

原料药材为苋科植物牛膝 *Achyranthes bidentata* Bl. 的干燥根，为《中国药典》收载品种。

2. 产地

河南省焦作市，为牛膝的道地产区。

3. 工艺

参数明确，稳定可控。

4. 性状

项下规定了牛膝优质饮片为 10 ～ 15mm 的段，直径为 6 ～ 8mm。在《中国药典》2015 年版的基础上增加了对厚度和直径的要求。

5. 检查

项下新增了杂质指标，杂质不得过 2%。提高了水分、总灰分和二氧化硫残留量指标。水分不得过 14.0%（《中国药典》2015 年版规定不得过 15.0%）；总灰分不得过 6.0%（《中国药典》2015 年版要求不得过 9.0%）；二氧化硫残留量不得过 100mg/kg（《中国药典》2015 年版要求不得过 400mg/kg）。

6. 提高项

提高了浸出物指标，规定浸出物不得少于 6.0%（《中国药典》2015 年版规定不得少于 5.0%）。提高了含量测定的指标，不得少于 0.040%（《中国药典》2015 年版规定不得少于 0.030%）。

35. 天花粉
Tianhuafen
TRICHOSANTHIS RADIX

本品为葫芦科植物栝楼 *Trichosanthes kirilowii* Maxim. 干燥根的炮制加工品。

【采收与加工】 每年的 11 月，选择晴天，割去茎叶，采挖其地下块根，去净泥土及芦头，刮去栓皮，视块根长短，截成长 15 ～ 20cm 的根段，并视块根粗细，切成 2 ～ 4 瓣，随后晒干或烘干即得。产自道地产区河北省安国市。

【炮制】 除去杂质，洗净，润透，切厚片（2 ～ 4mm），烘干（≤ 80℃），精选。

【成品性状】 呈类圆形、半圆形或不规则形的 2 ～ 4mm 厚片，直径 30 ～ 40mm。外表皮黄白色或淡棕黄色。切面可见黄色木质部小孔，略呈放射状排列。气微，味微苦。

【鉴别】

（1）显微鉴别：粉末类白色。淀粉粒甚多，单粒类球形、半圆形或盔帽形，直径 6 ～ 48μm，脐点点状、短缝状或人字状，层纹隐约可见；复粒由 2 ～ 14 分粒组成，常由一个大的分粒与几个小分粒复合。具缘纹孔导管大，多破碎，有的具缘纹孔呈六角形或方形，排列紧密。石细胞黄绿色，长方形、椭圆形、类方形、多角形或纺锤形，直径 27 ～ 72μm，壁较厚，纹孔细密。

（2）取本品粉末 2g，加稀乙醇 20ml，超声处理 30min，滤过，取滤液作为供试品溶液。另取天花粉对照药材 2g，同法制成对照药材溶液。再取瓜氨酸对照品，加稀乙醇制成每 1ml 含 1mg 的溶液，作为对照品溶液。照薄层色谱法（《中国药典》2015 年版通则 0502）试验，吸取供试品溶液及对照药材溶液各 2μl、对照品溶液 1μl，分别点于同一硅胶 G 薄层板上，以正丁醇 - 无水乙醇 - 冰醋酸 - 水（8 ∶ 2 ∶ 2 ∶ 3）为展开剂，展开，取出，晾干，喷以茚三酮试液，在 105℃加热至斑点显色清晰。供试品色谱中，在与对照药材色谱和对照品色谱相应的位置上，显相同颜色的斑点。

【检查】

杂质　不得过 2%（《中国药典》2015 年版通则 2301）。

水分　不得过 14.0%（《中国药典》2015 年版通则 0832 第二法）。

总灰分　不得过 3.0%（《中国药典》2015 年版通则 2302）。

二氧化硫残留量　照二氧化硫残留量测定法（《中国药典》2015 年版通则 2331）测定，不得过 100mg/kg。

【浸出物】 照水溶性浸出物测定法（《中国药典》2015 年版通则 2201）项下的冷浸

法测定，不得少于 13.0%。

【性味与归经】 甘、微苦，微寒。归肺、胃经。

【功能与主治】 清热泻火，生津止渴，消肿排脓。用于热病烦渴，肺热燥咳，内热消渴，疮疡肿毒。

【用法与用量】 10 ~ 15g。

【注意】 孕妇慎用；不宜与川乌、制川乌、草乌、制草乌、附子同用。

【贮藏】 置干燥处，防蛀。

起草单位：河北楚风中药饮片有限公司

“优质天花粉饮片质量标准（草案）”起草说明

一、药材来源

1. 基原

本品为葫芦科植物栝楼 *Trichosanthes kirilowii* Maxim. 的干燥根，为《中国药典》收载品种，见图 35-1。

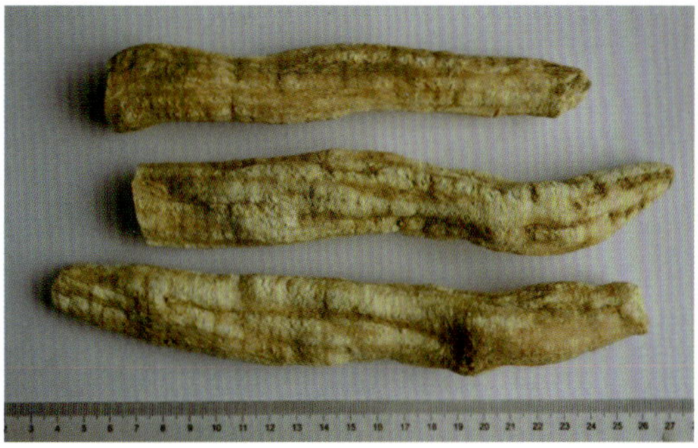

图 35-1 天花粉药材

2. 采收季节及产地加工

采收期为每年的 11 月，选择晴天，割去茎叶，采挖其地下块根，去净泥土及芦头，刮去栓皮，视块根长短，截成长 15 ~ 20cm 的根段，再并视块根粗细，切成 2 ~ 4 瓣，随后晒干或烘干即得。

3. 优质药材依据

天花粉早在古时就有记载，始载于《神农本草经》，列为中品，药用其根。《名医别录》中记载：“栝楼，一名果赢，一名天瓜，一名泽姑，实名黄瓜。”同时使用了根、实、茎叶。《中药志》第一册载天花粉为栝楼属栝楼单一品种，产地分布于辽宁、河北、河南、山西等地。《全国中草药汇编》所载瓜蒌也是栝楼属栝楼和双边栝楼两个品种。栝楼生于山坡草丛，林缘溪旁及路边。各地常有栽培。分布于华北、西北、华东和辽宁、河南和湖北等地。《常用中药材品种整理和质量研究》指出：河北、河南瓜蒌（天花粉）的产量也较大。《中华本草》将瓜蒌（天花粉）归为华北区（本区包括辽宁南部、河北中部及南部、北京市、天津市、山西省中部及南部、山东省、陕西省北部和中部，以及宁夏回族自治区中南部、甘肃省东南部、青海省、河南省、安徽省及江苏省的小部分）栽培中药品种。化学工业出版社出版的肖培根《新编中药志》中写道：天花粉主要为葫芦科植物栝楼和双边栝楼的根。生境，生于山城、草丛、林缘半阴处。栝楼分布于河北、河南、山东、山西、江苏、安徽、浙江、陕西、甘肃等地。主产于山东，河南新乡，河北安国、邯郸。

河北省安国市的天花粉药材能够从种子选育、种苗生产、种植、产地加工实行规范化、标准化管理。天花粉年产量在 350t 以上，完全满足本公司生产优质饮片所需。

为保证天花粉优质饮片的质量，天花粉优质原料全部从河北省安国市采购，并与供应商签订了购销合同。

公司制定了天花粉药材内控质量标准，标准基于《中国药典》2015 年版制定，部分关键质量指标在《中国药典》标准上有所提高（杂质不得过 3%；水分不得过 14.0%，比《中国药典》高 1.0%；总灰分不得过 3.0%，比《中国药典》低 2.0%；二氧化硫残留量不得过 100mg/kg，比《中国药典》低 300mg/kg；浸出物不得少于 17%；比《中国药典》高 2%），原料经检验合格后入库，储存于常温库，并按养护规程进行养护。

二、炮制

1. 标准依据

依据《中国药典》2015 年版天花粉质量标准炮制项下内容操作，方法为净选，洗药，润药，切制，干燥，精选。

2. 工艺流程

工艺流程见图 35-2。

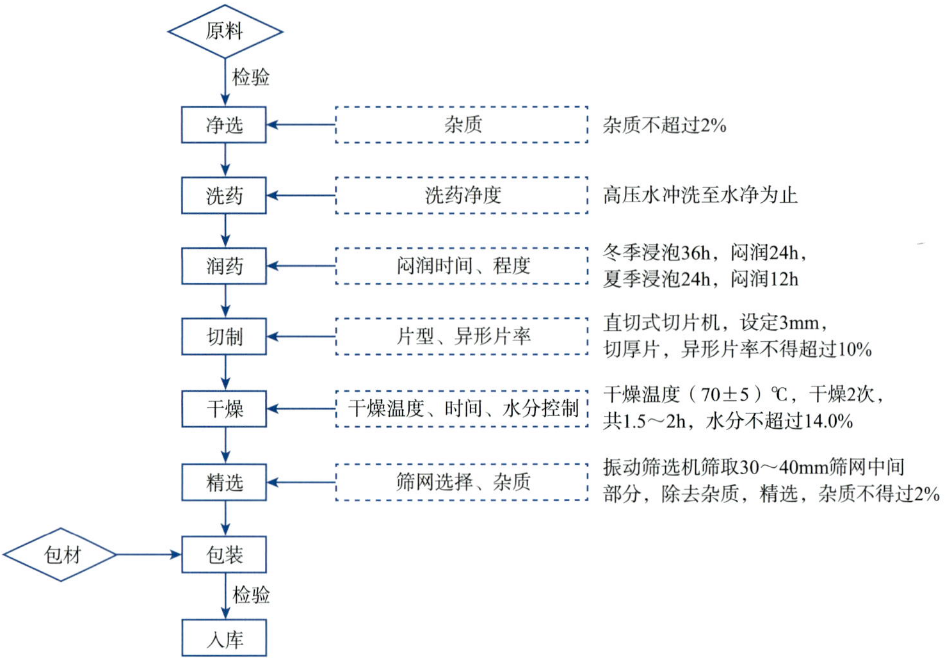

图 35-2　天花粉饮片生产工艺流程图

3. 炮制工艺

公司生产经营天花粉多年，经过长期的实践和经验积累，最终确定天花粉饮片炮制工艺。天花粉饮片炮制工艺步骤及主要参数如下：

（1）净选：人工净选，大小分档，剔除霉变、虫蛀的天花粉药材，去除杂质、非药用部位。净选杂质不得超过 2%。

（2）洗药：将净选后的天花粉药材置于浸泡槽中，每次 30kg 左右，高压水冲洗至水净为止，洗净表面泥沙。

（3）润药：采用浸泡槽进行洗润。将清洗后的天花粉置浸泡槽中，加水没过药材，夏季浸泡 24h，泡至七八成透，放去水闷润 12h；冬季浸泡 36h，放去水闷润 24h，闷至内外湿度一致，切开内无干心。

（4）切制：采用直切式切片机进行切制。片厚调节器设定为 3mm，切厚片。异形片不得超过 10%。

（5）干燥：采用网带式烘箱进行干燥，干燥温度（70±5）℃，铺料厚度小于 5cm、松散，干燥 2 次，共 1.5 ～ 2h，干燥后水分低于 14.0%。

（6）精选：振动筛选机筛选，用 30mm 的筛网筛选，取筛上部分，然后用 40mm 的筛网筛选，取筛下部分，精选。精选后杂质不得过 2%。

为确保产品质量符合要求，公司以《中国药典》2015 年版为基础，制定了《天花粉生产工艺规程》、《天花粉饮片检验标准操作规程》等文件。生产设备有净选台、浸泡槽、直切式切片机、网带式烘箱、振动筛选机、链斗式包装机、自动包装机等，能够满足天花粉饮片的加工生产要求。

三、性状

本品呈类圆形、半圆形或不规则形的 2 ～ 4mm 厚片，直径 30 ～ 40mm。外表皮黄白色或淡棕黄色。切面可见黄色木质部小孔，略呈放射状排列。气微，味微苦，见表 35-1，图 35-3。

表 35-1　天花粉饮片性状

饮片批号	性状描述
B605181	类圆形、半圆形或不规则形的 2 ～ 4mm 厚片，直径 30 ～ 40mm。外表皮黄白色或淡棕黄色。切面可见黄色木质部小孔，略呈放射状排列。气微，味微苦
B609021	类圆形、半圆形或不规则形的 2 ～ 4mm 厚片，直径 30 ～ 40mm。外表皮黄白色或淡棕黄色。切面可见黄色木质部小孔，略呈放射状排列。气微，味微苦
B611151	类圆形、半圆形或不规则形的 2 ～ 4mm 厚片，直径 30 ～ 40mm。外表皮黄白色或淡棕黄色。切面可见黄色木质部小孔，略呈放射状排列。气微，味微苦

四、鉴别

1. 显微鉴别

本品粉末类白色。淀粉粒甚多，单粒类球形、半圆形或盔帽形，直径 6 ～ 48μm，脐点点状、短缝状或人字状，层纹隐约可见；复粒由 2 ～ 14 分粒组成，常由一个大的分粒与几个小分粒复合。具缘纹孔导管大，多破碎，有的具缘纹孔呈六角形或方形，排列紧密。石细胞黄绿色，长方形、椭圆形、类方形、多角形或纺锤形，直径 27 ～ 72μm，壁较厚，纹孔细密，见图 35-4。

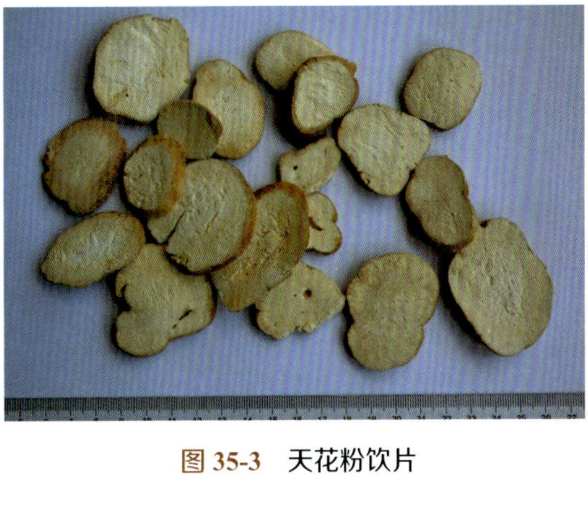

图 35-3　天花粉饮片

2. 薄层鉴别

取本品粉末 2g，加稀乙醇 20ml，超声处理 30min，滤过，取滤液作为供试品溶液。另取天花粉对照药材 2g，同法制成对照药材溶液。再取瓜氨酸对照品，加稀乙醇制成每 1ml 含 1mg 的溶液，作为对照品溶液。照薄层色谱法（《中国药典》2015 年版通则 0502）试验，吸取供试品溶液及对照药材溶液各 2μl、对照品溶液 1μl，分别点于同一硅胶 G 薄层板上，以正丁醇 - 无水乙醇 - 冰醋酸 - 水（8 ∶ 2 ∶ 2 ∶ 3）为展开剂，展开，取出，晾干，喷以茚三酮试液，在 105℃加热至斑点显色清晰。供试品色谱中，在与对照药材色谱和对照品色谱相应的位置上，显相同颜色的斑点，见图 35-5。

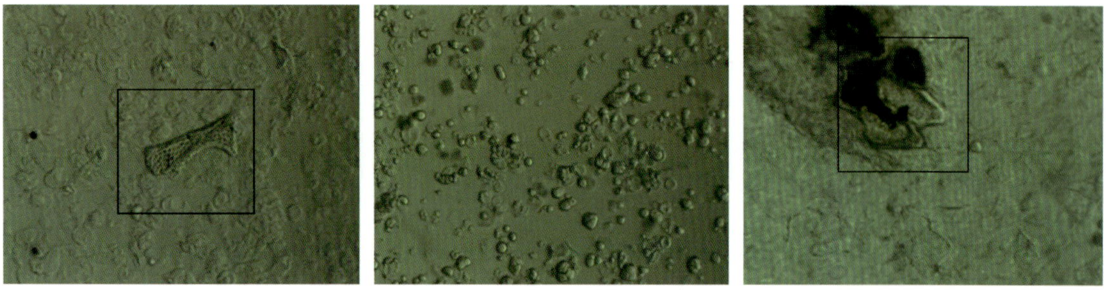

图 35-4 天花粉显微鉴别特征

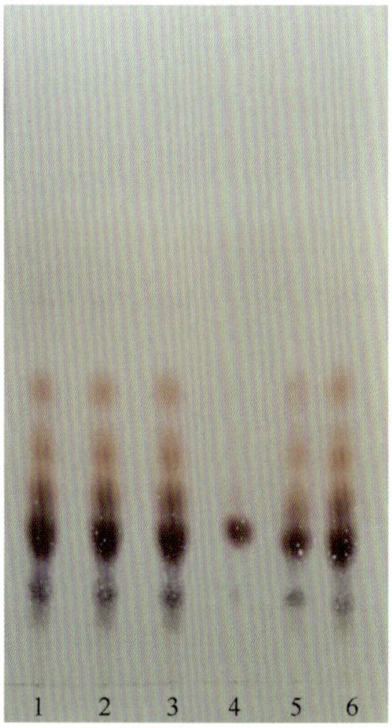

图 35-5 天花粉薄层图谱

1～3，6. 天花粉饮片；4. 瓜氨酸对照品；5. 天花粉对照药材

五、检查

1. 杂质

根据《中国药典》2015 年版通则 2301 杂质检查法，各取约 100g 的天花粉供试品，摊开，将霉烂、变质、虫蛀及其他杂质拣出，将各类杂质分别称重，计算其在供试品中的百分含量，结果见表 35-2。

通过检测，天花粉饮片杂质量最高为 1.8%，最低 0.2%，均符合《中国药典》2015 年版标准（不超过 3%）。根据 95% 置信度计算置信区间，上限为 1.6%，下限为 0.9%，考虑到天花粉的大生产实际，将天花粉优质饮片质量标准杂质含量定为不得过 2%。

2. 水分

照水分测定法（《中国药典》2015 年版通则 0832 第二法）测定，不得过 14.0%。将供试品粉碎为粗粉，精密称定（2～5g），置已恒重的称量瓶中。将称量瓶于 105℃干燥 5h，取出，移置干燥器中，冷却 30min，精密称定。将称量瓶再于 105℃干燥 1h，取出，移置干燥器中，冷却 30min，精密称定，至连续两次称重的差异不超过 5mg。记录干燥时的温度，干燥剂的种类，干燥和放冷至室温的时间，称量及恒重数据。根据减失的重量，计算 10 份供试品中含水量。结果见表 35-3。

表 35-2 天花粉杂质测定结果（%）

批号	饮片	原料药材
B601141	1.3	1.9
B601201	1.8	1.9
B602181	1.4	1.2
B603251	1.0	1.8
B604141	1.2	1.2
B604271	1.6	1.8
B605181	0.9	1.2
B606021	1.6	1.8
B609021	1.3	1.2
B611151	0.2	1.2

表 35-3 天花粉水分测定结果（%）

批号	饮片	原料药材
B601141	13.2	12.9
B601201	13.1	12.9
B602181	13.7	14.7
B603251	14.0	14.3
B604141	12.8	14.7
B604271	12.9	14.3
B605181	12.2	11.6
B606021	14.0	14.3
B609021	12.6	11.6
B611151	11.0	11.6

表 35-3 结果表明，天花粉饮片水分最高为 14.0%，最低为 11.0%，根据 95% 置信度计算置信区间，上限为 13.6%，下限为 12.3%，考虑到大生产的实际及成本控制的需要，将天花粉优质饮片含水量标准定为不得高于 14.0%。

3. 总灰分

按照灰分测定法（《中国药典》2015 年版通则 2302）测定，不得过 4.0%。取供试品适量粉碎使其完全通过二号筛，充分混匀。精密称取天花粉粉末 3 ～ 5g，置炽灼至恒重的坩埚中，于电炉上缓缓炽热至完全炭化。转移至马福炉中，逐渐升温至 600℃，完全灰化（约 5h）并至恒重，称重。根据残渣重量，计算 10 份供试品中总灰分的含量，结果见表 35-4。

表 35-4 天花粉总灰分测定结果（%）

批号	饮片	原料药材
B601141	2.3	2.5
B601201	2.2	2.5
B602181	2.5	2.8
B603251	2.8	3.0
B604141	2.6	2.8
B604271	2.5	3.0
B605181	2.2	2.3
B606021	2.7	3.0
B609021	2.3	2.3
B611151	1.6	2.3

表 35-4 结果表明，天花粉饮片总灰分最高为 2.8%，最低为 1.6%，根据 95% 置信度计算置信区间，上限为 2.6%，下限为 2.1%，考虑到大生产的实际，将天花粉优质饮片总灰分标准定为不得高于 3.0%。

4. 二氧化硫残留量

按照二氧化硫残留量测定法（《中国药典》2015 年版通则 2331）测定，不得过 400mg/kg。取天花粉饮片细粉约 10g，精密称定，置两颈圆底烧瓶中，加水 300 ～ 400ml。打开回流冷凝管开关给水，将冷凝管的上端 E 口处连接一橡胶导气管置于 100ml 锥形瓶底部。锥形瓶内加入 3% 过氧化氢溶液 50ml 作为吸收液（橡胶导气管的末端应在吸收液液面以下）。使用前，在吸收液中加入 3 滴甲基红乙醇溶液指示剂（2.5mg/ml），并用 0.01mol/L 氢氧化钠滴定液滴定至黄色（即终点；如果超过终点，则应舍弃该吸收溶液）。开通氮气，使用流量计调节气体流量至约 0.2L/min；打开分液漏斗 C 的活塞，使盐酸溶液（6mol/L）10ml 流入蒸馏瓶，立即加热两颈烧瓶内的溶液至沸，并保持微沸；烧瓶内的水沸腾 1.5h 后，停止加热。吸收液放冷后，置于磁力搅拌器上不断搅拌，用氢氧化钠滴定液（0.01mol/L）滴定，至黄色持续 20s 不褪，并将滴定的结果用空白实验校正。计算供试品中二氧化硫残留量，结果见表 35-5。

表 35-5　天花粉二氧化硫残留量测定结果（mg/kg）

批号	饮片	原料药材
B601141	21	26
B601201	20	26
B602181	89	90
B603251	45	52
B604141	80	90
B604271	47	52
B605181	75	40
B606021	43	52
B609021	56	40
B611151	51	40

表 35-5 结果表明，天花粉饮片二氧化硫残留量最高为 89mg/kg，最低为 20mg/kg，根据 95% 置信度计算置信区间，上限为 69.3mg/kg，下限为 36.1mg/kg，考虑到样品的差异性，将天花粉优质饮片二氧化硫残留量标准定为不得超过 100mg/kg。

六、浸出物

将制备好的样品粉末混合均匀，取供试品约 2g，称定重量，置 100ml 的锥形瓶中，精密加入蒸馏水 50ml，塞紧，称定重量，静置 1h 后，连接回流冷凝管，水浴加热至沸腾，并保持微沸 1h，放冷后，取下锥形瓶，密塞，称定重量，用蒸馏水补足减失的重量，摇匀，用干燥的滤器滤过，精密量取滤液 25ml，置已干燥至恒重的蒸发皿中，在水浴上蒸干后，于 105℃干燥 3h，移置干燥器中，冷却 30min，迅速精密称定重量，以干燥品计算供试品中水溶性浸出物的含量。按《中国药典》2015 年版通则 2201，测定其水溶性浸出物的含量。结果见表 35-6。

表 35-6　天花粉浸出物测定结果（%）

批号	饮片	原料药材
B601141	13.5	14.8
B601201	13.9	14.8
B602181	20.9	21.2

续表

批号	饮片	原料药材
B603251	13.2	14.6
B604141	19.8	21.2
B604271	13.1	14.6
B605181	13.2	18.2
B606021	13.6	14.6
B609021	17.7	18.2
B611151	13.7	18.2

表 35-6 结果表明，天花粉饮片浸出物含量最高为 20.9%，最低为 13.1%，根据 95% 置信度计算置信区间，上限为 17.4%，下限为 13.1%，考虑到大生产的实际，将天花粉优质饮片浸出物标准定为不得少于 13.0%。

七、性味与归经

甘、微苦，微寒。归肺、胃经。

八、功能与主治

清热泻火，生津止渴，消肿排脓。用于热病烦渴，肺热燥咳，内热消渴，疮疡肿毒。

九、用法与用量

10 ～ 15g。

十、贮藏

常温饮片库面积 843m^2，温度 30℃以下，湿度 45% ～ 75%。阴凉饮片库面积 2700m^2，温度 20℃以下，湿度 45% ～ 75%。天花粉置干燥处，防蛀。天花粉置于常温储存。

十一、优质饮片质量标准亮点总结

1. 药材与基原

本品为葫芦科植物栝楼 *Trichosanthes kirilowii* Maxim. 的干燥根，为《中国药典》收载品种。

2. 产地

河北省安国市，为天花粉的道地产区。

3. 工艺

参数明确，稳定可控。

4. 性状

规定了天花粉优质饮片为 2 ～ 4mm 的厚片，直径为 30 ～ 40mm。在《中国药典》2015 年版的基础上增加了对厚度和直径的要求。

5. 检查

新增了杂质指标，杂质不得过2%。提高了水分、总灰分、二氧化硫残留量的检查指标。水分不得过14.0%（《中国药典》2015年版规定不得过15.0%）；总灰分不得过3.0%（《中国药典》2015年版规定不得过4.0%）；二氧化硫残留量不得过100mg/kg（《中国药典》2015年版规定不得过400mg/kg）。

6. 浸出物

提高了浸出物指标，规定浸出物不得少于13.0%（《中国药典》2015年版规定不得过12.0%）。

36. 五味子
Wuweizi
SCHISANDRAE CHINENSIS FRUCTUS

本品为木兰科植物五味子 *Schisandra chinensis*（Turcz.）Baill. 的干燥成熟果实的炮制加工品。

【采收与加工】 8月末至9月上旬，果实成熟，外观呈鲜红色或紫红色时采摘。采收时选择晴天上午露水消失后进行，从果穗基部剪下，在阳光下晾晒，去除非药用部分及异物，晒至手攥有弹性，松手可恢复原状即为干好。产自道地产区辽宁省丹东市。

【炮制】 除去杂质。

【成品性状】 呈不规则的球形或扁球形，直径6～8mm。表面红色、紫红色或暗红色，皱缩，显油润；有的表面呈黑红色或出现“白霜”。果肉柔软，种子1～2，肾形，表面棕黄色，有光泽，种皮薄而脆。果肉气微，味酸；种子破碎后，有香气，味辛、微苦。

【鉴别】

（1）显微鉴别：横切面：外果皮为1列方形或长方形细胞，壁稍厚，外被角质层，散有油细胞；中果皮薄壁细胞10余列，含淀粉粒，散有小型外韧型维管束；内果皮为1列小方形薄壁细胞。种皮最外层为1列径向延长的石细胞，壁厚，纹孔和孔沟细密；其下为数列类圆形、三角形或多角形石细胞，纹孔较大；石细胞层下为数列薄壁细胞，种脊部位有维管束；油细胞层为1列长方形细胞，含棕黄色油滴；再下为3～5列小形细胞；种皮内表皮为1列小细胞，壁稍厚，胚乳细胞含脂肪油滴及糊粉粒。

粉末暗紫色。种皮表皮石细胞表面观呈多角形或长多角形，直径18～50μm，壁厚，孔沟极细密，胞腔内含深棕色物。种皮内层石细胞呈多角形、类圆形或不规则形，直径约至83μm，壁稍厚，纹孔较大。果皮表皮细胞表面观类多角形，垂周壁略呈连珠状增厚，表面有角质线纹；表皮中散有油细胞。中果皮细胞皱缩，含暗棕色物，并含淀粉粒。

（2）取本品粉末1g，加三氯甲烷20ml，加热回流30min，滤过，滤液蒸干，残渣加三氯甲烷1ml使溶解，作为供试品溶液。另取五味子对照药材1g，同法制成对照药材溶液。再取五味子甲素对照品，加三氯甲烷制成每1ml含1mg的溶液，作为对照品溶液。照薄层色谱法（《中国药典》2015年版通则0502）试验，吸取上述三种溶液各2μl，分别点于同一硅胶GF_{254}薄层板上，以石油醚（30～60℃）-甲酸乙酯-甲酸（15∶5∶1）的上层溶液为展开剂，展开，取出，晾干，置紫外光灯（254nm）下检视。供试品色谱中，在与对照药材色谱和对照品色谱相应的位置上，显相同颜色的斑点。

【检查】

杂质　不得过 1%（《中国药典》2015 年版通则 2301）。

水分　不得过 15.0%（《中国药典》2015 年版通则 0832 第二法）。

总灰分　不得过 4.0%（《中国药典》2015 年版通则 2302）。

胭脂红、赤藓红、酸性红 73　应符合规定（《国家食品药品监督管理局药品检验补充检验方法和检验项目批准件》）。

二氧化硫残留量　照二氧化硫残留量测定法（《中国药典》2015 年版通则 2331）测定，不得过 50mg/kg。

【含量测定】　照高效液相色谱法（《中国药典》2015 年版通则 0512）测定。

色谱条件与系统适用性试验：以十八烷基硅烷键合硅胶为填充剂；以甲醇 - 水（65 ∶ 35）为流动相；检测波长为 250nm。理论板数按五味子醇甲峰计算应不低于 2000。

对照品溶液的制备：取五味子醇甲对照品适量，精密称定，加甲醇制成每 1ml 含五味子醇甲 0.3mg 的溶液，即得。

供试品溶液的制备：取本品粉末（过三号筛）约 0.25g，精密称定，置 20ml 量瓶中，加甲醇约 18ml，超声处理（功率 250W，频率 20kHz）20min，取出，加甲醇至刻度，摇匀，滤过，取续滤液，即得。

测定法：分别精密吸取对照品溶液与供试品溶液各 10μl，注入液相色谱仪，测定，即得。

本品含五味子醇甲（$C_{24}H_{32}O_7$）不得少于 0.60%。

【性味与归经】　酸、甘，温。归肺、心、肾经。

【功能与主治】　收敛固涩，益气生津，补肾宁心。用于久嗽虚喘，梦遗滑精，遗尿尿频，久泻不止，自汗盗汗，津伤口渴，内热消渴，心悸失眠。

【用法与用量】　2 ～ 6g。

【贮藏】　置通风干燥处，防霉。

起草单位：河北楚风中药饮片有限公司

“优质五味子饮片质量标准（草案）”起草说明

一、药材来源

1. 基原

原料药材为木兰科植物五味子 *Schisandra chinensis*（Turcz.）Baill. 的干燥成熟果实，习称“北五味子”，为《中国药典》收载品种，见图 36-1。

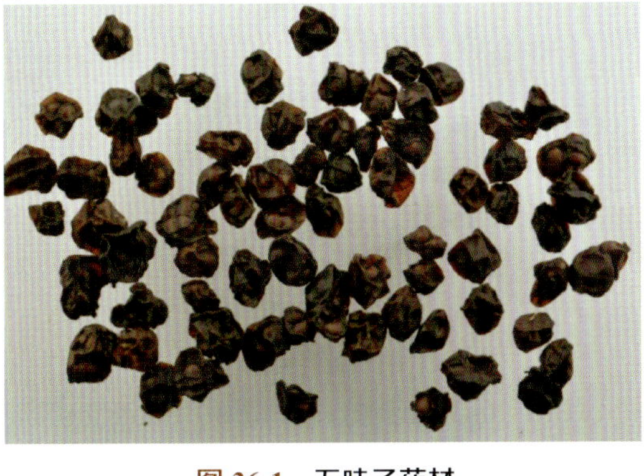

图 36-1　五味子药材

2. 采收季节及产地加工

采收期为每年的 8 月末至 9 月上旬，五味子果实成熟，外观呈鲜红色或紫红色采摘。采收时选择晴天上午露水消失后进行，从果穗基部剪下，在阳光下晾晒，去除非药用部分及异物，晒至干，手攥有弹性，松手可恢复原状即为干好。

3. 优质药材依据

五味子在古时就有记载。《名医别录》：“生齐山山谷及代郡。”《本草经集注》：“今第一出高丽，多肉而酸甜；次出青州、冀州，味过酸……又有建平者，少肉核形不相似，味苦，亦良。”《唐本草》：“出蒲州及蓝田山中，今河中府岁贡之。”《本草图经》：“今河东、陕西州郡尤多，杭越间亦有之。”《本草品汇精要》：“高丽建平者佳。”《本草纲目》：“今有南北之分，南产者色红，北产者色黑，入滋补药必用北产者乃良。”

中国商业出版社出版的《药材资料汇编》中写道：现时五味子主产于辽宁本溪、桓仁、丹东、凤城、宽甸、岫岩、抚顺、清源。

人民卫生出版社出版的《中国药材商品学》中写道：五味子主产于辽宁本溪、凤城、桓仁、安东（丹东的旧称）、岫岩、桦甸、蛟河、抚松、柳河、临江和延边、通化，黑龙江阿城、宁安、虎林、富锦、方正桦川、依兰、五常、尚志，称北五味。习惯认为以辽宁产者油性大、紫红色、肉厚、气味浓，质量最佳，故有“辽五味”之称。

科学出版社出版的《商品饮片的分级方法及其质量评价》中写道：根据本草考证和五味子的产地调研，确定五味子原料药材的道地产区为东北三省，其中以辽宁丹东市的种植规模大、产量高。

五味子原材料来源于道地产区辽宁省丹东市，药材能够从种子选育、种苗生产、种植、产地加工实行规范化、标准化管理。产区五味子年产量在 200t 以上，完全满足公司生产饮片所需。

为保证五味子饮片的质量，原料全部从产区辽宁省丹东市采购，并与供应商签订了购销合同。

公司制定了五味子药材内控质量标准，标准基于《中国药典》2015 年版制定，部分关键质量指标在《中国药典》标准上有所提高（杂质不超过 1%；水分不超过 15.0%；总灰分不超过 4.0%，比《中国药典》低 3.0%；二氧化硫不得过 50mg/kg，比《中国药典》低 100mg/kg；五味子醇甲 0.60%，比《中国药典》高 0.20%，染色符合《国家食品药品监督管理局药品检验补充检验方法和检验项目批准件》），原料经检验合格后入库，储存于冷库，并按养护规程进行养护。

二、炮制

1. 标准依据

依据《中国药典》2015 年版五味子质量标准炮制项下内容操作，方法为净选，包装。

2. 工艺流程

工艺流程见图 36-2。

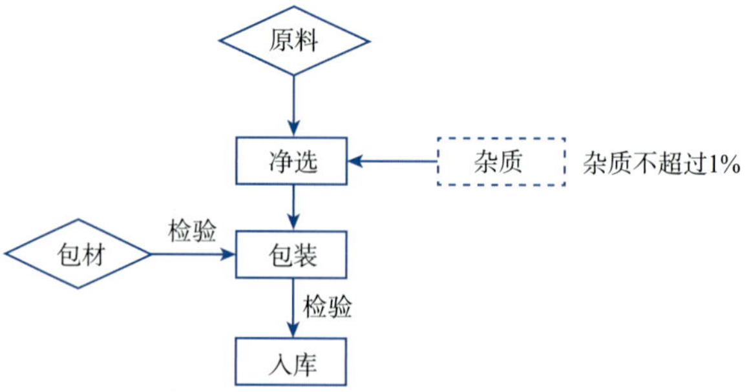

图 36-2　五味子饮片工艺流程图

3. 炮制工艺

公司生产经营五味子多年，经过长期的实践和经验积累，最终确定五味子饮片炮制工艺。五味子饮片炮制工艺步骤及主要参数如下：

（1）净选：净选后五味子药材无泥沙、霉变、走油、虫蛀、非药用部位等；杂质不得过 1%。

（2）包装：将已净选的饮片装入塑料袋中，塑料袋用热封机封口。

为确保产品质量符合要求，公司以《中国药典》2015 年版为基础，制定了《五味子生产工艺规程》、《五味子饮片检验标准操作规程》等文件。生产设备有变频卧式风选机、净选台、振动筛选机、链斗式包装机、自动包装机等，能够满足五味子饮片的加工生产要求。

三、性状

本品呈不规则的球形或扁球形，直径 6 ～ 8mm。表面红色、紫红色或暗红色，皱缩，显油润；有的表面呈黑红色或出现“白霜”。果肉柔软，种子 1 ～ 2，肾形，表面棕黄色，有光泽，种皮薄而脆。果肉气微，味酸；种子破碎后，有香气，味辛、微苦，见表 36-1，图 36-3。

表 36-1 五味子饮片性状

饮片编号	性状描述
B609261	呈不规则的球形或扁球形，直径 6 ～ 8mm。表面红色、紫红色或暗红色，皱缩，显油润；有的表面呈黑红色或出现“白霜”。果肉柔软，种子 1 ～ 2，肾形，表面棕黄色，有光泽，种皮薄而脆。果肉气微，味酸；种子破碎后，有香气，味辛、微苦
B609281	呈不规则的球形或扁球形，直径 6 ～ 8mm。表面红色、紫红色或暗红色，皱缩，显油润；有的表面呈黑红色或出现“白霜”。果肉柔软，种子 1 ～ 2，肾形，表面棕黄色，有光泽，种皮薄而脆。果肉气微，味酸；种子破碎后，有香气，味辛、微苦
B610191	呈不规则的球形或扁球形，直径 6 ～ 8mm。表面红色、紫红色或暗红色，皱缩，显油润；有的表面呈黑红色或出现“白霜”。果肉柔软，种子 1 ～ 2，肾形，表面棕黄色，有光泽，种皮薄而脆。果肉气微，味酸；种子破碎后，有香气，味辛、微苦

四、鉴别

1. 显微鉴别

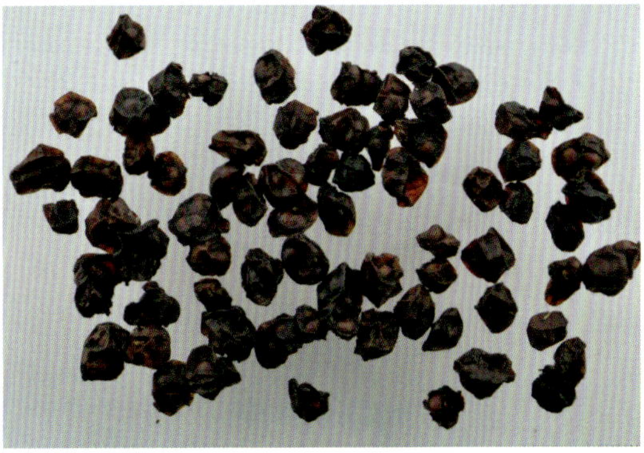

图 36-3 五味子饮片

本品横切面：外果皮为 1 列方形或长方形细胞，壁稍厚，外被角质层，散有油细胞；中果皮薄，壁细胞 10 余列，含淀粉粒，散有小型外韧型维管束；内果皮为 1 列小方形薄壁细胞。种皮最外层为 1 列径向延长的石细胞，壁厚，纹孔和孔沟细密；其下为数列类圆形、三角形或多角形石细胞，纹孔较大；石细胞层下为数列薄壁细胞，种脊部位有维管束；油细胞层为 1 列长方形细胞，含棕黄色油滴；再下为 3 ～ 5 列小形细胞；种皮内表皮为 1 列小细胞，壁稍厚，胚乳细胞含脂肪油滴及糊粉粒，见图 36-4。

粉末暗紫色。种皮表皮石细胞表面观呈多角形或长多角形，直径 18 ～ 50μm，壁厚，孔沟极细密，胞腔内含深棕色物。种皮内层石细胞呈多角形、类圆形或不规则形，直径约至 83μm，壁稍厚，纹孔较大。果皮表皮细胞表面观类多角形，垂周壁略呈连珠状增厚，表面有角质线纹；表皮中散有油细胞。中果皮细胞皱缩，含暗棕色物，并含淀粉粒，见图 36-5。

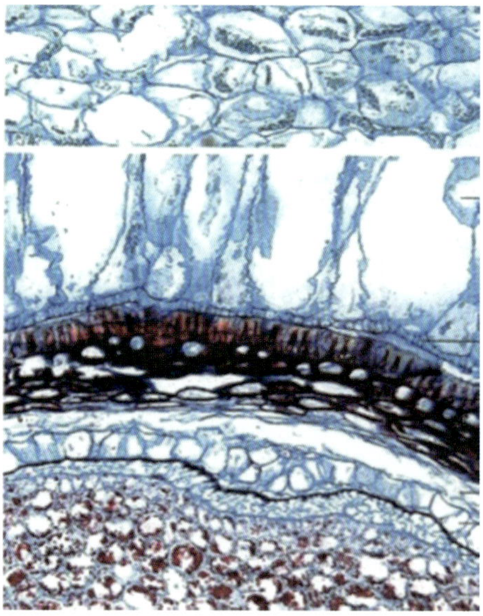

图 36-4　五味子横切面

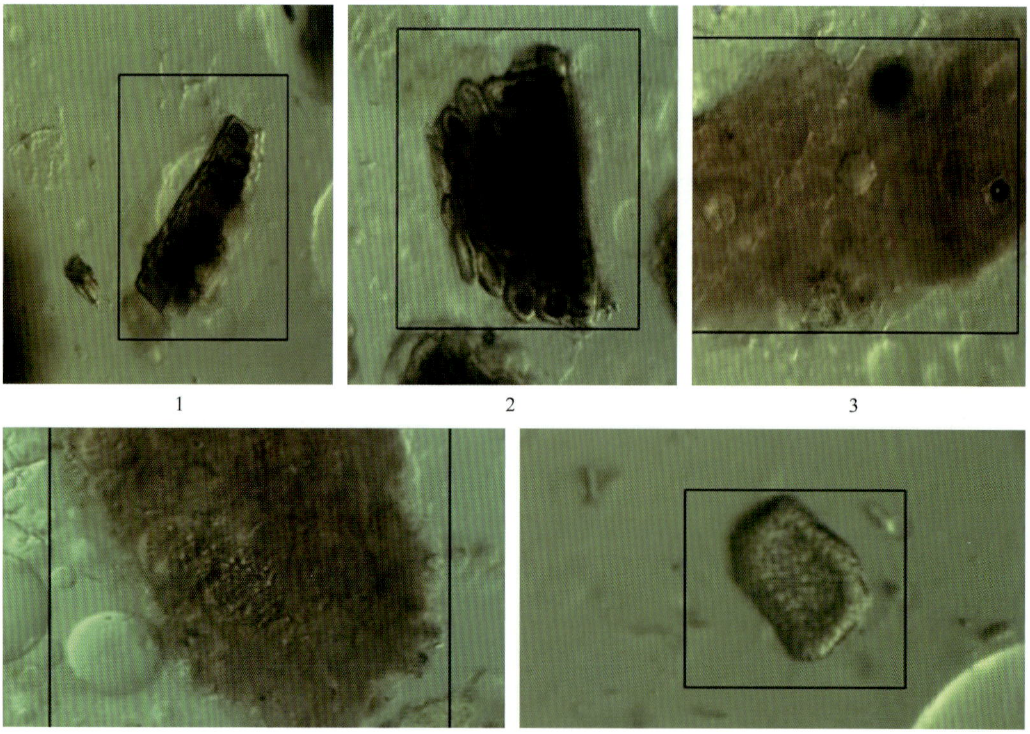

1　2　3

4　5

图 36-5　五味子粉末显微特征

1. 种皮表皮石细胞断面观；2. 种皮表皮石细胞表面观；3. 果皮表皮细胞；4. 中果皮细胞及淀粉粒；5. 种皮表皮石细胞

2. 薄层鉴别

取本品粉末 1g，加三氯甲烷 20ml，加热回流 30min，滤过，滤液蒸干，残渣加三氯甲烷 1ml 使溶解，作为供试品溶液。另取五味子对照药材1g，同法制成对照药材溶液。再取五味子甲素对照品，加三氯甲烷制成每1ml含1mg的溶液，作为对照品溶液。照薄层色谱法（《中国药典》2015年版通则0502）试验，吸取上述三种溶液各2μl，分别点于同一硅胶GF_{254}薄层板上，以石油醚（30～60℃）-甲酸乙酯-甲酸（15 ∶ 5 ∶ 1）的上层溶液为展开剂，展开，取出，晾干，置紫外光灯（254nm）下检视。供试品色谱中，在与对照药材色谱和对照品色谱相应的位置上，显相同颜色的斑点，见图36-6。

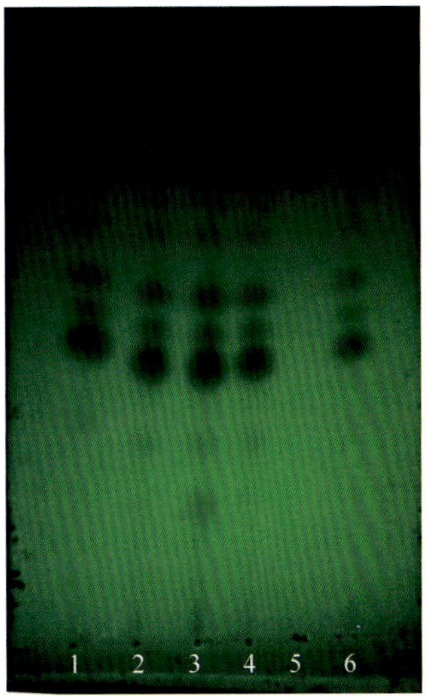

图36-6 五味子薄层鉴别

1～2、4、6. 五味子饮片；3. 对照药材；5. 五味子甲素对照品

五、检查

1. 杂质

根据《中国药典》2015年版通则2301杂质检查法，各取约100g的净五味子，摊开，将霉烂、变质、虫蛀及其他杂质拣出，将各类杂质分别称重，计算其在供试品中的百分含量，结果见表36-2。

表36-2 五味子杂质测定结果（%）

批号	饮片	原料药材
B604291	0	0
B605171	0.6	1.0
B605271	0.7	0.9
B606121	0.9	1.0
B607201	0.6	1.0
B607271	0.4	1.0
B608291	0.8	1.0
B609261	0.7	0.9
B609281	0.4	0.8
B610191	0.6	0.7

通过检测，五味子饮片杂质量最高为0.9%，最低为0%，均符合《中国药典》2015年版标准（不超过1.0%）。根据95%置信度计算置信区间，上限为0.8%，下限为0.4%，考虑到五味子的大生产实际，将五味子优质饮片质量标准杂质含量定为不得过1.0%。

2. 水分

照水分测定法（《中国药典》2015年版四部通则0832第二法）测定，不得过16.0%。取供试品2～5g，平铺于干燥至恒重的扁形称量瓶中，厚度不超过5mm，疏松供试品不超过10mm，精密称定，开启瓶盖在100～105℃干燥5h，将瓶盖盖好，移置干燥器中，放冷30min，精密称定，再在上述温度干燥1h，放冷，称重，至连续两次称重的差异不超过5mg为止。根据减失的重量，计算供试品中含水量，结果见表36-3。

表 36-3　五味子水分测定结果（%）

批号	饮片	原料药材
B604291	14.3	14.9
B605171	12.0	12.0
B605271	15.0	15.5
B606121	12.0	12.0
B607201	12.0	12.0
B607271	12.0	12.0
B608291	13.6	13.6
B609261	14.5	15.5
B609281	14.4	15.2
B610191	14.9	15.6

表 36-3 结果表明，五味子饮片水分含量最高为 15.0%，最低为 12.0%，根据 95% 置信度计算置信区间，上限为 14.4%，下限为 12.5%，考虑到大生产的实际及成本控制的需要，将五味子优质饮片含水量标准定为不得高于 15.0%。

3. 总灰分

按照灰分测定法(《中国药典》2015 年版四部通则 2302)测定，不得过 7.0%。测定用的供试品须粉碎，使能通过二号筛，混合均匀后，取供试品 2 ～ 3g（如须测定酸不溶性灰分，可取供试品 3 ～ 5g），置炽灼至恒重的坩埚中，称定重量（准确至 0.01g），缓缓炽热，注意避免燃烧，至完全炭化时，逐渐升高温度至 500 ～ 600℃，使完全灰化并至恒重。根据残渣重量，计算供试品中总灰分的含量。结果见表 36-4。

表 36-4　五味子总灰分测定结果（%）

批号	饮片	原料药材
B604291	3.5	3.5
B605171	3.3	3.3
B605271	3.1	3.2
B606121	3.3	3.3
B607201	3.3	3.3
B607271	3.3	3.3
B608291	3.0	3.0
B609261	3.1	3.2
B609281	3.5	3.5
B610191	3.3	3.3

表 36-4 结果表明，五味子饮片总灰分含量最高为 3.5%，最低为 3.0%，根据 95% 置信度计算置信区间，上限为 3.4%，下限为 3.2%，考虑到大生产的实际，将五味子优质饮片总灰分标准定为不得高于 4.0%。

4. 胭脂红、赤藓红、酸性红 73

照《国家食品药品监督管理局药品检验补充检验方法和检验项目批准件》操作。结果见表 36-5。

表 36-5 五味子胭脂红、赤藓红、酸性红 73 测定结果

批号	饮片	原料药材
B604291	符合规定	符合规定
B605171	符合规定	符合规定
B605271	符合规定	符合规定
B606121	符合规定	符合规定
B607201	符合规定	符合规定
B607271	符合规定	符合规定
B608291	符合规定	符合规定
B609261	符合规定	符合规定
B609281	符合规定	符合规定
B610191	符合规定	符合规定

由表 36-5 可知，五味子胭脂红、赤藓红、酸性红 73 均符合规定。

5. 二氧化硫残留量

按照二氧化硫残留量测定法（《中国药典》2015 年版通则 2331）测定，不得过 150mg/kg。取五味子饮片细粉约 10g，精密称定，置两颈圆底烧瓶中，加水 300 ～ 400ml。打开回流冷凝管开关给水，将冷凝管的上端 E 口处连接一橡胶导气管置于 100ml 锥形瓶底部。锥形瓶内加入 3% 过氧化氢溶液 50ml 作为吸收液（橡胶导气管的末端应在吸收液液面以下）。使用前，在吸收液中加入 3 滴甲基红乙醇溶液指示剂（2.5mg/ml），并用 0.01mol/L 氢氧化钠滴定液滴定至黄色（即终点；如果超过终点，则应舍弃该吸收溶液）。开通氮气，使用流量计调节气体流量至约 0.2L/min；打开分液漏斗 C 的活塞，使盐酸溶液（6mol/L）10ml 流入蒸馏瓶，立即加热两颈烧瓶内的溶液至沸，并保持微沸；烧瓶内的水沸腾 1.5h 后，停止加热。吸收液放冷后，置于磁力搅拌器上不断搅拌，用氢氧化钠滴定液（0.01mol/L）滴定，至黄色持续 20s 不褪，并将滴定的结果用空白实验校正。计算供试品中二氧化硫残留量。结果见表 36-6。

表 36-6 五味子二氧化硫残留量测定结果（mg/kg）

批号	饮片	原料药材
B604291	44	44
B605171	14	14
B605271	37	37
B606121	14	14
B607201	14	14
B607271	14	14
B608291	29	29
B609261	37	37
B609281	30	30
B610191	23	23

表 36-6 结果表明，五味子饮片二氧化硫残留量最高为 44mg/kg，最低为 14mg/kg，根据 95% 置信度计算置信区间，上限为 33.8mg/kg，下限为 17.4mg/kg，考虑到样品的差异性，将五味子优质饮片二

氧化硫残留量标准定为不得超过 50mg/kg。

六、含量测定

照《中国药典》2015 年版通则 0512 高效液相色谱法测定。

1. 色谱条件

以十八烷基硅烷键合硅胶为填充剂；以甲醇 - 水（65 ∶ 35）为流动相；检测波长为 250nm。理论板数按五味子醇甲峰计算应不低于 2000。

2. 对照品溶液的制备

取五味子醇甲对照品适量，精密称定，加甲醇制成每 1ml 含五味子醇甲 0.3mg 的溶液，即得。

3. 供试品溶液的制备

取本品粉末（过三号筛）约 0.25g，精密称定，置 20ml 量瓶中，加甲醇约 18ml，超声处理（功率 250W，频率 20kHz）20min，取出，加甲醇至刻度，摇匀，滤过，取续滤液，即得。

4. 样品含量测定

分别精密吸取对照品溶液、供试品溶液各 10μl，注入高效液相色谱仪，按前述色谱条件测定，见图 36-7，图 36-8。结果见表 36-7。

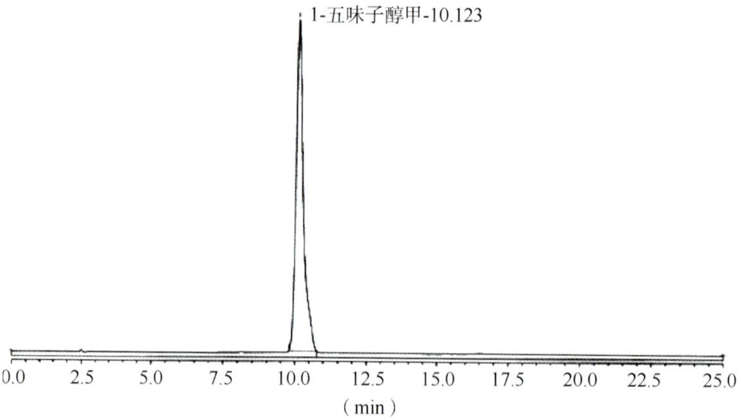

图 36-7　五味子醇甲对照品

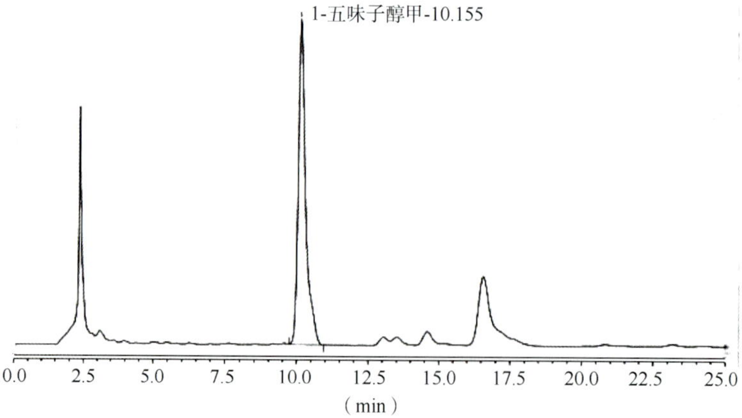

图 36-8　五味子饮片供试品

表 36-7 五味子中五味子醇甲含量测定结果（mg/g）

批号	饮片	原料药材
B604291	0.61	0.61
B605171	0.88	0.88
B605271	0.62	0.62
B606121	0.88	0.88
B607201	0.88	0.88
B607271	0.88	0.88
B608291	0.94	0.94
B609261	0.62	0.62
B609281	0.73	0.73
B610191	0.66	0.66

表 36-7 结果显示，辽宁丹东市五味子种植基地生产五味子饮片中五味子醇甲的含量均超过 0.40%，显著高于《中国药典》2015 年版标准。根据 95% 置信度计算置信区间，上限为 0.87%，下限为 0.67%，考虑到大生产的实际，将五味子优质饮片五味子醇甲标准定为不得少于 0.60%。

七、性味与归经

酸、甘，温。归肺、心、肾经。

八、功能与主治

收敛固涩，益气生津，补肾宁心。用于久嗽虚喘，梦遗滑精，遗尿尿频，久泻不止，自汗盗汗，津伤口渴，内热消渴，心悸失眠。

九、用法与用量

2 ～ 6g。

十、贮藏

常温饮片库面积 843m^2，温度 30℃以下，湿度 45% ～ 75%。阴凉饮片库面积 2700m^2，温度 20℃以下，湿度 45% ～ 75%。冷库面积 1190m^2，温度 2 ～ 10℃。五味子置通风干燥处，防霉。五味子置于阴凉库储存。

十一、优质饮片质量标准亮点总结

1. 药材与基原

原料药材为木兰科植物五味子 *Schisandra chinensis*（Turcz.）Baill. 的干燥成熟果实，习称“北五味子”，为《中国药典》收载品种。

2. 产地

辽宁省丹东市，为五味子道地产区。

3. 工艺

参数明确，稳定可控。

4. 性状

规定了五味子优质饮片的直径为 6 ～ 8mm。在《中国药典》2015 年版的基础上细化了直径的要求。

5. 检查

增加了二氧化硫残留量的指标，规定不得过 50mg/kg。增加了对胭脂红、赤藓红、酸性红 73 的检查，应符合规定。提高了水分、总灰分的检查指标。规定水分不得过 15.0%（《中国药典》2015 年版规定不得过 16.0%）；规定总灰分不得过 4.0%（《中国药典》2015 年版规定不得过 7.0%）。

6. 含量测定

提高了含量测定的指标，规定五味子醇甲含量不得少于 0.60%（《中国药典》2015 年版规定不得少于 0.40%）。

37. 地黄
Dihuang
REHMANNIAE RADIX

本品为玄参科植物地黄 *Rehmannia glutinosa* Libosch. 干燥块根的炮制加工品。

【采收与加工】 采收时间为 10 月上旬或下旬，除去芦头、须根及泥沙，将地黄缓缓烘焙至约八成干。产自道地产区河南省武陟县。

【炮制】 除去杂质，洗净，闷润至透，切厚片（3 ～ 4mm），干燥（烘干 65 ～ 75℃），筛选（筛孔 6mm），精选。

【成品性状】 呈不规则的厚片，长 4 ～ 6cm，直径 2 ～ 3cm，外表皮棕黑色，极皱缩，具不规则的横曲纹。切面棕黑色，有光泽，具黏性。气微，味微甜。

【鉴别】

（1）显微鉴别：粉末深棕色。木栓细胞淡棕色。薄壁细胞类圆形，内含类圆形核状物。分泌细胞形状与一般薄壁细胞相似，内含橙黄色或橙红色油滴状物。具缘纹孔导管和网纹导管，直径约至 92μm。

（2）取本品粉末 2g，加甲醇 20ml，加热回流 1h，放冷，滤过，滤液浓缩至 5ml，作为供试品溶液。另取梓醇对照品，加甲醇制成每 1ml 含 0.5mg 的溶液，作为对照品溶液。照薄层色谱法（通则 0502）试验，吸取上述两种溶液各 5μl，分别点于同一硅胶 G 薄层板上，以三氯甲烷 - 甲醇 - 水（14 ∶ 6 ∶ 1）为展开剂，展开，取出，晾干，喷以茴香醛试液，在 105℃加热至斑点显色清晰。供试品色谱中，在与对照品色谱相应的位置上，显相同颜色的斑点。

（3）取本品粉末 1g，加 80% 甲醇 50ml，超声处理 30min，滤过，滤液蒸干，残渣加水 5ml 使溶解，用水饱和的正丁醇振摇提取 4 次，每次 10ml，合并正丁醇液，蒸干，残渣加甲醇 2ml 使溶解，作为供试品溶液。另取毛蕊花糖苷对照品，加甲醇制成每 1ml 含 1mg 的溶液，作为对照品溶液。照薄层色谱法（通则 0502）试验，吸取上述供试品溶液 5μl、对照品溶液 2μl，分别点于同一硅胶 G 薄层板上，以乙酸乙酯 - 甲醇 - 甲酸（16 ∶ 0.5 ∶ 2）为展开剂，展开，取出，晾干，用 0.1% 的 2，2- 二苯基 -1- 苦肼基无水乙醇溶液浸板，晾干。供试品色谱中，在与对照品色谱相应的位置上，显相同颜色的斑点。

【检查】

水分　不得过 12.0%（《中国药典》2015 年版通则 0832 第二法）。

二氧化硫残留量　照二氧化硫残留量测定法（《中国药典》2015 年版通则 2331）测定，不得过 150mg/kg。

总灰分　不得过 5.5%（《中国药典》2015 年版通则 2302）。

酸不溶性灰分　不得过 2.0%（《中国药典》2015 年版通则 2302）。

【浸出物】　照水溶性浸出物测定法（《中国药典》2015 年版通则 2201）项下的冷浸法测定，不得少于 70.0%。

【含量测定】

（1）梓醇：照高效液相色谱法（《中国药典》2015 年版通则 0512）测定。

色谱条件与系统适用性试验：以十八烷基硅烷键合硅胶为填充剂；以乙腈 -0.1% 磷酸溶液（1 ∶ 99）为流动相；检测波长为 210nm。理论板数按梓醇峰计算应不低于 5000。

对照品溶液的制备：精密称取梓醇对照品适量，精密称定，加流动相制成每 1ml 含 10μg 的溶液，即得。

供试品溶液的制备：取本品（生地黄）切成约 5mm 的小块，经 80℃减压干燥 24h 后，磨成粗粉，取约 0.8g，精密称定，置具塞锥形瓶中，精密加入甲醇 50ml，称定重量，加热回流提取 1.5h，放冷，再称定重量，用甲醇补足减失的重量，摇匀，滤过，精密量取续滤液 10ml，浓缩至近干，残渣用流动相溶解，转移至 10ml 量瓶中，并用流动相稀释至刻度，摇匀，滤过，取续滤液，即得。

测定法：分别精密吸取对照品溶液与供试品溶液各 10μl，注入液相色谱仪，测定，即得。

本品按干燥品计算，含梓醇（$C_{15}H_{22}O_{10}$）不得少于 0.50%。

（2）毛蕊花糖苷：照高效液相色谱法（《中国药典》2015 年版通则 0512）测定。

色谱条件与系统适用性试验：以十八烷基硅烷键合硅胶为填充剂；以乙腈 -0.1% 乙酸溶液（16 ∶ 84）为流动相；检测波长为 334nm。理论板数按毛蕊花糖苷峰计算应不低于 5000。

对照品溶液制备：精密称取毛蕊花糖苷对照品适量，精密称定，加流动相制成每 1ml 含 10μg 的溶液，即得。

供试品溶液制备：精密量取【含量测定】项梓醇项下续滤液 20ml，减压回收溶剂近干，残渣用流动相溶解，转移至 5ml 量瓶中，加流动相至刻度，摇匀，滤过，取续滤液，即得。

测定法：分别精密吸取对照品溶液与供试品溶液各 20μl，注入液相色谱仪，测定，即得。

本品按干燥品计算，含毛蕊花糖苷（$C_{29}H_{36}O_{15}$）不得少于 0.020%。

【性味与归经】　甘，寒。归心、肝、肾经。

【功能与主治】　清热凉血，养阴生津。用于热入营血，温毒发斑，吐血衄血，热病伤阴，舌绛烦渴，津伤便秘，阴虚发热，骨蒸劳热，内热消渴。

【用法与用量】　10 ～ 15g。

【贮藏】 生地黄置通风干燥处，防霉，防蛀。

起草单位：湖北金贵中药饮片有限公司

“优质地黄饮片质量标准（草案）”起草说明

一、药材来源

1. 基原

玄参科植物地黄 *Rehmannia glutinosa* Libosch. 的干燥块根，见图 37-1。

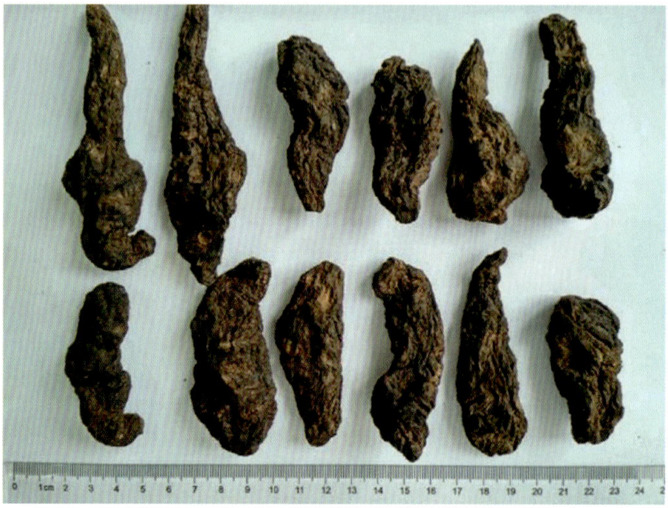

图 37-1 地黄药材

2. 采收及加工

河南地黄的采收期主要集中在 10 月下旬至 11 月下旬。有研究也表明，地黄药用部位地下根茎的产量和有效成分含量随着生长发育逐渐增加，梓醇、毛蕊花糖苷在 11 月中旬左右含量最高，随着地上部分的枯萎，有效成分含量有所减低，见图 37-2，图 37-3。

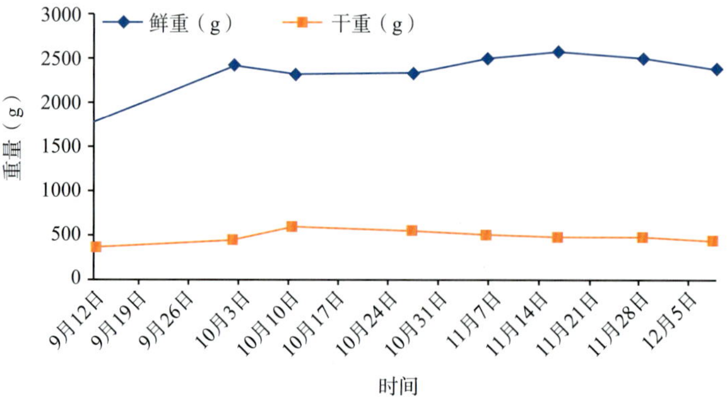

图 37-2 地黄产量 /m^2 变化曲线

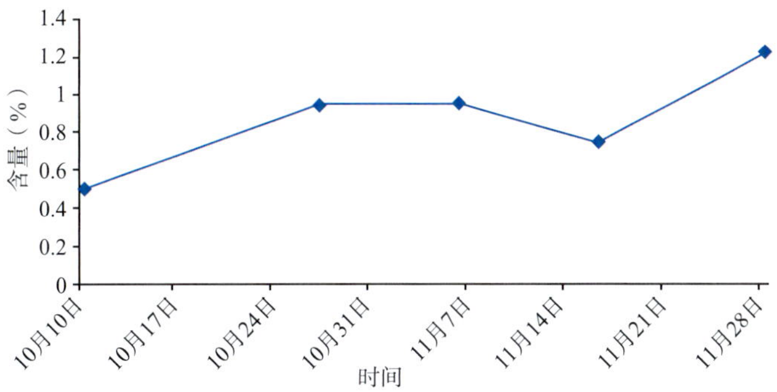

图 37-3　不同采收期地黄有效成分（梓醇）的含量

地黄药材产地加工为地黄挖出后，除去芦头、须根、泥土，采用烘焙法进行干燥，经过：①建焙：用砖砌成焙或烘干房；②装焙：每焙装 400 ～ 500kg，按大小等级进行分装，厚度约 30cm 为宜；③初焙：缓缓加热，注意火力的大小与均匀度，开始火力保持在 50 ～ 60℃为宜，到快焙成时，火力应小些，注意焙上火力不均匀现象；④翻焙：在装上地黄燃火后一天到一天半翻一次，以后每天翻两次，随翻随拣出成货，一般每焙成一焙地黄 4 ～ 5 天；⑤发汗：将地黄下焙后，堆积，用麻包覆盖"发汗" 7 天左右，待地黄内部汁液渗出体外而"大汗淋漓"时，通风换气，使地黄表里柔软一致时，再进行第二次烘焙；⑥二焙：将经过堆积"发汗"的地黄装焙，进行第二次烘焙，温度应控制在 60 ～ 70℃，勤翻动，防焦枯，焙至表里柔软一致内无硬心为度。一般需要 1 天左右的时间。加工后的干地黄多呈不规则的团块或长圆形，中间膨大，两端稍细，表面灰黑色或灰棕色，极皱缩，具不规则的横曲纹。体重，质较软，不易折断，断面灰黑色、棕黑色或乌黑色，中间隐现菊花心纹，有光泽，具黏性。

3. 优质药材依据

地黄原料药材来源于河南九州天润中药饮片有限公司，其主要经营"四大怀药"，地处地黄种植主产区河南省武陟县。

武陟县地处豫北怀川平原，位于河南省西北部，黄河北岸，与郑州隔河相望，属焦作市，是焦作市的南大门，与省会郑州隔河相望。面积 860km^2，总人口 74 万。河南焦作是怀药的道地产区，其中武陟县、温县又是焦作市的主要种植区，拥有 30 万亩黄河滩区，农业发达。该地区地黄种植应用历史悠久，早在公元前 718 年周朝时期，地黄就已列为贡品和馈赠新友的珍品。《神农本草经》云："生咸阳川泽，黄土地者佳，二月、八月采根。"《本草图经》曰："二月生叶布地便出似车前，叶上有皱纹而不光，高者及尺余低者三四寸。其花似油麻而红紫色，亦有黄花者，其实作房如连翘，子甚细而沙褐色。根如人手指，通黄色，粗细长短不常，二、八月采根。"以后历代医药名家及本草均有记述，五代日华子曰："生者以水验之，浮者名天黄，半浮半沉者名人黄，沉者名地黄。入药沉者为佳，半沉者次之，浮者不堪。"明代《本草蒙荃》载：地黄"江浙种者，受南方阳气，质虽光润而力微，怀庆生者，秉北方纯阴，皮有疙瘩而力大"。李时珍曰："今人惟以怀庆地黄为上。"

河南九州天润中药饮片有限公司在武陟拥有地黄合作种植面积在 2000 亩以上，年供应量在 1000t 以上，公司地黄优质饮片原料由产地公司直接供应并签订有药材购销合同，完全满足公司生产所需，公司制定了地黄生产工艺规程，确定了关键工艺参数和关键质量监控点。严格进行中间产品及生产过程控制，中间产品不合格不进入工序，以此保证地黄饮片的生产质量。为保证选货的优质质量，制定了严格的成品（饮片）内控质量标准。与《中国药典》2015 年版地黄饮片标准相比，新增部分指标，如杂质不得过 1%，二氧化硫残留量不得过 150mg/kg，部分质量指标高于《中国药典》

标准，如水分不得过 12.0%（《中国药典》2015 年版要求不得过 15.0%），总灰分不得过 5.5%（《中国药典》2015 年版要求不得过 8.0%），浸出物不得少于 70.0%（《中国药典》2015 年版要求不得少于 65.0%），梓醇不得少于 0.50%（《中国药典》2015 年版要求不得少于 0.20%）。

二、炮制

1. 标准依据

依据《中国药典》2015 年版地黄质量标准炮制项下内容操作，方法为净选，洗润，切制，干燥（烘干），筛选，精选。

2. 工艺流程

《中国药典》2015 年版一部收载了生地黄炮制方法，现代研究发现地黄中主要化学成分为环烯醚萜及苷类化合物，极性大易溶于水，如梓醇、毛蕊花糖苷、益母草苷等，在加工炮制中梓醇和毛蕊花糖苷含量有不同程度降低，炮制应避免主要化学成分的流失，经公司多年生产实际及检测数据，最终确定地黄饮片炮制工艺，工艺步骤及主要参数包括净选：净选后的地黄药材无霉变、虫蛀等；洗润：人工"抢水"快速洗净，闷润至透（时间 8 ～ 12h）；切制：切 3 ～ 4mm 厚片；干燥：干燥温度 65 ～ 75℃，铺料厚度 10 ～ 15cm，松散，干燥时间 5 ～ 6h 至水分低于 12.0%；精选：筛去药屑（筛网直径 6.0mm），人工挑选（图 37-4）。

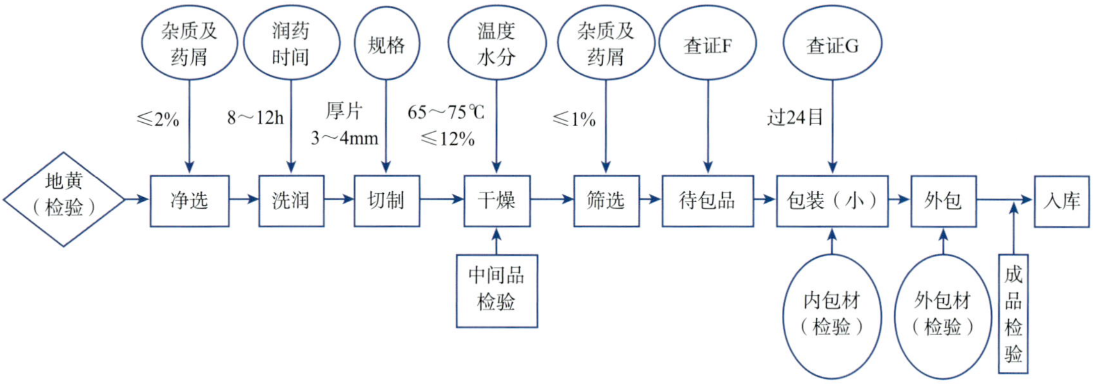

图 37-4 地黄饮片生产工艺流程图

为了确保产品质量，以《中国药典》2015 年版为基础，制定了《地黄生产工艺规程》、《地黄中间品检验标准操作规程》、《地黄成品检验标准操作规程》等文件。生产设备有气压立式变频调速切片机、直切式切片机、往复式切片机、敞开式烘箱等，能够满足地黄饮片的加工生产要求。

三、性状

本品呈不规则的厚片，长 4 ～ 6cm，直径 2 ～ 3cm。外表皮棕黑色，极皱缩，具不规则的横曲纹。切面棕黑色，有光泽，具黏性。气微，味微甜，见表 37-1，图 37-5。

表 37-1 地黄饮片性状

批号	性状
1	呈不规则的厚片，直径 1.9 ～ 2.8mm。外表皮棕黑色，皱缩，切面棕黑色，有光泽
2	呈不规则的厚片，直径 2.1 ～ 2.6mm。外表皮棕黑色，皱缩，切面棕黑色，有光泽

续表

批号	性状
3	呈不规则的厚片，直径 2.0 ～ 2.5mm。外表皮棕黑色，皱缩，切面棕黑色，有光泽
4	呈不规则的厚片，直径 1.9 ～ 2.4mm。外表皮棕黑色，皱缩，切面棕黑色，有光泽
5	呈不规则的厚片，直径 2.0 ～ 2.6mm。外表皮棕黑色，皱缩，切面棕黑色，有光泽
6	呈不规则的厚片，直径 1.9 ～ 2.5mm。外表皮棕黑色，皱缩，切面棕黑色，有光泽
7	呈不规则的厚片，直径 2.1 ～ 2.9mm。外表皮棕黑色，皱缩，切面棕黑色，有光泽
8	呈不规则的厚片，直径 1.8 ～ 2.5mm。外表皮棕黑色，皱缩，切面棕黑色，有光泽
9	呈不规则的厚片，直径 1.9 ～ 3.0mm。外表皮棕黑色，皱缩，切面棕黑色，有光泽
10	呈不规则的厚片，直径 1.7 ～ 3.1mm。外表皮棕黑色，皱缩，切面棕黑色，有光泽

四、鉴别

1. 显微鉴别

粉末深棕色。木栓细胞淡棕色。薄壁细胞类圆形，内含类圆形核状物。分泌细胞形状与一般薄壁细胞相似，内含橙黄色或橙红色油滴状物。具缘纹孔导管和网纹导管直径约至 92μm，见图 37-6，图 37-7。

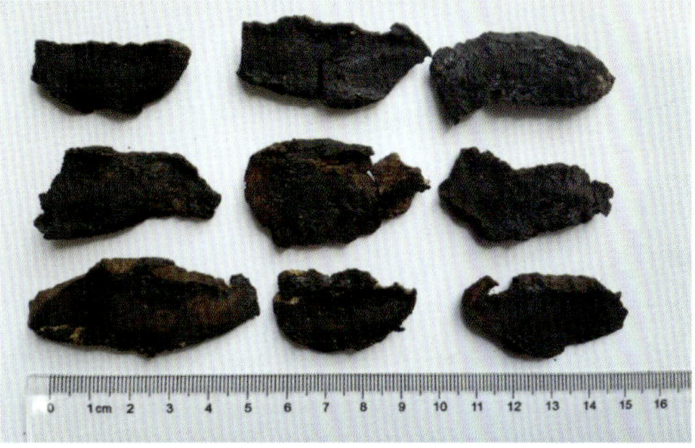

图 37-5 地黄饮片

2. 薄层鉴别

（1）取本品粉末 2g，加甲醇 20ml，加热回流 1h，放冷，滤过，滤液浓缩至 5ml，作为供试品溶液。另取梓醇对照品，加甲醇制成每 1ml 含 0.5mg 的溶液，作为对照品溶液。照薄层色谱法（《中国药典》2015 年版通则 0502）试验，吸取上述两种溶液各 5μl，分别点于同一硅胶 G 薄层板上，以三氯甲烷 - 甲醇 - 水（14 ∶ 6 ∶ 1）为展开剂，展开，取出，晾干，喷以茴香醛试液，在 105℃加热至斑点显色清晰。供试品色谱中，在与对照品色谱相应的位置上，显相同颜色的斑点，见图 37-8。

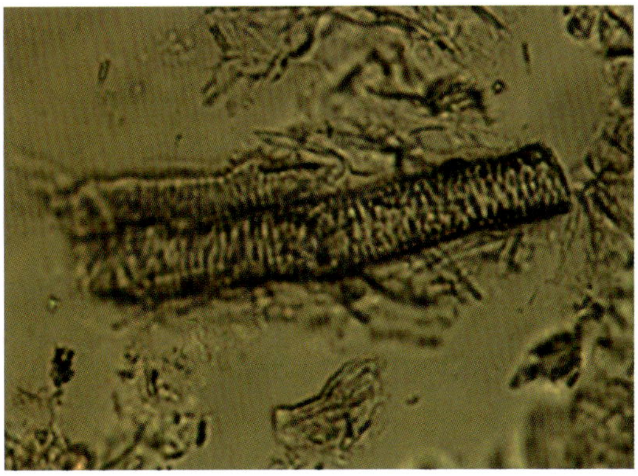

图 37-6 网纹导管

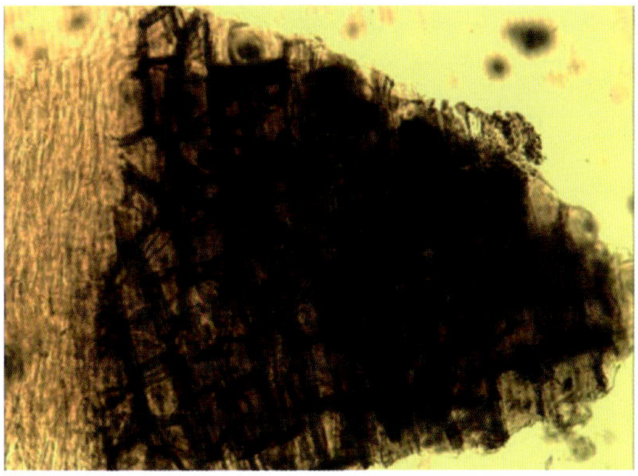

图 37-7 木栓细胞

（2）取本品粉末 1g，加 80% 甲醇 50ml，超声处理 30min，滤过，滤液蒸干，残渣加水 5ml 使溶解，用水饱和的正丁醇振摇提取 4 次，每次 10ml，合并正丁醇液，蒸干，残渣加甲醇 2ml 使溶解，作为供试品溶液。另取毛蕊花糖苷对照品，加甲醇制成每 1ml 含 1mg 的溶液，作为对照品溶液。照薄层色谱法（《中国药典》2015 年版通则 0502）试验，吸取上述供试品溶液 5μl、对照品溶液 2μl，分别点于同一硅胶 G

薄层板上，以乙酸乙酯 - 甲醇 - 甲酸（16 ∶ 0.5 ∶ 2）为展开剂，展开，取出，晾干，用 0.1% 的 2，2-二苯基 -1- 苦肼基无水乙醇溶液浸板，晾干。供试品色谱中，在与对照品色谱相应的位置上，显相同颜色的斑点，见图 37-9。

图 37-8　地黄饮片薄层鉴别（梓醇）

1，5. 梓醇对照品；2. 地黄饮片 -1；3. 地黄饮片 -2；4. 地黄饮片 -3

图 37-9　地黄饮片薄层鉴别（毛蕊花糖苷）

1，5. 毛蕊花糖苷对照品；2. 地黄饮片 -1；3. 地黄饮片 -2；4. 地黄饮片 -3

五、检查

1. 杂质

取样品 50g，照《中国药典》2015 年版通则 2301 测定，10 批次地黄测定结果见表 37-2。

表 37-2　地黄杂质检测结果（%）

样品编号	饮片			药材		
	样 1	样 2	平均值	样 1	样 2	平均值
1	0.77	0.61	0.69	2.45	2.37	2.41
2	0.62	0.71	0.70	2.51	2.37	2.40
3	0.61	0.77	0.70	2.27	2.50	2.39
4	0.66	0.47	0.57	2.22	2.51	2.37
5	0.80	0.84	0.80	2.55	2.65	2.60
6	0.51	0.52	0.52	2.51	2.51	2.51
7	0.74	0.72	0.73	2.55	2.41	2.48
8	0.72	0.65	0.69	2.54	2.52	2.45
9	0.70	0.52	0.61	2.39	2.50	2.45
10	0.41	0.67	0.54	2.47	2.61	2.54

由表 37-2 可知，10 批次地黄饮片中杂质均未超过 1.0%，平均值为 0.65%，根据 95% 置信度计算区间为 0.7%±0.1%，下限为 0.6 %，《中国药典》2015 年版地黄饮片标准中未对杂质作要求，为了切

实保证饮片的质量，同时考虑生产实际，故将地黄饮片杂质标准定为不得过 1.0%。

2. 水分

取样品 3g，照《中国药典》2015 年版通则 0832 第二法测定，测定结果见表 37-3。

表 37-3 地黄水分测定结果（%）

样品编号	饮片			药材		
	样 1	样 2	平均值	样 1	样 2	平均值
1	10.38	10.42	10.40	14.15	14.04	14.10
2	7.28	7.25	7.30	13.72	13.68	13.70
3	9.58	9.56	9.60	12.80	12.88	12.8
4	10.07	10.09	10.10	14.02	14.05	14.00
5	10.96	10.98	11.0	12.97	13.0	13.0
6	11.18	11.20	11.20	9.43	9.45	9.40
7	7.78	7.78	7.80	11.73	11.74	11.70
8	11.92	11.94	11.90	13.90	13.92	13.90
9	12.51	12.48	12.50	13.90	13.92	13.90
10	12.22	12.21	12.20	13.90	13.92	13.90

由表 37-3 可知，10 批次地黄饮片中水分最低值为 7.3%，最高值为 12.5%，平均值为 10.4%，根据 95% 置信度计算区间为 10.4%±1.2%，上限为 11.6%，《中国药典》2015 年版地黄饮片水分标准为不得过 15.0%，根据以上结果和药检所检验结果，为了切实保证饮片的质量，同时考虑生产实际，故优质地黄饮片水分标准为不得过 12.0%。

3. 总灰分

取样品 5g，照《中国药典》2015 年版通则 2302 测定，10 批次地黄样品总灰分测定结果见表 37-4。

表 37-4 地黄总灰分检测结果（%）

样品编号	饮片			药材		
	样 1	样 2	平均值	样 1	样 2	平均值
1	5.34	5.28	5.3	4.44	4.33	4.4
2	5.11	5.16	5.1	5.12	5.00	5.1
3	2.98	3.01	3.0	2.98	3.01	3.0
4	2.71	2.74	2.7	2.71	2.74	2.7
5	2.71	2.74	2.7	2.98	2.94	3.0
6	7.51	7.49	7.5	7.51	7.49	7.5
7	6.25	6.28	6.3	6.25	6.28	6.3
8	3.63	3.62	3.6	3.63	3.62	3.6
9	3.63	3.62	3.6	3.63	3.62	3.6
10	3.63	3.62	3.6	3.63	3.62	3.6

由表 37-4 可知，10 批次地黄饮片中总灰分最低值为 2.7%，最高值为 7.5%，平均值为 4.3%。根

据 95% 置信度计算区间为 4.3%±1.1%，下限为 3.2%，上限为 5.4%。《中国药典》2015 年版地黄饮片总灰分标准为不得过 8.0%，根据以上结果和药检所检验结果，为了切实保证饮片的质量，同时考虑生产实际，故优质地黄饮片总灰分标准规定为不得过 5.5%。

4. 酸不溶灰分

取上项所得灰分，照《中国药典》2015 年版通则 2302 测定，10 批次地黄样品酸不溶灰分测定结果见表 37-5。

表 37-5　地黄酸不溶灰分检测结果（%）

样品编号	饮片			药材		
	样 1	样 2	平均值	样 1	样 2	平均值
1	1.23	1.26	1.20	0.50	0.45	0.50
2	0.81	0.85	0.80	1.63	1.55	1.60
3	0.55	0.49	0.50	0.55	0.49	0.50
4	0.94	0.96	0.90	0.94	0.96	0.90
5	0.94	0.96	0.9	0.99	1.01	1.00
6	0.89	0.91	0.90	0.89	0.91	0.90
7	1.99	2.00	2.00	1.99	2.00	2.00
8	0.54	0.53	0.50	0.54	0.53	0.50
9	0.54	0.53	0.50	0.54	0.53	0.50
10	0.54	0.53	0.50	0.54	0.53	0.50

由表 37-5 可知，10 批次地黄样品中酸不溶灰分最低值为 0.5%，最高值为 2.0%，平均值为 0.9%。根据 95% 置信度计算区间为 0.9%±0.3%，上限为 1.2%，《中国药典》2015 年版地黄饮片酸不溶灰分标准为不得过 3.0%，根据以上结果和药检所检验结果，为了切实保证饮片的质量，同时考虑生产实际，故优质地黄饮片酸不溶灰分标准为不得过 2.0%。

5. 二氧化硫残留量

取样品 10g，照《中国药典》2015 年版一部中通则 2331 进行测定，检验结果见表 37-6。

表 37-6　地黄二氧化硫残留量检验结果（mg/kg）

样品编号	饮片			药材		
	样 1	样 2	平均值	样 1	样 2	平均值
1	24.9	25.3	25.0	24.8	25.1	25.0
2	4.1	4.2	4.0	4.1	4.3	4.0
3	5.9	6.2	6.0	6.0	5.8	6.0
4	6.1	6.0	6.0	6.1	5.8	6.0
5	17.1	15.3	16.0	23.2	22.9	23.0
6	8.2	7.8	8.0	7.9	8.1	8.0
7	8.2	7.9	8.0	8.2	8.0	8.0
8	28.8	29.2	29.0	29.2	29.0	29.0
9	28.9	29.1	29.0	29.0	28.9	29.0
10	28.8	29.1	29.0	28.8	29.2	29.0

由表 37-6 可知，10 批次地黄饮片二氧化硫残留量，最小值为 4mg/kg，最大值为 29mg/kg，平均值为 16mg/kg。根据 95% 置信度计算区间（16±7）mg/kg，上限为 23mg/kg，《中国药典》2015 年版地黄饮片标准中并没有对二氧化硫残留量标准作出规定，为了切实保证饮片的质量，同时考虑生产实际，故优质地黄饮片二氧化硫限量标准沿用《中国药典》标准为不得过 150mg/kg。

六、浸出物

取样品 3g，照《中国药典》2015 年版一部中通则 2201 进行测定，10 批次地黄样品水溶性浸出物检验结果见表 37-7。

表 37-7 地黄水溶性浸出物检验结果（%）

样品编号	饮片			药材		
	样 1	样 2	平均值	样 1	样 2	平均值
1	84.23	84.11	84.2	82.42	82.36	82.4
2	81.01	80.97	81.0	71.25	71.29	71.3
3	83.27	83.34	83.3	82.76	82.72	82.7
4	70.29	70.32	70.3	91.50	91.53	91.5
5	78.50	78.49	78.5	83.00	83.01	83.0
6	80.27	80.28	80.3	71.29	71.30	71.3
7	69.21	69.24	69.2	74.66	74.67	74.7
8	80.59	80.58	80.6	88.49	88.47	88.5
9	91.71	91.72	91.7	88.49	88.47	88.5
10	80.18	80.19	80.2	88.49	88.47	88.5

由表 37-7 可知，地黄饮片中浸出物，最小值为 69.2%，最大值为 91.7%，平均值为 79.93%，根据 95% 置信度计算区间 79.9%±4.4%，下限为 75.5%，《中国药典》2015 年版地黄饮片水溶性浸出物标准为不得少于 65.0%，根据以上结果和药检所检验结果，为了切实保证饮片的质量，同时考虑生产实际，故优质地黄饮片水溶性浸出物标准为不得少于 70.0%。

七、含量测定

1. 梓醇

照高效液相色谱法（《中国药典》2015 年版通则 0512）测定。

（1）实验仪器与试药：Agilent Zorbax SB- 色谱柱（250mm×4.6mm，5μm）；电子天平。梓醇对照品（纯度为 98.1%），乙腈为色谱纯，甲醇，水，磷酸，乙酸为分析纯。

（2）色谱条件与系统适用性试验：以十八烷基硅烷键合硅胶为填充剂；以乙腈 -0.1% 磷酸溶液（1 ∶ 99）为流动相；检测波长为 210nm。理论板数按梓醇峰计算应不低于 5000。

（3）对照品溶液的制备：取梓醇对照品适量，精密称定，加流动相制成每 1ml 含 10μg 的溶液，即得。

（4）供试品溶液的制备：取本品（生地黄）切成约 5mm 的小块，经 80℃减压干燥 24h 后，磨成粗粉，取约 0.8g，精密称定，置具塞锥形瓶中，精密加入甲醇 50ml，称定重量，加热回流提取 1.5h，放冷，再称定重量，用甲醇补足减失的重量，摇匀，滤过，精密量取续滤液 10ml，浓缩至近干，残渣用流动相溶解，转移至 10ml 量瓶中，并用流动相稀释至刻度，摇匀，滤过，取续滤液，即得。

（5）测定法：分别精密吸取对照品溶液与供试品溶液各 10μl，注入液相色谱仪，测定，见图 37-10，图 37-11，表 37-8。

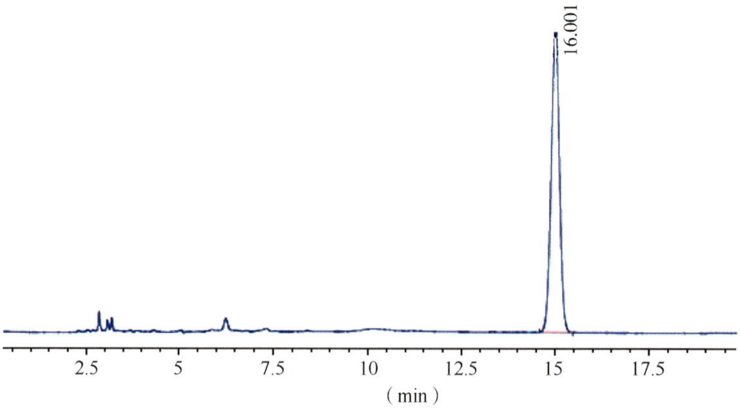

图 37-10　梓醇对照品

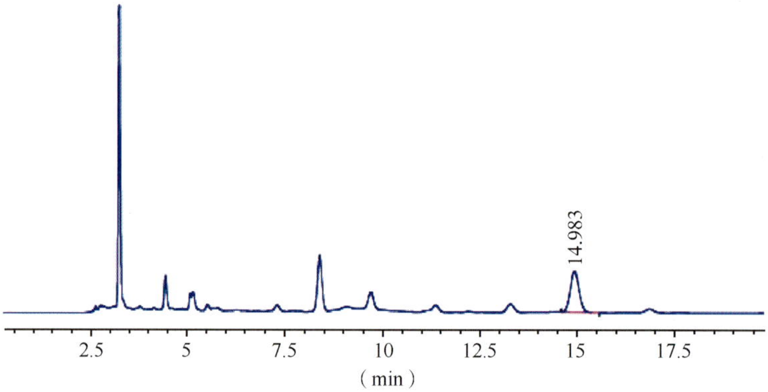

图 37-11　地黄饮片供试品

表 37-8　地黄中梓醇含量测定结果（%）

样品编号	饮片			药材		
	样 1	样 2	平均值	样 1	样 2	平均值
1	3.217	3.205	3.21	3.600	3.520	3.56
2	2.926	2.834	2.88	3.600	3.520	3.56
3	3.822	3.887	3.85	4.711	4.808	4.76
4	2.917	2.941	2.93	3.180	3.190	3.18
5	0.860	0.840	0.85	0.908	0.910	0.91
6	0.606	0.617	0.61	0.735	0.734	0.73
7	0.670	0.650	0.66	0.735	0.734	0.73
8	0.500	0.500	0.50	0.696	0.699	0.70
9	0.820	0.791	0.81	0.696	0.699	0.70
10	0.844	0.871	0.86	0.696	0.699	0.70

由表 37-8 可知，10 批次地黄饮片含量的测定结果梓醇最低含量为 0.50%，最高值为 3.85%，平均值为 1.72%，据 95% 置信度计算区间为 1.72%±0.90%，下限为 0.82%，《中国药典》2015 年版地黄饮片标准中梓醇（$C_{15}H_{22}O_{10}$）含量规定为不得少于 0.20%，根据以上结果和药检所检验结果，为了切实保证饮片的质量，地黄优质饮片质量标准中梓醇（$C_{15}H_{22}O_{10}$）含量规定为不得少于 0.50%。

2. 毛蕊花糖苷

照高效液相色谱法（《中国药典》2015 年版通则 0512）测定。

（1）实验仪器与试药：Agilent Zorbax SB- 色谱柱（250mm×4.6mm，5μm）；电子天平；毛蕊花糖苷对照品（纯度为 96.7%），乙腈为色谱纯，甲醇，水，磷酸，乙酸均为分析纯。

（2）色谱条件与系统适用性试验：以十八烷基硅烷键合硅胶为填充剂；以乙腈 -0.1% 乙酸溶液（16 ∶ 84）为流动相；检测波长为 334nm。理论板数按毛蕊花糖苷峰计算应不低于 5000。

（3）对照品溶液的制备：精密称取毛蕊花糖苷对照品适量，精密称定，加流动相制成每 1ml 含 10μg 的溶液，即得。

（4）供试品溶液的制备：精密量取梓醇项下续滤液 20ml，减压回收溶剂近干，残渣用流动相溶解，转移至 5ml 量瓶中，加流动相至刻度，摇匀，滤过，取续滤液，即得。

（5）测定法：分别精密吸取对照品溶液与供试品溶液各 20μl，注入液相色谱仪，测定，见图 37-12，图 37-13，表 37-9。

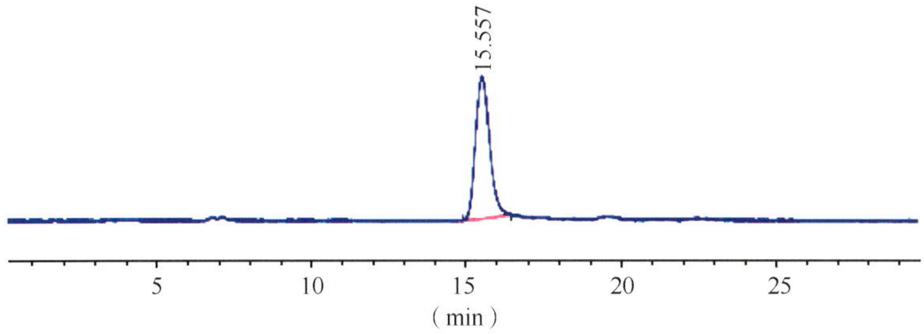

图 37-12　毛蕊花糖苷对照品

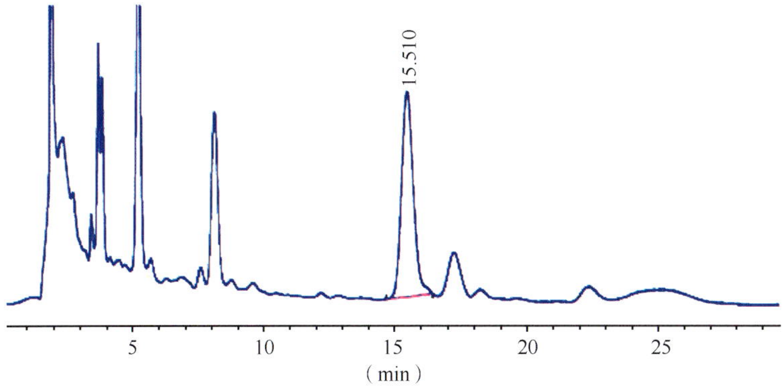

图 37-13　地黄供试品

表 37-9　地黄中毛蕊花糖苷含量测定结果（%）

样品编号	饮片			药材		
	样 1	样 2	平均值	样 1	样 2	平均值
1	0.0230	0.0231	0.023	0.050	0.050	0.05
2	0.0371	0.0380	0.037	0.027	0.027	0.027

续表

样品编号	饮片			药材		
	样 1	样 2	平均值	样 1	样 2	平均值
3	0.022	0.021	0.022	0.042	0.041	0.041
4	0.044	0.044	0.044	0.053	0.049	0.051
5	0.023	0.022	0.023	0.042	0.042	0.042
6	0.035	0.036	0.035	0.041	0.041	0.041
7	0.024	0.025	0.024	0.035	0.035	0.035
8	0.061	0.063	0.062	0.147	0.146	0.146
9	0.044	0.045	0.044	0.147	0.146	0.146
10	0.075	0.072	0.073	0.147	0.146	0.146

由表 37-9 可知，10 批次地黄饮片含量的测定结果毛蕊花糖苷（$C_{29}H_{36}O_{15}$）最低含量为 0.022%，最高值为 0.073%，平均值为 0.039%，据 95% 置信度计算区间为 0.039%±0.012%，下限为 0.027%，《中国药典》2015 年版地黄饮片标准中毛蕊花糖苷（$C_{29}H_{36}O_{15}$）含量规定为不得少于 0.020%，根据以上结果和药检所检验结果，为了切实保证饮片的质量，优质地黄饮片质量标准中毛蕊花糖苷（$C_{29}H_{36}O_{15}$）含量规定为不得少于 0.020%。

八、性味与归经

甘，寒。归心、肝、肾经。

九、功能与主治

清热凉血，养阴生津。用于热入营血，温毒发斑，吐血衄血，热病伤阴，舌绛烦渴，津伤便秘，阴虚发热，骨蒸劳热，内热消渴。

十、用法与用量

10 ～ 15g。

十一、贮藏

地黄贮藏条件为置通风干燥处，防潮，防蛀。

十二、优质饮片质量标准亮点总结

1. 药材与基原

本品为玄参科植物地黄 *Rehmannia glutinosa* Libosch. 的干燥块根。

2. 产地

河南武陟，原料由产地公司（河南九州天润中药产业有限公司）直供。

3. 工艺

参数明确，稳定可控。

4. 检查

增加了杂质和二氧化硫残留量。杂质不得过 1%，二氧化硫残留量不得过 150mg/kg。

5. 提高项

提高了浸出物指标，规定浸出物不得少于 70.0%，【含量测定】项下提高了梓醇（$C_{15}H_{22}O_{10}$）指标不得少于 0.50%（《中国药典》要求不得少于 0.20%）。

38. 熟地黄
Shudihuang
REHMANNIAE RADIX PRAEPARATA

本品为玄参科植物地黄 *Rehmannia glutinosa* Libosch. 干燥块根的炮制加工品。

【采收与加工】 采收时间为 10 月上旬或下旬，除去芦头、须根及泥沙，将地黄缓缓烘焙至约八成干。产自道地产区河南省武陟县。

【炮制】 除去杂质，洗净，蒸至黑润，晾至约八成干，切厚片（3 ～ 4mm），干燥（70 ～ 80℃烘干），精选。

【成品性状】 为不规则的块片，直径 2 ～ 3cm，厚 3 ～ 4mm。表面乌黑色，有光泽，黏性大。质柔软而带韧性，不易折断，断面乌黑色，有光泽。气微，味甜。

【鉴别】 取本品粉末 1g，加 80% 甲醇 50ml，超声处理 30min，滤过，滤液蒸干，残渣加水 5ml 使溶解，用水饱和正丁醇振摇提取 4 次，每次 10ml，合并正丁醇液，蒸干，残渣加甲醇 2ml 使溶解，作为供试品溶液。另取毛蕊花糖苷对照品，加甲醇制成每 1ml 含 1mg 的溶液，作为对照品溶液。照薄层色谱法（《中国药典》2015 年版通则 0502）试验，吸取供试品溶液 5μl、对照品溶液 2μl，分别点于同一硅胶 G 薄层板上，以乙酸乙酯 - 甲醇 - 甲酸（16 ∶ 0.5 ∶ 2）为展开剂，展开，取出，晾干，用 0.1% 的 2，2- 二苯基 -1- 苦肼基无水乙醇溶液浸渍，晾干。供试品色谱中，在与对照品色谱相应的位置上，显相同的颜色斑点。

【检查】

水分　不得过 12.0%（《中国药典》2015 年版通则 0832 第二法）。

二氧化硫残留量　照二氧化硫残留量测定法（《中国药典》2015 年版通则 2331）测定，不得过 150mg/kg。

总灰分　不得过 5.0%（《中国药典》2015 年版通则 2302）。

酸不溶灰分　不得过 3.0%（《中国药典》2015 年版通则 2302）。

【浸出物】 照水溶性浸出物测定法（《中国药典》2015 年版通则 2201）项下的冷浸法测定，不得少于 70.0%。

【含量测定】 毛蕊花糖苷：照高效液相色谱法（《中国药典》2015 年版通则 0512）测定。

色谱条件与系统适用性试验：以十八烷基硅烷键合硅胶为填充剂；以乙腈 -0.1% 乙酸溶液（16 ∶ 84）为流动相；检测波长为 334nm。理论板数按毛蕊花糖苷峰计算应不低于 5000。

对照品溶液制备：精密称取毛蕊花糖苷对照品适量，精密称定，加流动相制成每 1ml 含 10μg 的溶液，即得。

供试品溶液制备：取本品最粗粉约2g，精密称定，置圆底烧瓶中，精密加入甲醇100ml，称定重量，加热回流30min，放冷，再称定重量，用甲醇补足减失的重量，摇匀，滤过，精密量取续滤液50ml，减压回收溶剂近干，残渣用流动相溶解，转移至10ml量瓶中，加流动相至刻度，摇匀，滤过，取续滤液，即得。

测定法：分别精密吸取对照品溶液与供试品溶液各20μl，注入液相色谱仪，测定，即得。

本品按干燥品计算，含毛蕊花糖苷（$C_{29}H_{36}O_{15}$）不得少于0.020%。

【性味与归经】 甘，微温。归肝、肾经。

【功能与主治】 补血滋阴，益精填髓。用于血虚萎黄，心悸怔忡，月经不调，崩漏下血，肝肾阴虚，腰膝酸软，骨蒸潮热，盗汗遗精，内热消渴，眩晕，耳鸣，须发早白。

【用法与用量】 9～15g。

【贮藏】 置通风干燥处。

起草单位：湖北金贵中药饮片有限公司

“优质熟地黄饮片质量标准（草案）”起草说明

一、药材来源

1. 基源

同地黄饮片。

2. 采收及加工

同地黄饮片。

3. 优质药材依据

同地黄饮片。

二、炮制

1. 标准依据

依据《中国药典》2015年版熟地黄质量标准炮制项下内容操作，方法为净制，洗润，蒸制，切制，干燥，筛选。

2. 工艺流程

熟地黄炮制方法在《中国药典》2015年版收载有两种，分别为酒炖法和蒸法。熟地黄传统炮制采用九蒸九晒进行炮制，炮制中发生了明显的美拉德反应，单糖苷如梓醇及益母草苷的量随蒸晒次数增加而减少，三糖苷如地黄苷A及地黄苷D随蒸晒次数增加略为升高，还原糖含量在一定时间随蒸晒时间的延长和蒸晒次数的增多而增加，但熟地黄炮制32小时的样品，毛蕊花糖苷含量已低于现行《中国药典》标准，王宏洁等所测反复炮制熟地黄样品有36.4%不合格，随炮制时间延长毛蕊花糖苷含量下降显著，为了保障产品合格，公司熟地黄炮制与传统九蒸九晒炮制不同，在结合实际和满足国家标准含量指标要求，确定了公司熟地黄饮片炮制工艺，公司采用蒸法进行炮制，工艺步骤为：①净选：人工挑选，除去霉变、虫蛀品，大小分档；②洗润：人工清洗，抢水快速洗净表面泥沙；③蒸制：采用蒸汽蒸药箱蒸制，蒸汽压力0.15～0.20MPa，温度105～110℃，蒸制时间6h至黑润，保持锅内余温，闷12h，次日取出晾至八成干；④切制：切3～4mm厚片；⑤干燥：采用敞开式烘箱干燥，温度 70 ～ 80℃，铺料厚度 10 ～ 15cm，松散，干燥 6h 至水分低于 12.0%；⑥筛选：人工挑选（图 38-1）。

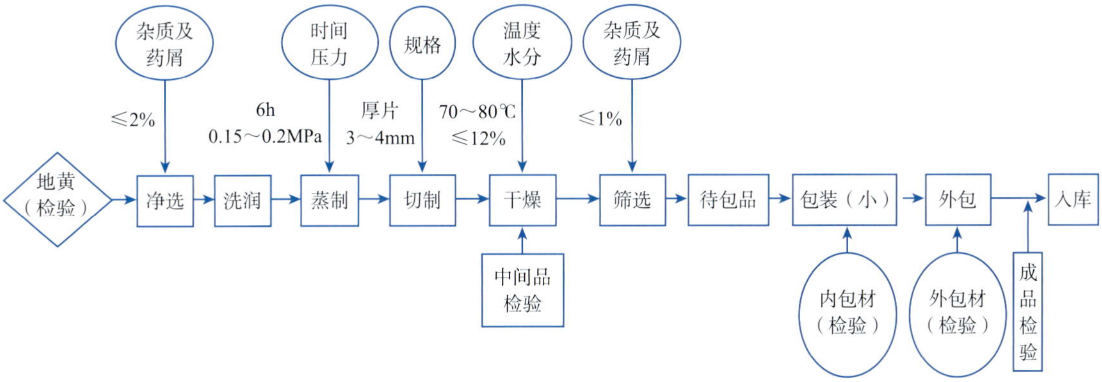

图 38-1　熟地黄饮片生产工艺流程图

以《中国药典》2015 年版为基础，制定了《熟地黄生产工艺规程》，《熟地黄中间品检验标准操作规程》、《熟地黄成品检验标准操作规程》等文件。生产设备有气压立调频切片机、直切式切片机、往复式切片机、敞开式烘箱等，能够满足熟地黄饮片的加工生产要求。

三、性状

本品为不规则的块片，直径 2 ～ 3cm、厚 3 ～ 4mm。表面乌黑色，有光泽，黏性大。质柔软而带韧性，不易折断，断面乌黑色，有光泽。气微，味甜。10 批次样品性状考察见表 38-1，外观性状见图 38-2。

表 38-1　熟地黄饮片性状

样品	性状
1	呈不规则的块片，直径 2.0 ～ 3.2cm、厚 2.6 ～ 4.4mm。表面乌黑色，片形大小均匀，有光泽，黏性大，断面乌黑色，有光泽。气微，味甜
2	呈不规则的块片，直径 2.2 ～ 3.0cm、厚 2.5 ～ 4.2mm。表面乌黑色，片形大小均匀，有光泽，黏性大，断面乌黑色，有光泽。气微，味甜
3	呈不规则的块片，直径 2.1 ～ 3.2cm、厚 2.6 ～ 4.3mm。表面乌黑色，片形大小均匀，有光泽，黏性大，断面乌黑色，有光泽。气微，味甜
4	呈不规则的块片，直径 2.3 ～ 3.4cm、厚 2.8 ～ 3.8mm。表面乌黑色，片形大小均匀，有光泽，黏性大，断面乌黑色，有光泽。气微，味甜
5	呈不规则的块片，直径 2.1 ～ 3.2cm、厚 2.8 ～ 4.2mm。表面乌黑色，片形大小均匀，有光泽，黏性大，断面乌黑色，有光泽。气微，味甜
6	呈不规则的块片，直径 2.0 ～ 3.3cm、厚 2.7 ～ 4.3mm。表面乌黑色，片形大小均匀，有光泽，黏性大，断面乌黑色，有光泽。气微，味甜
7	呈不规则的块片，直径 2.0 ～ 3.2cm、厚 2.6 ～ 4.3mm。表面乌黑色，片形大小均匀，有光泽，黏性大，断面乌黑色，有光泽。气微，味甜
8	呈不规则的块片，直径 2.3 ～ 3.4cm、厚 2.6 ～ 3.9mm。表面乌黑色，片形大小均匀，有光泽，黏性大，断面乌黑色，有光泽。气微，味甜

续表

样品	性状
9	呈不规则的块片，直径 1.9 ～ 3.2cm、厚 2.7 ～ 4.4mm。表面乌黑色，片形大小均匀，有光泽，黏性大，断面乌黑色，有光泽。气微，味甜
10	呈不规则的块片，直径 2.0 ～ 3.2cm、厚 2.6 ～ 4.3mm。表面乌黑色，片形大小均匀，有光泽，黏性大，断面乌黑色，有光泽。气微，味甜

四、鉴别

取本品粉末 1g，加 80% 甲醇 50ml，超声处理 30min，滤过，滤液蒸干，残渣加水 5ml 使溶解，用水饱和正丁醇振摇提取 4 次，每次 10ml，合并正丁醇液，蒸干，残渣加甲醇 2ml 使溶解，作为供试品溶液。另取毛蕊花糖苷对照品，加甲醇制成每 1ml 含 1mg 的溶液，作为对照品溶液。照薄层色谱法（《中国药典》2015 年版通则 0502）试验，吸取供试品溶液 5μl、对照品溶液 2μl，分别点于同一硅胶 G 薄层板上，以乙酸乙酯 - 甲醇 - 甲酸（16 ∶ 0.5 ∶ 2）为展开剂，展开，取出，晾干，用 0.1% 的 2，2- 二苯基 -1- 苦肼基无水乙醇溶液浸渍，晾干。供试品色谱中，在与对照品色谱相应的位置上，显相同的颜色斑点，见图 38-3。

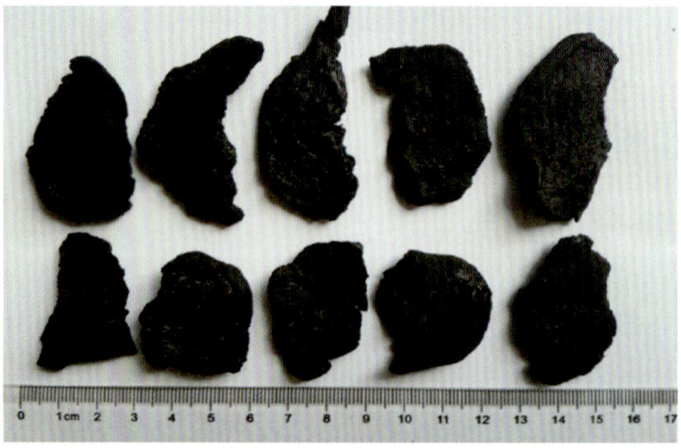

图 38-2　熟地黄优质饮片

图 38-3　熟地黄薄层鉴别

1 ～ 4. 熟地黄饮片；5. 毛蕊花糖苷对照品

五、检查

1. 杂质

取样品 50g，照《中国药典》2015 年版通则 2301 测定，10 批次熟地黄测定结果见表 38-2。

表 38-2　熟地黄饮片杂质检测结果（%）

样品编号	样 1	样 2	平均值
1	0.80	0.80	0.80
2	0.76	0.80	0.80

续表

样品编号	样 1	样 2	平均值
3	0.40	0.41	0.41
4	0.76	0.66	0.74
5	0.66	0.70	0.70
6	0.54	0.66	0.60
7	0.50	0.51	0.51
8	0.56	0.70	0.63
9	0.61	0.61	0.61
10	0.70	0.64	0.67

由表 38-2 可知，10 批次熟地黄样品中杂质均未超过 1.0%，平均值为 0.65%，根据 95% 置信度计算区间为 0.65%±0.05%，下限为 0.6%，《中国药典》2015 年版熟地黄饮片标准中未对杂质作要求，为了切实保证饮片的质量，同时考虑生产实际，故将优质熟地黄饮片杂质标准为不得过 1.0%。

2. 水分

取样品 3g，照《中国药典》2015 年版通则 0832 第二法测定，测定结果见表 38-3。

表 38-3　熟地黄饮片水分检测结果（%）

样品编号	样 1	样 2	平均值
1	7.95	7.97	8.00
2	10.25	10.29	10.30
3	13.87	13.89	13.90
4	9.44	9.42	9.40
5	9.38	9.39	9.40
6	8.81	8.81	8.80
7	10.60	10.59	10.60
8	10.65	10.62	10.60
9	9.26	9.28	9.30
10	10.85	10.79	10.80

由表 38-3 可知，10 批次熟地黄样品中水分最低值为 8.0%，最高值 13.9%，平均值 10.1%，根据 95% 置信度计算区间为 10.1%±1.1%，下限为 9.0%，上限为 11.2%。《中国药典》2015 年版熟地黄饮片水分标准为不得过 15.0%。根据以上结果和药检所检验结果，为了切实保证饮片的质量，同时考虑生产实际，故优质熟地黄饮片水分标准规定为不得过 12.0%。

3. 总灰分

取样品 5g，照《中国药典》2015 年版通则 2302 测定，10 批次熟地黄样品总灰分测定结果见表 38-4。

表 38-4　熟地黄饮片总灰分检测结果（%）

样品编号	样 1	样 2	平均值
1	2.94	2.96	3.00
2	4.70	4.52	4.60

续表

样品编号	样 1	样 2	平均值
3	4.70	4.52	4.60
4	3.26	3.18	3.20
5	4.14	4.30	4.20
6	3.30	3.22	3.30
7	3.52	3.60	3.60
8	4.10	4.11	4.10
9	5.11	5.00	5.10
10	4.74	4.73	4.70

由表 38-4 可知，10 批次熟地黄样品中总灰分最低值为 3.0%，最高值为 5.1%，平均值为 4.0%。根据 95% 置信度计算区间为 4.0%±0.5%，下限为 3.5%，上限为 4.5%，《中国药典》2015 年版熟地黄饮片总灰分标准为不得过 8.0%。根据以上结果和药检所检验结果，为了切实保证饮片的质量，同时考虑生产实际，故优质熟地黄饮片总灰分标准规定为不得过 5.0%。

4. 酸不溶灰分

取上项所得灰分，照《中国药典》2015 年版通则 2302 测定，10 批次熟地黄样品酸不溶灰分测定结果见表 38-5。

表 38-5　熟地黄饮片酸不溶灰分检测结果（%）

样品编号	样 1	样 2	平均值
1	1.17	1.20	1.20
2	1.23	1.38	1.30
3	1.43	1.39	1.40
4	1.17	1.26	1.20
5	1.24	1.25	1.20
6	1.19	1.23	1.20
7	1.30	1.70	1.50
8	0.79	0.81	0.80
9	1.48	1.47	1.50
10	1.59	1.58	1.60

由表 38-5 可知，10 批次熟地黄样品中酸不溶灰分最低值为 0.80%，最高值为 1.60%，平均值为 1.3%。根据 95% 置信度计算区间为 1.3%±0.2%，下限为 1.1%，上限为 1.5%，《中国药典》2015 年版熟地黄饮片酸不溶灰分标准为不得过 3.0%，根据以上结果和药检所检验结果，为了切实保证饮片的质量，同时考虑生产实际，故优质熟地黄饮片酸不溶灰分标准规定为不得过 3.0%。

5. 二氧化硫残留量

取样品 10g，照《中国药典》2015 年版一部中通则 2331 进行测定，检验结果见表 38-6。

表 38-6 熟地黄饮片二氧化硫残留量检验结果（μg/g）

样品编号	样 1	样 2	平均值
1	6.0	5.9	6
2	4.1	3.9	4
3	11.9	12.2	12
4	8.9	9.2	9
5	2.9	3.3	3
6	7.8	8.1	8
7	23.4	23.0	23
8	23.0	23.1	23
9	23.2	23.3	23
10	1.9	2.1	2

由表 38-6 可知，10 批次熟地黄样品二氧化硫残留量，最低值为 2μg/g，最高值为 23μg/g，平均值 11.3μg/g。根据 95% 置信度计算区间（11±6）μg/g，下限为 5μg/g，上限为 17μg/g。《中国药典》2015 年版熟地黄饮片标准中并没有对二氧化硫残留量标准作出规定，为了切实保证饮片的质量，同时考虑生产实际，故优质熟地黄饮片对二氧化硫限量标准沿用《中国药典》标准为不得过 150μg/g。

六、浸出物

取样品 3g，照《中国药典》2015 年版一部中通则 2201 进行测定，10 批次熟地黄样品水溶性浸出物检验结果见表 38-7。

表 38-7 熟地黄饮片水溶性浸出物检验结果（%）

样品编号	样 1	样 2	平均值
1	79.78	79.80	79.80
2	79.60	79.62	79.60
3	82.20	82.22	82.20
4	79.98	79.85	79.90
5	85.09	85.08	85.10
6	81.15	81.17	81.20
7	82.56	82.59	82.60
8	79.80	79.82	79.80
9	68.57	68.60	68.60
10	84.44	84.43	84.40

由表 38-7 可知，熟地黄样品中浸出物，最低值为 68.6%，最高值为 85.1%，平均值为 80.3%，根据 95% 置信度计算区间 80.3%±3.1%，下限为 77.2%，《中国药典》2015 年版熟地黄饮片水溶性浸出物标准为不得少于 65.0%。根据以上结果和药检所检验结果，为了切实保证饮片的质量，同时考虑生产实际，故优质熟地黄饮片水溶性浸出物标准为不得少于 70.0%。

七、含量测定

毛蕊花糖苷：照高效液相色谱法（《中国药典》2015 年版通则 0512）测定。

（1）仪器与试药：Agilent Zorbax SB- 色谱柱（250mm×4.6mm，5μm）；电子天平；毛蕊花糖苷对照品（纯度为 96.7%），乙腈为色谱纯，甲醇，水，磷酸，乙酸为分析纯。

（2）色谱条件与系统适用性试验：以十八烷基硅烷键合硅胶为填充剂；以乙腈 -0.1% 乙酸溶液（16 ∶ 84）为流动相；检测波长为 334nm。理论板数按毛蕊花糖苷峰计算应不低于 5000。

（3）对照品溶液的制备：精密称取毛蕊花糖苷对照品适量，精密称定，加流动相制成每 1ml 含 10μg 的溶液，即得。

（4）供试品溶液的制备：取本品最粗粉约 2g，精密称定，置圆底烧瓶中，精密加入甲醇 100ml，称定重量，加热回流 30min，放冷，再称定重量，用甲醇补足减失的重量，摇匀，滤过，精密量取续滤液 50ml，减压回收溶剂近干，残渣用流动相溶解，转移至 10ml 量瓶中，加流动相至刻度，摇匀，滤过，取续滤液，即得。

（5）测定法：分别精密吸取对照品溶液与供试品溶液各 20μl，注入液相色谱仪测定，见图 38-4，图 38-5，表 38-8。

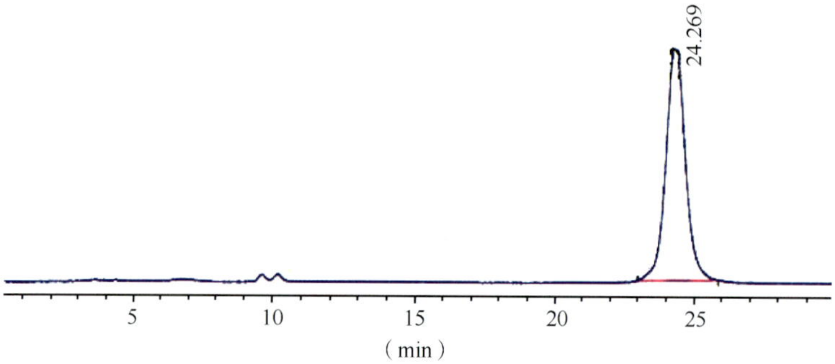

图 38-4　毛蕊花糖苷对照品

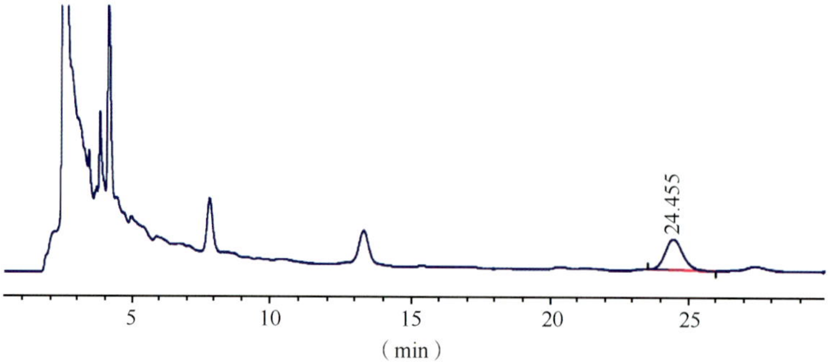

图 38-5　熟地黄供试品

表 38-8　熟地黄饮片中毛蕊花糖苷含量测定结果（%）

样品编号	样 1	样 2	平均值
1	0.030	0.030	0.030
2	0.021	0.021	0.021
3	0.023	0.023	0.023

续表

样品编号	样 1	样 2	平均值
4	0.021	0.021	0.021
5	0.034	0.034	0.034
6	0.023	0.025	0.024
7	0.037	0.037	0.037
8	0.020	0.022	0.021
9	0.027	0.027	0.027
10	0.023	0.023	0.023

由表 38-8 可知，10 批次熟地黄样品含量的测定结果毛蕊花糖苷（$C_{29}H_{36}O_{15}$）最低含量为 0.021%，最高值为 0.037%，平均值为 0.026%，据 95% 置信度计算区间为 0.026%±0.004%，下限为 0.022%，《中国药典》2015 年版熟地黄饮片标准中毛蕊花糖苷（$C_{29}H_{36}O_{15}$）含量规定为不得少于 0.020%，根据以上结果和药检所检验结果，为了切实保证饮片的质量，优质熟地黄饮片质量标准中毛蕊花糖苷（$C_{29}H_{36}O_{15}$）含量规定为不得少于 0.020%。

八、性味与归经

甘，微温。归肝、肾经。

九、功能与主治

补血滋阴，益精填髓。用于血虚萎黄，心悸怔忡，月经不调，崩漏下血，肝肾阴虚，腰膝酸软，骨蒸潮热，盗汗遗精，内热消渴，眩晕，耳鸣，须发早白。

十、用法与用量

9 ～ 15g。

十一、贮藏

熟地黄贮藏条件为置通风干燥处。

十二、优质饮片质量标准亮点总结

1. 药材与基源

本品为玄参科植物地黄 *Rehmannia glutinosa* Libosch. 干燥块根的炮制加工品。

2. 产地

河南武陟。

3. 工艺

参数明确，稳定可控。

4. 性状

增加了对直径大小的要求，直径 2 ～ 3cm，表面乌黑油润，有光泽、片形大小均匀。

5. 检查

增加了杂质和二氧化硫残留量。杂质不得过 1%，二氧化硫残留量不得过 150mg/kg。

6. 提高项

提高了灰分限度，总灰分不得过 5.0%；水分指标，水分不得过 12.0%（《中国药典》2015 年版要求不得过 15.0%）；浸出物指标，规定浸出物不得少于 70.0%，比《中国药典》2015 年版提高了 7.7%。

39. 金银花
Jinyinhua
LONICERAE JAPONICAE FLOS

本品为忍冬科植物忍冬 *Lonicera japonica* Thunb. 的干燥花蕾的炮制加工品。

【采收与加工】 5 月份初花未放或将开时采收，干燥。产自道地产区河南省封丘县。

【炮制】 风选，挑选，筛选（筛网直径 4mm）。

【成品性状】 呈棒状，上粗下细，略弯曲，长 2 ～ 3cm，上部直径约 3mm，下部直径约 1.5mm。表面绿白色（贮久色渐深），密被短柔毛。偶见叶状苞片。花萼绿色，先端 5 裂，裂片有毛，长约 2mm。雄蕊 5，附于筒壁，黄色；雌蕊 1，子房无毛。气清香，味淡、微苦。

【鉴别】

（1）显微鉴别：粉末黄绿色。腺毛较多，头部倒圆锥形、类圆形或略扁圆形，4 ～ 33 细胞，排成 2 ～ 4 层，直径 30 ～ 108μm，柄部 1 ～ 5 细胞，长可达 700μm。非腺毛有两种：一种为厚壁非腺毛，单细胞，长可达 90μm，表面有微细疣状或泡状突起，有的具螺纹；另一种为薄壁非腺毛，单细胞，甚长，弯曲或皱缩，表面有微细疣状突起。草酸钙簇晶直径 6 ～ 45μm。花粉粒类圆形或三角形，表面具细密短刺及细颗粒状雕纹，具 3 孔沟。

（2）取本品粉末 0.2g，加甲醇 5ml，放置 12h，滤过，取滤液作为供试品溶液。另取绿原酸对照品，加甲醇制成每 1ml 含 1mg 的溶液，作为对照品溶液。照薄层色谱法（《中国药典》2015 年版通则 0502）试验，吸取供试品溶液 10 ～ 20μl、对照品溶液 10μl，分别点于同一硅胶 H 薄层板上，以乙酸丁酯 - 甲酸 - 水（7 ∶ 2.5 ∶ 2.5）的上层溶液为展开剂，展开，取出，晾干，置紫外光灯（365nm）下检视。供试品色谱中，在与对照品色谱相应的位置上，显相同颜色的荧光斑点。

【检查】

杂质　不得过 2%（《中国药典》2015 年版通则 2301）。

水分　不得过 12.0%（《中国药典》2015 年版通则 0832 第四法）。

二氧化硫残留量　照二氧化硫残留量测定法（《中国药典》2015 年版通则 2331）测定，不得过 150mg/kg。

总灰分　不得过 7.0%（《中国药典》2015 年版通则 2302）。

酸不溶性灰分　不得过 2.0%（《中国药典》2015 年版通则 2302）。

重金属及有害元素　照铅、镉、砷、汞、铜测定法（《中国药典》2015 年版通则 2321 原子吸收分光光度法或电感耦合等离子体质谱法）测定，铅不得过 5mg/kg；镉不得过

0.3mg/kg；砷不得过 2mg/kg；汞不得过 0.2mg/kg；铜不得过 20mg/kg。

【含量测定】

（1）绿原酸：照高效液相色谱法（《中国药典》2015 年版通则 0512）测定。

色谱条件与系统适用性试验：以十八烷基硅烷键合硅胶为填充剂；以乙腈 -0.4% 磷酸溶液（13 ∶ 87）为流动相；检测波长为 327nm。理论板数按绿原酸峰计算应不低于 1000。

对照品溶液的制备：精密称取绿原酸对照品适量，精密称定，置棕色量瓶中，加 50% 甲醇制成每 1ml 含 40μg 的溶液，即得（10℃以下保存）。

供试品溶液的制备：取本品粉末（过四号筛）约 0.5g，精密称定，置具塞锥形瓶中，精密加入 50% 甲醇 50ml，称定重量，超声处理（功率 250W，频率 35kHz）30min，放冷，再称定重量，用 50% 甲醇补足减失的重量，摇匀，滤过，精密量取续滤液 5ml，置 25ml 棕色量瓶中，加 50% 甲醇至刻度，摇匀，即得。

测定法：分别精密吸取对照品溶液与供试品溶液各 5 ～ 10μl 注入液相色谱仪，测定，即得。

本品按干燥品计算，含绿原酸（$C_{16}H_{18}O_9$）不得少于 1.5%。

（2）木犀草苷：照高效液相色谱法（《中国药典》2015 年版通则 0512）测定。

色谱条件与系统适用性试验：以十八烷基硅烷键合硅胶为填充剂；以乙腈为流动相 A，0.5% 冰醋酸为流动相 B，梯度洗脱：0 ～ 15min，10% → 20% A；15 ～ 30min，20% A；30 ～ 40min，20% → 30% A。检测波长 350nm。理论板数按木犀草苷峰计算应不低于 20 000。

对照品溶液的制备：精密称取木犀草苷对照品适量，精密称定，加 70% 乙醇制成每 1ml 含 40μg 的溶液，即得。

供试品溶液的制备：取本品粉末（过四号筛）约 2g，精密称定，置具塞锥形瓶中，精密加入 70% 乙醇 50ml，称定重量，超声处理（功率 250W，频率 35kHz）1h，放冷，再称定重量，用 70% 乙醇补足减失的重量，摇匀，滤过。精密量取续滤液 10ml，回收溶剂至干，残渣用 70% 乙醇溶解，转移至 5ml 量瓶中，加 70% 乙醇至刻度，即得。

测定法：分别精密吸取对照品溶液与供试品溶液各 10μl，注入液相色谱仪，测定，即得。

本品按干燥品计算，含木犀草苷（$C_{21}H_{20}O_{11}$）不得少于 0.050%。

【性味与归经】 甘，寒。归肺、心、胃经。

【功能与主治】 清热解毒，疏散风热。用于痈肿疔疮，喉痹，丹毒，热毒血痢，风热感冒，温病发热。

【用法与用量】 6 ～ 15g。

【贮藏】 置阴凉干燥处，防潮，防蛀。

起草单位：湖北金贵中药饮片有限公司

“优质金银花饮片质量标准（草案）”起草说明

一、药材来源

1. 基原

本品为忍冬科植物忍冬 *Lonicera japonica* Thunb. 的干燥花蕾，见图 39-1。

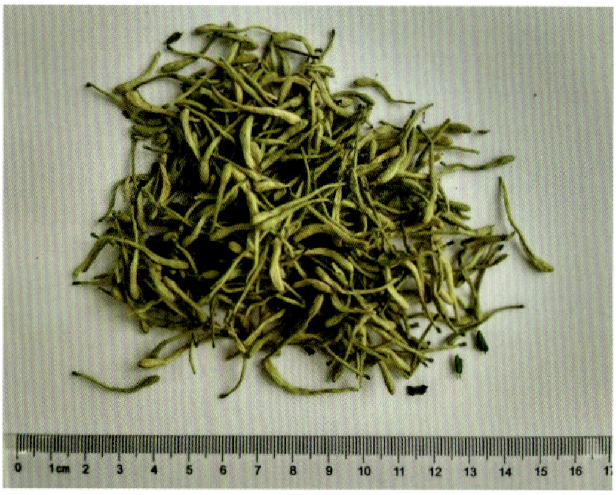

图 39-1　金银花药材

2. 采收及加工

封丘金银花不同的采收期中绿原酸含量高低顺序为三青（绿色花蕾，长 2.1 ～ 3.4cm）＞二白（淡白色花蕾，长 3 ～ 3.9cm）＞大白（白色花蕾，长 3.6 ～ 4.3cm）＞银花（刚开放的白色花蕾，长 3.8 ～ 4.5cm）＞金花（花变黄色，长 3.6 ～ 4.3cm），在花蕾的前三阶段绿原酸含量最高，有研究数据表明，最佳采收期在金银花的早期阶段，即夏初 5 月初花未开或将开时采收，产地选择在晴天上午露水干后采摘，按花蕾发育的顺序由下而上分期进行采收，使用竹篮、条筐盛装。

鲜品采回后，产地主要采用杀青烘干干燥法进行干燥，有研究表明此方法为金银花最佳产地加工方法，主要过程为：初烘，温度控制在 30 ～ 35℃，2h 后提高到 40℃，打开通风口，8 ～ 10h 后水分大部排出，升温至 55℃使之速干。一般 15h 即可烘干。在烘干过程中，温度不能过高、不能翻动，注意通风，以保证质量。烘干后，应在 1 ～ 2 天后再烘 1 次，进一步排出花芯内的水分，使其干透。

3. 优质药材依据

封丘县栽培金银花已有 1500 多年的历史。梁代著名医学家陶弘景所著《名医别录》中有明确记载。封丘古属魏地，西晋《博物志》中有"魏地人家场圃所种，藤生，凌冬不凋"之说。明代李时珍《本草纲目》中也有"忍冬在处有之，封丘较佳"的字句。其优良的品质被清廷列为贡品。北京中药名店同仁堂把封丘金银花列入首选用药。20 世纪 70 年代，中国医药公司确定封丘为全国金银花生产基地。

封丘县地处河南省豫北平原黄河滩区，处于暖温带半湿润季风气候区。四季分明，气候温和，光热和水资源充足。特有的自然地理条件与生态环境非常适宜金银花的生长，金银花作为封丘县传统的中药材种植作物，有 1500 多年的种植历史，优异的地理环境和成功的管理方式，形成了封丘金银花独特的性能。2003 年 3 月，封丘金银花荣获国家质检总局颁发的原产地标记注册证，自此，封丘金银花在世贸组织成员国内受到了等同于知识产权级的保护。几年来，封丘金银花曾三次被评为河南省名牌农产品。同时封丘也于 2005 年被批准为河南省标准化示范区，2006 年被批准为河南省金银花生产基地，2007 年被授予河南十大中药材种植基地。

优质金银花原料药材来源于河南封丘，其是金银花三大主产区之一。金银花种植面积稳定在 20 万亩左右，已成为封丘县支柱产业。为保证饮片质量，制定的金银花药材质量标准与《中国药典》2015 年版中金银花标准相比，新增部分指标，如杂质不得过 3%，二氧化硫残留量不得过 150mg/kg，部分关键质量指标高于《中国药典》标准，如总灰分不得过 7.0%（《中国药典》不得过 10.0%）、酸不溶性灰分不得过 2.0%（《中国药典》不得过 3.0%），绿原酸不得少于 2.5%（《中国药典》不得少于 1.5%）。金银花原药材检验情况见图 39-2，图 39-3。

二、炮制

1. 标准依据

依据《中国药典》2015 年版金银花质量标准项下内容操作，方法为净选（风选、挑选）、筛选。

2. 炮制工艺

以《中国药典》2015 年版为基础，制定了《金银花生产工艺规程》，参数明确，工艺稳定。主要步骤为取金银花，先风选出其中的叶片、绒毛等杂质，再人工净选，挑出黄条花、叶片等杂质；最后筛选，筛去药屑（筛网直径 4mm）（图 39-4）。

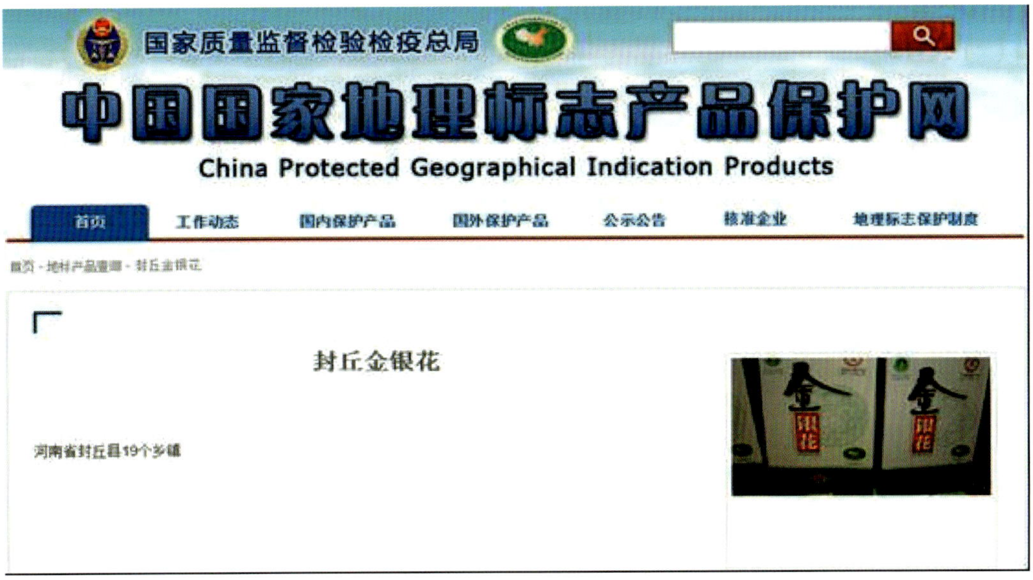

图 39-2　国家地理标志产品公示（封丘金银花）

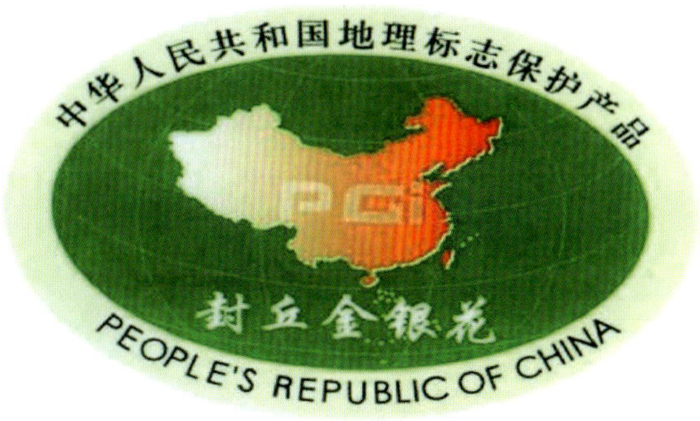

图 39-3　国家地理标志产品标志（封丘金银花）

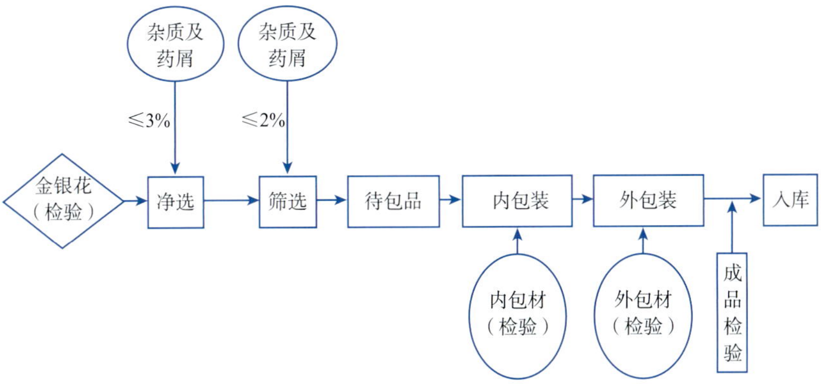

图 39-4　金银花饮片生产工艺流程图

三、性状

本品呈棒状，上粗下细，略弯曲，长 2～3cm，上部直径约 3mm，下部直径约 1.5mm。表面绿白色，密被短柔毛。偶见叶状苞片。花萼绿色，先端 5 裂，裂片有毛，长约 2mm。雄蕊 5，附于筒壁，黄色；雌蕊 1，子房无毛。气清香，味淡、微苦，见表 39-1，图 39-5。

表 39-1　金银花饮片性状

批号	性状
1	呈棒状，上粗下细，略弯曲，长 2.3cm，上部直径 3mm，下部直径 1.5mm。表面绿白色，密被短柔毛。气清香，味淡、微苦
2	呈棒状，上粗下细，略弯曲，长 2cm，上部直径 2.9mm，下部直径 1.4mm。表面绿白色，密被短柔毛。气清香，味淡、微苦
3	呈棒状，上粗下细，略弯曲，长 2.5cm，上部直径 3.1mm，下部直径 1.6mm。表面绿白色，密被短柔毛。气清香，味淡、微苦
4	呈棒状，上粗下细，略弯曲，长 2.6cm，上部直径 3mm，下部直径 1.4mm。表面绿白色，密被短柔毛。气清香，味淡、微苦
5	呈棒状，上粗下细，略弯曲，长 2.4cm，上部直径 3mm，下部直径 1.5mm。表面绿白色，密被短柔毛。气清香，味淡、微苦
6	呈棒状，上粗下细，略弯曲，长 2.3cm，上部直径 2.9mm，下部直径 1.4mm。表面绿白色，密被短柔毛。气清香，味淡、微苦
7	呈棒状，上粗下细，略弯曲，长 2.5cm，上部直径 3.2mm，下部直径 1.6mm。表面绿白色，密被短柔毛。气清香，味淡、微苦
8	呈棒状，上粗下细，略弯曲，长 2.4cm，上部直径 3.1mm，下部直径 1.5mm。表面绿白色，密被短柔毛。气清香，味淡、微苦
9	呈棒状，上粗下细，略弯曲，长 2.5cm，上部直径 3.2mm，下部直径 1.6mm。表面绿白色，密被短柔毛。气清香，味淡、微苦
10	呈棒状，上粗下细，略弯曲，长 2.3cm，上部直径 3.1mm，下部直径 1.5mm。表面绿白色，密被短柔毛。气清香，味淡、微苦

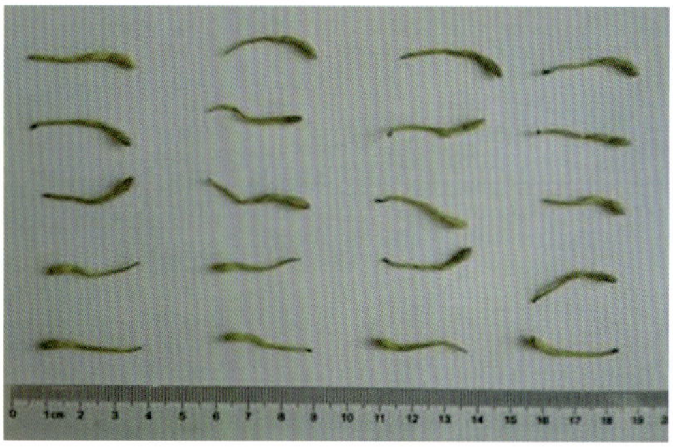

图 39-5　金银花饮片

四、鉴别

1. 显微鉴别

取金银花药材粉碎后进行显微特征观察。粉末黄绿色。腺毛较多，头部倒圆锥形、类圆形或略扁圆形，4～33 细胞，排成 2～4 层，直径 30～108μm，柄部 1～5 细胞，长可达 700μm。非腺毛有两种：一种为厚壁非腺毛，单细胞，长可达 90μm，表面有微细疣状或泡状突起，有的具螺纹；另一种为薄壁非腺毛，单细胞，甚长，弯曲或皱缩，表面有微细疣状突起。草酸钙簇晶直径 6～45μm。花粉粒类圆形或三角形，表面具细密短刺及细颗粒状雕纹，具 3 孔沟，见图 39-6。

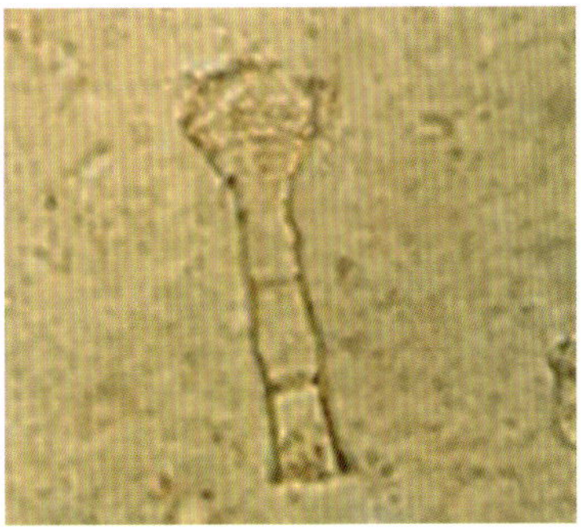

腺毛

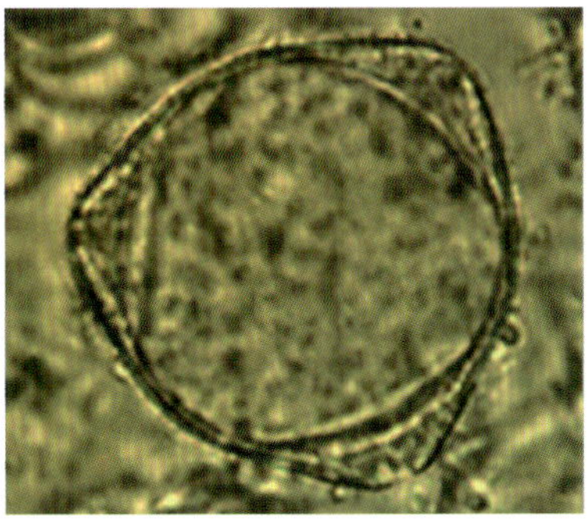

花粉粒

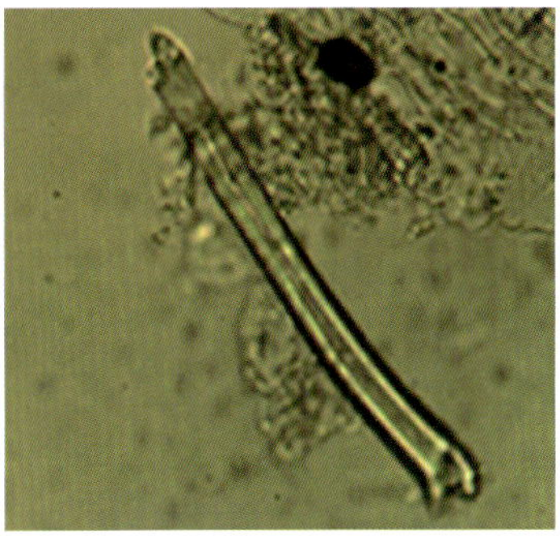

非腺毛

图 39-6 金银花粉末特征

2. 薄层鉴别

取本品粉末 0.2g，加甲醇 5ml，放置 12h，滤过，取滤液作为供试品溶液。另取绿原酸对照品，加甲醇制成每 1ml 含 1mg 的溶液，作为对照品溶液。照薄层色谱法（《中国药典》2015 年版通则 0502）试验，吸取供试品溶液 10 ～ 20μl、对照品溶液 10μl，分别点于同一硅胶 H 薄层板上，以乙酸丁酯 - 甲酸 - 水（7 ∶ 2.5 ∶ 2.5）的上层溶液为展开剂，展开，取出，晾干，置紫外光灯（365nm）下检视。供试品色谱中，在与对照品色谱相应的位置上，显相同颜色的荧光斑点。检验结果见图 39-7。

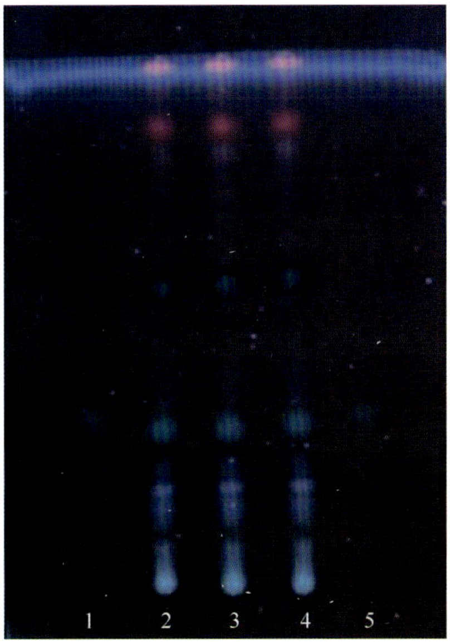

图 39-7 金银花薄层鉴别

1，5. 绿原酸对照品；2 ～ 4. 金银花饮片

五、检查

1. 杂质

取样品 50g，照《中国药典》2015 年版通则 2301 测定。10 批金银花样品杂质测定结果见表 39-2。

表 39-2 金银花饮片杂质检测结果（%）

样品编号	样 1	样 2	平均值
1	1.42	1.53	1.4
2	1.64	1.62	1.6
3	1.56	1.64	1.6
4	1.73	1.65	1.7
5	1.51	1.43	1.4
6	1.63	1.56	1.6
7	1.72	1.66	1.7
8	1.74	1.71	1.7
9	1.64	1.57	1.6
10	1.72	1.69	1.7

由表 39-2 可知，10 批金银花样品中杂质最低值为 1.4%，最高值为 1.7%，平均值为 1.6%。根据 95% 置信度计算区间为 1.6%±0.1%，上限为 1.7%，《中国药典》2015 年版金银花饮片标准中未对杂质作要求，为了切实保证饮片的质量，同时考虑生产实际，故将优质金银花饮片杂质标准定为不得过 2%。

2. 水分

取样品 3g，照《中国药典》2015 年版通则 0832 第二法测定。10 批金银花样品水分测定结果见表 39-3。

表 39-3　金银花饮片水分含量测定结果（%）

样品编号	样 1	样 2	平均值
1	10.10	10.30	10.20
2	9.60	9.65	9.60
3	9.30	9.28	9.30
4	8.80	8.76	8.80
5	7.80	7.81	7.80
6	10.51	10.48	10.50
7	11.30	11.28	11.30
8	9.90	8.87	9.90
9	10.31	10.30	10.30
10	10.62	10.60	10.60

由表 39-3 可知，10 批金银花样品中水分最低值为 7.8%，最高值 11.3%，平均值为 9.8%。根据 95% 置信度计算区间为 9.8%±0.7%，上限为 10.5%。《中国药典》2015 年版金银花饮片水分标准为不得过 12.0%，根据以上结果和药检所检验结果，为了切实保证饮片的质量，同时考虑到金银花水分过低后易碎的特性，故优质金银花饮片水分标准沿用《中国药典》2015 年版标准为不得过 12.0%。

3. 二氧化硫残留量

取样品 10g，照《中国药典》2015 年版通则 2331 进行测定，检验结果如表 39-4。

表 39-4　金银花饮片二氧化硫残留量检验结果（mg/kg）

样品编号	样 1	样 2	平均值
1	7	7	7
2	10	11	11
3	2	2	2
4	5	5	5
5	2	3	3
6	1	1	1
7	7	8	8
8	17	18	18
9	7	8	8
10	11	12	12

由表 39-4 可知，10 批次金银花样品中二氧化硫残留量，最小值为 1mg/kg，最大值为 18mg/kg，平均值为 8mg/kg。根据 95% 置信度计算区间（8±4）mg/kg，上限为 12mg/kg，《中国药典》2015 年版金银花饮片标准中并没有对二氧化硫残留量标准作出规定，二氧化硫残留量是安全性指标，参照《中国药典》2015 年版检定通则，考虑生产实际，故优质金银花饮片二氧化硫限量标准定为不得过 150mg/kg。

4. 总灰分

取样品 5g，照《中国药典》2015 年版通则 2302 测定。10 批金银花样品总灰分测定结果见表 39-5。

表 39-5　金银花饮片总灰分测定结果（%）

样品编号	样 1	样 2	平均值
1	5.40	5.46	5.40
2	6.02	5.93	6.00
3	5.80	5.76	5.80
4	5.51	5.55	5.50
5	5.87	5.89	5.90
6	5.34	5.31	5.30
7	5.72	5.73	5.70
8	5.87	5.90	5.90
9	5.77	5.78	5.80
10	5.53	5.52	5.50

由表 39-5 可知，10 批次金银花样品中总灰分最低为 5.30%，最高为 6.00%，平均值为 5.70%。根据 95% 置信度计算区间为 5.7%±0.2%，上限为 5.90%，《中国药典》2015 年版金银花原料酸不溶性灰分标准为不得过 10.00%，根据以上结果和药检所检验结果，为了切实保证药材的质量，同时考虑生产实际，故优质金银花饮片总灰分定为不得过 7.00%。

5. 酸不溶性灰分

取样品 5g，照《中国药典》2015 年版通则 2302 测定，10 批次金银花样品酸不溶性灰分测定结果见表 39-6。

表 39-6　金银花饮片酸不溶性灰分检测结果（%）

样品编号	样 1	样 2	平均值
1	1.34	1.28	1.30
2	0.36	0.39	0.40
3	0.16	0.21	0.20
4	0.04	0.06	0.10
5	2.34	2.30	2.30
6	0.05	0.06	0.10
7	0.29	0.30	0.30
8	0.22	0.24	0.20
9	0.07	0.06	0.10
10	0.13	0.12	0.10

由表 39-6 可知，10 批次金银花样品中酸不溶性灰分，最小值为 0.10%，最大值为 2.30%，平均值为 0.50%，根据 95% 置信度计算区间 0.50%±0.50%，上限为 1.00%，《中国药典》2015 年版金银花饮片总灰分标准为不得过 3.00%，根据以上结果和药检所检验结果，为了切实保证饮片的质量，同时考虑生产实际，故优质金银花饮片酸不溶性灰分定为不得过 2.00%。

6. 重金属及有害元素

取样品 1g，照《中国药典》2015 年版一部中通则 2321 进行测定，10 批次金银花样品重金属及有害元素检验结果如表 39-7。

表 39-7　金银花饮片重金属及有害元素检验结果（mg/kg）

样品编号	铅	镉	砷	汞	铜
1	0	0.006	0.66	0	8.1
2	1.92	0.095	0.56	0	5.4
3	0	0	0.34	0.02	6
4	1.49	0.26	0	0	10.65
5	0.42	0	0	0	1.11
6	0	0.26	0.12	0	12.2
7	2.89	0.22	0.07	0	11.95
8	0.78	0.28	0.21	0	13.5
9	0.76	0.05	0.04	0	12.17
10	0.99	0.09	0.1	0.01	11.81

由表 39-7 可知，10 批金银花重金属铅、镉、砷、汞、铜均未超出《中国药典》2015 年版项下要求，重金属及有害元素在生产环节不会发生增长，根据以上结果和药检所检验结果，优质金银花饮片重金属限量值按照《中国药典》2015 年版进行制定，即铅不得过 5mg/kg；镉不得过 0.3mg/kg；砷不得过 2mg/kg；汞不得过 0.2mg/kg；铜不得过 20mg/kg。

六、含量测定

1. 绿原酸

照高效液相色谱法（《中国药典》2015 年版通则 0512）测定。

（1）实验仪器与试药：Agilent Zorbax SB-C18 色谱柱（250mm×4.6mm，5μm），电子天平；绿原酸对照品（纯度为 96.2%），乙腈为色谱纯，甲醇，水，磷酸均为分析纯。

（2）色谱条件与系统适用性试验：以十八烷基硅烷键合硅胶为填充剂；以乙腈 -0.4% 磷酸溶液（13 ∶ 87）为流动相；检测波长为 327nm。理论板数按绿原酸峰计算应不低于 1000。

（3）对照品溶液的制备：精密称取绿原酸对照品适量，精密称定，置棕色量瓶中，加 50% 甲醇制成每 1ml 含 40μg 的溶液，即得（10℃以下保存）。

（4）供试品溶液的制备：取本品粉末（过四号筛）约 0.5g，精密称定，置具塞锥形瓶中，精密加入 50% 甲醇 50ml，称定重量，超声处理（功率 250W，频率 35kHz）30min，放冷，再称定重量，用 50% 甲醇补足减失的重量，摇匀，滤过，精密量取续滤液 5ml，置 25ml 棕色量瓶中，加 50% 甲醇至刻度，摇匀，即得。

（5）测定法：分别精密吸取对照品溶液与供试品溶液各 5 ～ 10μl 注入液相色谱仪测定，见图 39-8，图 39-9，表 39-8。

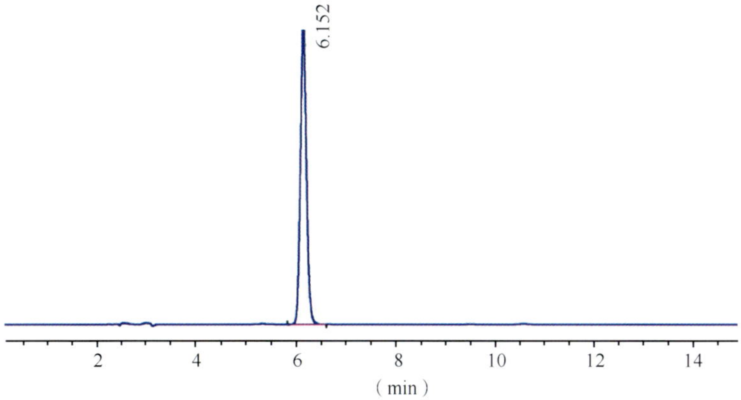

图 39-8　绿原酸对照品

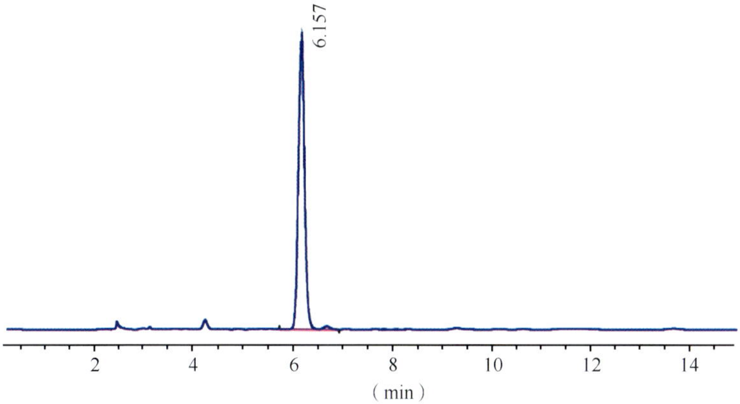

图 39-9　金银花供试品

表 39-8　金银花饮片中绿原酸含量检验结果（%）

样品编号	样 1	样 2	平均值
1	3.17	3.15	3.20
2	2.68	2.74	2.70
3	2.53	2.58	2.60
4	2.71	2.71	2.70
5	2.58	2.61	2.60
6	2.96	3.00	3.00
7	2.80	2.81	2.80
8	3.14	3.05	3.10
9	2.64	2.60	2.60
10	2.51	2.45	2.50

由表 39-8 可知，10 批金银花饮片样品含量的测定结果绿原酸最低含量为 2.5%，最高值为 3.2%，

平均值为 2.8%，据 95% 置信度计算区间为 2.8%±0.2%，下限为 2.6%。《中国药典》2015 年版金银花原料绿原酸标准为不得少于 1.5%，参考药检所检验结果，根据以上结果和药检所检验结果，为了切实保证药材的质量，优质金银花饮片质量标准中绿原酸规定为不得少于 2.5%。

2. 木犀草苷

照高效液相色谱法（《中国药典》2015 年版通则 0512）测定。

（1）实验仪器与试药：Agilent ZORBAX SB-phenyl（4.6mm×250mm，5μm）；电子天平。木犀草苷对照品（纯度为 99.3%），乙腈为色谱纯，甲醇，水，冰醋酸，乙醇。

（2）色谱条件与系统适用性试验：以十八烷基硅烷键合硅胶为填充剂；以乙腈为流动相 A，0.4% 磷酸溶液为流动相 B，梯度洗脱：0 ～ 15min，10%→20% A；15 ～ 30min，20% A；30 ～ 40min， 20%→30% A。检测波长 327nm。理论板数按绿原酸峰计算应不低于 1000。

（3）对照品溶液的制备：精密称取木犀草苷对照品适量，精密称定，加 70% 乙醇制成每 1ml 含 40μg 的溶液，即得。

（4）供试品溶液的制备：取本品粉末（过四号筛）约 2g，精密称定，置具塞锥形瓶中，精密加入 70% 乙醇 50ml，称定重量，超声处理（功率 250W，频率 35kHz）1h，放冷，再称定重量，用 70% 乙醇补足减失的重量，摇匀，滤过。精密量取续滤液 10ml，回收溶剂至干，残渣用 70% 乙醇溶解，转移至 5ml 量瓶中，加 70% 乙醇至刻度，即得。

（5）测定法：分别精密吸取对照品溶液与供试品溶液各 10μl，注入液相色谱仪测定，见图 39-10，图 39-11，表 39-9。

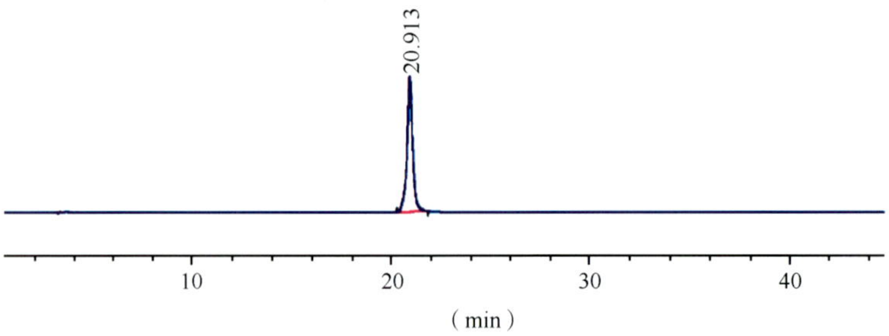

图 39-10 木犀草苷对照品

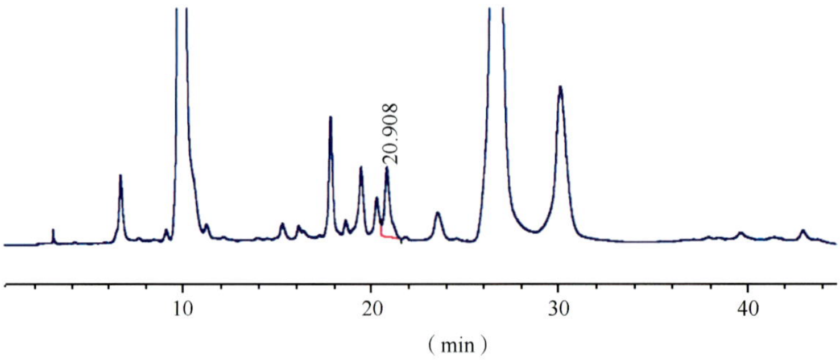

图 39-11 金银花供试品

表 39-9 金银花饮片中木犀草苷含量检验结果（%）

样品编号	样品 1	样品 2	平均值
1	0.07	0.07	0.066
2	0.055	0.055	0.055
3	0.063	0.063	0.063
4	0.066	0.067	0.066
5	0.062	0.063	0.062
6	0.059	0.060	0.059
7	0.066	0.067	0.067
8	0.057	0.057	0.057
9	0.053	0.055	0.054
10	0.070	0.071	0.070

由表 39-9 可知，10 批金银花饮片样品含量的测定结果木犀草苷最低含量为 0.054%，最高值为 0.070%，平均值为 0.062%，据 95% 置信度计算区间为 0.062%±0.004%，下限为 0.058%，《中国药典》2015 年版金银花原料木犀草苷标准为不得少于 0.050%，根据以上结果和药检所检验，为了切实保证药材的质量，优质金银花饮片质量标准中木犀草苷规定为不得少于 0.050%。

七、性味与归经

甘，寒。归肺、心、胃经。

八、功能与主治

清热解毒，疏散风热。用于痈肿疔疮，喉痹，丹毒，热毒血痢，风热感冒，温病发热。

九、用法与用量

6 ～ 15g。

十、贮藏

金银花置阴凉干燥处，密闭保存，防霉，防蛀。

十一、优质饮片质量标准亮点总结

1. 药材与基原

本品为忍冬科植物忍冬 *Lonicera japonica* Thunb. 的干燥花蕾。

2. 产地

道地产区河南封丘。

3. 工艺

参数明确，稳定可控。

4. 检查

新增杂质和二氧化硫残留量 2 个指标，规定杂质不得过 2%，二氧化硫残留量不得过 150mg/kg。

5. 提高项

提高了总灰分、酸不溶性灰分和含量 3 个指标。规定总灰分不得过 7.0%（《中国药典》不得过 10.0%）、酸不溶性灰分不得过 2.0%（《中国药典》不得过 3.0%），绿原酸不得少于 2.5%（《中国药典》不得过 1.5%）。

40. 三七粉
Sanqifen
NOTOGINSENG RADIX ET RHIZOMA

本品为五加科植物三七 *Panax notoginseng*（Burk.）F.H.Chen 干燥根和根茎的炮制加工品。

【采收与加工】 三七为每年夏末秋初开花前 8 月份采收，洗净，分开主根、支根及根茎，晒干。产自道地产区云南省文山州。

【炮制】 净制（除去杂质、无霉变、无虫蛀、无病七），洗净（高压水冲洗），干燥（温度 70 ～ 75℃，烘干 5 ～ 6h，铺料厚度 10 ～ 15cm），灭菌干燥（灭菌温度 110℃，时间 30min，干燥 50min），破碎（＜ 15mm 小块），粉碎（细粉），筛分（双层筛网 100 目与 120 目），包装。

【成品性状】 为灰黄色的粉末。气微，味苦回甜。

【鉴别】

（1）显微鉴别：粉末灰黄色。淀粉粒甚多，单粒圆形、半圆形或圆多角形，直径 4 ～ 30μm；复粒由 2 ～ 10 余分粒组成。树脂道碎片含黄色分泌物。梯纹导管、网纹导管及螺纹导管直径 15 ～ 55μm。草酸钙簇晶少见，直径 50 ～ 80μm。

（2）取本品粉末 0.5g，加水 5 滴，搅匀，再加以水饱和的正丁醇 5ml，密塞，振摇 10min，放置 2h，离心，取上清液，加 3 倍量以正丁醇饱和的水，摇匀，放置使分层（必要时离心），取正丁醇层，蒸干，残渣加甲醇 1ml 使溶解，作为供试品溶液。另取人参皂苷 Rb_1 对照品、人参皂苷 Re 对照品、人参皂苷 Rg_1 对照品及三七皂苷 R_1 对照品，加甲醇制成每 1ml 各含 0.5mg 的混合溶液，作为对照品溶液。照薄层色谱法（通则 0502）试验，吸取上述两种溶液各 1μl，分别点于同一硅胶 G 薄层板上，以三氯甲烷 - 乙酸乙酯 - 甲醇 - 水（15 ∶ 40 ∶ 22 ∶ 10）10℃以下放置的下层溶液为展开剂，展开，取出，晾干，喷以硫酸溶液（1 → 10），在 105℃加热至斑点显色清晰。供试品色谱中，在与对照品色谱相应的位置上，显相同颜色的斑点；置紫外光灯（365nm）下检视，显相同的荧光斑点。

【检查】

杂质　不得过 0.5%（《中国药典》2015 年版通则 2301）。

水分　不得过 10.0%（《中国药典》2015 年版通则 0832 第二法）。

二氧化硫残留量　照二氧化硫残留量测定法（《中国药典》2015 年版通则 2331）测定，不得过 150mg/kg。

总灰分　不得过 5.0%（《中国药典》2015 年版通则 2302）。

酸不溶性灰分　不得过 3.0%（《中国药典》2015 年版通则 2302）。

粒度　全部通过五号筛，且未通过六号筛不得过 5%（《中国药典》2015 年版凡例（一部）第四十条）。

微生物限度　需氧菌总数：不得过 10 000cfu/g，霉菌和酵母菌总数：不得过 100cfu/g；大肠埃希菌：不得检出（1g）；沙门菌：不得检出（10g）；耐胆盐革兰阴性菌：不得过 100 cfu/g（《中国药典》2015 年版通则 1106）。

【浸出物】 不得少于 19.0%[《中国药典》2015 年版通则 2201，照醇溶性浸出物测定法（通则 2201）项下的热浸法测定，用甲醇作溶剂]。

【含量测定】 照高效液相色谱法（《中国药典》2015 年版通则 0512）测定。

色谱条件与系统适用性试验：以十八烷基硅烷键合硅胶为填充剂；以乙腈为流动相 A，以水为流动相 B，按洗脱梯度为：0 ～ 12min，流动相 A 19%，B 81%；12 ～ 60min，流动相 A 19% → 36%，B 81% → 64%。检测波长为 203nm。理论板数按三七皂苷 R_1 峰计算应不低于 4000。

对照品溶液的制备：精密称取人参皂苷 Rg_1 对照品、人参皂苷 Rb_1 对照品及三七皂苷 R_1 对照品适量，加甲醇制成每 1ml 含人参皂苷 Rg_1 0.4mg、人参皂苷 Rb_1 0.4mg、三七皂苷 R_1 0.1mg 的混合溶液，即得。

供试品溶液的制备：取本品粉末（过四号筛）0.6g，精密称定，精密加入甲醇 50ml，称定重量，放置过夜，置 80℃水浴上保持微沸 2h，放冷，再称定重量，用甲醇补足减失的重量，摇匀，滤过，取续滤液，即得。

测定法：分别精密吸取对照品溶液与供试品溶液各 10μl，注入液相色谱仪，测定，即得。

本品按干燥品计算，含人参皂苷 Rg_1（$C_{42}H_{72}O_{14}$）、人参皂苷 Rb_1（$C_{54}H_{92}O_{23}$）及三七皂苷 R_1（$C_{47}H_{80}O_{18}$）的总量不得少于 5.5%。

【性味与归经】 甘、微苦，温。归肝、胃经。

【功能与主治】 散瘀止血，消肿定痛。用于咯血，吐血，衄血，便血，崩漏，外伤出血，胸腹刺痛，跌仆肿痛。

【用法与用量】 每次 1 ～ 3g。

【注意】 孕妇慎用。

【贮藏】 置阴凉干燥处，防蛀。

起草单位：湖北金贵中药饮片有限公司

“优质三七粉饮片质量标准（草案）”起草说明

一、药材来源

1. 基原

五加科植物三七 *Panax notoginseng*（Burk.）F.H.Chen 的干燥根和根茎，见图 40-1。

2. 采收及加工

云南文山三七在移栽后 3 ～ 4 年采收，8 ～ 9 月份采挖的三七为“春七”，饱满健壮、细纹紧密无裂痕、坚实不空泡、质量较好，2 ～ 3 月份采挖的三七为“冬七”，干瘪瘦小、皱缩不饱满稀疏、泡松、质量较次，三七在初秋 8 ～ 9 月份采收较好，在采收前 10 天左右割去地上茎，选择晴天采挖地下部分，抖尽泥土，运回加工，产地加工分洗泥、修剪、晒揉、抛光四个工序。①洗泥：先剪去根茎上的茎叶，然后将整个根体（主根、根茎、侧根、须根）放入竹篓内，置流水处或装满水的大水槽内洗去泥沙；②修剪：洗净的三七根及时摘除细须根（手捏变软时，进行修剪）；③晒揉：修剪后的三七根要在晒场上继续晒干，在晒干过程中，边晒边揉，日晒夜烘，3 ～ 4 天揉擦一次。部分加工场已改手工晒揉为动力机械搓揉；④抛光：三七晒揉到七成干时，装入麻袋中（每袋 3kg 左右）并放进松叶或龙须草等，往返窜动，当根体表面光洁时，将根倒出，在日光下晒 2h 左右即可。

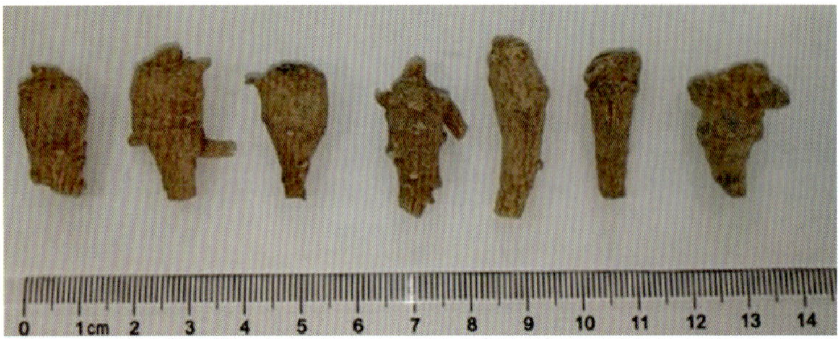

图 40-1　三七药材

3. 优质药材依据

云南文山是三七的主产地，文山自然条件得天独厚，十分适于三七生长，人工栽培三七的历史已有 400 多年。三七是一种品质十分稳定的常用药食同源植物，自古以来就享有“金不换”“南国神草”“参中之王”等美誉，特别是明代药物学家李时珍的《本草纲目》（1578 年），将文山三七收载并对文山三七作了“三七能治一切血症”的记载之后，三七便逐渐被世人接受和利用，现代科学研究结果表明：三七含有 24 种三七皂苷、以 β- 榄香烯为代表的 77 种挥发油成分、以三七素为代表的 17 种氨基酸和三七多糖、三七黄酮等多种具有生理活性的物质，目前全国 95% 以上的三七产在文山，文山被国家命名为“三七之乡”。

2000 年以来，三七种植面积经历了增加—减少—增加的发展周期。2000 年，三七主产区文山的种植面积为 5.37 万亩，平均单产为 76kg。2005 年，种植面积达到 12.42 万亩，单产 180 余千克。三七产量高峰期是在 2007 年，达到 9166.2t，此后三七种植面积开始下降，直到 2009 年，全州三七在地面积仅为 6.87 万亩，是高峰期 2005 年的一半左右。随后，种植面积开始回升，2010 年达到 8.5 万亩，2011 年 9.6 万亩，产量 4700t。2012 年至 2015 年，文山三七种植面积以每年平均净增 11 万亩的规模迅猛发展，云南省三七产量占据我国三七产量的 90% 以上。

公司三七原料药材来源于云南省文山道地药材产区，优选春七作为优质饮片三七粉原料（每 500g 不超过 200 头，无地上部分，无病七死七），与产地优质供应商签订购销合同，保障三七原料质量稳定可靠。

二、炮制

1. 标准依据

依据《中国药典》2015 年版三七粉质量标准炮制项下操作，方法为净制，洗润，干燥，灭菌干燥，破碎、粉碎，筛选。

2. 工艺流程

公司生产经营三七粉多年，经过长期的实践和经验积累，通过大量数据的验证，最终确定三七粉饮片炮制工艺。三七粉饮片炮制工艺步骤及主要参数包括：①净制：净选后的三七药材无霉变、无杂质，大小均匀；②洗润：采用高压冲洗法（5 倍量水，冲洗 2 次，每次 2min）；③干燥：铺料厚度 15 ～ 20cm，70 ～ 75℃，松散，干燥时间 5 ～ 6h 至水分低于 10.0%；④灭菌干燥：灭菌温度 110℃，灭菌时间 30min，干燥时间 50min；⑤破碎、粉碎：破碎为 10 ～ 15mm 的小块；⑥粉碎：粉碎成细粉（全部通过五号筛，并含能通过六号筛不少于 95% 的粉末）；⑦筛选：用两层网，筛网孔径上层为 100 目，下层为 120 目；⑧包装：自动粉剂包装机进行包装（图 40-2）。

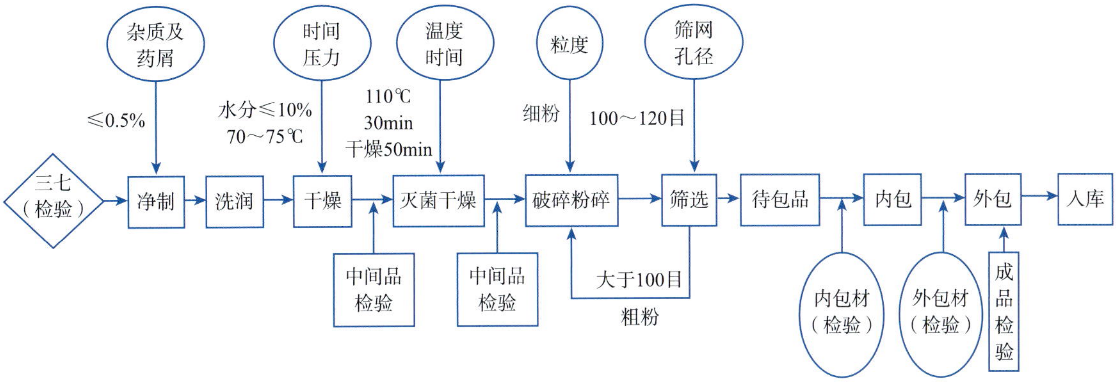

图 40-2　三七粉生产工艺流程图

注：灭菌干燥、破碎粉碎、筛选、待包品、内包都为 D 级清洁区

为了确保产品质量，公司以《中国药典》2015 年版为基础，制定了《三七粉生产工艺规程》、《三七粉中间品检验标准操作规程》、《三七粉成品检验标准操作规程》等文件。生产设备有破碎机、锤式粉碎机、敞开式烘箱、三元次振动筛分过滤机、中药材灭菌柜、粉剂包装机等，能够满足三七粉饮片的加工生产要求。

三、性状

本品为灰黄色的粉末。气微，味苦回甜。10 批样品性状考察，外观性状均为灰黄色的粉末。气微，味苦回甜，见图 40-3。

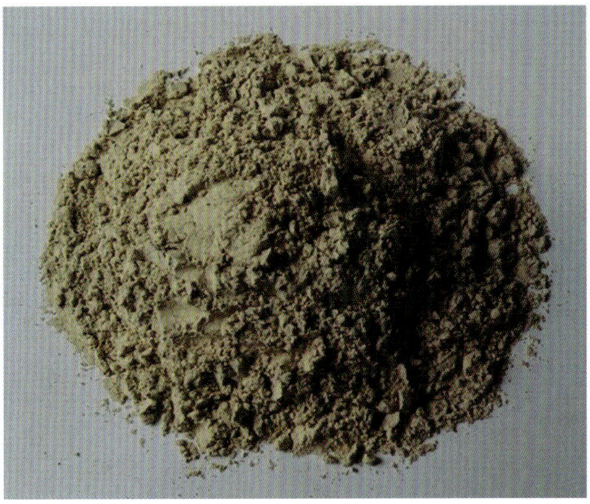

图 40-3　三七粉饮片

四、鉴别

1. 显微鉴别

粉末灰黄色。淀粉粒甚多，单粒圆形、半圆形或圆多角形，直径 4 ～ 30μm；复粒由 2 ～ 10 余分粒组成。树脂道碎片含黄色分泌物。梯纹导管、网纹导管及螺纹导管直径 15 ～ 55μm。草酸钙簇晶少见，直径 50 ～ 80μm，见图 40-4。

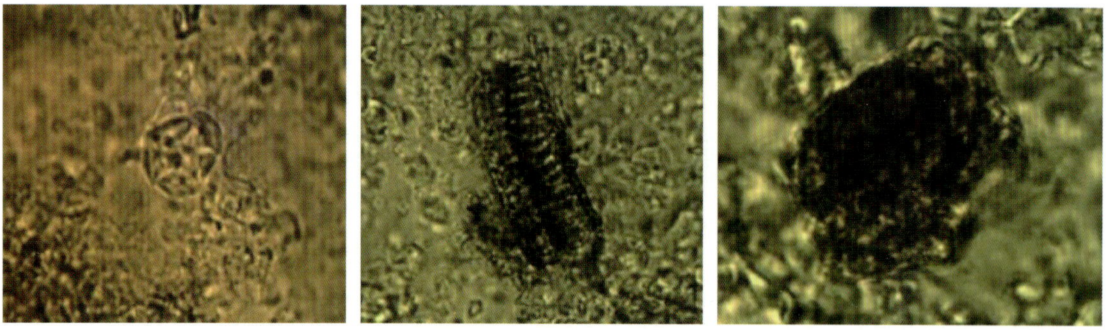

淀粉粒　　导管　　黄色分泌物

图 40-4　三七粉显微鉴别特征

2. 薄层鉴别

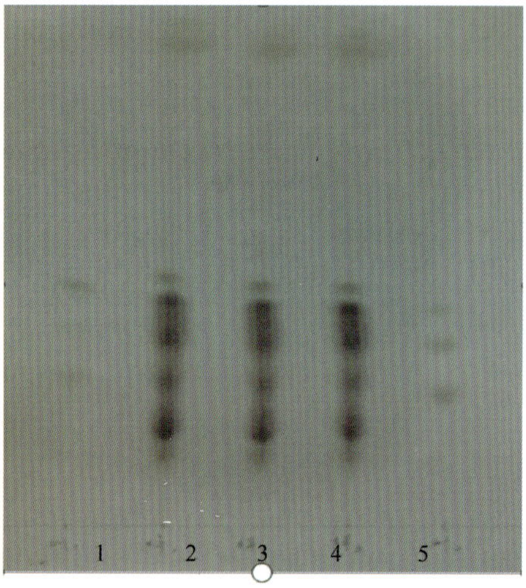

图 40-5　三七粉薄层鉴别

1，5. 混合对照品；2 ～ 4. 三七粉供试品

取本品粉末 0.5g，加水 5 滴，搅匀，再加以水饱和的正丁醇 5ml，密塞，振摇 10min，放置 2 小时，离心，取上清液，加 3 倍量以正丁醇饱和的水，摇匀，放置使分层（必要时离心），取正丁醇层，蒸干，残渣加甲醇 1ml 使溶解，作为供试品溶液。另取人参皂苷 Rb_1 对照品、人参皂苷 Re 对照品、人参皂苷 Rg_1 对照品及三七皂苷 R_1 对照品，加甲醇制成每 1ml 各含 0.5mg 的混合溶液，作为对照品溶液。照薄层色谱法（通则 0502）试验，吸取上述两种溶液各 1μl，分别点于同一硅胶 G 薄层板上，以三氯甲烷 - 乙酸乙酯 - 甲醇 - 水（15 ∶ 40 ∶ 22 ∶ 10）10℃以下放置的下层溶液为展开剂，展开，取出，晾干，喷以硫酸溶液（1 → 10），在 105℃加热至斑点显色清晰。供试品色谱中，在与对照品色谱相应的位置上，显相同颜色的斑点；置紫外光灯（365nm）下检视，显相同的荧光斑点，见图 40-5。

五、检查

1. 杂质

取样品 50g，照《中国药典》2015 年版通则 2301 测定，10 批次三七粉测定结果见表 40-1。

表 40-1　三七杂质检测结果（%）

样品编号	饮片			药材		
	样 1	样 2	平均值	样 1	样 2	平均值
1	0.23	0.22	0.2	1.95	1.92	1.9
2	0.31	0.35	0.3	2.36	2.38	2.4
3	0.22	0.23	0.2	2.56	2.47	2.5
4	0.34	0.33	0.3	2.22	2.21	2.2
5	0.45	0.42	0.4	2.36	2.37	2.4
6	0.12	0.13	0.1	2.72	2.81	2.8

续表

样品编号	饮片			药材		
	样 1	样 2	平均值	样 1	样 2	平均值
7	0.43	0.40	0.4	2.43	2.52	2.5
8	0.26	0.21	0.2	2.33	2.44	2.4
9	0.41	0.44	0.4	2.44	2.42	2.4
10	0.29	0.33	0.3	2.40	2.50	2.4

由表 40-1 可知，10 批次三七粉饮片样品中杂质均未超过 1.0%，平均值为 0.28%，根据 95% 置信度计算区间为 0.3%±0.1%，上限为 0.4%，《中国药典》2015 年版三七粉标准中未对杂质作要求，为了切实保证饮片的质量，同时考虑生产实际，故将优质三七粉杂质标准定为不得过 0.5%。

2. 水分

取样品 3g，照《中国药典》2015 年版通则 0832 第二法测定，测定结果见表 40-2。

表 40-2　三七水分检测结果（%）

样品编号	饮片			药材		
	样 1	样 2	平均值	样 1	样 2	平均值
1	4.52	4.54	4.5	12.83	12.74	12.8
2	3.91	3.90	3.9	12.00	12.06	12.0
3	3.80	3.82	3.8	11.35	11.38	11.4
4	3.52	3.55	3.5	11.09	11.11	11.1
5	9.62	9.51	9.6	11.72	11.75	11.7
6	7.61	7.55	7.6	12.16	12.08	12.1
7	4.99	5.00	5.0	11.59	11.60	11.6
8	5.70	5.73	5.7	10.70	10.72	10.7
9	4.89	4.92	4.9	11.15	11.16	11.2
10	6.25	6.27	6.3	10.76	10.74	10.8

由表 40-2 可知，10 批次三七粉饮片样品中水分最低值为 3.5%，最高值 9.6%，平均值 5.5%，根据 95% 置信度计算区间为 5.5%±1.3%，下限为 4.2%，上限为 6.8%。《中国药典》2015 年版三七粉水分标准为不得过 14.0%。根据以上结果和药检所检验结果，为了切实保证饮片的质量，同时考虑生产实际，故优质三七粉水分标准定为不得过 10.0%。

3. 总灰分

取样品 5g，照《中国药典》2015 年版通则 2302 测定，10 批次三七粉样品总灰分测定结果见表 40-3。

表 40-3　三七总灰分检测结果（%）

样品编号	饮片			药材		
	样 1	样 2	平均值	样 1	样 2	平均值
1	3.61	3.63	3.6	3.62	3.71	3.7
2	3.96	3.98	4.0	3.96	3.98	4.0

续表

样品编号	饮片			药材		
	样 1	样 2	平均值	样 1	样 2	平均值
3	4.09	4.12	4.1	4.09	4.12	4.1
4	3.12	2.99	3.1	3.12	2.99	3.1
5	3.28	3.34	3.3	3.28	3.34	3.3
6	4.23	4.12	4.2	4.62	4.54	4.6
7	4.84	4.83	4.8	5.40	5.41	5.4
8	3.77	3.81	3.8	4.04	4.00	4.0
9	2.31	2.34	2.3	2.68	2.70	2.7
10	4.38	4.41	4.4	4.38	4.41	4.4

由表 40-3 可知，10 批次三七粉饮片样品中总灰分最低为 2.3%，最高为 4.8%，平均值为 3.8%。根据 95% 置信度计算区间为 3.8%±0.5%，下限为 3.3%，上限为 4.3%，《中国药典》2015 年版三七粉总灰分标准为不得过 6.0%。根据以上结果和药检所检验结果，为了切实保证饮片的质量，同时考虑生产实际，故优质三七粉总灰分标准定为不得过 5.0%。

4. 酸不溶性灰分

取样品 5g，照《中国药典》2015 年版通则 2302 测定，10 批次三七粉样品酸不溶性灰分检测结果见表 40-4。

表 40-4　三七酸不溶性灰分检测结果（%）

样品编号	饮片			药材		
	样 1	样 2	平均值	样 1	样 2	平均值
1	0.22	0.18	0.2	1.61	1.71	1.7
2	1.92	1.95	1.9	1.92	1.95	1.9
3	2.18	2.16	2.2	2.18	2.16	2.2
4	1.00	0.95	1.0	1.00	0.95	1.0
5	1.78	1.83	1.8	1.78	1.83	1.8
6	1.54	1.53	1.5	1.78	1.83	1.8
7	0.82	0.84	0.8	0.40	0.41	0.4
8	1.74	1.72	1.7	2.24	2.17	2.2
9	0.98	0.95	1.0	1.61	1.59	1.6
10	0.43	0.46	0.4	0.43	0.46	0.4

由表 40-4 可知，10 批次三七粉饮片样品中酸不溶性灰分最低为 0.2%，最高为 2.2%，平均值为 1.30%。根据 95% 置信度计算区间为 1.3%±0.4%，下限为 0.9%，上限为 1.7%。《中国药典》2015 年版三七粉酸不溶性灰分标准为不得过 3.0%。根据以上结果和药检所检验结果，为了切实保证饮片的质量，同时考虑生产实际，故优质三七粉酸不溶性灰分标准定为不得过 3.0%。

5. 二氧化硫残留量

取样品 10g，照《中国药典》2015 年版一部中通则 2331 进行测定，检验结果如表 40-5。

表 40-5 三七二氧化硫残留量检验结果（mg/kg）

样品编号	饮片			药材		
	样 1	样 2	平均值	样 1	样 2	平均值
1	7	9	8	9	11	10
2	8	8	8	6	10	8
3	7	9	8	7	9	8
4	11	13	12	14	10	12
5	12	12	12	11	12	12
6	13	12	12	12	15	14
7	9	8	9	10	10	10
8	4	4	4	4	6	5
9	2	3	2	3	1	2
10	3	1	2	2	2	2

由表 40-5 可知，10 批次三七粉饮片样品中二氧化硫残留量，最小值为 2mg/kg，最大值为 12mg/kg，平均值 8mg/kg。《中国药典》2015 年版三七粉饮片标准中并没有对二氧化硫残留量标准作出规定，为了切实保证饮片的质量，同时考虑生产实际，故优质三七粉二氧化硫限量标准定为不得过 150mg/kg。

6. 粒度

取样品 10g，照《中国药典》2015 年版凡例（一部）第四十条进行测定，10 批次三七粉样品粒度测定结果见表 40-6。

表 40-6 三七粉粒度检测结果

样品编号	检测值 1	检测值 2	平均值	检验结果
1	99.0%	99.2%	99%	合格
2	98.3%	98.1%	98%	合格
3	97.4%	97.3%	97%	合格
4	96.6%	96.1%	96%	合格
5	96.2%	96.4%	96%	合格
6	97.5%	97.3%	97%	合格
7	98.0%	98.3%	98%	合格
8	97.2%	97.5%	97%	合格
9	96.6%	96.2%	96%	合格
10	96.5%	96.3%	96%	合格

由表 40-6 可知，10 批次三七粉饮片样品粒度均符合要求，《中国药典》2015 年版三七粉饮片粒度标准为能全部通过五号筛，且通过六号筛不得少于 95%。为了切实保证饮片的质量，同时考虑生产实际，故优质三七粉粒度标准沿用《中国药典》标准，即能全部通过五号筛，且通过六号筛的粉末不得少于 95%。

7. 微生物限度

取样品 10g，照《中国药典》2015 年版一部中通则 1106 进行测定，10 批次三七粉样品微生物限度测定结果如表 40-7。

表 40-7 三七微生物限度检测结果（cfu/g）

样品编号	饮片微生物检验结果					检验结果
	需氧菌总数	酵母菌和霉菌数	大肠埃希菌	沙门菌	耐胆盐革兰阴性菌	
1	500	20	未检出	未检出	＜10	合格
2	600	20	未检出	未检出	＜10	合格
3	860	20	未检出	未检出	＜10	合格
4	890	20	未检出	未检出	＜10	合格
5	850	20	未检出	未检出	＜10	合格
6	740	20	未检出	未检出	＜10	合格
7	820	60	未检出	未检出	＜10	合格
8	520	30	未检出	未检出	＜10	合格
9	930	30	未检出	未检出	＜10	合格
10	530	50	未检出	未检出	＜10	合格

由表 40-7 可知，10 批次三七粉饮片样品中微生物限度均合格，《中国药典》2015 年版直接口服三七粉微生物限度标准为需氧菌总数不得过 10 000cfu/g，霉菌和酵母菌总数不得过 100cfu/g，大肠埃希菌不得检出（1g）；沙门菌不得检出（10g）；耐胆盐革兰阴性菌不得过 100cfu/g。为了切实保证饮片的质量，同时考虑生产实际，故优质三七粉微生物限度标准沿用《中国药典》标准。

8. 重金属及有害元素

取样品 1g，照《中国药典》2015 年版一部中通则 2321 进行测定，10 批次三七粉样品重金属及有害元素检验结果见表 40-8。

表 40-8 三七粉重金属及有害元素检验结果（mg/kg）

样品编号	铅	镉	砷	汞	铜
1	1.09	0.27	0.73	0	4.29
2	0.93	0.29	0.67	0	4.25
3	1.02	0.27	1.14	0.01	4.54
4	0.64	0.27	0.35	0	3.67
5	1.09	0.26	0.51	0	3.63
6	0.91	0.30	0.35	0.06	3.90
7	0.63	0.29	0.29	0	4.21
8	0.83	0.28	0.28	0	3.50
9	1.25	0.27	0.27	0	4.90
10	0.79	0.30	0.30	0	4.59

由表 40-8 可知，10 批次三七粉饮片样品重金属铅、镉、砷、汞、铜均未超出《中国药典》2015

年版一部中关于重金属及有害元素限量（参照有此检测项目中药饮片限量标准）的要求，三七粉重金属限量值《中国药典》2015 年版一部未做要求，为保障三七粉质量及安全性，新增对重金属限量值检测指标的控制，优质三七粉标准参照《中国药典》标准：即铅不得过 5mg/kg；镉不得过 0.3mg/kg；砷不得过 2mg/kg；汞不得过 0.2mg/kg；铜不得过 20mg/kg。

9. 农药残留量

取样品 2g，照《中国药典》2015 年版一部中 2341 有机氯类农药残留量测定法——第二法测定。10 批次三七粉样品农药残留量检验结果见表 40-9。

表 40-9 三七粉农药残留量检验结果（mg/kg）

样品编号	六氯苯	五氯硝基苯	七氯之和	总六六六之和	氯丹之和
1	0	0.030	0.033	0.015	0
2	0.005	0.053	0.049	0.024	0
3	0.003	0.048	0.048	0.021	0
4	0.033	0.045	0.049	0.021	0
5	0.005	0.034	0.033	0.030	0.01
6	0.003	0.022	0.021	0.023	0
7	0.030	0.026	0.026	0.021	0.02
8	0.002	0.050	0.051	0.023	0.02
9	0.002	0.034	0.031	0.023	0.01
10	0.004	0.040	0.048	0.023	0

由表 40-9 可知，10 批次三七粉农药残留量均未超出《中国药典》2015 年版一部中关于农药残留量（参照有此检测项目中药饮片限量标准）的要求，三七粉农药残留量《中国药典》2015 年版一部未做要求，为保障三七粉质量及安全性，新增对农药残留量检测指标的控制，优质三七粉农药残留量内控标准同《中国药典》标准：即含总六六六（α-BHC、β-BHC、γ-BHC、δ-BHC 之和）不得过 0.2mg/kg；总滴滴涕（pp′-DDE、pp′-DDD、op′-DDT、pp′-DDT 之和）不得过 0.2mg/kg；五氯硝基苯不得过 0.1mg/kg；六氯苯不得过 0.1mg/kg；七氯（七氯、环氧七氯之和）不得过 0.05mg/kg；艾氏剂不得过 0.05mg/kg；氯丹（顺式氯丹、反式氯丹、氧化氯丹之和）不得过 0.1mg/kg。

六、浸出物

取样品 3g，照《中国药典》2015 年版一部中通则 2201 进行测定，10 批次三七粉样品醇溶性浸出物检验结果见表 40-10。

表 40-10 三七浸出物检验结果（%）

样品编号	饮片			药材		
	样 1	样 2	平均值	样 1	样 2	平均值
1	20.51	20.53	20.5	24.32	24.38	24.4
2	19.88	19.92	19.9	20.34	20.39	20.4

续表

样品编号	饮片			药材		
	样 1	样 2	平均值	样 1	样 2	平均值
3	24.98	25.02	25.0	23.01	23.19	23.1
4	20.60	20.63	20.6	21.43	21.34	21.4
5	22.51	22.62	22.6	24.61	24.68	24.6
6	26.79	26.67	26.8	21.46	21.00	21.2
7	19.54	19.51	19.5	22.92	23.01	23.0
8	23.14	23.20	23.2	21.10	21.11	21.1
9	21.19	21.27	21.2	22.73	22.74	22.7
10	20.22	20.21	20.2	22.97	22.96	23.0

由表 40-10 可知，10 批次三七粉饮片样品中浸出物，最小值为 19.5%，最大值为 26.8%，平均值为 21.9%，根据 95% 置信度计算区间 21.9%±1.6%，下限为 20.3%，上限为 23.5%，《中国药典》2015 年版三七粉浸出物标准为不得少于 16.0%。根据以上结果和药检所检验结果，为了切实保证饮片的质量，同时考虑生产实际，故优质三七粉饮片浸出物标准定为不得少于 19.0%。

七、含量测定

照高效液相色谱法（《中国药典》2015 年版通则 0512）测定。

1. 实验仪器与试药

Agilent Zorbax SB-C18 色谱柱（250mm×4.6mm，5μm）；电子天平。人参皂苷 Rg_1 对照品（纯度为 91.7%），人参皂苷 Rb_1 对照品（纯度为 93.7%），三七皂苷 R_1 对照品（纯度为 94.0%），乙腈为色谱纯，甲醇为分析纯，水为纯净水。

2. 色谱条件与系统适用性试验

以十八烷基硅烷键合硅胶为填充剂；以乙腈为流动相 A，以水为流动相 B，洗脱梯度：0 ～ 12min，流动相 A 19%，B 81%；12 ～ 60min，流动相 A 19%→36%，B 81%→64%。检测波长为 203nm。理论板数按三七皂苷 R_1 峰计算应不低于 4000。

3. 对照品溶液的制备

精密称取人参皂苷 Rg_1 对照品、人参皂苷 Rb_1 对照品及三七皂苷 R_1 对照品适量，加甲醇制成每 1ml 含人参皂苷 Rg_1 0.4mg、人参皂苷 Rb_1 0.4mg、三七皂苷 R_1 0.1mg 的混合溶液，即得。

4. 供试品溶液的制备

取本品粉末（过四号筛）0.6g，精密称定，精密加入甲醇 50ml，称定重量，放置过夜，置 80℃水浴上保持微沸 2h，放冷，再称定重量，用甲醇补足减失的重量，摇匀，滤过，取续滤液，即得。

5. 测定法

分别精密吸取对照品溶液与供试品溶液各 10μl，注入液相色谱仪测定，见图 40-6，图 40-7，表 40-11。

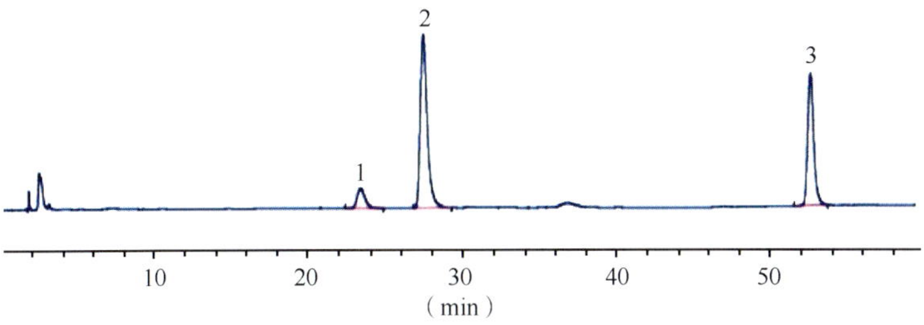

图 40-6 混合对照品

1. 三七皂苷 R_1；2. 人参皂苷 Rg_1；3. 人参皂苷 Rb_1

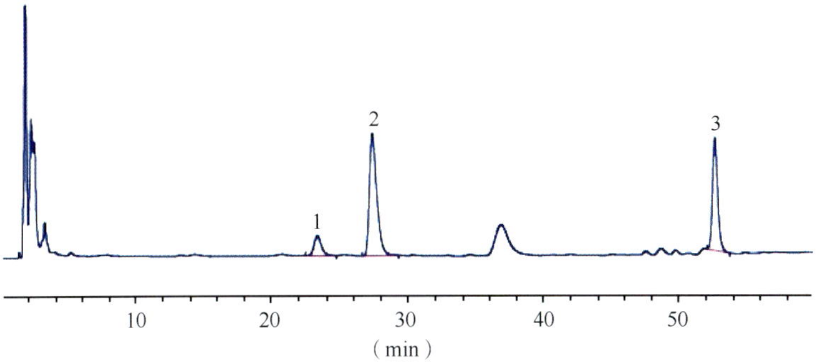

图 40-7 三七粉供试品

1. 三七皂苷 R_1；2. 人参皂苷 Rg_1；3. 人参皂苷 Rb_1

表 40-11 三七含量测定结果（%）

样品编号	饮片			药材		
	样 1	样 2	平均值	样 1	样 2	平均值
1	7.91	7.95	7.9	6.96	6.93	6.9
2	10.76	10.88	10.8	7.73	7.65	7.7
3	6.96	6.97	7.0	6.92	6.80	6.8
4	6.57	6.49	6.5	6.52	6.65	6.6
5	5.85	5.87	5.9	8.45	8.39	8.4
6	7.16	7.29	7.2	7.54	7.65	7.6
7	6.16	6.11	6.1	7.49	7.52	7.5
8	6.91	6.95	6.9	7.81	7.85	7.8
9	6.16	6.19	6.2	6.29	6.41	6.3
10	7.48	7.85	7.7	10.67	10.65	10.7

由表 40-11 可知，10 批次三七粉饮片样品含量的测定结果人参皂苷 Rg_1（$C_{42}H_{72}O_{14}$）、人参皂苷 Rb_1（$C_{54}H_{92}O_{23}$）及三七皂苷 R_1（$C_{47}H_{80}O_{18}$）的总量最低含量为 5.9%，最高值为 10.8%，平均值为 7.2%，据 95% 置信度计算区间为 7.2%±1.0%，下限为 6.2%，《中国药典》2015 年版三七粉饮片人参皂苷 Rg_1（$C_{42}H_{72}O_{14}$）、人参皂苷 Rb_1（$C_{54}H_{92}O_{23}$）及三七皂苷 R_1（$C_{47}H_{80}O_{18}$）的总量不得少于 5.0%。根据以上结果和药检所检验结果，为了切实保证饮片的质量，优质三七粉饮片质量标准中人参皂苷 Rg_1（$C_{42}H_{72}O_{14}$）、人参皂苷 Rb_1（$C_{54}H_{92}O_{23}$）及三七皂苷 R_1（$C_{47}H_{80}O_{18}$）的总量规定为不得少于 5.5%。

八、性味与归经

甘、微苦，温。归肝、胃经。

九、功能与主治

散瘀止血，消肿定痛。用于咯血，吐血，衄血，便血，崩漏，外伤出血，胸腹刺痛，跌仆肿痛。

十、用法与用量

3～9g；研粉吞服，一次 1～3g。外用适量。

十一、贮藏

置阴凉干燥处，防蛀。

十二、优质饮片质量标准亮点总结

1. 药材与基原

本品为五加科植物三七 *Panax notoginseng*（Burk.）F.H.Chen 的干燥根和根茎。

2. 产地

云南文山（三七优质饮片原料从云南七丹药业股份有限公司，云南太生中药材种植有限公司购进）。

3. 工艺

参数明确，稳定可控。

4. 检查

增加了杂质检查和二氧化硫残留量检测，重金属及有害元素检测，微生物限量检测，农药残留量检测等现代化药品安全性控制指标，保障优质饮片三七粉质量稳定可靠。

5. 浸出物

提高了浸出物指标，规定浸出物不得少于 19.0%，比《中国药典》提高了 18.0%。

6. 含量测定

提高了含量指标，规定人参皂苷 Rg_1，人参皂苷 Rb_1 及三七皂苷 R_1 总含量不得少于 5.5%，比《中国药典》提高了 10.0%。

41. 延胡索
Yanhusuo
CORYDALIS RHIZOMA

本品为罂粟科植物延胡索 *Corydalis yanhusuo* W.T.Wang 干燥块茎的炮制加工品。

【采收与加工】 立夏前后 5 月份中下旬采收，除去须根，洗净，置沸水中煮至恰无白心时，取出，晒干。产自道地产区浙江省磐安县。

【炮制】 除去杂质，洗净，润透，切厚片（3～4mm），干燥（70～75℃烘干），筛选

（筛网 8mm）。

【成品性状】 呈不规则的圆形厚片。直径 0.8 ～ 1.5cm。外表皮黄色或黄褐色，有不规则细皱纹。切面黄色，角质样，具蜡样光泽。气微，味苦。

【鉴别】

（1）显微鉴别：粉末绿黄色。糊化淀粉粒团块淡黄色或近无色。下皮厚壁细胞绿黄色，细胞多角形、类方形或长条形，壁稍弯曲，木化，有的成连珠状增厚，纹孔细密。螺纹导管直径 16 ～ 32μm。

（2）取本品粉末 1g，加甲醇 50ml，超声处理 30min，滤过，滤液蒸干，残渣加水 10ml 使溶解，加浓氨试液调至碱性，用乙醚振摇提取 3 次，每次 10ml，合并乙醚液，蒸干，残渣加甲醇 1ml 使溶解，作为供试品溶液。另取延胡索对照药材 1g，同法制成对照药材溶液。再取延胡索乙素对照品，加甲醇制成每 1ml 含 0.5mg 的溶液，作为对照品溶液。照薄层色谱法（通则 0502）试验，吸取上述三种溶液各 2 ～ 3μl，分别点于同一用 1% 氢氧化钠溶液制备的硅胶 G 薄层板上，以甲苯 - 丙酮（9 ∶ 2）为展开剂，展开，取出，晾干，置碘缸中约 3min 后取出，挥尽板上吸附的碘后，置紫外光灯（365nm）下检视。供试品色谱中，在与对照药材色谱和对照品色谱相应的位置上，显相同颜色的荧光斑点。

【检查】

杂质　不得过 1%（《中国药典》2015 年版通则 2301）。

水分　不得过 11.0%（《中国药典》2015 年版通则 0832 第二法）。

二氧化硫残留量　照二氧化硫残留量测定法（《中国药典》2015 年版通则 2331）测定，不得过 150mg/kg。

总灰分　不得过 4.0%（《中国药典》2015 年版通则 2302）。

染色　在金胺 O 对照色谱相应的位置上，不得显相同颜色的斑点（《国家食品药品监督管理局药品检验补充检验方法和检验项目批准件》2010006）。

【浸出物】 照醇溶性浸出物测定法（《中国药典》通则 2201）项下的热浸法测定，用稀乙醇作溶剂，不得少于 14.0%。

【含量测定】 照高效液相色谱法（《中国药典》2015 年版通则 0512）测定。

色谱条件与系统适用性试验：以十八烷基硅烷键合硅胶为填充剂；以甲醇 -0.1% 磷酸溶液（三乙胺调 pH 至 6.0）（55 ∶ 45）为流动相；检测波长为 280nm。理论板数按延胡索乙素峰计算应不低于 3000。

对照品溶液的制备：精密称取延胡索乙素对照品适量，精密称定，加甲醇制成每 1ml 含 46μg 的溶液，即得。

供试品溶液的制备：取本品粉末（过三号筛）约 0.5g，精密称定，置平底烧瓶中，精密加入浓氨试液 - 甲醇（1 ∶ 20）混合溶液 50ml，称定重量，冷浸 1h 后加热回流 1h，放冷，再称定重量，用浓氨试液 - 甲醇（1 ∶ 20）混合溶液补足减失的重量，摇匀，滤过。精密量取续滤液 25ml，蒸干，残渣加甲醇溶解，转移至 5ml 量瓶中，并稀释至刻度，摇匀，滤过，取续滤液，即得。

测定法：分别精密吸取对照品溶液与供试品溶液各 10μl，注入液相色谱仪，测定，即得。

本品按干燥品计算，含延胡索乙素（$C_{21}H_{25}NO_4$）不得少于 0.050%。

【性味与归经】 辛、苦，温。归肝、脾经。

【功能与主治】 活血，行气，止痛。用于胸胁、脘腹疼痛，胸痹心痛，经闭痛经，产后瘀阻，跌仆肿痛。

【用法与用量】 3～10g；研末吞服，一次 1.5～3g。

【贮藏】 置干燥处，防蛀。

起草单位：湖北金贵中药饮片有限公司

“优质延胡索饮片质量标准（草案）”起草说明

一、药材来源

1. 基原

罂粟科植物延胡索 *Corydalis yanhusuo* W.T.Wang 的干燥块茎，见图 41-1。

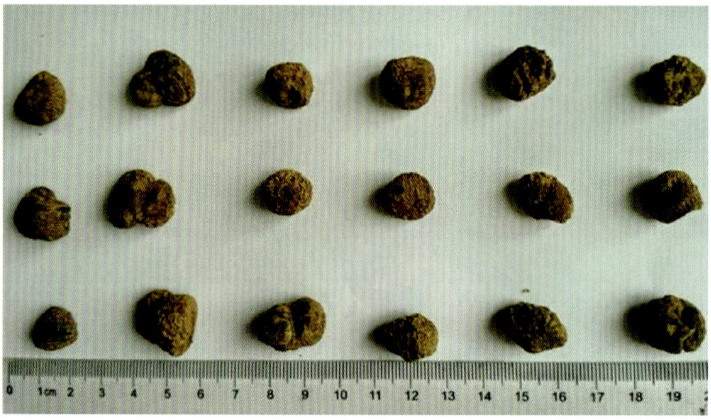

图 41-1 延胡索药材

2. 采收及加工

浙江磐安产区延胡索在立夏前后 5 月份中下旬采收，根据延胡索生长的深浅将块茎挖出，分成大、中两份，待锅中水加热至沸腾，分别加入延胡索煮至无白心（用牙签一扎即透，8～10min）取出，晾晒至干，虽然传统煮法成品收得率和成分含量不及蒸法，但外观性状基本一致，产地加工仍沿用《中国药典》收载方法。

3. 优质药材依据

延胡索始载于唐代《本草拾遗》，其曰：“生于奚，从安东道来，根如半夏，色黄。”原名玄胡索，后因避宋真宗讳改为延胡索。明代《本草述》曰：“今茅山上龙洞、仁和（今杭州市）、笕桥亦种之，每年寒露后栽种，立春后出苗，高之四寸，延蔓布地，叶必三之，宛为竹叶，片片成个，细小嫩绿，边色微红，作花黄色，亦有紫色者，根丛生，状如半夏，但黄色耳。立夏掘起……。”根据以上描述的植物形态、产地、生态和现今浙江栽培的延胡索基本一致。延胡索在我国栽培历史较悠久，清代《康熙志》载：“延胡生在田中，虽平原亦种。”1932 年《东阳县志》记载：“白术、元胡为最多，每年在二千箩以上，远销宁、杭、绍，约银 20 万元。”

磐安独特的地理环境、气候条件，孕育了丰富的中药材资源，是“中国药材之乡”，中药材种植、交易的历史悠久。据史料记载，早在宋代，磐安白术、玉竹等还被列为贡品。大盘山自然保护区是全国唯一以中药材种质资源为保护对象的国家级自然保护区，区内拥有野生药用植物 853 种，占全省的 47.68%。其中，载入《中国药典》2005 年版的有 154 种，占收载药用植物总数的 25.37%。

磐安县目前立足生态环境优势和药材资源优势，积极推进中药材规范化、标准化、产业化发展，现已建立了延胡索标准化示范基地，基地面积超过 2 万亩。产区延胡索年产量在 8000t 以上，完全满足本公司生产饮片所需。

为保证延胡索饮片的质量，原料主要从道地产区产地公司购进，公司制定了延胡索饮片内控质量标准，与《中国药典》2015 年版延胡索药材的标准相比，新增部分指标，如杂质不得过 1.0%，二氧化硫残留量不得过 150mg/kg，部分质量指标高于《中国药典》标准，如浸出物不得少于 14.0%（《中国药典》要求不得少于 13.0%），延胡索乙素不得少于 0.070%（《中国药典》要求不得少于 0.050%）。

二、炮制

1. 标准依据

依据《中国药典》2015 年版延胡索质量标准炮制项下操作，方法为净制，洗润，切制，干燥，筛选。

2. 炮制工艺

经过长期的实践和经验积累，通过老药工的现场指导，最终确定延胡索饮片炮制工艺。延胡索饮片炮制工艺步骤及主要参数包括净制：人工挑选石子、泥块等杂质，筛取直径 0.8cm 以上延胡索药材；洗：人工抢水快速清洗，装框。润：框上覆盖编织袋，闷润至切开内无干心（6 ～ 10h）；切制：置气压调频切片机内，切成 3 ～ 4mm 厚片；干燥：置敞开式烘箱内干燥，温度 70 ～ 75℃，铺料厚度 10 ～ 15cm，松散，干燥 8 ～ 10h 至水分低于 11.0%；筛选：筛去药屑（筛网直径 8.0mm）（图 41-2）。

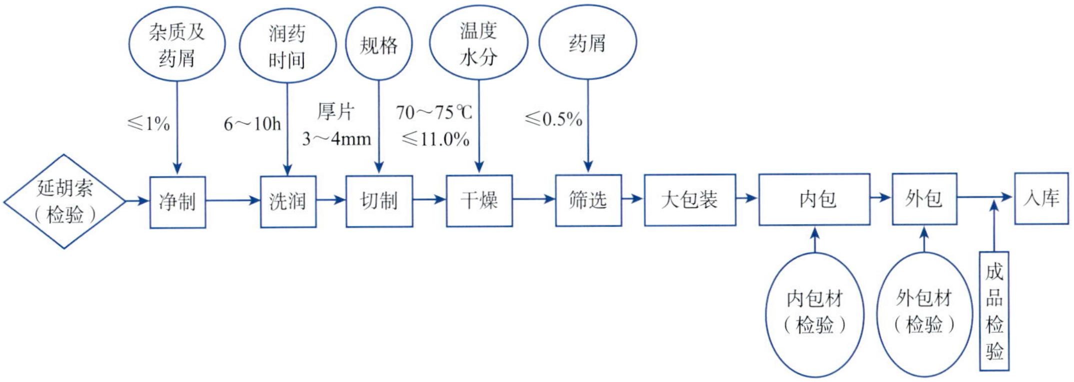

图 41-2　延胡索饮片生产工艺流程图

为了确保产品质量，以《中国药典》2015 年版为基础，制定了《延胡索生产工艺规程》、《延胡索中间品检验标准操作规程》、《延胡索成品检验标准操作规程》等文件。生产设备有气压调频切片机、直切式切药机、往复式切药机、敞开式烘箱等，能够满足延胡索饮片的加工生产要求。

三、性状

本品呈不规则的圆形厚片。直径 0.8 ～ 1.5cm。外表皮黄色或黄褐色，有不规则细皱纹。切面黄色，角质样，具蜡样光泽。气微，味苦，见表 41-1，图 41-3。

表 41-1 延胡索饮片性状

批号	性状
1	呈不规则的圆形厚片，大小均匀，直径 9.4 ～ 11.2mm。外表皮黄色或黄褐色，切面黄色，角质样，具蜡样光泽
2	呈不规则的圆形厚片，大小均匀，直径 8.4 ～ 11.3mm。外表皮黄色或黄褐色，切面黄色，角质样，具蜡样光泽
3	呈不规则的圆形厚片，大小均匀，直径 10.7 ～ 11.4mm。外表皮黄色或黄褐色，切面黄色，角质样，具蜡样光泽
4	呈不规则的圆形厚片，大小均匀，直径 9.4 ～ 11.8mm。外表皮黄色或黄褐色，切面黄色，角质样，具蜡样光泽
5	呈不规则的圆形厚片，大小均匀，直径 10.1 ～ 13.6mm。外表皮黄色或黄褐色，切面黄色，角质样，具蜡样光泽
6	呈不规则的圆形厚片，大小均匀，直径 10.5 ～ 14.5mm。外表皮黄色或黄褐色，切面黄色，角质样，具蜡样光泽
7	呈不规则的圆形厚片，大小均匀，直径 9.4 ～ 13.2mm。外表皮黄色或黄褐色，切面黄色，角质样，具蜡样光泽
8	呈不规则的圆形厚片，大小均匀，直径 8.9 ～ 12.1mm。外表皮黄色或黄褐色，切面黄色，角质样，具蜡样光泽
9	呈不规则的圆形厚片，大小均匀，直径 10.6 ～ 13.2mm。外表皮黄色或黄褐色，切面黄色，角质样，具蜡样光泽
10	呈不规则的圆形厚片，大小均匀，直径 8.4 ～ 12.2mm。外表皮黄色或黄褐色，切面黄色，角质样，具蜡样光泽

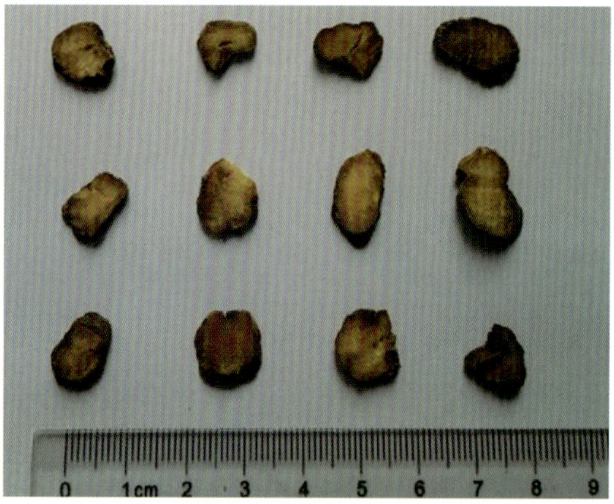

图 41-3 延胡索饮片

四、鉴别

1. 显微鉴别

本品粉末绿黄色。糊化淀粉粒团块淡黄色或近无色。下皮厚壁细胞绿黄色，细胞多角形、类方形或长条形，壁稍弯曲，木化，有的成连珠状增厚，纹孔细密。螺纹导管直径 16 ～ 32μm，见图 41-4。

2. 薄层鉴别

取本品粉末 1g，加甲醇 50ml，超声处理 30min，滤过，滤液蒸干，残渣加水 10ml 使溶解，加浓氨试液调至碱性，用乙醚振摇提取 3 次，每次 10ml，合并乙醚液，蒸干，残渣加甲醇 1ml 使溶解，

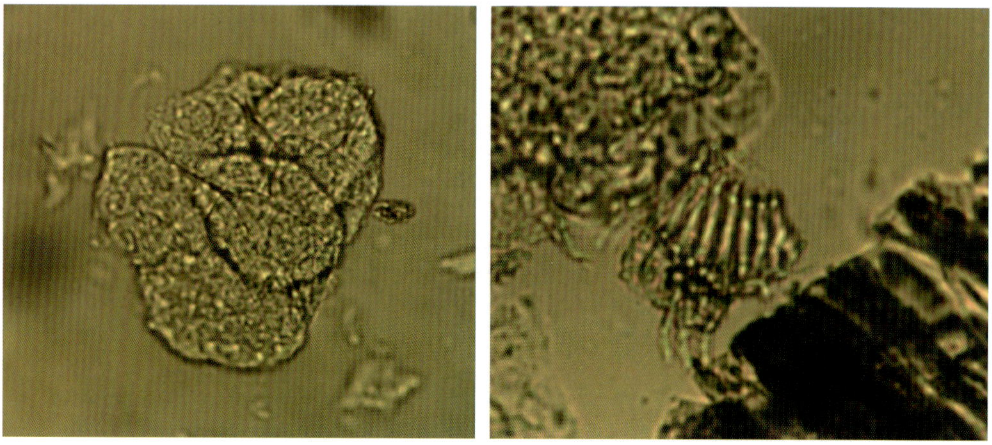

糊化淀粉粒　　导管

图 41-4 延胡索饮片显微鉴别特征

作为供试品溶液。另取延胡索对照药材 1g，同法制成对照药材溶液。再取延胡索乙素对照品，加甲醇制成每 1ml 含 0.5mg 的溶液，作为对照品溶液。照薄层色谱法（通则 0502）试验，吸取上述三种溶液各 2 ～ 3μl，分别点于同一用 1% 氢氧化钠溶液制备的硅胶 G 薄层板上，以甲苯 - 丙酮（9 ： 2）为展开剂，展开，取出，晾干，置碘缸中约 3min 后取出，挥尽板上吸附的碘后，置紫外光灯（365nm）下检视。供试品色谱中，在与对照药材色谱和对照品色谱相应的位置上，显相同颜色的荧光斑点。检验结果见图 41-5。

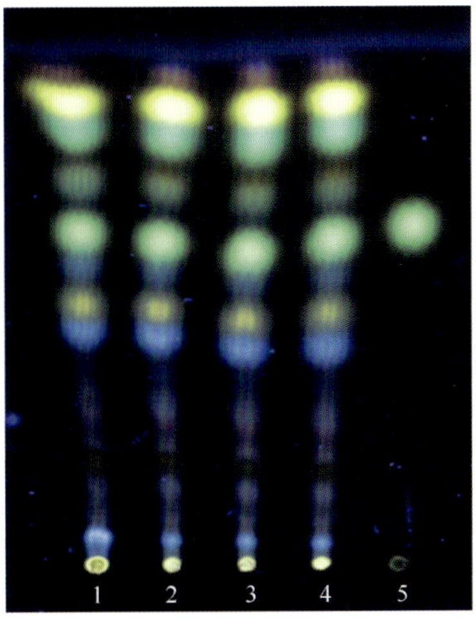

图 41-5 延胡索饮片薄层鉴别

1. 延胡索对照药材；2 ～ 4. 延胡索饮片；5. 延胡索乙素对照品

五、检查

1. 杂质

取样品 50g，照《中国药典》2015 年版通则 2301 测定，10 批次延胡索测定结果见表 41-2。

表 41-2 延胡索杂质检测结果（%）

样品编号	饮片			药材		
	样 1	样 2	平均值	样 1	样 2	平均值
1	0.72	0.68	0.7	2.22	2.41	2.3
2	0.73	0.67	0.7	2.47	2.52	2.5
3	0.52	0.55	0.5	2.82	2.78	2.8
4	0.74	0.66	0.7	2.84	2.78	2.8
5	0.63	0.60	0.6	2.48	2.51	2.5
6	0.47	0.52	0.5	2.27	2.42	2.3
7	0.61	0.59	0.6	2.44	2.54	2.5
8	0.72	0.71	0.7	2.80	2.70	2.8
9	0.64	0.57	0.6	2.80	2.70	2.8
10	0.56	0.63	0.6	2.44	2.57	2.5

由表 41-2 可知，10 批次延胡索饮片样品中杂质均未超过 1.0%，平均值为 0.6%，根据 95% 置信度计算区间为 0.6%±0.1%，上限为 0.7%，《中国药典》2015 年版延胡索饮片标准中未对杂质作要求，为了切实保证饮片的质量，同时考虑生产实际，故将优质延胡索饮片杂质标准定为不得过 1.0%。

2. 水分

取样品 3g，照《中国药典》2015 年版通则 0832 第二法测定，测定结果见表 41-3。

表 41-3 延胡索水分检测结果（%）

样品编号	饮片			药材		
	样 1	样 2	平均值	样 1	样 2	平均值
1	9.91	9.88	9.9	12.15	11.93	12.0
2	9.43	9.42	9.4	4.14	4.09	4.1

续表

样品编号	饮片			药材		
	样 1	样 2	平均值	样 1	样 2	平均值
3	9.23	9.19	9.2	13.66	13.73	13.7
4	10.98	11.02	11.0	12.50	12.52	12.5
5	8.81	8.75	8.8	13.09	13.06	13.1
6	8.74	8.76	8.8	14.26	14.32	14.3
7	9.45	9.44	9.4	14.26	14.32	14.3
8	8.98	8.99	9.0	13.67	13.65	13.7
9	8.34	8.30	8.3	13.67	13.65	13.7
10	7.70	7.71	7.7	12.40	12.43	12.4

由表 41-3 可知，10 批次延胡索饮片样品中水分最低值为 7.7%，最高值 11.0%，平均值为 9.2%。根据 95% 置信度计算区间为 9.2%±0.6%，上限为 9.8%，《中国药典》2015 年版延胡索饮片水分标准为不得过 13.0%。根据以上结果和药检所检验结果，为了切实保证饮片的质量，同时考虑生产实际，故优质延胡索饮片水分标准定为不得过 11.0%。

3. 二氧化硫残留量

取样品 10g，照《中国药典》2015 年版一部中通则 2331 进行测定。结果见表 41-4。

表 41-4　延胡索二氧化硫残留量检验结果（mg/kg）

样品编号	饮片			药材		
	样 1	样 2	平均值	样 1	样 2	平均值
1	20	18	20	22	18	20
2	7	11	9	8	4	9
3	10	12	11	11	11	11
4	14	15	13	14	12	13
5	4	4	4	4	4	4
6	6	6	6	5	7	6
7	5	7	6	4	8	6
8	25	23	24	24	24	24
9	26	22	24	25	23	24
10	6	6	6	6	6	6

由表 41-4 可知，10 批次延胡索饮片样品中二氧化硫残留量，最小值为 4mg/kg，最大值为 24mg/kg，平均值为 12mg/kg。根据 95% 置信度计算区间为（12±5）mg/kg，上限为 17mg/kg，《中国药典》2015 年版延胡索饮片标准中并没有对二氧化硫残留量标准作出规定，为了切实保证饮片的质量，参照《中国药典》2015 年版检定通则相关内容，同时考虑生产实际，故优质延胡索饮片二氧化硫限量标准定为不得过 150mg/kg。

4. 总灰分

取样品 5g，照《中国药典》2015 年版通则 2302 测定，10 批次延胡索样品总灰分测定结果见表 41-5。

表 41-5 延胡索总灰分检测结果（%）

样品编号	饮片			药材		
	样 1	样 2	平均值	样 1	样 2	平均值
1	3.28	3.19	3.20	3.28	3.19	3.20
2	2.39	2.29	2.30	2.06	2.09	2.10
3	1.60	1.66	1.60	2.70	2.67	2.70
4	2.31	2.32	2.30	2.31	2.34	2.30
5	2.54	2.51	2.50	2.54	2.51	2.50
6	2.72	2.75	2.70	2.72	2.75	2.70
7	2.72	2.75	2.70	2.72	2.75	2.70
8	3.01	3.04	3.00	3.41	3.42	3.40
9	3.01	3.04	3.00	3.41	3.42	3.40
10	3.01	3.04	2.30	2.34	2.26	2.30

由表 41-5 可知，10 批次延胡索饮片样品中总灰分最低为 1.6%，最高为 3.2%，平均值为 2.6%。根据 95% 置信度计算区间为 2.6%±0.3%，上限为 2.9%，《中国药典》2015 年版延胡索饮片总灰分标准为不得过 4.0%。根据以上结果和药检所检验结果，为了切实保证饮片的质量，同时考虑生产实际，故优质延胡索饮片总灰分标准沿用《中国药典》标准为不得过 4.0%。

5. 染色检查

取本品粉末 2g，照《国家食品药品监督管理局药品检验补充检验方法和检验项目批准件》2010006 进行测定，10 批次延胡索样品供试品色谱中，在与对照试剂色谱相同的位置上，不得显相同颜色的斑点，10 批次延胡索饮片均未检测到染色剂金胺 O，见图 41-6。

图 41-6 延胡索染色剂检查

1、3. 延胡索饮片；2、4. 金胺 O 对照品

六、浸出物

取样品 3g，照《中国药典》2015 年版一部中通则 2201 进行测定，10 批次延胡索样品醇溶性浸出物检验结果见表 41-6。

表 41-6 延胡索浸出物检验结果（%）

样品编号	饮片			药材		
	样 1	样 2	平均值	样 1	样 2	平均值
1	15.65	15.64	15.60	15.65	15.64	15.60
2	14.86	14.91	14.90	13.08	13.16	13.10
3	16.05	15.92	16.00	14.87	14.94	14.90
4	16.02	16.00	16.00	19.23	19.19	19.20
5	16.87	16.89	16.90	18.90	18.87	18.90
6	17.11	17.14	17.10	20.95	20.97	21.00
7	14.84	14.86	14.80	20.95	20.97	21.0
8	14.15	14.20	14.20	18.39	18.46	18.40
9	17.71	17.75	17.70	18.39	18.46	18.40
10	18.16	18.20	18.20	17.92	17.94	17.90

由表 41-6 可知，10 批次延胡索饮片样品中浸出物，最小值为 14.2%，最大值为 18.2%，平均值为 16.1%，根据 95% 置信度计算区间为 16.1%±0.9%，下限为 15.2%，《中国药典》2015 年版延胡索饮片浸出物标准为不得少于 13.0%。根据以上结果和药检所检验结果，为了切实保证饮片的质量，同时考虑生产实际，故优质延胡索饮片醇溶性浸出物标准为不得少于 14.0%。

七、含量测定

照高效液相色谱法（《中国药典》2015 年版通则 0512）测定。

1. 实验仪器与试药

Agilent Zorbax SB-C18 色谱柱（250mm×4.6mm，5μm），电子天平；延胡索乙素对照品（纯度为 99.9%），乙腈为色谱纯，水为纯净水，磷酸、甲醇、氨水均为分析纯。

2. 色谱条件与系统适用性试验

以十八烷基硅烷键合硅胶为填充剂；以甲醇 -0.1% 磷酸溶液（三乙胺调 pH 至 6.0）（55 ∶ 45）为流动相；检测波长为 280nm。理论板数按延胡索乙素峰计算应不低于 3000。

3. 对照品溶液的制备

取延胡索乙素对照品适量，精密称定，加甲醇制成每 1ml 含 46μg 的溶液，即得。

4. 供试品溶液的制备

取本品粉末（过三号筛）约 0.5g，精密称定，置平底烧瓶中，精密加入浓氨试液 - 甲醇（1 ∶ 20）

混合溶液 50ml，称定重量，冷浸 1h 后加热回流 1h，放冷，再称定重量，用浓氨试液 - 甲醇（1 ∶ 20）混合溶液补足减失的重量，摇匀，滤过。精密量取续滤液 25ml，蒸干，残渣加甲醇溶解，转移至 5ml 量瓶中，并稀释至刻度，摇匀，滤过，取续滤液，即得。

5. 样品测定

分别精密吸取对照品溶液与供试品溶液各 10μl，注入液相色谱仪测定，见图 41-7，图 41-8，表 41-7。

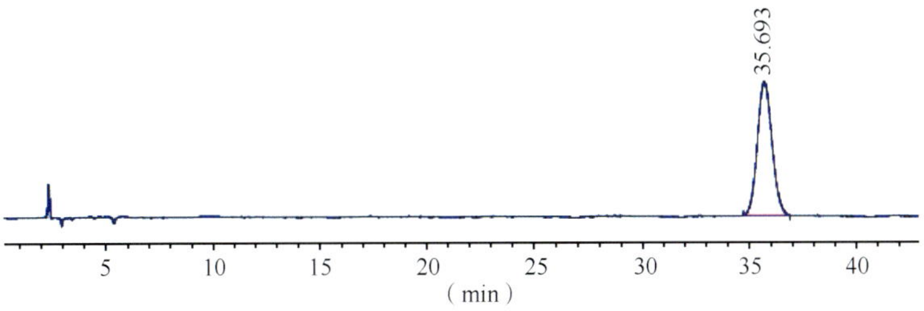

图 41-7　延胡索乙素对照品

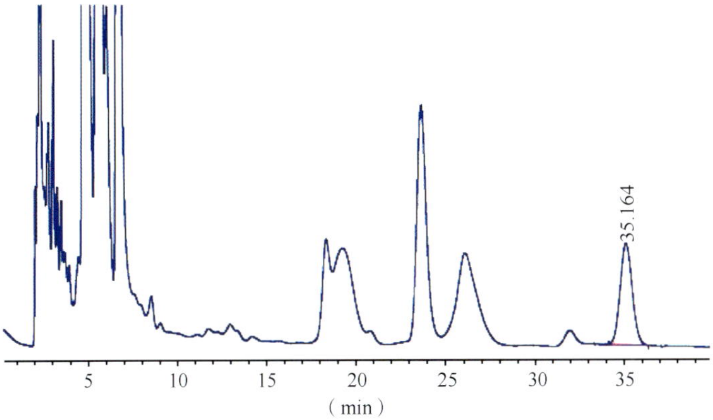

图 41-8　延胡索饮片供试品

表 41-7　延胡索中延胡索乙素含量检验结果（%）

样品编号	饮片			药材		
	样 1	样 2	平均值	样 1	样 2	平均值
1	0.096	0.096	0.100	0.096	0.096	0.100
2	0.102	0.102	0.102	0.064	0.066	0.065
3	0.080	0.080	0.080	0.079	0.079	0.079
4	0.106	0.106	0.106	0.087	0.086	0.087
5	0.078	0.078	0.078	0.106	0.109	0.107
6	0.098	0.098	0.098	0.098	0.097	0.100
7	0.077	0.080	0.078	0.098	0.097	0.100
8	0.074	0.072	0.073	0.079	0.082	0.080
9	0.061	0.060	0.060	0.079	0.082	0.080
10	0.078	0.078	0.078	0.080	0.082	0.081

由表41-7可知，10批次延胡索饮片样品含量的测定结果延胡索乙素最低含量为0.060%，最高值为0.106%，平均值为0.085%，据95%置信度计算区间为0.085%±0.010%，下限为0.075%，根据以上结果和药检所检验结果，为了切实保证饮片的质量，优质延胡索饮片质量标准中延胡索乙素规定为不得少于0.070%。

八、性味与归经

辛、苦，温。归肝、脾经。

九、功能与主治

活血，行气，止痛。用于胸胁、脘腹疼痛，胸痹心痛，经闭痛经，产后瘀阻，跌仆肿痛。

十、用法与用量

3～10g；研末吞服，一次1.5～3g。

十一、贮藏

延胡索贮藏条件为置干燥处，防蛀。

十二、优质饮片质量标准亮点总结

1. 药材与基原

本品为罂粟科植物延胡索 *Corydalis yanhusuo* W.T.Wang 的干燥块茎。

2. 产地

浙江磐安。优质饮片延胡索原料由产地公司（浙江馨安九州天润有限公司）直供。

3. 工艺

参数明确，稳定可控。

4. 性状

增加了对直径大小的要求，直径为0.8～1.5cm。

5. 检查

增加了杂质和二氧化硫残留量。杂质不得过1%，二氧化硫残留量不得过150mg/kg，染色的检查不得出现染色剂金胺O。

6. 提高项

提高了浸出物和含量指标，规定浸出物不得少于14.0%，含量测定项下规定延胡索乙素（$C_{21}H_{25}NO_4$）含量不得少于0.070%，比《中国药典》提高了40.0%。

42. 醋延胡索
Cuyanhusuo

本品为罂粟科植物延胡索 *Corydalis yanhusuo* W. T. Wang 干燥块茎的炮制加工品。

【采收与加工】 立夏前后5月份中下旬采收，除去须根，洗净，置沸水中煮至恰无白心时，取出，晒干。产自道地产区浙江省磐安县。

【炮制】 除去杂质，洗净，醋煮（原料：醋=100 ∶ 20），煮2～2.5h，切厚片（3～4mm），干燥（70～75℃烘干），筛选（8mm筛网）。

【成品性状】 呈不规则的圆形厚片，直径0.8～1.5cm。表面和切面黄褐色，质较硬，微具醋香气。

【鉴别】

（1）显微鉴别：粉末绿黄色。糊化淀粉粒团块淡黄色或近无色。下皮厚壁细胞绿黄色，细胞多角形、类方形或长条形，壁稍弯曲，木化，有的成连珠状增厚，纹孔细密。螺纹导管直径16～32μm。

（2）取本品粉末1g，加甲醇50ml，超声处理30min，滤过，滤液蒸干，残渣加水10ml使溶解，加浓氨试液调至碱性，用乙醚振摇提取3次，每次10ml，合并乙醚液，蒸干，残渣加甲醇1ml使溶解，作为供试品溶液。另取延胡索对照药材1g，同法制成对照药材溶液。再取延胡索乙素对照品，加甲醇制成每1ml含0.5mg的溶液，作为对照品溶液。照薄层色谱法（通则0502）试验，吸取上述三种溶液各2～3μl，分别点于同一用1%氢氧化钠溶液制备的硅胶G薄层板上，以甲苯-丙酮（9 ∶ 2）为展开剂，展开，取出，晾干，置碘缸中约3min后取出，挥尽板上吸附的碘后，置紫外光灯（365nm）下检视。供试品色谱中，在与对照药材色谱和对照品色谱相应的位置上，显相同颜色的荧光斑点。

【检查】

杂质　不得过1%（《中国药典》2015年版通则2301）。

水分　不得过12.0%（《中国药典》2015年版通则0832第二法）。

二氧化硫残留量　照二氧化硫残留量测定法（《中国药典》2015年版通则2331）测定，不得过150mg/kg。

总灰分　不得过4.0%（《中国药典》2015年版通则2302）。

染色　在金胺O对照色谱相应的位置上，不得显相同颜色的斑点（《国家食品药品监督管理局药品检验补充检验方法和检验项目批准件》2010006）。

【浸出物】 照醇溶性浸出物测定法（《中国药典》2015年版通则2201）项下的热浸法测定，用稀乙醇作溶剂，不得少于16.0%。

【含量测定】 照高效液相色谱法（《中国药典》2015年版通则0512）测定。

色谱条件与系统适用性试验：以十八烷基硅烷键合硅胶为填充剂；以甲醇-0.1%磷酸溶液（三乙胺调pH至6.0）（55 ∶ 45）为流动相；检测波长为280nm。理论板数按延胡索乙素峰计算应不低于3000。

对照品溶液的制备：精密称取延胡索乙素对照品适量，精密称定，加甲醇制成每1ml含46μg的溶液，即得。

供试品溶液的制备：取本品粉末（过三号筛）约 0.5g，精密称定，置平底烧瓶中，精密加入浓氨试液 - 甲醇（1 ∶ 20）混合溶液 50ml，称定重量，冷浸 1h 后加热回流 1h，放冷，再称定重量，用浓氨试液 - 甲醇（1 ∶ 20）混合溶液补足减失的重量，摇匀，滤过。精密量取续滤液 25ml，蒸干，残渣加甲醇溶解，转移至 5ml 量瓶中，并稀释至刻度，摇匀，滤过，取续滤液，即得。

测定法：分别精密吸取对照品溶液与供试品溶液各 10μl，注入液相色谱仪，测定，即得。

本品按干燥品计算，含延胡索乙素（$C_{21}H_{25}NO_4$）不得少于 0.050%。

【性味与归经】 辛、苦，温。归肝、脾经。

【功能与主治】 活血，行气，止痛。用于胸胁、脘腹疼痛，胸痹心痛，经闭痛经，产后瘀阻，跌仆肿痛。

【用法与用量】 3 ～ 10g；研末吞服，一次 1.5 ～ 3g。

【贮藏】 置干燥处，防蛀。

起草单位：湖北金贵中药饮片有限公司

“优质醋延胡索饮片质量标准（草案）”起草说明

一、药材来源

1. 基原

罂粟科植物延胡索 *Corydalis yanhusuo* W.T.Wang 的干燥块茎。

2. 采收及加工

浙江磐安产区延胡索在立夏前后 5 月份中下旬采收，根据延胡索生长的深浅将块茎挖出，分成大、中两份，待锅中水加热至沸腾，分别加入延胡索煮至无白心（用牙签一扎即透，8 ～ 10min）取出，晾晒至干，虽然传统煮法成品收得率和成分含量不及蒸法，但外观性状基本一致，产地加工仍沿用《中国药典》收载方法。

3. 优质药材依据

延胡索始载于唐代《本草拾遗》，其曰：“生于奚，从安东道来，根如半夏，色黄。”原名玄胡索，后因避宋真宗讳改为延胡索。明代《本草述》曰：“今茅山上龙洞、仁和（今杭州市）、笕桥亦种之，每年寒露后栽种，立春后出苗，高之四寸，延蔓布地，叶必三之，宛为竹叶，片片成个，细小嫩绿，边色微红，作花黄色，亦有紫色者，根丛生，状如半夏，但黄色耳。立夏掘起……。”根据以上描述的植物形态、产地、生态和现今浙江栽培的延胡索基本一致。延胡索在我国栽培历史较悠久，清代《康熙志》载：“延胡生在田中，虽平原亦种。”1932 年《东阳县志》记载：“白术、元胡为最多，每年在二千箩以上，远销宁、杭、绍，约银 20 万元。”

磐安独特的地理环境、气候条件，孕育了丰富的中药材资源，是“中国药材之乡”，中药材种植、交易的历史悠久。据史料记载，早在宋代，磐安白术、玉竹等还被列为贡品。大盘山自然保护区是全国唯一以中药材种质资源为保护对象的国家级自然保护区，区内拥有野生药用植物 853 种，占全省的 47.68%。其中，载入《中国药典》2005 年版的有 154 种，占收载药用植物总数的 25.37%。

磐安县目前立足生态环境优势和药材资源优势，积极推进中药材规范化、标准化、产业化发展，现已建立了延胡索标准化示范基地，基地面积超过 2 万亩。产区延胡索年产量在 8000t 以上，完全满足本公司生产饮片所需。

为保证醋延胡索饮片的质量，原料主要从道地产区产地公司购进，公司制定了延胡索药材内控质量标准，与《中国药典》2015 年版延胡索药材的标准相比，新增部分指标，如杂质不得过 1.0%，二氧化硫残留量不得过 150mg/kg，部分质量指标高于《中国药典》标准，如浸出物不得少于 14.0%（《中国药典》要求不得少于 13.0%），延胡索乙素不得少于 0.070%（《中国药典》要求不得少于 0.050%）。

二、炮制

1. 标准依据

依据《中国药典》2015 年版醋延胡索质量标准炮制项下操作，方法为净制，洗，醋煮，切制，干燥，筛选。

2. 工艺流程

延胡索中含多种生物碱，但游离生物碱难溶于水，经醋制后，生物碱与乙酸结合成易溶于水的乙酸盐，《中国药典》2015 年版一部收载醋延胡索炮制方法为醋炙和醋煮，有研究表明醋煮法和醋炙法中延胡索乙素和去氢紫堇碱药效成分含量较高，市场上辅料用醋有米醋、香醋、陈醋等 4 大类别，不同类别醋对炮制影响差别不大，加醋量以 20% 效果最佳，依据实际生产公司使用米醋作为辅料，最终确定醋延胡索饮片炮制工艺为：①净制：净选后的延胡索药材无霉变、石子等杂质；②洗：人工清洗，抢水快速洗净；③醋煮：延胡索与醋同煮（每 100kg 延胡索用米醋 20kg 并加水至平药面），煮 2 ～ 2.5h 煮至醋吸尽即“药透水尽”，取出；④切制：切 3 ～ 4mm 厚片；⑤干燥：敞开式烘箱干燥，温度 70 ～ 75℃，铺料厚度 10 ～ 15cm，松散，干燥 8 ～ 10h 至水分低于 12.0%；⑥筛选：筛去药屑（筛网直径 8.0mm）（图 42-1）。

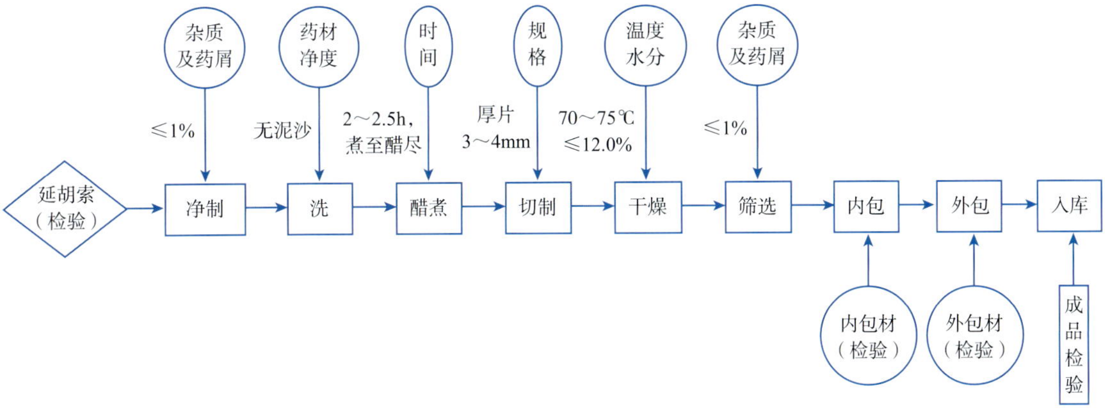

图 42-1 醋延胡索饮片生产工艺流程图

为了确保产品质量，公司以《中国药典》2015 年版为基础，制定了《醋延胡索生产工艺规程》、《醋延胡索中间品检验标准操作规程》、《醋延胡索成品检验标准操作规程》等文件。生产设备有气压调频切片机、直线往复式切药机、敞开式烘箱等，能够满足醋延胡索饮片的加工生产要求。

三、性状

本品呈不规则的圆形厚片，直径 0.8 ～ 1.5cm。表面和切面黄褐色，质较硬，微具醋香气，见表 42-1，图 42-2。

表 42-1　醋延胡索饮片性状

批号	性　状
1	呈不规则的圆形厚片，大小均匀，直径 9.4 ～ 11.2mm。外表皮黄色或黄褐色，切面黄色，角质样，具蜡样光泽。
2	呈不规则的圆形厚片，大小均匀，直径 8.4 ～ 11.3mm。外表皮黄色或黄褐色，切面黄色，角质样，具蜡样光泽。
3	呈不规则的圆形厚片，大小均匀，直径 10.7 ～ 11.4mm。外表皮黄色或黄褐色，切面黄色，角质样，具蜡样光泽。
4	呈不规则的圆形厚片，大小均匀，直径 9.4 ～ 11.8mm。外表皮黄色或黄褐色，切面黄色，角质样，具蜡样光泽。
5	呈不规则的圆形厚片，大小均匀，直径 10.1 ～ 13.6mm。外表皮黄色或黄褐色，切面黄色，角质样，具蜡样光泽。
6	呈不规则的圆形厚片，大小均匀，直径 10.5 ～ 14.5mm。外表皮黄色或黄褐色，切面黄色，角质样，具蜡样光泽。
7	呈不规则的圆形厚片，大小均匀，直径 9.4 ～ 13.2mm。外表皮黄色或黄褐色，切面黄色，角质样，具蜡样光泽。
8	呈不规则的圆形厚片，大小均匀，直径 8.9 ～ 12.1mm。外表皮黄色或黄褐色，切面黄色，角质样，具蜡样光泽。
9	呈不规则的圆形厚片，大小均匀，直径 10.6 ～ 13.2mm。外表皮黄色或黄褐色，切面黄色，角质样，具蜡样光泽。
10	呈不规则的圆形厚片，大小均匀，直径 8.4 ～ 12.2mm。外表皮黄色或黄褐色，切面黄色，角质样，具蜡样光泽。

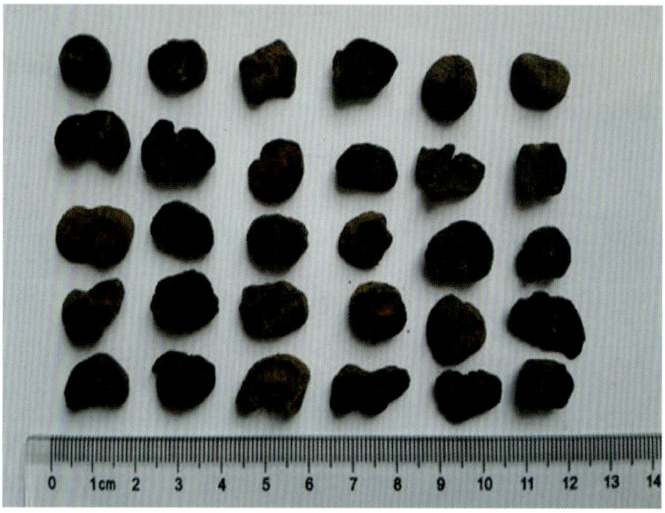

图 42-2　醋延胡索优质饮片

四、鉴别

1. 显微鉴别

本品粉末绿黄色。糊化淀粉粒团块淡黄色或近无色。下皮厚壁细胞绿黄色，细胞多角形、类方形或长条形，壁稍弯曲，木化，有的成连珠状增厚，纹孔细密。螺纹导管直径 16 ～ 32μm，见图 42-3。

2. 薄层鉴别

取本品粉末 1g，加甲醇 50ml，超声处理 30min，滤过，滤液蒸干，残渣加水 10ml 使溶解，加浓氨试液调至碱性，用乙醚振摇提取 3 次，每次 10ml，合并乙醚液，蒸干，残渣加甲醇 1ml 使溶解，作为供试品溶液。另取延胡索对照药材 1g，同法制成对照药材溶液。再取延胡索乙素对照品，加甲醇制成每 1ml 含 0.5mg 的溶液，作为对照品溶液。照薄层色谱法（通则 0502）试验，吸取上述三种溶液各 2 ～ 3μl，分别点于同一用 1% 氢氧化钠溶液制备的硅胶 G 薄层板上，以甲苯 - 丙酮（9 ∶ 2）为展开剂，展开，取出，晾干，置碘缸中约 3min 后取出，挥尽板上吸附的碘后，置紫外光灯（365nm）下检视。供试品色谱中，在与对照药材色谱和对照品色谱相应的位置上，显相同颜色的荧光斑点，见图 42-4。

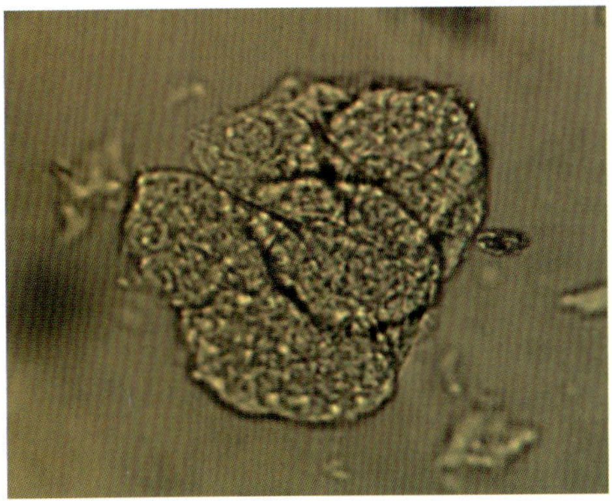

糊化淀粉粒

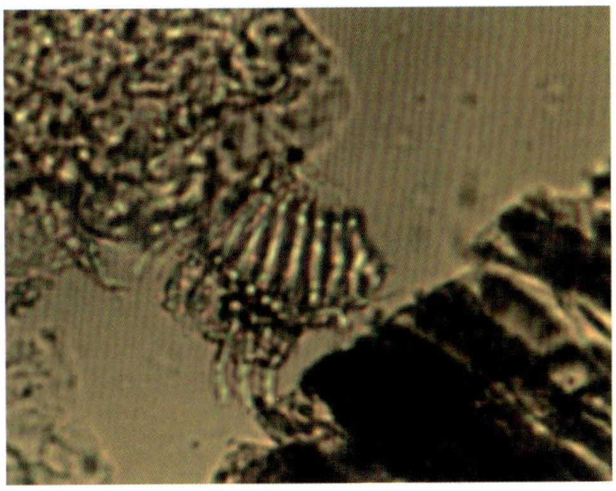

导管

图 42-3 醋延胡索显微鉴别

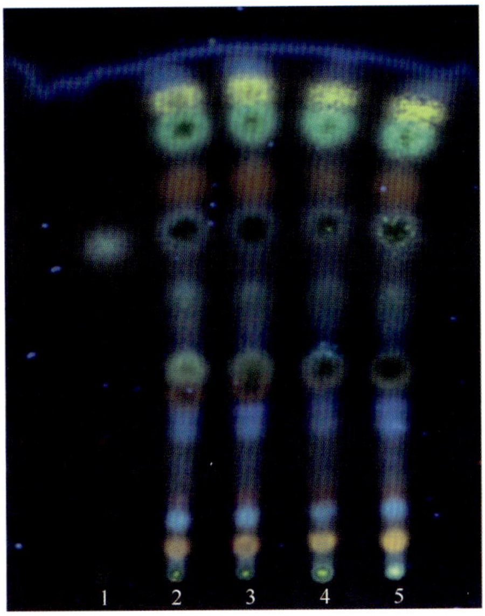

图 42-4 醋延胡索薄层鉴别

1. 延胡索乙素对照品；2. 延胡索对照药材；3 ～ 5. 醋延胡索饮片

五、检查

1. 杂质

取样品 50g，照《中国药典》2015 年版通则 2301 测定，10 批次醋延胡索测定结果见表 42-2。

表 42-2 醋延胡索饮片及延胡索药材杂质检测结果（%）

样品编号	饮片			药材		
	样 1	样 2	平均值	样 1	样 2	平均值
1	0.6	0.4	0.5	2.20	2.40	2.3
2	0.5	0.6	0.6	2.40	2.50	2.5
3	0.7	0.6	0.7	2.80	2.70	2.8

续表

样品编号	饮片			药材		
	样1	样2	平均值	样1	样2	平均值
4	0.6	0.6	0.6	2.40	2.20	2.3
5	0.4	0.5	0.5	2.40	2.50	2.5
6	0.6	0.5	0.6	2.80	2.70	2.8
7	0.5	0.5	0.5	2.40	2.50	2.5
8	0.7	0.6	0.7	2.40	2.50	2.5
9	0.7	0.7	0.7	2.80	2.70	2.8
10	0.6	0.5	0.6	2.40	2.50	2.5

由表42-2可知，10批次醋延胡索饮片样品中杂质均未超过1.0%，平均值为0.6%，根据95%置信度计算区间为0.6%±0.1%，上限为0.7%，下限为0.5%，《中国药典》2015年版醋延胡索饮片标准中未对杂质作要求，为了切实保证饮片的质量，同时考虑生产实际，故将优质醋延胡索饮片杂质标准规定为不得过1.0%。

2. 水分

取样品3g，照《中国药典》2015年版通则0832第二法测定，测定结果见表42-3。

表42-3　醋延胡索饮片及延胡索药材水分检测结果（%）

样品编号	饮片			药材		
	样1	样2	平均值	样1	样2	平均值
1	8.58	8.53	8.60	5.74	5.71	5.70
2	11.08	11.13	11.10	5.74	5.71	5.70
3	11.32	11.35	11.30	13.09	13.06	13.10
4	9.22	9.18	9.20	13.09	13.06	13.10
5	6.09	6.12	6.10	14.26	14.32	14.30
6	11.26	11.31	11.30	14.26	14.32	14.30
7	7.21	7.22	7.20	13.67	13.65	13.70
8	7.92	7.91	7.90	13.67	13.65	13.70
9	5.94	5.91	5.90	13.67	13.65	13.70
10	5.11	5.13	5.10	13.67	13.65	13.70

由表42-3可知，10批次醋延胡索饮片样品中水分最低值为5.1%，最高值11.3%，平均值为8.4%，根据95%置信度计算区间为8.4%±1.6%，下限为6.8%，上限为10.0%。《中国药典》2015年版醋延胡索饮片水分标准为不得过15.0%。根据以上结果和药检所检验结果，为了切实保证饮片的质量，同时考虑生产实际，故优质醋延胡索饮片水分标准定为不得过12.0%。

3. 二氧化硫残留量

取样品10g，照《中国药典》2015年版一部中通则2331进行测定，检验结果见表42-4。

表 42-4 醋延胡索饮片及延胡索药材二氧化硫残留量检验结果（mg/kg）

样品编号	饮片			药材		
	样 1	样 2	平均值	样 1	样 2	平均值
1	5	7	6	5	7	6
2	7	5	6	4	8	6
3	4	4	4	3	5	4
4	4	4	4	3	5	4
5	5	7	6	6	6	6
6	6	6	6	6	6	6
7	21	27	24	22	26	24
8	22	26	24	23	25	24
9	24	24	24	24	24	24
10	24	24	24	25	23	24

由表 42-4 可知，10 批次醋延胡索饮片样品中二氧化硫残留量，最小值为 4mg/kg，最大值为 24mg/kg，平均值为 12.8mg/kg。根据 95% 置信度计算区间为（12.8±6.6）mg/kg，上限为 19.4mg/kg，下限为 6.2mg/kg，《中国药典》2015 年版醋延胡索饮片标准中并没有对二氧化硫残留量标准作出规定，为了切实保证饮片的质量，参照《中国药典》2015 年版检定通则相关内容，同时考虑生产实际，故优质醋延胡索饮片二氧化硫限量标准定为不得过 150mg/kg。

4. 总灰分

取样品 5g，照《中国药典》2015 年版通则 2302 测定，10 批次醋延胡索样品总灰分测定结果见表 42-5。

表 42-5 醋延胡索饮片及延胡索药材总灰分检测结果（%）

样品编号	饮片			药材		
	样 1	样 2	平均值	样 1	样 2	平均值
1	3.01	3.04	3.0	3.01	3.04	3.0
2	3.01	3.04	3.0	3.01	3.04	3.0
3	2.81	2.84	2.8	3.54	3.51	2.5
4	2.54	2.51	2.5	2.54	2.51	2.5
5	3.31	3.35	3.3	2.72	2.75	2.7
6	2.63	2.61	2.6	2.72	2.75	2.7
7	2.43	2.40	2.4	3.41	3.42	3.4
8	2.04	2.05	2.0	3.41	3.42	3.4
9	3.11	3.09	3.1	3.41	3.42	3.4
10	1.84	1.82	1.8	3.41	3.42	3.4

由表 42-5 可知，10 批次醋延胡索饮片样品中总灰分最低为 1.8%，最高为 3.3%，平均值为 2.7%。根据 95% 置信度计算区间为 2.7%±0.3%，上限为 3.0%，下限为 2.4%，《中国药典》2015 年版醋延胡

图 42-5　醋延胡索饮片染色剂检查

1，3. 醋延胡索饮片；2，4. 金胺 O 对照品

索饮片总灰分标准为不得过 4.0%。根据以上结果和药检所检验结果，为了切实保证饮片的质量，同时考虑生产实际，故优质醋延胡索饮片总灰分标准沿用《中国药典》标准为不得过 4.0%。

5. 染色检查

取本品粉末 2g，照《国家食品药品监督管理局药品检验补充检验方法和检验项目批准件》2010006 进行测定，10 批次醋延胡索样品供试品色谱中，在与对照试剂色谱相同的位置上，不得显相同颜色的斑点。10 批次醋延胡索饮片的染色结果均合格，检验结果见图 42-5。

六、浸出物

取样品 3g，照《中国药典》2015 年版一部中通则 2201 进行测定，10 批次醋延胡索样品醇溶性浸出物检验结果见表 42-6。

表 42-6　醋延胡索饮片及延胡索药材浸出物检验结果（%）

样品编号	饮片			药材		
	样 1	样 2	平均值	样 1	样 2	平均值
1	18.98	18.96	19.0	15.87	15.85	15.9
2	16.74	16.70	16.7	15.87	15.85	15.9
3	19.72	19.74	19.7	18.90	18.87	18.90
4	17.62	17.63	17.6	18.90	18.87	18.90
5	16.74	16.71	16.7	20.95	20.97	21.00
6	18.31	18.26	18.3	20.95	20.97	21.00
7	18.23	18.26	18.2	18.39	18.46	18.4
8	18.12	18.08	18.10	18.39	18.46	18.4
9	17.09	17.11	17.10	18.39	18.46	18.4
10	15.93	15.95	15.90	18.39	18.46	18.4

由表 42-6 可知，10 批次醋延胡索饮片样品中浸出物，最小值为 15.9%，最大值为 19.7%，平均值为 18.0%，根据 95% 置信度计算区间为 18.0%±0.8%，下限为 17.2%，《中国药典》2015 年版醋延胡索饮片浸出物标准为不得过 13.0%。根据以上结果和药检所检验结果，为了切实保证饮片的质量，同时考虑生产实际，故优质醋延胡索饮片醇溶性浸出物标准定为不得少于 16.0%。

七、含量测定

照高效液相色谱法（《中国药典》2015 年版通则 0512）测定。

1. 实验仪器与试药

Agilent Zorbax SB-C18 色谱柱（250mm×4.6mm，5μm），电子天平；延胡索乙素对照品（纯度为 99.9%），甲醇为色谱纯，水为纯净水，磷酸、甲醇、氨水均为分析纯。

2. 色谱条件与系统适用性试验

以十八烷基硅烷键合硅胶为填充剂；以甲醇 -0.1% 磷酸溶液（三乙胺调 pH 至 6.0）（55 ∶ 45）为流动相；检测波长为 280nm。理论板数按延胡索乙素峰计算应不低于 3000。

3. 对照品溶液的制备

精密称取延胡索乙素对照品适量，精密称定，加甲醇制成每 1ml 含 46μg 的溶液，即得。

4. 供试品溶液的制备

取本品粉末（过三号筛）约 0.5g，精密称定，置平底烧瓶中，精密加入浓氨试液 - 甲醇（1 ∶ 20）混合溶液 50ml，称定重量，冷浸 1h 后加热回流 1h，放冷，再称定重量，用浓氨试液 - 甲醇（1 ∶ 20）混合溶液补足减失的重量，摇匀，滤过。精密量取续滤液 25ml，蒸干，残渣加甲醇溶解，转移至 5ml 量瓶中，并稀释至刻度，摇匀，滤过，取续滤液，即得。

5. 样品测定

分别精密吸取对照品溶液与供试品溶液各 10μl，注入液相色谱仪，测定，见图 42-6，图 42-7，表 42-7。

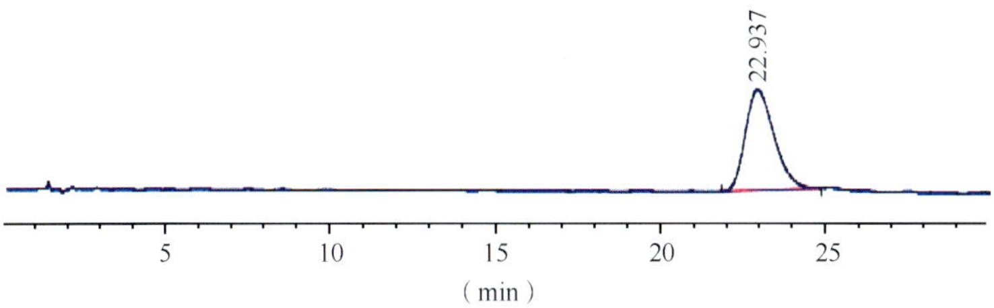

图 42-6　延胡索乙素对照品

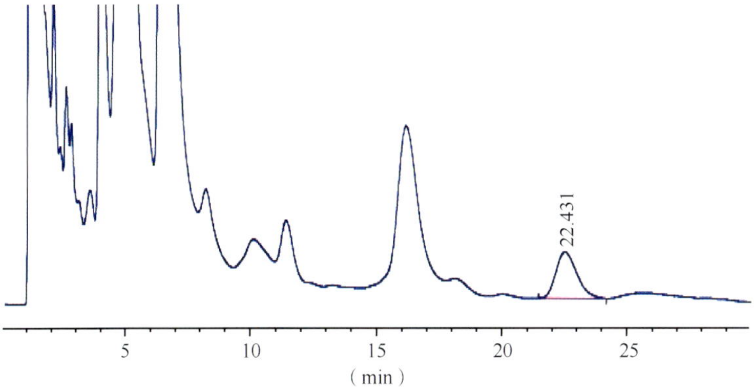

图 42-7　醋延胡索饮片供试品

表 42-7　醋延胡索饮片及延胡索药材中延胡索乙素含量检验结果（%）

样品编号	饮片			药材		
	样 1	样 2	平均值	样 1	样 2	平均值
1	0.087	0.087	0.087	0.099	0.097	0.098
2	0.094	0.092	0.093	0.099	0.097	0.098
3	0.070	0.070	0.070	0.106	0.109	0.107
4	0.085	0.085	0.085	0.106	0.109	0.107

续表

样品编号	饮片			药材		
	样 1	样 2	平均值	样 1	样 2	平均值
5	0.064	0.066	0.065	0.098	0.097	0.100
6	0.078	0.078	0.078	0.098	0.097	0.100
7	0.063	0.064	0.063	0.079	0.082	0.080
8	0.094	0.102	0.098	0.079	0.082	0.080
9	0.102	0.102	0.102	0.079	0.082	0.080
10	0.086	0.082	0.083	0.079	0.082	0.080

由表 42-7 可知，10 批次醋延胡索饮片样品含量的测定结果延胡索乙素最低含量为 0.063%，最高值为 0.102%，平均值为 0.076%，据 95% 置信度计算区间为 0.082%±0.009%，上限为 0.091%，下限为 0.054%，《中国药典》2015 年版醋延胡索饮片延胡索乙素标准为不得少于 0.040%。根据以上结果和药检所检验结果，为了切实保证饮片的质量，优质醋延胡索饮片质量标准沿用《中国药典》标准规定，延胡索乙素为不得少于 0.050%。

八、性味与归经

辛、苦，温。归肝、脾经。

九、功能与主治

活血，行气，止痛。用于胸胁、脘腹疼痛，胸痹心痛，经闭痛经，产后瘀阻，跌仆肿痛。

十、用法与用量

3 ～ 10g；研末吞服，一次 1.5 ～ 3g。

十一、贮藏

醋延胡索贮藏条件为置干燥处，防蛀。

十二、优质饮片质量标准亮点总结

1. 药材与基原

罂粟科植物延胡索 *Corydalis yanhusuo* W.T.Wang 的干燥块茎。

2. 产地

浙江磐安县。

3. 工艺

参数明确，稳定可控。

4. 性状

增加了对直径大小的要求，直径为 0.8 ～ 1.5cm，片形大小均匀。

5. 检查

增加了杂质和二氧化硫残留量。杂质不得过 1%，二氧化硫残留量不得过 150mg/kg。

6. 提高项

提高了浸出物和含量指标，规定浸出物不得少于 16.0%，比《中国药典》提高了 23%。

43. 薏苡仁
Yiyiren
COICIS SEMEN

本品为禾本科植物薏米 *Coix lacryma-jobi* L.var.*ma-yuen*（Roman.）Stapf 干燥成熟种仁的炮制加工品。

【采收与加工】 9 月份上中旬，果实成熟时采割植株，晒干，打下果实，除去外壳、黄褐色种皮和杂质，收集种仁。产自道地产区贵州省兴仁县。

【炮制】 挑选，筛选（筛网直径 3mm）。

【成品性状】 呈宽卵形或长椭圆形，长 4 ～ 5mm，宽 4 ～ 5mm。表面乳白色，光滑，偶有残存的黄褐色种皮；一端钝圆，另端较宽而微凹，有 1 淡棕色点状种脐；背面圆凸，腹面有 1 条较宽而深的纵沟。质坚实，断面白色，粉性。气微，味微甜。

【鉴别】

（1）显微鉴别：粉末淡类白色。主为淀粉粒，单粒类圆形或多面形，直径 2 ～ 20μm，脐点星状；复粒少见，一般由 2 ～ 3 分粒组成。

（2）取本品粉末 1g，加石油醚（60 ～ 90℃）30ml，超声处理 30min，滤过，取滤液，作为供试品溶液。另取薏苡仁油对照提取物，加石油醚（60 ～ 90℃）制成每 1ml 含 2mg 的溶液，作为对照提取物溶液。照薄层色谱法（通则 0502）试验，吸取上述两种溶液各 2μl，分别点于同一硅胶 G 薄层板上，以石油醚（60 ～ 90℃）- 乙醚 - 冰醋酸（83 ∶ 17 ∶ 1）为展开剂，展开，取出，晾干，喷以 5% 香草醛硫酸溶液，在 105℃加热至斑点显色清晰。供试品色谱中，在与对照提取物色谱相应的位置上，显相同颜色的斑点。

（3）取薏苡仁油对照提取物、甘油三油酸脂对照品，加【含量测定】项下的流动相分别制成每 1ml 含 1mg、0.14mg 的溶液，作为对照提取物、对照品溶液。照【含量测定】项下的色谱条件试验，分别吸取【含量测定】项下的供试品溶液、对照品溶液和上述对照提取物、对照品溶液各 10μl，注入液相色谱仪。供试品色谱图中，应呈现与对照品色谱峰保留时间一致的色谱峰；并呈现与对照提取物色谱峰保留时间一致的 7 个主要色谱峰。

【检查】

杂质 不得过 1%（《中国药典》2015 年版通则 2301）。

水分 不得过 13.0%（《中国药典》2015 年版通则 0832 第二法）。

二氧化硫残留量 照二氧化硫残留量测定法（《中国药典》2015 年版通则 2331）测定，不得过 150mg/kg。

总灰分 不得过 2.0%（《中国药典》2015 年版通则 2302）。

黄曲霉毒素 每 1000g 含黄曲霉毒素 B_1 不得过 5μg，含黄曲霉毒素 G_2、黄曲霉毒

素 G_1、黄曲霉毒素 B_2 和黄曲霉毒素 B_1 的总量不得过 10μg（《中国药典》2015 年版通则 2351）。

【浸出物】 照醇溶性浸出物测定法（通则 2201）项下的热浸法测定，用无水乙醇作溶剂，不得少于 8.0%。

【含量测定】 照高效液相色谱法（通则 0512）测定。

色谱条件与系统适用性试验：以十八烷基硅烷键合硅胶为填充剂；以乙腈 - 二氯甲烷（65 ∶ 35）为流动相；蒸发光散射检测器检测。理论板数按甘油三油酸酯峰计算应不低于 5000。

对照品溶液的制备：精密称取甘油三油酸酯对照品适量，精密称定，加流动相制成每 1ml 含 0.14mg 的溶液，即得。

供试品溶液的制备：取本品粉末（过三号筛）约 0.6g，精密称定，置具塞锥形瓶中，精密加入流动相 50ml，称定重量，浸泡 2h，超声处理（功率 300W，频率 50kHz）30min，放冷，再称定重量，用流动相补足减失的重量，摇匀，滤过，取续滤液，即得。

测定法：分别精密吸取对照品溶液 5μl、10μl，供试品溶液 5 ～ 10μl，注入液相色谱仪，测定，用外标两点法对数方程计算，即得。

本品按干燥品计算，含甘油三油酸酯（$C_{57}H_{104}O_6$），不得少于 0.50%。

【性味与归经】 甘、淡，凉。归脾、胃、肺经。

【功能与主治】 利水渗湿，健脾止泻，除痹，排脓，解毒散结。用于水肿，脚气，小便不利，脾虚泄泻，湿痹拘挛，肺痈，肠痈，赘疣，癌肿。

【用法与用量】 9 ～ 30g。

【注意】 孕妇慎用。

【贮藏】 置通风干燥处，防蛀。

起草单位：湖北金贵中药饮片有限公司

“优质薏苡仁饮片质量标准（草案）”起草说明

一、药材来源

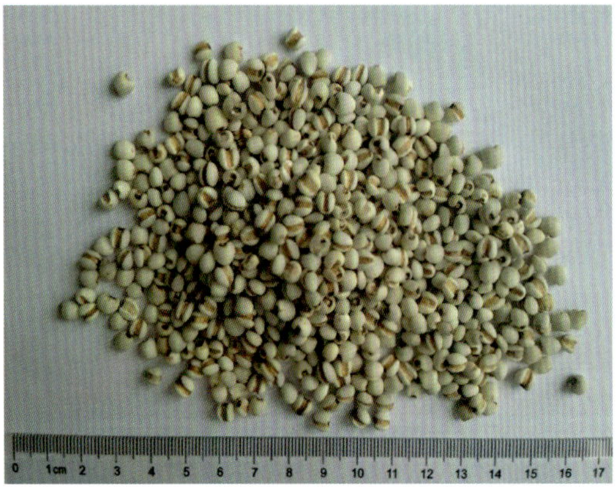

图 43-1 薏苡仁药材

1. 基原

本品为禾本科植物薏苡 *Coix lacryma-jobi* L.var.*ma-yuen*（Roman.）Stapf 的干燥成熟种仁，见图 43-1。

2. 采收季节及产地加工

贵州兴仁薏苡仁，9 月份上中旬植株中下部叶片转黄，籽粒 80% 以上变色成熟时采收。选取晴天割取全株，集中立放 3 ～ 4 天，晒干后脱粒、筛去茎叶杂物，晒干，用脱壳机械脱去外壳和种皮，精选加工成整粒薏苡仁。

3. 优质药材依据

薏苡仁是我国最早开发利用的禾本科植物之一，

有悠久的栽培历史。薏苡子实营养丰富，被誉为禾谷类“保健滋补之王”，是世界范围内备受青睐的保健粮食。两千年前，中国古代医家已将薏苡仁用于临床，功能健脾、利湿、清热、排脓，民间亦将根、叶作药用。

薏苡仁之名始载于《神农本草经》，列为上品。李时珍曾指出：“薏苡仁多种之，二三月宿根自生，叶如初生芭茅，五六月抽茎开花结实，有二种，一种粘牙者，尖而壳薄，即薏苡也，其米白如糯米，可作粥饭及磨面食，亦可同米酿酒。”

《神农本草经》中载：“主筋急拘挛，不可屈伸，风湿痹，下气。”《别录》载：“除筋骨邪气不仁，利肠胃，消水肿，令人能食。”《药性论》中载：“主肺痿肺气，吐脓血，咳嗽涕唾上气。煎服之破五溪毒肿。”《本草纲目》中曰：“健脾益胃，补肺清热，去风胜湿。炊饭食，治冷气；煎饮，利小便热淋。”

2012 年 7 月 20 日中国粮食行业协会授予贵州省兴仁县“中国薏仁米之乡”荣誉称号。贵州“兴仁薏仁米”为国家地理标志保护产品（国家质量监督检验检疫总局 2013 年第 167 号）。

贵州薏苡仁品质优良，有较高的营养价值与药用价值。近年来研究发现贵州薏苡仁有 12 种无机元素，蛋白质含量最高，灰分最低以及人体必需的常量和微量元素含量明显高于其他产区。

贵州杂粮种植历史悠久，种质资源丰富，其中薏苡仁、苦荞、酒用高粱、芸豆、芭蕉芋等是贵州优势特色杂粮作物。目前贵州薏苡仁种植面积、产量均居全国第一，现已成为全国及周边国家最大的薏苡仁种植、加工集聚区和产品集散地。国家质量监督检验检疫总局 2013 年第 167 号文件批准贵州“兴仁薏仁米”为国家地理标志保护产品，并于 2018 年规定贵州省黔西南州兴仁县等 8 个县市为地理标志保护范围，见图 43-2。

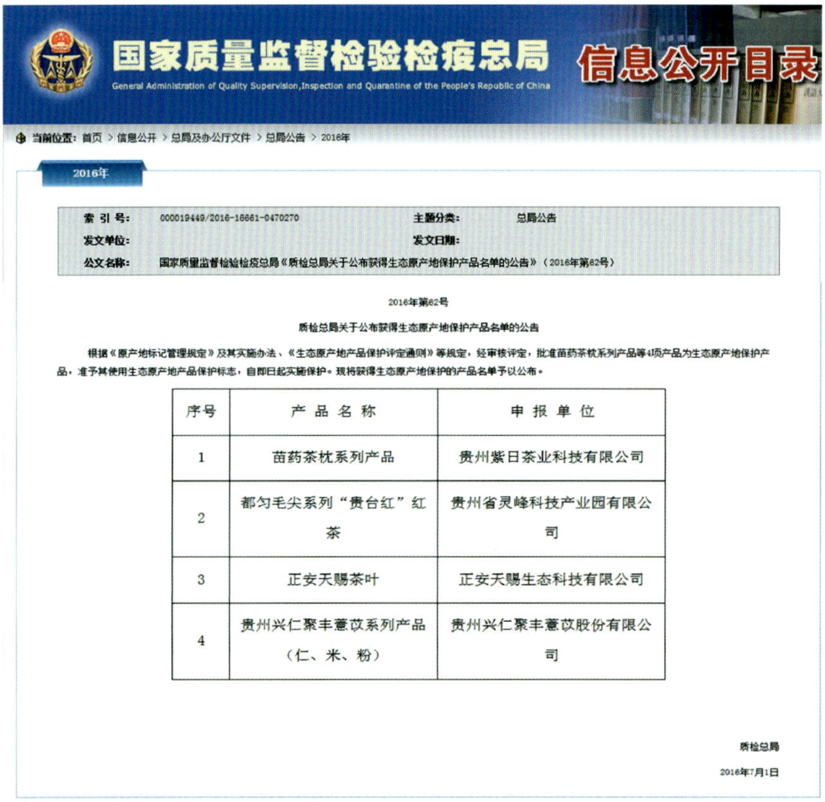

索引号：000019449/2016-16661-0470270　主题分类：总局公告
发文单位：　发文日期：
公文名称：国家质量监督检验检疫总局《质检总局关于公布获得生态原产地保护产品名单的公告》（2016年第62号）

2016年第62号

质检总局关于公布获得生态原产地保护产品名单的公告

根据《原产地标记管理规定》及其实施办法、《生态原产地产品保护评定通则》等规定，经审核评定，批准苗药茶枕系列产品等4项产品为生态原产地保护产品，准予其使用生态原产地产品保护标志，自即日起实施保护。现将获得生态原产地保护的产品名单予以公布。

序号	产品名称	申报单位
1	苗药茶枕系列产品	贵州紫日茶业科技有限公司
2	都匀毛尖系列“贵台红”红茶	贵州省灵峰科技产业园有限公司
3	正安天赐茶叶	正安天赐生态科技有限公司
4	贵州兴仁聚丰薏苡系列产品（仁、米、粉）	贵州兴仁聚丰薏苡股份有限公司

质检总局

2016年7月1日

图 43-2 国家地理标志产品公示——兴仁薏苡

优质薏苡仁原料药材来源于贵州兴仁，年产薏苡仁超万吨，优选产地供应商。为保证饮片质量，公司制定的薏苡仁饮片质量标准与《中国药典》2015 年版中薏苡仁饮片标准相比，关键质量指标高于《中国药典》标准，水分不得过 13.0%（《中国药典》要求不得过 15.0%）、浸出物不得少于 8.0%（《中国药典》要求不得少于 5.5%），甘油三油酸酯（$C_{57}H_{104}O_6$）不得少于 0.90%（《中国药典》要求不得少于 0.50%）。

二、炮制

1. 标准依据

依据《中国药典》2015 年版薏苡仁质量标准项下操作，方法为净制（挑选）、筛选。

2. 工艺流程

以《中国药典》2015 年版为基础，制定了薏苡仁生产工艺规程，参数明确，工艺稳定。主要步骤为取薏苡仁，人工净选，将外壳、黄褐色种皮及杂质挑选干净；最后筛选，筛去药屑（筛网直径 2mm）（图 43-3）。

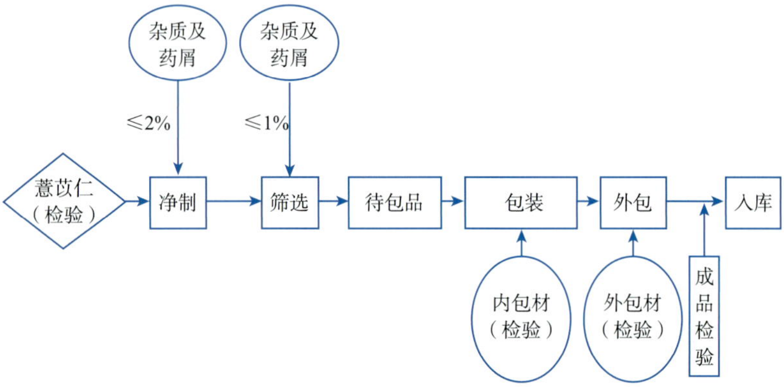

图 43-3 薏苡仁饮片生产工艺流程图

三、性状

本品呈宽卵形或长椭圆形，长 4 ～ 5mm，宽 4 ～ 5mm。表面乳白色，光滑，偶有残存的黄褐色种皮；一端钝圆，另端较宽而微凹，有一淡棕色点状种脐；背面圆凸，腹面有 1 条较宽而深的纵沟。质坚实，断面白色，粉性。气微，味微甜，见表 43-1，图 43-4。

表 43-1 薏苡仁饮片性状

批号	性状
1	呈长椭圆形，长 4.2 ～ 5.1mm，宽 4.1 ～ 5.0mm。颗粒完整，表面乳白色，光滑。
2	呈长椭圆形，长 4.2 ～ 5.0mm，宽 4.0 ～ 5.2mm。颗粒完整，表面乳白色，光滑。
3	呈长椭圆形，长 4.1 ～ 5.2mm，宽 4.0 ～ 4.9mm。颗粒完整，表面乳白色，光滑。
4	呈长椭圆形，长 4.1 ～ 5.0mm，宽 3.9 ～ 5.1mm。颗粒完整，表面乳白色，光滑。
5	呈长椭圆形，长 4.1 ～ 5.2mm，宽 4.1 ～ 5.0mm。颗粒完整，表面乳白色，光滑。
6	呈长椭圆形，长 4.0 ～ 5.3mm，宽 4.1 ～ 5.0mm。颗粒完整，表面乳白色，光滑。
7	呈长椭圆形，长 3.9 ～ 5.2mm，宽 4.3 ～ 5.1mm。颗粒完整，表面乳白色，光滑。
8	呈长椭圆形，长 4.0 ～ 5.1mm，宽 4.2 ～ 5.1mm。颗粒完整，表面乳白色，光滑。
9	呈长椭圆形，长 4.0 ～ 4.8mm，宽 4.0 ～ 5.0mm。颗粒完整，表面乳白色，光滑。
10	呈长椭圆形，长 4.1 ～ 4.9mm，宽 4.1 ～ 5.0mm。颗粒完整，表面乳白色，光滑。

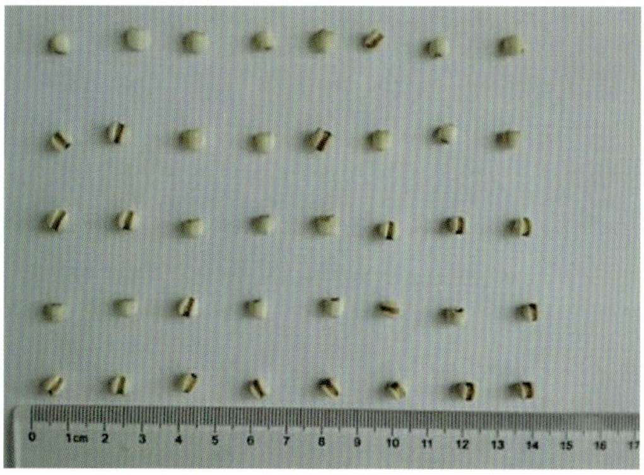

图 43-4 薏苡仁饮片

四、鉴别

1. 显微鉴别

本品粉末淡类白色。主为淀粉粒，单粒类圆形或多面形，直径 2 ～ 20μm，脐点星状；复粒少见，一般由 2 ～ 3 分粒组成，见图 43-5。

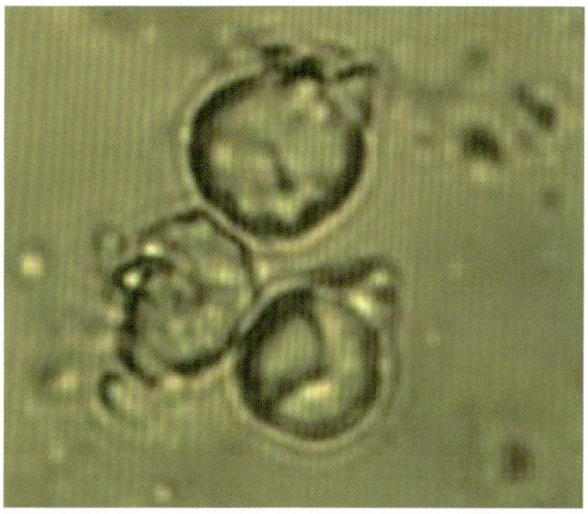

淀粉粒（单粒）

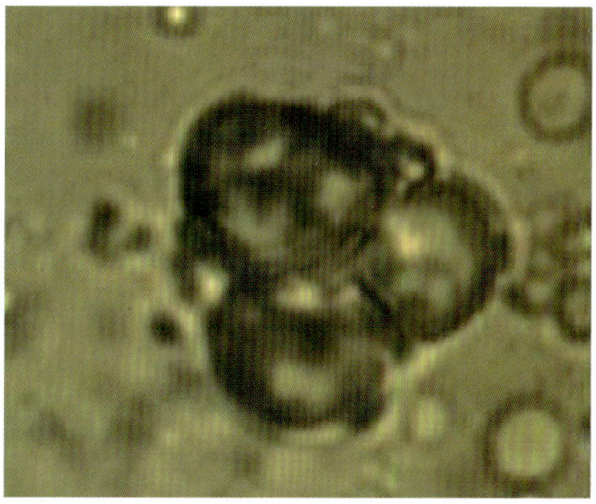

淀粉粒（复粒）

图 43-5 薏苡仁饮片显微鉴别

2. 薄层鉴别

取本品粉末 1g，加石油醚（60 ～ 90℃）30ml，超声处理 30min，滤过，取滤液，作为供试品溶液。另取薏苡仁油对照提取物，加石油醚（60 ～ 90℃）制成每 1ml 含 2mg 的溶液，作为对照提取物溶液。照薄层色谱法（通则 0502）试验，吸取上述两种溶液各 2μl，分别点于同一硅胶 G 薄层板上，以石油醚（60 ～ 90℃）- 乙醚 - 冰醋酸（83 ∶ 17 ∶ 1）为展开剂，展开，取出，晾干，喷以 5% 香草醛硫酸溶液，在 105℃加热至斑点显色清晰。检验结果见图 43-6。

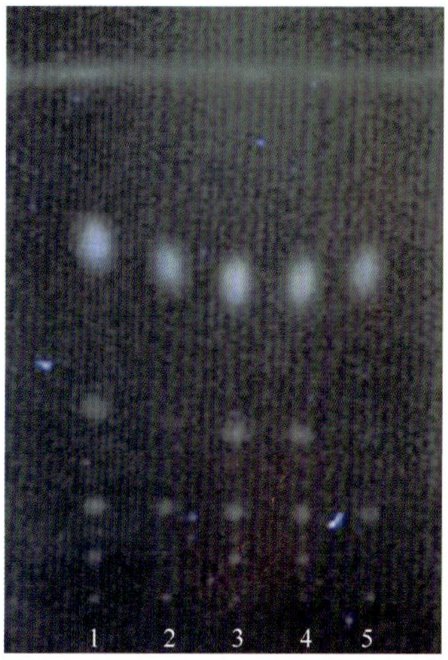

图 43-6 薏苡仁薄层鉴别

1，3，4. 薏苡仁饮片；2，5. 薏苡仁油对照提取物

3. 特征图谱

取薏苡仁油对照提取物、甘油三油酸脂对照品，加【含量测定】项下的流动相分别制成每 1ml 含 1mg、0.14mg 的

溶液，作为对照提取物、对照品溶液。照【含量测定】项下的色谱条件试验，分别吸取【含量测定】项下的供试品溶液、对照品溶液和上述对照提取物、对照品溶液各10μl，注入液相色谱仪。供试品色谱图中，应呈现与对照品色谱峰保留时间一致的色谱峰；并呈现与对照提取物色谱峰保留时间一致的7个主要色谱峰，见图43-7，图43-8。

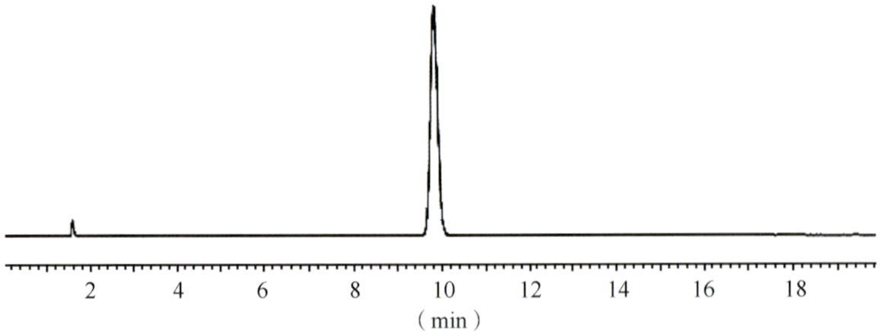

图 43-7　甘油三油酸脂对照品

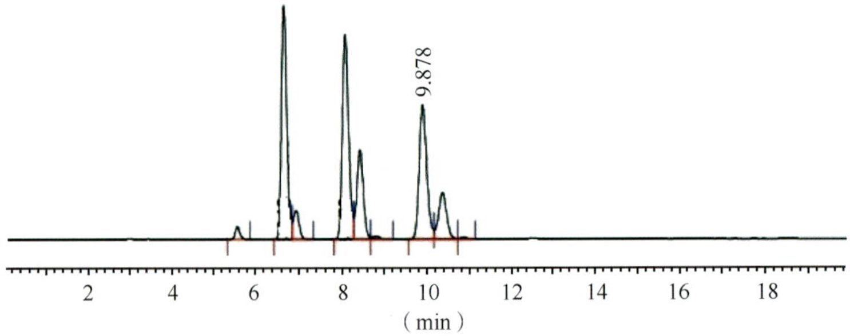

图 43-8　薏苡仁饮片对照特征图谱

五、检查

1. 杂质

取样品50g，照《中国药典》2015年版通则2301测定，10批次薏苡仁测定结果见表43-2。

表 43-2　薏苡仁杂质检测结果（%）

样品编号	饮片			药材		
	样1	样2	平均值	样1	样2	平均值
1	0.30	0.28	0.3	0.30	0.28	0.3
2	0.60	0.59	0.6	0.60	0.59	0.6
3	0.50	0.50	0.5	1.00	0.99	1.0
4	0.80	0.70	0.8	1.20	1.18	1.2
5	0.40	0.60	0.5	1.24	1.19	1.2
6	0.60	0.40	0.5	1.40	1.40	1.4
7	0.80	0.70	0.8	1.00	1.04	1.0
8	0.80	0.70	0.8	1.00	0.90	1.0
9	0.80	0.40	0.6	0.90	0.89	0.9
10	0.60	0.80	0.7	1.50	1.54	1.5

由表 43-2 可知，10 批次薏苡仁饮片样品中杂质均未超过 1.0%，平均值为 0.6%，根据 95% 置信度计算区间为 0.6%±0.1%，上限为 0.7%，《中国药典》2015 年版薏苡仁杂质标准为不得过 2%，为了切实保证饮片的质量，同时考虑生产实际，故将优质薏苡仁饮片杂质标准定为不得过 1.0%。

2. 水分

取样品 3g，照《中国药典》2015 年版通则 0832 第二法测定，测定结果见表 43-3。

表 43-3　薏苡仁水分检测结果（%）

样品编号	饮片			药材		
	样 1	样 2	平均值	样 1	样 2	平均值
1	8.79	8.69	8.7	8.79	8.69	8.7
2	10.65	10.53	10.6	10.65	10.53	10.6
3	11.32	11.27	11.3	11.32	11.27	11.3
4	9.78	9.77	9.8	9.78	9.77	9.8
5	11.45	11.53	11.5	11.45	11.53	11.5
6	12.29	12.32	12.3	12.29	12.32	12.3
7	12.54	12.56	12.6	12.54	12.56	12.6
8	10.28	10.30	10.3	10.28	10.30	10.3
9	10.53	10.54	10.5	10.53	10.54	10.5
10	9.24	9.23	9.2	9.24	9.23	9.2

由表 43-3 可知，10 批次薏苡仁样品中水分最低值为 8.7%，最高值 12.6%，平均值 10.7%，根据 95% 置信度计算区间为 10.7%±0.9%，下限为 9.8%，《中国药典》2015 年版薏苡仁水分标准为不得过 15.0%。根据以上结果和药检所检验结果，为了切实保证饮片的质量，同时考虑生产实际，故薏苡仁优质饮片水分标准定为不得过 13.0%。

3. 二氧化硫残留量

取样品 10g，照《中国药典》2015 年版一部中通则 2331 进行测定，检验结果如表 43-4。

表 43-4　薏苡仁二氧化硫残留量检验结果（mg/kg）

样品编号	饮片			药材		
	样 1	样 2	平均值	样 1	样 2	平均值
1	9	12	11	9	12	11
2	12	16	14	12	16	14
3	11	10	10	11	10	10
4	6	10	8	6	10	8
5	1	1	1	1	1	1
6	1	1	1	1	1	1
7	3	1	2	3	1	2
8	4	6	5	4	6	5
9	6	5	5	6	5	5
10	9	8	8	9	8	8

由表 43-4 可知，10 批次薏苡仁饮片样品二氧化硫残留量，最小值为 1mg/kg，最大值为 14mg/kg，平均值为 7mg/kg。根据 95% 置信度计算区间为（7±3）mg/kg，下限为 4mg/kg，《中国药典》2015 年版薏苡仁饮片标准中并没有对二氧化硫残留量标准作出规定，为了切实保证饮片的质量，参照《中国药典》2015 年版检定通则并考虑生产实际，故优质薏苡仁二氧化硫限量标准定为不得过 150mg/kg。

4. 总灰分

取样品 5g，照《中国药典》2015 年版通则 2302 测定，10 批次薏苡仁样品总灰分测定结果见表 43-5。

表 43-5　薏苡仁总灰分检测结果（%）

样品编号	饮片			药材		
	样 1	样 2	平均值	样 1	样 2	平均值
1	1.82	1.64	1.7	1.82	1.64	1.7
2	1.22	1.25	1.2	2.93	2.90	2.9
3	1.53	1.47	1.5	1.53	1.47	1.5
4	1.52	1.45	1.5	2.59	2.62	2.6
5	1.96	2.03	2.0	1.96	2.03	2.0
6	1.63	1.57	1.6	2.20	2.20	2.2
7	1.85	1.81	1.8	1.85	1.81	1.8
8	1.39	1.33	1.4	1.58	1.61	1.6
9	1.57	1.58	1.6	1.57	1.58	1.6
10	1.67	1.66	1.7	1.67	1.66	1.7

由表 43-5 可知，10 批次薏苡仁饮片样品中总灰分最低为 1.2%，最高为 2.0%，平均值为 1.6%。根据 95% 置信度计算区间为 1.6%±0.2%，下限为 1.4%，《中国药典》2015 年版薏苡仁总灰分标准为不得过 2.0%，根据以上结果和药检所检验结果，为了切实保证饮片的质量，同时考虑生产实际，故优质薏苡仁饮片总灰分标准沿用《中国药典》标准为不得过 2.0%。

5. 黄曲霉毒素

取样品 15g，照《中国药典》2015 年版通则 2302 测定。10 批次薏苡仁饮片均未检出黄曲霉毒素 B_1、黄曲霉毒素 G_2、黄曲霉毒素 G_1 和黄曲霉毒素 B_2。

《中国药典》2015 年版中薏苡仁原料标准中，黄曲霉毒素 B_1 不得过 5μg，黄曲霉毒素 G_2、黄曲霉毒素 G_1、黄曲霉毒素 B_2 和黄曲霉毒素 B_1 的总量不得过 10μg，为了切实保证饮片的质量，同时考虑生产实际，故优质薏苡仁饮片黄曲霉毒素标准沿用《中国药典》标准。

六、浸出物

取样品 3g，照《中国药典》2015 年版一部中通则 2201 进行测定，10 批次薏苡仁样品醇溶性浸出物检验结果见表 43-6。

表 43-6 薏苡仁浸出物检验结果（%）

样品编号	饮片			药材		
	样 1	样 2	平均值	样 1	样 2	平均值
1	8.53	8.70	8.6	8.53	8.70	8.6
2	10.44	10.25	10.3	10.44	10.25	10.3
3	14.03	14.24	14.1	14.03	14.24	14.1
4	7.26	7.29	7.3	7.26	7.29	7.3
5	11.33	11.29	11.3	11.33	11.29	11.3
6	11.43	11.40	11.4	11.43	11.40	11.4
7	8.00	8.05	8.0	8.00	8.05	8.0
8	8.67	8.71	8.7	8.67	8.71	8.7
9	8.41	8.43	8.4	8.41	8.43	8.4
10	8.34	8.35	8.3	8.34	8.35	8.3

由表 43-6 可知，薏苡仁饮片样品中浸出物，最小值为 7.3%，最大值为 14.1%，平均值为 9.6%，根据 95% 置信度计算区间为 9.6%±1.4%，下限为 8.2%，上限为 11.0%。《中国药典》2015 年版薏苡仁饮片浸出物标准为不得少于 5.5%，参考药检所检验结果，为了切实保证饮片的质量，同时考虑生产实际，故优质薏苡仁饮片醇溶性浸出物标准为不得少于 8.0%。

七、含量测定

照高效液相色谱法（《中国药典》2015 年版通则 0512）测定。

1. 实验仪器与试药

Agilent Zorbax SB-C18 色谱柱（250mm×4.6mm，5μm），电子天平；甘油三油酸酯对照品（纯度为 99.5%），乙腈、二氯甲烷为色谱纯，水为纯净水。

2. 色谱条件与系统适用性试验

以十八烷基硅烷键合硅胶为填充剂；以乙腈 - 二氯甲烷（65 ∶ 35）为流动相；蒸发光散射检测器检测。理论板数按甘油三油酸酯峰计算应不低于 5000。

3. 对照品溶液的制备

精密称取甘油三油酸酯对照品适量，精密称定，加流动相制成每 1ml 含 0.14mg 的溶液，即得。

4. 供试品溶液的制备

取本品粉末（过三号筛）约 0.6g，精密称定，置具塞锥形瓶中，精密加入流动相 50ml，称定重量，浸泡 2h，超声处理（功率 300W，频率 50kHz）30min，放冷，再称定重量，用流动相补足减失的重量，摇匀，滤过，取续滤液，即得。

5. 样品测定

分别精密吸取对照品溶液 5μl、10μl，供试品溶液 5 ～ 10μl，注入液相色谱仪测定，用外标两点法对数方程计算，见图 43-9，图 43-10，表 43-7。

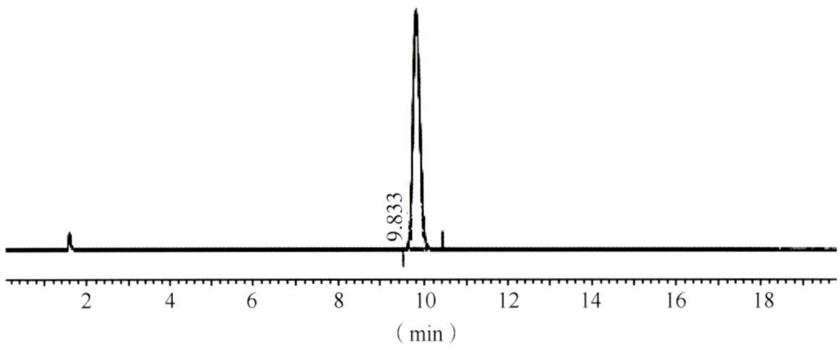

图 43-9 甘油三油酸酯对照品

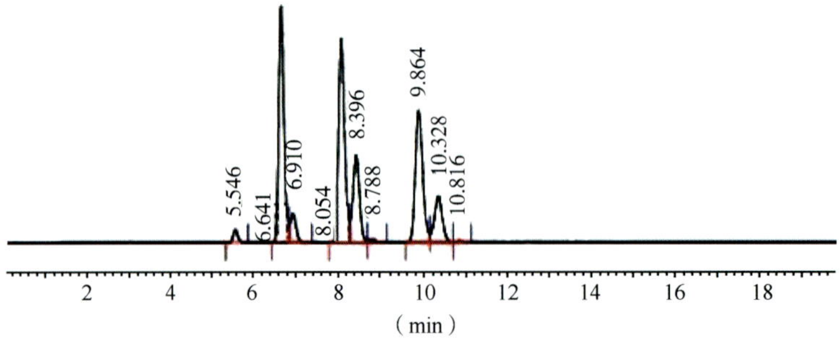

图 43-10 薏苡仁饮片供试品

表 43-7 薏苡仁中甘油三油酸酯含量测定结果（%）

样品编号	饮片			药材		
	样 1	样 2	平均值	样 1	样 2	平均值
1	1.550	1.554	1.55	1.550	1.554	1.55
2	2.010	1.980	2.01	2.010	1.980	2.01
3	2.260	2.264	2.26	2.260	2.264	2.26
4	2.130	2.134	2.13	2.130	2.134	2.13
5	2.235	2.231	2.23	2.235	2.231	2.23
6	1.740	1.760	1.75	1.740	1.760	1.75
7	1.000	1.003	1.00	1.000	1.003	1.00
8	1.450	1.470	1.46	1.450	1.470	1.46
9	2.500	2.446	2.50	2.500	2.446	2.50
10	2.324	2.321	2.32	2.324	2.321	2.32

由表 43-7 可知，10 批次薏苡仁饮片样品含量的测定结果甘油三油酸酯（$C_{57}H_{104}O_6$）的最低含量为 1.00%，最高值为 2.50%，平均值为 1.92%，据 95% 置信度计算区间为 1.92%±0.32%，下限为 1.60%，上限为 2.24%。根据以上结果检验结果，《中国药典》2015 年版薏苡仁甘油三油酸酯（$C_{57}H_{104}O_6$）标准为不得少于 0.50%，参考药检所检验结果，为了切实保证饮片的质量，优质薏苡仁饮片质量标准中甘油三油酸酯（$C_{57}H_{104}O_6$）规定为不得少于 0.90%。

八、性味与归经

甘、淡，凉。归脾、胃、肺经。

九、功能与主治

利水渗湿，健脾止泻，除痹，排脓，解毒散结。用于水肿，脚气，小便不利，脾虚泄泻，湿痹拘挛，肺痈，肠痈，赘疣，癌肿。

十、用法与用量

9 ～ 30g。

十一、贮藏

薏苡仁置通风干燥处，密闭保存，防霉，防蛀。

十二、优质饮片质量标准亮点总结

1. 药材与基原

本品为禾本科植物薏苡 *Coix lacryma-jobi* L.var.*ma-yuen*（Roman.）Stapf 的干燥成熟种仁。

2. 产地

贵州兴仁。

3. 工艺

参数明确，稳定可控。

4. 性状

要求长 4 ～ 5mm，宽 4 ～ 5mm，颜色乳白色，颗粒大小均匀、无破粒。

5. 提高项

提高了水分、浸出物和含量 3 个指标，规定水分不得过 13.0%（《中国药典》要求不得过 15.0%）、浸出物不得少于 8.0%（《中国药典》要求不得少于 5.0%），甘油三油酸酯（$C_{57}H_{104}O_6$）不得少于 0.90%（《中国药典》要求不得少于 0.50%）。增加二氧化硫残留量指标，规定二氧化硫残留量不得过 150mg/kg。

44. 茯苓
Fuling
PORIA

本品为多孔菌科真菌茯苓 *Poria cocos*（Schw.）Wolf 干燥菌核的炮制加工品。

【采收与加工】 采收季节为茯苓下窖当年 11 月份中、下旬，将采收的茯苓潮砣堆放发汗，7 天翻动 1 次，以后 2 ～ 3 天翻转 1 次，至茯苓表皮长出黄白色绒毛状菌丝或表面呈现暗褐色，表皮翘起，有鸡皮状裂纹时，去皮和切制，发汗时间根据茯苓潮砣大小时间而定，小潮砣 7 ～ 10 日，大潮砣 15 ～ 20 日。切制后的茯苓及时干燥，包装，防潮。

【炮制】 净选（挑出黑、赤块，无泥沙、霉变、虫蛀及非药用部位等杂质），精选（过筛，筛网孔径 4mm，挑出淡红色、淡棕色块和异形块），包装。

【成品性状】 呈立方块状，边长 0.8 ～ 1.0cm，大小均一，白色。气微，味淡，嚼之黏牙。

【鉴别】

（1）显微鉴别：粉末灰白色。不规则颗粒状团块和分枝状团块无色，遇水合氯醛液渐溶化。菌丝无色，细长，稍弯曲，有分枝，直径 3 ～ 8μm，少数至 16μm。

（2）取本品粉末少量，加碘化钾碘试液 1 滴，显深红色。

（3）取本品粉末 1g，加乙醚 50ml，超声处理 10min，滤过，滤液蒸干，残渣加甲醇 1ml 使溶解，作为供试品溶液。另取茯苓对照药材 1g，同法制成对照药材溶液。照薄层色谱法（通则 0502）试验，吸取上述两种溶液各 2μl，分别点于同一硅胶 G 薄层板上，以甲苯 - 乙酸乙酯 - 甲酸（20 ∶ 5 ∶ 0.5）为展开剂，展开，取出，晾干，喷以 2% 香草醛硫酸溶液 - 乙醇（4 ∶ 1）混合溶液，在 105℃加热至斑点显色清晰。供试品色谱中，在与对照药材色谱相应的位置上，显相同颜色的主斑点。

【检查】

杂质　不得过 1%，照《中国药典》2015 年版（通则 2301）。

水分　不得过 16.0%，照《中国药典》2015 年版（通则 0832 第二法）。

总灰分　不得过 1.5%，照《中国药典》2015 年版（通则 2302）。

二氧化硫残留量　不得检出，照《中国药典》2015 年版（通则 2331）。

【浸出物】 照醇溶性浸出物测定法（通则 2201）项下的热浸法测定，用稀乙醇作溶剂，不得少于 2.7%。

【性味与归经】 甘、淡，平。归心、肺、脾、肾经。

【功能与主治】 利水渗湿，健脾，宁心。用于水肿尿少，痰饮眩悸，脾虚食少，便溏泄泻，心神不安，惊悸失眠。

【用法与用量】 10 ～ 15g。

【贮藏】 置干燥处，防潮（贮藏温度 30℃以下，相对湿度 45% ～ 75%）。

起草单位：黄冈金贵中药产业发展有限公司

“优质茯苓饮片质量标准（草案）”起草说明

一、药材来源

1. 基原

本品为多孔菌科真菌茯苓 *Poria cocos*（Schw.）Wolf 的干燥菌核，《中国药典》收载品种。确定茯苓基原的依据：经中国科学院武汉植物研究所王庆研究员鉴定。优质茯苓饮片原料药材全部由黄冈金贵中药产业发展有限公司罗田九资河茯苓 GAP 种植基地供应。基地示范种植面积 700 多亩，年产量 550t 以上，公司 2017 年茯苓销量为 158.6t，基地产量能够满足优质茯苓的药材供应。国家质量监督检验检疫总局 2007 年第 129 号批准九资河茯苓实施地理标志产品保护（图 44-1）。

国家食品药品监督管理总局 2014 年中药材 GAP 检查公告第 22 号批准黄冈金贵中药产业发展有限公司湖北省罗田县九资河茯苓种植基地通过 GAP 认证，见图 44-2 ～图 44-7。

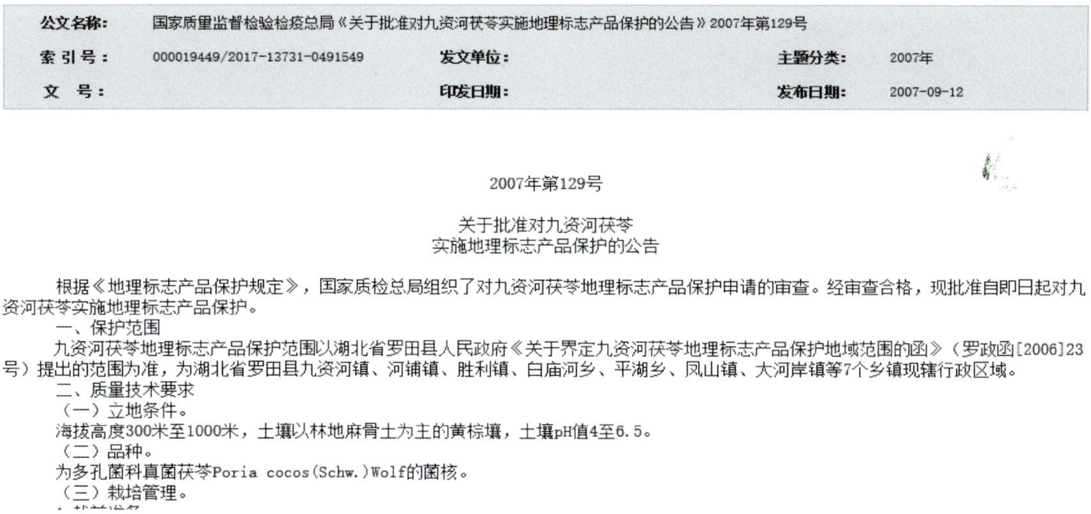

公文名称:	国家质量监督检验检疫总局《关于批准对九资河茯苓实施地理标志产品保护的公告》2007年第129号				
索 引 号:	000019449/2017-13731-0491549	发文单位:		主题分类:	2007年
文　号:		印发日期:		发布日期:	2007-09-12

2007年第129号

关于批准对九资河茯苓
实施地理标志产品保护的公告

根据《地理标志产品保护规定》，国家质检总局组织了对九资河茯苓地理标志产品保护申请的审查。经审查合格，现批准自即日起对九资河茯苓实施地理标志产品保护。

一、保护范围

九资河茯苓地理标志产品保护范围以湖北省罗田县人民政府《关于界定九资河茯苓地理标志产品保护地域范围的函》（罗政函[2006]23号）提出的范围为准，为湖北省罗田县九资河镇、河铺镇、胜利镇、白庙河乡、平湖乡、凤山镇、大河岸镇等7个乡镇现辖行政区域。

二、质量技术要求

（一）立地条件。

海拔高度300米至1000米，土壤以林地麻骨土为主的黄棕壤，土壤pH值4至6.5。

（二）品种。

为多孔菌科真菌茯苓Poria cocos(Schw.)Wolf的菌核。

（三）栽培管理。

图 44-1　九资河茯苓国家质检总局批准地理标志产品保护公告

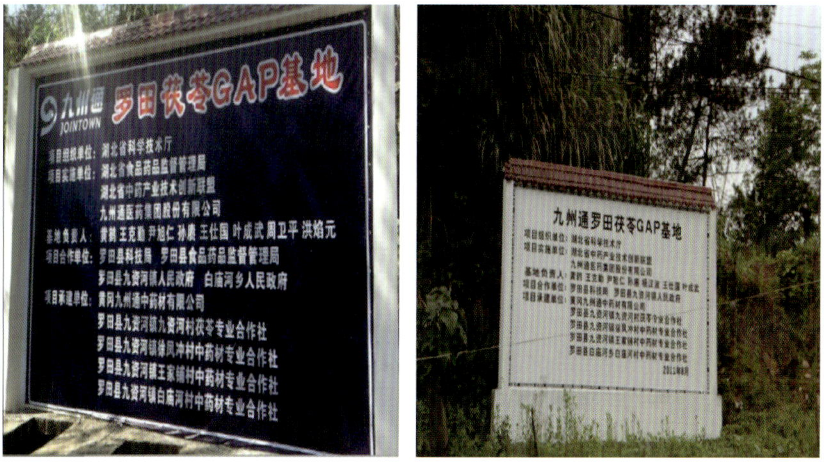

图 44-2　茯苓 GAP 基地

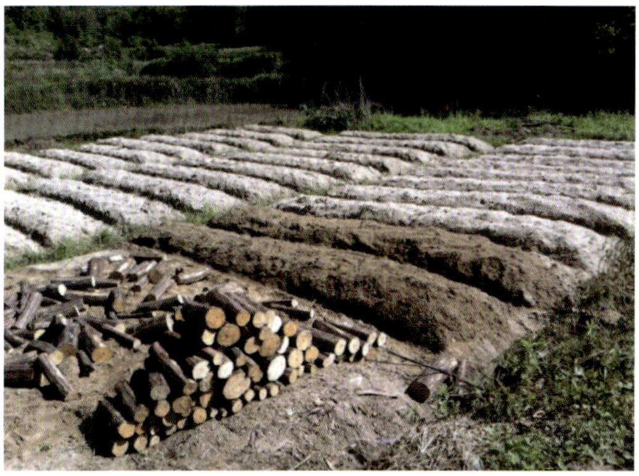

图 44-3　茯苓捆窖期

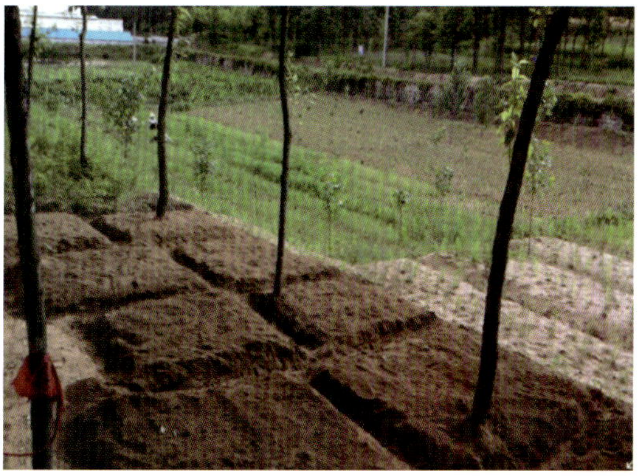

图 44-4　菌丝生长期

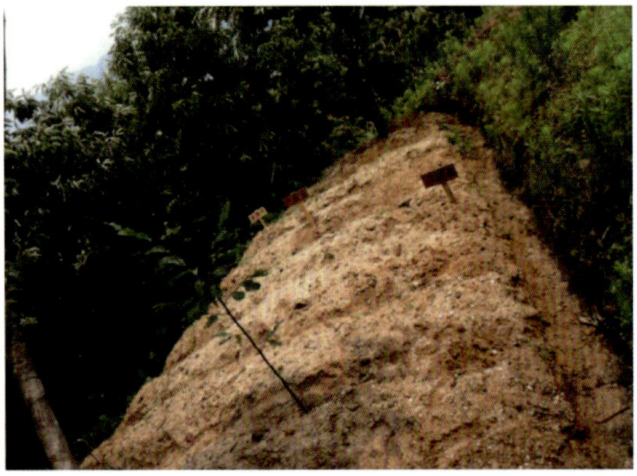

图 44-5　菌核形成期

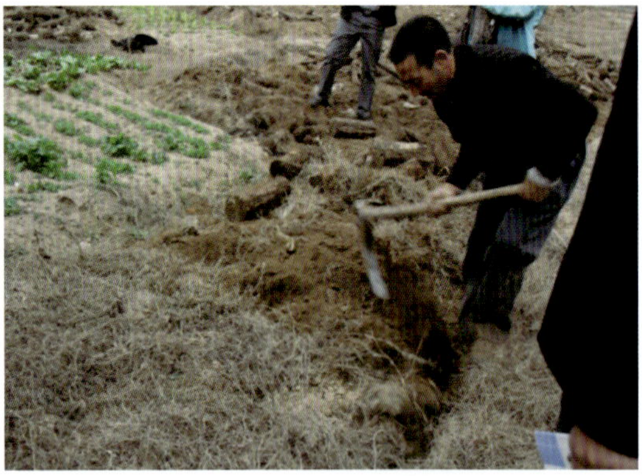

图 44-6　成熟采挖期

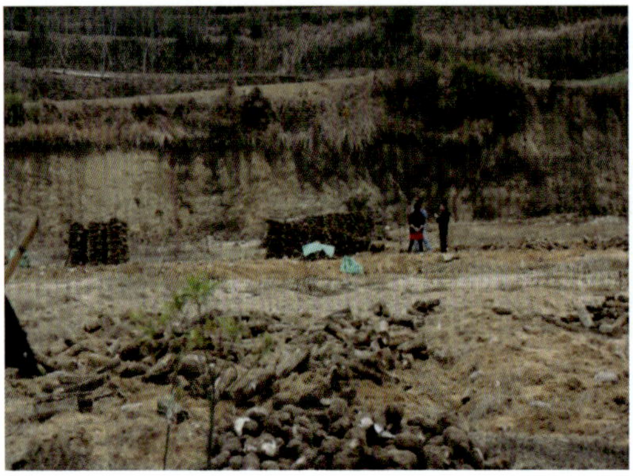

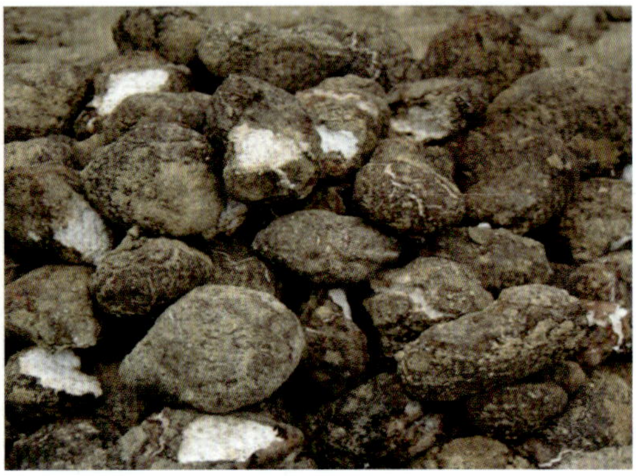

图 44-7　采挖茯苓个

2. 采收及加工

采收季节为：茯苓下窖当年11月中、下旬（茯苓菌丝生长的适宜温度是25～28℃，随着气温的降低，菌丝生长逐渐减慢，当温度低于4℃时，菌丝停止生长，菌核不再膨大，土表也不再出现新的裂纹。茯苓生长已基本停滞，此时即为茯苓的最佳采收期）。

产地加工步骤为：发汗—去皮—切制—干燥—包装。

黄冈金贵中药产业发展有限公司九资河茯苓 GAP 基地按上述采收季节和产地加工方法供应的茯苓，2014～2016年共检验83批，检测结果统计如下：检查项：杂质检测值为0%～0.7%；水分检测值为14.0%～16.0%；总灰分检测值为0.2%～0.5%；二氧化硫残留量均未检出；浸出物：药材浸出物检测值为2.9%～4.6%。

3. 优质药材依据

九资河茯苓为地理标志保护产品，公司在罗田县九资河镇有标准化的茯苓 GAP 种植基地700多亩，严格按照 GAP 规范种植和采收加工管理。茯苓药材：性状颜色、大小都比较均匀；杂质检测标准不得过2%；水分检测标准不得过18.0%；总灰分检测标准不得过1.8%，比《中国药典》2015年版标准低10%；二氧化硫残留量不得过100mg/kg；浸出物不得少于2.7%，比《中国药典》2015年版标准提高8%。

公司茯苓 GAP 基地种植的茯苓每年产量550t以上，现阶段公司饮片生产企业茯苓年销量为150t左右，完全能满足优质茯苓饮片的供应。

二、炮制

1. 标准依据

《中国药典》2015年版一部茯苓项下茯苓块。

2. 工艺流程

工艺流程见图44-8。

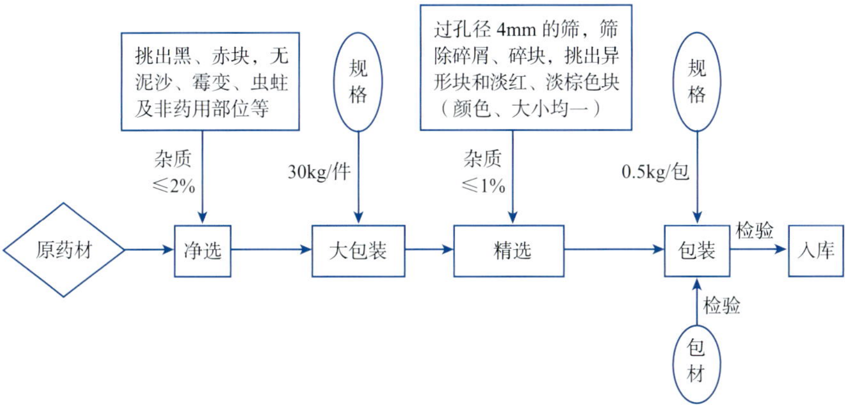

图44-8 茯苓饮片生产工艺流程图

精选工艺，先用筛药机装4号筛网（孔径4mm）将茯苓统块过筛，筛去茯苓碎屑、碎块。再将过筛后的茯苓置净选台上，人工挑出异形块、淡红色块和淡棕色块，使优质茯苓饮片颜色、大小均一性更好，见图44-9。

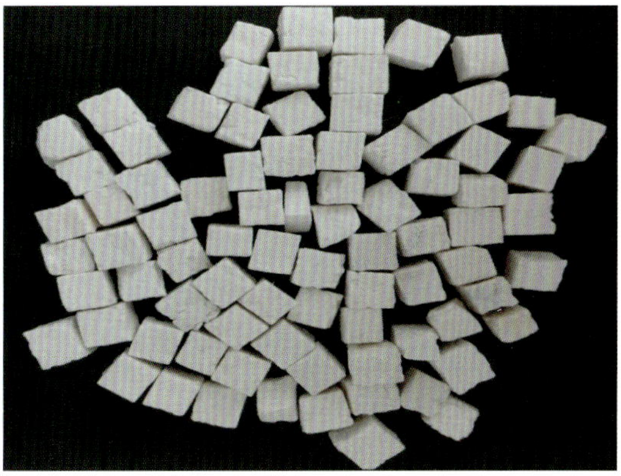

图44-9 优质茯苓饮片

3. 各工序SOP

（1）净选工艺：采用人工挑选的方法，将茯苓GAP基地产地加工好的茯苓块放置于净选车间不锈钢净选操作台上，由净选组员工将茯苓块中的黑块、赤块、虫块、霉块以及无机杂质等挑选干净。杂质标准≤2%（此为茯苓统块杂质标准）。

（2）大包装工艺：将净选后的茯苓块置PE内膜袋中，按30kg/件定量后装入茯苓专用的瓦楞纸箱中，用封箱带封箱后贴上标签，入库养护，防潮、防压碎。

（3）精选工艺（达到优质级工艺）：根据市场用量需求，将大包装茯苓统块用孔径4mm筛网过筛，除去茯苓统块中的碎屑、碎块。将筛后的茯苓置净选操作台上，由净选组员工挑出异形块和淡红色、淡棕色块等，杂质标准≤1%（精选后的茯苓大小均一、颜色洁白一致）。

（4）包装工艺：将精选后的茯苓选块按客户需求规格（0.25kg/袋、0.5kg/袋、1.0kg/袋）定量准确，装入饮片袋中，封口严密，贴好标签，检验合格后入库。

4. 结论

经企业老药工指导和茯苓生产工艺验证，优质茯苓饮片精选时选择4mm孔径筛网既能很好地筛去茯苓碎屑、碎块，又不会出现筛网孔径过大卡住茯苓，造成加工损耗过大的现象。人工精选出异形块和淡红色、淡褐色块，使优质茯苓饮片颜色洁白、大小均一，品相更好。

三、性状

茯苓块药材性状：呈立方块状或方块状厚片，大小不一。白色、淡红色或淡棕色。气微，味淡，嚼之粘牙，见图 44-10。

优质茯苓饮片性状：呈立方块状，边长 0.8 ～ 1.0cm，大小均一，白色。气微，味淡，嚼之粘牙，见图 44-11。

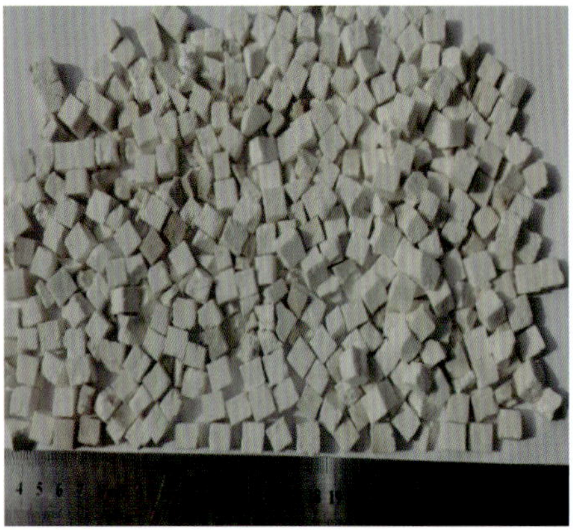

图 44-10　茯苓块药材

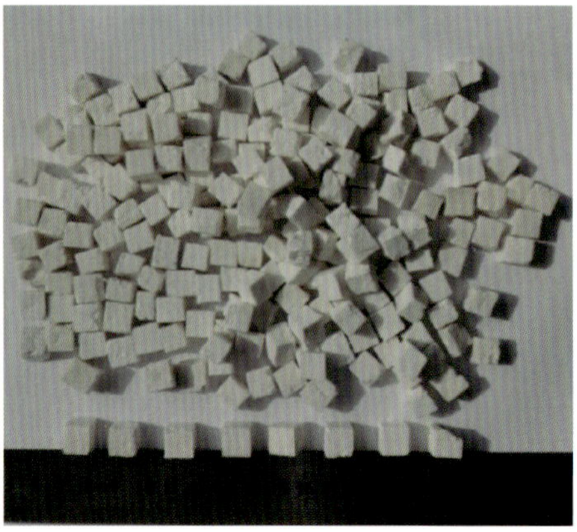

图 44-11　优质茯苓饮片

四、鉴别

1. 显微鉴别

本品粉末灰白色。不规则颗粒状团块和分枝状团块，无色，遇水合氯醛液渐溶化。菌丝无色或淡棕色，细长，稍弯曲，有分枝，直径为 3 ～ 8μm，少数至 16μm，见图 44-12。

2. 理化鉴别

取本品粉末少量，加碘化钾碘试液 1 滴，显深红色，见图 44-13。

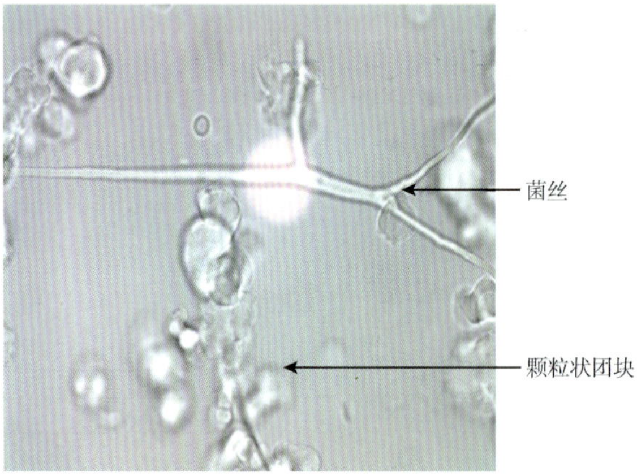

图 44-12　茯苓粉末显微鉴别

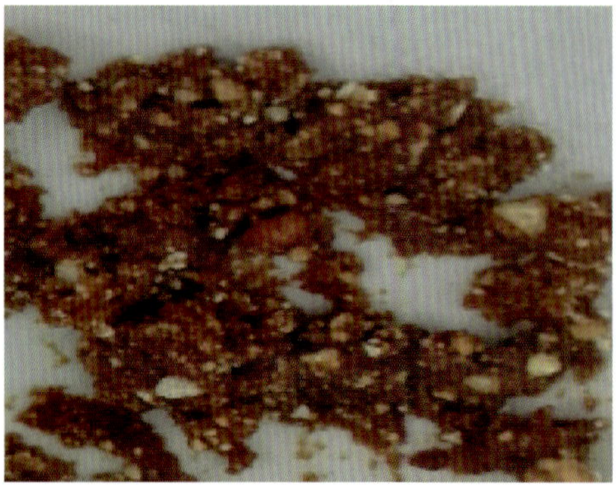

图 44-13　茯苓粉末理化鉴别

3. 薄层鉴别

取本品粉末 1g，加乙醚 50ml，超声处理 10min，滤过，滤液蒸干，残渣加甲醇 1ml 使溶解，作为供试品溶液。另取茯苓对照药材 1g，同法制成对照药材溶液。照薄层色谱法《中国药典》2015 年版（通则 0502）试验，吸取上述两种溶液各 2μl，分别点于同一硅胶 G 薄层板上，以甲苯 -

乙酸乙酯-甲酸（20∶5∶0.5）为展开剂，展开，取出，晾干，喷以2%香草醛硫酸溶液-乙醇（4∶1）混合溶液，在105℃加热至斑点显色清晰。供试品色谱中，在与对照药材色谱相应的位置上，显相同颜色的主斑点，见图44-14。

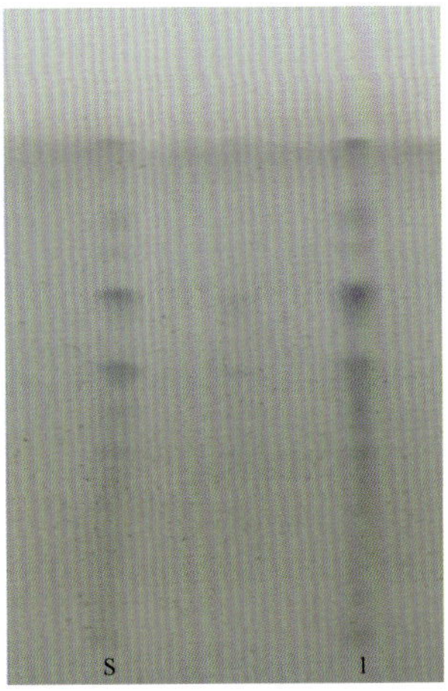

图 44-14　茯苓薄层鉴别

S. 茯苓对照药材；1. 茯苓饮片

五、检查

1. 杂质

茯苓药材不得过2%；优质茯苓饮片不得过1%，照《中国药典》2015年版（通则2301）测定。结果见表44-1。

表 44-1　茯苓药材和饮片杂质检测结果（%）

药材		饮片	
批号	杂质	批号	杂质
161201	0.5	D7010201	未检出
161202	0.7	D7020101	0.1
161203	0.5	D7030101	0.1
170301	0.6	D7050101	未检出
170501	0.4	D7070101	未检出
170601	0.4	D7070301	未检出
170701	0.5	D7080101	0.1
170901	0.3	D7100101	未检出
171101	0.6	D7110701	0.1
171103	0.5	D8010201	未检出

对10批茯苓药材和生产成对应的茯苓饮片进行杂质检测，显示结果均在0.7%以下，均合格。茯苓药材和茯苓饮片在《中国药典》标准的检查项中，没有规定杂质限量，《中国药典》通则注明，正文中没有规定杂质标准的，按不得过3%执行。公司茯苓内控质量标准中规定药材杂质不得过2%、优质茯苓饮片杂质不得过1%（优于《中国药典》标准）。通过10批茯苓药材和对应饮片的杂质检测数据可以看出，该内控标准可以很容易达到，为优质茯苓饮片杂质标准提供了制定依据。

2. 水分

茯苓药材不得过18.0%；优质茯苓饮片不得过16.0%，照《中国药典》2015年版（通则0832第二法）测定。结果见表44-2。

表 44-2　茯苓药材和饮片的水分测定结果（%）

药材		饮片	
批号	水分	批号	水分
161201	14.5	D7010201	14.4
161202	15.1	D7020101	15.1
161203	15.3	D7030101	15.2
170301	15.2	D7050101	14.9
170501	14.2	D7070101	14.2
170601	15.4	D7070301	15.1
170701	14.5	D7080101	14.1
170901	14.3	D7100101	14.3
171101	14.6	D7110701	14.4
171103	15.5	D8010201	15.3

对 10 批茯苓药材和生产成对应的茯苓饮片进行水分检测，显示结果范围在 14.1% ～ 15.5%，均合格。茯苓药材和茯苓饮片《中国药典》标准水分不得过 18.0%。公司茯苓内控质量标准中规定药材水分不得过 18.0%（与《中国药典》相同）、优质茯苓饮片水分不得过 16.0%（优于《中国药典》标准）。通过 10 批茯苓药材和对应饮片的水分检测数据可以看出，该内控标准可以达到，为优质茯苓饮片水分标准提供了制定依据。

3. 总灰分

茯苓药材不得过 1.8%；优质茯苓饮片不得过 1.5%，照《中国药典》2015 年版（通则 2302）测定。结果见表 44-3。

表 44-3　茯苓药材和饮片总灰分测定结果（%）

药材		饮片	
批号	总灰分	批号	总灰分
161201	0.2	D7010201	0.2
161202	0.4	D7020101	0.4
161203	0.3	D7030101	0.2
170301	0.2	D7050101	0.2
170501	0.3	D7070101	0.3
170601	0.4	D7070301	0.4
170701	0.5	D7080101	0.5
170901	0.3	D7100101	0.3
171101	0.2	D7110701	0.2
171103	0.5	D8010201	0.5

对 10 批茯苓药材和生产成对应的茯苓饮片进行总灰分检测，显示结果范围在 0.2% ～ 0.5%，均合格。茯苓药材和茯苓饮片《中国药典》标准总灰分不得过 2.0%。公司茯苓内控质量标准中规定药材总灰分不得过 1.8%、优质茯苓饮片总灰分不得过 1.5%（优于《中国药典》标准）。通过 10 批茯苓药材

和对应饮片的总灰分检测数据可以看出，该内控标准也可以很容易达到，为优质茯苓饮片总灰分标准提供了制定依据。

4. 二氧化硫残留量

茯苓药材不得过 100mg/kg；优质茯苓饮片不得检出，照《中国药典》2015 年版（通则 2331）测定。结果见表 44-4。

表 44-4 茯苓药材和饮片二氧化硫残留量（mg/kg）

药材		饮片	
批号	二氧化硫残留量	批号	二氧化硫残留量
161201	未检出	D7010201	未检出
161202	未检出	D7020101	未检出
161203	未检出	D7030101	未检出
170301	未检出	D7050101	未检出
170501	未检出	D7070101	未检出
170601	未检出	D7070301	未检出
170701	未检出	D7080101	未检出
170901	未检出	D7100101	未检出
171101	未检出	D7110701	未检出
171103	未检出	D8010201	未检出

对 10 批茯苓药材和生产成对应的茯苓饮片进行二氧化硫残留量检测，显示二氧化硫残留量均未检出，均合格。茯苓药材和茯苓饮片《中国药典》标准二氧化硫残留量按通则执行，不得过 150mg/kg。公司茯苓内控质量标准中规定药材二氧化硫残留量不得过 100mg/kg、优质茯苓饮片二氧化硫残留量不得检出（优于《中国药典》标准）。通过 10 批茯苓药材和对应饮片的二氧化硫残留量检测数据可以看出，该内控标准可以达到，为优质茯苓饮片二氧化硫残留量标准提供了制定依据。

六、浸出物

茯苓药材、优质茯苓饮片照醇溶性浸出物测定法《中国药典》2015 年版（通则 2201）项下的热浸法测定，用稀乙醇作溶剂，不得少于 2.7%。结果见表 44-5。

表 44-5 茯苓药材和饮片浸出物测定结果（%）

药材		饮片	
批号	浸出物	批号	浸出物
161201	4.3	D7010201	4.4
161202	3.8	D7020101	4.1
161203	4.1	D7030101	4.2
170301	2.9	D7050101	3.9
170501	3.2	D7070101	4.2
170601	3.1	D7070301	3.1

续表

药材		饮片	
批号	浸出物	批号	浸出物
170701	3.9	D7080101	3.9
170901	3.4	D7100101	3.4
171101	3.9	D7110701	3.7
171103	4.5	D8010201	4.6

对 10 批茯苓药材和生产成对应的茯苓饮片进行浸出物检测显示，结果范围在 2.9% ～ 4.6%，均合格。茯苓药材和茯苓饮片《中国药典》标准浸出物不得少于 2.5%。我公司茯苓药材、优质茯苓饮片内控质量标准中规定浸出物不得少于 2.7%（优于《中国药典》标准）。通过 10 批茯苓药材和对应饮片的浸出物检测数据可以看出，该内控标准可以很容易达到，为优质茯苓饮片浸出物标准提供了制定依据。

七、性味与归经

甘、淡，平。归心、肺、脾、肾经。

八、功能与主治

利水渗湿，健脾，宁心。用于水肿尿少，痰饮眩悸，脾虚食少，便溏泄泻，心神不安，惊悸失眠。

九、用法与用量

10 ～ 15g。

十、贮藏

茯苓置常温干燥处，防潮。

十一、优质饮片质量标准亮点总结

1. 药材与基原

茯苓经中国科学院武汉植物园王庆研究员鉴定为多孔菌科真菌茯苓 *Poria cocos*（Schw.）Wolf 的干燥菌核，为《中国药典》收载品种。

2. 产地

湖北省罗田县九资河镇（黄冈金贵中药产业发展有限公司九资河茯苓 GAP 种植基地）。

3. 工艺

参数明确，稳定可控。

4. 性状

增加了大小（边长 0.8 ～ 1.0cm）均一，颜色为白色（无淡红色块或淡棕色块）。

5. 检查

新增了杂质和二氧化硫残留量指标，杂质不得过 1%，二氧化硫残留量不得检出；提高了水分、总灰分质量标准要求，水分不得过 16.0%，总灰分不得过 1.5%。

6. 浸出物

提高了浸出物指标，规定浸出物不得少于 2.7%。

45. 骨碎补

Gusuibu

DRYNARIAE RHIZOMA

本品为水龙骨科植物槲蕨 *Drynaria fortunei*（Kunze）J.Sm. 干燥根茎的炮制加工品。

【采收与加工】 本品为纯野生品种，一年四季均可采挖。除去泥沙，干燥，燎去茸毛。

产地：湖北省黄冈市蕲春、罗田、英山等县（地处大别山南麓）。骨碎补产区分布较广（湖北省为主产区之一），为纯野生品种，喜欢生长在海拔 500 ～ 700m 广袤山林中的岩石上、树干上等地方。

【炮制】 将原药材除去杂质，洗净，润透，切厚片（2 ～ 4mm），干燥（≤ 75℃），精选后包装。

【成品性状】 呈不规则厚片。表面深棕色至棕褐色，常残留细小棕色的鳞片，有的可见圆形的叶痕。切面红棕色，黄色的维管束点状排列成环。气微，味淡、微涩。

【鉴别】

（1）显微鉴别：表皮细胞 1 列，外壁稍厚。鳞片基部着生于表皮凹陷处，由 3 ～ 4 列细胞组成；内含类棕红色色素。维管束周韧型，17 ～ 28 个排列成环；各维管束外周有内皮层，可见凯氏点；木质部管胞类多角形。

粉末棕褐色。鳞片碎片棕黄色或棕红色，体部细胞呈长条形或不规则形，直径 13 ～ 86μm，壁稍弯曲或平直，边缘常有毛状物，两细胞并生，先端分离；柄部细胞形状不规则。基本组织细胞微木化，孔沟明显，直径 37 ～ 101μm。

（2）取本品粉末 0.5g，加甲醇 30ml，加热回流 1h，放冷，滤过，滤液蒸干，残渣加甲醇 1ml 使溶解，作为供试品溶液。另取柚皮苷对照品，加甲醇制成每 1ml 含 0.5mg 的溶液，作为对照品溶液。照薄层色谱法（《中国药典》2015 年版通则 0502）试验，吸取上述两种溶液各 4μl，分别点于同一硅胶 G 薄层板上，以甲苯 - 乙酸乙酯 - 甲酸 - 水（1 ∶ 12 ∶ 2.5 ∶ 3）的上层溶液为展开剂，展开，取出，晾干，喷以三氯化铝试液，置紫外光灯（365nm）下检视。供试品色谱中，在与对照品色谱相应的位置上，显相同颜色的荧光斑点。

【检查】

杂质　不得过 1%，照《中国药典》2015 年版（通则 2301）。

水分　不得过 13.0%，照《中国药典》2015 年版（通则 0832 第二法）。

总灰分　不得过 7.0%，照《中国药典》2015 年版（通则 2302）。

二氧化硫残留量　不得检出，照《中国药典》2015 年版（通则 2331）。

【浸出物】 照醇溶性浸出物测定法《中国药典》2015 年版（通则 2201）项下的热浸法测定，用稀乙醇作溶剂，不得少于 18.0%。

【含量测定】 照高效液相色谱法《中国药典》2015 年版（通则 0512）测定。

色谱条件与系统适用性试验：以十八烷基硅烷键合硅胶为填充剂；以甲醇 - 乙酸 - 水（35 ∶ 4 ∶ 65）为流动相；检测波长为 283nm。理论板数按柚皮苷峰计算应不低于 3000。

对照品溶液的制备：取柚皮苷对照品适量，精密称定，加甲醇制成每 1ml 含柚皮苷 60μg 的溶液，即得。

供试品溶液的制备：取本品粗粉约 0.25g，精密称定，置锥形瓶中，加甲醇 30ml，加热回流 3h，放冷，滤过，滤液置 50ml 量瓶中，用少量甲醇分数次洗涤容器，洗液滤入同一量瓶中，加甲醇至刻度，摇匀，即得。

测定法：分别精密吸取对照品溶液与供试品溶液各 10μl，注入液相色谱仪，测定，即得。

本品按干燥品计算，含柚皮苷（$C_{27}H_{32}O_{14}$）不得少于 0.60%。

【性味与归经】 苦，温。归肝、肾经。

【功能与主治】 疗伤止痛，补肾强骨；外用消风祛斑。用于跌仆闪挫，筋骨折伤，肾虚腰痛，筋骨痿软，耳鸣耳聋，牙齿松动；外治斑秃，白癜风。

【用法与用量】 3 ～ 9g。

【贮藏】 置干燥处（贮藏温度 30℃以下，相对湿度 45% ～ 75%）。

起草单位：黄冈金贵中药产业发展有限公司

“优质骨碎补饮片质量标准（草案）”起草说明

一、药材来源

1. 基原

本品为水龙骨科植物槲蕨 *Drynaria fortunei*（Kunze）J.Sm. 的干燥根茎，为《中国药典》收载品种，见图 45-1，图 45-2。

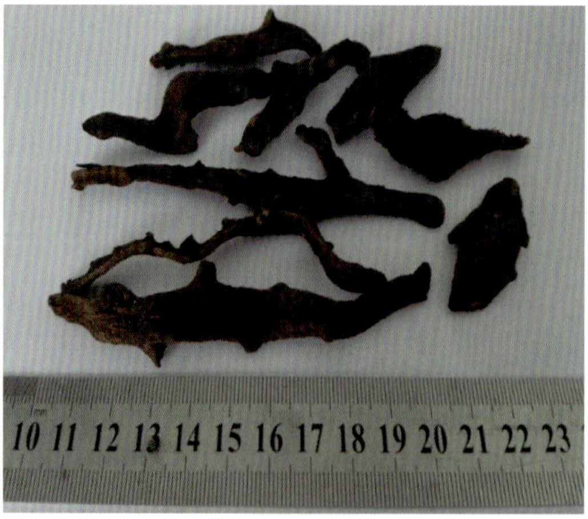

图 45-1 骨碎补原药材

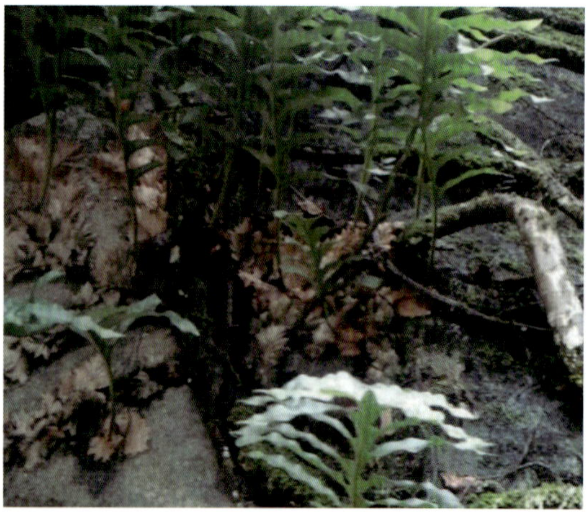

图 45-2 野生态骨碎补植物

骨碎补基原由中国科学院武汉植物园王庆研究员鉴定。优质骨碎补饮片原料药材全部由蕲春县兴农中药材专业合作社供应，为湖北省黄冈市蕲春、罗田、英山等县的大别山区野生品种。本品一年四季均可采挖，农民上山采挖后由蕲春县兴农中药材专业合作社集中收购后供应。蕲春县兴农中药材专业合作社每年骨碎补收购量为 100t 左右，公司近两年骨碎补产销量约 12t，完全能够满足骨碎补的用量。

2. 采收及加工

一年四季均可上山采挖。先将上山采挖回来的骨碎补除去泥沙等杂质，晒干，再用滚筒式去毛机除去骨碎补药材表面的茸毛或用火燎去骨碎补药材表面的茸毛。

骨碎补原料药材由蕲春县兴农中药材专业合作社供应，2014 ～ 2016 年共检验 20 多批，检测结果统计如下：检查项：杂质检测值 0.4% ～ 1.3%；水分检测值 8.8% ～ 12.5%；总灰分检测值 5.9% ～ 6.8%；二氧化硫残留量未检出。浸出物：药材浸出物检测值为 21.9% ～ 29.6%（《中国药典》2015 年版标准≥ 16.0%）。含量测定：药材含柚皮苷为 0.85% ～ 0.96%（《中国药典》2015 年版标准≥ 0.50%）。

3. 优质药材依据

根据 2014 ～ 2016 年，20 多批次的检测数据来看，蕲春县兴农中药材专业合作社供应的大别山产区野生骨碎补，浸出物检测值比《中国药典》2015 年版高 36.8% ～ 85%；含量测定柚皮苷成分比《中国药典》2015 年版高 70% ～ 92%。

公司选择经营诚信较好的骨碎补供应商（蕲春县兴农中药材专业合作社）。该供应商产地固定，地处大别山南麓的蕲春、罗田和英山等县，这里有广袤的山林，海拔（500 ～ 700m）和气候都非常适合骨碎补生长。经过对供货商的严格管理和质量协议的签订，2014 年以来，蕲春县兴农中药材专业合作社供应的骨碎补质量十分稳定。

公司制定了优于《中国药典》2015 年版的骨碎补药材内控质量标准：检查项：杂质不得过 2%；水分不得过 14.0%；总灰分不得过 7.0%；二氧化硫残留量不得过 100mg/kg。浸出物：不得少于 18.0%。含量测定：按干燥品计算，含柚皮苷（$C_{27}H_{32}O_{14}$）不得少于 0.70%。

蕲春县兴农中药材专业合作社每年能供应骨碎补药材 100t 左右，现阶段公司骨碎补年产销量为 12t 左右，完全能满足优质骨碎补饮片的供应。由于骨碎补市场用量没有一线中药品种那样大，且全国各地分布较广，因此该品种的来源是以野生为主（保留了中药材以野为优的传统）。

二、炮制

1. 标准依据

《中国药典》2015 年版。

2. 工艺流程

工艺流程见图 45-3。

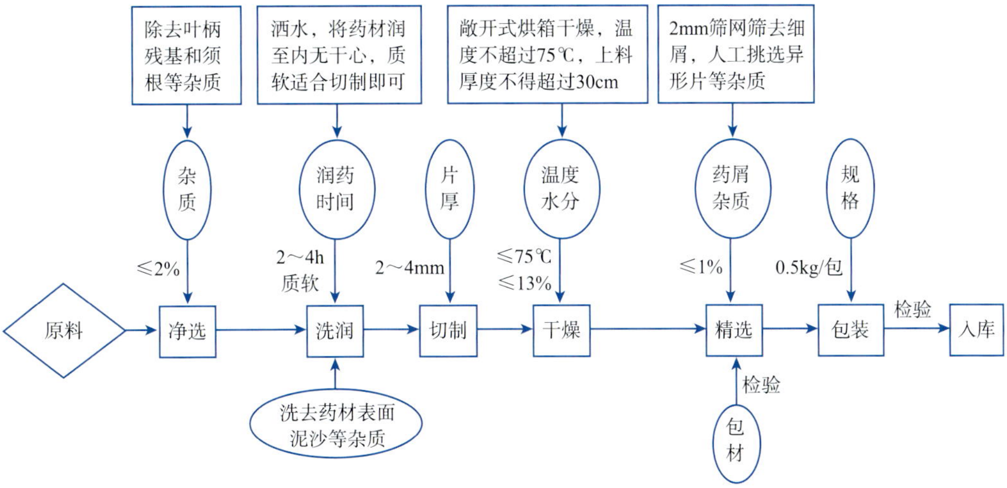

图 45-3 骨碎补饮片生产工艺流程图

净选工艺：明确药材杂质及非药用部位，使药材更洁净。

洗润工艺：药材没有用水浸泡，避免了浸出物、含量的流失，保证了药材的内在品质。

干燥工艺：采用敞开式烘箱干燥，规定干燥温度上限为75℃，避免了温度过高破坏药材质量；上料厚度不得超过30cm，让干燥效果更均匀。

精选工艺：选用2mm筛，筛去碎屑后，置净选台上人工挑选出异形片，饮片更洁净，片形更均一。

3. 各工序SOP

（1）净选工艺：采用人工挑选，将骨碎补药材置净选台上，除去叶柄残基和须根等非药用部位，挑出霉变、虫蛀等杂质。由质管员进行过程管控和杂质检查，杂质≤2%，合格，放行到下一工序。

（2）洗润工艺：采用机洗的方法。将净选后的骨碎补置洗药机中，用流动饮用水洗净中药材表面的泥沙，由质管员进行过程管控和检查。经水洗过的骨碎补药材表面不得有泥沙。将洗净的骨碎补药材置浸润池中，洒水，润2～4h，润透。由质管员进行检查，经润过的骨碎补，应润至透心，软硬适度，适合切制，润透程度一致。

（3）切制工艺：采用转盘式切片机进行切制。切制前按质量标准要求调好刀口，将润好的骨碎补药材置切片机中，切片，骨碎补片的厚度为2～4mm。由质管员进行检查，每30min用卡尺测量1次，切制的骨碎补应片厚均匀，片面光洁、无连刀片，总异形片不得超过10%。

（4）干燥工艺：采用敞开式烘箱进行干燥。将切制好的饮片置于烘箱内烘干，温度不超过75℃，上料厚度不得超过30cm，及时将已干燥的饮片放置于洁净的容器中，摊开晾凉，由质管员进行检查，随机抽查，干燥后的饮片必须干湿度均匀，保持固有色泽，气味、片形整齐，水分检测应符合内控质量要求（≤13.0%）。

（5）精选工艺（达到优质级工艺）：将干燥后的骨碎补过2mm筛，除去骨碎补中的碎屑等杂质，人工挑选出异形片等，使片形更均一。质管员进行过程管控和检查，杂质标准≤1%，合格，转入包装工序。

（6）包装工艺：将精选后的骨碎补按客户需求规格（0.25kg/袋、0.5kg/袋、1.0kg/袋）定量准确，装入饮片袋中，封口严密，贴好标签，检验合格后入库。

4. 结论

经企业老药工指导和骨碎补生产工艺验证，骨碎补净选工艺中明确了非药用部位等杂质必须除去，采用人工挑选；洗润工艺中明确了洗净药材表面泥沙，只采用洗和润，未采用浸泡软化药材，避免了有效成分的流失；干燥工艺采用敞开式烘箱，规定了干燥温度上限不得过75℃，上料厚度不超过30cm，避免了温度超高破坏药材质量，也确保了干燥效果及干燥均匀性；精选工艺用筛药机选用2mm筛网过筛，能高效率地去除碎屑等杂质，再进行人工精选，挑出异形片，能使产品洁净度、片形均一性更好。优质骨碎补饮片的生产工艺既保证了产品内在质量，又兼顾了产品的外在品相。

三、性状

骨碎补药材性状：呈扁平长条状，多弯曲，有分枝，长5～15cm，宽1～1.5cm，厚0.2～0.5cm。表面密被深棕色至暗棕色的小鳞片，柔软如毛，经火燎者呈棕褐色或暗褐色，两侧及上表面均具突起或凹下的圆形叶痕，少数有叶柄残基和须根残留。体轻，质脆，易折断，断面红棕色，维管束呈黄色点状，排列成环。气微，味淡、微涩。

骨碎补饮片性状：呈不规则厚片。表面深棕色至棕褐色，常残留细小棕色的鳞片，有的可见圆形的叶痕。切面红棕色，黄色的维管束点状排列成环。气微，味淡、微涩，见图45-4，图45-5。

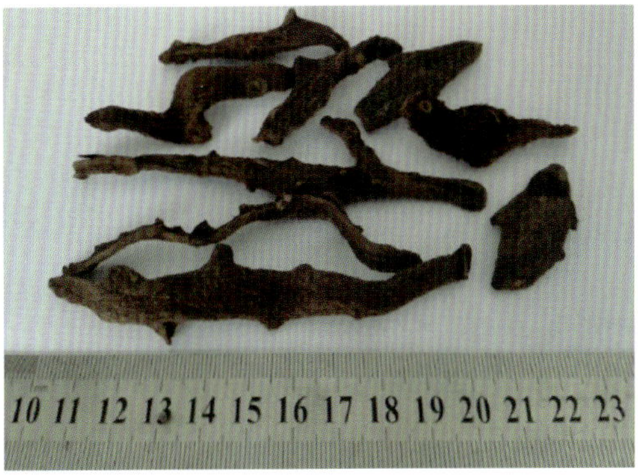

图 45-4　骨碎补药材

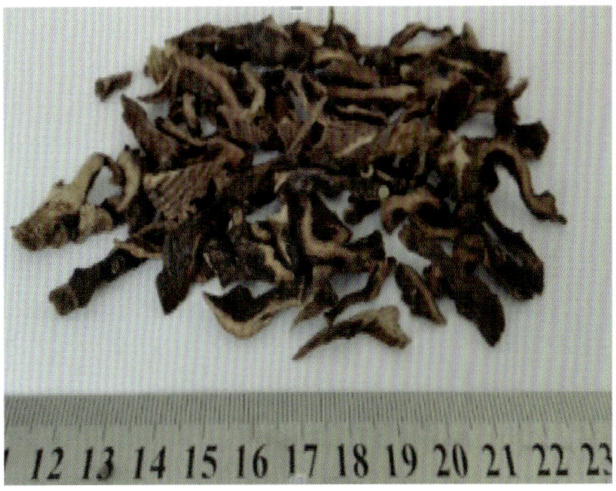

图 45-5　骨碎补饮片

四、鉴别

1. 显微鉴别

饮片见表皮细胞 1 列，外壁稍厚。鳞片基部着生于表皮凹陷处，由 3 ～ 4 列细胞组成；内含类棕红色色素。维管束周韧型，17 ～ 28 个排列成环；各维管束外周有内皮层，可见凯氏点；木质部管胞类多角形，见图 45-6。

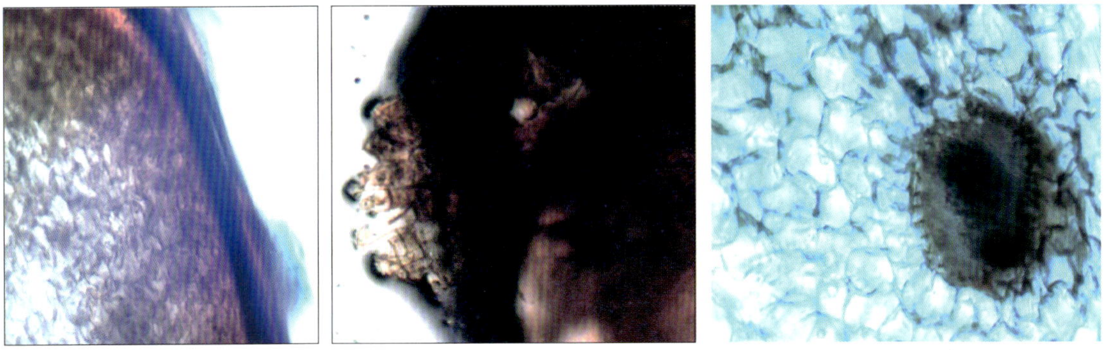

表皮　鳞片基部　木质部维管束

图 45-6　骨碎补饮片（横切面）显微鉴别特征

粉末棕褐色。鳞片碎片棕黄色或棕红色，体部细胞呈长条形或不规则形，直径 13 ～ 86μm，壁稍弯曲或平直，边缘常有毛状物，两细胞并生，先端分离；柄部细胞形状不规则。基本组织细胞微木化，孔沟明显，直径 37 ～ 101μm，见图 45-7。

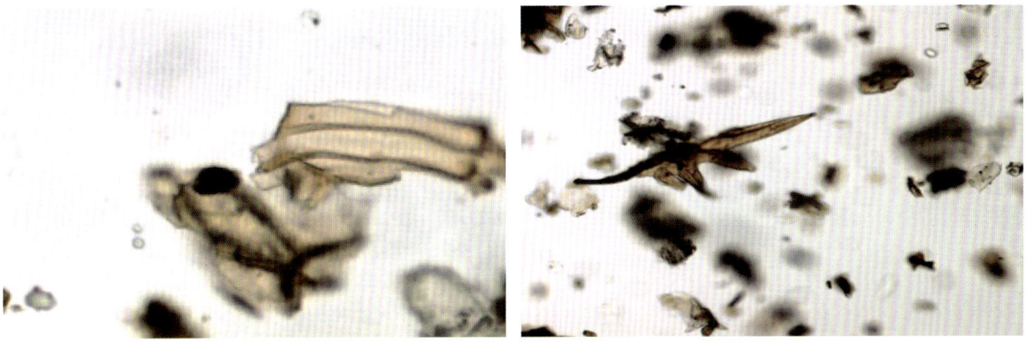

鳞片碎片　体部细胞

图 45-7　骨碎补饮片（粉末）显微鉴别

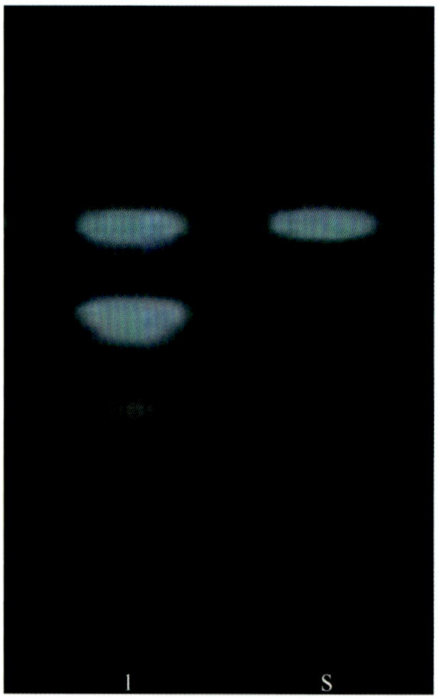

图 45-8　骨碎补薄层鉴别

1. 骨碎补饮片；S. 柚皮苷对照品

2. 薄层鉴别

取本品粉末 0.5g，加甲醇 30ml，加热回流 1h，放冷，滤过，滤液蒸干，残渣加甲醇 1ml 使溶解，作为供试品溶液。另取柚皮苷对照品，加甲醇制成每 1ml 含 0.5mg 的溶液，作为对照品溶液。照薄层色谱法（《中国药典》2015 年版通则 0502）试验，吸取上述两种溶液各 4μl，分别点于同一硅胶 G 薄层板上，以甲苯 - 乙酸乙酯 - 甲酸 - 水（1 ∶ 12 ∶ 2.5 ∶ 3）的上层溶液为展开剂，展开，取出，晾干，喷以三氯化铝试液，置紫外光灯（365nm）下检视。供试品色谱中，在与对照品色谱相应的位置上，显相同颜色的荧光斑点，见图 45-8。

五、检查

1. 杂质

骨碎补药材不得过 2%；优质骨碎补饮片不得过 1%，照《中国药典》2015 年版（通则 2301）测定。结果见表 45-1。

表 45-1　骨碎补药材和饮片杂质检测结果（%）

药材		饮片	
批号	杂质	批号	杂质
150701	0.6	D5080102	0.1
150901	0.9	D5110101	0.3
151001	1.1	D6010101	0.4
160101	1.3	D6040101	0.5
160301	1.0	D6050101	0.2
160901	0.8	D6100101	0.3
161201	1.2	D6120101	0.5
170101	0.6	D7020101	0.3
170201	0.5	D7040101	0.3
170301	0.5	D7050101	0.2

对 10 批骨碎补药材和生产成对应的骨碎补饮片进行杂质检测显示，结果范围在 0.1% ～ 1.3%，均合格。骨碎补药材和骨碎补饮片在《中国药典》2015 年版标准的检查项中，没有规定杂质限量，《中国药典》2015 年版通则注明，正文中没有规定杂质标准的，按不得过 3% 执行。公司骨碎补内控质量标准中规定药材杂质不得过 2%、优质骨碎补饮片杂质不得过 1%（优于《中国药典》2015 年版标准）。通过 10 批骨碎补药材和对应饮片的杂质检测数据可以看出，该内控标准可以较容易达到，为优质骨碎补饮片杂质标准提供了制定依据。

2. 水分

骨碎补药材不得过 14.0%；优质骨碎补饮片不得过 13.0%，照《中国药典》2015 年版（通则 0832 第二法）测定。结果见表 45-2。

表 45-2 骨碎补药材和饮片水分测定结果（%）

药材		饮片	
批号	水分	批号	水分
150701	12.1	D5080102	10.9
150901	11.8	D5110101	10.3
151001	10.1	D6010101	9.8
160101	8.8	D6040101	8.7
160301	9.4	D6050101	8.7
160901	10.9	D6100101	10.3
161201	12.5	D6120101	10.1
170101	11.7	D7020101	9.4
170201	10.8	D7040101	9.5
170301	11.1	D7050101	9.1

对 10 批骨碎补药材和生产成对应的骨碎补饮片进行水分检测显示，结果范围在 8.7% ～ 12.5%，均合格。骨碎补《中国药典》2015 年版标准规定，药材水分不得过 15.0%，饮片水分不得过 14.0%。公司骨碎补内控质量标准中规定药材水分不得过 14.0%、优质骨碎补饮片水分不得过 13.0%（优于《中国药典》2015 年版标准）。通过 10 批骨碎补药材和对应饮片的水分检测数据可以看出，该内控标准可以达到，为优质骨碎补饮片水分标准提供了制定依据。

3. 总灰分

骨碎补药材不得过 7.0%；优质骨碎补饮片不得过 7.0%，照《中国药典》2015 年版（通则 2302）测定。结果见表 45-3。

表 45-3 骨碎补药材和饮片总灰分测定结果（%）

药材		饮片	
批号	总灰分	批号	总灰分
150701	6.8	D5080102	6.4
150901	6.4	D5110101	6.1
151001	5.9	D6010101	5.8
160101	6.0	D6040101	5.8
160301	5.9	D6050101	5.8
160901	5.5	D6100101	5.5
161201	6.7	D6120101	6.6
170101	6.7	D7020101	6.4
170201	6.1	D7040101	6.0
170301	6.7	D7050101	6.2

对 10 批骨碎补药材和生产成对应的骨碎补饮片进行总灰分检测显示，结果范围在 5.5% ～ 6.8%，均合格。骨碎补《中国药典》2015 年版标准规定，药材总灰分不得过 8.0%，饮片总灰分不得过 7.0%。

公司骨碎补内控质量标准中规定药材总灰分不得过 7.0%（优于《中国药典》2015 年版标准）、优质骨碎补饮片总灰分不得过 7.0%（与《中国药典》2015 年版相同）。通过 10 批骨碎补药材和对应饮片的总灰分检测数据可以看出，该内控标准也可以达到，为优质骨碎补饮片总灰分标准提供了制定依据。

4. 二氧化硫残留量

骨碎补药材不得过 100mg/kg; 优质骨碎补饮片不得检出，照《中国药典》2015 年版（通则 2331）测定。结果见表 45-4。

表 45-4 骨碎补药材和饮片二氧化硫残留量测定结果（mg/kg）

药材		饮片	
批号	二氧化硫残留量	批号	二氧化硫残留量
150701	未检出	D5080102	未检出
150901	未检出	D5110101	未检出
151001	未检出	D6010101	未检出
160101	未检出	D6040101	未检出
160301	未检出	D6050101	未检出
160901	未检出	D6100101	未检出
161201	未检出	D6120101	未检出
170101	未检出	D7020101	未检出
170201	未检出	D7040101	未检出
170301	未检出	D7050101	未检出

对 10 批骨碎补药材和生产成对应的骨碎补饮片进行二氧化硫残留量检测显示，二氧化硫残留量均未检出，均合格。骨碎补药材和骨碎补饮片《中国药典》2015 年版标准规定二氧化硫残留量按通则执行，不得过 150mg/kg。公司骨碎补内控质量标准中规定药材二氧化硫残留量，不得过 100mg/kg、优质骨碎补饮片二氧化硫残留量不得检出（优于《中国药典》2015 年版标准）。通过 10 批骨碎补药材和对应饮片的二氧化硫残留量检测数据可以看出，该内控标准可以达到，为优质骨碎补饮片二氧化硫残留量标准提供了制定依据。

六、浸出物

骨碎补药材、优质骨碎补饮片照醇溶性浸出物测定法《中国药典》2015 年版（通则 2201）项下的热浸法测定，用稀乙醇作溶剂，不得少于 18.0%。结果见表 45-5。

表 45-5 骨碎补药材和饮片浸出物测定结果（%）

药材		饮片	
批号	浸出物	批号	浸出物
150701	21.9	D5080102	21.4
150901	28.2	D5110101	27.3
151001	23.5	D6010101	22.9
160101	29.6	D6040101	27.8

续表

药材		饮片	
批号	浸出物	批号	浸出物
160301	24.1	D6050101	23.2
160901	26.4	D6100101	25.7
161201	22.1	D6120101	21.9
170101	27.5	D7020101	26.4
170201	26.6	D7040101	24.5
170301	26.3	D7050101	23.8

对 10 批骨碎补药材和生产成对应的骨碎补饮片进行浸出物检测显示，结果范围在 21.4% ～ 29.6%，均合格。骨碎补《中国药典》2015 年版标准规定药材和饮片浸出物不得少于 16.0%。公司骨碎补药材、优质骨碎补饮片内控质量标准中规定浸出物不得少于 18.0%（浸出物比《中国药典》2015 年版标准提高 12.5%）。通过 10 批骨碎补药材和对应饮片的浸出物检测数据可以看出，该内控标准可以很容易达到，为优质骨碎补饮片浸出物标准提供了制定依据。

七、含量测定

照高效液相色谱法《中国药典》2015 年版（通则 0512）测定。

柚皮苷含量

（1）仪器与试药：岛津 LC-20A 高效液相色谱仪；Agilent 色谱柱（250mm×4.6mm，5μm）；电子天平；KQ-250B 型超声器。柚皮苷对照品（纯度 93.2%），甲醇为色谱纯，乙酸为分析纯，水为纯净水。

（2）色谱条件与系统适应性：以十八烷基硅烷键合硅胶为填充剂；以甲醇 - 乙酸 - 水（35 ∶ 4 ∶ 65）为流动相；检测波长为 283nm。理论板数按柚皮苷峰计算应不低于 3000。

（3）溶液的制备

1）对照品溶液的制备：取柚皮苷对照品适量，精密称定，加甲醇制成每 1ml 含柚皮苷 60μg 的溶液，即得。

2）供试品溶液的制备：取本品粗粉约 0.25g，精密称定，置锥形瓶中，加甲醇 30ml，加热回流 3h，放冷，滤过，滤液置 50ml 量瓶中，用少量甲醇分数次洗涤容器，洗液滤入同一量瓶中，加甲醇至刻度，摇匀，即得。

（4）样品测定：分别精密吸取对照品溶液与供试品溶液各 10μl，注入液相色谱仪测定。本品按干燥品计算，骨碎补药材含柚皮苷（$C_{27}H_{32}O_{14}$）不得少于 0.70%、骨碎补饮片含柚皮苷（$C_{27}H_{32}O_{14}$）不得少于 0.60%，见图 45-9，图 45-10，表 45-6。

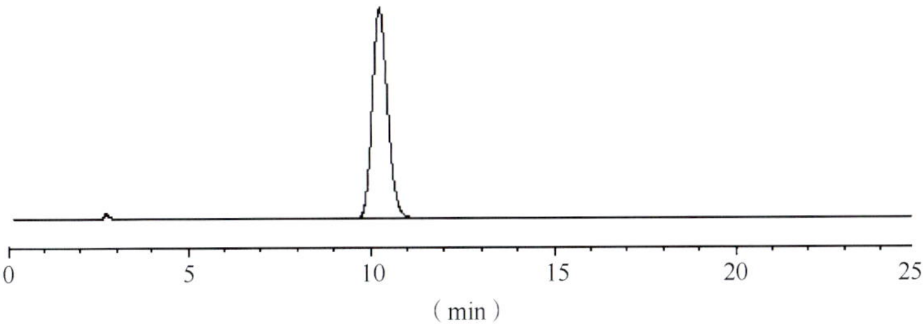

图 45-9　柚皮苷对照品

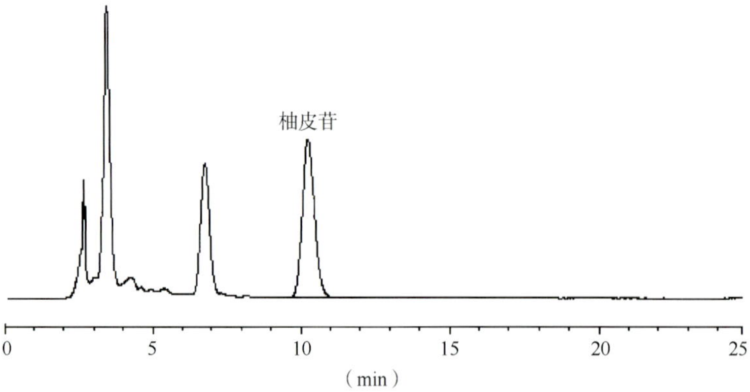

图 45-10 骨碎补饮片

表 45-6 骨碎补药材和饮片柚皮苷含量测定结果（%）

药材		饮片	
批号	柚皮苷含量	批号	柚皮苷含量
150701	0.90	D5080102	0.86
150901	0.96	D5110101	0.91
151001	0.85	D6010101	0.89
160101	0.89	D6040101	0.87
160301	0.92	D6050101	0.88
160901	0.87	D6100101	0.87
161201	0.86	D6120101	0.90
170101	0.93	D7020101	0.85
170201	0.89	D7040101	0.91
170301	0.95	D7050101	0.89

对 10 批骨碎补药材和生产成对应的骨碎补饮片进行柚皮苷含量检测显示，结果范围在 0.85% ～ 0.96%，均合格。骨碎补《中国药典》2015 年版标准规定，药材和饮片按干燥品计算，柚皮苷含量不得少于 0.50%。公司骨碎补内控质量标准中规定药材柚皮苷含量不得少于 0.70%、优质骨碎补饮片柚皮苷含量不得少于 0.60%（比《中国药典》2015 年版标准提高 10%）。通过 10 批骨碎补药材和对应饮片的柚皮苷含量检测数据可以看出，该内控标准可以很容易达到，为优质骨碎补饮片含量测定标准提供了制定依据。

八、性味与归经

苦，温。归肝、肾经。

九、功能与主治

疗伤止痛，补肾强骨；外用消风祛斑。用于跌仆闪挫，筋骨折伤，肾虚腰痛，筋骨痿软，耳鸣耳聋，牙齿松动；外治斑秃，白癜风。

十、用法与用量

3 ~ 9g。

十一、贮藏

骨碎补置常温干燥处。

十二、优质饮片质量标准亮点总结

1. 药材与基原

骨碎补经中国科学院武汉植物园王庆研究员鉴定为水龙骨科植物槲蕨 *Drynaria fortunei*（Kunze）J.Sm. 的干燥根茎，为《中国药典》收载品种。

2. 产地

湖北省黄冈市蕲春、罗田、英山等县，地处大别山南麓，平均海拔 500 ~ 700m，这里的气候和广袤的山林非常适合骨碎补的分布和生长。湖北省是骨碎补的主产区之一。由于骨碎补市场用量不像一线中药品种那样大，因此该品种的来源是以野生为主（保留了中药材以野为优的传统）。

3. 工艺

参数明确，稳定可控。

4. 检查

新增了杂质、二氧化硫残留量指标，杂质不得过 1%，二氧化硫残留量不得检出；提高了水分质量标准要求，水分不得过 13.0%。

5. 浸出物

浸出物比《中国药典》2015 年版标准提高了 12.5%，不得少于 18.0%。经过之前骨碎补药材、饮片浸出物多个批次的检验数据分析比较，该浸出物标准能够达到。

6. 含量测定

柚皮苷含量按干燥品计算，不得少于 0.60%，比《中国药典》2015 年版标准提高 10%。经过之前骨碎补药材、饮片多个批次的柚皮苷含量检测数据分析比较，该含量测定标准能够达到。

46. 海金沙
Haijinsha
LYGODII SPORA

本品为海金沙科植物海金沙 *Lygodium japonicum*（Thunb.）Sw. 干燥成熟孢子的炮制加工品。

【采收与加工】 秋季（9 月中、下旬）孢子未脱落时采割藤叶。晒干，搓揉或打下孢子，除去藤叶。产地：湖北省黄冈市蕲春、罗田、英山等县（地处大别山南麓）。海金沙产区分布较广（湖北省为主产区之一），为纯野生品种，喜欢生长在海拔 500 ~ 700m 的广袤山林中。

【炮制】 将原药材过 100 目筛，除去杂质。

【成品性状】 呈粉末状，棕黄色或浅棕黄色。体轻，手捻有光滑感，置手中易由指缝滑落。气微，味淡。

【鉴别】

（1）取本品少量，撒于火上，即发出轻微爆鸣及明亮的火焰。

（2）显微鉴别：本品粉末棕黄色或浅棕黄色。孢子为四面体、三角状圆锥形，顶面观三面锥形，可见三叉状裂隙，侧面观类三角形，底面观类圆形，直径 60 ～ 85μm，外壁有颗粒状雕纹。

（3）取本品 1g，加甲醇 25ml，超声处理 30min，滤过，滤液蒸干，残渣加甲醇 0.5ml 使溶解，作为供试品溶液。另取海金沙对照药材 1g，同法制成对照药材溶液。照薄层色谱法（《中国药典》2015 年版通则 0502）试验，吸取上述两种溶液各 5μl，分别点于同一聚酰胺薄膜上，以甲醇 - 冰醋酸 - 水（4 ∶ 1 ∶ 5）为展开剂，展开，取出，晾干，喷以三氯化铝试液，晾干，置紫外光灯（365nm）下检视。供试品色谱中，在与对照药材色谱相应的位置上，显相同颜色的荧光斑点。

【检查】

杂质　不得过 2%，照《中国药典》2015 年版（通则 2301）。

水分　不得过 12.0%，照《中国药典》2015 年版（通则 0832 第二法）。

总灰分　不得过 14.0%，照《中国药典》2015 年版（通则 2302）。

二氧化硫残留量　不得检出，照《中国药典》2015 年版（通则 2331）。

【性味与归经】　甘、咸，寒。归膀胱、小肠经。

【功能与主治】　清利湿热，通淋止痛。用于热淋，石淋，血淋，膏淋，尿道涩痛。

【用法与用量】　6 ～ 15g，包煎。

【贮藏】　置干燥处（贮藏温度 30℃以下，相对湿度 45% ～ 75%）。

起草单位：黄冈金贵中药产业发展有限公司

“优质海金沙饮片质量标准（草案）”起草说明

一、药材来源

1. 基原

本品为海金沙科植物海金沙 *Lygodium japonicum*（Thunb.）Sw. 的干燥成熟孢子，为《中国药典》收载品种，见图 46-1，图 46-2。

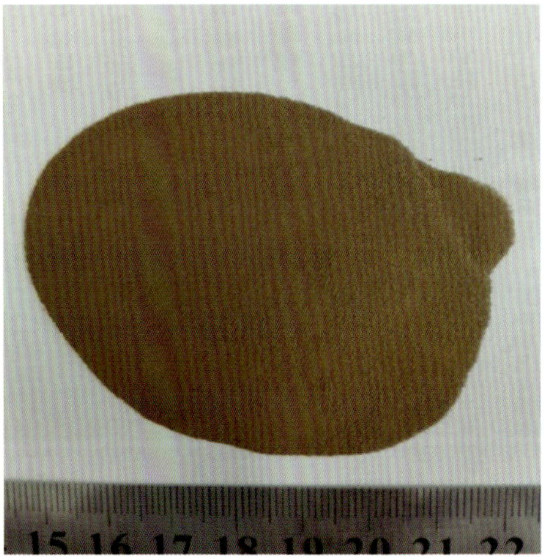

图 46-1　海金沙原药材

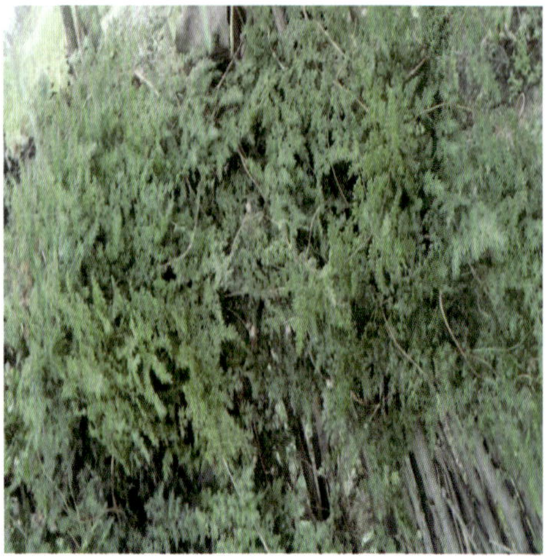

图 46-2　野生态海金沙植物

海金沙基原由中国科学院武汉植物园王庆研究员鉴定。优质海金沙饮片原料药材全部由蕲春县兴农中药材专业合作社供应，为湖北省黄冈市蕲春、罗田、英山等县的大别山区野生品种。每年秋季海金沙孢子成熟未脱落时，农民上山采收后由蕲春县兴农中药材专业合作社集中收购后供应。蕲春县兴农中药材专业合作社每年海金沙收购量为 50t 左右，公司近两年海金沙产销量约 15t，完全能够满足海金沙的用量。

2. 采收及加工

采收季节：每年秋天海金沙孢子成熟未脱落时为海金沙的最佳采收期（据当地采药农民介绍，一般集中在每年 9 月中、下旬采收）。

产地加工步骤：先将上山采割回来的海金沙藤叶晒干，再用合适的农具搓揉或打下孢子，然后过筛除去藤叶。

海金沙原料药材由蕲春县兴农中药材专业合作社供应，2014 ～ 2016 年共检验 27 个批次，检测结果统计如下：检查项：杂质检测值 0.5% ～ 1.7%；水分检测值 9.8% ～ 12.2%；总灰分检测值 8.2% ～ 10.5%；二氧化硫残留量未检出。

3. 优质药材依据

由于海金沙原药材市场价格较贵，近些年海金沙掺杂使假现象十分严重。一些不法商贩大多喜欢在海金沙里掺杂一些颜色相似的细泥沙等无机杂质，肉眼很难识别。但掺假后的海金沙总灰分检测指标会很高，掺假的总灰分在 25% ～ 35%。国家药监部门曾经专门发文（《国家食品药品监督管理局药品检验补充检验方法和检验项目批准件》，批准件编号：2007011），海金沙为药监部门重点监督管理品种。

针对海金沙的市场情况，选择经营诚信较好的海金沙供应商（蕲春县兴农中药材专业合作社）。该供应商产地固定，地处大别山南麓的蕲春、罗田和英山等县，这里有广袤的山林，海拔和气候都非常适合海金沙生长。经过公司对供货商的严格管理和质量协议的签订，2014 年以来，蕲春县兴农中药材专业合作社供应的海金沙未出现人为掺假事件，从源头就保证了药材的真实和纯净。

公司制定了优于《中国药典》2015 年版的海金沙药材内控质量标准：杂质检测标准不得过 3%；水分检测标准不得过 13.0%；总灰分检测标准不得过 15.0%；二氧化硫残留量不得过 100mg/kg。

蕲春县兴农中药材专业合作社每年能供应海金沙药材 50t 左右，现阶段公司海金沙年产销量为 15t 左右，完全能满足优质海金沙饮片的供应。由于海金沙市场用量不像一线中药品种那样大，且全国各地分布较广，因此该品种的来源是以野生为主（保留了中药材以野为优的传统）。

据统计，2014 ～ 2016 年公司生产的海金沙饮片在全国各地被药监部门抽检达 31 批次之多，全部合格，总灰分在 8.5% ～ 11.0%。根据该品种药监部门的抽检通报，总灰分不合格率在 35% 左右。

二、炮制

1. 标准依据

《中国药典》2015 年版。

2. 工艺流程

工艺流程见图 46-3。

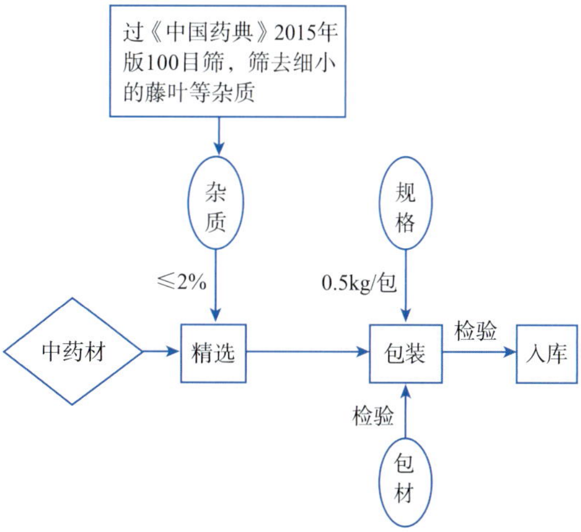

图 46-3 海金沙饮片生产工艺流程图

精选工艺，选用《中国药典》2015 年版标准筛 100 目筛（孔径：150μm±6.6μm），由人工进行过筛，分离出海金沙药材中残留的细小藤叶等杂质，使海金沙更加纯净，见图 46-4，图 46-5。

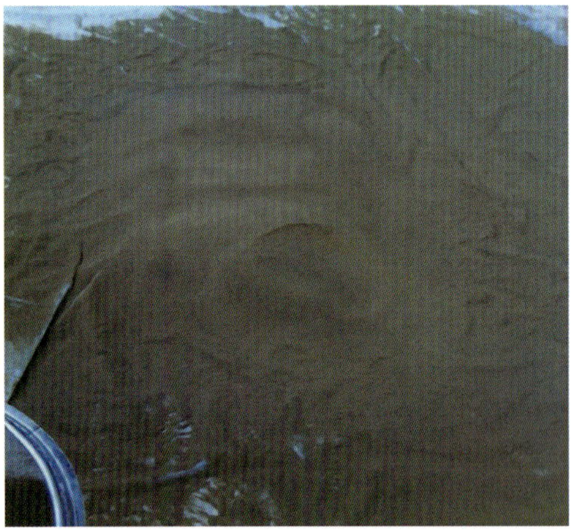

图 46-4　过 100 目筛后的海金沙饮片

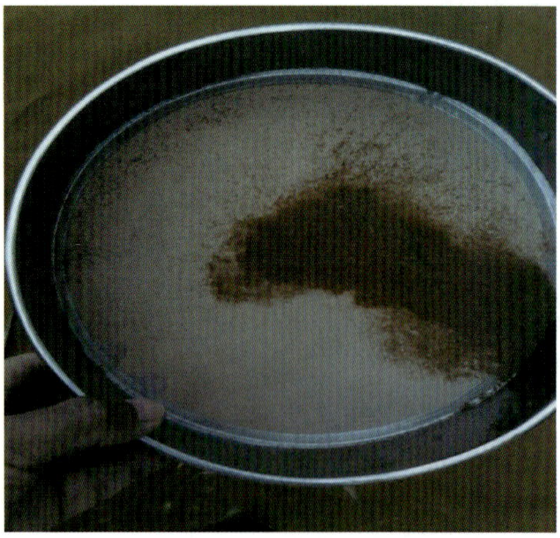

图 46-5　筛网上的杂质

3. 各工序 SOP

（1）精选工艺（达到优质级工艺）：将海金沙药材用《中国药典》2015 年版标准筛 100 目筛（孔径：150μm±6.6μm）过筛，除去海金沙中的细小藤叶等杂质。杂质标准≤ 2%（精选过筛后的海金沙杂质极少）。

（2）包装工艺：将精选后的海金沙按客户需求规格（0.25kg/ 袋、0.5kg/ 袋、1.0kg/ 袋）定量准确，装入饮片袋中，封口严密，贴好标签，检验合格后入库。

4. 结论

经企业老药工指导和海金沙生产工艺验证，优质海金沙饮片精选时，选择《中国药典》2015 年版标准筛 100 目筛过筛，能非常高效率地分离出海金沙中的细小藤叶等杂质。使海金沙饮片更为纯净。药材中杂质少，质量自然就优。

三、性状

海金沙的药用部位是非常细小的孢子，所以药材与饮片性状相同。

海金沙药材性状：呈粉末状，棕黄色或浅棕黄色。体轻，手捻有光滑感，置手中易由指缝滑落。气微，味淡，见图 46-6。

优质海金沙饮片性状：呈粉末状，棕黄色或浅棕黄色。体轻，手捻有光滑感，置手中易由指缝滑落。气微，味淡，见图 46-7。

四、鉴别

1. 火试鉴别

取本品少量，撒于火上，即发出轻微爆鸣及明亮的火焰，见图 46-8。

2. 显微鉴别

本品粉末棕黄色或浅棕黄色。孢子为四面体、三角状圆锥形，顶面观三面锥形，可见三叉状裂隙，侧面观类三角形，底面观类圆形，直径 60 ～ 85μm，外壁有颗粒状雕纹，见图 46-9 ～图 46-11。

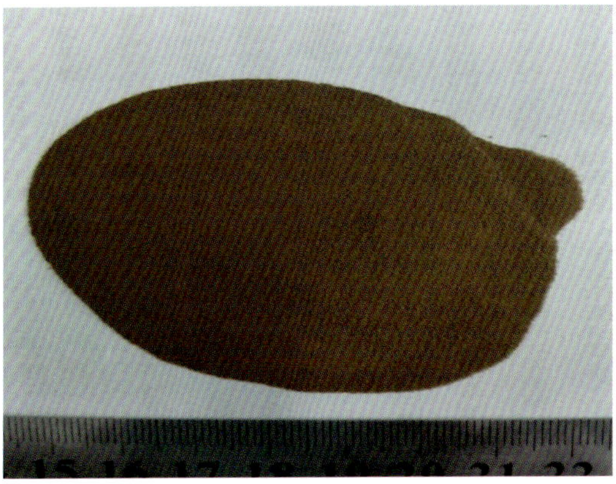

图 46-6 海金沙药材

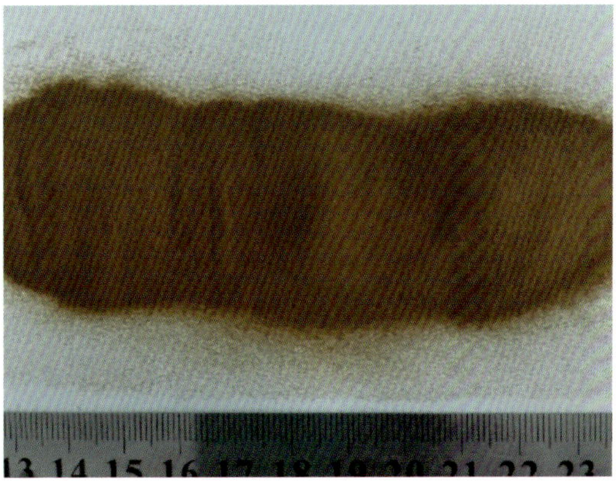

图 46-7 海金沙饮片

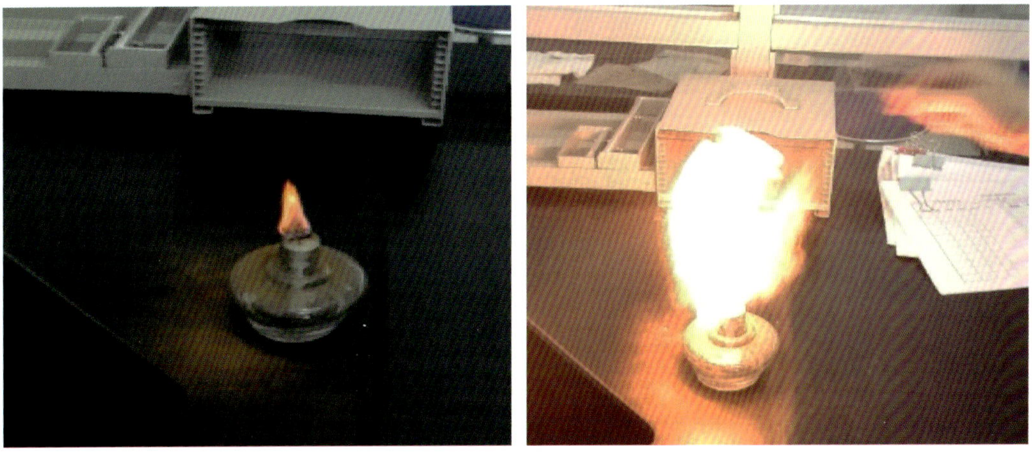

图 46-8 海金沙火试鉴别

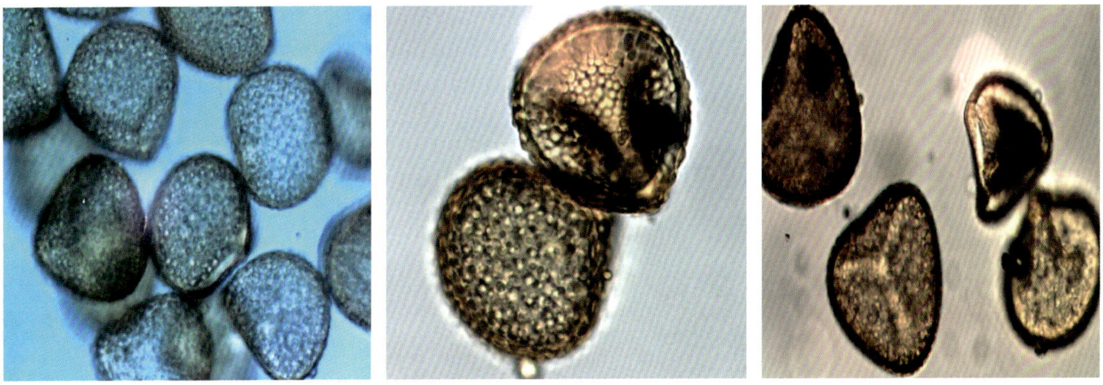

图 46-9 海金沙不同角度显微特征

3. 薄层鉴别

取本品 1g，加甲醇 25ml，超声处理 30min，滤过，滤液蒸干，残渣加甲醇 0.5ml 使溶解，作为供试品溶液。另取海金沙对照药材 1g，同法制成对照药材溶液。照薄层色谱法（《中国药典》2015 年版通则 0502）试验，吸取上述两种溶液各 5μl，分别点于同一聚酰胺薄膜上，以甲醇 - 冰醋酸 - 水（4 ∶ 1 ∶ 5）为展开剂，展开，取出，晾干，喷以三氯化铝试液，晾干，置紫外光灯（365nm）下检视。供试品色谱中，在与对照药材色谱相应的位置上，显相同颜色的荧光斑点，见图 46-12。

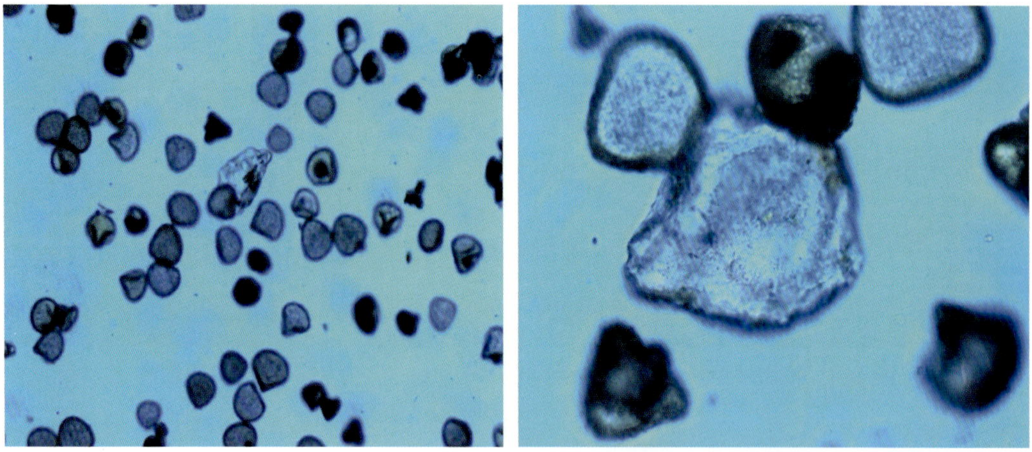

图 46-10　海金沙中的不规则杂质

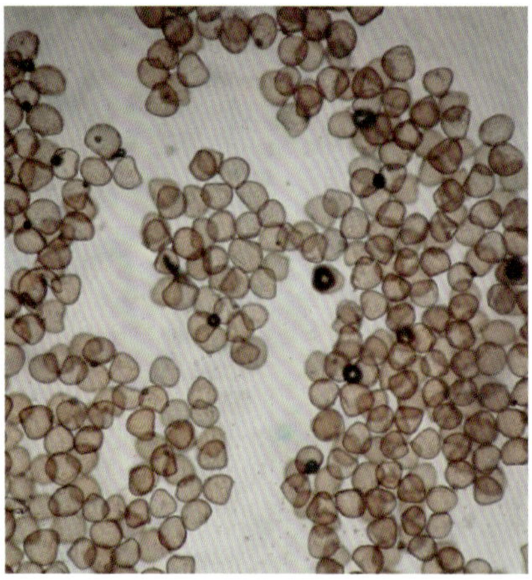

图 46-11　优质海金沙显微特征

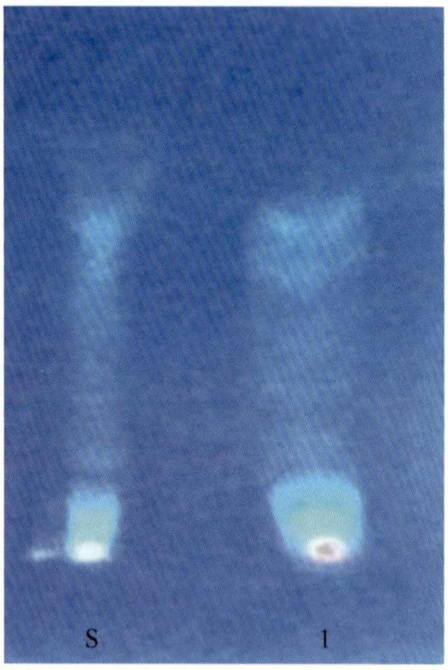

图 46-12　海金沙薄层鉴别

S. 海金沙对照药材；1. 海金沙饮片

五、检查

1. 杂质

海金沙药材不得过 3%；优质海金沙饮片不得过 2%，照《中国药典》2015 年版（通则 2301）测定。结果见表 46-1。

表 46-1　海金沙药材和饮片杂质测定结果（%）

药材		饮片	
批号	杂质	批号	杂质
160301	1.4	D6040101	0.7
160302	0.9	D6060101	0.6
160501	1.7	D6070201	0.8
160601	1.6	D6080201	0.7

续表

药材		饮片	
批号	杂质	批号	杂质
160901	1.4	D6090601	0.6
161001	0.8	D6120301	0.5
170201	1.2	D7040301	0.8
170501	0.9	D7060301	0.6
170701	0.7	D7080101	0.5
171101	1.5	D7120601	0.8

对 10 批海金沙药材和生产成对应的海金沙饮片进行杂质检测显示，结果范围在 0.5% ～ 1.7%，均合格。海金沙药材和海金沙饮片在《中国药典》2015 年版标准的检查项中，没有规定杂质限量，《中国药典》2015 年版通则注明，正文中没有规定杂质标准的，按不得过 3% 执行。公司海金沙内控质量标准中规定药材杂质不得过 3%、优质海金沙饮片杂质不得过 2%（优于《中国药典》2015 年版标准）。通过 10 批海金沙药材和对应饮片的杂质检测数据可以看出，该内控标准可以较容易的达到，为优质海金沙饮片杂质标准提供了制定依据。

2. 水分

海金沙药材不得过 13.0%；优质海金沙饮片不得过 12.0%，照《中国药典》2015 年版（通则 0832 第二法）测定。结果见表 46-2。

表 46-2 海金沙药材和饮片水分测定结果（%）

药材		饮片	
批号	水分	批号	水分
160301	11.4	D6040101	10.7
160302	10.9	D6060101	10.9
160501	11.2	D6070201	11.0
160601	11.1	D6080201	10.7
160901	11.4	D6090601	11.1
161001	10.8	D6120301	10.5
170201	11.3	D7040301	10.9
170501	10.6	D7060301	10.4
170701	10.9	D7080101	10.9
171101	11.1	D7120601	10.8

对 10 批海金沙药材和生产成对应的海金沙饮片进行水分检测显示，结果范围在 10.4% ～ 11.4%，均合格。海金沙药材和海金沙饮片在《中国药典》2015 年版标准的检查项中，没有规定水分限量，《中国药典》2015 年版通则注明，正文中没有规定水分标准的，按不得过 13.0% 执行。公司海金沙内控质量标准中规定药材水分不得过 13.0%（与《中国药典》2015 年版相同）、优质海金沙饮片水分不得过 12.0%（优于《中国药典》2015 年版标准）。通过 10 批海金沙药材和对应饮片的水分检测数据可以看出，该内控标准可以达到，为优质海金沙饮片水分标准提供了制定依据。

3. 总灰分

海金沙药材不得过 15.0%；优质海金沙饮片不得过 14.0%，照《中国药典》2015 年版（通则 2302）测定。结果见表 46-3。

表 46-3　海金沙药材和饮片总灰分测定结果（%）

药材		饮片	
批号	总灰分	批号	总灰分
160301	10.2	D6040101	9.5
160302	9.9	D6060101	8.9
160501	10.5	D6070201	9.3
160601	9.7	D6080201	8.7
160901	9.5	D6090601	9.1
161001	9.2	D6120301	8.5
170201	9.4	D7040301	8.8
170501	8.7	D7060301	8.4
170701	8.7	D7080101	8.5
171101	8.6	D7120601	8.1

对 10 批海金沙药材和生产成对应的海金沙饮片进行总灰分检测显示，结果范围在 8.1% ～ 10.5%，均合格。海金沙药材和海金沙饮片《中国药典》2015 年版标准规定总灰分不得过 16.0%。公司海金沙内控质量标准中规定药材总灰分不得过 15.0%、优质海金沙饮片总灰分不得过 14.0%（优于《中国药典》2015 年版标准）。通过 10 批海金沙药材和对应饮片的总灰分检测数据可以看出，该内控标准也可以很容易达到，为优质海金沙饮片总灰分标准提供了制定依据。

海金沙总灰分检测值较小，可以证明我公司海金沙非常纯净。对海金沙供应商及源头的管控是有效的，杜绝了人为的掺杂使假现象，保证了海金沙的品质。

4. 二氧化硫残留量

海金沙药材不得过 100mg/kg；优质海金沙饮片不得检出，照《中国药典》2015 年版（通则 2331）测定。结果见表 46-4。

表 46-4　海金沙药材和饮片二氧化硫残留量测定结果（mg/kg）

药材		饮片	
批号	二氧化硫残留量	批号	二氧化硫残留量
160301	未检出	D6040101	未检出
160302	未检出	D6060101	未检出
160501	未检出	D6070201	未检出
160601	未检出	D6080201	未检出
160901	未检出	D6090601	未检出
161001	未检出	D6120301	未检出
170201	未检出	D7040301	未检出
170501	未检出	D7060301	未检出
170701	未检出	D7080101	未检出
171101	未检出	D7120601	未检出

对 10 批海金沙药材和生产成对应的海金沙饮片进行二氧化硫残留量检测显示，二氧化硫残留量均未检出，均合格。海金沙药材和海金沙饮片《中国药典》2015 年版标准规定二氧化硫残留量按通则执行，不得过 150mg/kg。公司海金沙内控质量标准中规定药材二氧化硫残留量不得过 100mg/kg、优质海金沙饮片二氧化硫残留量不得检出（优于《中国药典》2015 年版标准）。通过 10 批海金沙药材和对应饮片的二氧化硫残留量检测数据可以看出,该内控标准可以达到,为优质海金沙饮片二氧化硫残留量标准提供了制定依据。

六、性味与归经

甘、咸，寒。归膀胱、小肠经。

七、功能与主治

清利湿热，通淋止痛。用于热淋，石淋，血淋，膏淋，尿道涩痛。

八、用法与用量

6 ～ 15g，包煎。

九、贮藏

海金沙置常温干燥处。

十、优质饮片质量标准亮点总结

1. 药材与基原

海金沙经中国科学院武汉植物园王庆研究员鉴定为海金沙科植物海金沙 *Lygodium japonicum*（Thunb.）Sw. 的干燥成熟孢子，为《中国药典》收载品种。

2. 产地

湖北省黄冈市蕲春、罗田、英山等县，地处大别山南麓，平均海拔 500 ～ 700m，这里的气候和广袤的山林非常适合海金沙的分布和生长。湖北省是海金沙的主产区之一。由于海金沙市场用量不像一线中药品种那样大，因此该品种的来源是以野生为主（保留了中药材以野为优的传统）。

3. 工艺

参数明确，稳定可控。

4. 检查

新增了杂质、水分和二氧化硫残留量指标，杂质不得过 2%，水分不得过 12.0%，二氧化硫残留量不得检出；提高了总灰分质量标准要求，总灰分不得过 14.0%（海金沙总灰分标准的提高，可以杜绝了人为的掺杂使假现象，保证了海金沙的品质）。

47. 酒黄精
Jiuhuangjing

本品为百合科植物多花黄精 *Polygonatum cyrtonema* Hua 干燥根茎的炮制加工品。按形状不同，习称“姜形黄精”。

【采收与加工】 种植后3年的11月到翌年1月采挖，除去须根，洗净，置沸水中略烫或蒸至透心，干燥。产自道地产区安徽省亳州市谯城区颜集镇。

【炮制】 洗净，浸润时间：12～18h（夏12h，冬18h）至软硬适宜，内外一致。切为厚2～4mm的厚片。按药材：黄酒=5∶1（重量比）的比例加入黄酒，先加热蒸制4h，闷12h，晾晒至八成干，再加入上一次蒸制残留药液拌匀后继续蒸制，药材蒸至表面棕褐色至黑色，有光泽，中心棕色至浅褐色达到酒黄精《中国药典》2015年版要求取出，至少4h。压力0.4MPa。干燥（≤60℃），精选（根据外观色泽，直径大小，均匀性，筋脉点明显者人工挑选）。

【成品性状】 本品呈不规则的厚片。表面棕褐色至黑色，有光泽，中心棕色至浅褐色，可见筋脉小点。质较柔软。味甜，微有酒香气。味苦者不可药用。

【鉴别】 取本品粉末1g，加70%乙醇20ml，加热回流1h，抽滤，滤液蒸干，残渣加水10ml使溶解，加正丁醇液振摇提取2次，每次20ml，合并正丁醇液，蒸干，残渣加甲醇1ml使溶解，作为供试品溶液。另取滇黄精和黄精对照药材1g，同法制成对照药材溶液。照薄层色谱法试验，吸取上述两种溶液各10μl，分别点于同一硅胶G薄层板上，以石油醚（60～90℃）-乙酸乙酯-甲酸（5∶2∶0.1）为展开剂，展开，取出，晾干，喷以5%香草醛硫酸溶液，在105℃加热至斑点显色清晰。供试品色谱中，在与对照药材色谱相应的位置上，显相同颜色的斑点。

【检查】

杂质 不得过1.0%（《中国药典》2015年版通则2301）。

水分 不得过14.0%（《中国药典》2015年版通则0832第四法）。

总灰分 取本品，80℃干燥6小时，粉碎后测定，不得过4.0%（《中国药典》2015年版通则2302）。

二氧化硫残留量 不得过100mg/kg（《中国药典》2015年版通则2331）。

【浸出物】 照醇溶性浸出物测定法（《中国药典》2015年版通则2201）项下的热浸法测定，用稀乙醇作溶剂，不得少于45.0%。

【含量测定】

对照品溶液的制备：精密称取经105℃干燥至恒重的无水葡萄糖对照品33mg，置100ml量瓶中，加水溶解并稀释至刻度，摇匀，即得（每1ml中含无水葡萄糖0.33mg）。

标准曲线的制备：精密量取对照品溶液0.1ml、0.2ml、0.3ml、0.4ml、0.5ml、0.6ml，分别置10ml具塞刻度试管中，各加水至2.0ml，摇匀，在冰水浴中缓缓滴加0.2%蒽酮-硫酸溶液至刻度，混匀，放冷后置水浴中保温10min，取出，立即置冰水浴中冷却10min，取出，以相应试剂为空白。照紫外-可见分光光度法（《中国药典》2015年版通则0401），在582nm波长处测定吸光度。以吸光度为纵坐标，浓度为横坐标，绘制标准曲线。

测定法：取60℃干燥至恒重的本品细粉约0.25g，精密称定，置圆底烧瓶中，加80%乙醇150ml，置水浴中加热回流1h，趁热滤过，残渣用80%热乙醇洗涤3次，每次10ml，将残渣及滤纸置烧瓶中，加水150ml，置沸水浴中加热回流1h，趁热滤过，残渣及烧瓶用热水洗涤4次，每次10ml，合并滤液与洗液，放冷，转移至250ml量瓶中，加水至刻度，摇匀，精密量取1ml，置10ml具塞干燥试管中，照标准曲线的制备项下的方法，自“加水至2.0ml”起，依法测定吸光度，从标准曲线上读出供试品溶液中含无水葡萄糖的重量（mg），计算，即得。本品按干燥品计算，含黄精多糖以无水葡萄糖（$C_6H_{12}O_6$）计，不得少于 4.0%。

【性味与归经】 甘，平。归脾、肺、肾经。

【功能与主治】 补肾益精、滋阴润燥。用于滋补强身和肾虚精亏，肺虚燥咳以及脾胃虚弱之证。中寒泄泻，痰湿痞满气滞者忌服。

【用法与用量】 9 ～ 15g。

【贮藏】 置阴凉干燥处，防潮，防蛀。

起草单位：麻城九州中药发展有限公司

“优质酒黄精饮片质量标准（草案）”说明

一、药材来源

1. 基原

原料药材为百合科植物多花黄精 *Polygonatum cyrtonema* Hua 的干燥根茎。按形状习称“姜形黄精”。春、秋二季采挖，除去须根，洗净，置沸水中略烫或蒸至透心，干燥，为《中国药典》收载品种。黄精原料药材来源于安徽省亳州市谯城区颜集镇，该产区为黄精的道地产区，种植面积为 200 亩，年产量 100t。药农有长期种植该品种的经验，又有技术人员指导，使该产区的黄精质量上乘，产量稳定。

选择比较湿润肥沃的林间土地或山地，林地遮阴为 50% 最为合适，要求无积水、无盐碱影响，以土质肥沃，疏松富含腐质的沙质土壤为好。①根状茎繁殖：于晚秋或早春 3 月份下旬前后选 1 ～ 2 年生健壮、无病虫害的植株根茎，选取先端幼嫩部分，截成数段栽种，覆土后稍加镇压并浇水，以后每隔 3 ～ 5 天浇水 1 次，使土壤保持湿润。于秋末种植时，应在上冻后盖一些圈肥和草以保暖。②种子繁殖：8 月份种子成熟后选取成熟饱满的种子立即进行沙藏处理，待第二年 3 月份下旬筛出种子，撒播到畦面的浅沟内，盖土稍压后浇水，并盖一层草保湿。出苗前去掉盖草，苗高 6 ～ 9cm 时，过密处可适当间苗，1 年后移栽。

为满足黄精生长所需的荫蔽条件，可在畦埂上种植玉米。生长前期要经常中耕除草，每年于 4、6、9、11 月份各进行 1 次，宜浅锄并适当培土；后期拔草即可。黄精忌水并喜荫蔽，应注意排水。要在花蕾形成前及时将花芽摘去。以促进养分集中转移到根茎部，促使产量提高。收获时清园，消灭病残体；前期喷施 1 ∶ 1 ∶ 100 波尔多液，每 7 天 1 次，连续 3 次。防治为害叶片的黑斑病。可用 75% 辛硫磷乳油按种子量 0.1% 拌种；和在田间发生期，用 90% 敌百虫 1000 倍液浇灌防治为害根部的蛴螬。一般叶部产生褐色圆斑，边缘紫红色，为叶斑病。多发生在夏秋季，病原为真菌中的半知菌，防治方法以预防为主。入夏时可用粉锈宁或 65% 代森锌可湿性粉剂 500 ～ 600 倍喷洒，预防喷药 2 ～ 3 次。

根据近年来对公司黄精药材进行的检测，产品质量全部高于《中国药典》（2015 年版）黄精项下的有关标准。

2. 采收季节及产地加工

根据药农的经验和公司的多次检验以及参考文献，确定最佳采收期在种植后 3 年的 11 月份到翌年 1 月份，这段时期采收的黄精根茎中黄精多糖含量高而稳定，根茎干物质也几乎不再增加。黄精花期 5 ～ 6 月份，果期 7 ～ 9 月份。选择无烈日、无雨、无霜冻的阴天或多云天气进行，采收时要求土壤不粘也不干。把全株挖出，抖去泥土，除去地上茎和根茎的须根，洗净，置沸水中，蒸 10 ～ 20min（以蒸透为准），取出晾晒，边晒边揉，晾晒 7 ～ 10 天即可干燥。也可 60 ～ 80℃干燥。

3. 优质药材依据

亳州，自古以来就有中药材种植、加工、炮制、经营的悠久传统历史，是著名的药都和全球最大的中药材集散地。自汉代以后，亳州已广为种植中草药，且历久不衰，谯城气候湿润，雨量适中，适宜多花黄精生长。谯城是“农业产业化示范县（区）”和“安徽省现代中药高新技术产业基地”。公司生产优质酒黄精饮片的原料药材来源于安徽省亳州市谯城区颜集镇地区。公司对供应商严格按照GMP规范管理，采收时间到产地考察，以确保来源可控，见图47-1，图47-2。

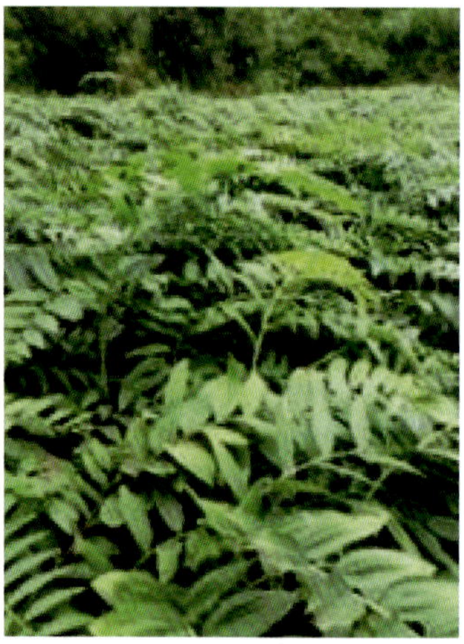

图 47-1　黄精原植物

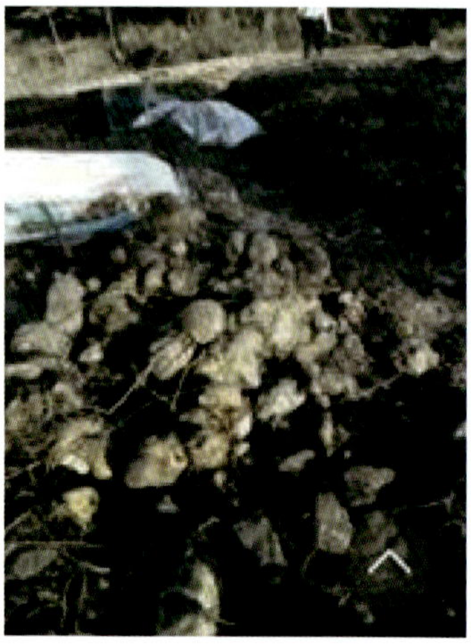

图 47-2　黄精药材采收

为保证酒黄精饮片的质量，制定了黄精药材内控质量标准，关键质量指标优于《中国药典》2015年版标准[水分17.0%，比《中国药典》低1.0%；总灰分4.0%；二氧化硫残留量不得过100mg/kg；浸出物48.0%，比《中国药典》高3%；含黄精多糖以无水葡萄糖（$C_6H_{12}O_6$）计，不得少于8.0%，比《中国药典》高1.0%]。

二、炮制

1. 标准依据

依据《中国药典》2015年版酒黄精质量标准炮制项下操作，方法为净制，洗润，切制，蒸制，干燥，精选。

2. 工艺流程

经过长期的实践和经验积累，通过老药工的现场指导，最终确定酒黄精饮片炮制工艺。酒黄精饮片炮制工艺步骤及主要参数包括①净制：净选后的酒黄精无霉变、走油、虫蛀。②洗润：浸润12～18h（夏12h，冬18h）至软硬适宜，内外一致。③切制：切片厚度为2～4mm。④蒸制：按药材：黄酒=5 ：1（重量比）的比例加入黄酒，先加热蒸制4h，闷12h，再晾晒至八成干，再加入上一次蒸制残留药液拌匀后继续蒸制，药材蒸至表面棕褐色至黑色，有光泽，中心棕色至浅褐色时取出，至少4h。压力0.4MPa。⑤干燥：烘箱内烘干，温度不超过60℃，上料厚度不得超过3cm，干燥时间为4.5h，至水分15.0%以下。⑥精选：根据外观色泽，直径大小，均匀性，筋脉点明显者人工挑选优质饮片（图47-3）。

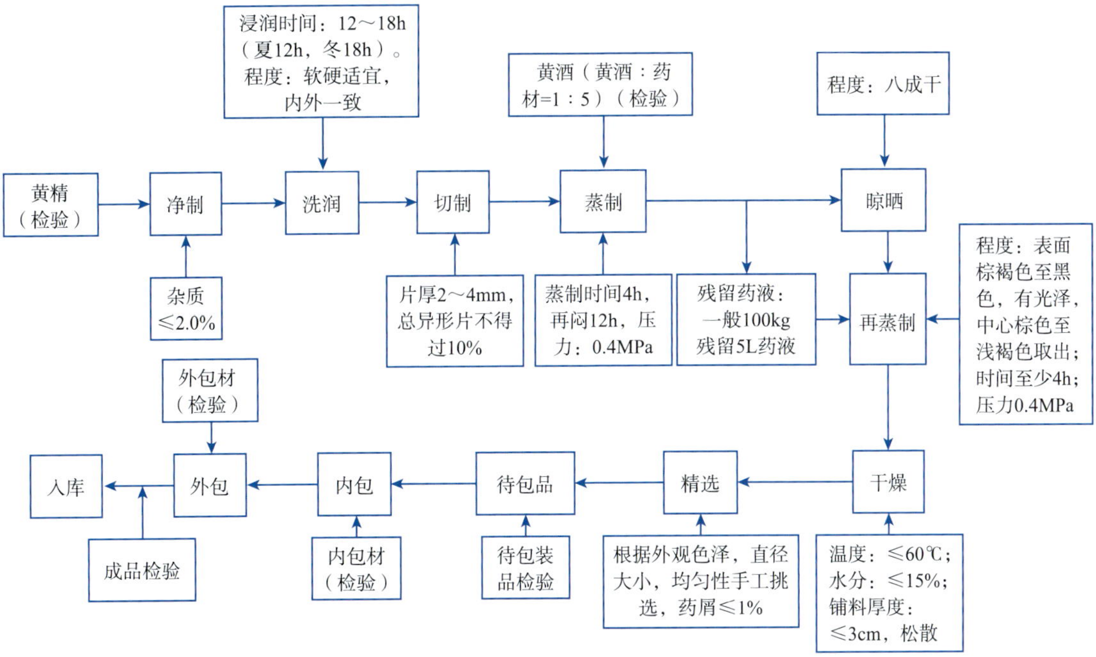

图 47-3　酒黄精饮片生产工艺流程图

3. 辅料来源及标准

炮制所用黄酒来源于重庆允丰正黄酒厂，所用标准为国家标准：《黄酒》GB/T13662-2018，每批黄酒均自检合格后入库。

为确保产品质量符合要求，以《中国药典》2015年版为基础，制定了《酒黄精生产工艺规程》、《酒黄精中间品检验标准操作规程》、《酒黄精成品检验标准操作规程》等文件。生产设备有循环水清洗机、气压立式变频调速切片机、直切式切药机、往复式切药机、斜片机、敞开式烘箱等，能够满足酒黄精饮片的加工生产要求。

三、性状

1. 药材性状

药材性状呈长条结节块状，长短不等，常数个块状结节相连。表面灰黄色或黄褐色，粗糙，结节上侧有突出的圆盘状茎痕，直径 0.8 ～ 1.5cm。味苦者不可药用，见图 47-4。

2. 饮片性状

本品呈不规则的厚片。直径 0.5 ～ 2.0cm。表面棕褐色至黑色，有光泽，中心棕色至浅褐色，多见筋脉小点。质较柔软。味甜，微有酒香气。味苦者不可药用，见表 47-1，图 47-5。

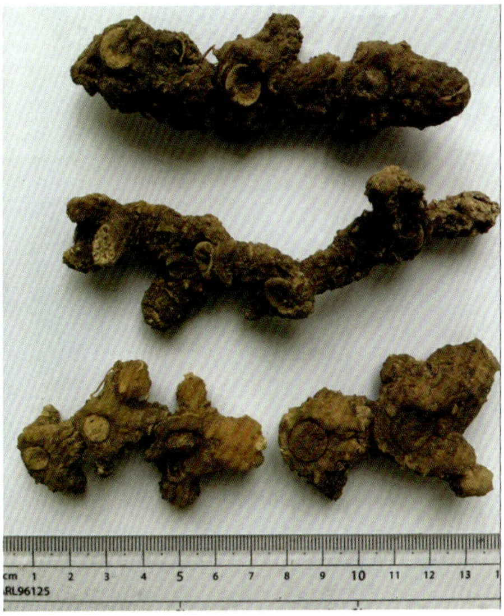

图 47-4　黄精药材性状

表 47-1　酒黄精饮片性状

批号	性　状
E2016120201	本品呈不规则的厚片，长 3.1～5.4cm，直径 0.6～1.7cm。表面黑色，有光泽，中心浅褐色，多见筋脉小点。质较柔软。味甜，微有酒香气。味苦者不可药用。
E2017020101	本品呈不规则的厚片，长 2.9～5.6cm，直径 0.8～1.8cm。表面黑色，有光泽，中心浅褐色，可见筋脉小点。质较柔软。味甜，微有酒香气。味苦者不可药用。
E2017060101	本品呈不规则的厚片，长 3.3～5.7cm，直径 0.5～1.6cm。表面棕褐色，有光泽，中心浅褐色，多见筋脉小点。质较柔软。味甜，微有酒香气。味苦者不可药用。

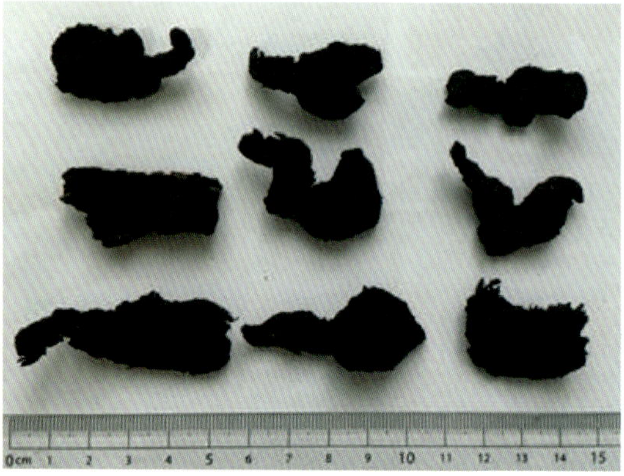

图 47-5　酒黄精饮片性状

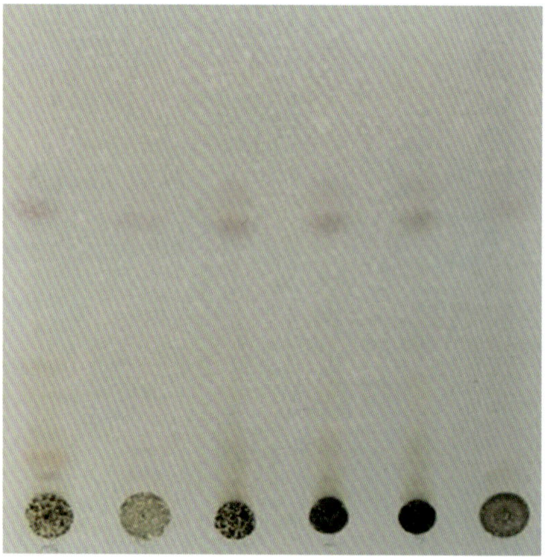

图 47-6　酒黄精饮片薄层鉴别

1. 滇黄精对照药材；2、6. 黄精对照药材；3～5. 酒黄精饮片

四、鉴别

薄层鉴别：取本品粉末 1g，加 70% 乙醇 20ml，加热回流 1h，抽滤，滤液蒸干，残渣加水 10ml 使溶解，加正丁醇液振摇提取 2 次，每次 20ml，合并正丁醇液，蒸干，残渣加甲醇 1ml 使溶解，作为供试品溶液。另取滇黄精和黄精对照药材各 1g，同法制成对照药材溶液。照薄层色谱法（《中国药典》2015 年版通则 0502）试验，吸取上述两种溶液各 10μl，分别点于同一硅胶 G 薄层板上，以石油醚（60～90℃）- 乙酸乙酯 - 甲酸（5∶2∶0.1）为展开剂，展开，取出，晾干，喷以 5% 香草醛硫酸溶液，在 105℃加热至斑点显色清晰。供试品色谱中，在与对照药材色谱相应的位置上，显相同颜色的斑点，见图 47-6。

五、检查

1. 杂质检查

根据《中国药典》2015 年版通则 2301 杂质检查法，10 批酒黄精饮片各取 2 份约 100g 的酒黄精，摊开，将霉烂、变质、虫蛀及其他杂质拣出，将各类杂质分别称重，计算其在供试品中的百分含量。

结果见表 47-2。

表 47-2 酒黄精饮片杂质测定结果

序号	样 1	样 2	平均值	序号	样 1	样 2	平均值
1	0.94%	0.88%	0.9%	6	0.74%	0.70%	0.7%
2	0.42%	0.46%	0.4%	7	0.52%	0.59%	0.6%
3	0.64%	0.75%	0.7%	8	0.45%	0.38%	0.4%
4	0.52%	0.55%	0.5%	9	0.68%	0.75%	0.7%
5	0.82%	0.78%	0.8%	10	0.72%	0.74%	0.7%

通过检测，饮片杂质量最高为 0.9%，最低 0.4%，根据 95% 置信度计算区间 0.6%±0.1%，上限为 0.7%，《中国药典》2015 年版规定黄精饮片杂质标准不得过 2.0%。为了切实保证饮片的质量，又考虑到酒黄精的大生产实际，优质酒黄精饮片杂质含量定为不得过 1.0%。

2. 水分

照水分测定法（《中国药典》2015 年版通则 0832 第四法）测定。取本品粉末 20g，粉碎过 2 号筛，精密称定置 500ml 圆底烧瓶中，加入沸石数粒，将水分测定仪其余部分接上，于冷凝管顶端加入 200ml 甲苯，使之充满 B 管狭长部分。开启电热套，待甲苯开始沸腾时，调节温度使液滴速度控制在每秒钟馏出 2 滴。持续加热至测定管刻度部分水分不再增加时（约 4h），用少许甲苯从冷凝定上端冲洗冷凝管内壁，并用蘸甲苯的铜丝刷将附着在内壁的甲苯推下，继续加热蒸馏 5min，停止加热，放冷至室温。拆卸装置，待水分与甲苯完全分离，读取水量，计算出供试品中水分的百分量。结果见表 47-3。

表 47-3 酒黄精饮片及黄精药材水分测定结果

序号	饮片			药材		
	样 1	样 2	平均值	样 1	样 2	平均值
E2016120201	12.94%	12.88%	12.9%	13.83%	13.75%	13.8%
E2017020101	13.85%	13.89%	13.9%	15.06%	15.17%	15.1%
E2017060101	13.14%	13.22%	13.2%	15.41%	15.36%	15.4%

结果表明，饮片水分含量最高为 13.9%，最低为 12.9%，根据 95% 置信度计算区间 13.3%±0.5%，上限为 12.8%，《中国药典》2015 年版规定黄精饮片水分标准不得过 15.0%。为了切实保证饮片的质量，又考虑到大生产的实际及成本控制的需要，优质酒黄精饮片含水量定为不得高于 14.0%。

3. 总灰分

照灰分测定法（《中国药典》2015 年版通则为 2302）测定。取供试品适量粉碎使其完全通过二号筛，充分混匀。精密称取供试品粉末 3 ～ 5g，置炽灼至恒重的坩埚中，于电炉上缓缓炽热至完全炭化。转移至马福炉中，逐渐升温至 600℃，完全灰化（约 5h）并至恒重，称重。根据残渣重量，计算供试品中总灰分的含量。结果见表 47-4。

表 47-4 酒黄精饮片及黄精药材总灰分测定结果

序号	饮片			药材		
	样 1	样 2	平均值	样 1	样 2	平均值
E2016120201	2.24%	2.18%	2.2%	2.03%	2.05%	2.0%
E2017020101	1.77%	1.81%	1.8%	2.69%	2.74%	2.7%
E2017060101	2.62%	2.65%	2.6%	3.45%	3.50%	3.5%

结果表明，饮片总灰分含量最高为 2.6%，最低 1.8%，根据 95% 置信度计算区间 2.2%±0.4%，上限为 2.6%，《中国药典》2015 年版规定酒黄精饮片总灰分标准不得过 4.0%。为了切实保证饮片的质量，又考虑到酒黄精的大生产实际，优质酒黄精饮片总灰分定为不得高于 4.0%。

4. 二氧化硫残留量

照《中国药典》2015 年版通则 2331 操作。结果 3 批酒黄精均未检测到二氧化硫残留，符合《中国药典》标准（黄精二氧化硫残留量不得过 150mg/kg）。考虑到样品的差异性，将酒黄精的二氧化硫残留量指标定为不得过 100mg/kg。

六、浸出物

将制备好的样品粉末混合均匀，取供试品约 2g，称定重量，置 100ml 的锥形瓶中，精密加入稀乙醇 50ml，塞紧，称定重量，静置 1h 后，连接回流冷凝管，水浴加热至沸腾，并保持微沸 1h，放冷后，取下锥形瓶，密塞，称定重量，用稀乙醇补足减失的重量，摇匀，用干燥的滤器滤过，精密量取滤液 25ml，置已干燥至恒重的蒸发皿中，在水浴上蒸干后，于 105℃干燥 3h，移置干燥器中冷却 30min，迅速精密称定重量，以干燥品计算供试品中浸出物的含量（%）。按《中国药典》2015 年版通则 2201 项下的热浸法（稀乙醇）测定其醇溶性浸出物的含量。结果见表 47-5。

表 47-5　酒黄精饮片及黄精药材浸出物测定结果

序号	饮片			药材		
	样 1	样 2	平均值	样 1	样 2	平均值
E2016120201	49.04%	49.12%	49.1%	53.67%	53.75%	53.7%
E2017020101	52.38%	52.45%	52.4%	57.61%	57.56%	57.6%
E2017060101	49.41%	49.46%	49.4%	48.73%	48.63%	48.7%

结果表明，饮片浸出物含量最高为 52.4%，最低为 49.1%，根据 95% 置信度计算区间 50.3%±1.7%，下限为 48.6%，《中国药典》2015 年版规定酒黄精饮片浸出物标准不少于 45.0%。为了切实保证饮片的质量，又考虑到酒黄精的大生产实际，公司将优质酒黄精饮片浸出物标准定为不得少于 48.0%。

七、含量测定

1. 实验仪器与试药

UV-3000PC 型紫外分光光度计（上海美谱达仪器有限公司）；DHG-9023A 电热恒温鼓风干燥箱（上海精宏实验设备有限公司）；HH-2 数显恒温水浴锅（国华电器有限公司）；AR2140L 型电子分析天平 [梅特勒 - 托利多仪器（上海）有限公司]；MS105DU 型电子分析天平 [梅特勒 - 托利多仪器（上海）有限公司]；UPT- Ⅱ -10T 型优普特实验室超纯水机（四川优普超纯科技有限公司）；XY-280B-1 型 280 克小宝中药材粉碎机（永康市小宝电器有限公司）。

D- 无水葡萄糖对照品（购于中国食品药品检定研究院，纯度 99.5%，批号 110833-201205），蒽酮（上海化学试剂采购供应厂），硫酸（西陇科学股份有限公司），无水乙醇（天津市华东试剂厂）。

2. 对照品溶液的制备

精密称取经 105℃干燥至恒重的 D- 无水葡萄糖对照品 33mg，置 100ml 量瓶中，加水溶解并稀释至刻度，摇匀，即得（每 1ml 中含无水葡萄糖 0.33mg）。

3. 供试品溶液的制备

精密称取60℃干燥至恒重的本品细粉约0.25g，置圆底烧瓶中，加80%乙醇150ml，置水浴中加热回流1h，趁热滤过，残渣用80%热乙醇洗涤3次，每次10ml，将残渣及滤纸置烧瓶中，加水150ml，置沸水浴中加热回流1h，趁热滤过，残渣及烧瓶用热水洗涤4次，每次10ml，合并滤液与洗液，放冷，转移至250ml量瓶中，加水至刻度，摇匀，即得。

4. 方法学考察

（1）标准曲线的绘制：精密量取浓度为0.351 3mg/ml的无水葡萄糖对照品溶液0.1ml、0.2ml、0.3ml、0.4ml、0.5ml、0.6ml，分别置10ml具塞刻度试管中各加水至2ml，在冰水浴中滴加0.2%蒽酮-硫酸溶液至刻度，混匀，放冷后置水浴中保温10min取出，立即置冰水浴中冷却10min取出，以相应试剂为空白。用紫外-可见分光光度计（《中国药典》2015年版通则0401）在582nm波长处测定吸光度，以吸光度计值对进样浓度作线性回归处理。结果见表47-6、图47-7。

表47-6 标准曲线的制备

编号	1	2	3	4	5	6
浓度（mg/ml）	0.035 13	0.070 26	0.105 39	0.140 52	0.175 65	0.210 78
Abs	0.170	0.302	0.436	0.590	0.688	0.837

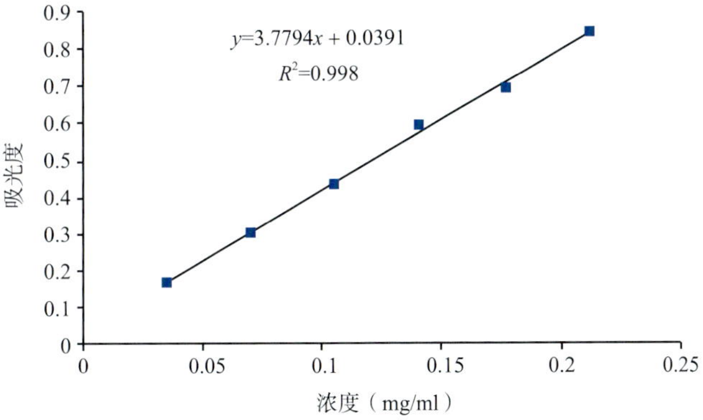

图47-7 酒黄精饮片标准曲线

得到回归方程为：$y=3.7794x+0.0391$，$R^2=0.998$，实验结果表明，无水葡萄糖浓度在0.035 13～0.210 78mg/ml范围内线性关系良好。

（2）精密度试验：精密量取浓度为0.035 13mg/ml的D-无水葡萄糖对照品溶液1.0ml，按照紫外-可见分光光度法（《中国药典》2015年版通则0401）在582nm波长处测定吸光度，重复检测5次，吸光度结果分别为0.171、0.170、0.170、0.170、0.170，仪器精密度良好，RSD为0.1%。

（3）稳定性试验：精密称取酒黄精样品，按"供试品溶液的制备"项下制备供试品溶液，分别在10min、30min、60min、90min、120min，按照紫外-可见分光光度法（《中国药典》2015年版通则0401）在582nm波长处测定吸光度，计算D-无水葡萄糖浓度含量，吸光度结果分别为0.170、0.169、0.168、0.165、0.156，平均值为0.166，RSD为0.649%，表明供试品溶液在2h内稳定。

（4）重现性试验：将同一批供试品取5份，按"供试品溶液的制备"项下制备供试品溶液，测定其吸光度，RSD为0.52%。其含量分别为5.12%、5.16%、5.08%、5.18%、5.05%，平均值为5.12%，RSD为4.3%，表明样品测定具有良好重现性。

（5）加样回收率试验：精密称取酒黄精样品 0.25g（D- 无水葡萄糖的含量 13.75mg），共 6 份，精密称定，精密加入葡萄糖对照品适量，按“供试品溶液的制备”项下方法制备样品溶液，测定其吸光度，平均回收率为 99.02%，RSD 值为 1.14%。结果见表 47-7。

表 47-7　加样回收率试验结果

序号	取样量（g）	样品中含量（mg）	对照品加入量（mg）	测得值（mg）	回收率（%）	平均回收率（%）	RSD（%）
1	0.251 4	13.83	8.78	22.48	98.52	99.02	1.14
2	0.251 7	13.84	8.75	22.35	97.26		
3	0.250 5	13.78	14.05	27.72	99.22		
4	0.250 9	13.80	14.02	27.90	100.57		
5	0.252 1	13.87	17.57	31.23	98.80		
6	0.251 3	13.82	17.61	31.39	99.77		

测定法：精密量取样品溶液 1ml，置 10ml 具塞干燥试管中，加水至 2ml，在冰水浴中滴加 0.2% 蒽酮 - 硫酸溶液至刻度，混匀，放冷后置水浴中保温 10min 取出立即置冰水浴中冷却 10min 取出以相应试剂为空白。用紫外 - 可见分光光度计（《中国药典》2015 年版通则 0401）在 582nm 波长处测定吸光度，从标准曲线上读出供试品溶液中含无水葡萄糖的重量（mg），计算，即得。结果见表 47-8。

表 47-8　酒黄精饮片及黄精药材无水葡萄糖含量测定结果

序号	饮片			药材		
	样 1	样 2	平均值	样 1	样 2	平均值
E2016120201	4.82%	4.74%	4.8%	10.07%	10.15%	10.1%
E2017020101	5.46%	5.57%	5.5%	11.65%	11.73%	11.7%
E2017060101	5.18%	5.25%	5.2%	15.03%	14.95%	15.0%

结果显示，3 批酒黄精饮片中黄精多糖的含量最高为 5.5%，最低 4.8%，根据 95% 置信度计算区间 5.2%±0.3%，下限为 4.9%，《中国药典》2015 年版黄精饮片标准不少于 4.0%。为了切实保证饮片的质量，又考虑到酒黄精的大生产实际，公司将优质酒黄精饮片黄精多糖标准定为不得少于 4.5%。

来源于安徽省亳州市谯城区颜集镇地区黄精药材，按照规范化生产工艺制备三批酒黄精饮片，通过对其质量检测，其关键质量内控指标分别定为：杂质不得过 1.0%、水分不得过 14.0%、总灰分不得过 4.0%、二氧化硫残留量不得过 100mg/kg、浸出物不得少于 48.0%、黄精多糖含量不得少于 4.5%，优于《中国药典》规定。

八、性味与归经

甘，平。归脾、肺、肾经。

九、功能与主治

补肾益精、滋阴润燥。用于滋补强身和肾虚精亏，肺虚燥咳以及脾胃虚弱之证。中寒泄泻，痰湿痞满气滞者忌服。

十、用法与用量

9 ～ 15g。

十一、贮藏

公司阴凉库面积 1200m^2，温度 20℃以下，湿度 45% ～ 75%。常温库面积 1600m^2，温度 30℃以下，湿度 45% ～ 75%。黄精置阴凉干燥处，防潮，防蛀。

十二、优质饮片质量标准亮点总结

1. 产地

安徽省亳州市谯城区颜集镇。

2. 工艺

参数明确，稳定可控。

3. 性状

增加了对酒黄精饮片直径大小的规定。酒黄精直径 0.5 ～ 2.0cm，多见筋脉小点。

4. 鉴别

新增了与滇黄精对照药材的薄层鉴别。

5. 检查

新增了杂质和二氧化硫残留量指标，杂质不得过 1%，二氧化硫残留量不得过 100mg/kg。

6. 提高项

提高了浸出物指标，规定浸出物不得少于 48.0%。含量测定项下含黄精多糖以无水葡萄糖（$C_6H_{12}O_6$）计，含量不少于 4.5%。

48. 野菊花
Yejuhua
CHRYSANTHEMI INDICI FLOS

本品为菊科植物野菊 *Chrysanthemum indicum* L. 干燥头状花序的炮制加工品。

【采收与加工】 10 月底到 11 月初花初开放时采摘，蒸后晒干。产自道地产区湖北省黄冈市罗田县三里畈镇。

【炮制】 净选后无泥沙、尘土、霉变、虫蛀、非药用部位等。精选，筛去药屑，根据外观色泽，直径大小，花的开放程度人工进行挑选。筛网的孔径 4mm。以色黄无梗，完整，气香，花未全开者为佳。

【成品性状】 本品呈类球形，直径 0.3 ～ 0.8cm，棕黄色。总苞由 4 ～ 5 层苞片组成，外层苞片卵形或条形，外表面中部灰绿色或浅棕色，通常被白毛，边缘膜质；内层苞片长椭圆形，膜质，外表面无毛。总苞基部有的残留总花梗。舌状花 1 轮，黄色至棕黄色，皱缩卷曲；

管状花多数，深黄色。体轻。气芳香，味苦。

【鉴别】

（1）显微鉴别：粉末黄棕色。花粉粒黄色，类圆形，直径24～28μm，有3孔沟，表面有刺，刺长约3.5μm，每裂片4～5刺。腺毛头部鞋底形，4～6（或4～8）细胞，两面相对排列，外被角质层。T形毛较多，顶端细胞长大，臂一长一短，直径23～50μm，壁稍厚或一边稍厚，基部2～6细胞，其中一个稍膨大或皱缩。

（2）取本品粉末0.3g，加甲醇15ml，超声处理30min，放冷，滤过，取滤液作为供试品溶液。另取野菊花对照药材0.3g，同法制成对照药材溶液。再取蒙花苷对照品，加甲醇制成每1ml含0.2mg的溶液，作为对照品溶液。照薄层色谱法（《中国药典》2015年版通则0502）试验，吸取上述三种溶液各3μl，分别点于同一聚酰胺薄膜上，以乙酸乙酯-丁酮-三氯甲烷-甲酸-水（15∶15∶6∶4∶1）为展开剂，展开，取出，晾干，喷以2%三氯化铝溶液，热风吹干，置紫外光灯（365nm）下检视。供试品色谱中，在与对照药材色谱和对照品色谱相应的位置上，显相同颜色的荧光斑点。

【检查】

杂质 不得过1.0%（《中国药典》2015年版通则2301）。

水分 不得过14.0%（《中国药典》2015年版通则0832第四法）。

总灰分 不得过9.0%（《中国药典》2015年版通则2302）。

酸不溶性灰分 不得过2.0%（《中国药典》2015年版通则2302）。

二氧化硫残留量 不得过100mg/kg（《中国药典》2015年版通则2331）。

【含量测定】 照高效液相色谱法（《中国药典》2015年版通则0512）测定。

色谱条件与系统适用性试验：以十八烷基硅烷键合硅胶为填充剂；以甲醇-水-冰醋酸（26∶23∶1）为流动相；检测波长为334nm。理论板数按蒙花苷峰计算应不低于3000。

对照品溶液的制备：精密称取蒙花苷对照品适量，加甲醇溶解（必要时加热）制成每1ml含25μg的溶液，即得。

供试品溶液的制备：精密称取本品粉末（过三号筛）约0.25g，置具塞锥形瓶中，精密加入甲醇100ml，称定重量，加热回流3h，放冷，再称定重量，用甲醇补足减失的重量，摇匀，滤过，取续滤液，即得。

测定法：分别精密吸取对照品溶液与供试品溶液各20μl，注入液相色谱仪，测定，即得。

本品按干燥品计算，含蒙花苷（$C_{28}H_{32}O_{14}$）不得少于0.80%。

【性味与归经】 苦、辛，微寒。归肝、心经。

【功能与主治】 清热解毒，泻火平肝。用于疔疮痈肿，目赤肿痛，头痛眩晕。脾胃虚寒者忌食。

【用法与用量】 9～15g。外用适量，煎汤外洗或制膏外涂。

【贮藏】 置阴凉干燥处，防潮，防蛀。

起草单位：麻城九州中药发展有限公司

“优质野菊花饮片质量标准（草案）”说明

一、药材来源

1. 基原

本品为菊科植物野菊 *Chrysanthemum indicum* L. 的干燥头状花序，为《中国药典》收载品种。野菊花原料药材来源于湖北省黄冈市罗田县三里畈镇地区，该产区为野菊花的道地产区，年产量 50t。该地区处亚热带，位于典型的季风区内，为亚热带季风性湿润气候，光能充足，热量丰富，无霜期长，降水充沛，雨热同季。野菊花喜凉爽湿润气候，耐寒。该产区的野菊花质量上乘，产量稳定。

2. 采收与加工

野菊花成熟于秋冬季节，直接晒干方法虽处理方法简单，但容易受气温等外界环境的影响，蒸后晒干野菊花都经历了“杀青”过程，晒干过程较快，因此野菊花的实际采收过程中选择蒸后晒干的产地加工方法。最佳采收期是 10 月底到 11 月初，秋季花初开放时采收地上部分，除去杂质，蒸后晒干。此时采收的野菊花质量好。

3. 优质药材依据

罗田是中药材资源大县，地处大别山南麓，由于大别山的屏障作用，形成了亚热带季风性气候特征。这独特气候特征，非常适宜野菊花的生长。当地资源丰富，也可持续发展，使经济效益十分显著，农民积极性不断增强。根据近年来对不同产地野菊花药材进行的检测可知，湖北罗田县三里畈镇的野菊花所含蒙花苷含量显著高于其他产地。

根据近年来对野菊花药材进行的检测可知，产品质量全部高于《中国药典》2015 年版野菊花项下的有关标准。优质野菊花饮片的原料药材来源于湖北省黄冈市罗田县三里畈镇地区。

为保证野菊花饮片的质量，制定了野菊花药材内控质量标准，关键质量指标优于《中国药典》2015 年版标准，制定了更为严格的野菊花药材内控质量标准：杂质少于 1.0%、水分少于 14.0%、总灰分少于 9.0%、酸不溶性灰分不得过 2.0%、含蒙花苷（$C_{28}H_{32}O_{14}$）不得少于 0.80%。

二、炮制

1. 标准依据

依据《中国药典》2015 年版野菊花质量标准炮制项下操作，方法为净制，精选。

2. 工艺路线

野菊花（检验）→净制（杂质≤ 2%）→精选（杂质≤ 1%）→内包（内包材检验）→外包（外包材检验）→（成品检验）→入库。

3. 炮制工艺

（1）净制：净选后药材无泥沙、尘土、霉变、虫蛀、非药用部位等。

（2）精选：筛去药屑，根据外观色泽，直径大小，花的开放程度人工进行挑选。筛网的孔径 4mm。以色黄无梗，完整，气香，花未全开者为佳。

为确保产品质量符合要求，以《中国药典》2015 年版为基础，制定了《野菊花生产工艺规程》、《野菊花成品检验标准操作规程》等文件。生产设备有敞开式烘箱等，能够满足野菊花饮片的加工生产要求。

三、性状

1. 药材性状

本品呈类球形，直径 0.3 ～ 1cm，棕黄色。总苞由 4 ～ 5 层苞片组成，外层苞片卵形或条形，外

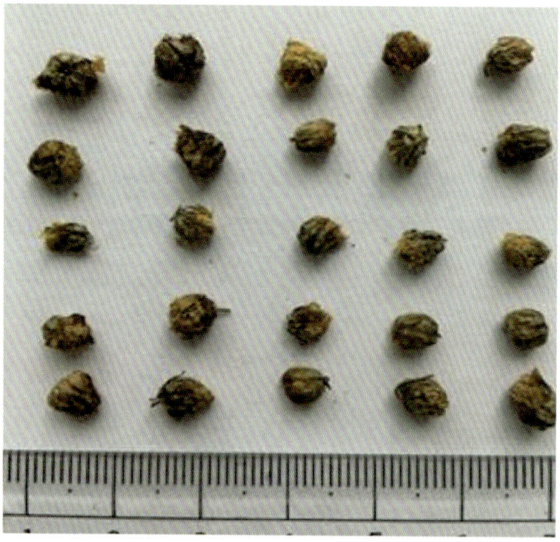

图 48-1 野菊花饮片性状

表面中部灰绿色或浅棕色，通常被白毛，边缘膜质；内层苞片长椭圆形，膜质，外表面无毛。总苞基部有的残留总花梗。舌状花 1 轮，黄色至棕黄色，皱缩卷曲；管状花多数，深黄色。体轻。气芳香，味苦。

2. 饮片性状

本品呈类球形，直径 0.3 ～ 0.8cm，棕黄色。总苞由 4 ～ 5 层苞片组成，外层苞片卵形或条形，外表面中部灰绿色或浅棕色，通常被白毛，边缘膜质；内层苞片长椭圆形，膜质，外表面无毛。总苞基部有的残留总花梗。舌状花 1 轮，黄色至棕黄色，皱缩卷曲；管状花多数，深黄色。体轻。气芳香，味苦。以色黄无梗，完整，气香，花未全开者为佳。三批野菊花的性状评价见表 48-1，图 48-1。

表 48-1 三批野菊花饮片性状

批号	性状
E2016120201	本品呈类球形，直径 0.3 ～ 0.7cm，棕黄色。总苞由 4 ～ 5 层苞片组成，外层苞片卵形或条形，外表面中部灰绿色，通常被白毛，边缘膜质；内层苞片长椭圆形，膜质，外表面无毛。总苞基部有的残留总花梗。舌状花 1 轮，棕黄色，皱缩卷曲；管状花多数，深黄色。体轻。气芳香，味苦
E2017020101	本品呈类球形，直径 0.3 ～ 0.6cm，棕黄色。总苞由 4 ～ 5 层苞片组成，外层苞片卵形或条形，外表面中部灰绿色，通常被白毛，边缘膜质；内层苞片长椭圆形，膜质，外表面无毛。总苞基部有的残留总花梗。舌状花 1 轮，棕黄色，皱缩卷曲；管状花多数，深黄色。体轻。气芳香，味苦
E2017060101	本品呈类球形，直径 0.4 ～ 0.8cm，棕黄色。总苞由 4 ～ 5 层苞片组成，外层苞片卵形或条形，外表面中部灰绿色，通常被白毛，边缘膜质；内层苞片长椭圆形膜质，外表面无毛。总苞基部有的残留总花梗。舌状花 1 轮，棕黄色，皱缩卷曲管状花多数，深黄色。体轻。气芳香，味苦

四、鉴别

1. 显微鉴别

对不同批次的野菊花饮片粉末进行显微鉴别。结果见图 48-2。

根据上述研究结果，将野菊花的显微鉴别内控标准定为粉末特征：黄棕色。花粉粒黄色，类圆形，直径 24 ～ 28μm，有 3 孔沟，表面有刺，刺长约 3.5μm，每裂片 4 ～ 5 刺。腺毛头部鞋底形，4 ～ 6 细胞，两面相对排列，外被角质层。T 形毛较多，顶端细胞长大，臂一长一短，直径 23 ～ 50μm，壁稍厚或一边稍厚，基部 2 ～ 6 细胞，其中一个稍膨大或皱缩，见图 48-3。

2. 薄层鉴别

取本品粉末 0.3g，加甲醇 15ml，超声处理 30min，放冷，滤过，取滤液作为供试品溶液。另取野菊花对照药材 0.3g，同法制成对照药材溶液。再取蒙花苷对照品，加甲醇制成每 1ml 含 0.2mg 的溶液，作为对照品溶液。照薄层色谱法（《中国药典》2015 年版通则 0502）试验，吸取上述三种溶液各 3μl，分别点于同一聚酰胺薄膜上，以乙酸乙酯 - 丁酮 - 三氯甲烷 - 甲酸 - 水（15 ∶ 15 ∶ 6 ∶ 4 ∶ 1）为展开剂，展开，取出，晾干，喷以 2% 三氯化铝溶液，热风吹干，置紫外光灯（365nm）下检视。供试品色谱中，在与对照药材色谱和对照品色谱相应的位置上，显相同颜色的荧光斑点，见图 48-4。

样品号	显微图
1	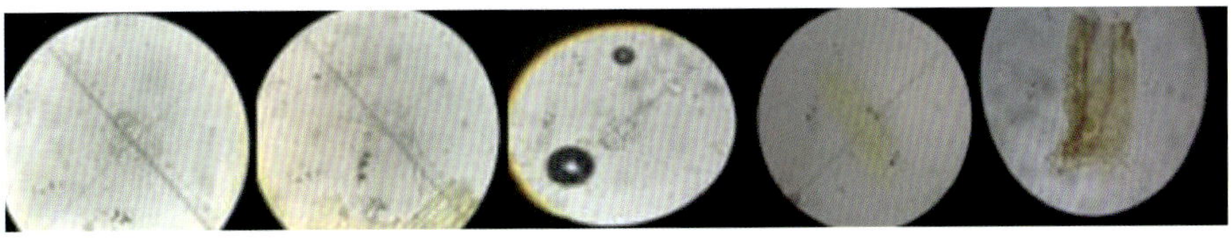 1. 花粉粒　2. T形毛　3. 腺毛头部　4. 导管　5. 表皮细胞
2	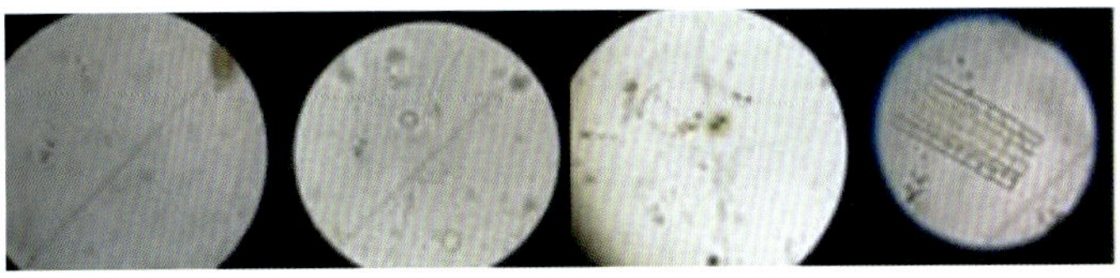 1. 花粉粒　2. T形毛　3. 腺毛头部　4. 表皮细胞
3	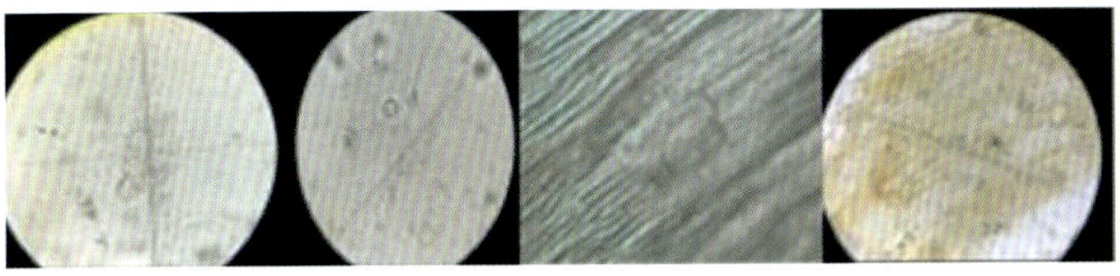 1. 花粉粒　2. T形毛　3. 腺毛头部　4. 表皮细胞
4	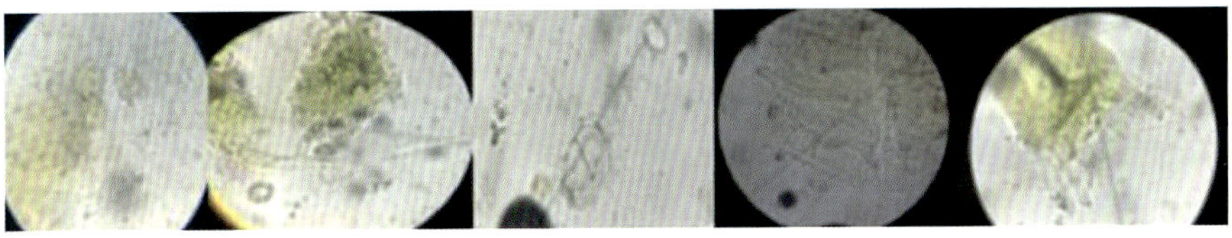 1. 花粉粒　2. T形毛　3. 腺毛头部　4. 导管　5. 表皮细胞

图 48-2　野菊花饮片粉末显微鉴别

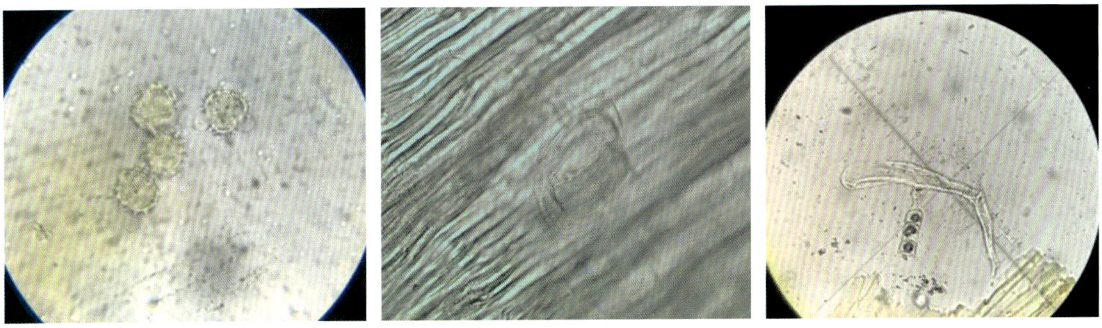

花粉粒　腺毛头部　T 形毛

图 48-3　野菊花饮片粉末显微特征

五、检查

1. 杂质

根据《中国药典》2015 年版通则 2301 杂质检查法，不同批次野菊花饮片各取 2 份约 100g 的野菊花，摊开，将霉烂、变质、虫蛀及其他杂质拣出，将各类杂质分别称重，计算其在供试品中的百分含量。结果见表 48-2。

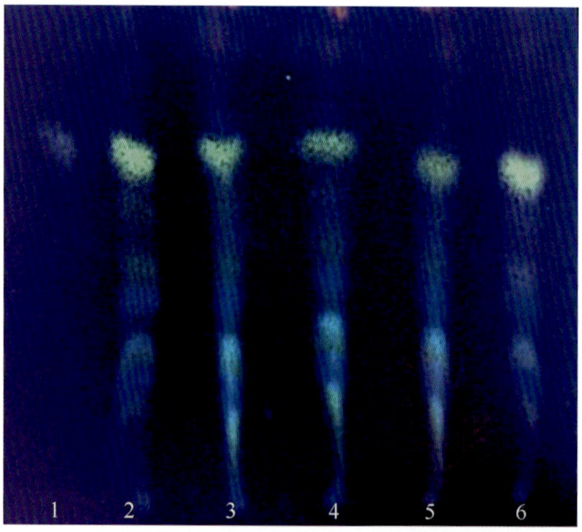

图 48-4　野菊花饮片薄层鉴别

1. 蒙花苷对照品；2、6. 野菊花对照药材；3 ～ 5. 野菊花饮片

表 48-2　野菊花饮片杂质测定结果（%）

序号	样 1	样 2	平均值	序号	样 1	样 2	平均值
1	0.85	0.80	0.8	6	0.82	0.75	0.8
2	0.71	0.67	0.7	7	0.44	0.41	0.4
3	0.35	0.32	0.3	8	0.45	0.38	0.4
4	0.40	0.44	0.4	9	0.56	0.62	0.6
5	0.68	0.71	0.7	10	0.62	0.59	0.6

通过检测，杂质量最高为 0.8%，最低 0.3%，根据 95% 置信度计算区间 0.6%±0.1%，上限为 0.7%，《中国药典》2015 年版野菊花饮片杂质标准不得过 2.0%。为了切实保证饮片的质量，又考虑到野菊花的大生产实际，将优质野菊花饮片质量标准杂质含量定为不得过 1.0%。

2. 水分

照水分测定法（《中国药典》2015 年版通则 0832 第四法）测定。

取供试品 2 ～ 5g，平铺于干燥至恒重的扁形称量瓶中，厚度不超过 5mm，精密称定，开启瓶盖在 100 ～ 105°C 干燥 5h，将瓶盖盖好，移置干燥器中，放冷 30min，精密称定，再在上述温度干燥 1h，放冷，称重，至连续两次称重的差异不超过 5mg 为止。根据减失的重量，计算供试品中含水量（%）。结果见表 48-3。

表 48-3　野菊花饮片水分测定结果（%）

批号	样 1	样 2	平均值
E2017020101	12.61	12.56	12.6
E2017020201	12.27	12.32	12.3
E2017060101	13.31	13.27	13.3

由表 48-3 可知，3 批野菊花饮片中水分最低的为 12.3%，最高的为 13.3%，根据 95% 置信度计算区

间 12.7%±0.5%，上限为 13.2%，《中国药典》2015 年版野菊花饮片水分标准不得过 14.0%。考虑到野菊花量大，水分不可能十分均匀的实际情况，将优质野菊花饮片含水量标准定为不得高于 14.0%。

3. 总灰分

按照灰分测定法（《中国药典》2015 年版通则 2302）测定。

取供试品适量粉碎使其完全通过二号筛，充分混匀。精密称取粉末 3 ～ 5g，置炽灼至恒重的坩埚中，于电炉上缓缓炽热至完全炭化。转移至马福炉中，逐渐升温至 600℃，完全灰化（约 5h）并至恒重，称重。根据残渣重量，计算供试品中总灰分的含量，结果见表 48-4。

表 48-4 野菊花饮片总灰分含量测定结果（%）

	样 1	样 2	平均值
E2017020101	8.62	8.58	8.6
E2017020201	7.38	7.43	7.4
E2017060101	8.69	8.64	8.7

由表 48-4 可知，3 批野菊花饮片中总灰分最低的为 7.4%，最高的为 8.7%，根据 95% 置信度计算区间 8.2%±0.7%，上限为 8.9%，《中国药典》2015 年版野菊花饮片灰分标准不得过 9.0%。考虑到野菊花饮片生产实际情况，将优质野菊花饮片含灰量标准定为不得高于 9.0%。

4. 酸不溶性灰分测定

取上项所得总灰分，在坩埚中小心加入稀盐酸约 10ml，用表面皿覆盖坩埚，置水浴上加热 10min，表面皿用热水 5ml 冲洗，洗液并入坩埚中，用无灰滤纸滤过，坩埚内的残渣用水洗于滤纸上，并洗涤至洗液不显氯化物反应为止。滤渣连同滤纸移至同一坩埚中，干燥，炽灼至恒重，取出，放冷，称重，根据残渣重量，计算供试品中酸不溶性灰分的含量（%）。不得过 2.0%。结果见表 48-5。

表 48-5 野菊花饮片酸不溶性灰分测定结果（%）

	样 1	样 2	平均值
E2017020101	1.54	1.58	1.6
E2017020201	1.27	1.35	1.3
E2017060101	1.78	1.83	1.8

由表 48-5 可知，3 批野菊花饮片中酸不溶性灰分最低的为 1.3%，含水量最高的为 1.8%，根据 95% 置信度计算区间 1.6%±0.2%，上限为 1.8%，《中国药典》2015 年版野菊花饮片酸不溶灰分标准不得过 2.0%。考虑到野菊花饮片生产实际情况，将优质野菊花酸不溶灰分含量内控标准定为不得高于 2.0%。

5. 二氧化硫残留量

照《中国药典》2015 年版通则 2331 操作。3 份黄精中二氧化硫残留量都为 0mg/kg，均符合《中国药典》2015 年版标准（野菊花二氧化硫残留量不得过 150mg/kg）。考虑到样品的差异性，公司将优质野菊花的二氧化硫残留量指标定为不得过 100mg/kg。

六、含量测定

1. 实验仪器与试药

Primaide 1000 型日立高效液相色谱仪（武汉威尔格科学仪器有限公司）；HH-2 数显恒温水浴锅（国

华电器有限公司）；AR2140L 型电子分析天平 [梅特勒 - 托利多仪器（上海）有限公司]；MS105DU 型电子分析天平 [梅特勒 - 托利多仪器（上海）有限公司]；UPT- Ⅱ -10T 型优普特实验室超纯水机（四川优普超纯科技有限公司）；XY-280B-1 型 280 克小宝中药材粉碎机（永康市小宝电器有限公司）；WondaCract ODS-2 色谱柱（4.6mm×250mm，5μm）。

蒙花苷对照品（购于中国食品药品检定研究院，纯度 95.1%，批号 111528-201509），甲醇为色谱纯（美国 J.T.Baker 试剂公司），冰醋酸（天津市博迪化工股份有限公司），甲醇（天津市大茂化学试剂厂）。

2. 色谱条件与系统适用性试验

以十八烷基硅烷键合硅胶为填充剂；以甲醇 - 水 - 冰醋酸（26 ∶ 23 ∶ 1）为流动相；检测波长为 334nm。理论板数按蒙花苷峰计算应不低于 3000。

3. 对照品溶液的制备

精密称取蒙花苷对照品适量，加甲醇溶解（必要时加热）制成每 1ml 含 25μg 的溶液，即得。

4. 供试品溶液的制备

精密称取本品粉末（过三号筛）约 0.25g，置具塞锥形瓶中，精密加入甲醇 100ml，称定重量，加热回流 3h，放冷，再称定重量，用甲醇补足减失的重量，摇匀，滤过，取续滤液，即得。

5. 样品测定

分别精密吸取对照品溶液、供试品溶液各 20μl，注入高效液相色谱仪，按前述色谱条件测定。见图 48-5，图 48-6，表 48-6。

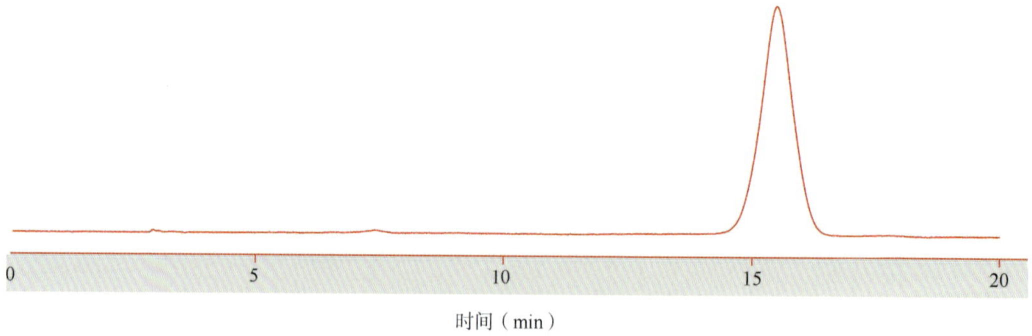

图 48-5 蒙花苷对照品

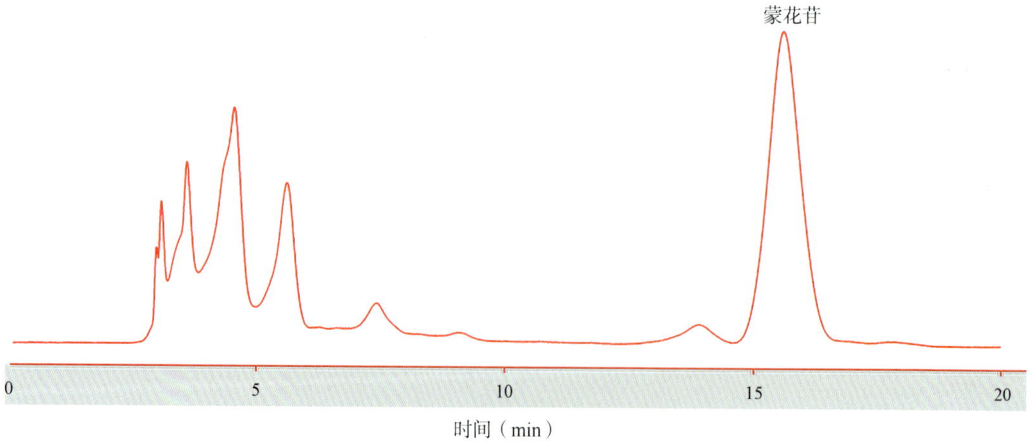

图 48-6 野菊花供试品

表 48-6 野菊花饮片蒙花苷含量测定结果（%）

	样 1	样 2	平均值
E2017020101	2.52	2.49	2.5
E2017020201	2.76	2.79	2.8
E2017060101	1.73	1.71	1.7

结果显示，3 批野菊花饮片中蒙花苷的含量最高为 2.8%，最低 1.7%，根据 95% 置信度计算区间 2.3%±0.5%，下限为 1.8%，《中国药典》2015 年版野菊花饮片标准蒙花苷不少于 0.80%。为了切实保证饮片的质量，又考虑到野菊花的大生产实际，将优质野菊花饮片蒙花苷含量标准定为不得少于 0.80%。

七、性味与归经

苦、辛，微寒。归肝、心经。

八、功能与主治

清热解毒，泻火平肝。用于疔疮痈肿，目赤肿痛，头痛眩晕。脾胃虚寒者忌食。

九、用法与用量

9 ～ 15g。外用适量，煎汤外洗或制膏外涂。

十、贮藏

公司阴凉库面积 1200m^2，温度 20℃以下，湿度 45% ～ 75%。常温库面积 1600m^2，温度 30℃以下，湿度 45% ～ 75%。野菊花置阴凉干燥处，防潮，防蛀。

十一、优质饮片质量标准亮点总结

1. 产地

湖北省黄冈市罗田县三里畈镇。

2. 工艺

参数明确，稳定可控。

3. 性状

增加了对野菊花饮片直径大小的规定。野菊花直径 0.3 ～ 0.8cm。

4. 鉴别

新增了显微鉴别。

5. 检查

新增了杂质和二氧化硫残留量指标，杂质不得过 1%，二氧化硫残留量不得过 100mg/kg。

49. 黄连
Huanglian
COPTIDIS RHIZOMA

本品为毛茛科植物黄连 *Coptis chinensis* Franch. 干燥根茎的炮制加工品。

【采收与加工】 秋季采挖，除去须根和泥沙，干燥，撞去残留须根。

【成品性状】 本品呈不规则的薄片，片厚 1 ～ 2mm。外表皮灰黄色或黄褐色，粗糙，有细小的须根。切面皮部橙红色或暗棕色，木部鲜黄色或橙黄色，呈放射状排列。质硬，气微，味极苦。

【炮制】 除去须根及杂质，掰成枝；或快速洗净，闷润 2 ～ 6h 至内外湿度一致，切 1 ～ 2mm 片，干燥，过筛。

【鉴别】

（1）显微鉴别：本品横切面木栓层为数列细胞，其外有表皮，常脱落。皮层较宽，石细胞单个或成群散在。中柱鞘纤维成束或伴有少数石细胞，均显黄色。维管束外韧型，环列。木质部黄色，均木化，木纤维较发达。髓部均为薄壁细胞，无石细胞，见图 49-4。

（2）取本品粉末 0.25g，加甲醇 25ml，超声处理 30min，滤过，取滤液作为供试品溶液。另取黄连对照药材 0.25g，同法制成对照药材溶液。再取盐酸小檗碱对照品，加甲醇制成每 1ml 含 0.5mg 的溶液，作为对照品溶液。照薄层色谱法试验，吸取上述三种溶液各 1μl，分别点于同一高效硅胶 G 薄层板上，以环已烷 - 乙酸乙酯 - 异丙醇 - 甲醇 - 水 - 三乙胺（3 ∶ 3.5 ∶ 1 ∶ 1.5 ∶ 0.5 ∶ 1）为展开剂，置用浓氨试液预饱和 20min 的展开缸内，展开，取出，晾干，置紫外光灯（365nm）下检视。供试品色谱中，在与对照药材色谱相应的位置上，显 4 个以上相同颜色的荧光斑点；对照品色谱相应的位置上，显相同颜色的荧光斑点。

【检查】

水分　不得过 11.5%（《中国药典》2015 年版通则 0832 第二法）。

总灰分　不得过 3.0%（《中国药典》2015 年版通则 2302）。

杂质　不得过 2.0%（《中国药典》2015 年版通则 2301）。

二氧化硫残留量　不得过 60mg/kg（《中国药典》2015 年版通则 2341）。

【浸出物】 照醇溶性浸出物测定法（《中国药典》2015 年版通则 2201）项下的热浸法测定，用稀乙醇作溶剂，不得少于 17.0%。

【含量测定】 照高效液相色谱法（《中国药典》2015 年版通则 0512）测定。

色谱条件与系统适用性试验：以十八烷基硅烷键合硅胶为填充剂；以乙腈 -0.05mol/L 磷酸二氢钾溶液（50 ∶ 50）（每 100ml 中加十二烷基硫酸钠 0.4g，再以磷酸调节 pH 值为 4.0）为流动相；检测波长为 345nm。理论板数按盐酸小檗碱峰计算应不低于 5000。

对照品溶液的制备：取盐酸小檗碱对照品适量，精密称定，加甲醇制成每 1ml 含 90.5μg 的溶液，即得。

供试品溶液的制备：取本品粉末（过二号筛）约 0.2g，精密称定，置具塞锥形瓶中，精密加入甲醇 - 盐酸（100 ∶ 1）的混合溶液 50ml，密塞，称定重量，超声处理（功率 250W，频率 40kHz）30min，放冷，再称定重量，用甲醇补足减失的重量，摇匀，滤过，精密量取续滤液 2ml，置 10ml 量瓶中，加甲醇至刻度，摇匀，滤过，取续滤液，即得。

测定法：分别精密吸取对照品溶液与供试品溶液各 10μl，注入液相色谱仪，测定，以盐酸小檗碱对照品的峰面积为对照，分别计算小檗碱、表小檗碱、黄连碱和巴马汀的含量，用待测成分色谱峰与盐酸小檗碱色谱峰的相对保留时间确定。

表小檗碱、黄连碱、巴马汀、小檗碱的峰位，其相对保留时间应在规定值的 ±5% 范围之内，即得。各待测成分峰的相对保留时间分别为：表小檗碱 0.71，黄连碱 0.78，巴马汀 0.91，小檗碱 1.00。

本品按干燥品计算，以盐酸小檗碱（$C_{20}H_{18}ClNO_4$）计，含小檗碱（$C_{20}H_{17}NO_4$）不得少于 5.5%，表小檗碱（$C_{20}H_{17}NO_4$）、黄连碱（$C_{19}H_{13}NO_4$）和巴马汀（$C_{21}H_{21}NO_4$）总量不得少于 4.0%。

【性味与归经】 苦，寒。归心、脾、胃、肝、胆、大肠经。

【功能与主治】 清热燥湿，泻火解毒。用于湿热痞满，呕吐吞酸，泻痢，黄疸，高热神昏，心火亢盛，心烦不寐，心悸不宁，血热吐衄，目赤，牙痛，消渴，痈肿疔疮；外治湿疹，湿疮，耳道流脓。

【用法与用量】 2 ～ 5g。外用适量。

【贮藏】 置通风干燥处。

起草单位：北京均大制药有限公司

"优质黄连饮片质量标准（草案）"起草说明

一、药材来源

1. 基原

本品为毛茛科植物黄连 *Coptis chinensis* Franch. 的干燥根茎，系《中国药典》收载品种。原料药材来源于湖北恩施九州通中药发展有限公司黄连道地药材生产基地。

利川黄连形如鸡爪，根茎集聚成簇，黄肥坚实，早在唐代就列为贡品。1985 年，利川被湖北省列为全省黄连基地县，并被国家有关部门指定为全国黄连生产基地。利川市为黄连生产作了大量艰苦、卓有成效的科学研究、技术推广工作，使利川市成为全国黄连栽培新技术的原创地，全国黄连产地生态保护的示范地，中国"南岸味连"的正宗原产地，见图 49-1，图 49-2。

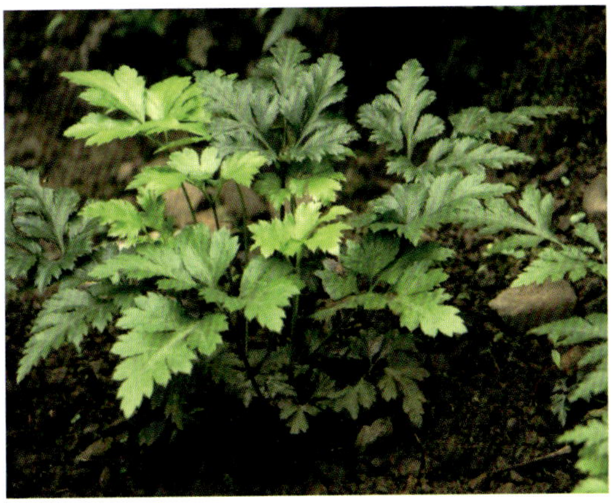

图 49-1 黄连原植物

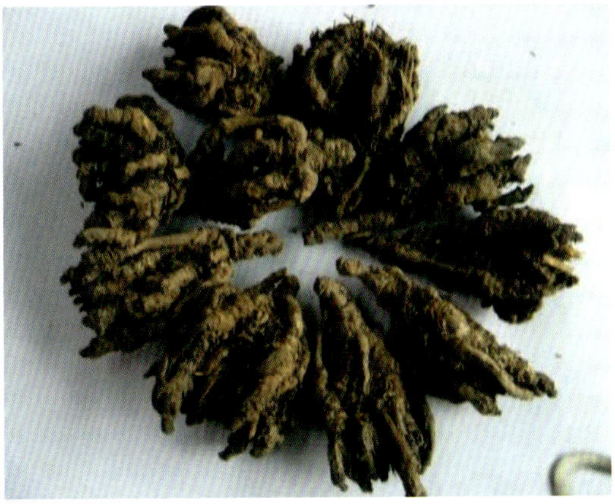

图 49-2 黄连药材

2. 采收及加工

秋季采挖，除去须根和泥沙，干燥，除去残留须根。与《中国药典》2015 年版采收季节保持一致。

3. 优质药材依据

黄连是40种大宗中药材之一，而且也是30种名贵中药材之一，是传统的抗菌抗病毒药物，抗菌谱广。一般分布在1200～1800m的高山区，需要温度低、空气湿度大的自然环境。怕高温和干旱。不能经受强烈的阳光，喜弱光，因此需要遮荫。根浅，分布于5～10cm的土层，适宜表土疏松肥沃，有丰富的腐殖质，土层深厚的土壤，pH值5.5～6.5，为微酸性。

黄连为毛茛科植物黄连 *Coptis chinensis* Franch.、三角叶黄连 *Coptis deltoidea* C.Y.Cheng et Hsiao 或云连 *Coptis teeta* Wall. 的干燥根茎。以上三种分别习称“味连”“雅连”“云连”。秋季采挖，除去须根及泥沙，干燥，撞去残留须根。

此次申报优质饮片的品种为毛茛科植物黄连 *Coptis chinensis* Franch.（味连），其形状为多集聚成簇，常弯曲，形如鸡爪，单枝根茎长3～6cm，直径0.3～0.8cm。表面灰黄色或黄褐色，粗糙，有不规则结节状隆起、须根及须根残基，有的节间表面平滑如茎杆，习称“过桥”。上部多残留褐色鳞叶，顶端常留有残余的茎或叶柄。质硬，断面不整齐，皮部橙红色或暗棕色，木部鲜黄色或橙黄色，呈放射状排列，髓部有的中空。气微，味极苦。

连珠形、无残茎毛须者为佳。与《中国药典》味连保持一致。

水分不得过14.0%。与《中国药典》2015年版一部保持一致；总灰分不得过4.0%。严于《中国药典》2015年版一部标准（不得过5.0%）；二氧化硫残留量不得过60mg/kg，严于《中国药典》2015年版一部标准（不得过150mg/kg）；浸出物不得少于16.0%，严于《中国药典》2015年版一部的要求（不少于15.0%）。新增了重金属及有害元素限量，汞不得过0.2mg/kg；铅不得过5.0mg/kg；砷不得过2.0mg/kg。有机氯农药残留量含总六六六（α-BHC、β-BHC、γ-BHC、δ-BHC之和）不得过0.2mg/kg；总滴滴涕（pp′-DDE、pp′-DDD、op′-DDT、pp′-DDT之和）不得过0.2mg/kg。此外，含量测定各指标成分的限量均高于《中国药典》2015年版一部要求。本品按干燥品计算，以盐酸小檗碱（$C_{20}H_{18}ClNO_4$）计，含小檗碱（$C_{20}H_{17}NO_4$）不得少于6.0%，表小檗碱（$C_{20}H_{17}NO_4$）不得少于0.85%，黄连碱（$C_{19}H_{13}NO_4$）不得少于2.0%，巴马汀（$C_{21}H_{21}NO_4$）不得少于1.8%。

二、炮制

1. 标准依据

《北京市中药饮片炮制规范》2008年版第91页。

2. 工艺流程

黄连药材→净制（★杂质、非药用部位）→洗润[★软化方法（抢水洗）]→切制（★厚薄）→干燥（★60℃低温干燥、水分）→筛选（★筛网规格：药屑）→（★中间检验）→内包装（★标签信息、密闭性）→外包装→（★成品检验）→入库（★：主要质量控制点）。

按照《北京市中药饮片炮制规范》进行炮制（取原药材，除去须根及杂质，快速洗净，闷润2～6h至内外湿度一致，切1～2mm片，干燥，过筛）。取黄连药材，掰开，除去须根，剔除杂质、泥沙、非药用部位等。净制的黄连采用抢水洗，洗药机转筒转速12r/min，水压≥0.1MPa。采用连续、流动、一次性饮用水将药材附着的泥土或不洁物抢水洗至见本色，表面无明显可见异物。用传统润药方法（覆盖湿润麻袋），控制水量，做到药透水尽，防止药材伤水。切薄片，片厚1～2mm，晾干。筛去药屑杂质，筛网的孔径为10目。

3. 炮制工艺

（1）净制：掰开，剔除杂质。净选后药材无泥沙、非药用部位等。

（2）洗润：抢水洗。洗药机转筒转速 12r/min，水压≥ 0.1MPa。采用连续、流动、一次性饮用水将药材附着的泥土或不洁物抢水洗至见本色，表面无明显可见异物；采用传统润药方法（覆盖湿润麻袋），控制水量，做到药透水尽，防止药材伤水。

（3）切制：片厚 1 ～ 2mm。

（4）干燥：60℃以下低温干燥；水分不得过 11.0%。

（5）筛选：筛网的孔径 10 目。

4. 炮制工艺对黄连质量的影响

不同的干燥方法对黄连饮片外观色泽有不同的影响，其颜色的黄亮程度以太阳光下用薄纸遮盖干燥最好，烘箱 60℃干燥与薄纸遮盖晒干基本相同，太阳光下直射干燥的颜色变深，微火炒干的颜色最次。选择直接影响干燥效果的温度、干燥时间、翻动次数、厚度四个因素，采用方法如表 49-1 所示。

表 49-1　黄连饮片干燥方法

平行样	温度（℃）	干燥时间（h）	翻动次数（次）	厚度
1	50	2	0	松散
2	60	4	1	紧挨
3	70	6	2	堆积

通过对以上条件的水分、灰分、浸出物分析，各因素对浸出物的影响不大，影响较大的是水分，由测定结果可知，温度对其影响显著，结合实际，60℃为最佳温度，而干燥的时间、翻动次数和厚度，由实际操作情况来看，为干燥 4h，其间翻动 2 次，饮片堆放厚度以松散为佳。公司的操作即为此方法，效果为优，回收率也比较大。

三、性状

1. 药材性状

药材多集聚成簇，常弯曲，形如鸡爪，单枝根茎长 3 ～ 6cm，直径 0.3 ～ 0.8cm。表面灰黄色或黄褐色，粗糙，有不规则结节状隆起、须根及须根残基，有的节间表面平滑如茎秆，习称“过桥”。上部多残留褐色鳞叶，顶端常留有残余的茎或叶柄。质硬，断面不整齐，皮部橙红色或暗棕色，木部鲜黄色或橙黄色，呈放射状排列，髓部有的中空。气微，味极苦。

2. 饮片性状

选取 1 ～ 2mm 的薄片，片厚、均匀。表面灰黄色或黄褐色，粗糙，有不规则结节状隆起、须根及须根残基。切面皮部橙红色或暗棕色，木部鲜黄色或橙黄色，呈放射状排列。质硬，气微，味极苦，见图 49-3。

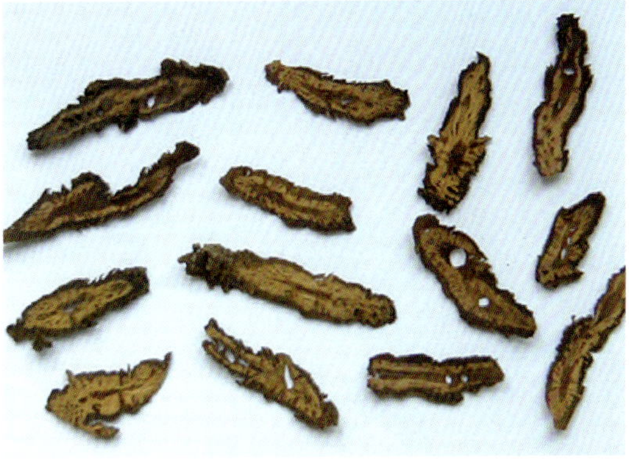

图 49-3　黄连饮片

四、鉴别

1. 显微鉴别

本品横切面木栓层为数列细胞，其外有表皮，常脱落。皮层较宽，石细胞单个或成群散在。中柱鞘纤维成束或伴有少数石细胞，均显黄色。维管束外韧型，环列。木质部黄色，均木化，木纤维较发达。髓部均为薄壁细胞，无石细胞，见图 49-4。

2. 薄层鉴别

取本品粉末 50mg，加甲醇 5ml，加热回流 15min，滤过，滤液补加甲醇使成 5ml，作为供试品溶液。另取黄连对照药材，同法制成对照药材溶液。再取盐酸小檗碱对照品，加甲醇制成每 1ml 含 0.5mg 的溶液，作为对照品溶液。照薄层色谱法（《中国药典》2005 年版一部附录Ⅵ B）试验，吸取上述三种溶液各 1μl，分别点于同一硅胶 G 薄层板上，以苯 - 乙酸乙酯 - 异丙醇 - 甲醇 - 水（6 ∶ 3 ∶ 1.5 ∶ 1.5 ∶ 0.3）为展开剂，置氨蒸气饱和的展开缸内，展开，取出，晾干，置紫外光灯（365nm）下检视。供试品色谱中，在与对照药材色谱相应的位置上，显相同的黄色荧光斑点；在与对照品色谱相应的位置上，显相同的一个黄色荧光斑点，见图 49-5。

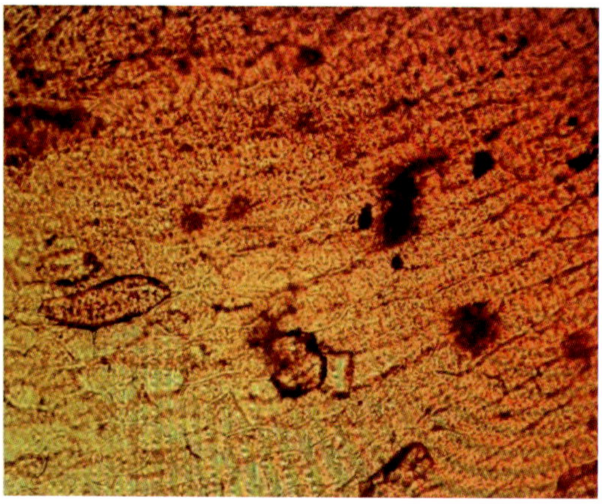

图 49-4 味连横切面鉴别

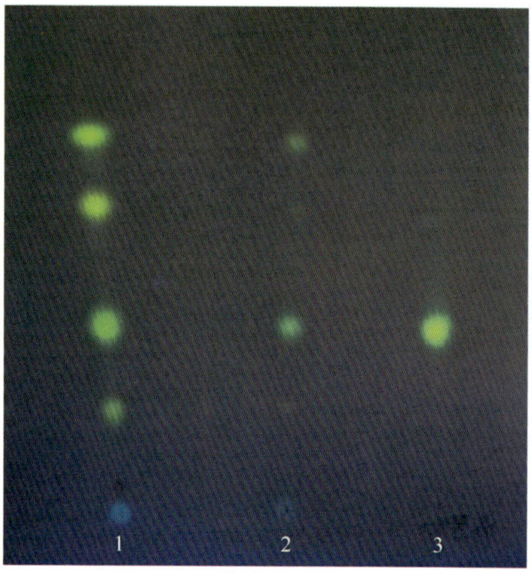

图 49-5 黄连饮片薄层鉴别

1. 黄连饮片；2. 黄连对照药材；3. 盐酸小檗碱

五、检查

1. 杂质

杂质不得过 2.0%。《中国药典》2015 年版规定不得过 3.0%。

取适量的黄连饮片，摊开，将霉烂、变质、虫蛀及其他杂质拣出，将各类杂质分别称重，计算其在供试品中的百分含量。三批实验结果显示，杂质最高为 1.6%，符合《中国药典》2015 年版附录的要求，见表 49-2。

2. 水分

水分不得过 11.5%（按照《中国药典》2015 年版通则 0832 第二法）。《北京市中药饮片炮制规范》2008 年版规定不得过 12.0%。

将供试品粉碎为粗粉，精密称定（2 ～ 5g），置已恒重的称量瓶中。将称量瓶于 105℃干燥 5h，取出，移置干燥器中，冷却 30min，精密称定。将称量瓶再于 105℃干燥 1h，取出，移置干燥器中，冷却 30min，精密称定，至连续两次称重的差异不超过 5mg。记录干燥时的温度，干燥剂的种类，干燥和放冷至室温的时间，称量及恒重数据。根据减失的重量，计算供试品中含水量（%），见表 49-2。

黄连含水量最低为 9.3%，最高为 10.9%，考虑到黄连生产的实际情况，将优质黄连饮片含水量定为不得高于 11.5%。

3. 总灰分

总灰分不得过 3.0%（按照《中国药典》2015 年版通则 2302）。《中国药典》2015 年版规定不得过 3.5%。

取供试品适量粉碎使其完全通过二号筛，充分混匀。精密称取粉末 3 ～ 5g，置炽灼至恒重的坩埚中，于电炉上缓缓炽热至完全炭化。转移至马福炉中，逐渐升温至 600℃，完全灰化（约 5h）并至恒重，称重。根据残渣重量，计算供试品中总灰分的含量。总灰分最高为 1.9%，考虑样品的不均匀性，将优质黄连总灰分标准定为不得过 3.0%，见表 49-2。

4. 二氧化硫残留量

二氧化硫残留量不得过 60mg/kg。《中国药典》2015 年版规定不得过 150mg/kg。

取饮片细粉约 10g，精密称定，置两颈圆底烧瓶中，加水 300 ～ 400ml。打开回流冷凝管开关给水，将冷凝管的上端 E 口处连接一橡胶导气管置于 100ml 锥形瓶底部。锥形瓶内加入 3% 过氧化氢溶液 50ml 作为吸收液（橡胶导气管的末端应在吸收液液面以下）。使用前，在吸收液中加入 3 滴甲基红乙醇溶液指示剂（2.5mg/ml），并用 0.01mol/L 氢氧化钠滴定液滴定至黄色（即终点；如果超过终点，则应舍弃该吸收溶液）。开通氮气，使用流量计调节气体流量至约 0.2L/min；打开分液漏斗 C 的活塞，使盐酸溶液（6mol/L）10ml 流入蒸馏瓶，立即加热两颈烧瓶内的溶液至沸，并保持微沸；烧瓶内的水沸腾 1.5h 后，停止加热。吸收液放冷后，置于磁力搅拌器上不断搅拌，用氢氧化钠滴定液（0.01mol/L）滴定，至黄色持续时间 20s 不褪，并将滴定的结果用空白实验校正。计算供试品中二氧化硫残留量。二氧化硫残留量最高为 30mg/kg，为了更好地控制含硫量，所以将优质黄连饮片标准定为二氧化硫残留量不得过 60mg/kg，见表 49-2。

表 49-2 检查项测定结果

编号	杂质（%）	水分（%）	总灰分（%）	二氧化硫残留量（mg/kg）
1	0.3	9.3	1.3	8
2	0.9	10.9	1.9	6
3	1.6	10.6	1.6	10

六、浸出物

照醇溶性浸出物测定法（《中国药典》2015 年版通则 2201）项下的热浸法测定，用稀乙醇作溶剂，不得少于 17.0%。严于《中国药典》2015 年版一部标准（不得少于 15.0%）。

将制备好的样品粉末混合均匀，取供试品约 2g，称定重量，置 100ml 的锥形瓶中，精密加入稀乙醇 50ml，塞紧，称定重量，静置 1h 后，连接回流冷凝管，水浴加热至沸腾，并保持微沸 1h，放冷后，取下锥形瓶，密塞，称定重量，用蒸馏水补足减失的重量，摇匀，用干燥的滤器滤过，精密量取滤液 25ml，置已干燥至恒重的蒸发皿中，在水浴上蒸干后，于 105℃干燥 3h，移置干燥器中，冷却 30min，迅速精密称定重量，以干燥品计算供试品中醇溶性浸出物的含量，见表 49-3。

表 49-3 黄连饮片浸出物测定结果（%）

编号	1	2	3
浸出物含量	23.0	26.0	18.0

三批黄连的检验浸出物最高的为 26%，最低的为 18%，考虑到黄连大批量生产的需求，故将优质黄连饮片的浸出物标准定为不得少于 17.0%。

七、含量测定

照高效液相色谱法（《中国药典》2015 年版通则 0512）测定。

1. 色谱条件与系统适用性试验

以十八烷基硅烷键合硅胶为填充剂；以乙腈 -0.05mol/L 磷酸二氢钾溶液（50 ∶ 50）（每 100ml 中加十二烷基硫酸钠 0.4g，再以磷酸调节 pH 值为 4.0）为流动相；检测波长为 345nm。理论板数按盐酸小檗碱峰计算应不低于 5000。

2. 对照品溶液的制备

精密称取盐酸小檗碱对照品适量，加甲醇制成每 1ml 含 90.5μg 的溶液，即得。

3. 供试品溶液的制备

精密称取本品粉末（过二号筛）约 0.2g，置具塞锥形瓶中，精密加入甲醇 - 盐酸（100 ∶ 1）的混合溶液 50ml，密塞，称定重量，超声处理（功率 250W，频率 40kHz）30min，放冷，再称定重量，用甲醇补足减失的重量，摇匀，滤过，精密量取续滤液 2ml，置 10ml 量瓶中，加甲醇至刻度，摇匀，滤过，取续滤液，即得。

4. 样品测定

分别精密吸取对照品溶液与供试品溶液各 10μl，注入液相色谱仪，测定，以盐酸小檗碱对照品的峰面积为对照，分别计算小檗碱、表小檗碱、黄连碱和巴马汀的含量，用待测成分色谱峰与盐酸小檗碱色谱峰的相对保留时间确定。

表小檗碱、黄连碱、巴马汀、小檗碱的峰位，其相对保留时间应在规定值的 ±5% 范围之内，即得。4 种待测成分峰的相对保留时间：表小檗碱 0.71、黄连碱 0.78、巴马汀 0.91、小檗碱 1.00。

本品按干燥品计算，以盐酸小檗碱（$C_{20}H_{18}ClNO_4$）计，含小檗碱（$C_{20}H_{17}NO_4$）不得少于 5.5%，表小檗碱（$C_{20}H_{17}NO_4$）、黄连碱（$C_{19}H_{13}NO_4$）和巴马汀（$C_{21}H_{21}NO_4$）总量不得少于 4.0%。严于《中国药典》2015 年版一部要求。测定结果见图 49-6，图 49-7、表 49-4。

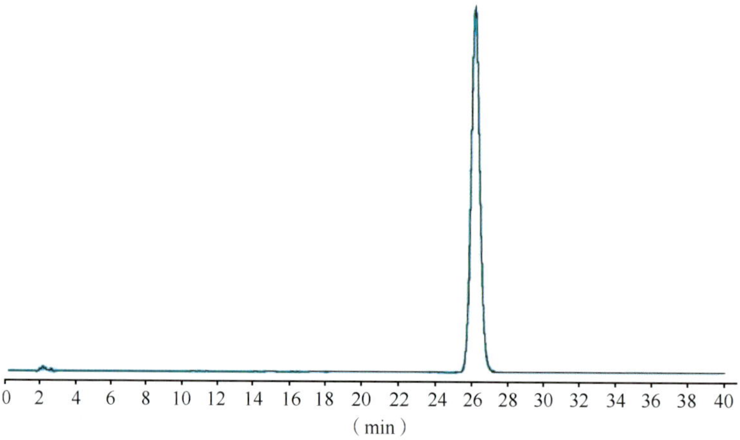

图 49-6　小檗碱对照品色谱

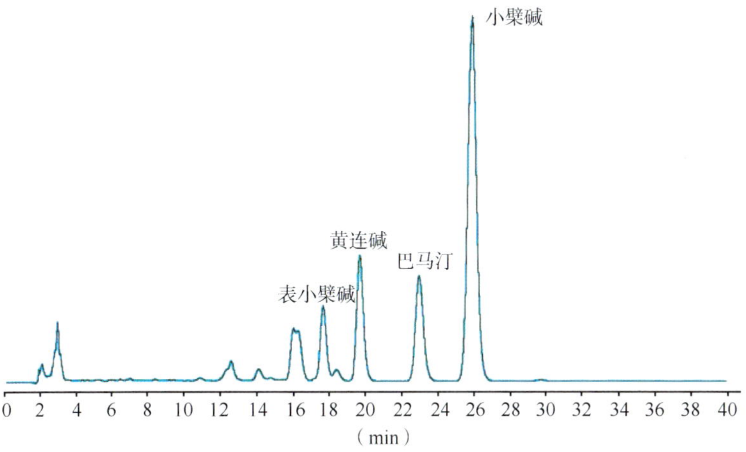

图 49-7　黄连饮片供试品色谱

表 49-4　黄连饮片含量测定结果（%）

编号	1	2	3
小檗碱	7.4%	7.0%	6.8%
表小檗碱、黄连碱和巴马汀总量	5.0%	5.5%	4.8%

由上述结果可知，小檗碱最低含量为 6.8%，最高为 7.4%，考虑样品的差异性，故暂定黄连药材的内控质量标准的小檗碱不得少于 5.5%。表小檗碱、黄连碱和巴马汀总量的最低含量为 4.8%，最高为 5.5%，故优质黄连饮片中表小檗碱、黄连碱和巴马汀总量标准为不得少于 4.0%。

八、性味与归经

苦，寒。归心、脾、胃、肝、胆、大肠经。

九、功能与主治

清热燥湿，泻火解毒。用于湿热痞满，呕吐吞酸，泻痢，黄疸，高热神昏，心火亢盛，心烦不寐，心悸不宁，血热吐衄，目赤，牙痛，消渴，痈肿疔疮；外治湿疹，湿疮，耳道流脓。

十、用法与用量

2 ～ 5g。外用适量。

十一、贮藏

置通风干燥处。

十二、优质饮片质量标准亮点总结

1. 基原

基地种植的黄连为毛茛科植物黄连 *Coptis chinensis* Franch. 的干燥根茎，秋季采挖，除去须根和泥沙，干燥，撞去残留须根。

2. 产地

黄连原料均采自湖北恩施九州通中药发展有限公司黄连 GAP 种植基地。

3. 工艺

公司建有现代化的中药饮片加工生产线，严格按照《药品生产质量管理规范》组织生产，按照《北京市中药饮片炮制规范》进行炮制，工艺参数经过多次实验操作，稳定可靠。

4. 性状

增加了选取 1 ～ 2mm 的薄片，选片均匀量化指标。

5. 检查

增加了杂质、水分、总灰分、二氧化硫残留量的量化指标。

6. 含量测定

提高了小檗碱含量，以及表小檗碱、黄连碱和巴马汀总量质控指标。

50. 醋五味子
Cuwuweizi

本品为木兰科植物五味子 *Schisandra chinensis*（Turcz.）Baill. 干燥成熟果实的炮制加工品。

【采收与加工】 秋季九月下旬果实成熟时采摘，晒干或蒸后晒干，除去果梗和杂质。五味子原料药材来源于道地产地辽宁。辽宁是五味子主要产地，由于辽宁五味子质量上乘，商品流通领域将辽宁五味子称为“辽五味”，享誉国内外。原料药材产区为辽宁省桓仁满族自治县，该产区是五味子的道地产区，为 GAP 产业基地，该产区的五味子质量上乘，产量稳定。

【炮制】 水洗，迅速捞出，加米醋拌匀，闷润 3 ～ 4h，蒸至乌黑色有油润光泽时（18 ～ 24h），取出，干燥。

【成品性状】 呈不规则的球形，种粒饱满，直径 6 ～ 8mm。以粒大肉厚且柔软者为佳，选材均匀，表面乌黑色油润，颜色均匀，皱缩，油润，稍有光泽。果肉柔软，有黏性，种子 1 ～ 2，肾形，表面棕红色，有光泽。味酸。

【鉴别】 取本品粉末 1g，加三氯甲烷 20ml，加热回流 30min，滤过，滤液蒸干，残渣加三氯甲烷 1ml 使溶解，作为供试品溶液。另取五味子对照药材 1g，同法制成对照药材溶液。再取五味子甲素对照品，加三氯甲烷制成每 1ml 含 1mg 的溶液，作为对照品溶液。照薄层色谱法（《中国药典》2015 年版通则 0502）试验，吸取上述三种溶液各 2μl，分别点于同一硅胶 GF254 薄层板上，以石油醚（30 ～ 60℃）- 甲酸乙酯 - 甲酸（15 ∶ 5 ∶ 1）的上层溶液为展开剂，展开，取出，晾干，置紫外光灯（254nm）下检视。供试品色谱中，在与对照药材色谱和对照品色谱相应的位置上，显相同颜色的斑点。

【检查】

水分　不得过 13.0%（《中国药典》2015 年版通则 0832 第二法）。

杂质　不得过 0.8%（《中国药典》2015 年版通则 2301）。

总灰分　不得过 6.0%（《中国药典》2015 年版通则 2302）。

二氧化硫残留量　照二氧化硫残留量测定法测定，不得过 60mg/kg。

【浸出物】 醇溶性浸出物不得少于 30.0%。照醇溶性浸出物测定法（《中国药典》2015 年版通则 2201）项下的热浸法测定，用乙醇作溶剂。

【含量测定】 照高效液相色谱法测定。

色谱条件与系统适用性试验：以十八烷基硅烷键合硅胶为填充剂；以甲醇 - 水（65 ∶ 35）为流动相；检测波长为 250nm。理论板数按五味子醇甲峰计算应不低于 2000。

对照品溶液的制备：精密称取五味子醇甲对照品适量，加甲醇制成每 1ml 含五味子醇甲 0.3mg 的溶液，即得。

供试品溶液的制备：精密称取本品粉末（过三号筛）约 0.25g，置 20ml 量瓶中，加甲醇约 18ml，超声处理（功率 250W，频率 20kHz）20min，取出，加甲醇至刻度，摇匀，滤过，取续滤液，即得。

测定法：分别精密吸取对照品溶液与供试品溶液各 10μl，注入液相色谱仪，测定，即得。

本品含五味子醇甲（$C_{24}H_{32}O_7$）不得少于 0.50%。

【性味与归经】 酸、甘，温。归肺、心、肾经。

【功能与主治】 收敛固涩，益气生津，补肾宁心。用于久嗽虚喘，梦遗滑精，遗尿尿频，久泻不止，自汗盗汗，津伤口渴，内热消渴，心悸失眠。

【用法与用量】 2 ～ 6g。

【贮藏】 置通风干燥处，防霉。

起草单位：北京均大制药有限公司

“优质醋五味子饮片质量标准（草案）”起草说明

一、药材来源

1. 基原

本品为木兰科植物五味子 *Schisandra chinensis*（Turcz.）Baill. 的干燥成熟果实，为《中国药典》收载品种，基原明确。五味子原料药材来源于辽宁省桓仁满族自治县，该产区是五味子的道地产区。该产区的五味子质量上乘，产量稳定。

2. 采收及加工

秋季九月下旬果实成熟时采摘。晒干或蒸后晒干，除去果梗和杂质。

通过查阅资料对不同采收时间五味子的含量进行测定，考察五味子的最佳采收时间，分别在 8 月 30 日、9 月 10 日、9 月 20 日、9 月 30 日进行采收，并测定五味子醇甲的含量，测定结果见表 50-1。

表 50-1 不同采收时间五味子醇甲的含量测定结果（%）

采收时间 \ 部位	种子	果实（种子和果肉）	种子与果实重量比	种子 / 果实	果肉 / 果实
8 月 30 日	1.479	0.5726	35.71	92.21	8.793
9 月 10 日	1.256	0.4446	31.85	96.51	3.492
9 月 20 日	1.283	0.4385	30.80	92.13	7.874
9 月 30 日	1.228	0.4308	33.58	93.52	6.480

由结果可知，8 月 30 日样品五味子醇甲含量最高，这可能是因为五味子醇甲主要存在于五味子种子中，并且五味子醇甲在五味子近成熟时就基本积累完毕，随着果实的成熟，果肉和果汁比重增加，种子所占果实的比重逐渐减小，从而导致采集时间越晚，果实中五味子醇甲的含量反而降低。但考虑到存在于五味子果肉内的其他有效成分的含量在 8 月末还没有达到最高值，因此五味子的最佳采收时间应该在 9 月 20 日左右，才能保证五味子的临床效果。

现在市场出现农民为了增加产量的抢青现象，但是含量会降低，公司收购的五味子是在九月下旬最佳采收期进行采收。

3. 优质药材依据

五味子为著名中药，其果含有五味子素及维生素 C、树脂、鞣质及少量糖类，有敛肺止咳、滋补涩精、止泻止汗之效。五味子喜微酸性腐殖土。野生植株生长在山区的杂木林中、林缘或山沟的灌木丛中，缠绕在其他林木上生长。自然条件下，在肥沃、排水好、湿度均衡适宜的土壤上发育最好。辽宁是非常适合五味子生长的地方，为五味子的道地产地。为保证醋五味子饮片的质量，公司原料全部来源于辽宁，见图 50-1，图 50-2。

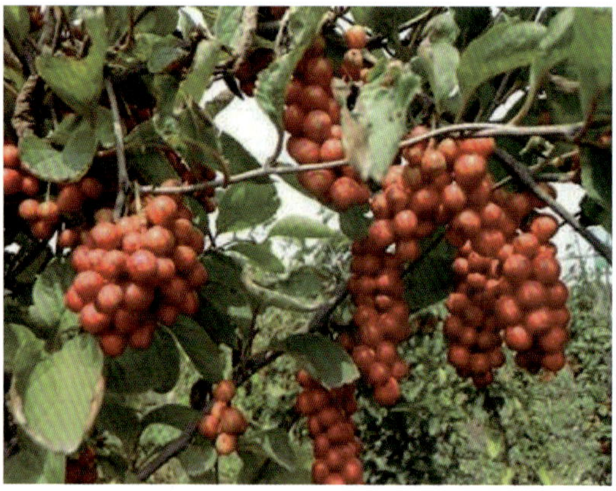

图 50-1　五味子原植物

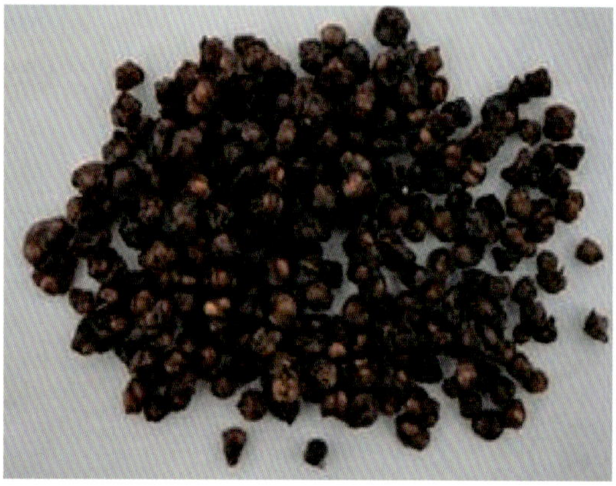

图 50-2　五味子药材

二、炮制

1. 炮制工艺标准依据

《北京市中药饮片炮制规范》2008 年版第 290 页。

2. 工艺流程

五味子药材→净制（★杂质）→蒸制（★蒸制程度、辅料比例）→干燥（★干燥水分 < 13.0%）→筛选（★筛网规格：药屑）→（★中间检验）→内包装（★标签信息、密闭性）→外包装→（★成品检验）→入库（★：主要质量控制点）。

按照《北京市中药饮片炮制规范》进行炮制（取原药材，除去杂质，迅速洗净，加米醋拌匀，闷润 3 ～ 4h，置适宜容器内，蒸 18 ～ 24h，至乌黑色有油润光泽时，取出，干燥。蒸至乌黑色有油润光泽时，取出，干燥。每 100kg 净五味子，用米醋 20kg）。取五味子药材除去杂质、虫蛀、霉变及非药用部位，迅速洗净，用米醋拌匀闷润 3 ～ 4h，蒸 18 ～ 24h 至表面乌黑色有油润光泽时，取出。使用气流网带干燥机，铺料厚度不超过 5cm，设定温度 75 ～ 80℃进行干燥。筛去药屑，筛网的孔径为 10 目。蒸制所用辅料米醋由禾本科植物稻等多种粮食作物的干燥成熟果实和曲酿制而成[米醋质量标准：性状，本品为黄棕色至深棕色澄清液体，有特异香气，味极酸。乙酸含量为 4% ～ 6%（g/ml）；不挥发酸（以乳酸计）不得少于 0.5%（g/ml）；可溶性无盐固形物不得少于 1.0%（g/ml）]。

3. 炮制工艺

（1）净制：净选后五味子药材无霉变、果梗、非药用部位等。

（2）蒸制：将五味子加入米醋拌匀（每 100kg 净五味子，用米醋 20kg），闷润 3 ~ 4h，蒸制时装入气相置换式润药机料盘内，推入气相置换式润药机入内蒸制 18 ~ 24h，蒸至乌黑色有油润光泽。

（3）干燥：均匀铺料，厚度不得过 5cm，设定温度 75 ~ 80℃，至水分低于 13.0%。

（4）筛选：将醋五味子置于柔性支撑斜面筛选机内，过 10 目筛。

三、性状

1. 药材性状

本品呈不规则的球形或扁球形，直径 5 ~ 8mm。表面红色、紫红色或暗红色，皱缩，显油润；有的表面呈黑红色或出现“白霜”。果肉柔软，种子 1 ~ 2，肾形，表面棕黄色，有光泽，种皮薄而脆。果肉气微，味酸；种子破碎后，有香气，味辛、微苦。

2. 饮片性状

本品呈不规则的球形，种粒饱满，直径 6 ~ 8mm。以粒大肉厚且柔软者为佳，选材均匀，表面乌黑色油润，颜色均匀，皱缩，油润，稍有光泽。果肉柔软，种子 1 ~ 2，肾形，有醋香气，见图 50-3。

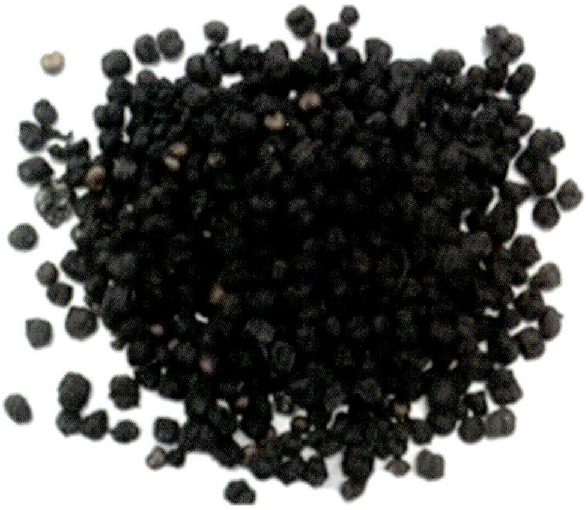

图 50-3　醋五味子饮片

四、鉴别

1. 显微鉴别

横切面：外果皮为 1 列方形或长方形细胞，壁稍厚，外被角质层，散有油细胞；中果皮薄壁细胞 10 余列，含淀粉粒，散有小型外韧型维管束；内果皮为 1 列小方形薄壁细胞。种皮最外层为 1 列径向延长的石细胞，壁厚，纹孔和孔沟细密；其下为数列类圆形、三角形或多角形石细胞，纹孔较大；石细胞层下为数列薄壁细胞，种脊部位有维管束；油细胞层为 1 列长方形细胞，含棕黄色油滴；再下为 3 ~ 5 列小形细胞；种皮内表皮为 1 列小细胞，壁稍厚，胚乳细胞含脂肪油滴及糊粉粒，见图 50-4，图 50-5。

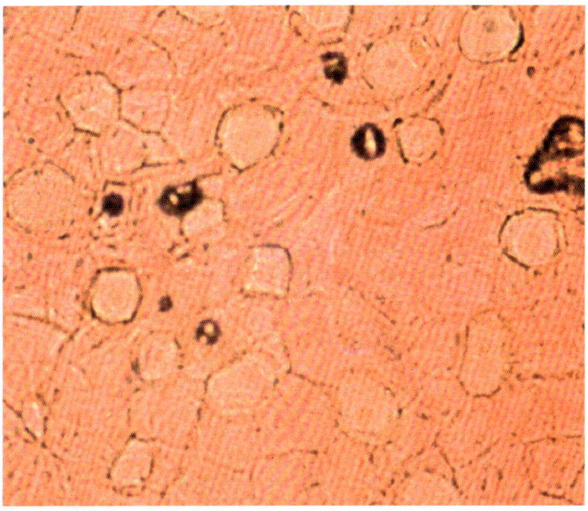

图 50-4　内胚乳细胞

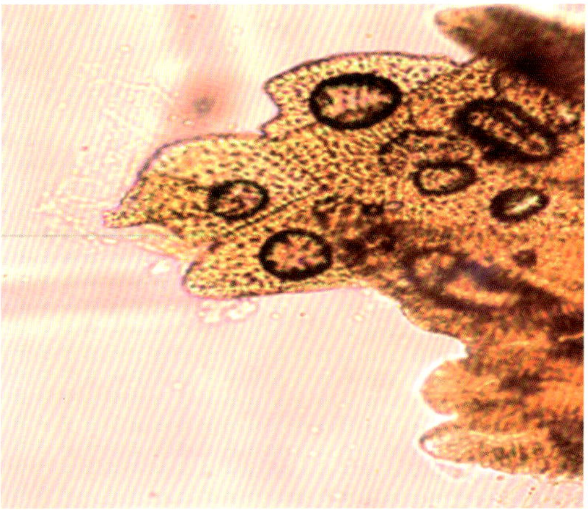

图 50-5　石细胞

粉末：暗紫色。种皮表皮石细胞表面观呈多角形或长多角形，直径 18 ～ 50μm，壁厚，孔沟极细密，胞腔内含深棕色物。种皮内层石细胞呈多角形、类圆形或不规则形，直径约至 83μm，壁稍厚，纹孔较大。果皮表皮细胞表面观类多角形，垂周壁略呈连珠状增厚，表面有角质线纹；表皮中散有油细胞。中果皮细胞皱缩，含暗棕色物，并含淀粉粒，见图 50-6，图 50-7。

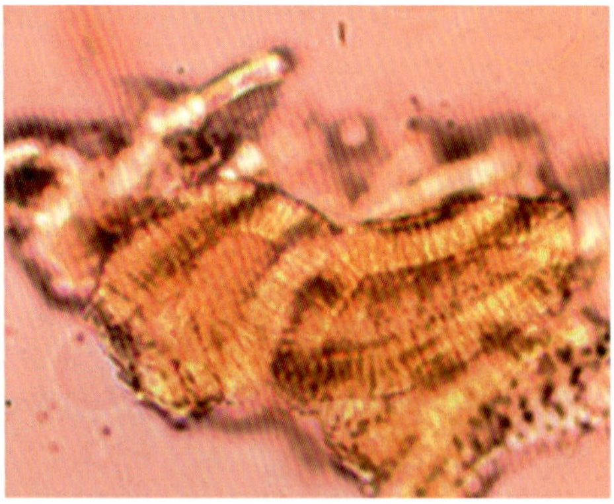

图 50-6　种皮内层石细胞

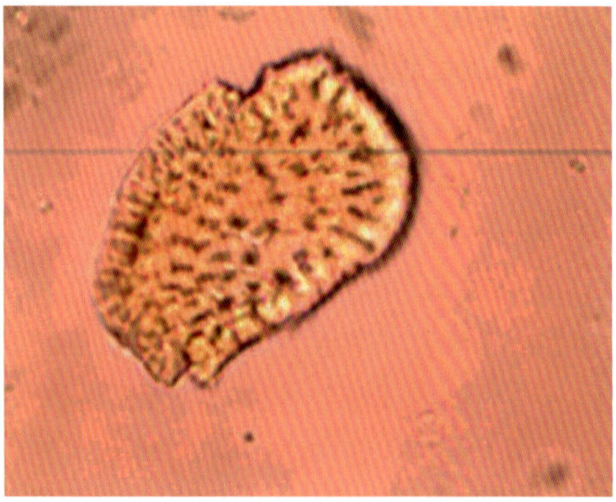

图 50-7　种皮表皮石细胞

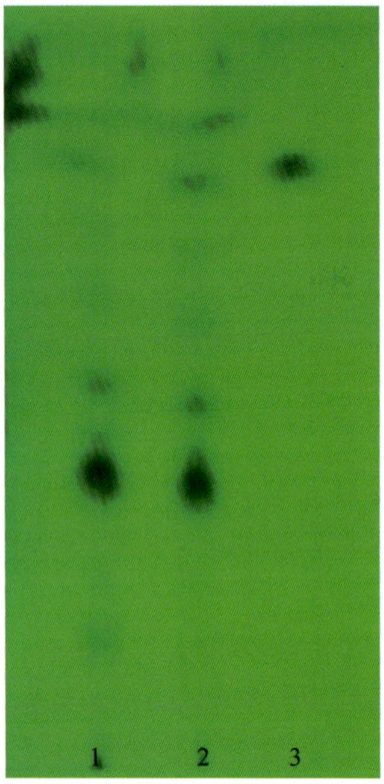

图 50-8　醋五味子饮片薄层鉴别

1. 醋五味子；2. 五味子对照药材；3. 五味子醇甲

2. 薄层鉴别

取本品粉末 1g，加三氯甲烷 20ml，加热回流 30min，滤过，滤液蒸干，残渣加三氯甲烷 1ml 使溶解，作为供试品溶液。另取五味子对照药材 1g，同法制成对照药材溶液。再取五味子甲素对照品，加三氯甲烷制成每 1ml 含 1mg 的溶液，作为对照品溶液。照薄层色谱法试验，吸取上述三种溶液各 2μl，分别点于同一硅胶 GF254 薄层板上，以石油醚（30 ～ 60℃）- 甲酸乙酯 - 甲酸（15 ∶ 5 ∶ 1）的上层溶液为展开剂，展开，取出，晾干，置紫外光灯（254nm）下检视。供试品色谱中，在与对照药材色谱和对照品色谱相应的位置上，显相同颜色的斑点，见图 50-8。

五、检查

1. 杂质

各取约 10g 的醋五味子，摊开，将霉烂、变质、虫蛀及其他杂质拣出，将各类杂质分别称重，计算其在供试品中的百分含量。通过检测，在生产完成后，杂质最高为 0%，但考虑到大生产实际情况，因此将优质醋五味子饮片杂质控制在不得过 0.8%，见表 50-2。

2. 水分

将供试品粉碎为粗粉，精密称定（2 ～ 5g），置已恒重的称量瓶中。将称量瓶于 105℃干燥 5h，取出，移置干燥器中，冷却 30min，精密称定。将称量瓶再于 105℃干燥 1h，取出，移置干燥器中，冷却 30min，精密称定，至连续两次称重的差异不超过 5mg。记录干燥时的温度，干燥剂的种类，干燥和放冷至室温的时间，称量及恒重数据。根据减失的重量，计算供试品中含水量（%），见表 50-2。

通过大量的实验表明，水分测定的结果均可控制在 12.1% 以下，考虑到《北京市中药饮片炮制规范》2008 年版的标准更严于《中国药典》2015 年版，所以选用了《北京市中药饮片炮制规范》2008 年版，在此基础上将水分控制在严于《北京市中药饮片炮制规范》2008 年版标准（不得过 14.0%）定为不得过 13.0%。

3. 总灰分

取供试品适量粉碎使其完全通过二号筛，充分混匀。精密称取粉末 3 ～ 5g，置炽灼至恒重的坩埚中，于电炉上缓缓炽热至完全炭化。转移至马福炉中，逐渐升温至 600℃，完全灰化（约 5h）并至恒重，称重。根据残渣重量，计算供试品中总灰分的含量，见表 50-2。

通过结果表明，总灰分的值在 5.0% 以下，考虑到其他外在因素，将优质醋五味子饮片总灰分定为不得过 6.0%，严于《中国药典》2015 年版不得过 7.0%。

4. 二氧化硫残留量

照《中国药典》2015 年版二氧化硫残留量测定法测定。

取醋五味子饮片细粉约 10g，精密称定，置两颈圆底烧瓶中，加水 300 ～ 400ml。打开回流冷凝管开关给水，将冷凝管的上端 E 口处连接一橡胶导气管置于 100ml 锥形瓶底部。锥形瓶内加入 3% 过氧化氢溶液 50ml 作为吸收液（橡胶导气管的末端应在吸收液液面以下）。使用前，在吸收液中加入 3 滴甲基红乙醇溶液指示剂（2.5mg/ml），并用 0.01mol/L 氢氧化钠滴定液滴定至黄色（即终点；如果超过终点，则应舍弃该吸收溶液）。开通氮气，使用流量计调节气体流量至约 0.2L/min；打开分液漏斗 C 的活塞，使盐酸溶液（6mol/L）10ml 流入蒸馏瓶，立即加热两颈烧瓶内的溶液至沸，并保持微沸；烧瓶内的水沸腾 1.5h 后，停止加热。吸收液放冷后，置于磁力搅拌器上不断搅拌，用氢氧化钠滴定液（0.01mol/L）滴定，至黄色持续 20s 不褪，并将滴定的结果用空白实验校正。计算供试品中二氧化硫残留量，见表 50-2。

由于生产操作为无硫操作，种植也为无硫操作，经检验含硫量均在 10mg/kg 以下，将二氧化硫限量定为不得过 60mg/kg。

表 50-2　检查项测定结果

编号	杂质（%）	水分（%）	总灰分（%）	二氧化硫残留量（mg/kg）
1	0	10.2	4.2	7
2	0	10.8	4.5	9
3	0	12.1	3.6	4

5. 染色剂检查

取本品 2g（不粉碎），加 70% 乙醇 5ml，超声提取 20min，离心（3000r/min），取上清液作为供试品溶液。另取胭脂红、赤藓红、酸性红 73 对照试剂适量，分别加 70% 乙醇溶解并制成每毫升含 0.1mg 的溶液作为对照试剂溶液。照《薄层色谱法操作规程》检验，吸取供试品溶液和对照试剂溶液各 5μl，分别点于同一硅胶 G 薄层板上，以乙酸乙酯 - 正丁醇 - 乙醇 - 氨水 - 水（1 ∶ 3 ∶ 3 ∶ 1 ∶ 1）为展开剂，展开，取出，晾干。在可见光下检视。供试品色谱中，在与对照试剂色谱相应的位置上，不得显相同颜色的斑点，见图 50-9。

图 50-9　染色剂检查结果

1. 五味子样品；2. 胭脂红对照试剂；3. 赤藓红对照试剂；4. 酸性红 73 对照试剂

六、浸出物

照醇溶性浸出物测定法（《中国药典》2015 年版通则 2201）项下的热浸法测定，用乙醇作溶剂。

将制备好的样品粉末混合均匀，取供试品约 2g，称定重量，置 100ml 的锥形瓶中，精密加入乙醇 50ml，塞紧，称定重量，静置 1h 后，连接回流冷凝管，水浴加热至沸腾，并保持微沸 1h，放冷后，取下锥形瓶，密塞，称定重量，用蒸馏水补足减失的重量，摇匀，用干燥的滤器滤过，精密量取滤液 25ml，置已干燥至恒重的蒸发皿中，在水浴上蒸干后，于 105℃干燥 3h，移置干燥器中，冷却 30min，迅速精密称定重量，以干燥品计算供试品中醇溶性浸出物的含量（%），见表 50-3。

表 50-3　浸出物测定结果（%）

编号	1	2	3
浸出物	35.6	35.2	35.3

通过对醋五味子的浸出物进行测定，实验值均在 35.2% 左右，均高于《中国药典》的要求，考虑到有其他的因素，将标准定为严于《中国药典》标准，即醇溶性浸出物不得少于 30.0%。

七、含量测定

1. 色谱条件与系统适用性试验

以十八烷基硅烷键合硅胶为填充剂；以甲醇 - 水（65 ∶ 35）为流动相；检测波长为 250nm。理论板数按五味子醇甲峰计算应不低于 2000。

2. 对照品溶液的制备

精密称取五味子醇甲对照品适量，加甲醇制成每 1ml 含五味子醇甲 0.3mg 的溶液，即得。

3. 供试品溶液的制备

精密称取本品粉末（过三号筛）约 0.25g，置 20ml 量瓶中，加甲醇约 18ml，超声处理（功率 250W，频率 20kHz）20min，取出，加甲醇至刻度，摇匀，滤过，取续滤液，即得。

4. 测定法

分别精密吸取对照品溶液与供试品溶液各 10μl，注入液相色谱仪，测定，即得。

本品含五味子醇甲（$C_{24}H_{32}O_7$）不得少于 0.50%。《中国药典》2015 年版规定不得少于 0.40%，见图 50-10，图 50-11，表 50-4。

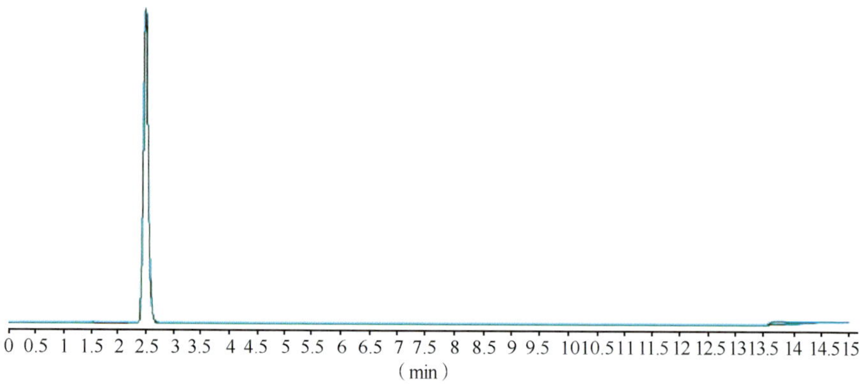

图 50-10　五味子醇甲对照品色谱

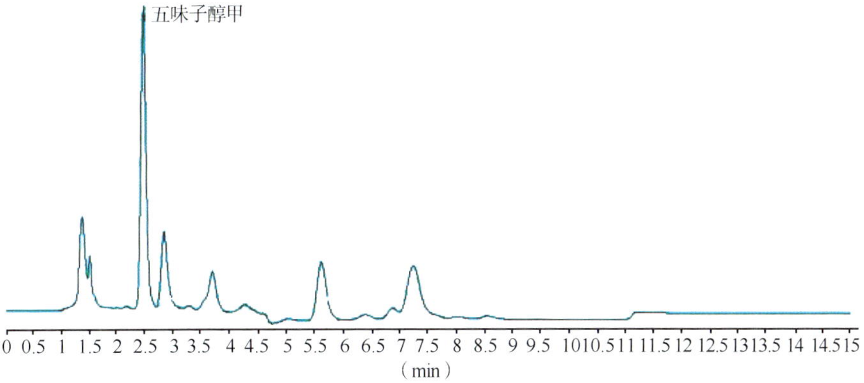

图 50-11 醋五味子饮片供试品色谱

表 50-4 醋五味子饮片五味子醇甲含量测定结果（%）

编号	样品 1	样品 2	平均值
1	0.618	0.616	0.62
2	0.539	0.541	0.54
3	0.566	0.572	0.57

通过对醋制的五味子进行测定，发现实际测定值均在 0.5% 以上，为了打造优质饮片，将优质醋五味子饮片控制在五味子醇甲不得少于 0.50%。

来源于辽宁省五味子药材，按照规范化生产工艺炮制成醋五味子饮片，通过对其质量检测，其关键质量内控指标分别定为：杂质不得过 0.8%、水分不得过 13.0%、总灰分不得过 6.0%、二氧化硫残留量不得过 60mg/kg、浸出物不得少于 30.0%、五味子醇甲含量不得少于 0.50%。

八、性味与归经

酸、甘，温。归肺、心、肾经。

九、功能与主治

收敛固涩，益气生津，补肾宁心。用于久嗽虚喘，梦遗滑精，遗尿尿频，久泻不止，自汗盗汗，津伤口渴，内热消渴，心悸失眠。

十、用法与用量

2 ～ 6g。

十一、贮藏

置通风干燥处，防霉。

十二、优质饮片质量标准亮点总结

1. 药材和基原

公司生产醋五味子的原料药材均为木兰科植物五味子，最佳采收时间（九月下旬）采收的原料。

2. 产地

五味子原料药材来源于辽宁省桓仁满族自治县，该产区是五味子的道地产区。该产区的五味子质量上乘，产量稳定。

3. 工艺

经过多次实验总结，工艺参数稳定可控。

4. 检查

增加了杂质的量化指标，提高了水分、总灰分、二氧化硫残留量的控制指标。

5. 含量测定

提高了五味子醇甲的质控指标。

51. 当归
Danggui
ANGELICAE SINENSIS RADIX

本品为伞形科植物当归 *Angelica sinensis*（Oliv.）Diels 干燥根的炮制加工品。

【采收与加工】 秋末 10 月份中下旬采收采挖，除去须根及泥沙，待水分稍蒸发后，捆成小把，上棚，用烟火慢慢熏干。以主根粗长、油润、外皮色黄棕、断面色黄白、气味浓厚者为佳。

【成品性状】 本品呈不规则 1 ～ 2mm 的薄片。外表皮灰棕色或棕褐色，切面黄白色或淡黄棕色，平坦，有裂隙，中间有一黄棕色的形成层环，并有多数棕色油点。质柔韧。有浓郁的香气，味甘、辛、微苦。

【炮制】 取原药材，除去杂质，洗净，闷润 12 ～ 24h，至内外湿度一致，切薄片（1 ～ 2mm），低温干燥，筛去碎屑。

【鉴别】

（1）显微鉴别：粉末淡黄棕色。韧皮薄壁细胞纺锤形，壁略厚，表面有极微细的斜向交错纹理，有时可见菲薄的横隔。梯纹导管和网纹导管多见，直径约至 80μm。有时可见油室碎片。

（2）取本品粉末 0.5g，加乙醚 20ml，超声处理 10min，滤过，滤液蒸干，残渣加乙醇 1ml 使溶解，作为供试品溶液。另取当归对照药材 0.5g，同法制成对照药材溶液。照薄层色谱法试验，吸取上述两种溶液各 10μl，分别点于同一硅胶 G 薄层板上，以正己烷 - 乙酸乙酯（4 ∶ 1）为展开剂，展开，取出，晾干，置紫外光灯（365nm）下检视。供试品色谱中，在与对照药材色谱相应的位置上，显相同颜色的荧光斑点。

【检查】

杂质　不得过 2.0%。

水分　不得过 11.0%。

总灰分　不得过 6.0%。

酸不溶性灰分　不得过 1.0%。

二氧化硫残留量　照二氧化硫残留量测定法（《中国药典》2015 年版通则 2331）测定，不得过 60mg/kg。

【浸出物】　不得少于 50.0%。照醇溶性浸出物测定法（《中国药典》2015 年版通则 2201）项下的热浸法测定，用 70% 乙醇作溶剂。

重金属及有害元素：照铅、砷、汞测定法（《中国药典》2015 年版通则 2321 原子吸收分光光度法或电感耦合等离子体质谱法）测定，汞不得过 1.0mg/kg；铅不得过 10.0mg/kg；砷不得过 5.0mg/kg。

【性味与归经】　甘、辛，温。归肝、心、脾经。

【功能与主治】　补血活血，调经止痛，润肠通便。用于血虚萎黄，眩晕心悸，月经不调，经闭痛经，虚寒腹痛，肠燥便秘，风湿痹痛，跌仆损伤，痈疽疮疡。

【用法与用量】　6 ～ 12g。

【贮藏】　置阴凉干燥处，防潮，防蛀。

起草单位：北京均大制药有限公司

“优质当归饮片质量标准（草案）”起草说明

一、药材来源

1. 基原

原料药材为伞形科植物当归 *Angelica sinensis*（Oliv.）Diels 的干燥根，为《中国药典》2015 年版收载品种。公司当归原料产地为甘肃，为甘肃九州天润中药产业有限公司 GAP 基地产品（图 51-1，图 51-2）。

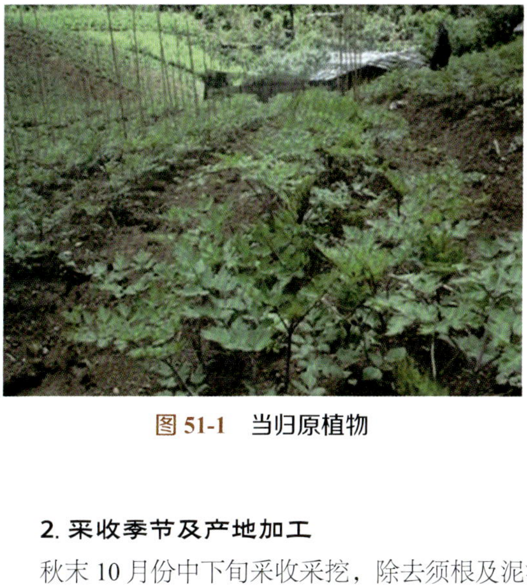

图 51-1　当归原植物

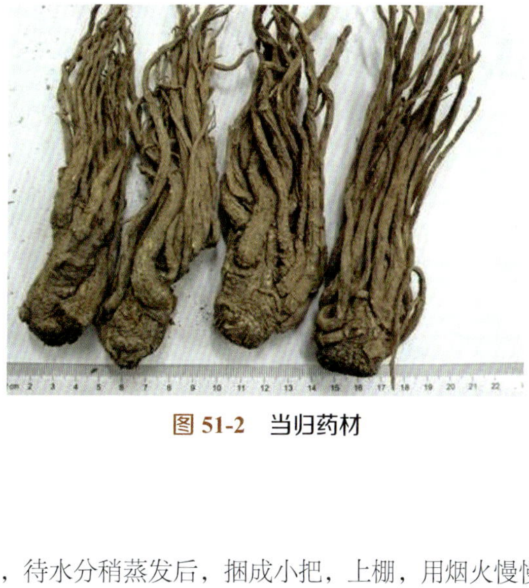

图 51-2　当归药材

2. 采收季节及产地加工

秋末 10 月份中下旬采收采挖，除去须根及泥沙，待水分稍蒸发后，捆成小把，上棚，用烟火慢慢熏干。

对中性多糖及酸性多糖进行测定，以期全面研究当归的最佳采收期。结果见表 51-1。

表 51-1　当归最佳采收期实验研究结果

序号	产地	采收期	中性多糖（%）	酸性多糖（%）	总多糖（%）
1	甘肃当归	8 月 14 日	9.34	5.24	14.58
2	甘肃当归	9 月 17 日	13.25	8.76	22.01
3	甘肃当归	10 月 14 日	11.95	8.63	20.58
4	甘肃当归	11 月 3 日	9.42	7.40	16.82

由实验数据可知，8 月中旬～ 9 月中旬为多糖含量增长的阶段；9 ～ 10 月中旬为多糖含量达到最高并趋于稳定阶段；10 月中旬～ 11 月为多糖含量减少阶段，以上实验数据表明当归的最适宜采收期在 10 月份左右。公司收购的当归均是在传统的采收期采收的，含量均为上佳。

3. 优质药材依据

当归原材料来源于道地产区甘肃九州天润中药产业有限公司岷县当归 GAP 基地，岷县当归获得地理标准注册证书（图 51-3），基地为优质道地药材示范基地（图 51-4）。药材能够从种子选育、种苗生产、种植、产地加工实行规范化、标准化管理。基地当归年产量在 2000t 以上，完全满足本公司生产饮片所需。

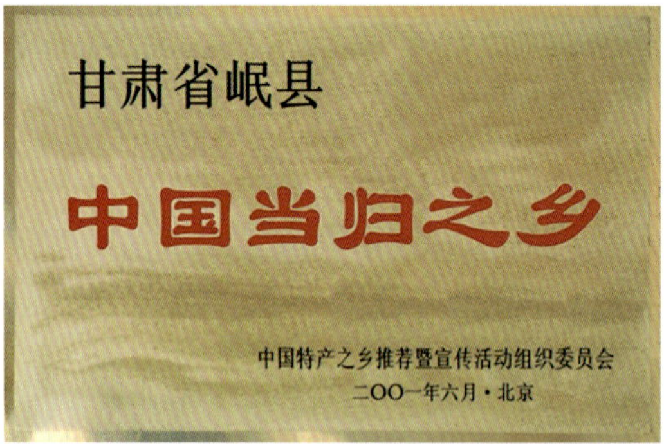

图 51-3　原产地标记注册证

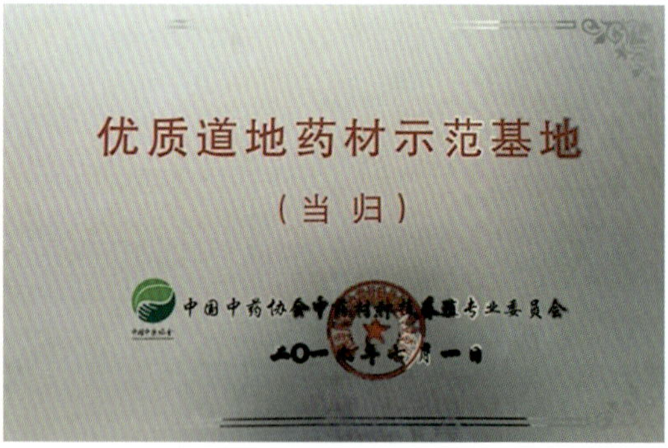

图 51-4　优质道地药材示范基地（当归）

岷县当归经甘肃省药品食品检验所中药室主任宋平顺研究员进行鉴定，鉴定结果均为伞形科植物当归 *Angelica sinensis*（Oliv.）Diels。

4. 当归药材检定

（1）显微鉴别：取本品粉末 3g，加 1% 碳酸氢钠溶液 50ml，超声处理 10min，离心，取上清液用稀盐酸调节 pH 值至 2 ～ 3，用乙醚振摇提取 2 次，每次 20ml，合并乙醚液，挥干，残渣加甲醇 1ml 使溶解，作为供试品溶液。另取阿魏酸对照品、藁本内酯对照品，加甲醇制成每 1ml 各含 1mg 的溶液，作为对照品溶液。照薄层色谱法试验，吸取上述三种溶液各 10μl，分别点于同一硅胶 G 薄层板上，以环己烷 - 二氯甲烷 - 乙酸乙酯 - 甲酸（4 ∶ 1 ∶ 1 ∶ 0.1）为展开剂，展开，取出，晾干，置紫外光灯（365nm）下检视。供试品色谱中，在与对照品色谱相应的位置上，显相同颜色的荧光斑点，见图 51-5。

图 51-5 当归药材薄层鉴别

1. 当归样品；2. 阿魏酸；3. 藁本内酯

（2）检查

水分：不得过 14.0%。《中国药典》2015 年版规定不得过 15.0%。

总灰分：不得过 6.0%。《中国药典》2015 年版规定不得过 7.0%。

酸不溶性灰分：不得过 1.5%。《中国药典》2015 年版规定不得过 2.0%。

二氧化硫残留量：照二氧化硫残留量测定法测定，不得过 60mg/kg。《中国药典》2015 年版规定不得过 150mg/kg。

重金属及有害元素：照铅、砷、汞测定法（《中国药典》2015 年版通则 2321 原子吸收分光光度法或电感耦合等离子体质谱法）测定，汞不得过 1.0mg/kg；铅不得过 10.0mg/kg；砷不得过 5.0mg/kg（参照国家药典委员会"关于中药中重金属、农残、黄曲霉毒素等物质限量标准草案公示"制定）。

（3）浸出物：不得少于 50.0%。照醇溶性浸出物测定法（《中国药典》2015 年版通则 2201）项下的热浸法测定，用 70% 乙醇作溶剂。《中国药典》2015 年版规定浸出物不得少于 45.0%。

（4）含量测定：挥发油不得少于 0.5%（ml/g）；阿魏酸（$C_{10}H_{10}O_4$）不得少于 0.070%。

二、炮制

1. 标准依据

《北京市中药饮片炮制规范》2008 年版第 50 页。

2. 工艺流程

当归药材→修剪、净选→净制（★杂质）→洗润（★药透水尽）→切制（★ 1 ～ 2mm 薄片）→干燥（★干燥水分 < 11.0%）→筛选（★筛网规格：药屑）→（★中间检验）→内包装（★标签信息、密闭性）→外包装→（★成品检验）→入库（★：主要质量控制点）。

按照《北京市中药饮片炮制规范》进行炮制 [取原药材，除去杂质，洗净，闷润 12 ～ 24h，至内外湿度一致，切薄片（1 ～ 2mm），低温干燥，筛去碎屑]。取当归药材，除去杂质、非药用部位，如果采购的原材料为统货，需要修剪去掉当归头部的根茎痕、当归尾（单独生产当归尾商品）。净选后当归药材无泥沙、霉变、走油、虫蛀等现象。净制后的当归采用高压冲洗法，高压水冲洗工艺参数为 5 倍量水，冲洗 2 次，每次 2min。高压水冲洗除去泥沙，堆润至透。切 1 ～ 2mm 的薄片。低温干燥，干燥温度 50℃，干燥时间 5 ～ 6h，水分低于 11.0%。筛去药屑杂质，筛网的孔径 10 目。

基于《北京市中药饮片炮制规范》2008 年版和《中国药典》2015 年版，结合检验能力制定检验项目更全、指标更严格的当归饮片企业内控质量标准。其中水分：不得过 11.0%（《北京市中药饮片炮制规范》2008 年版规定不得过 12.0%）。总灰分：不得过 6.0%（《北京市中药饮片炮制规范》2008 年版规定不得过 7.0%）。杂质：不得过 2.0%（《中国药典》2015 年版一部规定不得过 3.0%）。酸不溶性灰分：不得过 2.0%（《北京市中药饮片炮制规范》2008 年版规定不得过 2.0%）。二氧化硫残留量：不得过 60mg/kg（《中国药典》2015 年版一部规定不得过 150mg/kg）。浸出物：醇溶性浸出物不得少于 50.0%（《北京市中药饮片炮制规范》2008 年版规定不得少于 45.0%）。

3. 炮制工艺

（1）净制、修剪：采购的原材料如果为统货，需要修剪去掉当归头部的根茎痕、当归尾（单独生产当归尾商品）。净选后当归药材无泥沙、霉变、走油、虫蛀等现象。

（2）洗润：采用高压冲洗法。高压水冲洗工艺参数为 5 倍量水，冲洗 2 次，每次 2min。高压水冲洗除去泥沙，堆润至透。

（3）切制：将润好的当归药材整理好，用旋转式或直线往复式切片机切 1 ～ 2mm 的薄片。

（4）干燥：干燥温度 55℃，水分低于 11.0%。

（5）筛选：选用 10 目或 2mm 筛网，筛去碎屑。

三、性状

1. 药材性状

本品略呈圆柱形，下部有支根 3 ～ 5 条或更多，长 15 ～ 25cm。表面浅棕色至棕褐色，具纵皱纹和横长皮孔样突起。根头（归头）直径 1.5 ～ 4cm，具环纹，上端圆钝，或具数个明显突出的根茎痕，有紫色或黄绿色的茎和叶鞘的残基；主根（归身）表面凹凸不平；支根（归尾）直径 0.3 ～ 1cm，上粗下细，多扭曲，有少数须根痕。质柔韧，断面黄白色或淡黄棕色，皮部厚，有裂隙和多数棕色点状分泌腔，木部色较淡，形成层环黄棕色。有浓郁的香气，味甘、辛、微苦。柴性大、干枯无油或断面呈绿褐色者不可供药用。

2. 饮片性状

本品呈不规则 1 ～ 2mm 的薄片。外表皮灰棕色或棕褐色，切面黄白色或淡黄棕色，平坦，有裂隙，中间有一黄棕色的形成层环，并有多数棕色油点。质柔韧。有浓郁的香气，味甘、辛、微苦。

四、鉴别

1. 显微鉴别

本品粉末淡黄棕色。韧皮薄壁细胞纺锤形，壁略厚，表面有极微细的斜向交错纹理，有时可见菲薄的横隔。梯纹及网纹导管多见，直径约至 80μm。有时可见油室碎片，见图 51-6。

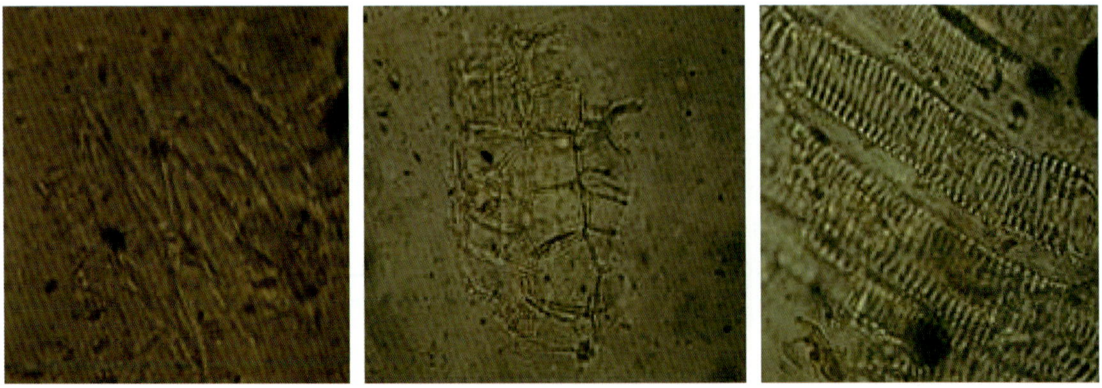

薄壁细胞　　木栓细胞　　导管

图 51-6　当归饮片显微鉴别特征

2. 薄层鉴别

取本品粉末 0.5g，加乙醚 20ml，超声处理 10min，滤过，滤液蒸干，残渣加乙醇 1ml 使溶解，作为供试品溶液。另取当归对照药材 0.5g，同法制成对照药材溶液。照薄层色谱法（《中国药典》2005 年版一部附录Ⅵ B）试验，吸取上述两种溶液各 10μl，分别点于同一硅胶 G 薄层板上，以正己烷 - 乙酸乙酯（4 ∶ 1）为展开剂，展开，取出，晾干，置紫外光灯（365nm）下检视。供试品色谱中，在与对照药材色谱相应的位置上，显相同颜色的荧光斑点，见图 51-7。

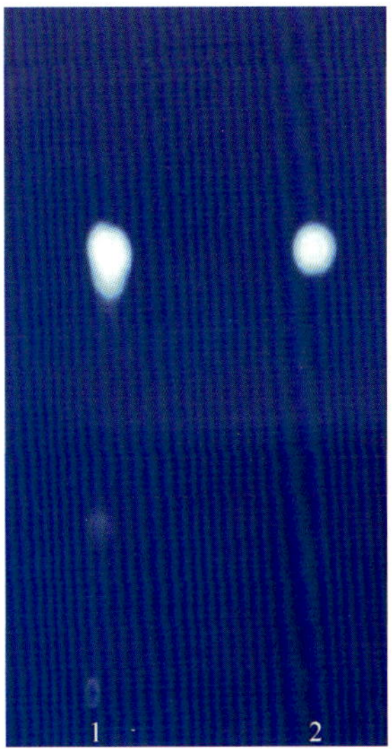

图 51-7 薄层鉴别结果

1. 当归饮片；2. 当归对照药材

五、检查

1. 杂质

杂质不得超过 2.0%。根据《中国药典》2015 年版一部附录杂质检查法，称取 100g 的净当归，摊开，将霉烂、变质、虫蛀及其他杂质拣出，将各类杂质分别称重，计算其在供试品中的百分含量，结果通过检测，未检出霉烂、变质、虫蛀及其他杂质。优质当归饮片内控质量标准杂质含量定为不得过 2.0%。

2. 水分

照水分测定法（《中国药典》2015 年版通则 0832 第二法）测定。将供试品粉碎为粗粉，精密称定（2 ～ 5g），置已恒重的称量瓶中。将称量瓶于 105℃干燥 5h，取出，移置干燥器中，冷却 30min，精密称定。将称量瓶再于 105℃干燥 1h，取出，移置干燥器中，冷却 30min，精密称定，至连续两次称重的差异不超过 5mg。记录干燥时的温度，干燥剂的种类，干燥和放冷至室温的时间，称量及恒重数据。三批当归饮片水分测定结果均在 10% 以下，结合饮片生产实际，将优质当归饮片含水量确定为不得高于 11.0%。结果见表 51-2。

3. 总灰分

取供试品适量粉碎使其完全通过二号筛，充分混匀。精密称取当归粉末 3 ～ 5g，置炽灼至恒重的坩埚中，于电炉上缓缓炽热至完全炭化。转移至马福炉中，逐渐升温至 600℃，完全灰化（约 5h）并至恒重，称重。根据残渣重量，计算供试品中总灰分的含量。结果显示，3 批当归饮片的总灰分均在 5.5% 以下，考虑到饮片加工过程中还要净制洗涤，公司将优质当归总灰分标准定为不得高于 6.0%。结果见表 51-2。

4. 酸不溶性灰分

取上项所得的灰分，在坩埚中小心加入稀盐酸约 10ml，用表面皿覆盖坩埚，置水浴上加热 10min，表面皿用热水 5ml 冲洗，洗液并入坩埚中，用无灰滤纸滤过，坩埚内的残渣用水洗于滤纸上，并洗涤至洗液不显氯化物反应为止。滤渣连同滤纸移置同一坩埚中，干燥，炽灼至恒重。根据残渣重量，计算供试品中酸不溶性灰分的含量（%）。根据实验结果并结合饮片生产实际，将优质当归饮片的酸不溶性灰分标准制定为不得过 1.0%。结果见表 51-2。

5. 二氧化硫残留量

照二氧化硫残留量测定法（《中国药典》2015 年版通则 2331）测定。取饮片细粉约 10g，精密称定，置两颈圆底烧瓶中，加水 300 ～ 400ml。打开回流冷凝管开关给水，将冷凝管的上端 E 口处连接一橡胶导气管置于 100ml 锥形瓶底部。锥形瓶内加入 3% 过氧化氢溶液 50ml 作为吸收液（橡胶导气管的末端应在吸收液液面以下）。使用前，在吸收液中加入 3 滴甲基红乙醇溶液指示剂（2.5mg/ml），并用 0.01mol/L

氢氧化钠滴定液滴定至黄色（即终点；如果超过终点，则应舍弃该吸收溶液）。开通氮气，使用流量计调节气体流量至约 0.2L/min；打开分液漏斗 C 的活塞，使盐酸溶液（6mol/L）10ml 流入蒸馏瓶，立即加热两颈烧瓶内的溶液至沸，并保持微沸；烧瓶内的水沸腾 1.5h 后，停止加热。吸收液放冷后，置于磁力搅拌器上不断搅拌，用氢氧化钠滴定液（0.01mol/L）滴定，至黄色持续 20s 不褪，并将滴定的结果用空白实验校正。计算供试品中二氧化硫残留量。结果显示，三批当归饮片含硫量均在 5mg/kg 左右，于是将优质当归饮片二氧化硫残留量规定为不得过 60mg/kg。结果见表 51-2。

表 51-2　检查项测定结果

编号	水分（%）	总灰分（%）	酸不溶性灰分（%）	二氧化硫残留量（mg/kg）
1	9.7	4.7	0.7	4
2	8.9	5.3	0.9	3
3	7.6	5.0	0.8	3

六、浸出物

照醇溶性浸出物测定法项下的热浸法测定，用 70% 乙醇作溶剂。严于《北京市中药饮片炮制规范》2008 年版不得过 45%。

将制备好的样品粉末混合均匀，取供试品约 2g，称定重量，置 100ml 的锥形瓶中，精密加入 70% 乙醇 50ml，塞紧，称定重量，静置 1h 后，连接回流冷凝管，水浴加热至沸腾，并保持微沸 1h，放冷后，取下锥形瓶，密塞，称定重量，用蒸馏水补足减失的重量，摇匀，用干燥的滤器滤过，精密量取滤液 25ml，置已干燥至恒重的蒸发皿中，在水浴上蒸干后，于 105℃干燥 3h，移置干燥器中，冷却 30min，迅速精密称定重量，以干燥品计算供试品中醇溶性浸出物的含量（%）。按《中国药典》2015 年版通则 2201，测定其醇溶性浸出物的含量，见表 51-3。

当归饮片浸出物含量均在 54.7% 以上，考虑到样品的差异性，规定优质当归饮片浸出物含量应不得少于 50.0%。

表 51-3　当归饮片中醇浸出物测定结果（%）

编号	1	2	3
浸出物	60.16	54.73	58.86

来源于甘肃省当归药材，按照规范化生产工艺炮制成当归饮片，通过对其质量检测，其关键质量内控指标分别定为：杂质不得超过 2.0%；水分不得过 11.0%；总灰分不得过 6.0%；酸不溶性灰分不得过 1.0%；二氧化硫残留量不得过 60mg/kg；醇溶性浸出物不得少于 50.0%。

七、性味与归经

甘、辛，温。归肝、心、脾经。

八、功能与主治

补血活血，调经止痛，润肠通便。用于血虚萎黄，眩晕心悸，月经不调，经闭痛经，虚寒腹痛，肠燥便秘，风湿痹痛，跌仆损伤，痈疽疮疡。

九、用法与用量

6 ～ 12g。

十、贮藏

置阴凉干燥处，防潮，防蛀。

十一、优质饮片质量标准亮点总结

1. 药材和基原

基原品种为伞形科植物当归 *Angelica sinensis*（Oliv.）Diels 的干燥根，秋末采挖，除去须根及泥沙，待水分稍蒸发后，捆成小把，上棚，用烟火慢慢熏干。以主根粗长、油润、外皮色黄棕、断面色黄白、气味浓厚者为佳。

2. 产地

当归原料药材来源于甘肃九州天润有限公司在当归道地产区甘肃岷县建设的当归药材种植基地。

3. 工艺

公司建有现代化的中药饮片加工生产线，严格按照《药品生产质量管理规范》组织生产，按照《北京市中药饮片炮制规范》炮制规范进行炮制，工艺参数稳定可靠。

4. 检查

原料药材检验增加了杂质，重金属及有害元素的检测，提高了水分、总灰分、酸不溶性灰分、二氧化硫残留量的量化指标。

52. 党参
Dangshen
CODONOPSIS RADIX

本品为桔梗科植物党参 *Codonopsis pilosula*（Franch.）Nannf. 干燥根的炮制加工品。

【采收与加工】 秋季 8、9 月份采挖，洗净，晒干，系《中国药典》收载品种。产地为甘肃党参道地药材 GAP 生产基地。

【炮制】 取原药材，除去芦头及杂质，根据来料干湿程度，洗净后直接切 8 ～ 10mm 段或润 6 ～ 16h 或浸泡 1h 后取出，闷润 6 ～ 14h 至软硬适宜，切 8 ～ 10mm 段，干燥，过筛。

【成品性状】 呈类圆形或椭圆形的段，段型均匀，直径 0.6 ～ 0.8cm，异形片低于 8%，外表皮黄棕色至灰棕色，有纵皱纹。切面淡黄白色至淡黄棕色，有裂隙或放射状纹理，中央有黄色圆心。质稍硬或略带韧性。有特殊香气，味微甜。

【鉴别】

（1）显微鉴别：横切面见木栓细胞数列至十数列，外侧有石细胞，单个或成群。栓内层窄。韧皮部宽广，外侧常现裂隙，散有淡黄色乳管群，并常与筛管群交互排列。形成层成环。木质部导管单个散在或数个相聚，呈放射状排列。薄壁细胞含菊糖。

（2）取本品粉末 1g，加甲醇 25ml，超声处理 30min，滤过，滤液蒸干，残渣加水 2ml 使溶解，置 C18 固相萃取小柱（500mg，用甲醇、20% 甲醇各 10ml 预洗）中，依次用 20% 甲醇、甲醇各 5ml 洗脱，收集甲醇洗脱液，浓缩至 1ml，作为供试品溶液。另取党参炔苷对照品适量，加甲醇制成每 1ml 含 1mg 溶液，作为对照品溶液。照薄层色谱法（《中国药典》2015 年版通则 0502）试验，吸取供试品溶液 6μl、对照品溶液 2μl，分别点于同一高效硅胶 G 薄层板上，以正丁醇 - 冰醋酸 - 水（7 ∶ 1 ∶ 0.5）为展开剂，展开，取出，晾干，喷以 10% 硫酸乙醇溶液，在 105℃加热 5min，置紫外光灯（365nm）下检视。供试品色谱中，在与对照品色谱相应的位置上，显相同颜色的荧光斑点。

【检查】

杂质　不得过 2.0%。

水分　不得过 12.5%。

总灰分　不得过 3.0%。

二氧化硫残留量　照二氧化硫残留量测定法测定，不得过 300mg/kg。

重金属及有害元素　照铅、镉、砷、汞、铜测定法（《中国药典》2015 年版通则 2321 原子吸收分光光度法或电感耦合等离子体质谱法）测定，汞不得过 1.0mg/kg；铅不得过 10.0mg/kg；砷不得过 5.0mg/kg。

【浸出物】　照醇溶性浸出物测定法项下的热浸法测定，用 45% 乙醇作溶剂，不得少于 58.0%。

【性味与归经】　甘、平。归脾、肺经。

【功能与主治】　补中益气，健脾益肺。用于脾肺虚弱，气短心悸，食少便溏，虚喘咳嗽，内热消渴。

【用法与用量】　9 ～ 30g。

【注意】　不宜与藜芦同用。

【贮藏】　置通风干燥处，防蛀。

起草单位：北京均大制药有限公司

“优质党参饮片质量标准（草案）”起草说明

一、药材来源

1. 基原

本品为桔梗科植物党参 *Codonopsis pilosula*（Franch.）Nannf. 的干燥根，为《中国药典》2015 年版收载品种，基原明确。公司党参原料为甘肃九州天润中药产业有限公司 GAP 基地产品（图 52-1）。药材能够从种子选育、种苗生产、种植、产地加工实行规范化、标准化管理。基地党参年产量在 2000t 以上，完全满足公司饮片生产所需。

党参药材来源于甘肃九州天润中药产业有限公司党参道地药材生产基地。基地种植的党参为桔梗科植物党参 *Codonopsis pilosula*（Franch.）Nannf. 的干燥根，秋季采挖，洗净，晒干，系《中国药典》收载品种。

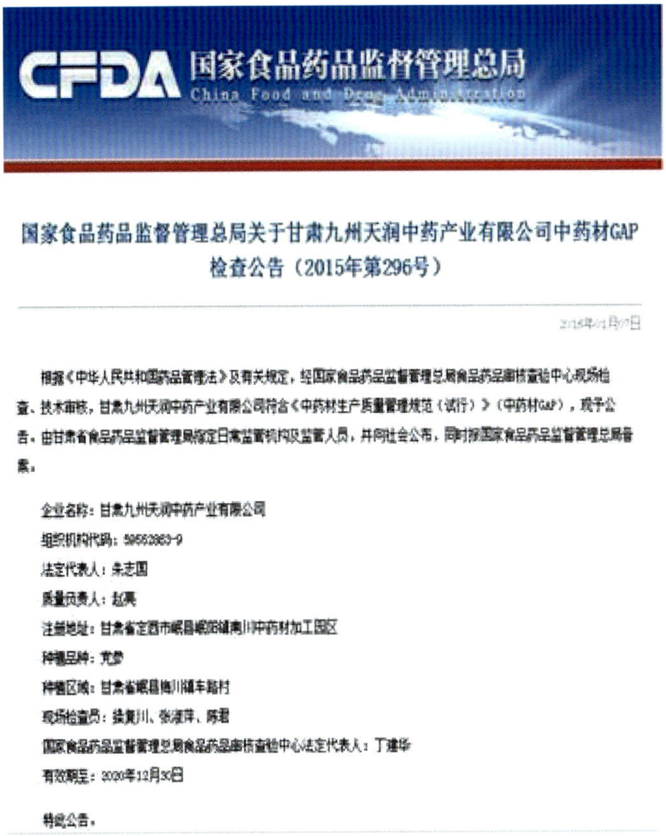

CFDA 国家食品药品监督管理总局
China Food and Drug Administration

国家食品药品监督管理总局关于甘肃九州天润中药产业有限公司中药材GAP检查公告（2015年第296号）

根据《中华人民共和国药品管理法》及有关规定，经国家食品药品监督管理总局食品药品审核查验中心现场检查、技术审核，甘肃九州天润中药产业有限公司符合《中药材生产质量管理规范（试行）》（中药材GAP），现予公告。由甘肃省食品药品监督管理局指定日常监管机构及监管人员，并向社会公布，同时报国家食品药品监督管理总局备案。

企业名称：甘肃九州天润中药产业有限公司
组织机构代码：59552363-9
法定代表人：朱志国
质量负责人：赵禹
注册地址：甘肃省定西市岷县岷阳镇南川中药材加工园区
种植品种：党参
种植区域：甘肃省岷县梅川镇车路村
现场检查员：姜黄川、张建萍、陈君
国家食品药品监督管理总局食品药品审核查验中心法定代表人：丁建华
有效期至：2020年12月30日

特此公告。

图 52-1　药材 GAP 检查公告

资料显示：比较不同基原党参中的党参内酯和党参炔苷的含量，并研究他们之间的相关性。结果见表 52-1。

表 52-1　不同来源的党参药材中党参内酯和党参炔苷的含量（%）

药材	党参炔苷	党参内酯
党参	0.3231	0.0651
素花党参	0.2410	0.0522
川党参	0.0772	0.0051

通过比较两种成分的含量，发现党参内酯和党参炔苷之间存在着良好的相关性，党参炔苷含量高的样品，相应的党参内酯含量也高，因此可以判定党参的质量优于其他两个来源。公司采收的党参的来源为桔梗科植物党参，质量上佳。

2. 采收及加工

本品药用部位为干燥根，秋季 8、9 月份采挖，洗净，晒干。关注不同采收期对药材本身质量的影响，结果见表 52-2。

表 52-2　不同采收时期党参中党参炔苷的含量（mg/g）

采样期	党参炔苷含量	平均值
5 月	1.009	
6 月	0.888	
7 月	1.606	1.094
8 月	0.959	
9 月	1.010	

通过测定不同采收时期的党参中党参炔苷含量表明，党参炔苷的含量随植株的生长发育而波动，年平均量为 1.094mg/g，最高含量达 1.606mg/g，采样时间为 7 月份，而最低含量仅为 0.888mg/g，采样时间为 6 月份，8、9 月份的党参炔苷含量趋于稳定，含量接近于年平均值。相关文献显示，7 月份是党参生殖生长的重要时期，由此可见党参的采收时间在 8、9 月份最为适宜。公司采收的党参都在这两个月份。

3. 优质药材依据

党参原材料主要来源于道地产区九州通医药集团旗下子公司甘肃九州天润中药产业有限公司岷县党参 GAP 基地，药材质量优质。药材能够从种子选育、种苗生产、种植、产地加工实行规范化、标准化管理。基地党参年产量在 2000t 以上，完全满足公司饮片生产所需。

此次申报优质饮片的品种为桔梗科植物党参 *Codonopsis pilosula*（Franch.）Nannf. 的干燥根。秋季采挖，洗净，晒干。以根条粗壮、质柔润、味甜者为佳，为《中国药典》2015 年版一部收载品种。

4. 原料药材检定

（1）性状：呈长圆柱形，稍弯曲，个子均匀，长 25 ～ 35cm，直径 1.1 ～ 2cm。个子表面灰黄色、黄棕色至灰棕色，根头部有多数疣状突起的茎痕及芽，每个茎痕的顶端呈凹下的圆点状；根头下有致密的环状横纹，向下渐稀疏，有的达全长的一半，栽培品环状横纹少或无；全体有纵皱纹和散在的横长皮孔样突起，支根断落处常有黑褐色胶状物。质稍柔软或稍硬而略带韧性，断面稍平坦，有裂隙或放射状纹理，皮部淡棕黄色至黄棕色，木部淡黄色至黄色。以根条粗壮、质柔润、味甜者为佳，有特殊香气，味微甜，见图 52-2。

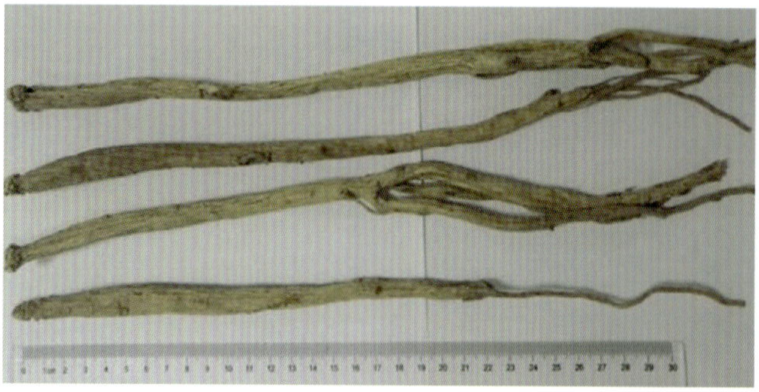

图 52-2　党参药材

（2）鉴别

显微鉴别：横切面见木栓细胞数列至十数列，外侧有石细胞，单个或成群。栓内层窄。韧皮部宽广，外侧常现裂隙，散有淡黄色乳管群，并常与筛管群交互排列。形成层成环。木质部导管单个散在或数个相聚，呈放射状排列。薄壁细胞含菊糖，见图 52-3。

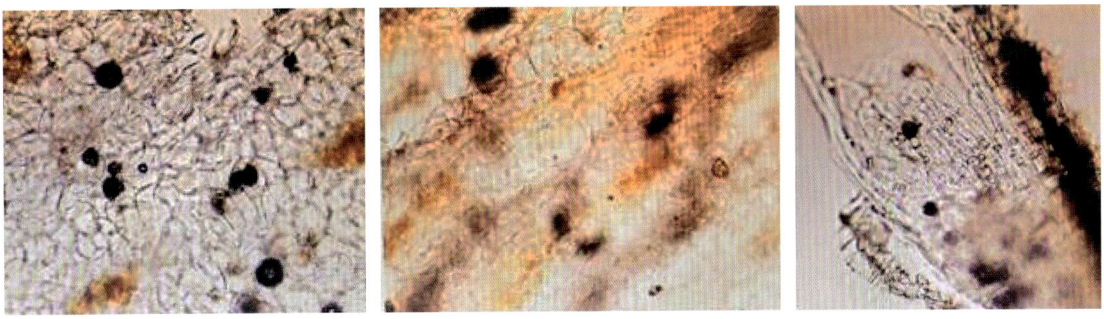

图 52-3 党参根横切面显微图

取本品粉末 1g，加甲醇 25ml，超声处理 30min，滤过，滤液蒸干，残渣加水 2ml 使溶解，置 C18 固相萃取小柱（500mg，用甲醇、20% 甲醇各 10ml 预洗）中，依次用 20% 甲醇、甲醇各 5ml 洗脱，收集甲醇洗脱液，浓缩至 1ml，作为供试品溶液。另取党参炔苷对照品适量，加甲醇制成每 1ml 含 1mg 溶液，作为对照品溶液。照薄层色谱法（《中国药典》2015 年版通则 0502）试验，吸取供试品溶液 6μl、对照品溶液 2μl，分别点于同一高效硅胶 G 薄层板上，以正丁醇 - 冰醋酸 - 水（7 ∶ 1 ∶ 0.5）为展开剂，展开，取出，晾干，喷以 10% 硫酸乙醇溶液，在 105℃加热 5min，置紫外光灯（365nm）下检视。供试品色谱中，在与对照品色谱相应的位置上，显相同颜色的荧光斑点，见图 52-4。

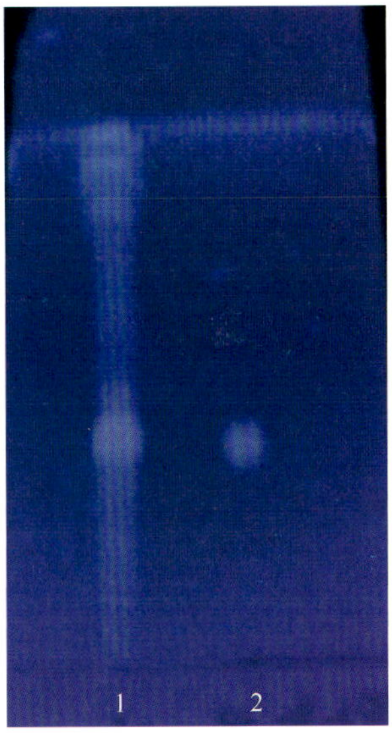

图 52-4 党参药材薄层鉴别

1. 党参饮片；2. 党参炔苷

（3）检查

水分：不得过 15.0%。严于《中国药典》2015 年版一部不得过 16.0% 要求。

总灰分：不得过 4.0%。严于《中国药典》2015 年版一部不得过 5.0% 要求。

二氧化硫残留量：照二氧化硫残留量测定法测定，不得过 300mg/kg。严于《中国药典》2015 年版一部不得过 400mg/kg 要求。

二、炮制

1. 炮制工艺标准依据

《北京市中药饮片炮制规范》2008 年版第 82 页。

2. 工艺流程

党参药材→净制（★杂质）→洗润（★润药程度）→切制（★ 8 ～ 10mm 段）→干燥（★干燥水分 < 12.0%）→筛选（★筛网规格：药屑）→（★中间检验）→内包装（★标签信息、密闭性）→外包装→（★成品检验）→入库（★：主要质量控制点）。

基于《北京市中药饮片炮制规范》2008 年版，结合检验能力制定检验项目更全、指标更严格的党参饮片企业内控质量标准。杂质不得过 2.0%（《中国药典》2015 年版一部规定不得过 3.0%）；水分不得过 12.5%（《中国药典》2015 年版规定不得过 13.0%）；总灰分不得过 3.0%（《北京市中药饮片炮制规范》2008 年版规定不得过 4.0%）；醇溶性浸出物不得少于 58.0%（《北京市中药饮片炮制规范》2008 年版规定不得少于 55.0%）；二氧化硫残留量不得过 300mg/kg（《中国药典》2015 年版规定不得过 400mg/kg）。

3. 炮制工艺

（1）净制：将原药材党参中的杂质（非药用部位、塑料膜、泥沙等）除去，大小分档。

（2）洗润：将净制后的党参置于洗药池内，洗净表面的泥沙，表面无明显可见异物，闷润至软硬适宜，内外一致。

（3）切制：将润好的党参药材按顺序整理好，置旋转式或直线往复式切片机中切 8 ～ 10mm 段。

（4）干燥：将切好的党参装于网带式干燥机中，均匀铺料，厚度不得过 3cm，温度≤ 90℃，烘 2 ～ 3h，至水分合格后收料。干燥过程中注意适时翻料，确保干燥均匀性。水分 12.5% 以下。

（5）筛选：干燥后的党参放入筛选机，选用孔径为 10 目筛网，筛尽药沫，碎屑不得超过 2.0%。

三、性状

1. 药材性状

药材呈长圆柱形，稍弯曲，长 10 ～ 35cm，直径 0.4 ～ 2cm。表面灰黄色、黄棕色至灰棕色，根头部有多数疣状突起的茎痕及芽，每个茎痕的顶端呈凹下的圆点状；根头下有致密的环状横纹，向下渐稀疏，有的达全长的一半，栽培品环状横纹少或无；全体有纵皱纹和散在的横长皮孔样突起，支根断落处常有黑褐色胶状物。质稍柔软或稍硬而略带韧性，断面稍平坦，有裂隙或放射状纹理，皮部淡棕黄色至黄棕色，木部淡黄色至黄色。有特殊香气，味微甜。

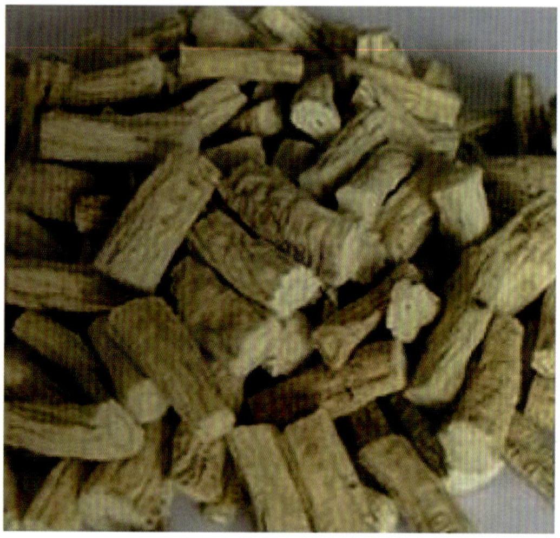

图 52-5　党参饮片

2. 饮片性状

饮片呈椭圆形的段，段型均匀，直径 0.6 ～ 0.8cm，异形片低于 8%，外表皮黄棕色至灰棕色，有纵皱纹。切面淡黄白色至淡黄棕色，有裂隙或放射状纹理，中央有黄色圆心。质稍硬或略带韧性。有特殊香气，味微甜，见图 52-5。

四、鉴别

1. 显微鉴别

横切面：木栓细胞数列至十数列，外侧有石细胞，单个或成群。栓内层窄。韧皮部宽广，外侧常现裂隙，散有淡黄色乳管群，并常与筛管群交互排列。形成层成环。木质部导管单个散在或数个相聚，呈放射状排列。薄壁细胞含菊糖，见图 52-6。

2. 薄层鉴别

取本品粉末 1g，加甲醇 25ml，超声处理 30min，滤过，滤液蒸干，残渣加水 2ml 使溶解，置 C18 固相萃取小柱（500mg，用甲醇、20% 甲醇各 10ml 预洗）中，依次用 20% 甲醇、甲醇各 5ml 洗脱，收集甲醇洗脱液，浓缩至 1ml，作为供试品溶液。另取党参炔苷对照品适量，加甲醇制成每 1ml 含 1mg 溶液，作为对照品溶液。照薄层色谱法（《中国药典》2015 年版通则 0502）试验，吸取供试品溶液 6μl、对照品溶液 2μl，分别点于同一高效硅胶 G 薄层板上，以正丁醇 - 冰醋酸 - 水（7 ∶ 1 ∶ 0.5）为展开剂，展开，取出，晾干，喷以 10% 硫酸乙醇溶液，在 105℃加热 5min，置紫外光灯（365nm）下检视。供试品色谱中，在与对照品色谱相应的位置上，显相同颜色的荧光斑点。

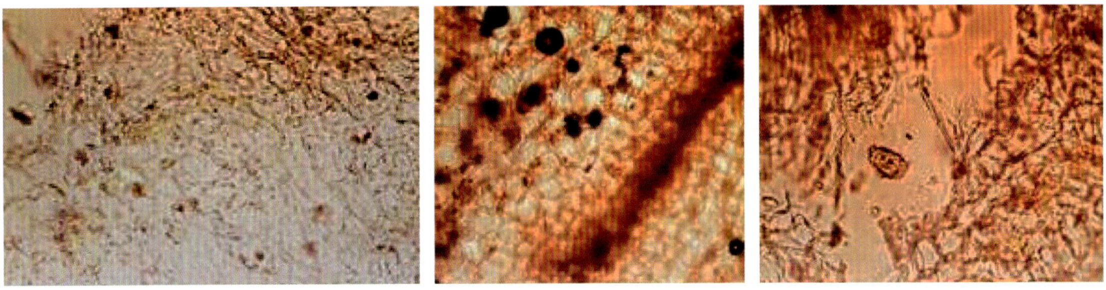

图 52-6 党参横切面显微特征

五、检查

1. 杂质

杂质不得过 2.0%（《中国药典》2015 年版通则 2301 第二法）。取适量的饮片，摊开，将霉烂、变质、虫蛀及其他杂质拣出，将各类杂质分别称重，计算其在供试品中的百分含量，在生产过程中控制杂质，生产完成后测定杂质的含量均在 1% 左右。

2. 总灰分

总灰分不得过 3.0%（《中国药典》2015 年版通则 2302）。取供试品适量粉碎使其完全通过二号筛，充分混匀。精密称取粉末 3 ～ 5g，置炽灼至恒重的坩埚中，于电炉上缓缓炽热至完全炭化。转移至马福炉中，逐渐升温至 600℃，完全灰化（约 5h）并至恒重，称重。根据残渣重量，计算供试品中总灰分的含量，见表 52-3。

结果发现总灰分基本在 2.5% 以下，考虑到饮片均匀性的情况下，将优质党参饮片总灰分控制在 3.0%。

3. 二氧化硫残留量

照二氧化硫残留量测定法（《中国药典》2015 年版通则 2331）测定，不得过 300mg/kg。

取饮片细粉约 10g，精密称定，置两颈圆底烧瓶中，加水 300 ～ 400ml。打开回流冷凝管开关给水，将冷凝管的上端 E 口处连接一橡胶导气管置于 100ml 锥形瓶底部。锥形瓶内加入 3% 过氧化氢溶液 50ml 作为吸收液（橡胶导气管的末端应在吸收液液面以下）。使用前，在吸收液中加入 3 滴甲基红乙醇溶液指示剂（2.5mg/ml），并用 0.01mol/L 氢氧化钠滴定液滴定至黄色（即终点；如果超过终点，则应舍弃该吸收溶液）。开通氮气，使用流量计调节气体流量至约 0.2L/min，颈烧瓶内的溶液至沸，并保持微沸；烧瓶内的水沸腾 1.5h 后，停止加热。吸收液放冷后，置于磁力搅拌器上不断搅拌，用氢氧化钠滴定液（0.01mol/L）滴定，至黄色持续 20s 不褪，并将滴定的结果用空白实验校正。计算供试品中二氧化硫残留量，见表 52-3。

表 52-3 检查项测定结果

编号	总灰分（%）	二氧化硫残留量（mg/kg）
1	1.7	26
2	2.5	110
3	2.0	107

结果表明，二氧化硫残留量最高为 110mg/kg，考虑到样品的差异性，将优质党参饮片二氧化硫残留量定为不得超过 300mg/kg。

六、浸出物

照醇溶性浸出物测定法(《中国药典》2015 年版通则 2201)项下的热浸法测定，用 45% 乙醇作溶剂，不得少于 58.0%。

将制备好的样品粉末混合均匀，取供试品约 2g，称定重量，置 100ml 的锥形瓶中，精密加入 45% 乙醇 50ml，塞紧，称定重量，静置 1h 后，连接回流冷凝管，水浴加热至沸腾，并保持微沸 1h，放冷后，取下锥形瓶，密塞，称定重量，用蒸馏水补足减失的重量，摇匀，用干燥的滤器滤过，精密量取滤液 25ml，置已干燥至恒重的蒸发皿中，在水浴上蒸干后，于 105℃干燥 3h，移置干燥器中，冷却 30min，迅速精密称定重量，以干燥品计算供试品中 45% 乙醇浸出物的含量（%），见表 52-4。

对党参浸出物多次进行测定，发现浸出物值均在 60.0% 以上，考虑到差异性，将优质党参饮片浸出物控制在不得少于 58.0%。

表 52-4　浸出物测定结果

编号	1	2	3
含量	70.7%	73.5%	65.9%

来源于甘肃省党参药材，按照规范化生产工艺炮制成党参饮片，通过对其质量检测，其关键质量内控指标分别定为：杂质不得过 2.0%、总灰分不得过 3.0%、二氧化硫残留量不得过 300mg/kg、浸出物不得少于 58.0%，优于其他标准规定。

七、性味与归经

甘、平。归脾、肺经。

八、功能与主治

补中益气，健脾益肺。用于脾肺虚弱，气短心悸，食少便溏，虚喘咳嗽，内热消渴。

九、用法与用量

9 ～ 30g。

十、注意

不宜与藜芦同用。

十一、贮藏

置通风干燥处，防蛀。

十二、优质饮片质量标准亮点总结

1. 药材和基原

本品为桔梗科植物党参 *Codonopsis pilosula*（Franch.）Nannf. 的干燥根，为《中国药典》2015 年版收载品种，基源明确。

2. 产地

公司党参原料为甘肃九州天润中药产业有限公司 GAP 基地产品。

3. 工艺

公司建有现代化的中药饮片加工生产线，严格按照《药品生产质量管理规范》组织生产，按照《北京市中药饮片炮制规范》2008 年版进行炮制，工艺参数稳定可控。

4. 性状

增加了段型均匀，直径 0.6 ～ 0.8cm，异形片低于 8% 的量化指标。

5. 检查

增加杂质检测，提高了总灰分和二氧化硫残留量的量化指标。

53. 麸炒白术
Fuchaobaizhu

本品为菊科植物白术 *Atractylodes macrocephala* Koidz. 干燥根茎的炮制加工品。

【采收与加工】 冬季下部叶枯黄、上部叶变脆时采挖，除去泥沙，烘干或晒干，再除去须根。为《中国药典》收载品种。白术在全国产区很多，以浙江磐安产的白术为著名浙白术道地药材。浙江是白术传统道地产区，所产白术量大质优，在白术市场上占有重要地位。

【炮制】 取原药材，除去杂质，洗净，润透，切厚片，干燥，筛去碎屑。取蜜制麸皮，撒入热锅内，待冒烟时，加入白术片，迅速翻动，用文火（100 ～ 120℃）炒至黄棕色、逸出香气时，取出，筛去麸皮，晾凉。

炮制工艺：

净制：泥沙、非药用部位等剔除干净。

洗润：洗药机转筒转速 12r/min，水压≥ 0.1MPa。采用连续、流动、一次性饮用水将药材附着的泥土或不洁物抢水洗至见本色，表面无明显可见异物；采用传统润药方法（先浸泡 5 ～ 6h 至七成干，再覆盖湿润麻袋，洒水润透），控制水量，做到药透水尽，防止药材伤水。

切制：用旋转式切片机或往复直线式切片机切制，片厚 2 ～ 4mm。

干燥：用网带式或其他适宜干燥机干燥，均匀铺料，厚度不得过 4cm，设定温度在 80℃以内，网带速度 5r/min，水分不得过 13.0%。

炒制：自控温旋盖燃油（气）炒药机加热至设定温度（文火），撒入蜜制麸皮，待冒烟时，投入白术片，炒至表面黄棕色，取出放置于洁净摊晾板上，摊晾。每 100kg 白术片，用蜜炙麸皮 10kg。每锅投料量：20kg，设置温度：150℃，转速：正转高速，时间：6min，达到表面黄棕色，偶见焦斑。

【成品性状】 本品呈不规则的 3 ～ 4mm 的厚片，表面黄棕色，偶见焦斑，散生棕黄色的点状油室，木部具放射状纹理，略有焦香气。味甘、微辛，嚼之略带黏性。

【鉴别】 取本品粉末 0.5g，加正己烷 2ml，超声处理 15min，滤过，取滤液作为供试品溶液。另取白术对照药材 0.5g，同法制成对照药材溶液。照薄层色谱法试验，吸取上述新制备的两种溶液各 10μl，分别点于同一硅胶 G 薄层板上，以石油醚（60 ～ 90℃）- 乙酸乙酯（50 ∶ 1）为展开剂，展开，取出，晾干，喷以 5% 香草醛硫酸溶液，加热至斑点显色清晰。供试品色谱中，在与对照药材色谱相应的位置上，显相同颜色的斑点，并应显有一桃红色主斑点（苍术酮）。

【检查】

杂质 不得过 2.0%（《中国药典》2015 年版通则 2301 杂质检查法）。

水分 不得过 13.0%（《中国药典》2015 年版通则 0832 第二法）。

总灰分 不得过 4.0%（《中国药典》2015 年版通则 2302）。

二氧化硫残留量 照二氧化硫残留量测定法测定，不得过 300mg/kg。

色度 取本品最粗粉 1g，精密称定，置具塞锥形瓶中，加 55% 乙醇 200ml，用稀盐酸调节 pH 值至 2 ～ 3，连续振摇 1h，滤过，吸取滤液 10ml，置比色管中，照溶液颜色检查法试验，与黄色 10 号比色液比较，不得更深。

【浸出物】 照醇溶性浸出物测定法项下的热浸法测定，用 60% 乙醇作溶剂，不得少于 38.0%。

【性味与归经】 苦、甘，温。归脾、胃经。

【功能与主治】 健脾益气，燥湿利水，止汗，安胎。用于脾虚食少，腹胀泄泻，痰饮眩悸，水肿，自汗，胎动不安。

【用法与用量】 6 ～ 12g。

【贮藏】 置阴凉干燥处，防蛀。

起草单位：北京均大制药有限公司

“优质麸炒白术饮片质量标准（草案）”起草说明

一、药材来源

1. 基原

本品为菊科植物白术 *Atractylodes macrocephala* Koidz. 的干燥根茎。冬季下部叶枯黄、上部叶变脆时采挖，除去泥沙，烘干或晒干，再除去须根。其为《中国药典》收载品种，基原明确。白术在全国产区很多，以浙江磐安产的白术为著名浙白术道地药材。公司采购的白术均采自道地产区的品种。

2. 采收及加工

冬季下部叶枯黄、上部叶变脆时采挖，除去泥沙，烘干或晒干，再除去须根。与《中国药典》2015 年版采收季节保持一致。

3. 优质药材依据

白术是浙江主产的著名道地药材，为“浙八味”之一，来源为菊科植物白术，以干燥二年生根茎入药。白术用量极大。目前白术野生资源很少，药用来源多为栽培品种。白术适宜生长于凉爽气候环境，忌高温多湿种植，以土层深厚，排水良好富含腐殖质的沙质壤土为宜，种子繁殖。

原料药白术为不规则的肥厚团块，长 3 ～ 13cm，直径 1.5 ～ 7cm。表面灰黄色或灰棕色，有瘤状突起及断续的纵皱和沟纹，并有须根痕，顶端有残留茎基和芽痕。质坚硬不易折断，断面不平坦，黄白色至淡棕色，有棕黄色的点状油室散在；烘干者断面角质样，色较深或有裂隙。气清香，味甘、微辛，嚼之略带黏性。

白术在全国产区很多，以浙江磐安产的白术为著名浙白术道地药材。全县白术种植面积约 2 万亩，年产量 3000 多吨，约占全国总产量的 25%，其外形似蛙（俗称蛙术），断面菊花纹，味清香，为白术中的精品。1998 年被评为浙江省优质农产品，2008 年 8 月又在长春国际农业食品博览会上荣获金奖。今形成白术示范基地 6000 亩。公司已经与九州通磐安中药材电子商务有限公司签订了长期有效的合同，可以长期稳定地为我司提供生产所需的白术原药材。

4. 原料药材的检定

（1）性状：不规则的肥厚团块，长 10 ～ 13cm，直径 5 ～ 7cm。表面灰黄色或灰棕色，有瘤状突起及断续的纵皱和沟纹，并有须根痕，顶端有残留茎基和芽痕。质坚硬不易折断，断面不平坦，黄白色至淡棕色，有棕黄色的点状油室散在；烘干者断面角质样，色较深或有裂隙。气清香，味甘、微辛，嚼之略带黏性，见图 53-1，图 53-2。

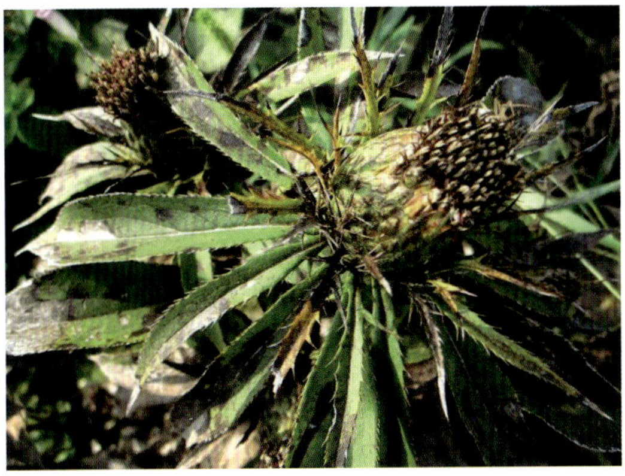

图 53-1 白术原植物

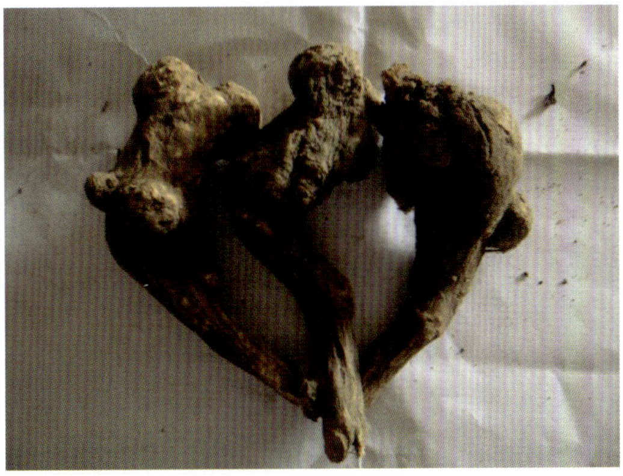

图 53-2 白术药材

（2）鉴别

1）显微鉴别：本品粉末淡黄棕色。草酸钙针晶细小，长 10 ～ 32μm，存在于薄壁细胞中，少数针晶直径至 4μm。纤维黄色，大多成束，长梭形，直径约至 40μm，壁甚厚，木化，孔沟明显。石细胞淡黄色，类圆形、多角形、长方形或少数纺锤形，直径 37 ～ 64μm。薄壁细胞含菊糖，表面显放射状纹理。导管分子短小，为网纹导管及具缘纹孔导管，直径至 48μm，见图 53-3。

2）薄层鉴别：取本品粉末 0.5g，加正己烷 2ml，超声处理 15min，滤过，取滤液作为供试品溶液。另取白术对照药材 0.5g，同法制成对照药材溶液。照薄层色谱法试验，吸取上述新制备的两种溶液各 10μl，分别点于同一硅胶 G 薄层板上，以石油醚（60 ～ 90℃）- 乙酸乙酯（50 ∶ 1）为展开剂，展开，取出，晾干，喷以 5% 香草醛硫酸溶液，加热至斑点显色清晰。供试品色谱中，在与对照药材色谱相应的位置上，显相同颜色的斑点，并应显有一桃红色主斑点（苍术酮），见图 53-4。

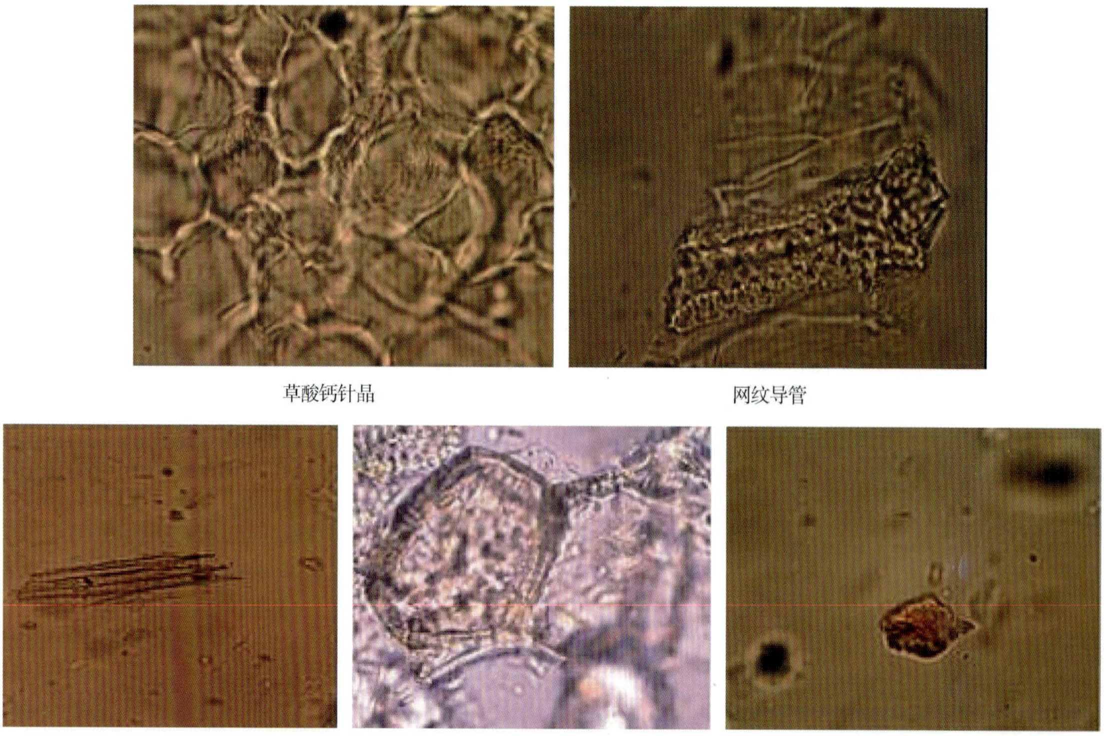

图 53-3　显微鉴别特征

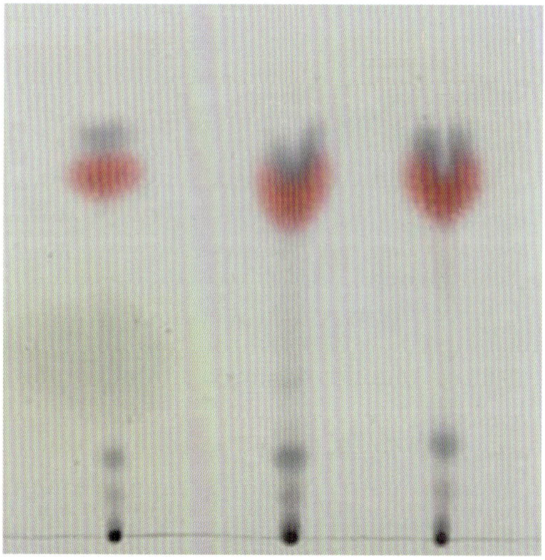

图 53-4　白术药材薄层鉴别

1. 白术对照药材；2、3. 白术药材

（3）检查

1）水分：照水分测定法（《中国药典》2015 年版通则 0832 第二法）测定。通过对白术样品的测定得到 3 批白术药材中含水量最低的为 11.5%，含水量最高的为 12.5%，均符合《中国药典》2015 年版规定，考虑到白术药材量大，水分不可能十分均匀的实际情况，公司将白术含水量内控标准定为不得高于 13.0%。

2）总灰分：照《中国药典》2015 年版通则 2302 操作。3 份白术中总灰分最低为 2.4%，最高为 3.0%，均符合《中国药典》2015 年版标准（白术总灰分不得过 5.0%）。考虑到在饮片加工过程中还要净制洗涤，公司将白术药材总灰分标准定为不得高于 4.0%。

3）二氧化硫残留量：照《中国药典》2015 年版通则 2331 测定。3 份白术药材中二氧化硫残留量最低为 110mg/kg，最高为 254mg/kg，均符合《中国药典》2015 年版标准（白术二氧化硫残留量不得过 400mg/kg）。考虑到样品的差异性，公司将白术药材的二氧化硫残留量指标定为不得过 300mg/kg。

4）色度：取本品最粗粉 1g，精密称定，置具塞锥形瓶中，加 55% 乙醇 200ml，用稀盐酸调节 pH 值至 2～3，连续振摇 1h，滤过，吸取滤液 10ml，置比色管中，照溶液颜色检查法试验，与黄色 10 号比色液比较，不得更深。

5）重金属及有害元素：照重金属检查法（《中国药典》2015 年版通则 0821）测定，重金属总量不得过 30.0mg/kg。照铅、砷、汞、铜测定法（《中国药典》2015 年版通则 2321 原子吸收分光光度法或电感耦合等离子体质谱法）测定，汞不得过 0.2mg/kg；铅不得过 5.0mg/kg；砷不得过 2.0mg/kg。

6）有机氯农药残留量：照农药残留量测定法（《中国药典》2015 年版通则 2341 有机氯类农药残留量测定法第一法）测定。含总六六六（α-BHC、β-BHC、γ-BHC、δ-BHC 之和）不得过 0.2mg/kg；总滴滴涕（pp′-DDE、pp′-DDD、op′-DDT、pp′-DDT 之和）不得过 0.2mg/kg。

（4）浸出物：照醇溶性浸出物测定法项下的热浸法测定，用 60% 乙醇作溶剂。白术药材水溶性浸出物均在 38.0% 以上，符合《中国药典》2015 年版规定（浸出物不低于 35.0%）。考虑到样品的差异性，公司将白术药材内控质量标准的浸出物标准规定为不得少于 38.0%。

二、炮制

1. 标准依据

《中国药典》2015 年版第 104 页。

2. 生产工艺流程

白术药材→净制（★杂质、非药用部位）→洗润（★软化方法、净度）→切制（★厚薄）→干燥（★温度、水分）→炒制（★辅料、火候）→筛选（★筛网规格：药屑）→内包装→（★中间检验）→外包装（★标签信息、密闭性）→入库（★成品检验）（★：主要质量控制点）。

炒制所用的辅料麸皮为禾本科植物小麦的干燥成熟果实经磨粉后筛下的种皮（质量标准：性状呈细碎屑状，淡黄色，色泽新鲜一致，无发酵、霉变、虫蛀、结块及异味异嗅，无异物和夹杂物。质轻，握之松软，无结块，有特殊麦香味。水分：不得过 13.0%）。

现代化中药饮片加工生产线，严格按照《药品生产质量管理规范》组织生产，按照《中国药典》2015 年版进行炮制 [取原药材，除去杂质，洗净，润透，切厚片，干燥，筛去碎屑。取蜜制麸皮，撒入热锅内，待冒烟时，加入白术片，迅速翻动，用文火（100 ～ 120℃）炒至黄棕色、逸出香气时，取出，筛去麸皮，晾凉]。取白术药材除去残茎及泥沙、非药用部位等。采用连续、流动、一次性饮用水将药材附着的泥土或不洁物水洗至见本色，表面无明显可见异物；用传统润药方法（覆盖湿润麻袋），控制水量，做到药透水尽，防止药材伤水。切片，片厚 2 ～ 4mm。干燥至水分不得过 13.0%，温度不超过 80℃。炒制，将蜜制麸皮撒入热锅内，待冒烟时，加入白术片，迅速翻动，用文火（100 ～ 120℃）炒至黄棕色、逸出香气时，取出，筛去麸皮，晾凉。筛去药屑杂质，筛网的孔径为 10 目。

3. 炮制工艺

（1）净制：泥沙、非药用部位等剔除干净。

（2）洗润：洗药机转筒转速 12r/min，水压≥ 0.1MPa。采用连续、流动、一次性饮用水将药材附着的泥土或不洁物抢水洗至见本色，表面无明显可见异物；采用传统润药方法（先浸泡 5 ～ 6h 至七成干，再覆盖湿润麻袋，洒水润透），控制水量，做到药透水尽，防止药材伤水。

（3）切制：用旋转式切片机或往复直线式切片机切制，片厚 2 ～ 4mm。

（4）干燥：用网带式或其他适宜干燥机干燥，均匀铺料，厚度不得过 4cm，设定温度在 80℃以内，网带速度 5r/min，水分不得过 13.0%。

（5）炒制：自控温旋盖燃油（气）炒药机加热至设定温度（文火），撒入蜜制麸皮，待冒烟时，投入白术片，炒至表面黄棕色，取出放置于洁净摊晾板上，摊晾。每 100kg 白术片，用蜜炙麸皮 10kg。每锅投料量：20kg，设置温度：150℃，转速：正转高速，时间：6min，达到表面黄棕色，偶见焦斑。

三、性状

1. 药材性状

本品为不规则的肥厚团块，长 3 ～ 13cm，直径 1.5 ～ 7cm。表面灰黄色或灰棕色，有瘤状突起及断续的纵皱和沟纹，并有须根痕，顶端有残留茎基和芽痕。质坚硬不易折断，断面不平坦，黄白色至淡棕色，有棕黄色的点状油室散在；烘干者断面角质样，色较深或有裂隙。气清香，味甘、微辛，嚼之略带黏性。

2. 饮片性状

本品呈不规则的 3 ～ 4mm 的厚片，表面黄棕色，偶见焦斑，散生棕黄色的点状油室，木部具放射状纹理，略有焦香气。味甘、微辛，嚼之略带黏性，见图 53-5。

四、鉴别

取本品粉末 0.5g，加正己烷 2ml，超声处理 15min，滤过，取滤液作为供试品溶液。另取白术对照药材 0.5g，同法制成对照药材溶液。照薄层色谱法试验，吸取上述新制备的两种溶液各 10μl，分别点于同一硅胶 G 薄层板上，以石油醚（60 ～ 90℃）- 乙酸乙酯（50 ∶ 1）为展开剂，展开，取出，晾干，喷以 5% 香草醛硫酸溶液，加热至斑点显色清晰。供试品色谱中，在与对照药材色谱相应的位置上，显相同颜色的斑点，并应显有一桃红色主斑点（苍术酮），见图 53-6。

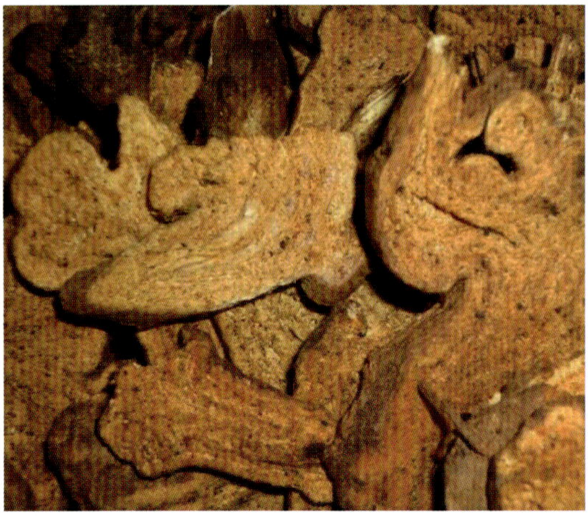

图 53-5　麸炒白术饮片

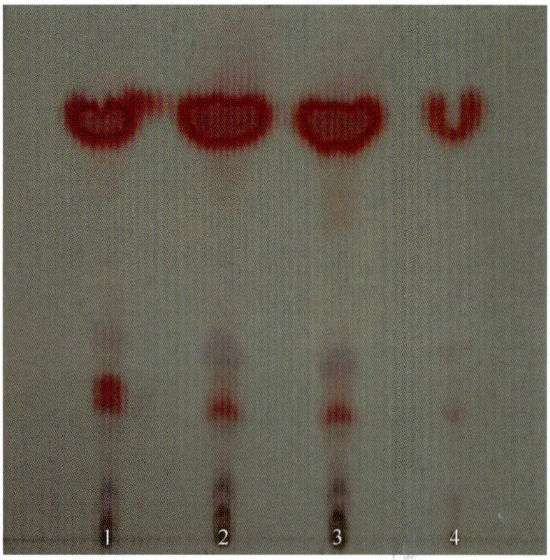

图 53-6　麸炒白术薄层鉴别

1. 麸炒白术饮片 -1；2. 麸炒白术饮片 -2；3. 麸炒白术饮片 -3；4. 白术对照药材

五、检查

1. 杂质

取适量的麸炒白术，摊开，将霉烂、变质、虫蛀及其他杂质拣出，将各类杂质分别称重，计算其在供试品中的百分含量，见表 53-1。

表 53-1 麸炒白术饮片杂质测定结果

编号	样品量（g）	杂质量（g）	杂质率（%）	平均值（%）
1-1	100.025	0	0	0
1-2	100.011	0	0	
2-1	100.022	0	0	0
2-2	99.986	0	0	
3-1	100.489	0	0	0
3-2	100.025	0	0	

通过检测，不同批次麸炒白术饮片的杂质率均为 0，考虑到白术的大生产实际，将优质麸炒白术饮片质量标准杂质含量定为不得过 2.0%。

2. 水分

将供试品粉碎为粗粉，精密称定（2 ~ 5g），置已恒重的称量瓶中。将称量瓶于 105℃干燥 5h，取出，移置干燥器中，冷却 30min，精密称定。将称量瓶再于 105℃干燥 1h，取出，移置干燥器中，冷却 30min，精密称定，至连续两次称重的差异不超过 5mg。记录干燥时的温度，干燥剂的种类，干燥和放冷至室温的时间，称量及恒重数据。根据减失的重量，计算供试品中含水量，见表 53-2。

表 53-2 麸炒白术饮片水分测定结果

编号	取样量（g）	含水量（g）	含水率（%）	平均值（%）
1-1	2.4269	0.2162	8.91	8.9
1-2	2.2417	0.1999	8.92	
2-1	2.0330	0.1733	8.52	8.7
2-2	2.1964	0.1944	8.85	
3-1	2.0053	0.1815	9.05	8.9
3-2	2.0683	0.1824	8.82	

表 53-2 结果表明，水分含量最高为 8.9%，考虑到大生产的实际及成本控制的需要，将优质麸炒白术饮片水分限量定为不得过 13.0%。严于《中国药典》2015 年版一部不得过 15.0%。

3. 总灰分

取供试品适量粉碎使其完全通过二号筛，充分混匀。精密称取麸炒白术粉末 3 ~ 5g，置炽灼至恒重的坩埚中，于电炉上缓缓炽热至完全炭化。转移至马福炉中，逐渐升温至 600℃，完全灰化（约 5h）并至恒重，称重。根据残渣重量，计算 6 份供试品中总灰分的含量，见表 53-3。

表 53-3 麸炒白术总灰分测定结果

编号	取样量（g）	灼烧后（g）	总灰分（%）	平均值（%）
1-1	2.5060	0.0949	3.75	3.7
1-2	2.2400	0.0832	3.71	
2-1	2.0168	0.0718	3.56	3.5
2-2	2.0288	0.0710	3.50	
3-1	2.2698	0.0833	3.67	3.7
3-2	2.2552	0.0825	3.66	

表 53-3 结果表明，总灰分含量最高为 3.7%，考虑到大生产的实际，公司将优质麸炒白术饮片总灰分标准定为不得高于 4.0%。严于《中国药典》2015 年版一部不得过 5.0%。

4. 色度

取本品最粗粉 1g，精密称定，置具塞锥形瓶中，加 55% 乙醇 200ml，用稀盐酸调节 pH 值至 2 ～ 3，连续振摇 1h，滤过，吸取滤液 10ml，置比色管中，照溶液颜色检查法试验，与黄色 10 号比色液比较，不得更深。与《中国药典》2015 年版一部保持一致。

5. 二氧化硫残留量

照二氧化硫残留量测定法测定。取麸炒白术饮片细粉约 10g，精密称定，置两颈圆底烧瓶中，加水 300 ～ 400ml。打开回流冷凝管开关给水，将冷凝管的上端 E 口处连接一橡胶导气管置于 100ml 锥形瓶底部。锥形瓶内加入 3% 过氧化氢溶液 50ml 作为吸收液（橡胶导气管的末端应在吸收液液面以下）。使用前，在吸收液中加入 3 滴甲基红乙醇溶液指示剂（2.5mg/ml），并用 0.01mol/L 氢氧化钠滴定液滴定至黄色（即终点；如果超过终点，则应舍弃该吸收溶液）。开通氮气，使用流量计调节气体流量至约 0.2L/min；打开分液漏斗 C 的活塞，使盐酸溶液（6mol/L）10ml 流入蒸馏瓶，立即加热两颈烧瓶内的溶液至沸，并保持微沸；烧瓶内的水沸腾 1.5h 后，停止加热。吸收液放冷后，置于磁力搅拌器上不断搅拌，用氢氧化钠滴定液（0.01mol/L）滴定，至黄色持续 20s 不褪，并将滴定的结果用空白实验校正。计算供试品中二氧化硫残留量，见表 53-4。

表 53-4　麸炒白术二氧化硫残留量测定结果

编号	取样量（g）	二氧化硫残留量（mg/kg）	平均值（mg/kg）
1-1	10.2472	124	124
1-2	10.2014	124	
2-1	10.0158	125	125
2-2	10.1065	125	
3-1	10.1125	124	124
3-2	10.0025	124	

表 53-4 结果表明，二氧化硫残留量最高为 125mg/kg，考虑到样品的差异性，将优质麸炒白术饮片二氧化硫残留量标准定为不得超过 300mg/kg。

六、浸出物

照醇溶性浸出物测定法项下的热浸法测定。将制备好的样品粉末混合均匀，取供试品约 2g，称定重量，置 100ml 的锥形瓶中，精密加入 60% 乙醇 50ml，塞紧，称定重量，静置 1h 后，连接回流冷凝管，水浴加热至沸腾，并保持微沸 1h，放冷后，取下锥形瓶，密塞，称定重量，用蒸馏水补足减失的重量，摇匀，用干燥的滤器滤过，精密量取滤液 25ml，置已干燥至恒重的蒸发皿中，在水浴上蒸干后，于 105℃干燥 3h，移置干燥器中，冷却 30min，迅速精密称定重量，以干燥品计算供试品中醇溶性浸出物的含量，见表 53-5。

表 53-5 麸炒白术饮片中浸出物测定结果

编号	取样量（g）	浸出物（%）	平均值（%）
1-1	2.8904	41.28	41.9
1-2	2.2103	42.53	
2-1	2.2068	39.35	38.6
2-2	2.2303	37.75	
3-1	2.2827	41.06	41.2
3-2	2. 3858	41.38	

表 53-5 结果表明，浸出物含量最高为 41.9%，最低为 38.6%，考虑到大生产的实际，将优质麸炒白术饮片浸出物标准定为不得少于 38.0%。

来源于浙江省白术药材，按照规范化生产工艺炮制成麸炒白术饮片，通过对其质量检测，其关键质量指标分别定为：杂质不得过 2.0%、水分不得过 13.0%、总灰分不得过 4.0%、二氧化硫残留量不得过 300mg/kg、浸出物不得少于 38.0%，优于《中国药典》2015 年版规定。

七、性味与归经

苦、甘，温。归脾、胃经。

八、功能与主治

健脾益气，燥湿利水，止汗，安胎。用于脾虚食少，腹胀泄泻，痰饮眩悸，水肿，自汗，胎动不安。

九、用法与用量

6 ～ 12g。

十、贮藏

置阴凉干燥处，防蛀。

十一、优质饮片质量标准亮点总结

1. 药材和基原

公司生产的麸炒白术为菊科植物白术 *Atractylodes macrocephala* Koidz. 的干燥根茎，采收时间为冬季。

2. 产地

白术药材全部是产自浙江磐安的道地产地药材，该产地为 GAP 的种植基地。

3. 工艺

公司建有现代化的中药饮片加工生产线，严格按照《药品生产质量管理规范》组织生产，按照《中国药典》2015 年版进行炮制，工艺参数稳定可控。

4. 性状

增加了饮片片厚的量化指标。

5. 检查

增加了杂质限量，提高了水分、总灰分、二氧化硫残留量的量化指标。

54. 熟地黄

Shudihuang

REHMANNIAE RADIX PRAEPARATA

本品为玄参科植物地黄 *Rehmannia glutinosa* Libosch. 的干燥块根的炮制加工品。

【采收与加工】 秋季 11 月左右采挖，除去芦头、须根及泥沙，缓缓烘焙至约八成干，系药典收载品种。

【炮制】 取生地黄，按照蒸法（《中国药典》2015 年版通则 0213）蒸至黑润，取出，晒至约八成干时，切厚片或块，干燥，即得。

炮制工艺：

（1）净制：手工拣选，净选后药材无泥沙等杂质。

（2）洗润：使用循环水洗药机清洗，洗药机转筒转速为 12r/min，水压≥ 0.1MPa。采用连续、流动、一次性饮用水将药材附着的泥土或不洁物抢水洗至见本色，表面无明显可见异物。

（3）蒸制：将净地黄均匀装入气相置换式润药机料框，通入蒸汽加热，蒸 6 ～ 7h，闷润过夜，蒸至表面乌黑色，有光泽。

（4）切制：使用多功能精切机或适宜切片机，切厚片，厚度为 2 ～ 4mm。

（5）干燥：使用气流网带干燥机，铺料厚度不超过 5cm，设定温度为 75 ～ 80℃，转速为 5r/min。

（6）筛选：使柔性支撑斜面筛选机筛去药屑，筛网的孔径为 10 目。

【成品性状】 本品为 3 ～ 4mm 的厚片，选材均匀。表面乌黑色，有光泽，黏性大。质柔软而带韧性，不易折断，断面乌黑色，有光泽。气微，味甜。

【鉴别】 取本品粉末 1g，加 80% 甲醇 50ml，超声处理 30min，滤过，滤液蒸干，残渣加水 5ml 使溶解，用水饱和正丁醇振摇提取 4 次，每次 10ml，合并正丁醇液，蒸干，残渣加甲醇 2ml 使溶解，作为供试品溶液。另取毛蕊花糖苷对照品，加甲醇制成每 1ml 含 1mg 的溶液，作为对照品溶液。照薄层色谱法试验，吸取供试品溶液 5μl、对照品溶液 2μl，分别点于同一硅胶 G 薄层板上，以乙酸乙酯 - 甲醇 - 甲酸（16 ∶ 0.5 ∶ 2）为展开剂，展开，取出，晾干，用 0.1% 的 2, 2- 二苯基 -1- 苦肼基无水乙醇溶液浸渍，晾干。供试品色谱中，在与对照品色谱相应的位置上，显相同的颜色斑点。

【检查】

水分　不得过 14.0%（《中国药典》2015 年版通则 0832 第二法）。

杂质　不得过 2.0%（《中国药典》2015 年版通则 2301）。

总灰分　不得过 7.0%（《中国药典》2015 年版通则 2302）。

酸不溶性灰分　不得过 2.0%（《中国药典》2015 年版通则 2302）。

二氧化硫残留量　照二氧化硫残留量测定法测定，不得过 60mg/kg。

【浸出物】 照水溶性浸出物测定法(《中国药典》2015 年版通则 2201)项下的冷浸法测定，不得少于 70.0%。

【含量测定】 照高效液相色谱法测定。

色谱条件与系统适用性试验：以十八烷基硅烷键合硅胶为填充剂；以乙腈 -0.1% 乙酸溶液（16 ∶ 84）为流动相；检测波长为 334nm。理论板数按毛蕊花糖苷峰计算应不低于 5000。

对照品溶液制备：精密称取毛蕊花糖苷对照品适量，加流动相制成每 1ml 含 10μg 的溶液，即得。

供试品溶液制备：精密称取本品最粗粉约 2g，置圆底烧瓶中，精密加入甲醇 100ml，称定重量，加热回流 30min，放冷，再称定重量，用甲醇补足减失的重量，摇匀，滤过，精密量取续滤液 50ml，减压回收溶剂近干，残渣用流动相溶解，转移至 10ml 量瓶中，加流动相至刻度，摇匀，滤过，取续滤液，即得。

测定法：分别精密吸取对照品溶液与供试品溶液各 20μl，注入液相色谱仪，测定，即得。

本品按干燥品计算，含毛蕊花糖苷（$C_{29}H_{36}O_{15}$）不得少于 0.020%。

【性味与归经】 甘，微温。归肝、肾经。

【功能与主治】 补血滋阴，益精填髓。用于血虚萎黄，心悸怔忡，月经不调，崩漏下血，肝肾阴虚，腰膝酸软，骨蒸潮热，盗汗遗精，内热消渴，眩晕，耳鸣，须发早白。

【用法与用量】 9 ～ 15g。

【贮藏】 置通风干燥处。

起草单位：北京均大制药有限公司

“优质熟地黄饮片质量标准（草案）”起草说明

一、药材来源

1. 基原

本品为玄参科植物地黄 *Rehmannia glutinosa* Libosch. 的干燥块根。系《中国药典》收载品种，基原明确。公司生产所使用的地黄药材来源于河南焦作，为河南九州天润中药产业有限公司地黄 GAP 种植基地的产品。

2. 采收及加工

秋季 11 月份左右采挖，除去芦头、须根及泥沙，将地黄缓缓烘焙至约八成干。习称“生地黄”。在产地加工过程中用微火烘至半干或微煮、蒸后，堆置起来发热，使其内部水分往外溢，变软，变色，利于干燥。其他与《中国药典》采收季节保持一致。

3. 优质药材依据

本品为玄参科植物地黄 *Rehmannia glutinosa* Libosch. 的干燥块根。秋季采挖，除去芦头、须根及泥沙，或将地黄缓缓烘焙至约八成干。习称“生地黄”。

地黄因其地下块根为黄白色而得名地黄，其根部为传统中药之一，最早出典于《神农本草经》。地黄是“四大怀药”之一，有着久远的历史记载。从周朝开始，四大怀药被历代列为皇封贡品；唐宋时期，四大怀药已久负盛名，经丝绸之路传入亚欧各国；明代郑和将怀药带入东南亚、中东、非洲诸国；近代四大怀药被海外人士誉为“华药”，已成为中国重要的创汇产品之一，产品远销我国港澳地区和东南亚等国及日本。

优质熟地黄饮片由生地黄蒸制而成，该品为不规则块状，大小不一，内外均是漆黑色，有光泽，外表面皱缩不平。断面滋润，中心部可见光亮的油脂状块，黏性大，质柔软，气微，味甜。以块根肥大，软润，内外乌黑有光泽者为佳。

具有补血滋阴，益精填髓等功效。主治血虚萎黄，心悸怔忡，月经不调，崩漏下血，肝肾阴虚，腰膝酸软，骨蒸潮热，盗汗遗精，内热消渴，眩晕，耳鸣，须发早白。

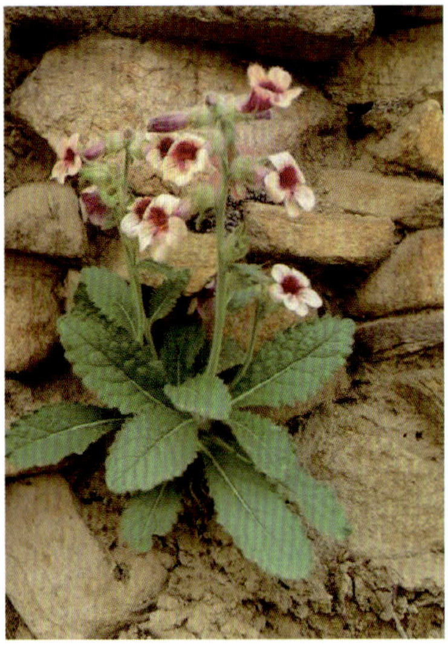

图 54-1 地黄原植物

河南九州天润中药产业有限公司现有无公害地黄种植基地300余亩，主要分布在河南省焦作市地区，自2014年开始，公司与核心产区的主要地黄种植户建立了2000亩以上的合作种植基地，每年稳定采收，落实50亩建设用地，用于建设地黄的产品生产加工基地，加工和销售2000t以上的成品。

4. 原料药材的检定

（1）性状：生地黄多呈不规则的团块状或长圆形，中间膨大，两端稍细，有的细小，长条状，稍扁而扭曲，长8～12cm，直径为4～6cm，选材均匀。表面棕黑色或棕灰色，极皱缩，具不规则的横曲纹。体重，质较软而韧，不易折断，断面棕黑色或乌黑色，有光泽，具黏性。以块大、体重、断面色紫黑者为佳。气微，味微甜。见图54-1，图54-2。

（2）鉴别

显微鉴别：横切面木栓细胞数列。栓内层薄壁细胞排列疏松；散有较多分泌细胞，含橙黄色油滴；偶有石细胞。韧皮部较宽，分泌细胞较少。形成层成环。木质部射线宽广；导管稀疏，排列成放射状。见图54-3。

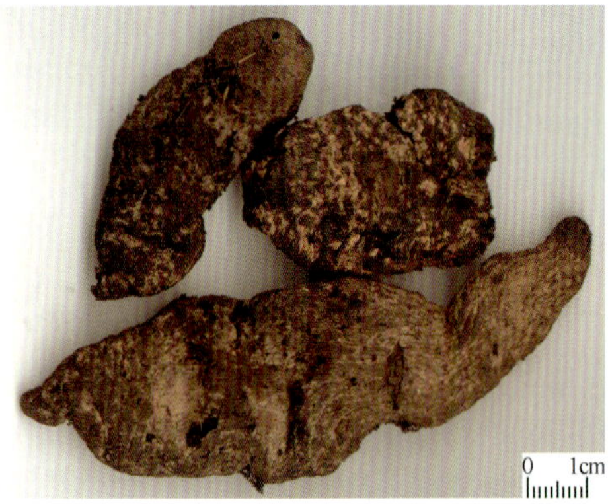

图 54-2 生地黄药材

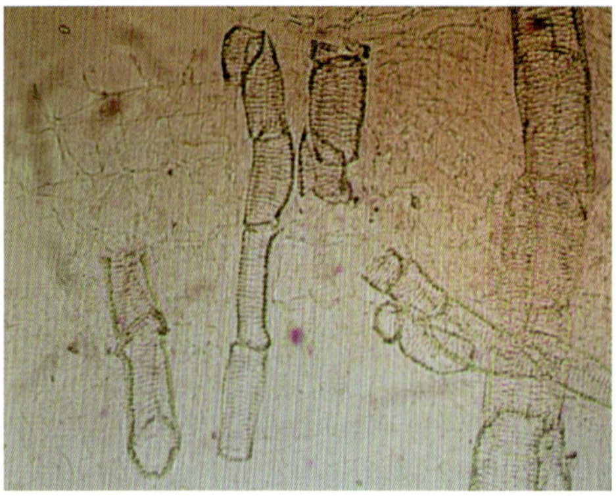

图 54-3 地黄横切面显微特征

粉末深棕色。木栓细胞淡棕色。薄壁细胞类圆形，内含类圆形核状物。分泌细胞形状与一般薄壁细胞相似，内含橙黄色或橙红色油滴状物。具缘纹孔导管和网纹导管直径约至92μm。见图54-4。

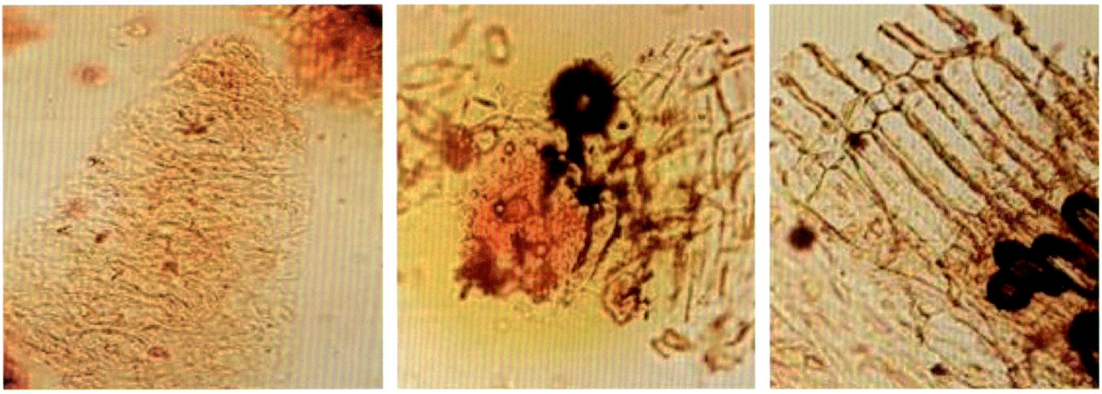

薄壁细胞　　分泌细胞　　木栓细胞

图 54-4 地黄粉末显微鉴别特征

薄层鉴别：取本品粉末 2g，加甲醇 20ml，加热回流 1h，放冷，滤过，滤液浓缩至 5ml，作为供试品溶液。另取梓醇对照品，加甲醇制成每 1ml 含 0.5mg 的溶液，作为对照品溶液。照薄层色谱法（《中国药典》2015 年版通则 0502）试验，吸取上述两种溶液各 5μl，分别点于同一硅胶 G 薄层板上，以三氯甲烷 - 甲醇 - 水（14 ∶ 6 ∶ 1）为展开剂，展开，取出，晾干，喷以茴香醛试液，在 105℃加热至斑点显色清晰。供试品色谱中，在与对照品色谱相应的位置上，显相同颜色的斑点。见图 54-5。

取本品粉末 1g，加 80% 甲醇 50ml，超声处理 30min，滤过，滤液蒸干，残渣加水 5ml 使溶解，用水饱和的正丁醇振摇提取 4 次，每次 10ml，合并正丁醇液，蒸干，残渣加甲醇 2ml 使溶解，作为供试品溶液。另取毛蕊花糖苷对照品，加甲醇制成每 1ml 含 1mg 的溶液，作为对照品溶液。照薄层色谱法（《中国药典》2015 年版通则 0502）试验，吸取上述供试品溶液 5μl、对照品溶液 2μl，分别点于同一硅胶 G 薄层板上，以乙酸乙酯 - 甲醇 - 甲酸（16 ∶ 0.5 ∶ 2）为展开剂，展开，取出，晾干，用 0.1% 的 2, 2- 二苯基 -1- 苦肼基无水乙醇溶液浸板，晾干。供试品色谱中，在与对照品色谱相应的位置上，显相同颜色的斑点。见图 54-6。

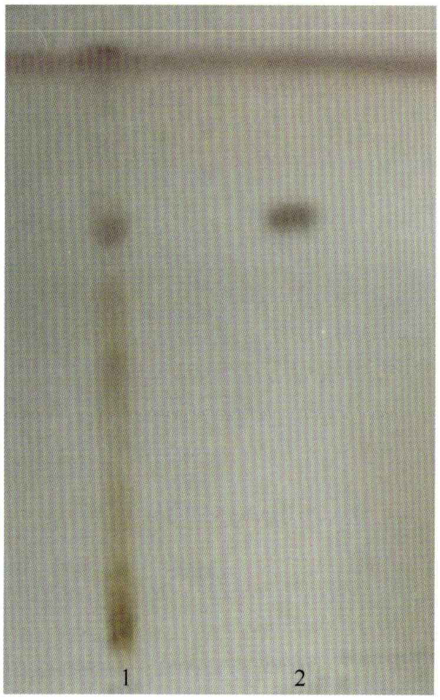

图 54-5　地黄药材中梓醇的薄层鉴别

1. 地黄药材；2. 梓醇对照品

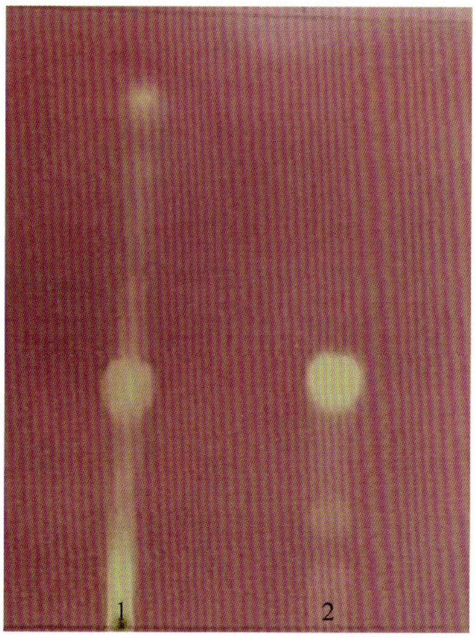

图 54-6　地黄药材中毛蕊花糖苷的薄层鉴别

1. 地黄药材；2. 毛蕊花糖苷对照品

（3）检查

水分：照《中国药典》（通则 0832 第二法）测定。地黄药材的水分测定最高为 12.4%，最低为 10.2%，将水分内控标准定为 14.0%，严于《中国药典》2015 年版一部不得过 15.0% 的要求。结果见表 54-1。

总灰分：照《中国药典》（通则 2302）测定。地黄药材总灰分的最高测定值为 5.2%，最低测定值为 4.4%，均在 5.5% 以下，考虑到药材的不均一性，内控标准定为不得过 7%。严于《中国药典》2015 年版一部不得过 8.0% 的要求。结果见表 54-1。

酸不溶性灰分：照《中国药典》（通则 2302）测定。地黄药材的酸不溶性灰分的测定结果显示，最高测定值为 1.4%，所以将内控标准定为 2.0%，严于《中国药典》2015 年版一部不得过 3.0% 的要求。结果见表 54-1。

二氧化硫残留量：照二氧化硫残留量测定法测定。地黄药材的二氧化硫残留量的测定结果显示，最高测定值为11mg/kg，所以将内控标准定为60mg/kg，严于《中国药典》2015年版一部不得过150mg/kg的要求，力争打造无硫化。结果见表54-1。

表54-1 检查项测定结果

编号	水分（%）	总灰分（%）	酸不溶性灰分（%）	二氧化硫残留量（mg/kg）
1	12.4	4.9	0.9	5
2	10.2	4.4	1.4	11
3	11.5	5.2	1.2	9

重金属及有害元素：照铅、镉、砷、汞、铜测定法（《中国药典》2015年版通则2321原子吸收分光光度法或电耦合等离子体质谱法）测定。汞不得过0.1mg/kg；铅不得过5.0mg/kg；砷不得过2.0mg/kg；镉不得过0.3mg/kg。见表54-2。

表54-2 重金属及有害元素测定结果（mg/kg）

编号	1	2	3	平均值
铅	1.12	1.15	1.12	1.14
汞	0.05	0.08	0.06	0.07
砷	0.11	0.14	0.12	0.12
镉	0.07	0.09	0.06	0.08

有机氯农药残留量：含总六六六（α-BHC、β-BHC、γ-BHC、δ-BHC之和）不得过0.1mg/kg；总滴滴涕（pp'-DDE、pp'-DDD、op'-DDT、pp'-DDT之和）不得过0.1mg/kg。见表54-3。

表54-3 有机氯农药残留量测定结果（mg/kg）

编号	1	2	3	平均值
六六六	0	0	0	0
滴滴涕	0.001	0.001	0	0.001

（4）浸出物：照水溶性浸出物测定法（《中国药典》2015年版通则2201）项下的冷浸法测定。通过对地黄的浸出物的测定，最高测定值为86.9%，最低为75.9%，远远超过药典的标准不得少于65.0%，考虑到其他因素的影响，将地黄药材内控标准定为不得少于70.0%，严于《中国药典》2015年版一部不得少于65.0%的要求。

（5）含量测定

1）梓醇：照高效液相色谱法测定。

色谱条件与系统适用性试验：以十八烷基硅烷键合硅胶为填充剂；以乙腈-0.1%磷酸溶液（1∶99）为流动相；检测波长为210nm。理论板数按梓醇峰计算应不低于5000。

对照品溶液的制备：精密称取梓醇对照品适量，加流动相制成每1ml含10μg的溶液，即得。

供试品溶液的制备：取本品（生地黄）切成约5mm的小块，经80℃减压干燥24h后，磨成粗粉，精密称取0.8g，置具塞锥形瓶中，精密加入甲醇50ml，称定重量，加热回流提取1.5h，放冷，再称定重量，用甲醇补足减失的重量，摇匀，滤过，精密量取续滤液10ml，浓缩至近干，残渣用流动相溶解，转移至 10ml 量瓶中，并用流动相稀释至刻度，摇匀，滤过，取续滤液，即得。

测定法：分别精密吸取对照品溶液与供试品溶液各 10μl，注入液相色谱仪，测定，即得。

生地黄按干燥品计算，含梓醇（$C_{15}H_{22}O_{10}$）不得少于 0.30%。见图 54-7，图 54-8。

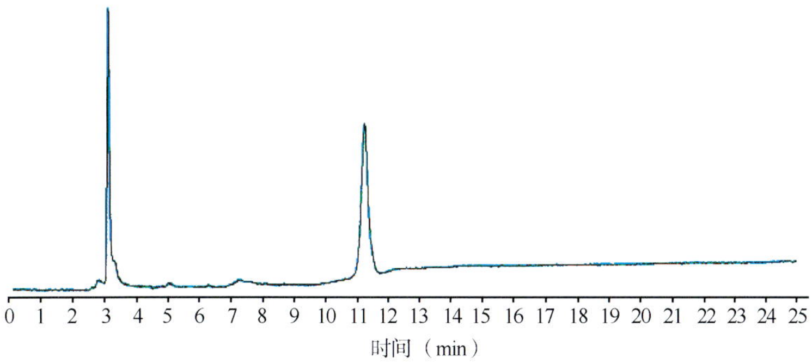

图 54-7 梓醇对照品

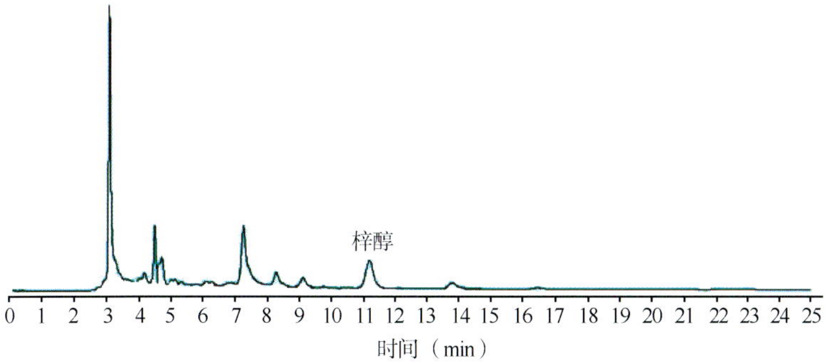

图 54-8 地黄药材供试品

测定 3 份地黄药材的梓醇含量，含量均在 0.38% 以上，但考虑到药材的不均匀性，将地黄药材标准定为不得少于 0.30%，严于药典。结果见表 54-4。

表 54-4 梓醇含量测定结果（%）

编号	1	2	3
含量	0.38	0.40	0.43

2）毛蕊花糖苷：照高效液相色谱法测定。

色谱条件与系统适用性试验：以十八烷基硅烷键合硅胶为填充剂；以乙腈 -0.1% 乙酸溶液（16 ∶ 84）为流动相；检测波长为 334nm。理论板数按毛蕊花糖苷峰计算应不低于 5000。

对照品溶液制备：精密称取毛蕊花糖苷对照品适量，加流动相制成每 1ml 含 10μg 的溶液，即得。

供试品溶液制备：精密量取【含量测定】项梓醇项下续滤液 20ml，减压回收溶剂近干，残渣用流动相溶解，转移至 5ml 量瓶中，加流动相至刻度，摇匀，滤过，取续滤液，即得。

测定法：分别精密吸取对照品溶液与供试品溶液各 20μl，注入液相色谱仪，测定，即得。

生地黄按干燥品计算，含毛蕊花糖苷（$C_{29}H_{36}O_{15}$）不得少于 0.022%。严于《中国药典》2015 年版一部不得少于 0.020% 的要求。

测定 3 份地黄药材的毛蕊花糖苷含量，含量均在 0.022% 以上，但考虑到药材的不均匀性，将地黄药材标准定为不得少于 0.020%，与药典保持一致。结果见表 54-5。

表 54-5 毛蕊花糖苷含量测定结果（%）

编号	1	2	3
含量	0.022	0.023	0.024

二、炮制

1. 炮制工艺标准依据

《中国药典》2015 年版第 125 页。

2. 生产工艺流程

地黄药材→净制（★杂质、非药用部位）→洗润（★净度）→蒸制（★蒸制时间、程度）→切制（★厚片）→干燥（★水分≤ 14.0%）→筛选→（★中间检验）→内包装→外包装（★标签信息、密闭性）→（★成品检验）→入库。（★：主要质量控制点）

取生地黄药材除去杂质、泥沙、霉变、虫蛀、非药用部位等，大小分档。采用抢水洗，洗药机转筒转速为 12r/min，水压≥ 0.1MPa。采用连续、流动、一次性饮用水将药材附着的泥土或不洁物抢水洗至见本色，表面无明显可见异物。蒸 6 ～ 7h，闷润过夜，至表面乌黑色，有光泽。切厚片，地黄片的厚度为 2 ～ 4mm。使用气流网带干燥机，铺料厚度不超过 5cm，设定温度为 75 ～ 80℃，转速为 5r/min。筛去药屑，筛网的孔径为 10 目。

3. 炮制工艺

（1）净制：手工拣选，净选后药材无泥沙等杂质。

（2）洗润：使用循环水洗药机清洗，洗药机转筒转速为 12r/min，水压≥ 0.1MPa。采用连续、流动、一次性饮用水将药材附着的泥土或不洁物抢水洗至见本色，表面无明显可见异物。

（3）蒸制：将净地黄均匀装入气相置换式润药机料框，通入蒸汽加热，蒸 6 ～ 7h，闷润过夜，蒸至表面乌黑色，有光泽。

（4）切制：使用多功能精切机或适宜切片机，切厚片，地黄片的厚度为 2 ～ 4mm。

（5）干燥：使用气流网带干燥机，铺料厚度不超过 5cm，设定温度为 75 ～ 80℃，转速为 5r/min。

（6）筛选：使柔性支撑斜面筛选机筛去药屑，筛网的孔径为 10 目。

三、性状

1. 药材性状

生地黄：多呈不规则的团块状或长圆形，中间膨大，两端稍细，有的细小，长条状，稍扁而扭曲，长 6 ～ 12cm，直径为 2 ～ 6cm。表面棕黑色或棕灰色，极皱缩，具不规则的横曲纹。体重，质较软而韧，不易折断，断面棕黑色或乌黑色，有光泽，具黏性。气微，味微甜。

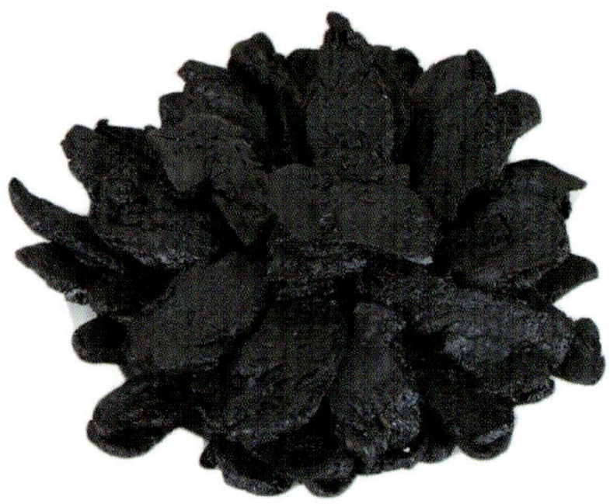

图 54-9 熟地黄饮片

2. 饮片性状

熟地黄：为 3 ～ 4mm 的厚片，片厚均匀。表面乌黑色，有光泽，黏性大。质柔软而带韧性，不易折断，断面乌黑色，有光泽。气微，味甜。与《中国药典》熟地黄保持一致。见图 54-9。

四、鉴别

取本品粉末 1g，加 80% 甲醇 50ml，超声处理 30min，滤过，滤液蒸干，残渣加水 5ml 使溶解，用水饱和正丁醇振摇提取 4 次，每次 10ml，合并正丁醇液，蒸干，残渣加甲醇 2ml 使溶解，作为供试品溶液。另取毛蕊花糖苷对照品，加甲醇制成每 1ml 含 1mg 的溶液，作为对照品溶液。照薄层色谱法（《中国药典》2015 年版通则 0502）试验，吸取供试品溶液 5μl、对照品溶液 2μl，分别点于同一硅胶 G 薄层板上，以乙酸乙酯 - 甲醇 - 甲酸（16 ∶ 0.5 ∶ 2）为展开剂，展开，取出，晾干，用 0.1% 的 2, 2- 二苯基 -1- 苦肼基无水乙醇溶液浸渍，晾干。供试品色谱中，在与对照品色谱相应的位置上，显相同的颜色斑点。见图 54-10。

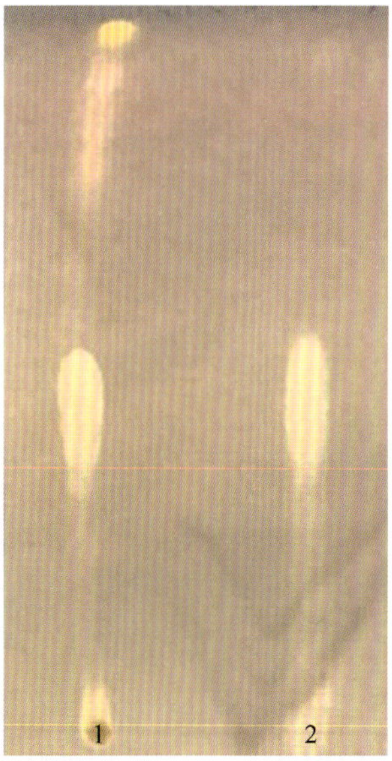

图 54-10 熟地黄饮片薄层鉴别

1. 熟地黄饮片供试品；2. 毛蕊花糖苷对照品

五、检查

1. 杂质

照《中国药典》（通则 2301）测定。取适量的熟地黄，摊开，将霉烂、变质、虫蛀及其他杂质拣出，将各类杂质分别称重，计算其在供试品中的百分含量。

在生产中控制含杂质的量，多次生产实验中，杂质的含量均控制在 1% 以下，将优质熟地黄饮片杂质标准定为不得过 2.0%。严于《中国药典》2015 年版一部不得过 3.0% 的要求。

2. 水分

照《中国药典》（通则 0832 第二法）测定。供试品粉碎为粗粉，精密称定（2 ～ 5g），置已恒重的称量瓶中。将称量瓶于 105℃干燥 5h，取出，移置干燥器中，冷却 30min，精密称定。将称量瓶再于 105℃干燥 1h，取出，移置干燥器中，冷却 30min，精密称定，至连续两次称重的差异不超过 5mg。记录干燥时的温度、干燥剂的种类，干燥和放冷至室温的时间，称量及恒重数据。根据减失的重量，计算供试品中含水量（%）。结果显示，水分值在 13.0% 以下，考虑到产品的特殊性，将优质熟地黄饮片的含水量标准定为不得过 14.0%。严于《中国药典》2015 年版一部不得过 15.0% 的要求。见表 54-6。

3. 总灰分

照《中国药典》（通则 2302）测定。取供试品适量粉碎使其完全通过二号筛，充分混匀。精密称取熟地黄粉末 3 ～ 5g，置炽灼至恒重的坩埚中，于电炉上缓缓炽热至完全炭化。转移至马福炉中，逐渐升温至 600℃，完全灰化（约 5h）并至恒重，称重。根据残渣重量，计算供试品中总灰分的含量。经过实验测定，总灰分最高为 6.4%，考虑到大生产的实际，将优质熟地黄饮片总灰分标准定为不得高于 7.0%。严于《中国药典》2015 年版一部不得过 8.0% 的要求。见表 54-6。

4. 酸不溶性灰分

照《中国药典》（通则 2302）测定。取上项所得的灰分，在坩埚中小心加入稀盐酸约 10ml，用表面皿覆盖坩埚，置水浴上加热 10min，表面皿用热水 5ml 冲洗，洗液并入坩埚中，用无灰滤纸滤过，坩埚内的残渣用水洗于滤纸上，并洗涤至洗液不显氯化物反应为止。滤渣连同滤纸移置同一坩埚中，干燥，炽灼至恒重。根据残渣重量，计算供试品中酸不溶性灰分的含量（%）。熟地黄酸不溶性灰分含量均未超过 1.0%；优于药典标准（熟地黄总灰分不得过 3.0%）。将优质熟地黄酸不溶性灰分标准定为不得高于2.0%。严于《中国药典》2015年版一部不得过3.0%的要求。见表54-6。

5. 二氧化硫残留量

照《中国药典》二氧化硫残留量测定法测定。

取熟地黄饮片细粉约10g，精密称定，置两颈圆底烧瓶中，加水300～400ml。打开回流冷凝管开关给水，将冷凝管的上端E口处连接一橡胶导气管置于100ml锥形瓶底部。锥形瓶内加入3%过氧化氢溶液50ml作为吸收液（橡胶导气管的末端应在吸收液液面以下）。使用前，在吸收液中加入3滴甲基红乙醇溶液指示剂（2.5mg/ml），并用0.01mol/L氢氧化钠滴定液滴定至黄色（即终点；如果超过终点，则应舍弃该吸收溶液）。开通氮气，使用流量计调节气体流量至约0.2L/min；打开分液漏斗C的活塞，使盐酸溶液（6mol/L）10ml流入蒸馏瓶，立即加热两颈烧瓶内的溶液至沸，并保持微沸；烧瓶内的水沸腾1.5h后，停止加热。吸收液放冷后，置于磁力搅拌器上不断搅拌，用氢氧化钠滴定液（0.01mol/L）滴定，至黄色持续时间20s不褪，并将滴定的结果用空白实验校正。计算供试品中二氧化硫残留量。经测定，二氧化硫残留量最高为11mg/kg，考虑到样品的差异性，将优质熟地黄饮片二氧化硫残留量标准定为不得超过60mg/kg。严于《中国药典》2015年版一部不得过150mg/kg的要求。见表54-6。

表54-6 检查项测定结果

编号	水分（%）	总灰分（%）	酸不溶性灰分（%）	二氧化硫残留量（mg/kg）
1	12.7	5.4	0.9	4
2	11.0	6.4	0.4	10
3	10.9	4.6	0.6	11

六、浸出物

照水溶性浸出物测定法（《中国药典》2015年版通则2201）项下的冷浸法测定，不得少于70.0%。严于《中国药典》2015年版一部不得少于65.0%的要求。

取供试品约4g，精密称定，置250～300ml的锥形瓶中，精密加水100ml，密塞，冷浸，前6h内时时振摇，再静置18h，用干燥滤器迅速滤过，精密量取续滤液20ml，置已干燥至恒重的蒸发皿中，在水浴上蒸干后，于105℃干燥3h，置干燥器中冷却30min，迅速精密称定重量。除另有规定外，以干燥品计算供试品中水溶性浸出物的含量（%）。见表54-7。

表54-7 浸出物测定结果（%）

编号	1	2	3
浸出物	75.3	78.8	80.5

熟地黄水溶性浸出物含量均在75.0%以上，明显优于药典规定（浸出物含量不低于65.0%）。为保证产品质量，将优质熟地黄饮片的浸出物标准规定为不得少于70.0%。

七、含量测定

照高效液相色谱法（《中国药典》2015年版通则0512）测定。

色谱条件与系统适用性试验：以十八烷基硅烷键合硅胶为填充剂；以乙腈 -0.1% 乙酸溶液（16 ∶ 84）为流动相；检测波长为 334nm。理论板数按毛蕊花糖苷峰计算应不低于 5000。

对照品溶液制备：精密称取毛蕊花糖苷对照品适量，加流动相制成每 1ml 含 10μg 的溶液，即得。

供试品溶液制备：精密称取本品最粗粉约 2g，置圆底烧瓶中，精密加入甲醇 100ml，称定重量，加热回流 30min，放冷，再称定重量，用甲醇补足减失的重量，摇匀，滤过，精密量取续滤液 50ml，减压回收溶剂近干，残渣用流动相溶解，转移至 10ml 量瓶中，加流动相至刻度，摇匀，滤过，取续滤液，即得。

测定法：分别精密吸取对照品溶液与供试品溶液各 20μl，注入液相色谱仪，测定，即得。

本品按干燥品计算，含毛蕊花糖苷（$C_{29}H_{36}O_{15}$）不得少于 0.020%。与《中国药典》2015 年版一部保持一致。见表 54-8。

表 54-8 含量测定结果（%）

编号	1	2	3
含量	0.022	0.023	0.021

结果表明，采用道地的河南焦作的地黄经炮制以后毛蕊花糖苷含量都不低于 0.021%，考虑到样品的差异性，且毛蕊花糖苷的含量并不是越高质量越好等因素，故将优质熟地黄饮片的毛蕊花糖苷含量标准定为不得少于 0.020%。与药典保持一致。

来源于河南省生地黄药材，按照规范化生产工艺炮制成熟地黄饮片，通过对其质量检测，其关键质量内控指标分别定为水分不得过 14.0%；杂质不得过 2.0%；总灰分不得过 7.0%；酸不溶性灰分不得过 2.0%；水溶性浸出物不得少于 70.0%。二氧化硫残留量不得过 60mg/kg。；含毛蕊花糖苷（$C_{29}H_{36}O_{15}$）不得少于 0.020%。

八、性味与归经

甘，微温。归肝、肾经。

九、功能与主治

补血滋阴，益精填髓。用于血虚萎黄，心悸怔忡，月经不调，崩漏下血，肝肾阴虚，腰膝酸软，骨蒸潮热，盗汗遗精，内热消渴，眩晕，耳鸣，须发早白。

十、用法与用量

9 ～ 15g。

十一、贮藏

置通风干燥处。

十二、优质饮片质量标准亮点总结

1. 药材和基原

熟地黄药材为玄参科植物地黄 *Rehmannia glutinosa* Libosch. 的干燥块根。秋季 11 月左右采挖原料药材。

2. 产地

公司生产所使用的地黄药材来源于河南焦作，为河南九州天润中药产业有限公司地黄 GAP 种植基地。

3. 工艺

公司建有现代化的中药饮片加工生产线，严格按照《药品生产质量管理规范》组织生产，按照《中国药典》2015 年版进行炮制，工艺参数稳定可靠。

4. 性状

增加了片厚规定，为 2 ～ 4mm 的厚片，选材均匀。

5. 检查

增加了杂质限量，提高了水分、总灰分、酸不溶性灰分、二氧化硫残留量等量化指标。

55. 白术
Baizhu
ATRACTYLODIS MACROCEPHALAE RHIZOMA

本品为菊科植物白术 *Atractylodes macrocephala* Koidz. 的干燥根茎的炮制加工品。

【采收与加工】 每年 11 月上旬立冬前后采收。产地为安徽省亳州市十八里镇。

【炮制】 除去泥沙、须根，置润药机，抽真空至 -0.08MPa，压力 0.1MPa，40 ～ 60min。切 2 ～ 4mm 厚片，设定干燥温度为 75℃，干燥 4 ～ 5h。

【成品性状】 本品呈不规则 2 ～ 4mm 的厚片。外表皮灰黄色或灰棕色。切面黄白色至淡棕色，散生棕黄色的点状油室，木部具放射状纹理；烘干者切面角质样，色较深或有裂隙。气清香，味甘、微辛，嚼之略带黏性。

【鉴别】 取本品粉末0.5g，加正己烷2ml，超声处理15min，滤过，取滤液作为供试品溶液。另取白术对照药材 0.5g，同法制成对照药材溶液。照薄层色谱法（《中国药典》2015 年版通则 0502）试验，吸取上述新制备的两种溶液各 10μl，分别点于同一硅胶 G 薄层板上，以石油醚（60 ～ 90℃）- 乙酸乙酯（50 ∶ 1）为展开剂，展开，取出，晾干，喷以 5% 香草醛硫酸溶液，加热至斑点显色清晰。供试品色谱中，在与对照药材色谱相应的位置上，显相同颜色的斑点，并应显有一桃红色主斑点（苍术酮）。

【检查】

杂质　不得过 3%（《中国药典》2015 年版通则 0212）。

水分　不得过 14.0%（《中国药典》2015 年版通则 0832 第二法）。

总灰分　不得过 4.0%（《中国药典》2015 年版通则 2302）。

二氧化硫残留量　照二氧化硫残留量测定法（《中国药典》2015 年版通则 2331）测定，

不得检出。

色度　与黄色 9 号标准比色液比较，不得更深。

【浸出物】　照醇溶性浸出物测定法（《中国药典》2015 年版通则 2201）项下的热浸法测定，用 60% 乙醇作溶剂，不得少于 40.0%。

【性味与归经】　苦、甘，温。归脾、胃经。

【功能与主治】　健脾益气，燥湿利水，止汗，安胎。用于脾虚食少，腹胀泄泻，痰饮眩悸，水肿，自汗，胎动不安。

【用法与用量】　6 ～ 12g。

【贮藏】　置阴凉干燥处，防蛀。

起草单位：北京本草方源药业集团有限公司

"优质白术饮片质量标准（草案）"起草说明

一、药材来源

1. 基原

白术为菊科植物白术 *Atractylodes macrocephala* Koidz. 的干燥根茎。白术为常用大宗中药材，始载于《神农本草经》，列为上品。

亳州种植白术起源于 1986 年，目前有十八里镇、五马等多个白术种植基地。我公司原料选材选自安徽省亳州市。实行追溯管理，与安徽省亳州市产地合作方签订协议，种植白术面积 500 亩。研究表明其土质类型、土壤类型、酸碱度适宜白术的种植，并且设立专人对种植、施肥、浇水、杀虫、采收等环节进行查验，采收加工规范。白术喜爱凉爽，忌高温多湿；根茎能耐寒。白术是一种性喜短日照的植物，不宜生长在当西晒的地方，但太荫蔽的地方也不好，一般宜栽种在上午当东晒的地方。对土地的选择不苛，一般以土质厚、肥沃、松软、排水好、保水力强，稍带酸性的黄壤土为好。

2. 采收及加工

每年 11 月上旬立冬前后采收，通常当植株茎株变黄褐，下部叶片变枯黄、上部叶片变脆时，选晴天天气起挖，采挖后洗净，除去泥沙，烘干或晒干，再除去须根。

3. 优质药材依据

近年来公司发展迅速，白术销量也逐年提升，为了保障原药材质量的稳定，公司建立了千亩亳药种植基地，并且安排专人对产地的播种、采收等环节进行监控。种植基地选用的白术为改良白术秧苗。亩产鲜品达到 1100kg，足以保障我公司需求。白术原药材外观黄白，个头肥大，气清香，质量上乘。见图 55-1。

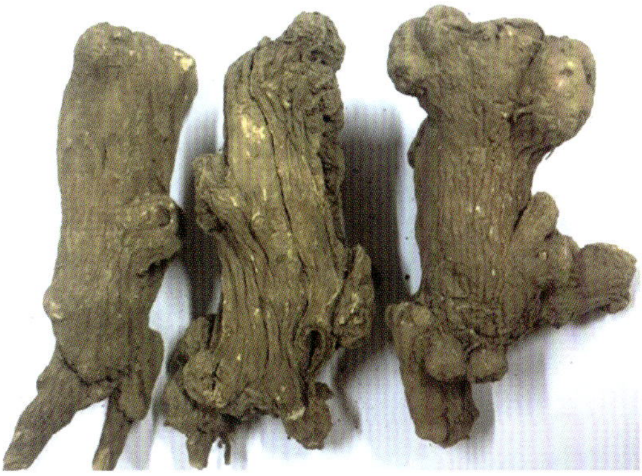

图 55-1　白术药材

二、炮制

1. 标准依据

《中国药典》2015 年版一部。

2. 工艺流程（图 55-2）

依据老药工现场指导、中试验证等。确定炮制工艺：

（1）取原药材，除去杂质、须根。

（2）将白术置润药机中，润制 40 ～ 60min，使内外湿度一致。真空 -0.08MPa，压力 0.1MPa。

（3）使用切药机切 2 ～ 4mm 片。

（4）将切制好的白术放置烘房中，低温干燥，温度 75℃，4 ～ 5h。

（5）待白术饮片水分达标后，筛去碎屑。见图 55-3。

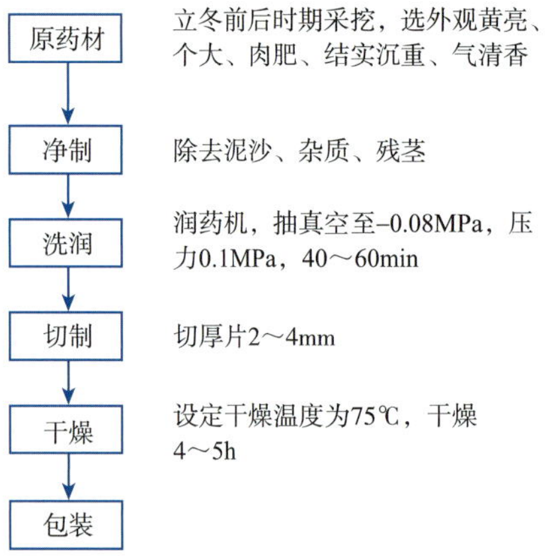

图 55-2　白术饮片生产工艺流程图

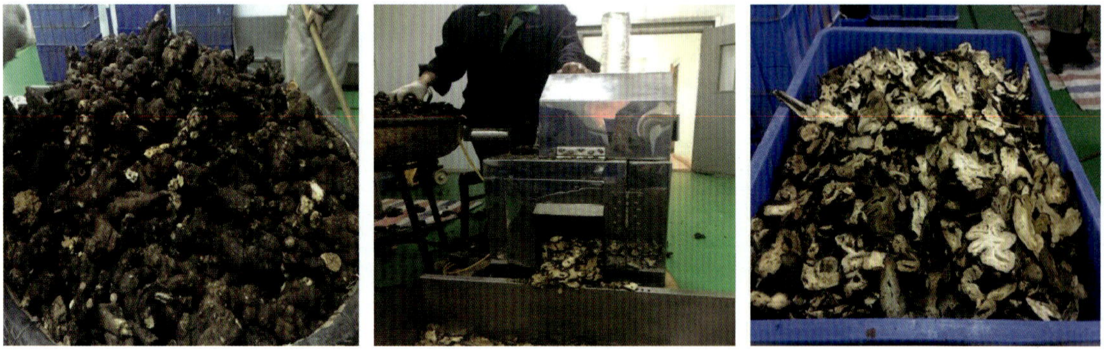

图 55-3　炮制过程

三、性状

1. 药材性状

本品为不规则的肥厚团块，长 3 ～ 13cm，直径为 1.5 ～ 7cm。表面灰黄色或灰棕色，有瘤状突起及断续的纵皱和沟纹，并有须根痕，顶端有残留茎基和芽痕。质坚硬不易折断，断面不平坦，黄白色至淡棕色，有棕黄色的点状油室散在；烘干者断面角质样，色较深或有裂隙。气清香，味甘、微辛，嚼之略带黏性。

2. 饮片性状

（1）《中国药典》2015 年版标准：本品呈不规则的厚片。外表皮灰黄色或灰棕色。切面黄白色至淡棕色，散生棕黄色的点状油室，木部具放射状纹理；烘干者切面角质样，色较深或有裂隙。

（2）企业内控标准：本品为不规则 2 ～ 4mm 的厚片。外表皮灰黄色或灰棕色。切面黄白色至淡棕色，散生棕黄色的点状油室，木部具放射状纹理；烘干者切面角质样，色较深或有裂隙。见图 55-4。

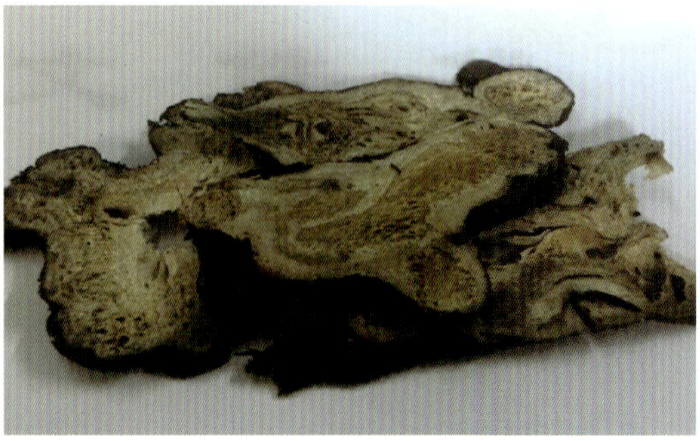

图 55-4　白术饮片

四、鉴别

取本品粉末 0.5g，加正己烷 2ml，超声处理 15min，滤过，取滤液作为供试品溶液。另取白术对照药材 0.5g，同法制成对照药材溶液。照薄层色谱法（通则 0502）试验，吸取上述新制备的两种溶液各 10μl，分别点于同一硅胶 G 薄层板上，以石油醚（60 ～ 90℃）-乙酸乙酯（50 ∶ 1）为展开剂，展开，取出，晾干，喷以 5% 香草醛硫酸溶液，加热至斑点显色清晰。供试品色谱中，在与对照药材色谱相应的位置上，显相同颜色的斑点，并应显有一桃红色主斑点（苍术酮）。见图 55-5。

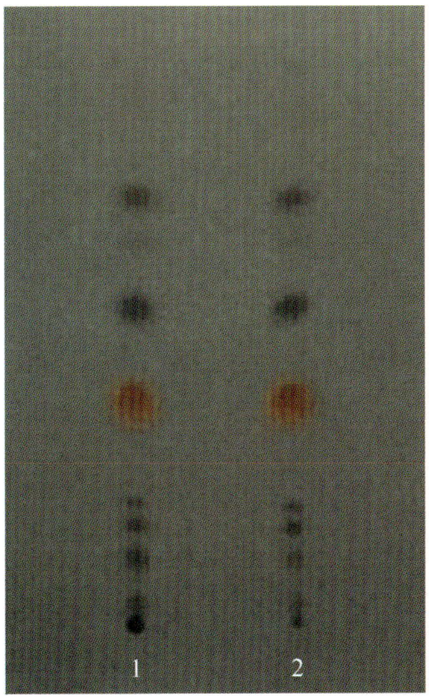

图 55-5　白术饮片薄层鉴别

1. 对照药材；2. 白术饮片

五、检查

1. 杂质

标准依据为《中国药典》2015 年版通则 0212。药典标准不得过 3%，优质饮片标准不得过 3%。

2. 水分

标准依据为《中国药典》2015 年版通则 0832 第二法。药典标准不得过 15.0%，优质白术饮片标准不得过 14.0%。

3. 总灰分

标准依据为《中国药典》2015 年版通则 2302。药典标准不得过 5.0%，优质白术饮片标准不得过 4.0%。

4. 二氧化硫

标准依据为《中国药典》2015 年版通则 2331。药典标准不得过 400mg/kg，优质白术饮片标准要求不得检出。

5. 色度

药典标准为与黄色 9 号标准比色液比较，不得更深；优质白术饮片标准为与黄色 9 号标准比色液比较，不得更深。

优质白术饮片标准严于国家标准，标准高于国家药典标准 10% 以上。二氧化硫均为未检出。

六、浸出物

2015 年版药典的白术浸出物含量标准为不得少于 35.0%，优质白术饮片标准为不得少于 40.0%。药典标准与优质饮片标准检测结果对照见表 55-1。

表 55-1　药典标准与优质饮片标准检测结果对照（%）

药典浸出物标准	优质饮片浸出物标准	白术饮片浸出物		
		1	2	3
不得少于 35.0	不得少于 40.0	41.8	42.0	42.5

优质白术饮片标准严于国家标准，含数值检测的，优质白术饮片标准高于国家药典标准 10% 以上。

七、性味与归经

苦、甘，温。归脾、胃经。

八、功能与主治

健脾益气，燥湿利水，止汗，安胎。用于脾虚食少，腹胀泄泻，痰饮眩悸，水肿，自汗，胎动不安。

九、用法与用量

6 ～ 12g。

十、贮藏

置阴凉干燥处，防蛀。

十一、优质饮片质量标准亮点总结

（1）白术饮片产自安徽亳州。从原药材的种植到饮片的包装生产每个环节都层层把控，保证药品质量。

（2）验收标准高于药典要求，性状应为不规则厚片，表面灰黄色或灰棕色，质坚硬不易折断，切面黄白色至淡棕色，有棕黄色的点状油室散在；烘干者断面角质样，色较深或有裂隙。

（3）在检测指标上，总灰分不得过 4.0%，低于药典不得过 5.0% 的标准。浸出物也是高于药典不得少于 35.0% 的标准 5 个百分点。

（4）坚持无硫饮片的原则，检测二氧化硫的标准为不得检出。

56. 茯苓块
Fulingkuai
PORIA

本品为多孔菌科真菌茯苓 *Poria cocos*（Schw.）Wolf 的干燥菌核的炮制加工品。

【采收与加工】 多于 8 月至次年 3 月采挖。产地为湖北省黄冈市英山县。

【炮制】 除去泥沙，将鲜茯苓按不同部位切制，放置镂空铁架子上，用塑料苫布裹严堆置“发汗”4 天，撤去苫布，自然放置 2 天，一次除去外部皮壳，二次剥皮，将靠近茯苓皮的淡棕色肉与白色茯苓肉分离，切制规格为 0.8cm×0.8cm×0.8cm 茯苓丁，热风干燥 3h，然后回潮 5h 反复进行 2 次，阴干，称为“茯苓块”。

【成品性状】 呈 0.8cm×0.8cm×0.8cm 的立方块状，大小均匀。白色、淡红色或淡棕色。

【鉴别】

（1）显微鉴别：本品粉末灰白色。不规则颗粒状团块和分枝状团块无色，遇水合氯醛溶液逐渐溶化。菌丝无色或淡棕色，细长，稍弯曲，有分枝，直径为 3 ～ 8μm，少数至 16μm。

（2）取本品粉末少量，加碘化钾碘试液 1 滴，显深红色。

（3）取本品粉末 1g，加乙醚 50ml，超声处理 10min，滤过，滤液蒸干，残渣加甲醇 1ml 使溶解，作为供试品溶液。另取茯苓对照药材 1g，同法制成对照药材溶液。照薄层色谱法（《中国药典》2015 年版通则 0502）试验，吸取上述两种溶液各 2μl，分别点于同一硅胶 G 薄层板上，以甲苯 - 乙酸乙酯 - 甲酸（20 ∶ 5 ∶ 0.5）为展开剂，展开，取出，晾干，喷以 2% 香草醛硫酸溶液 - 乙醇（4 ∶ 1）混合溶液，在 105℃加热至斑点显色清晰。供试品色谱中，在与对照药材色谱相应的位置上，显相同颜色的主斑点。

【检查】

杂质　不得过 3%（《中国药典》2015 年版通则 0212）。

水分　不得过 14.0%（《中国药典》2015 年版通则 0832 第二法）。

总灰分　不得过 1.0%（《中国药典》2015 年版通则 2302）。

重金属及有害元素　照铅、镉、砷、汞、铜测定法（《中国药典》2015 年版通则 2321 原子吸收分光光度法或电感耦合等离子体质谱法）测定，铅不得过 5mg/kg；镉不得过 0.3mg/kg。

二氧化硫残留量　照二氧化硫残留量测定法（《中国药典》2015 年版通则 2331）测定，茯苓块不得检出。

【浸出物】　照醇溶性浸出物测定法（《中国药典》2015 年版通则 2201）项下的热浸法测定，用稀乙醇作溶剂，不得少于 4.0%。

【含量测定】　照高效液相色谱法（《中国药典》2015 年版通则 0512）测定。

色谱条件与系统适用性试验：以十八烷基硅烷键合硅胶为填充剂；以乙腈 -0.1% 磷酸溶液（75 ∶ 25）为流动相；检测波长为 210nm。理论板数按茯苓酸峰计算应不低于 3000。

对照品溶液的制备：精密称取茯苓酸对照品适量，加三氯甲烷 - 甲醇（体积比为 1 ∶ 1）溶液制成每 1ml 含 0.1mg 的溶液，即得。

供试品溶液的制备：精密称取本品 2.0g，置具塞锥形瓶中，精密加入甲醇 10ml，超声处理（功率 250W，频率 33kHz）30min，滤过，滤液蒸干。残渣加水溶解，用乙酸乙酯萃取 2 次，每次 10ml，合并乙酸乙酯层，蒸干，残渣用甲醇溶解定容至 10ml 量瓶中，摇匀，滤过，即得。

测定法：分别精密吸取对照品溶液与供试品溶液各 10μl，注入液相色谱仪，测定，即得。

本品按干燥品计算，含茯苓酸（$C_{33}H_{52}O_5$）不得少于 0.040%。

【性味与归经】　甘、淡，平。归心、肺、脾、肾经。

【功能与主治】　利水渗湿，健脾，宁心。用于水肿尿少，痰饮眩悸，脾虚食少，便溏泄泻，心神不安，惊悸失眠。

【用法与用量】　10 ～ 15g。

【贮藏】　置干燥处，防潮。

起草单位：北京本草方源药业集团有限公司

“优质茯苓块饮片质量标准（草案）”起草说明

一、药材来源

1. 基原

茯苓，为多孔菌科真菌茯苓 *Poria cocos*（Schw.）Wolf 的干燥菌核。根据产地不同又称云苓、安苓、闽苓、川苓。茯苓属于大宗常用中药材，主要产区为鄂、豫、皖等地。茯苓寄生在松科植物赤松或马尾松的树根下，人工栽培的茯苓大多生长在松兜的根部或者窑式栽培的松木段及松枝上，埋于地下 20 ～ 30cm 繁衍而成。

《神农本草经》中将茯苓列为“上品”；《史记·龟策列传》这样描述：“伏灵者，千岁松根也，食之不死。”《本草纲目》曰：“茯苓有大如斗者，有坚如石者，绝形，其清虚者不佳，盖年浅未坚固也。”

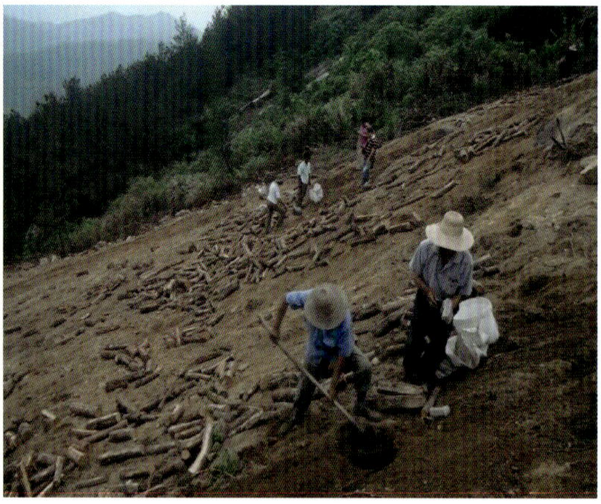

图 56-1 茯苓种植示范基地

使用的茯苓药材来源于英山县吉利中药材有限责任公司茯苓种植示范基地。该基地茯苓种植面积 1000 亩，种植菌种为优良品种“同仁堂 1 号”。

2017 年与茯苓种植示范基地签订供销协议，设立专人负责播种、施肥、采收等过程监控。湖北英山全境以中低山为主，素有“八山一水一分田”之说。最高点海拔 1729m，最低点海拔 90m，高差 1639m，平均坡度 17°。研究表明茯苓种植要求背风向阳、土质偏沙、中性及微酸性、排水良好的地块。见图 56-1。

2. 采收及加工

茯苓定于每年 8 月至次年 3 月采挖，挖出后除去泥沙，锥形堆垛，大而硬的茯苓置于内部，小或者质泡的放于周围。放置于镂空铁架子上，用塑料苫布裹严。堆置“发汗”4 天，撤去苫布，自然放置 2 天，此时茯苓皮褶皱。利用剥皮器除去茯苓外面皮。除皮分两次进行，一次除去外部皮壳，二次剥皮，将靠近茯苓皮的淡棕色肉与白色茯苓肉分离。机械切制，切制规格为 0.8cm×0.8cm×0.8cm 茯苓丁。热风干燥 3h，然后回潮 5h，再热风干燥，反复进行 2 次，使茯苓水分保持在 14% 以下。产地加工过程严格控制，加工过程中任何环节都不使用硫黄熏蒸，在原料验收时，二氧化硫不得检出。

3. 优质药材依据

目前公司茯苓药材执行的标准是《中国药典》2015 年版一部，产品符合质量标准要求，根据企业实际情况，制定的企业内部验收标准均高于药典标准，不但各项检测指标均符合国家法规，外观、色泽等其他指标也优于同类产品。并且质量部实验室通过检测茯苓中茯苓酸含量和茯苓浸出物、重金属元素镉、重金属元素铅数据得出湖北英山茯苓质量优势明显的结论。见表 56-1。

表 56-1 不同产地茯苓优质指标测定结果

产地	浸出物（%）			茯苓酸（%）			重金属镉	重金属铅
湖北英山	4.4	4.7	4.6	0.121	0.124	0.122	未检出	0.001mg/kg
云南丽江	3.6	4.2	3.5	0.075	0.068	0.013	未检出	0.02mg/kg
安徽岳西	2.8	3.2	3.4	0.047	0.054	0.045	0.01mg/kg	0.005mg/kg

二、炮制

1. 标准依据

《中国药典》2015 年版一部。

2. 工艺流程（图 56-2）

依据老药工现场指导、中试验证等，并提供相应的数据、图表、图谱等，确定炮制工艺：

（1）取茯苓个，浸泡，洗净除去泥沙。

（2）放置镂空铁架子上，用塑料苫布裹严堆置“发汗”4天，撤去苫布，自然放置2天。

（3）第一次除去外部皮壳，第二次剥皮，将靠近茯苓皮的淡棕色肉与白色茯苓肉分离。

（4）使用切药机，切制成丁，规格为0.8cm×0.8cm×0.8cm。

（5）将切号的茯苓丁热风干燥3h，然后回潮5h。反复进行2次。

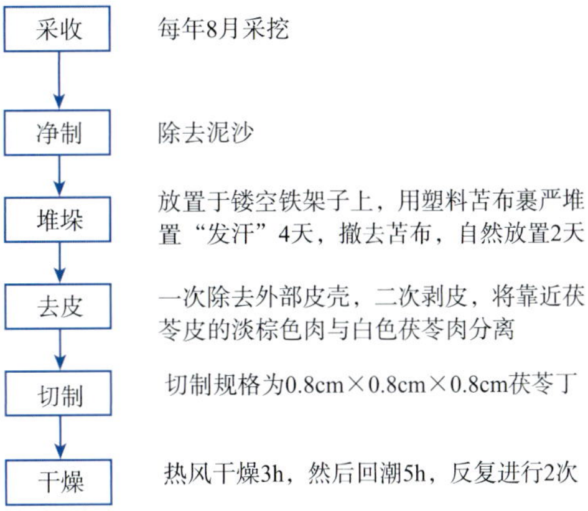

图 56-2 茯苓块饮片生产工艺流程图

三、性状

1. 药材性状

为去皮后切制的茯苓，呈立方块状或方块状厚片，大小不一。白色、淡红色或淡棕色。见图56-3。

2. 饮片性状

《中国药典》2015年版中茯苓的性状标准为呈立方块状或方块状厚片，大小不一；白色、淡红色或淡棕色。优质饮片标准为呈0.8cm×0.8cm×0.8cm的立方块状，大小均匀。白色、淡红色或淡棕色。见图56-4。

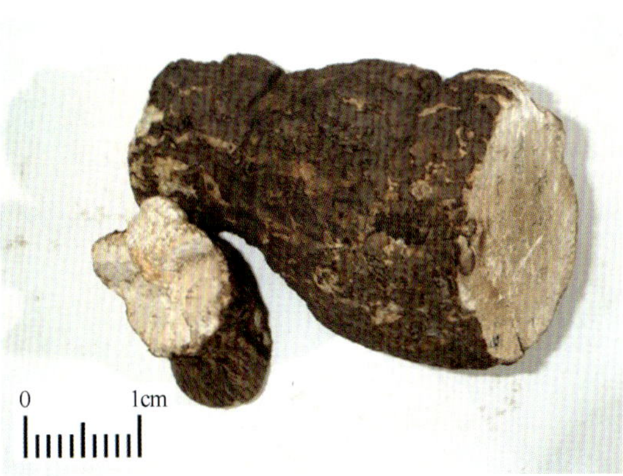

图 56-3 茯苓药材

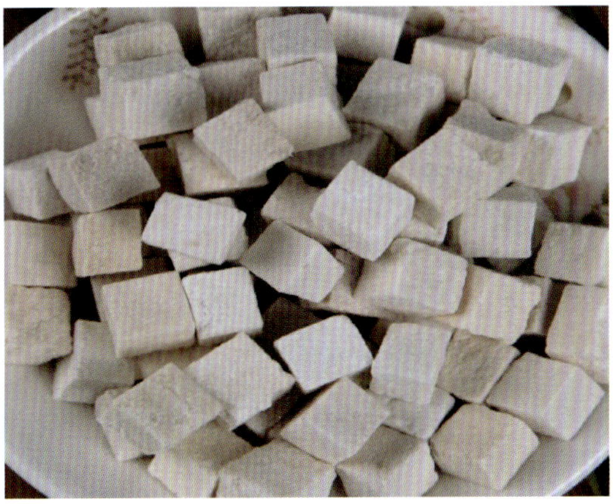

图 56-4 茯苓块饮片

四、鉴别

1. 显微鉴别

标准依据为《中国药典》2015年版一部。本品粉末灰白色。不规则颗粒状团块和分枝状团块无色，遇水合氯醛溶液逐渐溶化。菌丝无色或淡棕色，细长，稍弯曲，有分枝，直径3～8μm，少数至16μm。见图56-5。

2. 理化鉴别

标准依据为《中国药典》2015年版一部。取本品粉末少量，加碘化钾碘试液1滴，显深红色。

3. TLC 鉴别

标准依据为《中国药典》2015年版一部。2015年版药典标准规定茯苓在与对照药材色谱相应的位置上，显相同颜色的主斑点；优质饮片标准规定茯苓在与对照药材色谱相应的位置上，显相同颜色的主斑点。

取本品粉末1g，加乙醚50ml，超声处理10min，滤过，滤液蒸干，残渣加甲醇1ml使溶解，作为供试品溶液。另取茯苓对照药材1g，同法制成对照药材溶液。照薄层色谱法（《中国药典》2015年版通则0502）试验，吸取上述两种溶液各2μl，分别点于同一硅胶G薄层板上，以甲苯-乙酸乙酯-甲酸（20∶5∶0.5）为展开剂，展开，取出，晾干，喷以2%香草醛硫酸溶液-乙醇（4∶1）混合溶液，在105℃加热至斑点显色清晰。供试品色谱中，在与对照药材色谱相应的位置上，显相同颜色的主斑点。见图56-6。

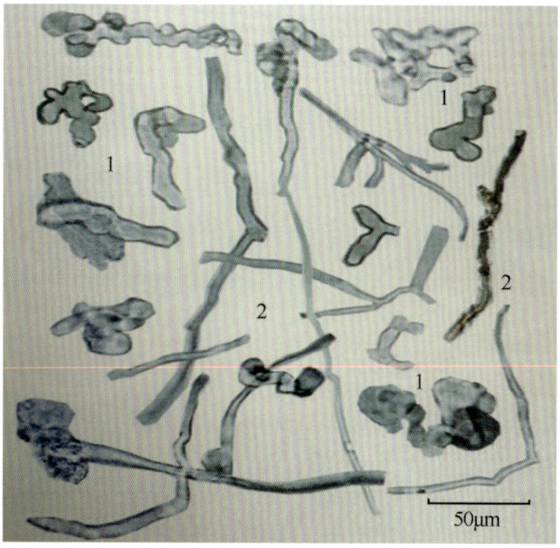

图56-5　显微鉴别

1. 不规则颗粒状团块和分枝状团块；2. 菌丝

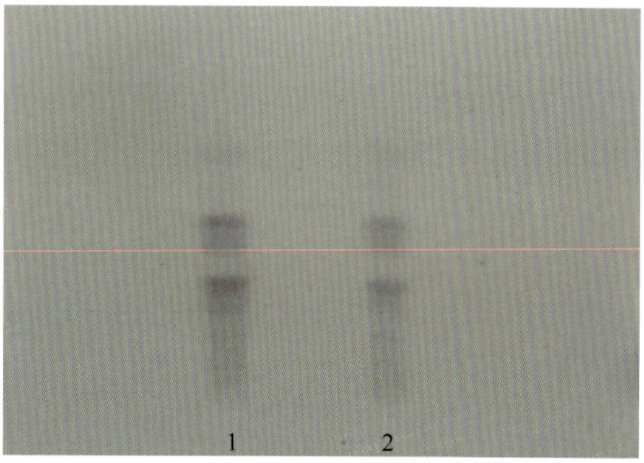

图56-6　茯苓块薄层鉴别

1. 茯苓对照药材；2. 茯苓块饮片

五、检查

1. 杂质

标准依据为《中国药典》2015年版通则0212。药典标准不得过3%，优质茯苓饮片标准不得过3%。

2. 水分

标准依据为《中国药典》2015年版通则0832第二法。药典标准不得过18.0%，优质茯苓饮片标准不得过14.0%。

3. 总灰分

标准依据为《中国药典》2015年版通则2302。药典标准不得过2.0%，优质茯苓饮片标准不得过1.0%。

4. 二氧化硫

标准依据为《中国药典》2015年版通则2331。药典标准不得过150mg/kg，优质茯苓饮片标准要求不得检出。

优质茯苓饮片标准严于国家标准，含数值检测的，标准高于国家药典标准10%以上。二氧化硫均为未检出。

六、浸出物

2015年版药典的茯苓浸出物含量标准为不得少于2.5%，优质茯苓饮片标准为不得少于4.0%。药典标准与优质饮片标准检测结果对照见表 56-2。

表 56-2 药典标准与优质饮片标准检测结果对照（%）

药典浸出物标准	优质饮片浸出物标准	茯苓块饮片浸出物		
		1	2	3
不得少于 2.5	不得少于 4.0	4.4	4.7	4.6

优质茯苓饮片标准严于国家标准，含数值检测的，优质茯苓饮片标准高于国家药典标准 10% 以上。

七、性味与归经

甘、淡，平。归心、肺、脾、肾经。

八、功能与主治

利水渗湿，健脾，宁心。用于水肿尿少，痰饮眩悸，脾虚食少，便溏泄泻，心神不安，惊悸失眠。

九、用法与用量

10 ～ 15g。

十、贮藏

置干燥处，防潮。

十一、优质饮片质量标准亮点总结

（1）我公司生产的茯苓饮片，产自湖北英山。从原药材的种植到饮片的包装生产每个环节都层层把控，保证药品质量。

（2）为了保证茯苓质量安全可靠，我公司参考甘草、白芍的标准增加了重金属有害元素铅、镉两种元素的检测。

（3）含量测定中增加茯苓酸的测定，并且总灰分限量低于药典标准，总灰分不得过 1.0%，浸出物高出药典不得少于 2.5% 的标准 1.5 个百分点。

（4）公司坚持无硫饮片的原则，检测二氧化硫残留量的标准为不得检出。

57. 山药片
Shanyaopian
DIOSCOREAE RHIZOMA

本品为薯蓣科植物薯蓣 *Dioscorea opposita* Thunb. 的干燥根茎的炮制加工品。

【采收与加工】 每年 11 月，茎叶枯萎后采挖。产地为河南省焦作市武陟县。焦作以四大怀药（山药、牛膝、菊花、地黄）而闻名。

【炮制】 切去根头，洗净，使用空心竹片或铜片除去外皮，趁鲜切 2 ～ 4cm 厚片，干燥。

【成品性状】 本品为不规则的 2 ～ 4cm 厚片，皱缩不平，切面白色或黄白色，质坚脆，粉性。气微，味淡、微酸。

【鉴别】

（1）显微鉴别：本品粉末类白色。淀粉粒单粒扁卵形、三角状卵形、类圆形或矩圆形，直径 8 ～ 35μm，脐点点状、人字状、十字状或短缝状，可见层纹；复粒稀少，由 2 ～ 3 分粒组成。草酸钙针晶束存在于黏液细胞中，长约至 240μm，针晶粗 2 ～ 5μm。具缘纹孔导管、网纹导管、螺纹导管及环纹导管直径 12 ～ 48μm。

（2）取本品粉末 5g，加二氯甲烷 30ml，加热回流 2h，滤过，滤液蒸干，残渣加二氯甲烷 1ml 使溶解，作为供试品溶液。另取山药对照药材 5g，同法制成对照药材溶液。照薄层色谱法（《中国药典》2015 年版通则 0502）试验，吸取上述两种溶液各 4μl，分别点于同一硅胶 G 薄层板上，以乙酸乙酯 - 甲醇 - 浓氨试液（9 ∶ 1 ∶ 0.5）为展开剂，展开，取出，晾干，喷以 10% 磷钼酸乙醇溶液，在 105℃加热至斑点显色清晰。供试品色谱中，在与对照药材色谱相应的位置上，显相同颜色的斑点。

【检查】

杂质　不得过 3%（《中国药典》2015 年版通则 0212）。

水分　不得过 12.0%（《中国药典》2015 年版通则 0832 第二法）。

总灰分　不得过 3.0%（《中国药典》2015 年版通则 2302）。

二氧化硫残留量　照二氧化硫残留量测定法（《中国药典》2015 年版通则 2331）测定，不得检出。

【浸出物】 照水溶性浸出物测定法（《中国药典》2015 年版通则 2201）项下的冷浸法测定，不得少于 12.0%。

【性味与归经】 甘，平。归脾、肺、肾经。

【功能与主治】 补脾养胃，生津益肺，补肾涩精。用于脾虚食少，久泻不止，肺虚喘咳，肾虚遗精，带下，尿频，虚热消渴。麸炒山药补脾健胃。用于脾虚食少，泄泻便溏，白带过多。

【用法与用量】 15 ～ 30g。

【贮藏】 置通风干燥处，防蛀。

起草单位：北京本草方源药业集团有限公司

“优质山药片饮片质量标准（草案）”起草说明

一、药材来源

1. 基原

山药为薯蓣科植物薯蓣 *Dioscorea opposita* Thunb. 的干燥根茎。广泛分布在热带、亚热带地区。全世界约有 600 余种，中国约有 55 种、11 个变种、1 个亚种。在中国主要分布在长江流域以南地区。

我国最早的药物学经典著作《神农本草经》中，把覃怀地所产的山药、地黄、牛膝、菊花都列为上品，这就是我们所说的“四大怀药”。

原药材供应商为河南武陟县华旗怀药有限公司，所种植的品种为传统“怀山药”，为道地药材。

河南焦作武陟县产出的山药品质优良，在国内外享有盛誉，该地区已经建立了多处规范化山药种植园区，山药的种植已经实现了规模化、标准化、现代化。公司与武陟县华旗怀药有限公司签署了600亩山药种植对口供应合同。并且定期派人前往种植基地视察山药种植情况，对施肥、浇水、杀虫、采收等环节进行查验。

2. 采收及加工

每年11月，山药的茎叶枯萎后，使用小型挖掘机进行统一采挖。公司会增派质量部QA人员现场进行质量把控，新鲜的山药除去杂质，洗净泥土。QA随机抽查，保证杂质、泥土清洗干净，进而保证总灰分达到不得过3%的要求。用水浸泡至八成透，捞出，使用空心竹片或铜片人工除去外皮，切2～4mm片，自然晒干。严格禁用硫黄熏制，保证在检测中二氧化硫残留量的检出。见图57-1。

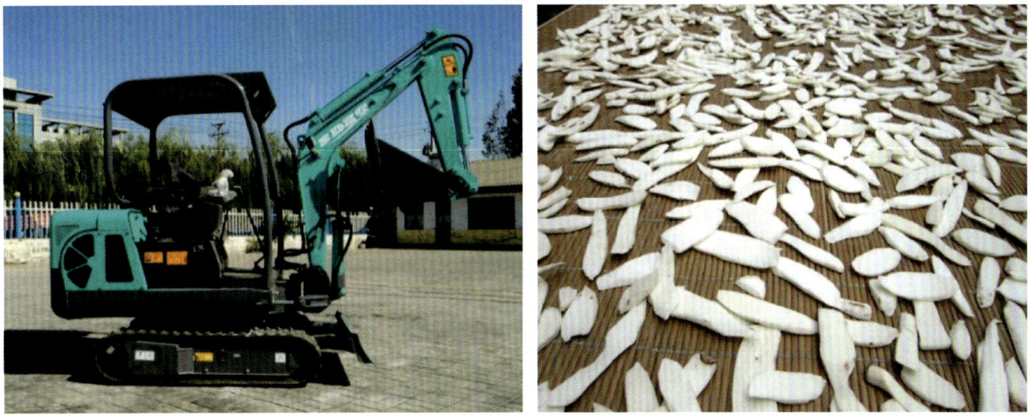

图57-1　山药采收与加工

3. 优质药材依据

目前公司山药药材的执行的标准是《中国药典》2015年版一部，产品符合质量标准要求，根据企业实际情况，制定的企业内部验收标准均高于药典标准，不但各项检测指标均符合国家法规，外观、色泽等其他指标也优于同类产品。并且质量部实验室通过近10批样品数据发现，该山药种植基地产出的山药，质量稳定，在浸出物、灰分等检测数据上保持稳定。见表57-1。

表57-1　山药样品检测数据

来货日期	浸出物（%）	灰分（%）	二氧化硫
2016年10月25日	13.4	1.1	未检出
2017年1月6日	13.2	1.0	未检出
2017年3月9日	13.5	1.1	未检出
2017年5月21日	13.5	0.9	未检出
2017年6月15日	13.2	0.9	未检出
2017年8月8日	13.2	1.1	未检出
2017年8月31日	13.5	1.0	未检出
2017年9月16日	13.6	1.0	未检出
2017年11月3日	13.6	1.1	未检出
2017年11月21日	13.5	0.9	未检出

武陟县花旗怀药有限公司拥有药材种植基地1500亩，2016年我公司与该公司签署600亩山药种植合作协议，定向供应山药药材，并且由我公司对选种、施肥、浇水、杀虫、采收等环节进行查验。保证药材来源稳定。

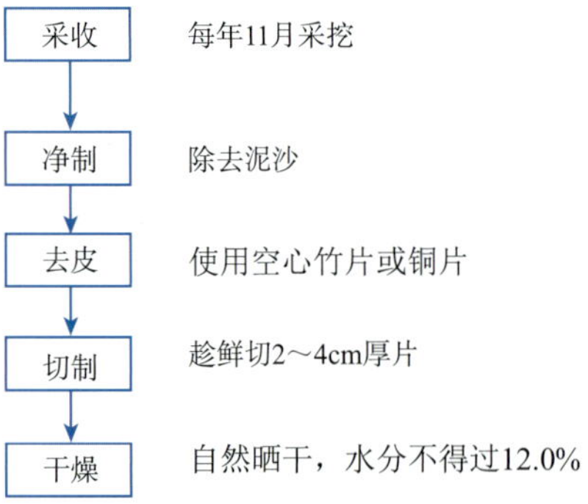

图57-2　山药片生产工艺流程图

二、炮制

1. 标准依据

《中国药典》2015年版一部。

2. 工艺流程（图57-2）

3. 山药片加工操作规程

（1）先将山药除去杂质，洗净泥土。

（2）使用空心竹片或铜片人工除去外皮，使成洁白。

（3）使用切药机切2～4cm片。

（4）放置凉席上自然晒干，要每天翻倒两次。

三、性状

1. 药材性状

为不规则的厚片，皱缩不平，切面白色或黄白色，质坚脆，粉性。气微，味淡、微酸。见图57-3。

2. 饮片性状

（1）《中国药典》2015年版标准：为不规则的厚片，皱缩不平，切面白色或黄白色，质坚脆，粉性。气微，味淡、微酸。

（2）优质饮片标准：不规则的2～4cm厚片，皱缩不平，切面白色或黄白色，质坚脆，粉性。气微，味淡、微酸。见图57-4。

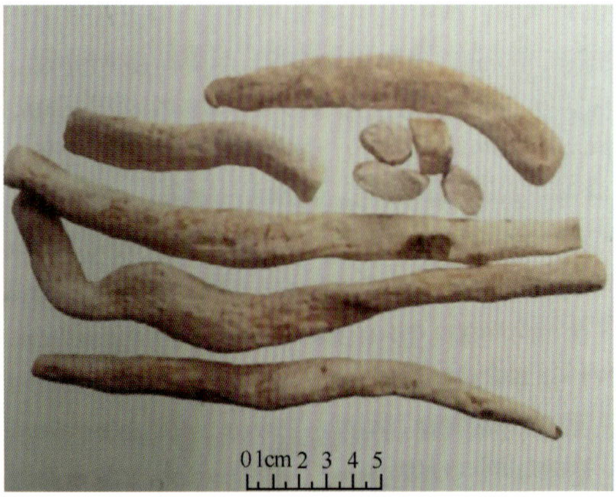

图57-3　山药药材

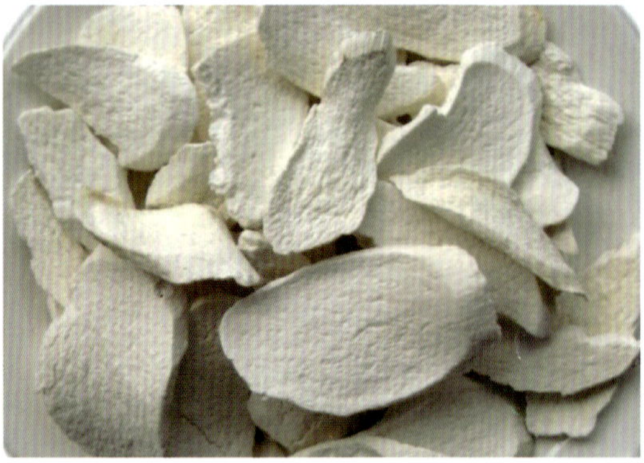

图57-4　山药饮片

四、鉴别

1. 显微鉴别

标准依据为《中国药典》2015年版一部。本品粉末类白色。淀粉粒单粒扁卵形、三角状卵形、类圆形或矩圆形，直径8～35μm，脐点点状、人字状、十字状或短缝状，可见层纹；复粒稀少，由2～3分粒组成。草酸钙针晶束存在于黏液细胞中，长约至240μm，针晶粗2～5μm。具缘纹孔导管、网纹导管、螺纹导管及环纹导管直径 12 ～ 48μm。见图 57-5。

2. 薄层鉴别

2015 年版药典标准规定山药在与对照药材色谱相应的位置上，显相同颜色的斑点；优质饮片标准规定山药在与对照药材色谱相应的位置上，显相同颜色的斑点。

取本品粉末 5g，加二氯甲烷 30ml，加热回流 2h，滤过，滤液蒸干，残渣加二氯甲烷 1ml 使溶解，作为供试品溶液。另取山药对照药材 5g，同法制成对照药材溶液。照薄层色谱法（《中国药典》2015 年版通则 0502）试验，吸取上述两种溶液各 4μl，分别点于同一硅胶 G 薄层板上，以乙酸乙酯 - 甲醇 - 浓氨试液（9 ∶ 1 ∶ 0.5）为展开剂，展开，取出，晾干，喷以 10% 磷钼酸乙醇溶液，在 105℃加热至斑点显色清晰。供试品色谱中，在与对照药材色谱相应的位置上，显相同颜色的斑点。见图 57-6。

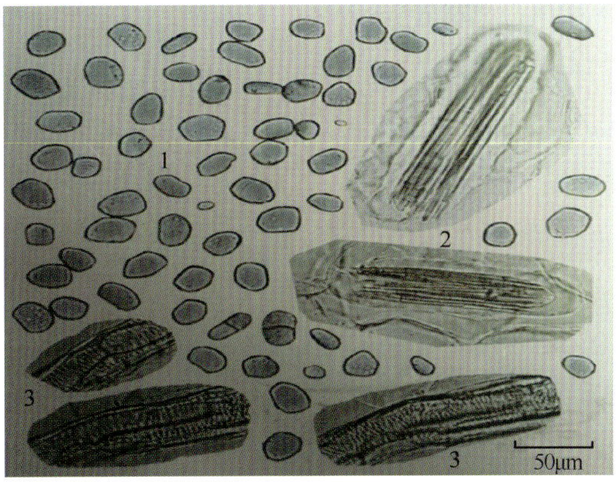

图 57-5 山药饮片显微鉴别

1. 淀粉粒；2. 草酸钙针晶；3. 导管

图 57-6 山药饮片薄层鉴别

1. 山药饮片；2. 山药对照药材

五、检查

1. 杂质

标准依据为《中国药典》2015 年版通则 0212。药典标准不得过 3%，优质山药饮片标准不得过 3%。

2. 水分

标准依据为《中国药典》2015 年版通则 0832 第二法。药典标准不得过 12.0%，优质山药饮片标准不得过 12.0%。

3. 总灰分

标准依据为《中国药典》2015 年版通则 2302。药典标准不得过 5.0%，优质山药饮片标准不得过 3.0%。药典标准与检测结果对照见表 57-2。

表 57-2 总灰分限量药典标准与优质饮片标准比较

药典标准	优质山药饮片标准	实测值		
		1	2	3
不得过 5.0%	不得少于 3.0%	1.0%	1.1%	0.9%

4. 二氧化硫残留量

标准依据为《中国药典》2015 年版通则 2331。药典标准不得过 10mg/kg，优质山药饮片标准要求不得检出。药典标准与检测结果对照见表 57-3。

表 57-3 二氧化硫残留量药典标准与优质饮片标准比较

药典标准	优质山药饮片标准	实测值		
		1	2	3
不得过 10mg/kg	不得检出	未检出	未检出	未检出

优质山药饮片标准严于国家标准，含数值检测的，优质山药饮片标准高于国家药典标准 10% 以上。

六、浸出物

按照 2015 年版药典浸出物测定法（通则 2201）项下的冷浸法进行测定，药典规定山药浸出物含量标准为不得少于 10.0%，优质山药饮片标准为不得少于 12.0%。药典标准与检测结果对照见表 57-4。

表 57-4 浸出物药典标准与优质饮片标准比较

药典标准	优质山药饮片标准	实测值		
		1	2	3
不得少于 10.0%	不得少于 12.0%	13.4%	13.2%	13.5%

优质山药饮片标准严于国家标准，含数值检测的，优质山药饮片标准高于国家药典标准 10% 以上。

七、性味与归经

甘，平。归脾、肺、肾经。

八、功能与主治

补脾养胃，生津益肺，补肾涩精。用于脾虚食少，久泻不止，肺虚喘咳，肾虚遗精，带下，尿频，虚热消渴。麸炒山药补脾健胃。用于脾虚食少，泄泻便溏，白带过多。

九、用法与用量

15 ～ 30g。

十、贮藏

置通风干燥处，防蛀。

十一、优质饮片质量标准亮点总结

（1）山药片饮片原料药材产自河南焦作。从原药材的种植到饮片的包装生产每个环节都层层把控，保证药品质量。

（2）为了保证山药片质量安全可靠，在验收标准上提高要求，性状皱缩不平，片形相对均匀，切面白色或黄白色，质坚脆，粉性。

（3）在检测指标上，总灰分不得过 3.0%，低于药典要求不得过 5.0%，浸出物不得少于 12.0% 高于药典要求不得过 10.0%。

（4）坚持无硫饮片的原则，检测二氧化硫的标准为不得检出。

58. 枸杞子
Gouqizi
LYCII FRUCTUS

本品为茄科植物宁夏枸杞 *Lycium barbarum* L. 的干燥成熟果实的炮制加工品。

【采收与加工】 7月下旬果实呈红色时采收，炉火烘干，除去果梗，或晾至皮皱后，晒干，除去果梗。

【炮制】 取原药材，除去果梗、宿萼等杂质，用孔径 2mm 的筛筛去灰屑。

【成品性状】 果实呈类纺锤形或长卵圆形，略扁，长 0.6 ～ 2cm，直径 0.3 ～ 1cm。表面红色，微有光泽，顶端有小突起状的花柱痕，基部有白色的果柄痕。果皮柔韧，皱缩，果肉肉质，柔润而有黏性，内有种子多枚，类肾形扁而翘，浅黄色或棕黄色，气微，味甜而微酸。

【鉴别】

（1）显微鉴别：本品粉末黄橙色或红棕色。外果皮表皮细胞表面观呈类多角形或长多角形，垂周壁平直或细波状弯曲，外平周壁表面有平行的角质条纹。中果皮薄壁细胞呈类多角形，壁薄，胞腔内含橙红色或红棕色球形颗粒。种皮石细胞表面观为不规则多角形，壁厚，波状弯曲，层纹清晰。

（2）取本品 0.5g，加水 35ml，加热煮沸 15min，放冷，滤过，滤液用乙酸乙酯 15ml 振摇提取，分取乙酸乙酯液，浓缩至 1ml，作为供试品溶液。另取枸杞子对照药材 0.5g，同法制成对照药材溶液。照薄层色谱法（《中国药典》2015 年版通则 0502）试验，吸取上述两种溶液各 5μl，分别点于同一硅胶 G 薄层板上，以乙酸乙酯 - 三氯甲烷 - 甲酸（3 ∶ 2 ∶ 1）为展开剂，展开，取出，晾干，置紫外光灯（365nm）下检视。供试品色谱中，在与对照药材色谱相应的位置上，显相同颜色的荧光斑点。

【检查】

水分　不得过 10.0%（《中国药典》2015 年版通则 0832 第二法，温度为 80℃）。

总灰分　不得过 5.0%（《中国药典》2015 年版通则 2302）。

二氧化硫残留量　照二氧化硫残留量测定法（《中国药典》2015 年版通则 2331）测定，不得过 10mg/kg。

重金属及有害元素　照铅、镉、砷、汞、铜测定法（《中国药典》2015 年版通则 2321 原子吸收分光光度法或电感耦合等离子体质谱法）测定，铅不得过 5mg/kg；镉不得过 0.3mg/kg；砷不得过 2mg/kg；汞不得过 0.2mg/kg；铜不得过 20mg/kg。

黄曲霉毒素　照黄曲霉毒素测定法（《中国药典》2015 年版通则 2351）测定，本品每 1000g 含黄曲霉毒素 B_1 不得过 5μg，含黄曲霉毒素 G_2、黄曲霉毒素 G_1、黄曲霉毒素 B_2 和黄

曲霉毒素 B_1 的总量不得过 10μg。

【浸出物】 照水溶性浸出物测定法（《中国药典》2015 年版通则 2201）项下热浸法测定，不得少于 60.0%。

【含量测定】

（1）枸杞多糖

对照品溶液的制备：精密称取无水葡萄糖对照品 25mg，置 250ml 量瓶中，加水适量溶解，稀释至刻度，摇匀，即得（每 1ml 中含无水葡萄糖 0.1mg）。

供试品溶液的制备：精密称取本品粗粉约 0.5g，加乙醚 100ml，加热回流 1h，静置，放冷，小心弃去乙醚液，残渣置水浴上挥尽乙醚。加入 80% 乙醇 100ml，加热回流 1h，趁热滤过，滤渣与滤器用热 80% 乙醇 30ml 分次洗涤，滤渣连同滤纸置烧瓶中，加水 150ml，加热回流 2h。趁热滤过，用少量热水洗涤滤器，合并滤液与洗液，放冷，移至 250ml 量瓶中，用水稀释至刻度，摇匀，即得。

标准曲线的制备：精密量取对照品溶液 0.2ml、0.4ml、0.6ml、0.8ml、1.0ml，分别置具塞试管中，分别加水补至 2.0ml，各精密加入 5% 苯酚溶液 1ml，摇匀，迅速精密加入硫酸 5ml，摇匀，放置 10min，置 40℃水浴中保温 15min，取出，迅速冷却至室温，以相应的试剂为空白，照紫外 - 可见分光光度法（《中国药典》2015 年版通则 0401），在 490nm 的波长处测定吸光度，以吸光度为纵坐标，浓度为横坐标，绘制标准曲线。

测定法：精密量取 1ml 供试品溶液，置具塞试管中，加水 1.0ml，照标准曲线的制备项下的方法，自“各精密加入 5% 苯酚溶液 1ml”起，依法测定吸光度，从标准曲线上读出供试品溶液中含葡萄糖的重量（mg），计算，即得。

本品按干燥品计算，含枸杞多糖以葡萄糖（$C_6H_{12}O_6$）计，不得少于 2.0%。

（2）甜菜碱：照薄层色谱法（《中国药典》2015 年版通则 0502）试验。

对照品溶液的制备：精密称取甜菜碱对照品适量，加盐酸甲醇溶液（0.5 → 100）制成每 1ml 含 4mg 的溶液。

供试品溶液的制备：精密称取本品剪碎，取约 2g，加 80% 甲醇 50ml，加热回流 1h，放冷，滤过，用 80% 甲醇 30ml 分次洗涤残渣和滤器，合并洗液与滤液，浓缩至 10ml，用盐酸调节 pH 值至 1，加入活性炭 1g，加热煮沸，放冷，滤过，用水 15ml 分次洗涤，合并洗液与滤液，加入新配制的 2.5% 硫氰酸铬铵溶液 20ml，搅匀，10℃以下放置 3h。用 G4 垂熔漏斗滤过，沉淀用少量冰水洗涤，抽干，残渣加丙酮溶解，转移至 5ml 量瓶中，加丙酮至刻度，摇匀，即得。

测定：精密吸取供试品溶液 5μl、对照品溶液 3μl 与 6μl，分别交叉点于同一硅胶 G 薄层板上，以丙酮 - 无水乙醇 - 盐酸（10 ∶ 6 ∶ 1）为展开剂，预饱和 30min，展开，取出，挥干溶剂，立即喷以新配制的改良碘化铋钾试液，放置 1 ～ 3h 至斑点清晰，照薄层色谱法（《中国药典》2015 年版通则 0502）进行扫描，波长 λ_S=515nm，λ_R=590nm，测定供试品吸光度积分值与对照品吸光度积分值，计算，即得。

本品按干燥品计算，含甜菜碱（$C_5H_{11}NO_2$）不得少于 0.35%。

【性味与归经】 甘，平。归肝、肾经。

【功能与主治】 滋补肝肾，益精明目。用于虚劳精亏，腰膝酸痛，眩晕耳鸣，阳痿遗精，内热消渴，血虚萎黄，目昏不明。

【用法与用量】 6 ～ 12g。

【贮藏】 置阴凉干燥处，防闷热，防潮，防蛀。

起草单位：浙江景岳堂药业有限公司

“优质枸杞子饮片质量标准（草案）”起草说明

一、药材来源

1. 基原

枸杞子基原为茄科植物宁夏枸杞 *Lycium barbarum* L. 的干燥成熟果实，符合《中国药典》2015 年版一部中枸杞子的规定。宁夏又以中宁县栽培的枸杞子历史最悠久，品质最优良，奉为枸杞子的道地产区，以粒大、色红、肉厚、质柔润、籽少、味甜者为佳，具有滋补肝肾、益精明目之功效。

古者枸杞、地骨，取常山者为上，其他丘陵坂岸者皆可用，枸杞生于沙质土、黄土沟沿、路旁、村边，主要分布于宁夏、甘肃、青海、新疆等地，我国东北及西北各省区沙区均有产出。由于宁夏的独特光照及土壤环境，当地生产的枸杞子品质较佳。中宁县也已被国家命名为“枸杞之乡”，同时也是地理标志产品（GB/T 19742-2008）。

公司一直致力于发展优质道地中药饮片，于 2014 年在枸杞之乡宁夏中宁县宁安镇与中宁县杞盛枸杞专业合作社合作建有 800 亩枸杞基地。通过自主种植，原料质量稳定可追溯，采收加工过程管理规范，加工设备技术先进，过程质量控制精细，最终产品品质较高、质量可控。并能够保证优质饮片的持续供应。

公司于 2014 年，在枸杞之乡中宁县宁安镇建立 800 亩枸杞基地，通过“公司 + 合作社”的产业运作模式，实现对枸杞子“统一规程、统一收购、统一加工”的集约化生产管理，并且请专家组织对合作社农户开展技术培训。确保枸杞子种植的规范性：

（1）剪枝：一般结果的枝条极易枯死，特别是老树，这些枯枝如不及时剪去，风一摇动，干枝就会把嫩芽和花果碰掉。因此，春天发芽前，一律把干枝剪掉是保证增产的关键之一。同时，剪枝工作也是培养枸杞主要技术之一，在结实期间，每年须作两次剪刺，以免刺尖碰伤花果，并且帮助其结成圆形树顶，以便于采果。

（2）施肥：每年春季开花前和秋季结果后，各施肥 1 次。每株施用饼肥 0.5 ～ 1.5kg，大粪 2.5 ～ 5kg，硫酸铵、骨粉各 10 ～ 12g。在幼树期间，可以间种马铃薯等作物，既能增加收入，又能增强土壤肥力。

（3）浇水锄地：水是枸杞生长的必需要素，从清明到冬至，大约需要浇水 12 次，开花、结果以及每次摘果的前后均须浇水，这样既能解除树梢的旱象，又能驱逐树上的害虫。但应严防浇水过多或雨后积水，沤根树死。每年需要锄地松土 5 ～ 6 次，深 13 ～ 16cm，以增加土壤的渗透能力，促进地下根的发育，使其不断的健壮生长。

（4）病虫害防治：枸杞主要病害为黑果病和白粉病，防治方法为结合冬季剪枝，清除树上黑果、病枝及落叶、落果，烧毁或深埋。发病期喷 1 ∶ 1 ∶ 120 波尔多液或 50% 可湿性退菌特 1200 倍液，每隔 5 ～ 7 天喷 1 次，连续 3 ～ 4 次。虫害主要有枸杞蚜虫、枸杞木虱等，可用高效低毒类农药进行防治，并在收获前 15 天停用农药。严禁使用氧乐果、甲胺磷等高毒高残留农药。

2. 采收及加工

7 月下旬果实呈红色时采收，炉火烘干，除去果梗，或晾至皮皱后，晒干，除去果梗。7 月下旬采收的枸杞子为头茬果，结出的果实枸杞多糖和甜菜碱最高。

研究发现，不同采收时间的枸杞子中枸杞多糖和甜菜碱含量差异显著，7 月下旬采收的枸杞子为头茬果，头茬果为老枝上的果实，枝条经过了一年的营养积累，枝上叶片多且大，叶片成熟度高，营养面积大，结出的果实枸杞多糖和甜菜碱最高。8 月采收的枸杞为夏果，为春季新长出的枝条所结的果实，其叶片长出时间短，叶片小，营养含量少，果实中的枸杞多糖含量和甜菜碱含量均低于头茬果。10 月上旬采收的枸杞为秋果，与夏果同为当年新长出的枝条所结果实，营养积累时间相对较短，且受气温下降、光照时间减少的影响，其枸杞多糖和甜菜碱含量最低。所以优质枸杞子饮片采用的就是头茬果。

枸杞子摘果要掌握三轻，即轻摘、轻放、轻拿，否则果子负伤变成黑色。同时在摘果的时间上要尽量利用清早或傍晚，正午烈日下摘果容易坏。盛枸杞篮筐只能装 20 ～ 30cm 厚，不能挤压，将摘回的鲜枸杞，轻轻地倒在晒架上（晒架是用木框中间钉上席子做成的），均匀撒开不要翻动（翻动易变黑），晒到果子发热时，即转移到阴凉处风晾、再晒。如此数次，等果子有了皱皮，方可整天放在太阳下晒，一直到晒干时为止，需 10 ～ 15 天。

另一种加工方法是用炉火烘干，在室内装上造式晾架，分层把晾板放在架上，中间离地面 50cm 左右，生一煤火炉，房的四周用纸糊严，下面墙的四周留 2 ～ 3 个通气孔，以排放水分。初入炉房时，热度不宜太高，并将晾板上下斟换，果皮没有皱纹时，热度可增至 80℃左右，必须有专人掌握，根据上下热度不同的情况，每天上下的晾板需要斟换 3 ～ 4 次，6 ～ 7 天即能烘干。每天陆续抽出干货，再继续放入鲜货，这样可以避免阴雨天气不能晾晒而导致腐烂的损失。待枸杞果晒干后，装入布袋中来回撞击，使果蒂脱落，然后用风车风去果蒂，除去杂质，再分级包装。这样加工出来的枸杞粒大、肉厚、子少、色鲜红、质润泽、味甜，有效成分高。

枸杞子药材选用无污染、清洁、干燥、无破损，并符合安全标准的纸箱包装。包装前检查枸杞子是否干燥。每件包装上注明品名、规格、产地、数量、包装采收日期等。

储藏选择通风、干燥、避光，具有防鼠、虫设施和防湿设施，地面整洁，无缝隙，易清洁的仓库储存。堆放应与墙壁保持足够距离。及时检查有无虫蛀、霉变，发现异常及时采取相应措施。

运输工具必须清洁、干燥、无异味、无污染。运输过程必须防雨、防潮、防暴晒、防污染。运输时不应与其他有毒、有害、易窜味和可能污染其品质的货物混装。

每年枸杞采收期，公司会派遣专业的技术人员赴基地监督，指导枸杞子的采收加工，以保障基地出来的枸杞子质量稳定可控优质。

3. 优质药材依据

枸杞是一种耐干旱、耐贫瘠、耐盐碱的多年生灌木经济作物。经济年龄达到 15 年。枸杞适应性强，一般年平均气温在 5 ～ 20℃之间的地区都可栽培。枸杞喜阳光、要求光照强。在品种上，我国主要有宁杞 1 号、宁杞 2 号、宁杞 3 号、宁杞 4 号，还有蒙杞 1 号等品种。通过前期的调研研究比较，选择品质最优的宁杞 2 号作为中宁枸杞子种植基地培育品种。

宁杞 2 号相比较其他品种对土壤适应性强，在沙壤、轻壤及黏土地上能生长，但最适宜在肥沃的沙壤或轻壤地上生长。树势生长特别强，长势快，树冠开张，通风透光好。枝干针刺少。结果能力强，产量高，果大，梭形，先端具一渐尖，鲜果平均纵径为 2.2cm，横径为 0.9cm，果肉厚 0.17cm，果实鲜干比为 4.38 ∶ 1，鲜果千粒重 590.5g。种子占鲜果重的 6.77%。亩产干果 350kg，特级果率为 71%，甲级果率为 15%，乙级果率为 11%，丙级果率为 3%。维生素 C 含量为 22.11mg/100g，人体必需的 8 种氨基酸含量为 1.631mg/100mg，胡萝卜素含量为 6.30mg/100g，有免疫功能的枸杞多糖占 1.647%。另外植株抗根腐病能力强，还具有较强的抗病害能力。所以说宁杞 2 号是一个丰产型优良品种。

二、炮制

1. 标准依据

严格按照 GMP 中药饮片生产的相关管理规定与标准进行生产质量管理。

2. 工艺流程

取原药材→净选→包装→入库。

3. 关键工序控制

（1）领料：按照批生产指令领取原药材。

（2）净选：除去果梗、宿萼等杂质，用孔径 2mm 的筛筛去灰屑。手工挑选，除去黑子、破子、油子、叶、柄等杂质。挑选后药材放入洁净的塑料筐中，称量、填写、悬挂物料状态卡，并做好记录，复核无误后，转交下一道工序。具体操作参见《净制操作规程》。

（3）包装与入库：根据本品包装规格进行包装，在包装过程中进行成品取样，包装后入库。具体操作参见《包装操作规程》。

内包装：按照批包装指令领取相应数量的塑料袋、卷膜、标签等包装材料。包装前先核对待包装饮片的品名、批号、数量、生产日期等内容。按照批包装指令的要求，准确称取规定量的待包装枸杞子饮片，装入塑料袋中；再调整好封口温度，封口。塑料袋外粘贴已加印批号的标签（标签信息包括品名、规格、产地、批号、重量、生产日期）。

封口过程中应隔 30min 抽样检查封口质量与装量，发现问题及时调整机械。装量控制范围为每袋 1000g±5g。在分装过程中，每隔 30min 抽检一次装量，严格控制装量差异，并详细记录抽查结果，包装不合格的中间产品，应及时返工处理。根据批量由 QA 随机取样进行成品取样，并送交 QC 进行检验、留样。

内包装结束后，将印刷不符合要求、已打印内容或打印内容模糊及破损的标签计数后交由专门人员，在 QA 的监督下由专人销毁。打印标签应有专人操作，并进行复核，是否与中间产品相一致，标签内容应清晰、端正、准确。

外包装：外包装之前应核对内包装品的品名、批号、数量、生产日期等内容，并核对包装材料的领用数量与所包装品是否相符。再将内包装品装入编织袋。凭入库单送交中药饮片成品仓库。

各工序生产结束后操作：各工序生产结束后操作人员根据《清场管理规程》进行清场。关闭设备电源，清理、清洁工作场所，根据清洁操作规程清洁设备、器具。上交有关文件（操作规程、批生产记录等），确保现场无与下一批产品生产不相关的文件。清场结束，更换状态标识，及时悬挂操作间、设备等“已清洁”的标识。

（4）各工序收率要求

净选收率：净选后的药材量 / 原药材投料量 ×100%，限度范围 90% ～ 100%。

包装收率：包装后成品量 / 包装投料量 ×100%，限度范围 90% ～ 100%。

成品率：包装后成品量 / 原药材投料量 ×100%，限度范围 85% ～ 100%。

4. 各工序生产操作前检查

（1）凭生产指令单到原药材仓库准确领取相应数量且合格的枸杞子原药材，按照物料进入生产区程序进入生产区。

（2）岗位操作人员严格按照更衣程序洗手、更衣后进入生产区。

（3）根据批生产指令单，岗位负责人负责标明操作间、设备、容器等现场生产状态标识。

（4）现场岗位应有批生产指令（净制工序）、批包装指令（包装工序）。

（5）各岗位应有相关操作规程和空白记录、上一批次清场合格证。

（6）盛装物料的容器、操作间应处于“已清洁”状态；设备状态完好，处于“已清洁”状态。上述均应在有效期内，否则应重新清洁。

（7）计量器具的称量范围与待称量的物料的重量应相符；计量器具上应有“检定合格”标志，并在规定的有效期内。

（8）确认岗位有上一批次产品的“清场合格证”且在有效期内，操作间、设备、设施等状态符合要求，且无与本次生产无关的物品后，方可批准进行生产。

5. 生产工艺参数控制

（1）中间控制要点：净制程度。

（2）控制项目：性状。

（3）控制要求：果梗、宿萼等杂质。

（4）监控人：QA 及岗位负责人。

（5）监控频次：随时。

三、性状

1. 药材性状

本品呈类纺锤形或椭圆形，长 6 ～ 20mm，直径 3 ～ 10mm。表面红色或暗红色，顶端有小突起状的花柱痕，基部有白色的果梗痕。果皮柔韧，皱缩；果肉肉质，柔润。种子 20 ～ 50 粒，类肾形，扁而翘，长 1.5 ～ 1.9mm，宽 1 ～ 1.7mm，表面浅黄色或棕黄色。气微，味甜。

2. 饮片性状

果实呈类纺锤形或长卵圆形，略扁长 0.6 ～ 2cm，直径 0.3 ～ 1cm。表面红色，微有光泽，顶端有小突起状的花柱痕，基部有白色的果柄痕。果皮柔韧，皱缩，果肉肉质，柔润而有黏性，内有种子多枚，类肾形扁而翘，浅黄色或棕黄色，气微，味甜而微酸。

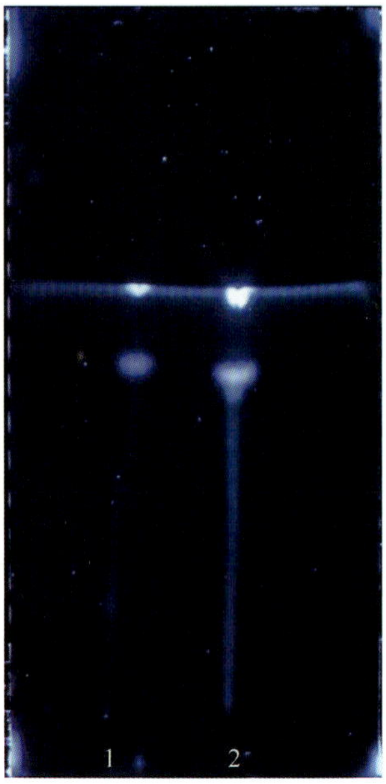

图 58-1　枸杞子薄层鉴别

1. 枸杞子饮片；2. 枸杞子对照药材

四、鉴别

1. 显微鉴别

本品粉末黄橙色或红棕色。外果皮表皮细胞表面观呈类多角形或长多角形，垂周壁平直或细波状弯曲，外平周壁表面有平行的角质条纹。中果皮薄壁细胞呈类多角形，壁薄，胞腔内含橙红色或红棕色球形颗粒。种皮石细胞表面观不规则多角形，壁厚，波状弯曲，层纹清晰。

2. 薄层鉴别

取本品 0.5g，加水 35ml，加热煮沸 15min，放冷，滤过，滤液用乙酸乙酯 15ml 振摇提取，分取乙酸乙酯液，浓缩至 1ml，作为供试品溶液。另取枸杞子对照药材 0.5g，同法制成对照药材溶液。照薄层色谱法（《中国药典》2015 年版通则 0502）试验，吸取上述两种溶液各 5μl，分别点于同一硅胶 G 薄层板上，以乙酸乙酯 - 三氯甲烷 - 甲酸（3 ∶ 2 ∶ 1）为展开剂，展开，取出，晾干，置紫外光灯（365nm）下检视。供试品色谱中，在与对照药材色谱相应的位置上，显相同颜色的荧光斑点。见图 58-1。

五、检查

1. 水分

按《中国药典》，不得过 13.0%，优质枸杞子饮片标准规定不得过 10.0%（通则 0832 第二法，温度为 80℃）。见表 58-1。

2. 总灰分

不得过 5.0%（通则 2302）。见表 58-1。

3. 二氧化硫残留量

照二氧化硫残留量测定法（通则 2331）测定，照《中国药典》2015 年版，不得过 150mg/kg，优质枸杞子饮片标准规定不得过 10mg/kg。见表 58-1。

4. 重金属及有害元素

照铅、镉、砷、汞、铜测定法（《中国药典》2015 年版通则 2321 原子吸收分光光度法或电感耦合等离子体质谱法）测定，铅不得过 5mg/kg，镉不得过 0.3mg/kg，砷不得过 2mg/kg，汞不得过 0.2mg/kg，铜不得过 20mg/kg。见表 58-1。

5. 黄曲霉毒素

本品每 1000g 含黄曲霉毒素 B_1 不得过 5μg，含黄曲霉毒素 G_2、黄曲霉毒素 G_1、黄曲霉毒素 B_2 和黄曲霉毒素 B_1 的总量不得过 10μg。见表 58-1。

表 58-1　检查项测定结果

批号	水分（%）	总灰分（%）	二氧化硫残留量（mg/kg）	重金属及有害元素（mg/kg）	黄曲霉毒素
17051105	6.2	4.2	4	符合规定	未检出
171025	7.2	4.4	3	符合规定	未检出
171204	6.5	4.6	5	符合规定	未检出

六、浸出物

根据《中国药典》2015 年版一部枸杞子标准制定；水溶性浸出物限度标准由“不得少于 55.0%”提高至“不得少于 60.0%”。见表 58-2。

表 58-2　浸出物测定结果（%）

批号	17051105	171025	171204
浸出物	81.8	74.6	71.9

七、含量测定

1. 枸杞多糖

对照品溶液的制备：精密称取无水葡萄糖对照品 25mg，置 250ml 量瓶中，加水适量溶解，稀释至刻度，摇匀，即得（每 1ml 中含无水葡萄糖 0.1mg）。

供试品溶液的制备：精密称取本品粗粉约 0.5g，加乙醚 100ml，加热回流 1h，静置，放冷，小心弃去乙醚液，残渣置水浴上挥尽乙醚。加入 80% 乙醇 100ml，加热回流 1h，趁热滤过，滤渣与滤器用热 80% 乙醇 30ml 分次洗涤，滤渣连同滤纸置烧瓶中，加水 150ml，加热回流 2h。趁热滤过，用少量热水洗涤滤器，合并滤液与洗液，放冷，移至 250ml 量瓶中，用水稀释至刻度，摇匀，即得。

标准曲线的制备：精密量取对照品溶液 0.2ml、0.4ml、0.6ml、0.8ml、1.0ml，分别置具塞试管中，分别加水补至2.0ml，各精密加入5%苯酚溶液1ml，摇匀，迅速精密加入硫酸5ml，摇匀，放置10min，置40℃水浴中保温15min，取出，迅速冷却至室温，以相应的试剂为空白，照紫外-可见分光光度法（《中国药典》2015年版通则0401），在490nm的波长处测定吸光度，以吸光度为纵坐标，浓度为横坐标，绘制标准曲线。

测定法：精密量取1ml供试品溶液，置具塞试管中，加水1.0ml，照标准曲线的制备项下的方法，自“各精密加入5%苯酚溶液1ml”起，依法测定吸光度，从标准曲线上读出供试品溶液中含葡萄糖的重量（mg），计算，即得。

本品按干燥品计算，含枸杞多糖以葡萄糖（$C_6H_{12}O_6$）计，不得少于2.0%。见表58-3。

2. 甜菜碱

照薄层色谱法（《中国药典》2015年版通则0502）试验。

对照品溶液的制备：精密称取甜菜碱对照品适量，加盐酸甲醇溶液（0.5→100）制成每1ml含4mg的溶液。

供试品溶液的制备：精密称取本品剪碎，取约2g，加80%甲醇50ml，加热回流1h，放冷，滤过，用80%甲醇30ml分次洗涤残渣和滤器，合并洗液与滤液，浓缩至10ml，用盐酸调节pH值至1，加入活性炭1g，加热煮沸，放冷，滤过，用水15ml分次洗涤，合并洗液与滤液，加入新配制的2.5%硫氰酸铬铵溶液20ml，搅匀，10℃以下放置3h。用G4垂熔漏斗滤过，沉淀用少量冰水洗涤，抽干，残渣加丙酮溶解，转移至5ml量瓶中，加丙酮至刻度，摇匀，即得。

测定：精密吸取供试品溶液5μl、对照品溶液3μl与6μl，分别交叉点于同一硅胶G薄层板上，以丙酮-无水乙醇-盐酸（10∶6∶1）为展开剂，预饱和30min，展开，取出，挥干溶剂，立即喷以新配制的改良碘化铋钾试液，放置1～3h至斑点清晰，照薄层色谱法（《中国药典》2015年版通则0502）进行扫描，波长λ_S=515nm，λ_R=590nm，测定供试品吸光度积分值与对照品吸光度积分值，计算，即得。

本品按干燥品计算，含甜菜碱（$C_5H_{11}NO_2$）不得少于0.35%。见表58-3。

表58-3 枸杞子饮片含量测定结果（%）

批号	枸杞多糖	甜菜碱
17051105	3.2	1.24
171025	4.8	1.22
171204	2.8	1.13

根据《中国药典》2015年版一部枸杞子标准制定；限度标准由“本品按干燥品计算，含枸杞多糖以葡萄糖（$C_6H_{12}O_6$）计，不得少于1.8%；含甜菜碱（$C_5H_{11}NO_2$）不得少于0.30%”提高至“本品按干燥品计算，含枸杞多糖以葡萄糖（$C_6H_{12}O_6$）计，不得少于2.0%；含甜菜碱（$C_5H_{11}NO_2$）不得少于0.35%”。通过提高枸杞子内控质量标准要求，控制枸杞子生产质量，对提高枸杞子饮片品质有积极作用。

八、性味与归经

甘，平。归肝、肾经。

九、功能与主治

滋补肝肾，益精明目。用于虚劳精亏，腰膝酸痛，眩晕耳鸣，阳痿遗精，内热消渴，血虚萎黄，目昏不明。

十、用法与用量

6 ～ 12g。

十一、包装与贮藏

置阴凉干燥处，防闷热，防潮，防蛀。

1. 包装材料及规格

包装规格主要有三种：一种为 125g/ 罐，密封塑料罐装；一种为高密度聚乙烯塑料袋装 1kg/ 袋，再外用编织袋装；另一种为高密度聚乙烯塑料袋装 200g/ 袋，再外用纸箱装。三种包装形式都能达到密闭条件。

枸杞子药材选用无污染、清洁、干燥、无破损，并符合安全标准的纸箱包装。包装前检查枸杞子是否干燥。每件包装上注明品名、规格、产地、数量、包装采收日期等。

2. 贮藏条件和保质期

《中国药典》2015 年版标准规定：贮藏条件为置阴凉干燥处，防闷热，防潮，防蛀。储藏应选择通风、干燥、避光，具有防鼠、虫设施和防湿设施，地面整洁，无缝隙，易清洁的仓库储存。堆放应与墙壁保持足够距离。及时检查有无虫蛀、霉变，发现异常及时采取相应措施。

十二、优质饮片质量标准亮点总结

（1）强调植物长势快，树冠开张，通风透光好，枝干针刺少，结果能力强，产量高，果大。通过严格控制性状，充分保证了饮片道地性。

（2）使用炉火烘干，这样加工的枸杞子粒大、肉厚、子少、色鲜红、质润泽、味甜，有效成分高。

（3）目前同类产品质量标准基本按《中国药典》2015 年版执行，优质枸杞子执行质量标准在《中国药典》2015 年版基础上，根据产品特性均相应提高了标准要求，特别是二氧化硫残留量控制在 10mg/kg 以内，增加黄曲霉毒素检查。控制水分在 10.0% 以内，未发生霉变、生虫现象。

（4）提高浸出物标准，由《中国药典》2015 年版的“不得少于 55.0%”提高至“不得少于 60.0%”，保证药材药效。

（5）通过提高枸杞子含量测定内控质量标准要求，控制枸杞子生产质量，对提高枸杞子饮片品质有积极作用。

59. 金银花
Jinyinhua
LONICERAE JAPONICAE FLOS

本品为忍冬科植物忍冬 *Lonicera japonica* Thunb. 的干燥花蕾或带初开的花的炮制加工品。

【采收与加工】 在花蕾上部膨大，青白色，习称大白针或白针时采收（白蕾前期），每天 9 时前进行采收。采收后立即加工干燥，晒至七成干时放在明处散热发汗，再复晒至干；或阴天雨天微温烘干。产地为山东省临沂市平邑县流峪镇金银花基地。

【炮制】 除去泥沙、非药用部位（叶、梗）等杂质及开放的花，根据干燥程度选择是否进行干燥。阴干。

【成品性状】 本品呈棒状，上粗下细，略弯曲，长 2 ～ 3cm，上部直径约 3mm，下部直径约 1.5mm。表面黄白色或绿白色（贮久色渐深），密被短柔毛。偶见叶状苞片。花萼绿色，先端 5 裂，裂片有毛，长约 2mm。开放者花冠筒状，先端二唇形；雄蕊 5，附于筒壁，黄色；雌蕊 1，子房无毛。气清香，味淡、微苦。

【鉴别】

（1）显微鉴别：本品粉末浅黄棕色或黄绿色。腺毛较多，头部倒圆锥形、类圆形或略扁圆形，4 ～ 33 细胞，成 2 ～ 4 层，直径 30 ～ 64 ～ 108μm，柄部 1 ～ 5 细胞，长可达 700μm。非腺毛有两种：一种为厚壁非腺毛，单细胞，长可达 90μm，表面有微细疣状或泡状突起，有的具螺纹；另一种为薄壁非腺毛，单细胞，甚长，弯曲或皱缩，表面有微细疣状突起。草酸钙簇晶直径 6 ～ 45μm。花粉粒类圆形或三角形，表面具细密短刺及细颗粒状雕纹，具 3 孔沟。

（2）取本品粉末 0.2g，加甲醇 5ml，放置 12h，滤过，取滤液作为供试品溶液。另取绿原酸对照品，加甲醇制成每 1ml 含 1mg 的溶液，作为对照品溶液。照薄层色谱法（《中国药典》2015 年版通则 0502）试验，吸取供试品溶液 10 ～ 20μl、对照品溶液 10μl，分别点于同一硅胶 H 薄层板上，以乙酸丁酯 - 甲酸 - 水（7 ∶ 2.5 ∶ 2.5）的上层溶液为展开剂，展开，取出，晾干，置紫外光灯（365nm）下检视。供试品色谱中，在与对照品色谱相应的位置上，显相同颜色的荧光斑点。

【检查】

水分 不得过 11%。

总灰分 不得过 9.0%。

酸不溶性灰分 不得过 2.5%。

二氧化硫残留量 不得过 10mg/kg。

重金属及有害元素 铅不得过 4mg/kg；镉不得过 0.25mg/kg；砷不得过 1.5mg/kg；汞不得过 0.15mg/kg；铜不得过 18mg/kg。

黄曲霉毒素 本品每 1000g 含黄曲霉毒素 B_1 不得过 5μg，含黄曲霉毒素 G_2、黄曲霉毒素 G_1、黄曲霉毒素 B_2 和黄曲霉毒素 B_1 的总量不得过 10μg。

【含量测定】

（1）绿原酸：照高效液相色谱法（通则 0512）测定。

色谱条件与系统适用性试验：以十八烷基硅烷键合硅胶为填充剂；以乙腈 -0.4% 磷酸溶液（13 ∶ 87）为流动相；检测波长为 327nm。理论板数按绿原酸峰计算应不低于 1000。

对照品溶液的制备：精密称取绿原酸对照品适量，置棕色量瓶中，加 50% 甲醇制成每 1ml 含 40μg 的溶液，即得（10℃以下保存）。

供试品溶液的制备：精密称取本品粉末（过四号筛）约 0.5g，置具塞锥形瓶中，精密加入 50% 甲醇 50ml，称定重量，超声处理（功率 250W，频率 35kHz）30min，放冷，再称定重量，用 50% 甲醇补足减失的重量，摇匀，滤过，精密量取续滤液 5ml，置 25ml 棕色量瓶中，加 50% 甲醇至刻度，摇匀，即得。

测定法：分别精密吸取对照品溶液与供试品溶液各 5 ～ 10μl 注入液相色谱仪，测定，即得。

本品按干燥品计算，含绿原酸（$C_{16}H_{18}O_9$）不得少于 1.8%。

（2）木犀草苷：照高效液相色谱法（《中国药典》2015 年版通则 0512）测定。

色谱条件与系统适用性试验：用苯基硅烷键合硅胶为填充剂（Agilent ZORBAX SB-phenyl 4.6mm×250mm，5μm），检测波长为 350nm。流动相为乙腈（A）-0.5% 冰醋酸溶液（B），进行梯度洗脱，0 ～ 15min，10% ～ 20%A；15 ～ 30min，20%A；30 ～ 40min，20% ～ 30%A。理论板数按木犀草苷峰计算应不低于 20 000。

对照品溶液的制备：精密称取木犀草苷对照品适量，加 70% 乙醇制成每 1ml 含 40μg 的溶液，即得。

供试品溶液的制备：精密称取本品粉末（过四号筛）约 2g，置具塞锥形瓶中，精密加入 70% 乙醇 50ml，称定重量，超声处理（功率 250W，频率 35kHz）1h，放冷，再称定重量，用 70% 乙醇补足减失的重量，摇匀，滤过。精密量取续滤液 10ml，回收溶剂至干，残渣用 70% 乙醇溶解，转移至 5ml 量瓶中，加 70% 乙醇至刻度，即得。

测定法：分别精密吸取对照品溶液与供试品溶液各 10μl，注入液相色谱仪，测定，即得。

本品按干燥品计算，含木犀草苷（$C_{21}H_{20}O_{11}$）不得少 0.050%。

【性味与归经】 甘，寒。归肺、心、胃经。

【功能与主治】 清热解毒，疏散风热。用于痈肿疔疮，喉痹，丹毒，热毒血痢，风热感冒，温病发热。

【用法与用量】 6 ～ 15g。

【贮藏】 置阴凉干燥处，防潮，防蛀。

起草单位：浙江景岳堂药业有限公司

“优质金银花饮片质量标准（草案）”起草说明

一、药材来源

1. 基原

金银花为忍冬科植物忍冬 *Lonicera japonica* Thunb. 的干燥花蕾或带初开的花，符合《中国药典》2015 年版一部中金银花的规定。其中山东平邑种植面积最大，品种优良，历史悠久，其花蕾粗长肥厚，色艳质佳，香气扑鼻，具有清热解毒、宣散风热之功效，是中外闻名的金银花之乡。

其种植区域主要集中在山东、陕西、河南、河北、湖北、江西、广东等地。其中山东、河南、河北为主要产区，山东主要产地为平邑费县等地，所产金银花习称东银花或济银花，其中山东平邑种植面积最大，品种优良，历史悠久，其花蕾粗长肥厚，色艳质佳，香气扑鼻，具有清热解毒、宣散风热之功效，是中外闻名的金银花之乡。平邑金银花于 2016 年被列为山东地理标志产品（DB37/T 2763-2016）。

公司致力于发展优质地产中药饮片，于 2015 年在金银花之乡山东省临沂市平邑县流峪镇建立了 300 亩金银花基地，通过自主种植，原料质量稳定可追溯，采收加工过程管理规范，加工设备技术先进，过程质量控制精细，最终产品品质较高，花朵肥壮，含苞率高，杂质少，破裂的花蕾及黄条少。金银花亩产干花 100 ～ 150kg，能够保证优质饮片的持续供应。

2015 年与平邑盛丰金银花专业合作社在金银花之乡山东省临沂市平邑县流峪镇建立了 300 亩金银花基地，通过“公司 + 合作社”的产业运作模式，实现对金银花“统一规程、统一收购、统一加工”的集约化生产管理，并且请专家组织对合作社农户开展技术培训，要求施用有机肥，控制化肥；定期除草（每年要中耕除草 3 ～ 4 次，以人工除草为主）、灌溉、修枝（每年收花后或冬初注意修剪）；禁用高毒农药和生产激素等。

2. 采收及加工

（1）采收时间：金银花从现蕾到开放、凋谢，可分为以下几时期：米蕾期、幼蕾期、青蕾期、白蕾前期（上白下青）、白蕾期（上下全白）、银花期（初开放）、金花期（开放 1 ～ 2 天到凋谢前）、凋萎期。青蕾期以前采收干物质少，药用价值低，产量、质量均受影响；银花期以后采收，干物质含量高，但药用成分下降，产量虽高但质量差。白蕾前期和白蕾期采收，干物质较多，药用成分、产量、质量均高，但白蕾期采收容易错过采收时机，因此，最佳采收期是白蕾前期，即群众所称二白针期。

金银花采收最佳时间是清晨和上午，此时采收花蕾不易开放，养分足、气味浓、颜色好。下午采收应在太阳落山以前结束，因为金银花的开放受光照制约，太阳落后成熟花蕾就要开放，影响质量。采收时要只采成熟花蕾和接近成熟的花蕾，不带幼蕾，不带叶子，采后放入条编或竹编的篮子内，集中的时候不可堆成大堆，应摊开放置，放置时间不可太长，最长不要超过 4h。

金银花一般可以采收 3 ～ 4 茬，优质金银花饮片采用的是质量最优的头茬花。并且适时采收是提高金银花产量和质量的关键。金银花采收宜在花蕾上部膨大，青白色，习称大白针或白针时采收，公司规定每天在 9 时前进行，此时采得的花蕾骨重，色清白，香气浓，质量好，商品率高，有露水时和降雨天不宜采。采摘金银花时用竹篮或藤笼，不能用布袋、塑料袋、纸盒装，以防受热生潮，体内的酶和蛋白质发酵，变色生霉。花蕾和花组织很嫩，必须轻采轻放，忌用手捋掐紧压，以免影响质量。

（2）产地加工：采收后应立即加工干燥，将花蕾均匀摊放在石板上或晒席上，厚度 1cm，晒时不要翻动，七成干时放在明处散热发汗，再复晒至干。达到花不变脆和破烂为度。阴天雨天须微温烘干，先以 35℃～ 40℃微温烘 2 ～ 3h，再升高到 50℃烘至九成干，不破损。烘干的金银花颜色清白鲜艳，香气浓，绿原酸含量也高。

金银花药材选用无污染、清洁、干燥、无破损，并符合安全标准的编织袋或纸箱包装。包装前检查金银花是否干燥。每件包装上注明品名、规格、产地、数量、包装采收日期等。储藏应选择通风、干燥、避光，具有防鼠、虫设施和防湿设施，地面整洁，无缝隙，易清洁的仓库储存。堆放应与墙壁保持足够距离。及时检查有无虫蛀、霉变，发现异常及时采取相应措施。运输工具必须清洁、干燥、无异味、无污染。运输过程必须防雨、防潮、防暴晒、防污染。运输时不应与其他有毒、有害、易窜味和可能污染其品质的货物混装。

每年金银花采收期，公司会派遣专业的技术人员赴基地监督，指导金银花的采收加工，以保障基地出来的金银花质量稳定可控优质。

3. 优质药材依据

山东和河南是金银花的主要产区，其中尤以山东金银花产量大，占全国产量的 80%，山东又以平邑县地产金银花的绿原酸和木犀草苷含量较高，质量优。通过对改良品种大毛花、小毛花、大鸡爪花、小鸡爪花、树形花、九丰一号等 10 余个品种的质量比较，选定品质更优的九丰一号作为本公司金银花基地培育品种。

九丰一号金银花，具有明显的多倍体植物器官巨型性特征，表现为茎枝粗壮，叶片厚大，叶色浓绿，绒毛多，节间短，徒长枝少，结花枝多。与传统金银花品种相比，具有以下突出优点：

（1）产量高，九丰一号金银花花蕾肥大。密植园丰产期亩产干花可达 150 ～ 200kg，比当地主栽品种大毛花增产 50% 以上。

（2）有效成分含量高，木犀草苷和绿原酸是金银花的主要有效成分。经国家药监机构化验分析，九丰一号金银花木犀草苷含量达 0.12%，绿原酸含量可达 2.8%，远远超过现行 2015 年版《中国药典》规定的绿原酸含量不得少于 1.5%、木犀草苷含量不得少于 0.05% 的标准。

（3）抗逆性、适应性强，九丰一号金银花抗干旱、较耐涝，抗病虫害。

（4）采收工效高，采摘金银花要靠手工进行。传统品种大毛花等每人每天只能采摘鲜花 5 ～ 10kg，而九丰一号金银花因花针个大、花束集中，每人每天可采鲜花 15 ～ 25kg。

二、炮制

1. 标准依据

金银花严格按照 GMP 中药饮片生产的相关管理规定与标准进行生产质量管理。主要生产依据为《中国药典》2015 年版 221 页和本公司制定的生产工艺规程《SMP-SC-20260 金银花工艺规程》。

2. 工艺流程（图 59-1）

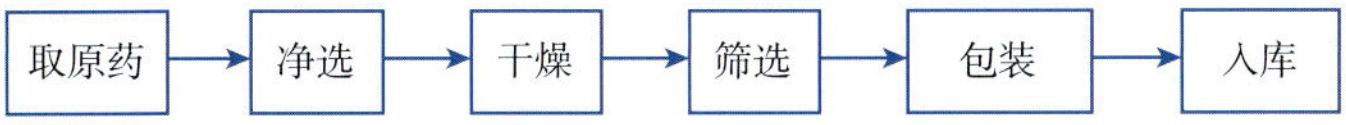

图 59-1　金银花饮片生产工艺流程图

3. 关键工序控制情况及评价

（1）净选：按照批生产指令领取原药材。除去泥沙、非药用部位（叶、梗）等杂质及开放的花。具体操作参见《净制操作规程》。

挑选：手工挑选，除去叶、梗、开放的花等杂质。挑选后的金银花应肥壮、上粗下细，略弯曲。表面青色。气清香，味甘微苦。开放花朵不超过 3%。无嫩蕾、黑头、枝叶、杂质、虫蛀和霉变，然后放入洁净的塑料筐中，称量、填写、悬挂物料状态卡，并做好记录，复核无误后，转交下一道工序。

（2）干燥：根据干燥程度选择是否进行干燥。阴干。具体操作参见《干燥操作规程》。

将待干燥物料装入烘箱烘干至水分符合要求，取出，筛净。干燥后的物料放入洁净的塑料筐中，称量、填写、悬挂物料状态卡，并做好记录，复核无误后，转交下一道工序。装料厚度≤ 20cm，干燥温度为 50℃。

（3）筛选：用孔径 1mm 的筛筛去灰屑。

（4）包装与入库：根据本品包装规格进行包装，在包装过程中进行成品取样，包装后入库。具体操作参见《包装操作规程》。

内包装：按照批包装指令领取相应数量的塑料袋、卷膜、标签等包装材料。包装前先核对待包装饮片的品名、批号、数量、生产日期等内容。按照批包装指令的要求，准确称取规定量的待包装金银花饮片，装入塑料袋中；再调整好封口温度，封口。塑料袋外粘贴已加印批号的标签（标签信息包括品名、规格、产地、批号、重量、生产日期）。

封口过程中应隔 30min 抽样检查封口质量与装量，发现问题及时调整机械。装量控制范围为每袋 1000g±5g。在分装过程中，每隔 30min 抽检一次装量，严格控制装量差异，并详细记录抽查结果，包装不合格的中间产品，应及时返工处理。根据批量由 QA 随机取样进行成品取样，并送交 QC 进行检验、留样。

内包装结束后，将印刷不符合要求、已打印内容或打印内容模糊及破损的标签计数后交由专门人员，在QA的监督下由专人销毁。打印标签应有专人操作，并进行复核，是否与中间产品相一致，标签内容应清晰、端正、准确。

外包装：外包装之前应核对内包装品的品名、批号、数量、生产日期等内容，并核对包装材料的领用数量与所包装品是否相符。再将内包装品装入编织袋。凭入库单送交中药饮片成品仓库。

（5）各工序生产结束后操作：各工序生产结束后操作人员根据《清场管理规程》进行清场。关闭设备电源，清理、清洁工作场所，根据清洁操作规程清洁设备、器具。上交有关文件（操作规程、批生产记录等），确保现场无与下一批产品生产不相关的文件。清场结束，更换状态标识，及时悬挂操作间、设备等“已清洁”的标识。

（6）各工序收率要求

净选收率：净选后的药材量 / 原药材投料量 ×100%，限度范围 90% ～ 100%。

包装收率：包装后成品量 / 包装投料量 ×100%，限度范围 90% ～ 100%。

成品率：包装后成品量 / 原药材投料量 ×100%，限度范围 81% ～ 100%。

4. 各工序生产操作前检查

（1）凭生产指令单到原药材仓库准确领取相应数量且合格的金银花原药材，按照物料进入生产区程序进入生产区。

（2）岗位操作人员严格按照更衣程序洗手、更衣后进入生产区。

（3）根据批生产指令单，岗位负责人负责标明操作间、设备、容器等现场生产状态标识。

（4）现场岗位应有批生产指令（净制工序）、批包装指令（包装工序）。

（5）各岗位应有相关操作规程和空白记录、上一批次清场合格证。

（6）盛装物料的容器、操作间应处于“已清洁”状态；设备状态完好，处于“已清洁”状态。上述均应在有效期内，否则应重新清洁。

（7）计量器具的称量范围与待称量的物料的重量应相符；计量器具上应有“检定合格”标志，并在规定的有效期内。

（8）确认岗位有上一批次产品的“清场合格证”且在有效期内，操作间、设备、设施等状态符合要求，且无与本次生产无关的物品后，方可批准进行生产。

5. 生产工艺参数控制

（1）工序：挑选。

（2）控制点：杂质。

（3）控制参数：叶、梗、开放的花。

（4）要求：无叶梗及开放的花。

中间控制要点见表59-1。

表 59-1 中间控制要点

工序	控制点	控制项目	控制要求	监控人	监控频次
净选	净制程度	性状	无泥沙、非药用部位等杂质	QA及岗位负责人	随时
干燥	干燥程度	水分	不得超过11%	QA及岗位负责人	由岗位负责人测定每批次水分，QA复核
包装	装量、封口、标签	准确性	装量准确，封口整齐严密，标签内容清晰	QA及岗位负责人	标签使用前核对；装量和封口状态随时检查

三、性状

1. 药材性状

本品呈棒状，上粗下细，略弯曲，长 2 ～ 3cm，上部直径约 3mm，下部直径约 1.5mm。表面黄白色或绿白色（贮久色渐深），密被短柔毛。偶见叶状苞片。花萼绿色，先端 5 裂，裂片有毛，长约 2mm。开放者花冠筒状，先端二唇形；雄蕊 5，附于筒壁，黄色；雌蕊 1，子房无毛。气清香，味淡、微苦。

2. 饮片性状

本品呈棒状，上粗下细，略弯曲，长 2 ～ 3cm，上部直径约 3mm，下部直径约 1.5mm。表面黄白色或绿白色（贮久色渐深），密被短柔毛。偶见叶状苞片。花萼绿色，先端 5 裂，裂片有毛，长约 2mm。开放者花冠筒状，先端二唇形；雄蕊 5，附于筒壁，黄色；雌蕊 1，子房无毛。气清香，味淡、微苦。优质饮片标准要求原料药具有明显的多倍体植物器官巨型性特征，表现为茎枝粗壮，叶片厚大，叶色浓绿，绒毛多，节间短，徒长枝少，结花枝多。

四、鉴别

1. 显微鉴别

本品粉末浅黄棕色或黄绿色。腺毛较多，头部倒圆锥形、类圆形或略扁圆形，4 ～ 33 细胞，成 2 ～ 4 层，直径 30 ～ 64 ～ 108μm，柄部 1 ～ 5 细胞，长可达 700μm。非腺毛有两种：一种为厚壁非腺毛，单细胞，长可达 90μm，表面有微细疣状或泡状突起，有的具螺纹；另一种为薄壁非腺毛，单细胞，甚长，弯曲或皱缩，表面有微细疣状突起。草酸钙簇晶直径 6 ～ 45μm。花粉粒类圆形或三角形，表面具细密短刺及细颗粒状雕纹，具 3 孔沟。

2. 薄层鉴别

取本品粉末 0.2g，加甲醇 5ml，放置 12h，滤过，取滤液作为供试品溶液。另取绿原酸对照品，加甲醇制成每 1ml 含 1mg 的溶液，作为对照品溶液。照薄层色谱法（《中国药典》2015 年版通则 0502）试验，吸取供试品溶液 10 ～ 20μl、对照品溶液 10μl，分别点于同一硅胶 H 薄层板上，以乙酸丁酯 - 甲酸 - 水（7 ∶ 2.5 ∶ 2.5）的上层溶液为展开剂，展开，取出，晾干，置紫外光灯（365nm）下检视。供试品色谱中，在与对照品色谱相应的位置上，显相同颜色的荧光斑点。见图 59-2。

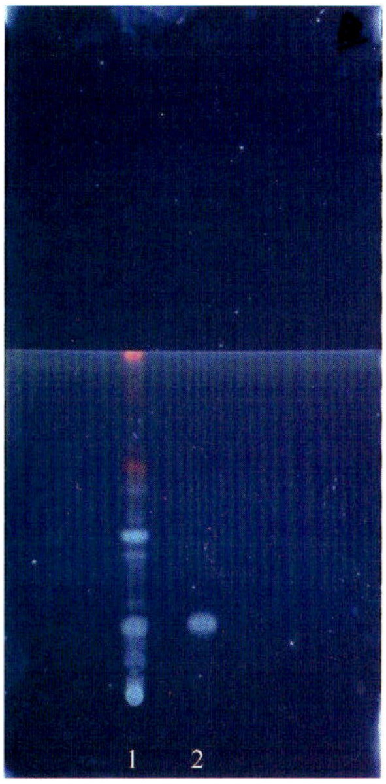

图 59-2　金银花薄层鉴别

1. 金银花饮片；2. 绿原酸对照品

五、检查

1. 水分

照《中国药典》（通则 0832 第二法）测定。不得过 11%。

2. 灰分

照《中国药典》（通则 2302）测定。总灰分不得过 9.0%；酸不溶性灰分不得过 2.5%。

3. 二氧化硫残留量

不得过 10mg/kg。

4. 重金属及有害离子

铅不得过 4mg/kg；镉不得过 0.25mg/kg；砷不得过 1.5mg/kg；汞不得过 0.15mg/kg；铜不得过

18mg/kg。

5. 黄曲霉毒素

每 1000g 含黄曲霉毒素 B_1 不得过 5μg，含黄曲霉毒素 G_2、黄曲霉毒素 G_1、黄曲霉毒素 B_2 和黄曲霉毒素 B_1 的总量不得过 10μg。

金银花饮片检查项测定结果见表 59-2。

表 59-2 金银花饮片检查项测定结果

项查项	2015 年	2016 年	2017 年
总批次（批次）	17	13	18
水分	均不超过 11%	均不超过 11%	均不超过 11%
总灰分	均不超过 7.0%	均不超过 7.0%	均不超过 6.0%
酸不溶性灰分	均不超过 0.8%	均不超过 0.8%	均不超过 1.1%
二氧化硫残留量	均不超过 10mg/kg	均不超过 10mg/kg	均不超过 10mg/kg
重金属及有害元素	均符合要求	均符合要求	均符合要求
黄曲霉毒素	均符合要求	均符合要求	均符合要求

六、含量测定

1. 绿原酸

照高效液相色谱法（《中国药典》2015 年版通则 0512）测定。2015 年版药典：含绿原酸（$C_{16}H_{18}O_9$）超过 1.5%。优质饮片标准：含绿原酸（$C_{16}H_{18}O_9$）不得少于 1.8%。

色谱条件与系统适用性试验：以十八烷基硅烷键合硅胶为填充剂；以乙腈 -0.4% 磷酸溶液（13 ∶ 87）为流动相；检测波长为 327nm。理论板数按绿原酸峰计算应不低于 1000。

对照品溶液的制备：精密称取绿原酸对照品适量，置棕色量瓶中，加 50% 甲醇制成每 1ml 含 40μg 的溶液，即得（10℃以下保存）。

供试品溶液的制备：精密称取本品粉末（过四号筛）约 0.5g，置具塞锥形瓶中，精密加入 50% 甲醇 50ml，称定重量，超声处理（功率 250W，频率 35kHz）30min，放冷，再称定重量，用 50% 甲醇补足减失的重量，摇匀，滤过，精密量取续滤液 5ml，置 25ml 棕色量瓶中，加 50% 甲醇至刻度，摇匀，即得。

测定法：分别精密吸取对照品溶液与供试品溶液各 5 ～ 10μl 注入液相色谱仪，测定，即得。

本品按干燥品计算，含绿原酸（$C_{16}H_{18}O_9$）不得少于 1.8%。见表 59-3，图 59-3，图 59-4。

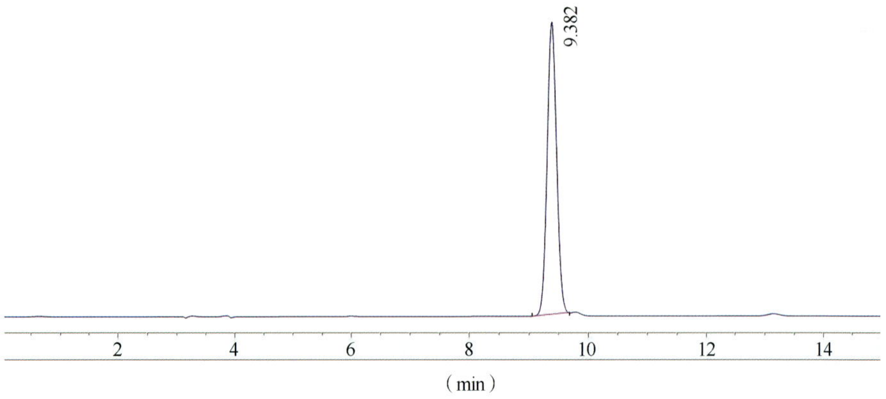

图 59-3 绿原酸对照品色谱

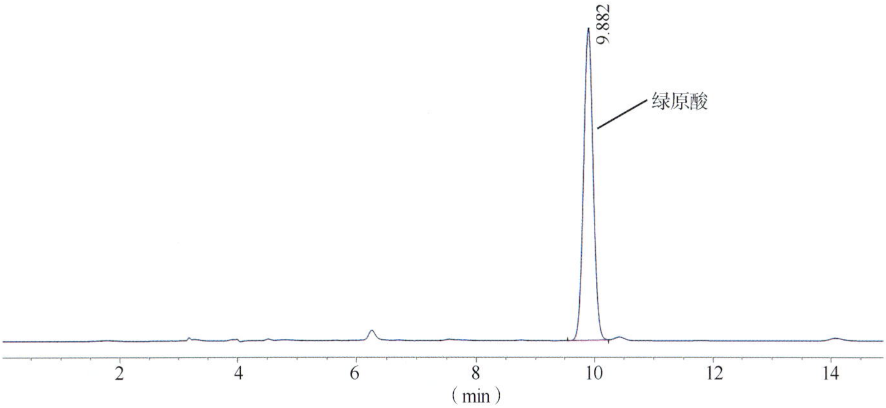

图 59-4　金银花饮片供试品色谱

2. 木犀草苷

照高效液相色谱法（通则 0512）测定。

色谱条件与系统适用性试验：用苯基硅烷键合硅胶为填充剂（Agilent ZORBAX SB-phenyl 4.6mm×250mm，5μm），检测波长为 350nm。流动相为乙腈（A）-0.5% 冰醋酸溶液（B）梯度洗脱：0 ～ 15min，10% ～ 20%A；15 ～ 30min，20%A；30 ～ 40min，20% ～ 30%A。理论板数按木犀草苷峰计算应不低于 20 000。

对照品溶液的制备：精密称取木犀草苷对照品适量，加 70% 乙醇制成每 1ml 含 40μg 的溶液，即得。

供试品溶液的制备：精密称取本品粉末（过四号筛）约 2g，置具塞锥形瓶中，精密加入 70% 乙醇 50ml，称定重量，超声处理（功率 250W，频率 35kHz）1h，放冷，再称定重量，用 70% 乙醇补足减失的重量，摇匀，滤过。精密量取续滤液 10ml，回收溶剂至干，残渣用 70% 乙醇溶解，转移至 5ml 量瓶中，加 70% 乙醇至刻度，即得。

测定法：分别精密吸取对照品溶液与供试品溶液各 10μl，注入液相色谱仪，测定，即得。

本品按干燥品计算，含木犀草苷（$C_{21}H_{20}O_{11}$）不得少于 0.050%。见表 59-3，图 59-5，图 59-6。

表 59-3　金银花饮片含量测定结果

年份	总批次（批次）	绿原酸（%）	木犀草苷（%）
2015 年	17	1.9 ～ 3.5	0.055 ～ 0.127
2016 年	13	1.9 ～ 3.1	0.051 ～ 0.081
2017 年	18	不低于 2.7	不低于 0.053

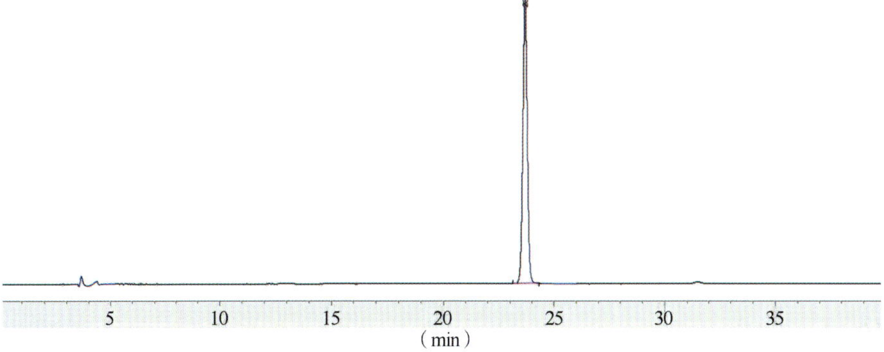

图 59-5　木犀草苷对照品色谱

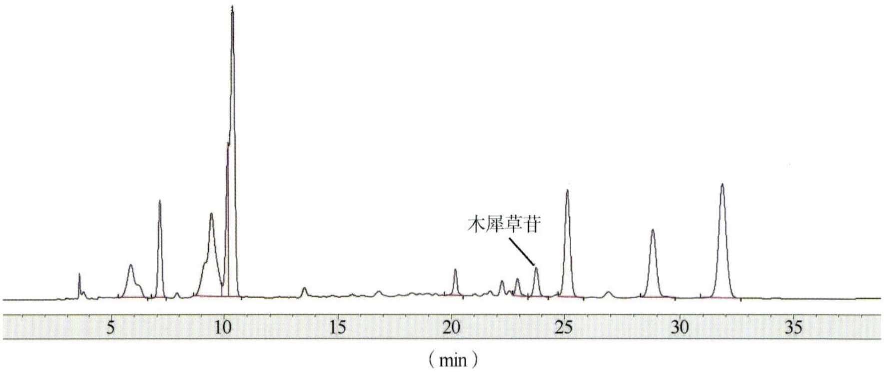

图 59-6 金银花饮片供试品色谱

七、性味与归经

甘，寒。归肺、心、胃经。

八、功能与主治

清热解毒，疏散风热。用于痈肿疔疮，喉痹，丹毒，热毒血痢，风热感冒，温病发热。

九、用法与用量

6 ～ 15g。

十、包装及贮藏

置阴凉干燥处，防潮，防蛀。

1. 包装材料及规格

金银花饮片选用无污染、清洁、干燥、无破损，并符合安全标准的编织袋或纸箱包装。包装前检查金银花是否干燥。每件包装上注明品名、规格、产地、数量、包装采收日期等。包装规格主要有两种：一种为 50g/ 罐，密封塑料罐装；另一种为高密度聚乙烯塑料袋装 1kg/ 袋，再外用编织袋装。两种包装形式都能达到密闭条件。

2. 贮藏条件及保质期

《中国药典》2015 年版标准规定：置阴凉干燥处，防潮，防蛀。

储藏应选择通风、干燥、避光，具有防鼠、虫设施和防湿设施，地面整洁，无缝隙，易清洁的仓库储存。堆放应与墙壁保持足够距离。及时检查有无虫蛀、霉变，发现异常及时采取相应措施。

公司对于金银花的水分要求为不得过 11.0%，《中国药典》2015 年版规定为不得过 12.0%，更有利于金银花的质量保障和贮藏控制。对于二氧化硫要求不得过 10mg/kg，基本无硫，远低于国家 150mg/kg 的要求，确保用药安全。

保质期为两年。

十一、优质饮片质量标准亮点总结

（1）控制性状：金银花植物具有明显的多倍体植物器官巨型性特征，表现为茎枝粗壮，叶片厚大，叶色浓绿，绒毛多，节间短，徒长枝少，结花枝多。通过严格控制性状，充分保证了饮片的道地性。

（2）优质金银花质量标准在《中国药典》2015 年版基础上，根据产品特性均相应提高了标准要求，水分控制在 11% 以内，未发生霉变、生虫现象。总灰分含量要求不大于 9.0%，代表了无机盐和泥沙的含量较低。特别是二氧化硫残留量控制在 10mg/kg 以内，并增加黄曲霉毒素检查。

（3）根据《中国药典》2015 年版一部金银花标准制定；重金属及有害离子限度标准由“铅不得过 5mg/kg；镉不得过 0.3mg/kg；砷不得过 2mg/kg；汞不得过 0.2mg/kg；铜不得过 20mg/kg”提高至“铅不得过 4mg/kg；镉不得过 0.25mg/kg；砷不得过 1.5mg/kg；汞不得过 0.15mg/kg；铜不得过 18mg/kg”。

（4）金银花标准绿原酸含量由《中国药典》2015 年版一部的“不得少于 1.5%”提高至“不得少于 1.8%”。

60. 杭白菊
Hangbaiju
CHRYSANTHEMI FLOS

本品为菊科植物菊 *Chrysanthemum morifolium* Ramat. 的干燥头状花序的炮制加工品。

【采收与加工】 9 ～ 11 月花盛开时分批采收，阴干或焙干，或蒸后晒干。一般于霜降至立冬采收，即 10 月下旬至 11 月下旬采收。采用微波杀青进行加工后，烘干。

【炮制】 除去泥沙、非药用部位（叶、梗）等杂质。根据干燥程度选择是否进行干燥。饮片均匀摊于烘箱，设定干燥温度为 50 ～ 60℃，烘干或阴干。

【成品性状】 杭菊：呈碟形或扁球形，直径 2.5 ～ 4cm，常数个相连成片。舌状花类白色或黄色，平展或微折叠，彼此粘连，通常无腺点；管状花多数，外露。总苞碟状；总苞片 3 ～ 4 层，卵形或椭圆形，草质，黄绿色或褐绿色，外面被柔毛，边缘膜质。花托半球形，无托片或托毛。舌状花数层，雌性，位于外围，类白色，劲直，上举，纵向折缩，散生金黄色腺点；管状花多数，两性，位于中央，为舌状花所隐藏，黄色，顶端 5 齿裂。瘦果不发育，无冠毛。体轻，质柔润，干时松脆。气清香，味甘、微苦。

【鉴别】

（1）显微鉴别：本品粉末黄白色。花粉粒类球形，直径 32 ～ 37μm，表面有网孔纹及短刺，具 3 孔沟。T 形毛较多，顶端细胞长大，两臂近等长，柄 2 ～ 4 细胞。腺毛头部鞋底状，6 ～ 8 细胞两两相对排列。草酸钙簇晶较多，细小。

（2）取本品 1g，剪碎，加石油醚（30 ～ 60℃）20ml，超声处理 10min，弃去石油醚，药渣挥干，加稀盐酸 1ml 与乙酸乙酯 50ml，超声处理 30min，滤过，滤液蒸干，残渣加甲醇 2ml 使溶解，作为供试品溶液。另取菊花对照药材 1g，同法制成对照药材溶液。再取绿原酸对照品，加乙醇制成每 1ml 含 0.5mg 的溶液，作为对照品溶液。照薄层色谱法（《中国药典》2015 年版通则 0502）试验，吸取上述三种溶液各 0.5 ～ 1μl，分别点于同一聚酰胺薄膜上，以甲苯 - 乙酸乙酯 - 甲酸 - 冰醋酸 - 水（1 ∶ 15 ∶ 1 ∶ 1 ∶ 2）的上层溶液为展开剂，展开，取出，晾干，置紫外光灯（365nm）下检视。供试品色谱中，在与对照药材色谱和对照品色谱相应的位置上，显相同颜色的荧光斑点。

【检查】

水分　不得过14.0%（《中国药典》2015年版通则0832第二法）。

二氧化硫残留量　照二氧化硫残留量测定法（《中国药典》2015年版通则2331）测定，不得过10mg/kg。

重金属及有害元素　照铅、镉、砷、汞、铜测定法（《中国药典》2015年版一部通则2321原子吸收分光光度法或电感耦合等离子体质谱法）测定，铅不得过5mg/kg，镉不得过0.3mg/kg，砷不得过2mg/kg，汞不得过0.2mg/kg，铜不得过20mg/kg。

黄曲霉毒素　照黄曲霉毒素测定法（《中国药典》2015年版通则2351）测定本品每1000g含黄曲霉毒素B_1不得过5μg，含黄曲霉毒素G_2、黄曲霉毒素G_1、黄曲霉毒素B_2和黄曲霉毒素B_1的总量不得过10μg。

【含量测定】　照高效液相色谱法（《中国药典》2015年版通则0512）测定。

色谱条件与系统适用性试验：以十八烷基硅烷键合硅胶为填充剂；检测波长为348nm。流动相为乙腈（A）-0.1%磷酸溶液（B）梯度洗脱：0～11min，10%～18% A；11～30min，18%～20%A；30～40min，20%A。理论板数按3,5-*O*-二咖啡酰基奎宁酸峰计算应不低于8000。

对照品溶液的制备：精密称取绿原酸对照品、木犀草苷对照品、3,5-*O*-二咖啡酰基奎宁酸对照品适量，置棕色量瓶中，加70%甲醇制成每1ml含绿原酸35μg，木犀草苷25μg，3,5-*O*-二咖啡酰基奎宁酸80μg的混合溶液，即得（10℃以下保存）。

供试品溶液的制备：精密称取本品粉末（过一号筛）约0.25g，置具塞锥形瓶中，精密加入70%甲醇25ml，密塞，称定重量，超声处理（功率300W，频率45kHz）40min，放冷，再称定重量，用70%甲醇补足减失的重量，摇匀，滤过，取续滤液，即得。

测定法：分别精密吸取对照品溶液与供试品溶液各5μl，注入液相色谱仪，测定，即得。

本品按干燥品计算，含绿原酸（$C_{16}H_{18}O_9$）不得少于0.25%，含木犀草苷（$C_{21}H_{20}O_{11}$）不得少于0.085%，含3,5-*O*-二咖啡酰基奎宁酸（$C_{25}H_{24}O_{12}$）不得少于0.75%。

【性味与归经】　甘、苦，微寒。归肺、肝经。

【功能与主治】　散风清热，平肝明目，清热解毒。用于风热感冒，头痛眩晕，目赤肿痛，眼目昏花，疮痈肿毒。

【用法与用量】　5～10g。

【贮藏】　置阴凉干燥处，密闭保存，防霉，防蛀。

起草单位：浙江景岳堂药业有限公司

“优质杭白菊饮片质量标准（草案）”起草说明

一、药材来源

1. 基原

菊花为菊科植物菊 *Chrysanthemum morifolium* Ramat. 的干燥头状花序，符合《中国药典》2015年版一部中菊花的规定。杭白菊为菊花的优质道地品种，以其在突出质量、生产、加工及栽培技术方面的先进文化著称，是浙江地方传统文化的标志和品牌。以其色玉白稍带黄色，花朵较大、花层多泡饮味微甜，芳香味浓，花形完整，为品质最佳，具有散风清热，平肝明目，清热解毒等功效。

菊花主要产地为浙江、安徽、河南等，其中浙江桐乡（丁桥、濮琬、同福）、海宁、吴兴、湖州等一带为杭白菊道地主要产区，由于沿海地区市场经济的快速发展，浙江道地药材的种植积极性不高。经调查菊花的上述主要产区种植面积约为 4.5 万亩，平均亩产约 350kg，年产收量约为 1.5 万 t，公司近 3 年平均销量为 5t，按药、食两用占比 1 ∶ 100 估算，市场占有率约为 3.3%。

杭白菊为“浙八味”之一，主产于浙江桐乡。明朝杭州府曾把质量上乘的桐乡产甘菊列为贡品，故杭白菊曾有“杭白贡菊”之美称。

桐乡被誉为中国杭白菊之乡，迄今已有 370 多年的栽培历史。因土壤、气候等自然环境适宜，杭白菊生产久盛不衰，有研究表明杭菊较其他产地的菊花总黄酮类及铜、锌、钴等的含量较高。且杭菊分枝力强、花朵紧凑、商品性好，其品质、有效成分含量上也高于其他地方菊种。国家质量监督检验检疫总局和国家标准化管理委员会 2008 年发布，桐乡杭白菊为地理标志产品（GB/T 18862-2008）。

2014 年在杭白菊之乡浙江省桐乡市石门镇建立 350 亩杭白菊基地，通过自主种植，原料质量稳定可追溯，采收加工过程管理规范，加工设备技术先进，过程质量控制精细，最终产品品质较高，杭白菊亩产干花 100 ～ 150kg，能够保证优质杭白菊的持续供应。

2014 年，于杭白菊之乡浙江省桐乡市石门镇建立 350 亩杭白菊基地，通过“公司 + 合作社”的产业运作模式，实现对杭白菊“统一规程、统一收购、统一加工”的集约化生产管理，并且请专家组织对合作社农户开展技术培训，保证药材种植的规范性。

（1）苗地选择：选择土壤肥力较好、地势高燥、菊花生长好、病虫害少的田块留种，并做好清除杂草和安全越冬工作。

（2）培育壮苗：苗床开春后施人粪尿 200kg、草木灰 100kg，周边开好排水沟，择期移栽，春天一般生长速度快，植株木质化程度低，不易成活，因此要选择阴雨天后或雨前定植，以提高成活率。

（3）苗选择：移栽时选择生长良好、无病虫害、单株高 12 ～ 25cm、茎粗壮、根系发达的菊苗。

（4）实行轮作：由于老区土壤较实，一般每两年进行轮作，原地连作，须改畦深翻，忌原畦重茬。

（5）底肥及大田整理：栽植前应先对大田翻耕一次，并结合整地施入底肥。视田块肥力，每亩施有机肥 1000 ～ 1500kg，作畦宽 1.2m，沟宽 0.3m，畦面呈龟背形。

（6）种植模式：主要以水旱轮作和旱地套作二种方式，水旱轮作可减轻病害，获得优质高产。

（7）压条：菊花压条分 1 ～ 2 次进行，有利菊苗节节生根、节部侧枝生长和菊苗生长趋于平衡。

（8）摘心（打顶）：菊苗摘心可促进菊苗分枝和菊枝间生长的平衡，防止倒伏。摘心须在 8 月底结束，过迟影响菊花后期生长，菊苗再次分枝力弱，花蕾小，开花推迟，且易受早霜危害。

（9）肥水管理：杭白菊是旱地作物，对水反应敏感，怕涝怕旱，特别是春雨及梅雨天气影响，如沟渠不畅造成田块积水，容易出现沤根现象，基部叶早衰甚至全株死亡。因此，需做好开沟作畦（特别是低洼田块），做到排灌畅通，以改善通气条件，减少病原菌感染；夏、秋季如遇长期干旱，出现菊苗失水萎缩，要及时沟灌抗旱，促使正常生长。

（10）病害防治：杭白菊病害主要为叶枯病为主，发病时期为 6 ～ 9 月。防治方法：注意做好轮作、合理密度和排水降湿，药剂防治可用 50% 多菌灵 500 倍或 70% 甲基托布津 800 倍或 5% 井岗霉素 100 倍防治。

（11）虫害防治：菊苗虫害主要有蚜虫、夜蛾类及蝗虫，可用高效低毒类农药进行防治，并在收获前 15 天停用农药。严禁使用氧乐果、甲胺磷等高毒高残留农药，同时根据预测预报掌握防治适期。提倡使用频振式诱虫灯、黄板纸诱杀害虫。

（12）采收：杭白菊一般于霜降至立冬采收，即 10 月下旬～ 11 月下旬采收。杭白菊的采收标准：

花瓣舒展平直、管状花即花心散开 70%（若待花朵全部开放后采收，加工后质量较差），花色莹润洁白时采收；采收杭白菊时要选晴天露水干后进行，否则容易腐烂、变质、色逊、质差。杭白菊的采收一般分三次，即分头批花、二批花、三批花。优质杭白菊选用的都是品质最优的头批花。采收杭白菊时使用的竹编、筐篓等用具保持清洁，采收后及时将鲜花运抵清洁卫生的干制加工场所，进行摊开阴干水分，防止鲜花变质和污染有害、有毒物质。

（13）每年菊花采收期，公司会派遣专业的技术人员赴基地监督、指导杭白菊的采收加工，以保障基地出来的菊花质量稳定可控优质。

2. 采收及加工

杭白菊 9 ～ 11 月花盛开时分批采收，阴干或焙干，或蒸后晒干。

采收：杭白菊一般于霜降至立冬采收，即 10 月下旬～ 11 月下旬采收。

桐乡杭白菊加工主要采用微波杀青进行加工，将鲜花均匀置于微波杀青流水线的运输带上，厚度 3 ～ 4 朵花，根据微波流水线的加工功率，确定输送速度，进行杀青、灭菌。将杀青后的花朵移入烘箱或烘干房内，温度控制在 55 ～ 65℃，烘 5 ～ 6h。隔天再烘干 4h，就是完全干燥的成品。

菊花药材选用无污染、清洁、干燥、无破损，并符合安全标准的编织袋或纸箱包装。储藏应选择通风、干燥、避光，具有防鼠、虫设施和防湿设施，地面整洁，无缝隙，易清洁的仓库储存。运输工具必须清洁、干燥、无异味、无污染。运输过程必须防雨、防潮、防暴晒、防污染。运输时不应与其他有毒、有害、易窜味和可能污染其品质的货物混装。

3. 优质药材依据

目前杭白菊种植品种资源较多，根据花色的不同杭白菊可分为白菊花和黄菊花 2 大类。白菊花依形态特征、生物学特性不同大致可分为小洋菊（又可分为早熟小洋菊、迟熟小洋菊）、大洋菊、异种大白菊 3 种；黄菊花可分为小黄菊、大黄菊 2 种。通过前期的调研研究比较发现，迟熟小洋菊在生产上利用价值较高，主要表现为分枝能力强、生育期适中、适应性广、稳产高产、耐肥性，较省肥，抗逆性强，病害轻。含量高，迟熟小洋菊总含量最高，3 种有效成分合计可达 7.58%；其中迟熟小洋菊绿原酸含量最为突出，含量最高达4.0%。故选择品质最优的迟熟小洋菊作为桐乡杭白菊种植基地培育品种。

二、炮制

1. 标准依据

菊花严格按照 GMP 中药饮片生产的相关管理规定与标准进行生产质量管理。主要生产依据为《中国药典》2015 年版 310 页和本公司制定的生产工艺规程《SMP-SC-20271 菊花工艺规程》。

2. 工艺流程（图 60-1）

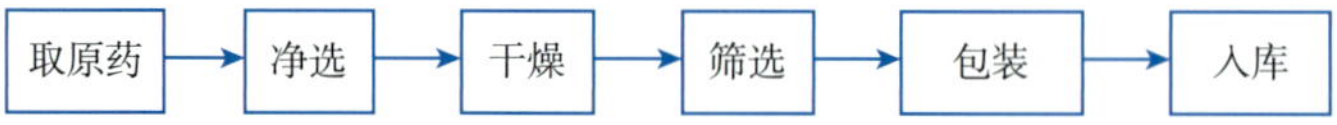

图 60-1　杭白菊饮片生产工艺流程图

3. 关键工艺技术情况

（1）净选：按照批生产指令领取原药材。除去泥沙、非药用部位（叶、梗）等杂质。具体操作参见《净制操作规程》。

挑选：手工挑选，除去杂质。挑选后药材色白，心黄，花型基本完整，花瓣较厚实，花朵大小均匀，气清香，无枝叶、杂质、虫蛀和霉变，然后放入洁净的塑料筐中，称量、填写、悬挂物料状态卡，并做好记录，复核无误后，转交下一道工序。

（2）干燥：根据干燥程度选择是否进行干燥。饮片均匀摊于烘箱，设定干燥温度为 50 ～ 60℃，烘干或阴干。具体操作参见《干燥操作规程》。

将待干燥物料装入烘箱烘干至水分符合要求，取出，筛净。干燥后的物料放入洁净的塑料筐中，称量、填写、悬挂物料状态卡，并做好记录，复核无误后，转交下一道工序。装料厚度≤ 20cm，干燥温度为 50 ～ 60℃。

（3）筛选：用孔径 4mm 的筛筛去灰屑。

（4）包装与入库：根据本品包装规格进行包装，在包装过程中进行成品取样，包装后入库。包装：具体操作参见《包装操作规程》。

内包装：按照批包装指令领取相应数量的塑料袋、卷膜、标签等包装材料。包装前先核对待包装饮片的品名、批号、数量、生产日期等内容。按照批包装指令的要求，准确称取规定量的待包装菊花饮片，装入塑料袋中；再调整好封口温度，封口。塑料袋外粘贴已加印批号的标签（标签信息包括品名、规格、产地、批号、重量、生产日期）。

封口过程中应 30min 抽样检查封口质量与装量，发现问题及时调整机械。装量控制范围为每袋 1000g±5g。在分装过程中，每隔 30min 抽检一次装量，严格控制装量差异，并详细记录抽查结果，包装不合格的中间产品应及时返工处理。根据批量由 QA 随机取样进行成品取样，并送交 QC 进行检验、留样。

内包装结束后，将印刷不符合要求、已打印内容或打印内容模糊及破损的标签计数后交由专门人员，在 QA 的监督下由专人销毁。打印标签应有专人操作，并复核是否与中间产品相一致，标签内容应清晰、端正、准确。

外包装：外包装之前应核对内包装品的品名、批号、数量、生产日期等内容，并核对包装材料的领用数量与所包装品是否相符。再将内包装品装入编织袋。凭入库单送交中药饮片成品仓库。

（5）各工序生产结束后操作：各工序生产结束后操作人员根据《清场管理规程》进行清场。关闭设备电源，清理、清洁工作场所，根据清洁操作规程清洁设备、器具。上交有关文件（操作规程、批生产记录等），确保现场无与下一批产品生产不相关的文件。清场结束，更换状态标识，及时悬挂操作间、设备等“已清洁”的标识。

（6）各工序收率要求

净选收率：净选后的药材量 / 原药材投料量 ×100%，限度范围 90% ～ 100%。

包装收率：包装后成品量 / 包装投料量 ×100%，限度范围 90% ～ 100%。

成品率：包装后成品量 / 原药材投料量 ×100%，限度范围 81% ～ 100%。

4. 各工序生产操作前检查

（1）凭生产指令单到原药材仓库准确领取相应数量且合格的菊花原药材，按照物料进入生产区程序进入生产区。

（2）岗位操作人员严格按照更衣程序洗手、更衣后进入生产区。

（3）根据批生产指令单，岗位负责人负责标明操作间、设备、容器等现场生产状态标识。

（4）现场岗位应有批生产指令（净制工序）、批包装指令（包装工序）。

（5）各岗位应有相关操作规程和空白记录、上一批次清场合格证。

（6）盛装物料的容器、操作间应处于“已清洁”状态；设备状态完好，处于“已清洁”状态。上述均应在有效期内，否则应重新清洁。

（7）计量器具的称量范围与待称量的物料的重量应相符；计量器具上应有“检定合格”标志，并在规定的有效期内。

（8）确认岗位有上一批次产品的“清场合格证”且在有效期内，操作间、设备、设施等状态符合要求，且无与本次生产无关的物品后，方可批准进行生产。

5. 生产工艺关键参数

（1）工序：干燥。

（2）控制点：水分。

（3）控制参数及要求：装料厚度小于25cm，干燥时间0.5～1h，温度50～60℃。见表60-1。

表60-1 中间控制要点

工序	控制点	控制项目	控制要求	监控人	监控频次
净选	净制程度	性状	无泥沙、非药用部位等杂质	QA及岗位负责人	随时
干燥	干燥程度	水分	不得超过11.0%	QA及岗位负责人	由岗位负责人测定每批次水分，QA复核
包装	装量、封口、标签	准确性	装量准确，封口整齐严密，标签内容清晰	QA及岗位负责人	标签使用前核对；装量和封口状态随时检查

三、性状

1. 药材性状

呈碟形或扁球形，直径2.5～4cm，常数个相连成片。舌状花类白色或黄色，平展或微折叠，彼此粘连，通常无腺点；管状花多数，外露。色玉白稍带黄色，花朵较大、花层多泡饮味微甜，芳香味浓，花形完整，品质佳。

2. 饮片性状

杭菊：呈碟形或扁球形，直径2.5～4cm，常数个相连成片。舌状花类白色或黄色，平展或微折叠，彼此粘连，通常无腺点；管状花多数，外露。总苞碟状；总苞片3～4层，卵形或椭圆形，草质，黄绿色或褐绿色，外面被柔毛，边缘膜质。花托半球形，无托片或托毛。舌状花数层，雌性，位于外围，类白色，劲直，上举，纵向折缩，散生金黄色腺点；管状花多数，两性，位于中央，为舌状花所隐藏，黄色，顶端5齿裂。瘦果不发育，无冠毛。体轻，质柔润，干时松脆。气清香，味甘、微苦。

四、鉴别

1. 显微鉴别

本品粉末黄白色。花粉粒类球形，直径32～37μm，表面有网孔纹及短刺，具3孔沟。T形毛较多，顶端细胞长大，两臂近等长，柄2～4细胞。腺毛头部鞋底状，6～8细胞两两相对排列。草酸钙簇晶较多，细小。

2. 薄层鉴别

取本品1g，剪碎，加石油醚（30～60℃）20ml，超声处理10min，弃去石油醚，药渣挥干，加稀盐酸1ml与乙酸乙酯50ml，超声处理30min，滤过，滤液蒸干，残渣加甲醇2ml使溶解，作为供试品溶液。另取菊花对照药材1g，同法制成对照药材溶液。再取绿原酸对照品，加乙醇制成每1ml含0.5mg的溶液，作为对照品溶液。照薄层色谱法（通则0502）试验，吸取上述三种溶液各0.5～1μl，分别点于同一聚酰胺薄膜上，以甲苯-乙酸乙酯-甲酸-冰醋酸-水（1∶15∶1∶1∶2）的上层溶液为展开剂，展开，取出，晾干，置紫外光灯（365nm）下检视。供试品色谱中，在与对照药材色谱和对照品色谱相应的位置上，显相同颜色的荧光斑点。见图 60-2。

对 3 批杭白菊饮片进行显微及薄层鉴别，均符合菊花的显微鉴别特征，供试品色谱中，在与对照药材色谱和对照品色谱相应位置上，均显相同颜色的荧光斑点。

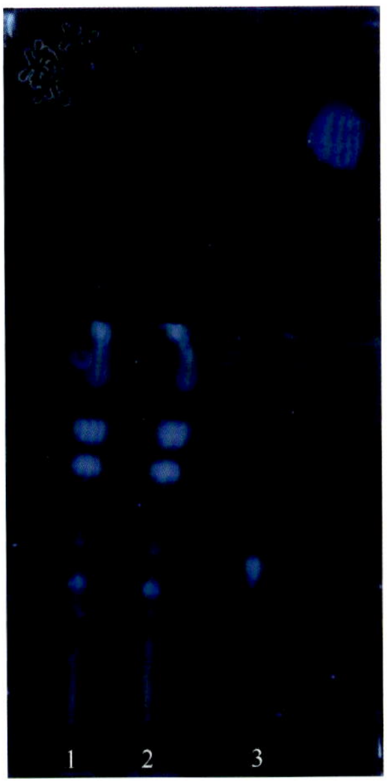

图 60-2　杭白菊饮片薄层鉴别

1. 对照药材；2. 样品；3. 绿原酸对照品

五、检查

1. 水分

照《中国药典》2015 年版通则 0832 第二法不得过 14.0%。

2. 二氧化硫残留量

照《中国药典》2015 年版二氧化硫残留量测定法（通则 2331）测定，不得过 10mg/kg。

3. 重金属及有害元素

照铅、镉、砷、汞、铜测定法（《中国药典》2015 年版一部通则 2321 原子吸收分光光度法或电感耦合等离子体质谱法）测定，铅不得过 5mg/kg；镉不得过 0.3mg/kg；砷不得过 2mg/kg；汞不得过 0.2mg/kg；铜不得过 20mg/kg。

4. 黄曲霉毒素

照黄曲霉毒素测定法（通则 2351）测定本品每 1000g 含黄曲霉毒素 B_1 不得过 5μg，含黄曲霉毒素 G_2、黄曲霉毒素 G_1、黄曲霉毒素 B_2 和黄曲霉毒素 B_1 的总量不得过 10μg。

3 批杭白菊饮片检查项结果见表 60-2。

表 60-2　检查项测定结果

批号	水分（%）	二氧化硫残留量（mg/kg）	重金属及有害物质（mg/kg）					黄曲霉毒素
			铅	镉	砷	汞	铜	
17030309	13.6	4	1.8	0.2	0.08	0.04	11.5	未检出
17032001	8.7	3	1.1	0.17	0.05	0.08	11.1	未检出
17053111	10.8	5	1.27	0.1	0	0	9.9	未检出

六、含量测定

照高效液相色谱法（《中国药典》2015 年版通则 0512）测定。

色谱条件与系统适用性试验：以十八烷基硅烷键合硅胶为填充剂；检测波长为 348nm。流动相为乙腈（A）-0.1% 磷酸溶液（B）梯度洗脱：0 ～ 11min，10% ～ 18% A；11 ～ 30min，18% ～ 20%A；30 ～ 40min，20%A。理论板数按 3,5-*O*- 二咖啡酰基奎宁酸峰计算应不低于 8000。

对照品溶液的制备：精密称取绿原酸对照品、木犀草苷对照品、3,5-*O*- 二咖啡酰基奎宁酸对照品适量，置棕色量瓶中，加 70% 甲醇制成每 1ml 含绿原酸 35μg，木犀草苷 25μg，3,5-*O*- 二咖啡酰基奎宁酸 80μg 的混合溶液，即得（10℃以下保存）。

供试品溶液的制备：精密称取本品粉末（过一号筛）约 0.25g，置具塞锥形瓶中，精密加入 70% 甲醇 25ml，密塞，称定重量，超声处理（功率 300W，频率 45kHz）40min，放冷，再称定重量，用 70% 甲醇补足减失的重量，摇匀，滤过，取续滤液，即得。

测定法：分别精密吸取对照品溶液与供试品溶液各 5μl，注入液相色谱仪，测定，即得。

本品按干燥品计算，含绿原酸（$C_{16}H_{18}O_9$）不得少于 0.25%，含木犀草苷（$C_{21}H_{20}O_{11}$）不得少于 0.085%，含 3,5-*O*- 二咖啡酰基奎宁酸（$C_{25}H_{24}O_{12}$）不得少于 0.75%。见图 60-3，图 60-4，表 60-3，表 60-4。

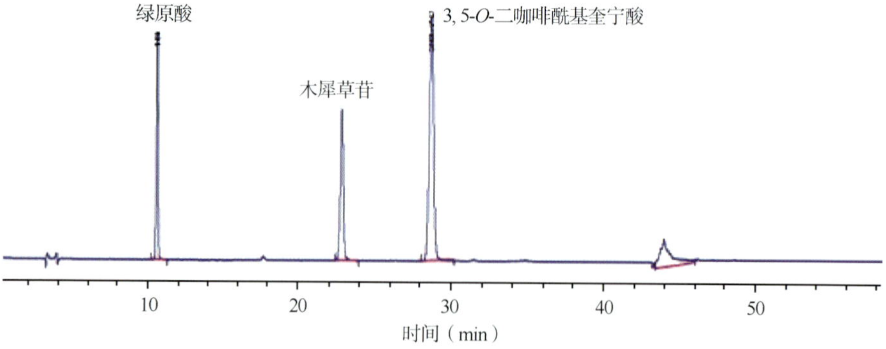

图 60-3　杭白菊对照品色谱

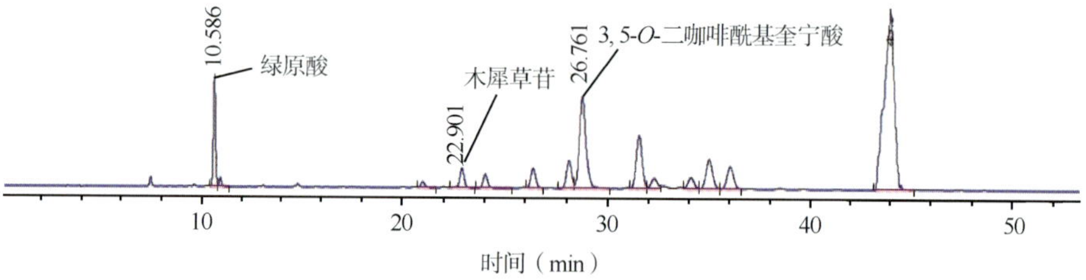

图 60-4　杭白菊饮片供试品色谱

表 60-3　杭白菊饮片含量测定结果（%）

批号	绿原酸	木犀草苷	3,5-*O*- 二咖啡酰基奎宁酸
17030309	0.25	0.152	0.77
17032001	0.90	0.300	1.98
17053111	0.86	0.453	1.83

表 60-4　2015 ～ 2017 年杭白菊饮片含量测定结果

年份	总批次（批次）	绿原酸（%）	木犀草苷（%）	3,5-*O*- 二咖啡酰基奎宁酸（%）
2015 年	40	0.25 ～ 0.32	0.090 ～ 0.110	0.92 ～ 1.20
2016 年	31	0.25 ～ 0.37	0.090 ～ 0.130	0.93 ～ 1.10
2017 年	33	0.24 ～ 0.38	0.089 ～ 0.108	0.95 ～ 1.23

七、性味与归经

甘、苦，微寒。归肺、肝经。

八、功能与主治

散风清热，平肝明目，清热解毒。用于风热感冒，头痛眩晕，目赤肿痛，眼目昏花，疮痈肿毒。

九、用法与用量

5 ～ 10g。

十、包装与贮藏

置阴凉干燥处，密闭保存，防霉，防蛀。

1. 包装材料及规格

菊花饮片包装选用无污染、清洁、干燥、无破损，并符合安全标准的编织袋或纸箱包装。包装前检查菊花是否干燥。每件包装上注明品名、规格、产地、数量、包装采收日期等。包装规格主要有两种：一种为 50g/ 罐，密封塑料罐装；另一种为高密度聚乙烯塑料袋装 1kg/ 袋，再外用编织袋装。两种包装形式都能达到密闭条件。

2. 贮藏条件和保质期

《中国药典》2015 年版标准规定贮藏条件为置阴凉干燥处，密闭保存，防霉，防蛀。公司对于菊花的水分要求为不得过 14.0%，《中国药典》2015 年版规定为不得过 15.0%，更有利于菊花的质量保障和贮藏控制。对于二氧化硫要求不得过 10mg/kg，低于国家 150mg/kg 的要求，确保用药安全。保质期为两年。

储藏应选择通风、干燥、避光，具有防鼠、虫设施和防湿设施，地面整洁，无缝隙，易清洁的仓库储存。堆放应与墙壁保持足够距离。及时检查有无虫蛀、霉变，发现异常及时采取相应措施。

十一、优质饮片质量标准亮点总结

（1）使用微波杀青进行加工，相对传统方法较为简洁，且加工所得的杭白菊无论从口感、美观、色泽等方面都更优。

（2）优质杭白菊饮片质量标准在《中国药典》2015 年版基础上，根据产品特性均相应提高了标准要求，特别是二氧化硫残留量控制在 10mg/kg 以内，增加黄曲霉毒素检查和重金属及有害元素检查。

61. 薏苡仁
Yiyiren
COICIS SEMEN

本品为禾本科植物薏苡 *Coix lacryma-jobi* L.var.*ma-yuen*（Roman.）Stapf 的干燥成熟种仁的炮制加工品。

【采收与加工】 秋季果实成熟时采割植株，晒干，打下果实，再晒干，除去外壳、黄褐色种皮和杂质，收集种仁。产地为贵州省兴仁县李关乡薏苡仁基地。

【炮制】 手工挑选，除去破子、油子等杂质。烘干。

【成品性状】 本品呈宽卵形或长椭圆形，长 4 ～ 8mm，宽 3 ～ 6mm。表面乳白色，光滑，偶有残存的黄褐色种皮；一端钝圆，另一端较宽而微凹，有一淡棕色点状种脐；背面圆凸，腹面有一条较宽而深的纵沟。质坚实，断面白色，粉性。气微，味微甜。

【鉴别】

（1）显微鉴别：本品粉末淡类白色。主为淀粉粒，单粒类圆形或多面形，直径 2 ～ 20μm，脐点星状；复粒少见，一般由 2 ～ 3 分粒组成。

（2）取本品粉末 1g，加石油醚（60 ～ 90℃）30ml，超声处理 30min，滤过，取滤液，作为供试品溶液。另取薏苡仁油对照提取物，加石油醚（60 ～ 90℃）制成每 1ml 含 2mg 的溶液，作为对照提取物溶液。照薄层色谱法（《中国药典》2015 年版通则 0502）试验，吸取上述两种溶液各 2μl，分别点于同一硅胶 G 薄层板上，以石油醚（60 ～ 90℃）- 乙醚 - 冰醋酸（83 ∶ 17 ∶ 1）为展开剂，展开，取出，晾干，喷以 5% 香草醛硫酸溶液，在 105℃加热至斑点显色清晰。供试品色谱中，在与对照提取物色谱相应的位置上，显相同颜色的斑点。

（3）取薏苡仁油对照提取物、甘油三油酸脂对照品，加【含量测定】项下的流动相分别制成每 1ml 含 1mg、0.14mg 的溶液，作为对照提取物、对照品溶液。照【含量测定】项下的色谱条件试验，分别吸取【含量测定】项下的供试品溶液、对照品溶液和上述对照提取物、对照品溶液各 10μl，注入液相色谱仪。供试品色谱图中，应呈现与对照品色谱峰保留时间一致的色谱峰；并呈现与对照提取物色谱峰保留时间一致的 7 个主要色谱峰。

【检查】

杂质　不得过 1%（《中国药典》2015 年版通则 2301）。

水分　不得过 13.0%（《中国药典》2015 年版通则 0832 第二法）。

总灰分　不得过 2.0%（《中国药典》2015 年版通则 2302）。

二氧化硫残留量　照二氧化硫残留量测定法（《中国药典》2015 年版通则 2331）测定，不得过 10mg/kg。

重金属及有害元素　照铅、镉、砷、汞、铜测定法（《中国药典》2015 年版一部通则 2321 原子吸收分光光度法或电感耦合等离子体质谱法）测定，铅不得过 5mg/kg；镉不得过 0.3mg/kg；砷不得过 2mg/kg；汞不得过 0.2mg/kg；铜不得过 20mg/kg。

黄曲霉毒素　照黄曲霉毒素测定法（《中国药典》2015 年版通则 2351）测定。

本品每 1000g 含黄曲霉毒素 B_1 不得过 5μg，含黄曲霉毒素 G_2、黄曲霉毒素 G_1、黄曲霉毒素 B_2 和黄曲霉毒素 B_1 的总量不得过 10μg。

【浸出物】 照醇溶性浸出物测定法(《中国药典》2015 年版通则 2201)项下的热浸法测定，用无水乙醇作溶剂，不得少于 6.0%。

【含量测定】 照高效液相色谱法（《中国药典》2015 年版通则 0512）测定。

色谱条件与系统适用性试验：以十八烷基硅烷键合硅胶为填充剂；以乙腈 - 二氯甲烷（65 ∶ 35）为流动相；蒸发光散射检测器检测。理论板数按甘油三油酸酯峰计算应不低于 5000。

对照品溶液的制备：精密称取甘油三油酸酯对照品适量，加流动相制成每 1ml 含 0.14mg 的溶液，即得。

供试品溶液的制备：精密称取本品粉末（过三号筛）约 0.6g，置具塞锥形瓶中，精密加入流动相 50ml，称定重量，浸泡 2h，超声处理（功率 300W，频率 50kHz）30min，放冷，再称定重量，用流动相补足减失的重量，摇匀，滤过，取续滤液，即得。

测定法：分别精密吸取对照品溶液 5μl、10μl，供试品溶液 5 ～ 10μl，注入液相色谱仪，测定，用外标两点法对数方程计算，即得。

本品按干燥品计算，含甘油三油酸酯（$C_{57}H_{104}O_6$），不得少于 0.55%。

【性味与归经】 甘、淡，凉。归脾、胃、肺经。

【功能与主治】 利水渗湿，健脾止泻，除痹，排脓，解毒散结。用于水肿，脚气，小便不利，脾虚泄泻，湿痹拘挛，肺痈，肠痈，赘疣，癌肿。

【用法与用量】 9～30g。

【注意】 孕妇慎用。

【贮藏】 置阴凉干燥处，密闭保存，防霉，防蛀。

起草单位：浙江景岳堂药业有限公司

"优质薏苡仁饮片质量标准（草案）"起草说明

一、药材来源

1. 基原

薏苡仁为禾本科植物薏苡 *Coix lacryma-jobi* L.var.*ma-yuen*（Roman.）Stapf 的干燥成熟种仁，符合《中国药典》2015 年版一部中的薏苡仁的规定。贵州兴仁所产薏苡仁具有糯、甘、稠等特点，具有利水渗湿，健脾止泻，除痹，排脓，解毒散结等功效，药、食价值极高，被评为"中国薏仁米之乡"，兴仁薏苡仁也是贵州地理标志产品。

薏苡仁作为我国重要的经济作物，主产于我国北纬 33° 以南的广大地区，如贵州、福建、两广、河南、湖北、湖南等地，资源丰富。薏苡仁自古以来就是一种药食同源的食物，具有较高的营养价值和独特的药用价值。

贵州兴仁，迄今已有 400 多年的种植历史。其独特的地理优势如年均气温 15.2℃，平均海拔 1253m，年平均降雨量 1320mm，土壤水肥条件好、有机质含量高，所产薏苡仁具有糯、甘、稠等特点，药、食价值极高，被评为"中国薏仁米之乡"，兴仁薏苡仁也是贵州地理标志产品（DB52/T 1067-2015）。

2015 年在中国薏仁米之乡贵州省兴仁县李关乡建立 150 亩薏苡仁基地，通过自主种植，原料质量稳定可追溯，采收加工过程管理规范，加工设备技术先进，过程质量控制精细，最终产品品质较高。保证原料药材种植的规范性：

（1）薏苡仁严格按照 GMP 中药饮片生产的相关管理规定与标准进行生产质量管理。主要生产依据为《中国药典》2015 年版及公司制定的生产工艺规程《SMP-SC-20546 薏苡仁工艺规程》。

（2）2015 年，在贵州省兴仁县李关乡建立 150 亩薏苡仁基地，通过"公司 + 合作社 + 基地 + 农户"的产业运作模式，实现对薏苡仁"统一规程、统一收购、统一加工"的集约化生产管理，并且请专家组织对合作社农户开展技术培训。

（3）选种：选用饱满粒大且有光泽的种子。

（4）间苗定植：幼苗长出 2～3 片真叶时，进行第一次间苗，拔除密生苗、病弱苗，保持株距 4～7cm；幼苗有 5～6 片真叶时，按株距 13～16cm 定苗。

（5）中耕除草：一般中耕除草 2～3 次。第一次在苗高 6～7cm 时进行，促使多分蘖；第二次在苗高 16～20cm 时进行，以后结合施肥进行。

（6）追肥培土：追肥分两次进行。第一次在苗高 4～7cm 时进行，每亩施稀薄人粪尿 1000kg，促使幼苗生长，多分蘖，早分蘖。第二次在苗高 35cm 左右或在孕穗时进行，每亩施人粪尿 1500kg，促使植株旺长，有利孕穗。若无人粪尿追肥可选用尿素每次 10kg 加过磷酸钙 20kg。培土在苗高 35cm 左右时，结合施肥进行，为防止倒伏，有利根系生长。

（7）灌水：水分管理是薏苡获得高产稳产的关键。薏苡以形与玉米、高粱相近，人们习惯认为是旱地作物，生产上亦采用旱地栽培，故造成亩产量低。通过多年试验证明，薏苡不是旱田作物而是沼泽性作物，系湿生性植物。要获得高产稳产，必须跳出旱地栽培误区，采取湿生栽培法。灌水采用“两头湿，中间干”的科学方法。即生长前期要求土壤湿润，促使苗齐、苗壮；分蘖后期应排水搁田，控制无效分蘖；孕穗期要及时灌水，增大灌水量；抽穗期应勤灌、灌足水（此期若干旱、抽穗数大减，空秕数增加，产量明显下降）。收获前10天可不灌水，便于收割。

（8）摘脚叶：在薏苡拔节结束后，把第一分枝以下的叶片及无效分蘖一起摘去，有利于通风散热，促使茎秆粗壮，对防止倒伏具有一定的效果。

（9）辅助授粉：一般靠风即可授粉，如能在开花盛期以绳索等工具振动植株（上午10～12时）使花粉飞扬，对提高结果率有明显效果。

（10）病虫害防治：黑穗病：又名黑粉病。为害严重，发病率高。防治方法：严格进行种子处理，轮作，发现病株，立即拔除烧毁。叶枯病：雨季多发，为害叶部。防治方法：发病初期用1∶1∶100倍液波尔多液，或代森锌65%可湿性粉剂500倍液喷施。

2. 采收季节及产地加工

采收时间：秋季果实成熟时采割植株，晒干，打下果实，再晒干，除去外壳、黄褐色种皮和杂质，收集种仁。

采收加工：薏苡仁当年就可收获，一般待植株下部叶片转黄，籽粒已有80%左右成熟变色时，即可收割。割下的植株可集中立放3～4天后用打谷机脱粒，可使未成熟种子成熟，易于脱粒。脱粒后的种子摊晒至干即得壳薏苡。于脱粒后种子放在干净的晒场上曝晒直至干燥，色选机进一步去除种粒中的石头子等杂物，然后用碾米机碾去外壳和种皮，过筛后即可得到薏仁。加工的方法同碾米工序相同，但要将每次碾下来的壳渣和种仁一起再碾，这样反复数次，直到去净外皮和种皮，获得白净的种仁时止。然后用细筛筛后扬净，再用粗筛筛出没有去掉壳的果实，混入下批果实一起加工。种子含水量为12%左右，出仁率63%左右。根据去附着力差异，用机械将米仁碾白抛光，这样不用水洗，确保米粒营养成分一点都不流失，最大限度地确保每一个水分子源自植株自身。有效避免了米粒因水洗而可能产生的二次污染。

薏苡仁药材包装选用无污染、清洁、干燥、无破损，并符合安全标准的编织袋包装。储藏应选择阴凉、通风、干燥、避光，具有防鼠、虫设施和防湿设施，地面整洁，无缝隙，易清洁的仓库储存。运输工具必须清洁、干燥、无异味、无污染。运输过程必须防雨、防潮、防暴晒、防污染。运输时不应与其他有毒、有害、易窜味和可能污染其品质的货物混装。

3. 优质药材依据

目前薏苡仁种植品种资源较多，主要有小白壳黔薏苡1号、黔薏苡2号、小花壳、小黑壳、小花谷、莆田薏苡、老挝薏苡等。我们通过前期的调研研究比较，选择品质最优的黔薏苡2号作为兴仁种植基地培育品种。黔薏苡2号相比具有以下优势：蛋白质、氨基酸、铁、锌等含量均高于全国各地栽培品种，丙酮提取物得率9.71%，为全国最高，脂肪酸成分有10种，具有很大的营养价值与药用价值。另外黔薏苡2号出仁率高约在64%～66%，比其他品种高5%～10%，亩产量大。黔薏苡2号抗倒性和耐旱性强，发病率低。最终的产品身干、粒大、饱满、色白、无破碎。

4. 原药材质量优良可控

（1）性状：呈宽卵形或长椭圆形，长4～8mm，宽3～6mm。表面乳白色，光滑，偶有残存的黄褐色种皮；一端钝圆，另端较宽而微凹，有一淡棕色点状种脐；背面圆凸，腹面有一条较宽而深的纵沟。质坚实，断面白色，粉性。气微，味微甜。

优质饮片生产原料要求糯、甘、稠。

（2）检查：水分不得过 13.0%；二氧化硫残留量不得过 10mg/kg。重金属及有害元素：铅不得过 5mg/kg；镉不得过 0.3mg/kg；砷不得过 2mg/kg；汞不得过 0.2mg/kg；铜不得过 20mg/kg。

（3）浸出物：不低于 6.0%。

（4）含量测定：含甘油三油酸酯（$C_{57}H_{104}O_6$）不得少于 0.55%。

二、炮制

1. 标准依据

薏苡仁严格按照GMP中药饮片生产的相关管理规定与标准进行生产质量管理。主要生产依据为《中国药典》2015 年版和本公司制定的生产工艺规程《SMP-SC-20546 薏苡仁工艺规程》。

2. 工艺流程（图 61-1）

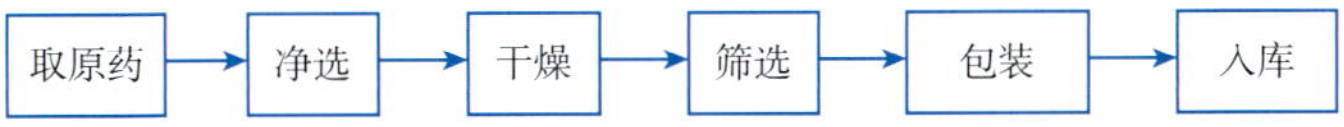

图 61-1　薏苡仁饮片生产工艺流程图

3. 关键工序控制情况

（1）净选：按照批生产指令领取原药材。除去杂质。具体操作参见《净制操作规程》。

挑选：手工挑选，除去破子、油子等杂质。挑选后药材放入洁净的塑料筐中，称量、填写、悬挂物料状态卡，并做好记录，复核无误后，转交下一道工序。

（2）干燥：根据干燥程度选择是否进行干燥。饮片均匀摊于烘箱，设定干燥温度为 70 ～ 80℃，烘干或阴干。具体操作参见《干燥操作规程》。

将待干燥物料装入烘箱烘干至水分符合要求，取出，筛净。干燥后的物料放入洁净的塑料筐中，称量、填写、悬挂物料状态卡，并做好记录，复核无误后，转交下一道工序。装料厚度≤ 20cm，干燥温度为 50 ～ 60℃。

（3）筛选：用孔径 3mm 的筛筛去灰屑。

（4）包装与入库：根据本品包装规格进行包装，在包装过程中进行成品取样，包装后入库。具体操作参见《包装操作规程》。

内包装：按照批包装指令领取相应数量的塑料袋、卷膜、标签等包装材料。包装前先核对待包装饮片的品名、批号、数量、生产日期等内容。按照批包装指令的要求，准确称取规定量的待包装薏苡仁饮片，装入塑料袋中；再调整好封口温度，封口。塑料袋外粘贴已加印批号的标签（标签信息包括品名、规格、产地、批号、重量、生产日期）。

封口过程中应隔 30min 抽样检查封口质量与装量，发现问题及时调整机械。装量控制范围为每袋 1000g±5g。在分装过程中，每隔 30min 抽检一次装量，严格控制装量差异，并详细记录抽查结果，包装不合格的中间产品，应及时返工处理。根据批量由 QA 随机取样进行成品取样、并送交 QC 进行检验、留样。

内包装结束后，将印刷不符合要求、已打印内容或打印内容模糊及破损的标签计数后交由专门人员，在 QA 的监督下由专人销毁。打印标签应有专人操作，并进行复核，是否与中间产品相一致，标签内容应清晰、端正、准确。

外包装：外包装之前应核对内包装品的品名、批号、数量、生产日期等内容，并核对包装材料的领用数量与所包装品是否相符。再将内包装品装入编织袋。凭入库单送交中药饮片成品仓库。

各工序生产结束后操作：各工序生产结束后操作人员根据《清场管理规程》进行清场。关闭设备电源，清理、清洁工作场所，根据清洁操作规程清洁设备、器具。上交有关文件（操作规程、批生产记录等），确保现场无与下一批产品生产不相关的文件。清场结束，更换状态标识，及时悬挂操作间、设备等“已清洁”的标识。

（5）各工序收率要求

净选收率：净选后的药材量 / 原药材投料量 ×100%，限度范围 90% ～ 100%。

包装收率：包装后成品量 / 包装投料量 ×100%，限度范围 90% ～ 100%。

成品率：包装后成品量 / 原药材投料量 ×100%，限度范围 85% ～ 100%。

4. 各工序生产操作前检查

（1）凭生产指令单到原药材仓库准确领取相应数量且合格的薏苡仁原药材，按照物料进入生产区程序进入生产区。

（2）岗位操作人员严格按照更衣程序洗手、更衣后进入生产区。

（3）根据批生产指令单，岗位负责人负责标明操作间、设备、容器等现场生产状态标识。

（4）现场岗位应有批生产指令（净制工序）、批包装指令（包装工序）。

（5）各岗位应有相关操作规程和空白记录、上一批次清场合格证。

（6）盛装物料的容器、操作间应处于“已清洁”状态；设备状态完好，处于“已清洁”状态。上述均应在有效期内，否则应重新清洁。

（7）计量器具的称量范围与待称量的物料的重量应相符；计量器具上应有“检定合格”标志，并在规定的有效期内。

（8）确认岗位有上一批次产品的“清场合格证”且在有效期内，操作间、设备、设施等状态符合要求，且无与本次生产无关的物品后，方可批准进行生产。

5. 生产工艺参数

（1）工序：干燥。

（2）控制点：水分。

（3）控制参数及要求：装料厚度小于 25cm，干燥时间为 0.5 ～ 1h，温度为 70 ～ 80℃。见表 61-1。

表 61-1　中间控制要点

工序	控制点	控制项目	控制要求	监控人	监控频次
净选	净制程度	性状	杂质不得过 1% 灰分不得过 2%	QA 及岗位负责人	随时
干燥	干燥程度	水分	不得超过 13.0%	QA 及岗位负责人	由岗位负责人测定每批次水分，QA 复核
包装	装量、封口、标签	准确性	装量准确，封口整齐严密，标签内容清晰	QA 及岗位负责人	标签使用前核对；装量和封口状态随时检查

三、性状

1. 药材性状

本品呈宽卵形或长椭圆形，长 4 ～ 8mm，宽 3 ～ 6mm。表面乳白色，光滑，偶有残存的黄褐色种皮；一端钝圆，另端较宽而微凹，有一淡棕色点状种脐；背面圆凸，腹面有一条较宽而深的纵沟。质坚实，断面白色，粉性。气微，味微甜。

2. 饮片性状

本品呈宽卵形或长椭圆形，长 4 ～ 8mm，宽 3 ～ 6mm。表面乳白色，光滑，偶有残存的黄褐色种皮；一端钝圆，另端较宽而微凹，有一淡棕色点状种脐；背面圆凸，腹面有一条较宽而深的纵沟。质坚实，断面白色，粉性。气微，味微甜。检验批号分别为 17082804、17042806、17060603 的薏苡仁饮片性状，均符合上述标准。

四、鉴别

1. 显微鉴别

本品粉末淡类白色。主为淀粉粒，单粒类圆形或多面形，直径 2 ～ 20μm，脐点星状；复粒少见，一般由 2 ～ 3 分粒组成。

2. 薄层鉴别

取本品粉末 1g，加石油醚（60 ～ 90℃）30ml，超声处理 30min，滤过，取滤液，作为供试品溶液。另取薏苡仁油对照提取物，加石油醚（60 ～ 90℃）制成每 1ml 含 2mg 的溶液，作为对照提取物溶液。照薄层色谱法（通则 0502）试验，吸取上述两种溶液各 2μl，分别点于同一硅胶 G 薄层板上，以石油醚（60 ～ 90℃）- 乙醚 - 冰醋酸（83 ∶ 17 ∶ 1）为展开剂，展开，取出，晾干，喷以 5% 香草醛硫酸溶液，在 105℃加热至斑点显色清晰。供试品色谱中，在与对照提取物色谱相应的位置上，显相同颜色的斑点。见图 61-2。

图 61-2 薏苡仁饮片薄层鉴别

1、3. 薏苡仁饮片；2. 薏苡仁油对照提取物

3. HPLC 特征图谱

取薏苡仁油对照提取物、甘油三油酸脂对照品，加【含量测定】项下的流动相分别制成每 1ml 含 1mg、0.14mg 的溶液，作为对照提取物、对照品溶液。照【含量测定】项下的色谱条件试验，分别吸取【含量测定】项下的供试品溶液、对照品溶液和上述对照提取物、对照品溶液各 10μl，注入液相色谱仪。供试品色谱图中，应呈现与对照品色谱峰保留时间一致的色谱峰；并呈现与对照提取物色谱峰保留时间一致的 7 个主要色谱峰。见图 61-3。

将批号分别为 17082804、17042806、17060603 的薏苡仁饮片进行显微及薄层鉴别，均符合薏苡仁的显微鉴别特征，且供试品色谱中，在与对照药材色谱和对照品色谱相应位置上，显相同颜色的荧光斑点。

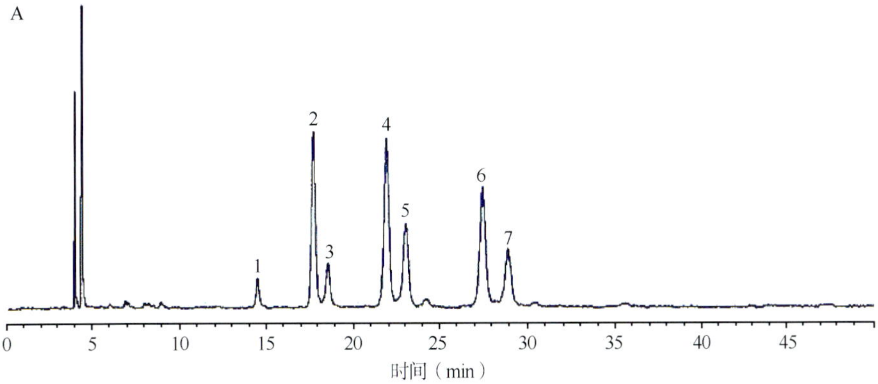

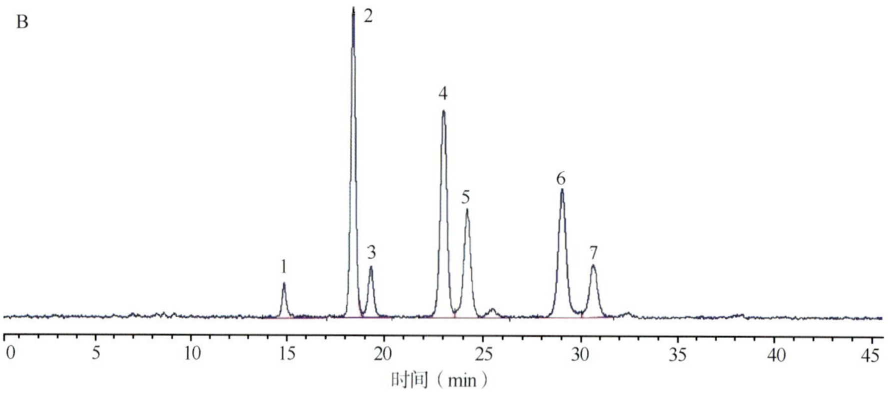

图 61-3 薏苡仁饮片特征图谱

A. 薏苡仁油对照提取物；B. 薏苡仁饮片；峰 6. 甘油三油酸酯

五、检查

1. 杂质

不得过 1%（《中国药典》2015 年版通则 2301）。见表 61-2。

2. 水分

不得过 13.0%（《中国药典》2015 年版通则 0832 第二法）。见表 61-2。

3. 总灰分

不得过 2.0%（《中国药典》2015 年版通则 2302）。见表 61-2。

4. 二氧化硫残留量

照二氧化硫残留量测定法（《中国药典》2015 年版通则 2331）测定，不得过 10mg/kg。见表 61-2。

5. 重金属及有害元素

照铅、镉、砷、汞、铜测定法（《中国药典》2015 年版一部通则 2321 原子吸收分光光度法或电感耦合等离子体质谱法）测定，铅不得过 5mg/kg；镉不得过 0.3mg/kg；砷不得过 2mg/kg；汞不得过 0.2mg/kg；铜不得过 20mg/kg。见表 61-2。

6. 黄曲霉毒素

照黄曲霉毒素测定法（《中国药典》2015 年版通则 2351）测定。本品每 1000g 含黄曲霉毒素 B_1 不得过 5μg，含黄曲霉毒素 G_2、黄曲霉毒素 G_1、黄曲霉毒素 B_2 和黄曲霉毒素 B_1 的总量不得过 10μg。见表 61-2。

表 61-2 检查项测定结果

批号	杂质（%）	水分（%）	总灰分（%）	二氧化硫残留量（mg/kg）	重金属及有害元素（mg/kg）	黄曲霉毒素
17082804	未检出	9.8	1.1	3	符合规定	未检出
17042806	未检出	11.0	1.1	2	符合规定	未检出
17060603	未检出	9.6	1.4	3	符合规定	未检出

六、浸出物

照醇溶性浸出物测定法（《中国药典》2015 年版通则 2201）项下的热浸法测定，用无水乙醇作溶剂，不得少于 6.0%。见表 61-3。

表 61-3　薏苡仁饮片浸出物结果（%）

批号	17082804	17042806	17060603
浸出物	8.5	9.9	7.9

七、含量测定

照高效液相色谱法（《中国药典》2015 年版通则 0512）测定。

1. 色谱条件与系统适用性试验

以十八烷基硅烷键合硅胶为填充剂；以乙腈 - 二氯甲烷（65 ∶ 35）为流动相；蒸发光散射检测器检测。理论板数按甘油三油酸酯峰计算应不低于 5000。

2. 对照品溶液的制备

精密称取甘油三油酸酯对照品适量，加流动相制成每 1ml 含 0.14mg 的溶液，即得。

3. 供试品溶液的制备

精密称取本品粉末（过三号筛）约 0.6g，置具塞锥形瓶中，精密加入流动相 50ml，称定重量，浸泡 2h，超声处理（功率 300W，频率 50kHz）30min，放冷，再称定重量，用流动相补足减失的重量，摇匀，滤过，取续滤液，即得。

4. 样品测定

分别精密吸取对照品溶液 5μl、10μl，供试品溶液 5 ～ 10μl，注入液相色谱仪，测定，用外标两点法对数方程计算。本品按干燥品计算，含甘油三油酸酯（$C_{57}H_{104}O_6$）不得少于 0.55%。见图 61-4，图 61-5，表 61-4。

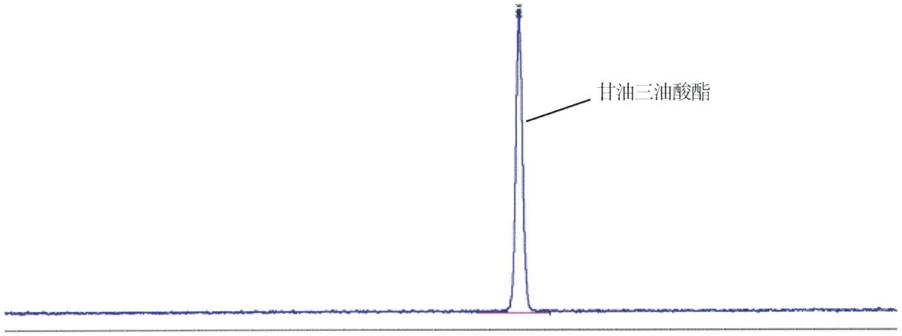

图 61-4　甘油三油酸酯对照品

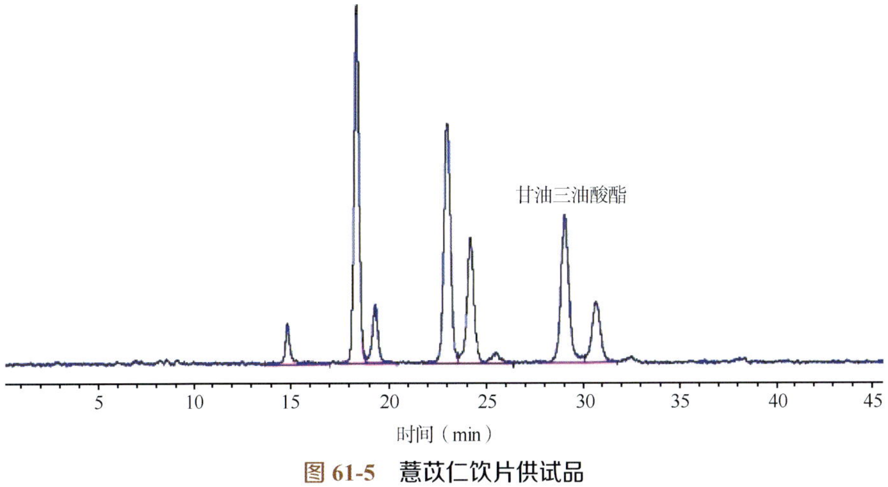

图 61-5　薏苡仁饮片供试品

表 61-4 薏苡仁饮片含量测定结果（%）

批号	17082804	17042806	17060603
甘油三油酸酯（$C_{57}H_{104}O_6$）	0.60	0.69	0.65

八、性味与归经

甘、淡，凉。归脾、胃、肺经。

九、功能与主治

利水渗湿，健脾止泻，除痹，排脓，解毒散结。用于水肿，脚气，小便不利，脾虚泄泻，湿痹拘挛，肺痈，肠痈，赘疣，癌肿。

十、用法与用量

9 ～ 30g。

十一、注意

孕妇慎用。

十二、包装与贮藏

置阴凉干燥处，密闭保存，防霉，防蛀。

1. 包装材料及规格

薏苡仁饮片包装选用无污染、清洁、干燥、无破损，并符合安全标准的编织袋包装。包装前检查薏苡仁是否干燥。每件包装上注明品名、规格、产地、数量、包装采收日期等。

包装规格主要为高密度聚乙烯塑料袋装 1kg/ 袋，再外用编织袋装，能达到密闭条件。

2. 贮藏条件

《中国药典》2015 年版标准规定：贮藏条件为置阴凉干燥处，密闭保存，防霉，防蛀。

公司对于薏苡仁的水分要求为不得过 13%，《中国药典》2015 年版规定为不得过 15.0%，更有利于薏苡仁的质量保障和贮藏控制。对于二氧化硫要求不得过 10mg/kg，低于国家 150mg/kg 的要求，确保用药安全。

储藏应选择阴凉、通风、干燥、避光，具有防鼠、虫设施和防湿设施，地面整洁，无缝隙，易清洁的仓库储存。堆放应与墙壁保持足够距离。及时检查有无虫蛀、霉变，发现异常及时采取相应措施。

十三、优质饮片质量标准亮点总结

（1）通过严格控制性状，充分保证了饮片道地性。

（2）目前同类产品质量标准基本按《中国药典》2015 年版执行，景岳堂薏苡仁执行质量标准在《中国药典》2015 年版基础上，根据产品特性均相应提高了标准要求，特别是二氧化硫残留量控制在 10mg/kg 以内，增加重金属及有害元素检查。

（3）控制水分在 13.0% 以内，未发生霉变、生虫现象。二氧化硫残留量控制在 10mg/kg 以内，基本无硫，远低于国家 150mg/kg 的要求，确保用药安全。浸出物含量由“不少于 5.5%”提高至“不少于 6.0%”，保证药材药效。高效液相色谱法叠加指纹图谱相似度良好。

（4）目前尚未对中药饮片实施条形码，公司已于 2017 年 5 月成立了由采购、信息、质量、生产、仓储等多部门组成的对中药饮片质量建立二维码进行质量溯源的工作领导小组，拟建立从原药材产地规范种植、采收、仓储、饮片加工、检验、发运等环节的质量控制整体溯源体系。

（5）建立了良好的市场销售反馈机制：针对用户质量投诉和药品不良反应，公司建立用户质量投诉和药品不良反应监察报告管理制度，加强对市场产品质量的监控，对用户质量投诉和药品不良反应作出快速反应，提高市场质量控制能力。

62. 醋五味子
Cuwuweizi

本品为木兰科植物五味子 *Schisandra chinensis*（Turcz.）Baill. 的干燥成熟果实的炮制加工品。习称“北五味子”。

【采收与加工】 秋季（约在 9 月 20 日左右）果实成熟时采摘，晒干，除去果梗和杂质。醋五味子原料药材产自五味子道地产区辽宁凤城市宝山镇老贺五味子种植园。

【炮制】 按照 2015 年版《中国药典》五味子项下的醋五味子炮制方法炮制：取净五味子，照醋蒸法（通则 0213）蒸至黑色。五味子与米醋比例为 100 ∶ 20，加米醋拌匀闷 4 ～ 5h，每小时翻拌一次，至闷润透、米醋被吸收尽，常压隔水蒸 160 ～ 180min，蒸至紫黑色。干燥温度（70±2℃），使醋五味子的水分在 10% ～ 13% 即可。

【成品性状】 本品呈不规则的球形或扁球形，直径 5 ～ 8mm。皱缩，表面乌黑色，油润，稍有光泽。果肉柔软，种子 1 ～ 2 个，肾形，表面棕黄色，有光泽，种皮薄而脆。有醋香气。

【鉴别】 取本品粉末 1g，加三氯甲烷 20ml，加热回流 30min，滤过，滤液蒸干，残渣加三氯甲烷 1ml 使溶解，作为供试品溶液。另取五味子对照药材 1g，同法制成对照药材溶液。再取五味子甲素对照品，加三氯甲烷制成每 1ml 含 1mg 的溶液，作为对照品溶液。照薄层色谱法（《中国药典》2015 年版通则 0502）试验，吸取上述三种溶液各 2μl，分别点于同一硅胶 GF_{254} 薄层板上，以石油醚（30 ～ 60℃）- 甲酸乙酯 - 甲酸（15 ∶ 5 ∶ 1）的上层溶液为展开剂，展开，取出，晾干，置紫外光灯（254nm）下检视。供试品色谱中，在与对照药材色谱和对照品色谱相应的位置上，显相同颜色的斑点。

【检查】

杂质　不得过 0.50%（《中国药典》2015 年版通则 2301）。

水分　不得过 13.0%（《中国药典》2015 年版通则 0832 第二法）。

总灰分　不得过 5.0%（《中国药典》2015 年版通则 2302）。

二氧化硫残留量　按二氧化硫残留量测定法（《中国药典》2015 年版通则 2331）测定，二氧化硫残留量不得过 40mg/kg。

【浸出物】 照醇溶性浸出物测定法（《中国药典》2015 年版通则 2201）项下的热浸法测定，用乙醇作溶剂，不得少于 55.0%。

【含量测定】 照高效液相色谱法（《中国药典》2015 年版通则 0512）测定。

色谱条件与系统适用性试验：以十八烷基硅烷键合硅胶为填充剂；以甲醇 - 水（65 ∶ 35）为流动相；检测波长为 250nm。理论板数按五味子醇甲峰计算应不低于 2000。

对照品溶液的制备：精密称取五味子醇甲对照品适量，加甲醇制成每 1ml 含五味子醇甲 0.3mg 的溶液，即得。

供试品溶液的制备：精密称取本品粉末（过三号筛）约 0.25g，置 20ml 量瓶中，加甲醇约 18ml，超声处理（功率 250W，频率 20kHz）20min，取出，加甲醇至刻度，摇匀，滤过，取续滤液，即得。

测定法：分别精密吸取对照品溶液与供试品溶液各 10μl，注入液相色谱仪，测定，即得。

本品含五味子醇甲不得少于 0.60%。

【性味与归经】 酸、甘，温。归肺、心、肾经。

【功能与主治】 收敛固涩，益气生津，补肾宁心。用于久嗽虚喘，梦遗滑精，遗尿尿频，久泻不止，自汗盗汗，津伤口渴，内热消渴，心悸失眠。

【用法与用量】 2 ～ 6g。

【贮藏】 置通风干燥处，防霉。

起草单位：中山市正德香中药饮片有限公司

“优质醋五味子饮片质量标准（草案）”起草说明

一、药材来源

1. 基原

五味子来源于木兰科植物五味子 *Schisandra chinensis*（Turcz.）Baill. 的干燥成熟果实。习称“北五味子”。秋季果实成熟时采摘，晒干或蒸后晒干，除去果梗和杂质。

五味子来源于道地产区辽宁凤城市宝山镇老贺五味子种植园，为其培育的优良品质。见图 62-1。

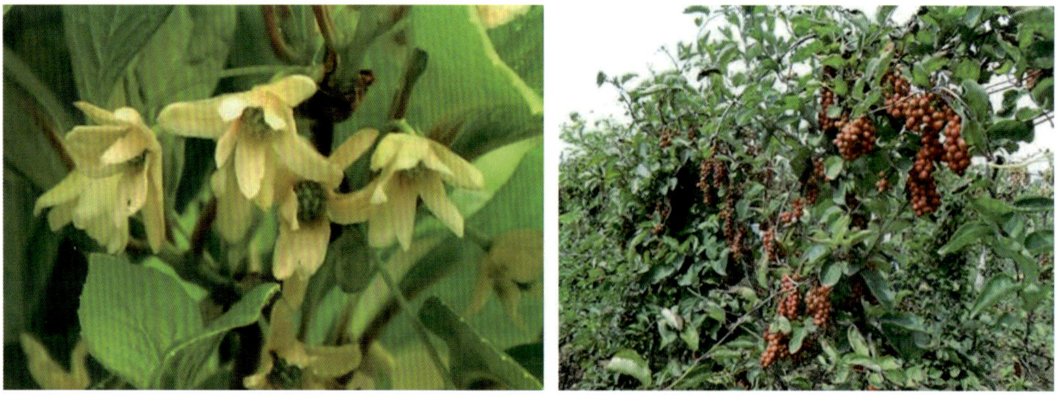

图 62-1 五味子药材原植物

与宝山镇老贺五味子种植园签订了《中药材种植合作协议》，该种植园五味子年产量在 20t 左右，优质中药材将近 8t，满足优质醋五味子的生产需要。

2. 采收及加工

五味子采收时间是秋季果实成熟时，晒干或蒸后晒干，除去果梗和杂质。

检测辽宁省一些产地的五味子指标成分五味子醇甲的含量，对比辽宁省上述产地的五味子中五味子醇甲的含量，选择凤城市凤山经济管理区栽培的五味子。见表 62-1。

表 62-1　不同产地五味子成分五味子醇甲的含量

产地	生长方式	五味子醇甲含量（%）	产地	生长方式	五味子醇甲含量（%）
凤城市凤山经济管理区	山区栽培	0.70	新宾县永陵镇	平原栽培	0.64
凤城市宝山镇	山区栽培	0.87	凤城市大堡镇	林下野生	0.60
新宾县下夹河乡	平原栽培	0.77	凤城市宝山镇	林下野生	0.65

根据凤城市凤山经济管理区栽培五味子不同采收时期（8 到 10 月）分为幼果期、青果期、半成熟期和成熟期，对其五味子醇甲含量进行测定，证实半成熟期五味子醇甲相对较高，与药典“秋季果实成熟时采摘”的质量要求一致。见表 62-2。

表 62-2　不同采收期五味子药材中五味子醇甲含量

采收期	五味子醇甲含量（%）	采收期	五味子醇甲含量（%）
幼果期	0.52	半成熟期	0.86
青果期	0.87	成熟期	0.64

辽宁凤城市宝山镇老贺五味子种植园的五味子一般采收时期为 9 月 20 日左右，此时果实富有弹性，外表红色，又没有熟透，生理上种子饱满、产量高，是合适的采收期。

采收时间为上午露水干后，暂时存放于阴凉地方，阴干或晒干。

3. 优质药材依据

（1）五味子药材性状要求：不规则的球形或扁球形，表面红色、紫红色或暗红色，皱缩，显油润（不得干瘪）；有的表面呈黑红色或出现“白霜”。果肉柔软，种子 1 ~ 2 个，肾形，表面棕黄色，有光泽，种皮薄而脆，种仁比较饱满。果肉气微，味酸；种子破碎后，有香气。

（2）优质醋五味子的药材质量要求：果实直径在 7 ~ 12mm，50g 五味子不得多于 560 粒，无青果，枝梗等杂质含量不得过 0.50%。见图 62-2。

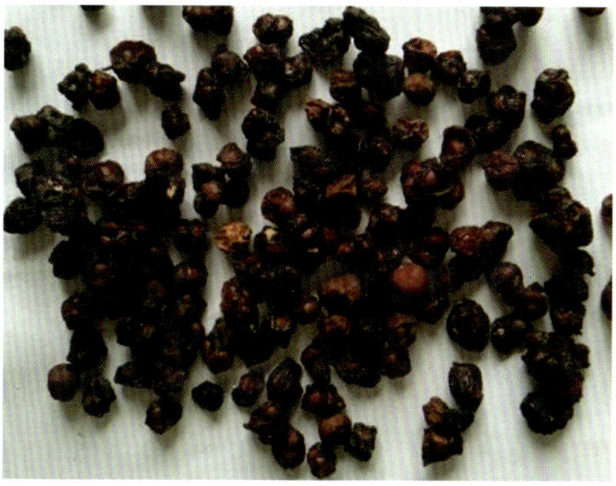

图 62-2　优质醋五味子原料药材

（3）五味子中药材内控质量标准

性状：不规则的球形或扁球形，表面红色、紫红色或暗红色，皱缩，果肉柔软，显油润；种子 1 ~ 2 个，肾形，表面棕黄、红色，有光泽，种仁比较饱满。果肉气微，味酸；种子破碎后，有香气。

果实直径在 7 ~ 12mm，50g 五味子 560 粒，无青果，杂质含量不得过 0.50%。

鉴别：横切面和粉末均具有五味子的显微特征，薄层鉴别的供试品色谱中，在与对照药材色谱和对照品色谱相应的位置上，显相同颜色的斑点。

检查：杂质（枝梗等）不得过 1%；水分不得过 14.0%；总灰分不得过 6.0%；二氧化硫残留量不得过 60mg/kg。

含量测定：本品含五味子醇甲（$C_{24}H_{32}O_7$）不得少于 0.60%。

（4）五味子中药材商品规格等级

一等（优质）：外观为不规则的球形或扁球形，表面红色、紫红色或暗红色，皱缩，显油润，果肉柔软，有光泽，无青果，种仁饱满。枝梗等杂质含量不得过 0.50%，果实直径在 7 ～ 12mm，50g 五味子不得多于 560 粒。

选：外观为不规则的球形或扁球形，表面红色、紫红色，皱缩，果肉柔软，干瘪不超 10%，无青果，种仁饱满。枝梗等杂质含量不得过 0.50%，果实直径在 5 ～ 10mm，50g 五味子不得多于 560 ～ 650 粒。

统：外观为不规则的球形或扁球形，表面红色、紫红色或暗红色，皱缩，干瘪不超 10%，青果不得过 5%，种仁 85% 以上饱满。枝梗等杂质含量不得过 1.0%，果实直径及粒重无要求。

二、炮制

1. 标准依据

依据是 2015 年版《中国药典》五味子项下的醋五味子。取净五味子，照醋蒸法（通则 0213）蒸至黑色。

2. 生产工艺流程

五味子→净选→蒸制（加米醋闷润透）→干燥→（中间产品检测）→包装（包装材料）→（成品检测）→入库。

3. 炮制工艺研究

五味子醇甲炮制前后含量比较：根据炮制经验，以及中药饮片 GMP 的工艺验证要求，对比药典要求进行研究，发现五味子醇甲的含量炮制前后变化不显著。见表 62-3。

表 62-3　五味子炮制前后五味子醇甲含量测定结果（%）

批次	炮制前	炮制后
第一批	0.64	0.65
第二批	0.64	0.66
第三批	0.65	0.65

根据研究，木脂素主要存在于种仁，五味子的木脂素成分五味子醇甲在五味子醋炙过程中变化不大也是合理的。

4. 辅料米醋标准依据

中华人民共和国国家酿造食醋标准 GB18187—2000。

5. 醋五味子生产标准依据

《醋五味子生产工艺规程》（文件编码：PM.TP-003-02）。

6. 醋制过程中变化

醋五味子醋炙过程中，最明显的变化就是果肉由紫红色变成紫黑色或乌黑色，有研究证明这是五味子多糖的美拉德反应的结果，醋五味子产生了 5- 羟甲基糠醛这种有效成分，所以，醋五味子乌黑发亮，具有焦糖香气。

因此，醋五味子炮制掌握米醋的用量、闷润时间、蒸制时间很关键。五味子和米醋比例是 100 ∶ 20，闷 4 ～ 5h，每小时翻拌一次，只有闷润透、米醋被吸收干，蒸制五味子时才不至于种子外露。

蒸汽常压隔水蒸 160 ～ 180min，蒸后闷至常温取出，进行烘干，温度设置为（70±2）℃，使醋五味子的水分在 10% ～ 13%，才能使醋五味子紫黑色、乌黑有光泽。

三、性状

1. 药材性状

本品呈不规则的球形或扁球形，直径 5 ～ 8mm。表面红色、紫红色或暗红色，皱缩，显油润；有的表面呈黑红色或出现“白霜”。果肉柔软，种子 1 ～ 2 个，肾形，表面棕黄色，有光泽，种皮薄而脆。果肉气微，味酸；种子破碎后，有香气，味辛、微苦。

2. 饮片性状

本品呈不规则的球形或扁球形，直径 5 ～ 8mm。皱缩，表面乌黑色，油润，稍有光泽。果肉柔软，种子 1 ～ 2 个，肾形，表面棕黄色，有光泽，种皮薄而脆。有醋香气。见图 62-3。

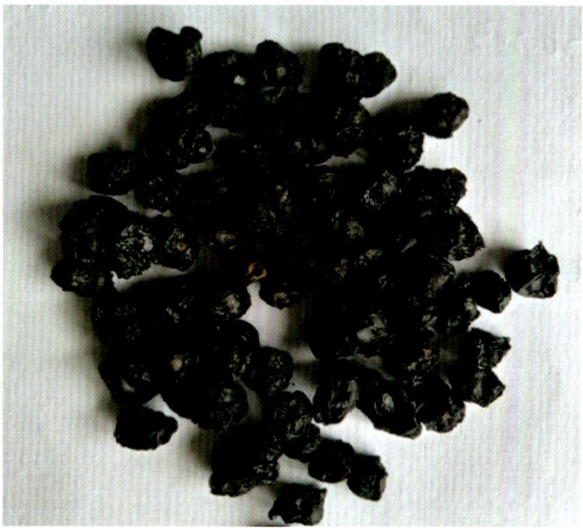

图 62-3　醋五味子饮片

四、鉴别

取本品粉末 1g，加三氯甲烷 20ml，加热回流 30min，滤过，滤液蒸干，残渣加三氯甲烷 1ml 使溶解，作为供试品溶液。另取五味子对照药材 1g，同法制成对照药材溶液。再取五味子甲素对照品，加三氯甲烷制成每 1ml 含 1mg 的溶液，作为对照品溶液。照薄层色谱法（《中国药典》2015 年版通则 0502）试验，吸取上述三种溶液各 2μl，分别点于同一硅胶 GF_{254} 薄层板上，以石油醚（30 ～ 60℃）- 甲酸乙酯 - 甲酸（15 ∶ 5 ∶ 1）的上层溶液为展开剂，展开，取出，晾干，置紫外光灯（254nm）下检视。供试品色谱中，在与对照药材色谱和对照品色谱相应的位置上，显相同颜色的斑点。见图 62-4。

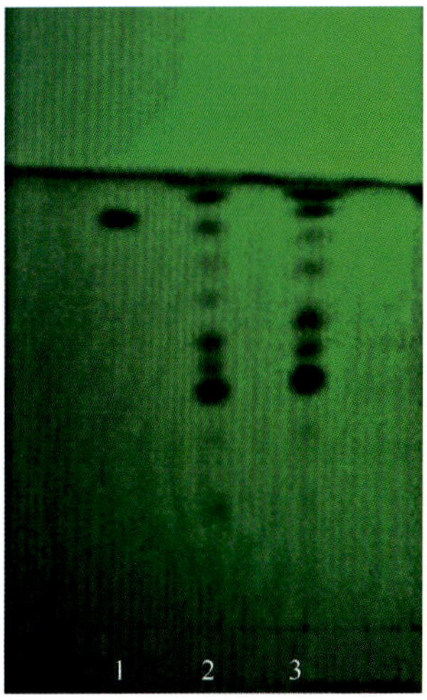

图 62-4　醋五味子饮片薄层鉴别

1. 五味子甲素；2. 醋五味子饮片；3. 五味子对照药材

五、检查

醋五味子的质量控制执行《醋五味子内控质量标准》(文件编码：QM.CQS.P-003-01）。检查的检测依据均为《中国药典》四部通则。

1. 杂质

《中国药典》2015 年版一部及四部标准规定醋五味子杂质不得过 1%。优质饮片标准质量标准规定杂质不得过 0.5%。按《中国药典》2015 年版四部（通则 2301）测定。结果见表 62-4。

2. 水分

《中国药典》2015 年版一部及四部标准规定醋五味子水分不得过 16.0%。优质饮片标准质量标准规定杂质不得过 13.0%。按《中国药典》2015 年版四部（通则 0832 第二法）测定。结果见表 62-4。

3. 总灰分

《中国药典》2015 年版一部及四部标准规定醋五味子总灰分不得过 7.0%。优质饮片标准质量标准规定总灰分不得过 5.0%。按《中国药典》2015 年版四部（通则 2302）测定。结果见表 62-4。

4. 二氧化硫残留量

《中国药典》2015 年版一部及四部标准规定醋五味子二氧化硫残留量不得过 150mg/kg。优质饮片标准质量标准规定杂质不得过 40mg/kg。按《中国药典》2015 年版四部二氧化硫残留量测定法（通则 2331）测定。结果见表 62-4。

表 62-4 检查项测定结果

批号	杂质（%）	水分（%）	总灰分（%）	二氧化硫残留量（mg/kg）
201612007	0.02	12.4	4.4	6
201612008	0.01	11.8	4.5	6
201706003	0.09	12.2	4.4	6

六、浸出物

照醇溶性浸出物测定法（《中国药典》2015 年版通则 2201）项下的热浸法测定，用乙醇作溶剂，不得少于 55.0%。3 批次优质醋五味子饮片浸出物检验数据见表 62-5。均达到优质醋五味子质量标准要求。

表 62-5 浸出物测定结果（%）

批号	201612007	201612008	201706003
浸出物	56.9	57.0	58.1

七、含量测定

照高效液相色谱法（《中国药典》2015 年版通则 0512）测定。

色谱条件与系统适用性试验：以十八烷基硅烷键合硅胶为填充剂；以甲醇 - 水（65 ∶ 35）为流动相；检测波长为 250nm。理论板数按五味子醇甲峰计算应不低于 2000。

对照品溶液的制备：精密称取五味子醇甲对照品适量，加甲醇制成每 1ml 含五味子醇甲 0.3mg 的溶液，即得。

供试品溶液的制备：精密称取本品粉末（过三号筛）约 0.25g，置 20ml 量瓶中，加甲醇约 18ml，超声处理（功率 250W，频率 20kHz）20min，取出，加甲醇至刻度，摇匀，滤过，取续滤液，即得。

测定法：分别精密吸取对照品溶液与供试品溶液各 10μl，注入液相色谱仪，测定。结果见表 62-6。

本品含五味子醇甲不得少于 0.60%（药典标准为：不得少于 0.40%）。3 批次优质醋五味子饮片五味子醇甲含量检验数据见表 62-6，均达到优质醋五味子质量标准要求。

表 62-6 醋五味子饮片含量测定结果（%）

批号	201612007	201612008	201706003
五味子醇甲	0.65	0.66	0.65

八、优质五味子及醋五味子饮片质量标准（表 62-7）

表 62-7 优质五味子和醋五味子饮片质量标准

项目	醋五味子	五味子
性状	本品呈不规则的球形或扁球形，直径 5 ～ 8mm。皱缩，表面乌黑色，油润，稍有光泽。果肉柔软，种子 1 ～ 2 个，肾形，表面棕黄色，有光泽，种皮薄而脆。有醋香气	本品呈不规则的球形或扁球形，直径 5 ～ 8mm。表面红色、紫红色或暗红色，皱缩，显油润；有的表面呈黑红色或出现“白霜”。果肉柔软，种子 1 ～ 2 个，肾形，表面棕黄色，有光泽，种皮薄而脆。果肉气微，味酸；种子破碎后，有香气，味辛、微苦
薄层鉴别	供试品色谱中，在与对照药材色谱和对照品色谱相应的位置上，显相同颜色的斑点	供试品色谱中，在与对照药材色谱和对照品色谱相应的位置上，显相同颜色的斑点
杂质	不得过 0.5%	不得过 0.5%
水分	不得过 13.0%	不得过 14.0%
总灰分	不得过 5.0%	不得过 5.0%
二氧化硫残留量	不得过 40mg/kg	不得过 40mg/kg
浸出物	不得少于 55.0%	不得少于 50.0%
含量测定	五味子醇甲不得少于 0.60%	五味子醇甲不得少于 0.60%

九、性味与归经

酸、甘，温。归肺、心、肾经。

十、功能与主治

收敛固涩，益气生津，补肾宁心。用于久嗽虚喘，梦遗滑精，遗尿尿频，久泻不止，自汗盗汗，津伤口渴，内热消渴，心悸失眠。

十一、用法与用量

2 ～ 6g。

十二、贮藏

置通风干燥处，防霉。

十三、优质醋五味子饮片质量标准亮点

（1）醋五味子使用的中药材为木兰科植物五味子 *Schisandra chinensis*（Turcz.）Baill. 的干燥成熟果实，习称“北五味子”。来源于五味子道地产区辽宁凤城市宝山镇老贺五味子种植园。

（2）工艺按照 GMP 要求进行验证，稳定可靠。严格执行工艺规程，醋闷五味子必须闷透，蒸制的五味子才不会裸露种子，才会乌黑发亮。

（3）醋五味子的纯净度高，主要指标包括杂质含量低（不得过 0.5%，药典要求不得过 1%），总灰分低（总灰分不得过 5.0%，药典要求不得过 7.0%）。干燥过程水分控制在 10% ～ 13%，醋五味子光

泽、油润，质量好。

（4）定量检测指标均高于《中国药典》2015 年版。

63. 羌活
Qianghuo
NOTOPTERYGII RHIZOMA ET RADIX

本品为伞形科植物羌活 *Notopterygium incisum* Ting ex H.T.Chang（蚕羌）的干燥根茎和根的炮制加工品。

【采收与加工】 秋末（9、10 月）羌活地上部分枯萎后进行采挖，洗干净后出去须根，晒干。蚕羌来源于羌活道地产区四川阿坝州。

【炮制】 除去杂质，洗净，润透，切厚片，干燥。

【成品性状】 类圆形或部分不规则形横切或斜切片，直径表皮棕褐色至黑褐色，切面外侧棕褐色，木部黄白色，油润，有多数裂隙，有的可见放射状纹理。体轻，质脆。气香纯正浓烈，味微苦而辛。直径 8 ～ 25mm。无枯死根，无须根，无虫蛀霉变。

【鉴别】 取本品粉末 1g，加甲醇 5ml，超声处理 20min，静置，取上清液作为供试品溶液。另取紫花前胡苷对照品，加甲醇制成每 1ml 含 0.5mg 的溶液，作为对照品溶液。照薄层色谱法（《中国药典》2015 年版通则 0502）试验，吸取上述两种溶液各 2 ～ 4μl，分别点于同一用 3% 醋酸钠溶液制备的硅胶 G 薄层板上，以三氯甲烷 - 甲醇（8 ∶ 2）为展开剂，展开，取出，晾干，置紫外光灯（365nm）下检视。供试品色谱中，在与对照品色谱相应的位置上，显相同的蓝色荧光斑点。

【检查】

杂质　按照杂质检查法（《中国药典》2015 年版通则 2301）检查，不得过 1%。

水分　按水分测定法第四法（甲苯法）（《中国药典》2015 年版通则 0832）测定，不得过 12.0%。

总灰分　不得过 6.0%（《中国药典》2015 年版通则 2302）。

酸不溶性灰分　不得过 2.0%（《中国药典》2015 年版通则 2302）。

二氧化硫残留量　照二氧化硫残留量测定法（《中国药典》2015 年版通则 2331）测定，不得过 140mg/kg。

【浸出物】 照醇溶性浸出物测定法(《中国药典》2015 年版通则 2201)项下的热浸法测定，用乙醇作溶剂，不得少于 20.0%。

【特征图谱】 照高效液相色谱法（《中国药典》2015 年版通则 0512）测定。

色谱条件与系统适用性试验：以十八烷基硅烷键合硅胶（非亲水性）为填充剂（柱长为 250mm，内径为 4.6mm，粒度为 5μm）；柱温为 25℃；检测波长为 246nm。流动相为乙腈（A）-0.1% 磷酸溶液（B），进行梯度洗脱：0 ～ 6min，48% ～ 53% A；6 ～ 12min，53% A；12 ～ 20min，53% ～ 80% A；20 ～ 30min，80% A。理论板数按羌活醇峰计算应不低于 18 000。

对照提取物溶液的制备：精密称取羌活对照提取物 10mg，置 5ml 量瓶中，加甲醇溶解并稀释至刻度，摇匀，即得。

供试品溶液的制备：精密称取本品粉末（过三号筛）约 0.4g，置具塞锥形瓶中，精密加入甲醇 50ml，称定重量，超声处理（功率 250W，频率 50kHz）30min，放冷，再称定重量，用甲醇补足减失的重量，摇匀，滤过，取续滤液，即得。

测定法：分别精密吸取对照提取物溶液与供试品溶液各 10μl，注入液相色谱仪，测定，记录色谱图，即得。

供试品特征图谱中应呈现与对照提取物中的 4 个主要特征峰保留时间相对应的色谱峰。见图 63-1。

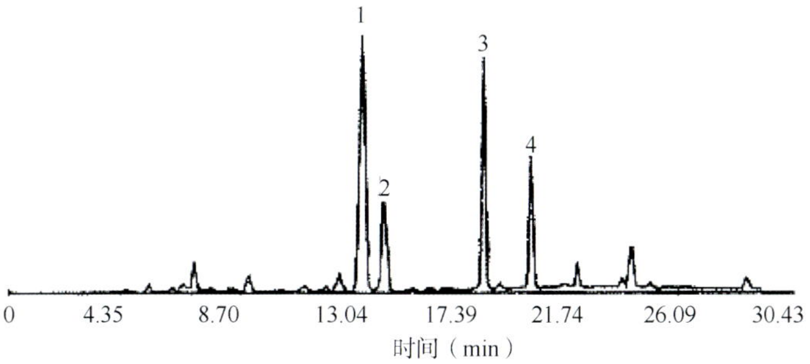

图 63-1　羌活对照特征图谱

峰 1. 羌活醇；峰 2. 阿魏酸苯乙醇酯；峰 3. 异欧前胡素；峰 4. 镰叶芹二醇

【含量测定】

（1）挥发油：照挥发油测定法（《中国药典》2015 年版通则 2204）测定。

本品含挥发油不得少于 1.6%（ml/g）。

（2）羌活醇和异欧前胡素：照高效液相色谱法（《中国药典》2015 年版通则 0512）测定。

色谱条件与系统适用性试验：以十八烷基硅烷键合硅胶为填充剂；以乙腈 - 水（44 ∶ 56）为流动相；检测波长为 310nm。理论板数按羌活醇峰计算应不低于 5000。

对照品溶液的制备：精密称取羌活醇对照品、异欧前胡素对照品适量，加甲醇制成每 1ml 含羌活醇 60μg、异欧前胡素 30μg 的混合溶液，即得。

供试品溶液的制备：精密称取本品粉末（过三号筛）约 0.4g，置具塞锥形瓶中，精密加入甲醇 50ml，称定重量，超声处理（功率 250W，频率 50kHz）30min，放冷，再称定重量，用甲醇补足减失的重量，摇匀，滤过，取续滤液，即得。

测定法：分别精密吸取对照品溶液 5μl 与供试品溶液 5 ～ 10μl，注入液相色谱仪，测定，即得。

本品按干燥品计算，含羌活醇和异欧前胡素的总量不得少于 1.00%。

【性味与归经】　辛、苦，温。归膀胱、肾经。

【功能与主治】　解表散寒，祛风除湿，止痛。用于风寒感冒，头痛项强，风湿痹痛，肩背酸痛。

【用法与用量】　3 ～ 10g。

【贮藏】　置阴凉干燥处，防蛀。

起草单位：中山市正德香中药饮片有限公司

“优质羌活饮片质量标准（草案）”起草说明

一、中药材来源

1. 基原

羌活来源于野生药用植物羌活，为伞形科植物羌活 *Notopterygium incisum* Ting ex H.T.Chang 的干燥根茎和根。见图 63-2。

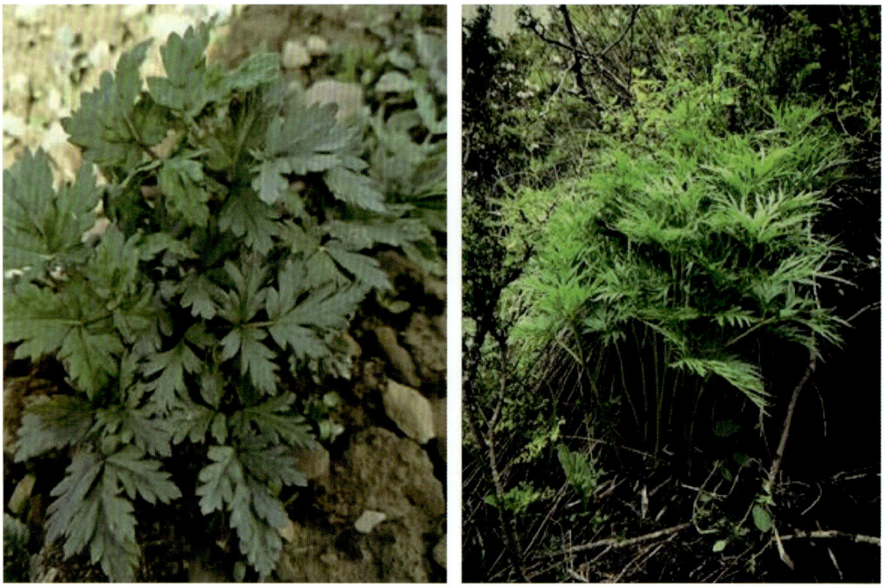

图 63-2　野生羌活原植物

2. 采收及加工

道地羌活的产地采收加工一般在 9、10 月羌活地上部分枯萎后，进行采挖，清除茎叶，洗干净后除去须根，晒干。

羌活的采收时间影响挥发油含量，而且不同采收时间的挥发油含量差异较大，其中以秋末采收的含量较高。现在市场经济条件下，产地多采用快速的烘干法加工中药材，并且不控制温度，往往造成不合格。优质羌活饮片的原料药材必须按上述采收时间采收。此外，羌活的成分大多较易挥发，羌活基本采用比较低温（30 ～ 45℃）干燥，而且以天然晒干为主，挥发油及香豆素等易挥发成分得到保留。

3. 优质药材依据

（1）蚕羌药材性状：圆柱形，全体环节紧密，似蚕状，直径 8 ～ 25mm。表面棕黑色，体轻质松脆，断面有紧密的分层，呈棕、黄白色相间纹理。油润，有裂隙呈放射状。气清香浓纯正，味微苦、辛。无枯死根，无须根，无虫蛀霉变。见图 63-3。

（2）蚕羌药材的商品规格等级

一等：圆柱形，全体环节紧密，似蚕状，直径 8 ～ 25mm。表面棕黑色，体轻质松脆，断面有紧密的分层，呈棕、黄白色相间纹理。油润，有裂隙呈放射状。气清香浓纯正，味微苦、辛。无枯死根，无须根，无虫蛀霉变。见图 63-4。

（3）优质羌活（蚕羌）药材质量标准

性状：圆柱形，全体环节紧密，似蚕状，直径 8 ～ 25mm。表面棕黑色，体轻质松脆，断面有紧密的分层，呈棕、黄白色相间纹理。油润，有裂隙呈放射状。气清香浓纯正，味微苦、辛。无枯死根，无须根，无虫蛀霉变。

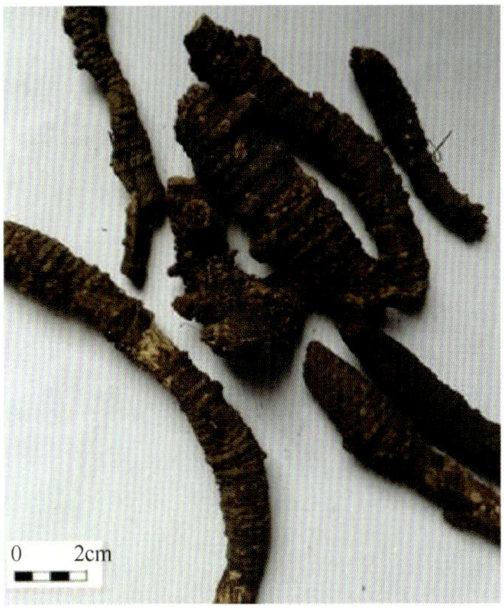

图 63-3 羌活药材（蚕羌）

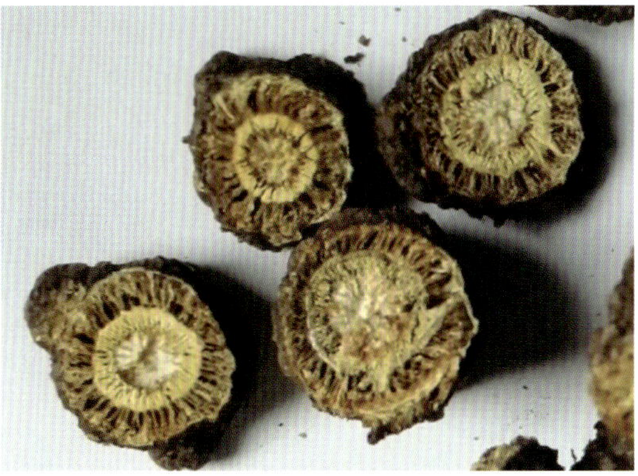

图 63-4 蚕羌横切面特征

薄层鉴别：供试品色谱中，在与对照品色谱相应的位置上，显相同的蓝色荧光斑点。

检查：杂质不得过 3%；水分不得过 13.0%；总灰分不得过 7.0%；酸不溶性灰分不得过 2.8%；二氧化硫残留量不得过 140mg/kg。

浸出物：不得少于 20.0%。

特征图谱：参照《中国药典》2015 年版一部标准，供试品特征图谱中应呈现与对照提取物中的 4 个主要特征峰保留时间相对应的色谱峰。

含量测定：挥发油不得少于 1.6%（ml/g）；羌活醇和异欧前胡素总量不得少于 1.00%。见表 63-1。

表 63-1 蚕羌测定结果（%）

批号	总灰分	酸不溶性灰分	浸出物	挥发油	羌活醇与异欧前胡素总量
2015 年版药典	8.0	3.0	15.0	1.4	0.40
1804017	4.2	1.2	34.3	4.0	2.05
1805002	4.7	1.5	36.7	1.7	1.23
1805017	4.4	1.2	33.1	4.5	1.67

二、炮制

1. 标准依据

优质羌活饮片加工炮制依据是《中国药典》（2015 年版一部）羌活项下【炮制】：除去杂质，洗净，润透，切厚片，干燥。我公司按照 GMP 的要求，制定了《羌活生产工艺规程》（文件编号：PM.TP-027-01），并按要求经过 3 批次的验证，证明是稳定、成熟的。

2. 工艺流程

羌活→净选（除去杂质，剔除非蚕羌中药材）→洗润→切制→干燥（严格控制水分含量）→筛选（剔除碎片、粉末）→包装（包装材料）→（成品检测）→入库。

3. 炮制方法

优质羌活饮片选用的中药材是羌活中的蚕羌，蚕羌是羌活中质量最优的，这是生产优质羌活饮片的关键。

须剔除杂质，如茎秆、须根、非蚕羌。不能浸泡，可用水枪喷淋，清洗干净。切制过程中，保证厚片 2 ～ 4mm，异形品率≤ 10%。干燥的温度控制在 50℃内，水分控制在 10% ～ 12.0%。干燥后选择孔径为 3mm 的筛网，筛去药粉泥尘。

三、性状

1. 药材性状

为圆柱状略弯曲的根茎，长 4 ～ 13cm，直径 0.6 ～ 2.5cm，顶端具茎痕。表面棕褐色至黑褐色，外皮脱落处呈黄色。节间缩短，呈紧密隆起的环状，形似蚕，习称“蚕羌”；节间延长，形如竹节状，习称“竹节羌”。节上有多数点状或瘤状突起的根痕及棕色破碎鳞片。体轻，质脆，易折断，断面不平整，有多数裂隙，皮部黄棕色至暗棕色，油润，有棕色油点，木部黄白色，射线明显，髓部黄色至黄棕色。气香，味微苦而辛。

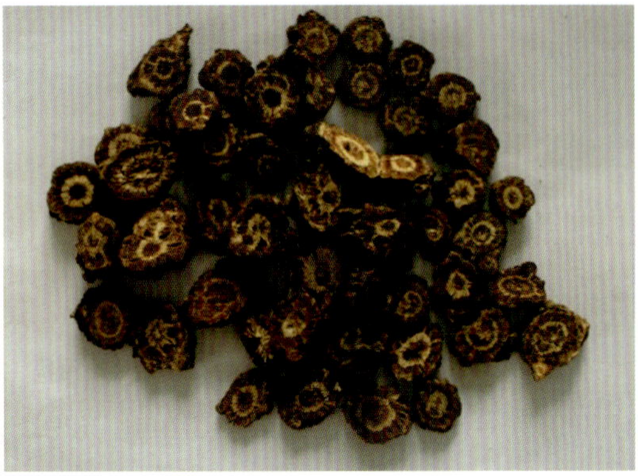

图 63-5　羌活饮片性状

2. 饮片性状

优质中药饮片羌活（蚕羌）为类圆形，或部分不规则形横切或斜切片，直径 8 ～ 25mm。表皮棕褐色至黑褐色，切面外侧棕褐色，木部黄白色，油润，有多数裂隙，有的可见放射状纹理。体轻，质脆。气香纯正浓烈，味微苦而辛。见图 63-5。

四、鉴别

取本品粉末 1g，加甲醇 5ml，超声处理 20min，静置，取上清液作为供试品溶液。另取紫花前胡苷对照品，加甲醇制成每 1ml 含 0.5mg 的溶液，作为对照品溶液。照薄层色谱法（《中国药典》2015 年版通则 0502）试验，吸取上述两种溶液各 2 ～ 4μl，分别点于同一用 3% 醋酸钠溶液制备的硅胶 G 薄层板上，以三氯甲烷 - 甲醇（8 ∶ 2）为展开剂，展开，取出，晾干，置紫外光灯（365nm）下检视。供试品色谱中，在与对照品色谱相应的位置上，显相同的蓝色荧光斑点。见图 63-6。

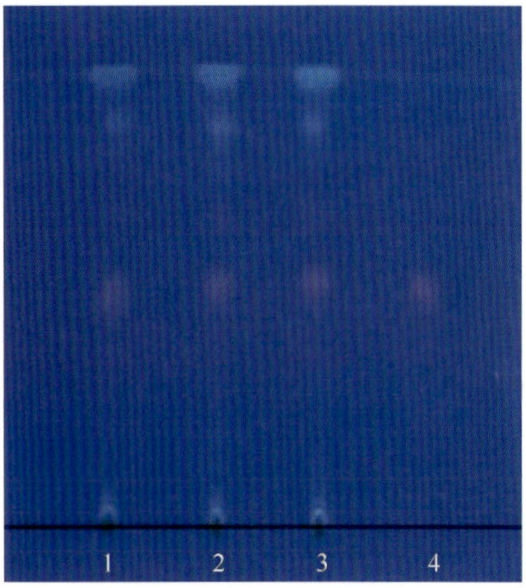

图 63-6　羌活饮片薄层鉴别

1. 羌活饮片（201708005）；2. 羌活饮片（201708006）；3. 羌活饮片（201708009）；4. 紫花前胡苷对照品

五、检查

1. 杂质

按照杂质检查法（《中国药典》2015 年版通则 2301）检查，本品杂质不得过 1%。结果见表 63-2。

2. 水分

按水分测定法第四法（甲苯法）（《中国药典》2015 年版通则 0832）测定，水分不得过 12.0%。

3. 总灰分

不得过 6.0%（《中国药典》2015 年版通则 2302）。结果见表 63-2。

4. 酸不溶性灰分

不得过 2.0%（《中国药典》2015 年版通则 2302）。结果见表 63-2。

5. 二氧化硫残留量

照二氧化硫残留量测定法（《中国药典》2015 年版通则 2331）测定，不得过 140mg/kg。

经过对 4 批次的优质羌活饮片检查，检查项目均达到优质羌活饮片质量标准，均为无硫产品。

表 63-2 检查项测定结果（%）

批号	杂质	总灰分	酸不溶性灰分
2015 年版药典	3	8.0	3.0
优质饮片标准	1	6.0	2.0
201801005	0.06	4.4	1.2
201804011	0.02	4.0	1.2
201805008	0.02	4.6	1.4
201708005	0.05	4.8	1.6

六、浸出物

照醇溶性浸出物测定法（《中国药典》2015 年版通则 2201）项下的热浸法测定，用乙醇作溶剂，不得少于 20.0%。结果见表 63-3。

表 63-3 浸出物测定结果（%）

批号	201801005	201804011	201805008	201708005
浸出物	34.8	34.1	37.5	30.8

七、特征图谱

照高效液相色谱法（《中国药典》2015 年版通则 0512）测定。

1. 色谱条件与系统适用性试验

以十八烷基硅烷键合硅胶（非亲水性）为填充剂（柱长为 250mm，内径为 4.6mm，粒度为 5μm）；柱温为 25℃；检测波长为 246nm。流动相为乙腈（A）-0.1% 磷酸溶液（B）梯度洗脱：0～6min，48%～53% A；6～12min，53% A；12～20min，53%～80% A；20～30min，80% A。理论板数按羌活醇峰计算应不低于 18 000。

2. 对照提取物溶液的制备

精密称取羌活对照提取物 10mg，置 5ml 量瓶中，加甲醇溶解并稀释至刻度，摇匀，即得。

3. 供试品溶液的制备

精密称取本品粉末（过三号筛）约 0.4g，置具塞锥形瓶中，精密加入甲醇 50ml，称定重量，超声处理（功率 250W，频率 50kHz）30min，放冷，再称定重量，用甲醇补足减失的重量，摇匀，滤过，取续滤液，即得。

4. 测定法

分别精密吸取对照提取物溶液与供试品溶液各 10μl，注入液相色谱仪，测定，记录色谱图，即得。供试品特征图谱中应呈现与对照提取物中的 4 个主要特征峰保留时间相对应的色谱峰。见图 63-7。

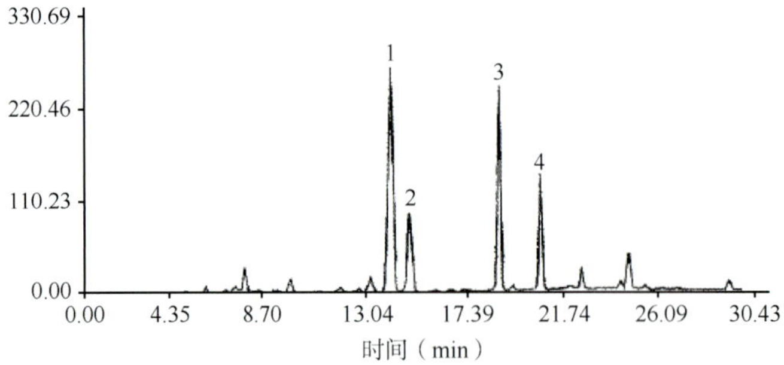

图 63-7　对照特征图谱

峰 1. 羌活醇；峰 2. 阿魏酸苯乙醇酯；峰 3. 异欧前胡素；峰 4. 镰叶芹二醇

按药典规定的检测方法，以羌活对照提取物为对照，进行了优质羌活饮片的特征图谱比较，优质羌活饮片中羌活醇、阿魏酸苯乙醇酯、异欧前胡素、镰叶芹二醇与羌活对照提取物特征图谱一致。见图 63-8。

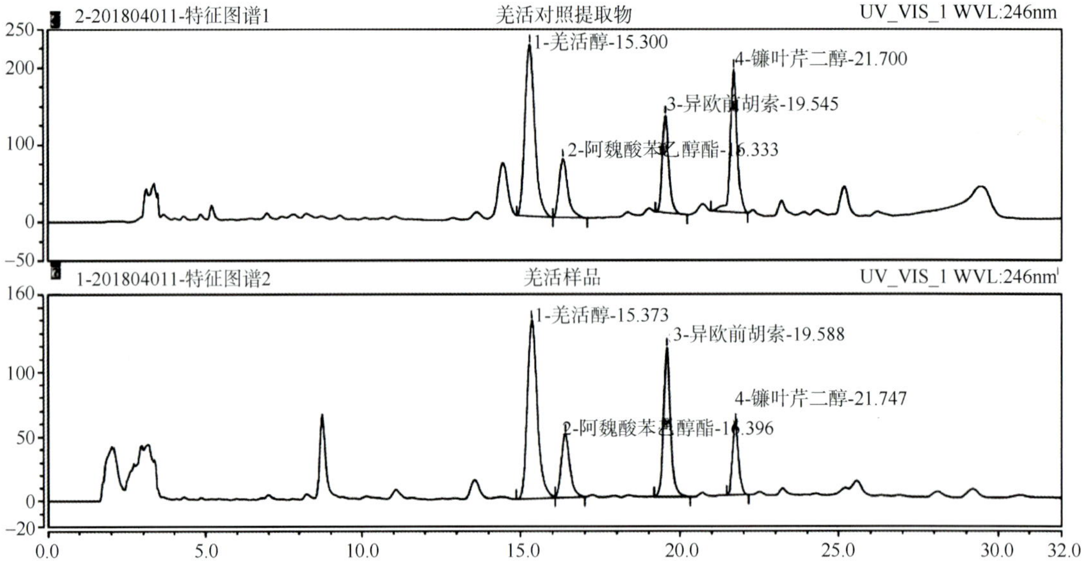

图 63-8　特征图谱比较

八、含量测定

1. 挥发油

照挥发油测定法（《中国药典》2015 年版通则 2204）测定。本品含挥发油不得少于 1.6%（ml/g）。

2. 羌活醇和异欧前胡素

照高效液相色谱法（《中国药典》2015 年版通则 0512）测定。

色谱条件与系统适用性试验：以十八烷基硅烷键合硅胶为填充剂；以乙腈 - 水（44 ∶ 56）为流动

相；检测波长为 310nm。理论板数按羌活醇峰计算应不低于 5000。

对照品溶液的制备：精密称取羌活醇对照品、异欧前胡素对照品适量，加甲醇制成每 1ml 含羌活醇 60μg、异欧前胡素 30μg 的混合溶液，即得。

供试品溶液的制备：精密称取本品粉末（过三号筛）约 0.4g，置具塞锥形瓶中，精密加入甲醇 50ml，称定重量，超声处理（功率 250W，频率 50kHz）30min，放冷，再称定重量，用甲醇补足减失的重量，摇匀，滤过，取续滤液，即得。

测定法：分别精密吸取对照品溶液 5μl 与供试品溶液 5 ～ 10μl，注入液相色谱仪，测定，即得。

本品按干燥品计算，含羌活醇和异欧前胡素的总量不得少于 1.00%。见图 63-9，表 63-4。

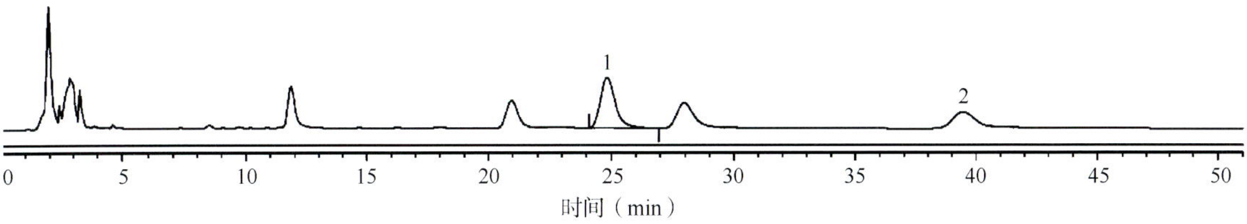

图 63-9 羌活饮片供试品

1. 羌活醇；2. 异欧前胡素

表 63-4 优质羌活饮片含量测定结果（%）

批号	挥发油	羌活醇与异欧前胡素总量	批号	挥发油	羌活醇与异欧前胡素总量
201801005	3.2	1.34	201805008	1.7	1.22
201804011	3.9	2.04	201708005	3.7	1.67

经对 4 批次的优质羌活饮片进行检测，挥发油、羌活醇与异欧前胡素总量均符合优质蚕羌饮片质量标准要求，可见，优质蚕羌饮片的质量稳定、可控。优质羌活饮片质量标准与《中国药典》标准对比见表 63-5。

表 63-5 优质羌活饮片质量标准与《中国药典》标准对比

项目	2015 年版药典标准	优质饮片标准
性状	类圆形，或部分不规则形横切或斜切片，直径 8 ～ 25mm，表皮棕褐色至黑褐色，切面外侧棕褐色，木部黄白色，油润，有多数裂隙，有的可见放射状纹理。体轻，质脆。气香纯正浓烈，味微苦而辛	类圆形，或部分不规则形横切或斜切片，直径 8 ～ 25mm，表皮棕褐色至黑褐色，切面外侧棕褐色，木部黄白色，油润，有多数裂隙，有的可见放射状纹理。体轻，质脆。气香纯正浓烈，味微苦而辛
薄层鉴别	供试品色谱中，在与对照品色谱相应的位置上，显相同的蓝色荧光斑点	供试品色谱中，在与对照品色谱相应的位置上，显相同的蓝色荧光斑点
杂质	不得过 3%	不得过 1%
水分	不得过 13%	不得过 12%
总灰分	不得过 8.0%	不得过 6.0%
酸不溶性灰分	不得过 3.0%	不得过 2.0%
二氧化硫残留量	不得过 150mg/kg	不得过 140mg/kg

续表

项目	2015 年版药典标准	优质饮片标准
特征图谱	供试品特征图谱中应呈现与对照提取物中的 4 个主要特征峰保留时间相对应的色谱峰	供试品特征图谱中应呈现与对照提取物中的 4 个主要特征峰保留时间相对应的色谱峰
浸出物	不得少于 15.0%	不得少于 20%
挥发油	不得少于 1.4%（ml/g）	不得少于 1.6%
羌活醇与异欧前胡素总量	不得少于 0.40%	不得少于 1.0%

九、性味与归经

辛、苦，温。归膀胱、肾经。

十、功能与主治

解表散寒，祛风除湿，止痛。用于风寒感冒，头痛项强，风湿痹痛，肩背酸痛。

十一、用法与用量

3 ～ 10g。

十二、贮藏

置阴凉干燥处，防蛀。

十三、优质饮片质量标准亮点总结

（1）优质羌活饮片只采用羌活 *Notopterygium incisum* Ting ex H.T.Chang 中的蚕羌的干燥根茎和根作为饮片生产的原料药材。

（2）羌活原料药材为道地产区四川省阿坝州和甘孜州所产。

（3）在《中国药典》2015 年版基础上，优质羌活饮片均制定了比其更严格的标准。

（4）优质羌活饮片的杂质、总灰分、酸不溶性灰分标准均比药典规定减少 20% 以上，严于药典标准，且优质羌活饮片均为无硫饮片。

64. 党参

Dangshen

CODONOPSIS RADIX

本品为党参 *Codonopsis pilosula*（Franch.）Nannf. 的干燥根的炮制加工品。

【采收与加工】 白露到秋分时节采收，即 9 月 10 日至 30 日之间。产地为甘肃省陇西县。

【炮制】 除去杂质，洗净，润透，切15～30mm段，60℃以下干燥。

【成品性状】 本品呈圆柱形的小段。外表皮灰黄色、黄棕色至灰棕色，有时可见根头部有多数疣状突起的茎痕和芽。切面皮部淡棕黄色至黄棕色，木部淡黄色至黄色，有裂隙或放射状纹理。有特殊香气，味微甜。

【鉴别】

（1）显微鉴别：横切面：木栓细胞数列至十数列，外侧有石细胞，单个或成群。栓内层窄。韧皮部宽广，外侧常现裂隙，散有淡黄色乳管群，并常与筛管群交互排列。形成层成环。木质部导管单个散在或数个相聚，呈放射状排列。薄壁细胞含菊糖。

（2）取本品粉末1g，加甲醇25ml，超声处理30min，滤过，滤液蒸干，残渣加水15ml使溶解，通过D101型大孔吸附树脂柱（内径为1.5cm，柱高为10cm），用水50ml洗脱，弃去水液，再用50%乙醇50ml洗脱，收集洗脱液，蒸干，残渣加甲醇1ml使溶解，作为供试品溶液。另取党参炔苷对照品，加甲醇制成每1ml含1mg的溶液，作为对照品溶液。照薄层色谱法（《中国药典》2015年版通则0502）试验，吸取供试品溶液2～4μl、对照品溶液2μl，分别点于同一高效硅胶G薄层板上，以正丁醇-冰醋酸-水（7∶1∶0.5）为展开剂，展开，取出，晾干，喷以10%硫酸乙醇溶液，在100℃加热至斑点显色清晰，分别置日光和紫外光灯（365nm）下检视。供试品色谱中，在与对照品色谱相应的位置上，显相同颜色的斑点或荧光斑点。

【检查】

杂质 不得过0.5%（《中国药典》2015年版通则2301）。

水分 不得过15.0%（《中国药典》2015年版通则0832第二法）。

总灰分 不得过4.0%（《中国药典》2015年版通则2302）。

二氧化硫残留量 照二氧化硫残留量测定法（《中国药典》2015年版通则2331）测定，不得过20mg/kg。

【浸出物】 照醇溶性浸出物测定法(《中国药典》2015年版通则2201)项下的热浸法测定，用45%乙醇作溶剂，不得少于70.0%。

【性味与归经】 甘，平。归脾、肺经。

【功能与主治】 健脾益肺，养血生津。用于脾肺气虚，食少倦怠，咳嗽虚喘，气血不足，面色萎黄，心悸气短，津伤口渴，内热消渴。

【用法与用量】 9～30g。

【注意】 不宜与藜芦同用。

【贮藏】 置通风干燥处，防蛀。

起草单位：中山市正德香中药饮片有限公司

“优质党参饮片质量标准（草案）”起草说明

一、药材来源

1. 基原

优质党参（段）饮片的中药材为桔梗科植物党参 *Codonopsis pilosula*（Franch.）Nannf. 的干燥根。供应商为甘肃陇西县陇西海城中药材购销有限责任公司，其种植的党参质量稳定，能满足优质饮片生产需要。见图 64-1。

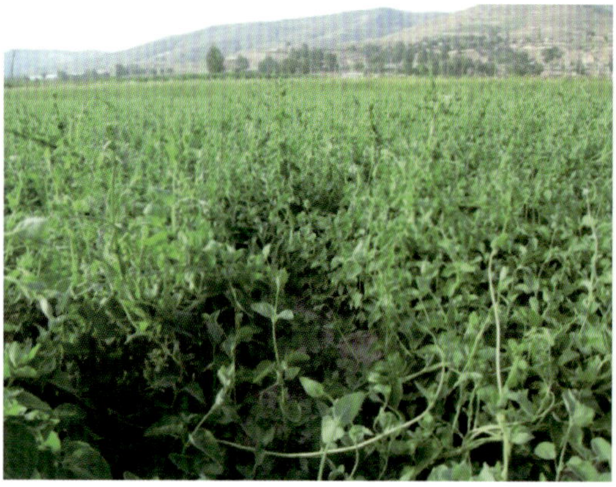

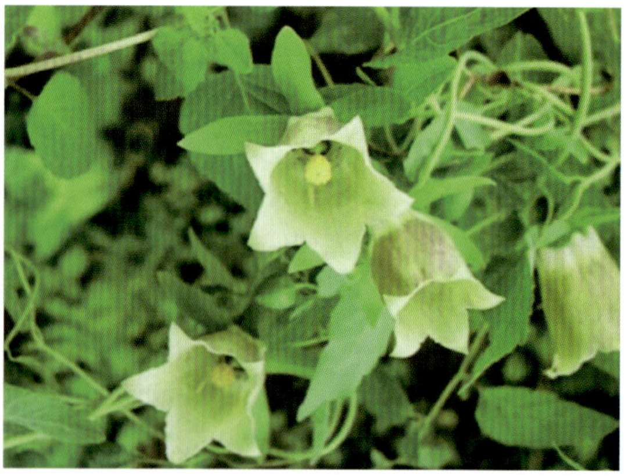

图 64-1 党参药材

2. 采收及加工

优质党参（段）饮片的党参来源于党参 *Codonopsis pilosula*（Franch.）Nannf. 的干燥根。采收在白露到秋分时节进行，即 9 月 10 日至 30 日之间，采挖后洗净、晒干。产地粗加工流程：初晒→分级→水洗→晾晒捆把→揉搓→捆绑→晒干。

按照优质饮片生产要求，经过晒干、分级，进行挑选，使杂质少于 0.5%，然后装食用级塑料薄膜袋再装箱。

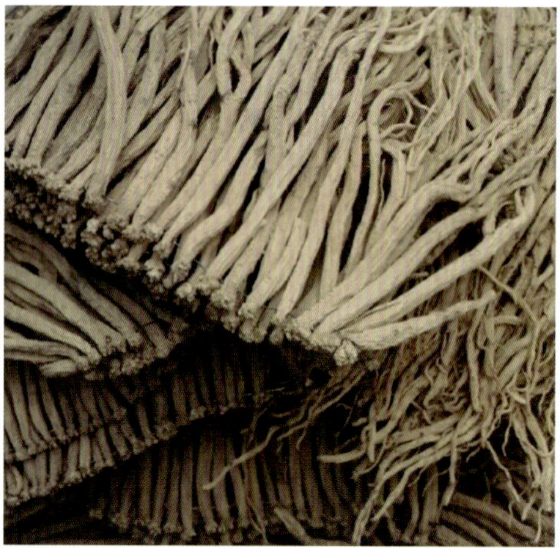

图 64-2 优质党参药材

3. 优质药材依据

优质党参（段）饮片，其使用的党参中药材商品规格等级为二级及以上党参：呈长圆柱形，长 10 ～ 20cm，直径 0.8 ～ 2cm。质稍柔软或稍硬而略带韧性，表面糙米色；断面黄白色，稍平坦，有放射状纹理。有特殊香气，有糖质、味甜。没有泛油变质的油条、松泡条、杂物、虫蛀霉变。见图 64-2。

4. 优质党参（段）饮片的原料药材质量标准

对 3 批次党参中药材进行检测，检查结果全部符合内控中药材质量标准。结果见表 64-1。

（1）性状：呈长圆柱形，长 10 ～ 20cm，直径 0.8 ～ 2cm。质稍柔软或稍硬而略带韧性，断面稍平坦有放射状纹理，裂隙少，皮部淡棕黄色至黄棕色，木部淡黄色至黄色。有特殊香气，有糖质、味甜。

（2）鉴别

显微鉴别：横切面木栓细胞数列至十数列，外侧有石细胞，单个或成群。栓内层窄。韧皮部宽广，外侧常现裂隙，散有淡黄色乳管群，并常与筛管群交互排列。形成层成环。木质部导管单个散在或数个相聚，呈放射状排列。薄壁细胞含菊糖。

薄层鉴别：供试品色谱中，在与对照品色谱相应的位置上，显相同颜色的斑点或荧光斑点。

（3）检查：杂质不得过 3%；水分不得过 15.0%；总灰分不得过 5.0%；二氧化硫残留量不得过 20mg/kg。结果见表 64-1。

（4）浸出物：不得少于 60.0%。

表 64-1　党参药材测定结果

批号	检查项				浸出物（%）
	杂质（%）	水分（%）	总灰分（%）	二氧化硫残留量（mg/kg）	
优质标准	不得过 3	不得过 15.0	不得过 5.0	不得过 20	不得少于 60.0
1802007	0.04	14.7	3.4	6	79.2
1804001	0.1	14.9	3.1	3	81.6
1804004	0.07	14.8	3.8	2	75.0

二、炮制

1. 标准依据

优质党参（段）饮片依据《广东省中药炮制规范》1984 年版党参炮制：除去杂质，洗净，润透，切段，干燥。

制定了《党参生产工艺规程》（文件编码：PM.TP-017-01），并严格按照 GMP 要求经过 3 批次的成品生产验证，其工艺是可行的。

2. 工艺流程

党参（段）→净选（剔除泛油变质的、去除杂质）→洗→切制→干燥→（中间产品检测）→包装→（成品检测）→入库（包装材料）

加工炮制，经过净选，剔除泛油变质的油条、松泡条、杂物（如铁线、绳带或其他杂物）。党参中药材本身比较干净，进行抢水洗即可沥干，然后切制，控制段长为 15 ～ 30mm，异形品率≤ 10%。

三、性状

1. 药材性状

本品呈类圆形的段。外表皮灰黄色、黄棕色至灰棕色，有时可见根头部有多数疣状突起的茎痕和芽。切面皮部淡棕黄色至黄棕色，木部淡黄色至黄色，有裂隙或放射状纹理。有特殊香气，味微甜。见图 64-3。

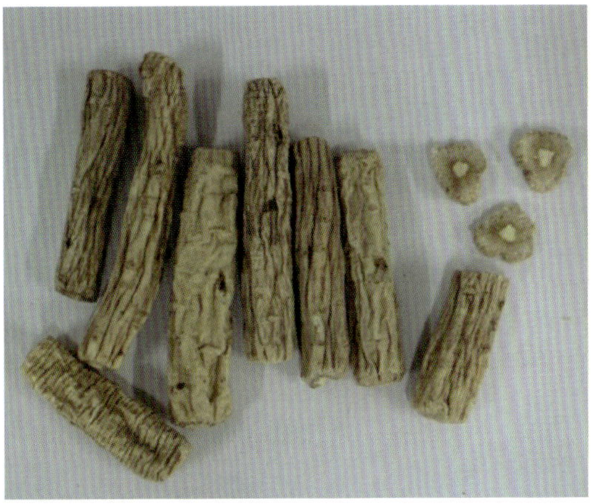

图 64-3　优质党参（段）饮片

2. 饮片性状

优质党参（段）饮片，长 15 ～ 30mm，必须有比较浓郁的党参原味，不得有酸或酸败味；同时，党参（段）应比较柔软，不得硬脆，横断面显油性（或糖性）。

四、鉴别

1. 显微鉴别

横切面木栓细胞数列至十数列，外侧有石细胞，单个或成群。栓内层窄。韧皮部宽广，外侧常现裂隙，散有淡黄色乳管群，并常与筛管群交互排列。形成层成环。木质部导管单个散在或数个相聚，呈放射状排列。薄壁细胞含菊糖。见图 64-4。

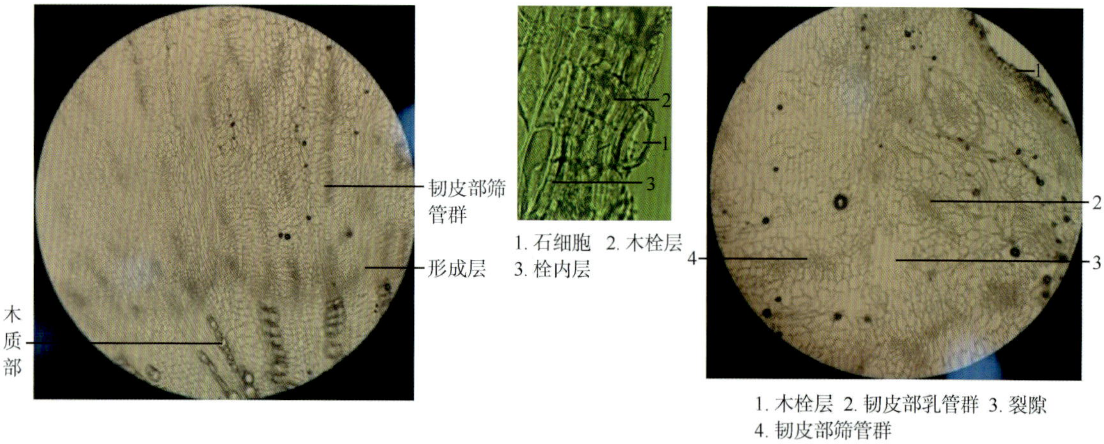

图 64-4 党参横切面显微特征

2. 薄层鉴别

取本品粉末 1g，加甲醇 25ml，超声处理 30min，滤过，滤液蒸干，残渣加水 15ml 使溶解，通过 D101 型大孔吸附树脂柱（内径为 1.5cm，柱高为 10cm），用水 50ml 洗脱，弃去水液，再用 50% 乙醇 50ml 洗脱，收集洗脱液，蒸干，残渣加甲醇 1ml 使溶解，作为供试品溶液。另取党参炔苷对照品，加甲醇制成每 1ml 含 1mg 的溶液，作为对照品溶液。照薄层色谱法（《中国药典》2015 年版通则 0502）试验，吸取供试品溶液 2～4μl、对照品溶液 2μl，分别点于同一高效硅胶 G 薄层板上，以正丁醇 - 冰醋酸 - 水（7 ∶ 1 ∶ 0.5）为展开剂，展开，取出，晾干，喷以 10% 硫酸乙醇溶液，在 100℃加热至斑点显色清晰，分别置日光和紫外光灯（365nm）下检视。供试品色谱中，在与对照品色谱相应的位置上，显相同颜色的斑点或荧光斑点。见图 64-5。

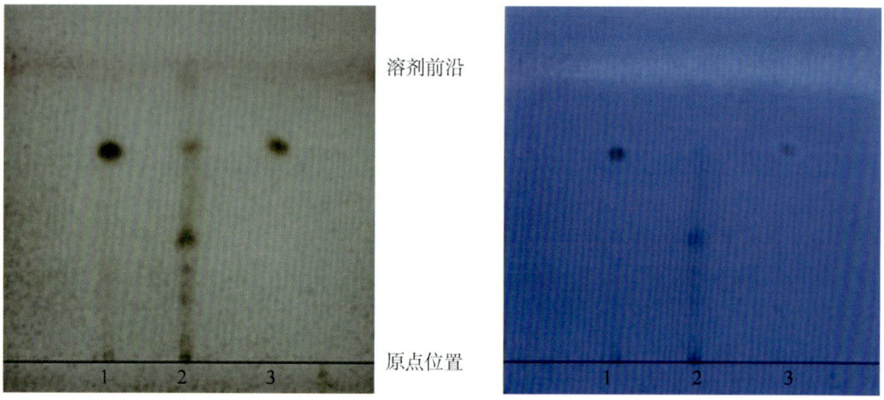

图 64-5 党参饮片薄层鉴别

1. 党参炔苷对照品；2. 党参饮片；3. 党参炔苷对照品

五、检查

对 5 批次党参段饮片进行了检测，均符合优质党参（段）饮片质量标准的要求，故制定下述标准。结果见表 64-2。

1. 杂质

按照杂质检查法（《中国药典》2015 年版通则 2301）检查，本品杂质不得过 0.5%。

2. 水分

不得过 15.0%（《中国药典》2015 年版通则 0832 第二法）。

3. 总灰分

不得过 4.0%（《中国药典》2015 年版通则 2302）。

4. 二氧化硫残留量

照二氧化硫残留量测定法（《中国药典》2015 年版通则 2331）测定，不得过 20mg/kg。

表 64-2　检查项测定结果

批号	杂质（%）	水分（%）	总灰分（%）	二氧化硫残留量（mg/kg）
内控质量标准	不得过 0.5	不得过 15.0	不得过 4.0	不得过 20
201707010	0.05	14.9	2.6	18
201707011	0.02	13.8	2.6	18
201803003	0.01	13.6	3.4	6
201804005	0.05	13.8	3.7	2
201804014	0.01	13.0	2.8	4

六、浸出物

照醇溶性浸出物测定法（《中国药典》2015 年版通则 2201）项下的热浸法测定，用 45% 乙醇作溶剂，不得少于 70.0%。见表 64-3。

表 64-3　浸出物测定结果（%）

批号	内控质量标准	201707010	201707011	201803003	201804005	201804014
浸出物	不得少于 70.0	79.8	79.7	79.1	74.8	75.2

优质党参（段）饮片质量标准与药典标准比较见表 64-4。

表 64-4　优质党参（段）饮片质量标准与药典标准比较

项目	优质饮片标准	《中国药典》标准
性状	本品呈类圆形的段（《广东省中药炮制规范》1984 年版）。外表皮灰黄色、黄棕色至灰棕色，有时可见根头部有多数疣状突起的茎痕和芽。切面皮部淡棕黄色至黄棕色，木部淡黄色至黄色，有裂隙或放射状纹理。有特殊香气，味微甜	本品呈类圆形的段。外表皮灰黄色、黄棕色至灰棕色，有时可见根头部有多数疣状突起的茎痕和芽。切面皮部淡棕黄色至黄棕色，木部淡黄色至黄色，有裂隙或放射状纹理。有特殊香气，味微甜
显微鉴别	本品横切面：木栓细胞数列至十数列，外侧有石细胞，单个或成群。栓内层窄。韧皮部宽广，外侧常现裂隙，散有淡黄色乳管群，并常与筛管群交互排列。形成层成环。木质部导管单个散在或数个相聚，呈放射状排列。薄壁细胞含菊糖	本品横切面：木栓细胞数列至十数列，外侧有石细胞，单个或成群。栓内层窄。韧皮部宽广，外侧常现裂隙，散有淡黄色乳管群，并常与筛管群交互排列。形成层成环。木质部导管单个散在或数个相聚，呈放射状排列。薄壁细胞含菊糖
薄层鉴别	供试品色谱中，在与党参炔苷对照品色谱相应的位置上，显相同颜色的斑点或荧光斑点	供试品色谱中，在与党参炔苷对照品色谱相应的位置上，显相同颜色的斑点或荧光斑点

续表

项目	优质饮片标准	《中国药典》标准
杂质	不得过 0.5%	不得过 3%
水分	不得过 15.0%	不得过 16.0%
总灰分	不得过 4.0%	不得过 5.0%
二氧化硫残留量	不得过 20mg/kg	不得过 400mg/kg
浸出物	不得少于 70.0%	不得少于 55.0%

七、性味与归经

甘，平。归脾、肺经。

八、功能与主治

健脾益肺，养血生津。用于脾肺气虚，食少倦怠，咳嗽虚喘，气血不足，面色萎黄，心悸气短，津伤口渴，内热消渴。

九、用法与用量

9 ～ 30g。

十、注意

不宜与藜芦同用。

十一、贮藏

置通风干燥处，防蛀。

十二、优质党参（段）饮片质量标准总结

（1）中药材来源于桔梗科植物党参 *Codonopsis pilosula*（Franch.）Nannf. 的干燥根。供应商为甘肃陇西县陇西海城中药材购销有限责任公司。

（2）优质党参饮片均一性及洁净度高，几乎无杂质（杂质含量不得过 0.5%，总灰分不得过 4.0%）。

（3）无熏硫，党参本身特有的香气浓郁。

（4）炮制加工及贮藏得当，无泛油变质的油条。

65. 地龙

Dilong

PHERETIMA

本品为钜蚓科动物参环毛蚓 *Pheretima aspergillum*（E.Perrier）的炮制加工品。习称“广

地龙”。

【采收与加工】 一般春季至秋季捕捉、挖掘，全体剖开除去内脏和泥沙，洗净，晒干或低温干燥，切制。主产区在广东、广西和海南。

【炮制】 除去杂质，切段，干燥。

【成品性状】 呈条状薄片段，长约15mm，宽10～20mm，具环节，背部棕褐色至黄褐色，腹部浅黄棕色。体轻，略呈革质，不易折断，气腥，味微咸。

【鉴别】

（1）显微鉴别：本品粉末淡灰色或灰黄色。斜纹肌纤维无色或淡棕色，肌纤维散在或相互绞结成片状，多稍弯曲，直径4～26μm，边缘常不平整。表皮细胞呈棕黄色，细胞界限不明显，布有暗棕色的色素颗粒。刚毛少见，常碎断散在，淡棕色或黄棕色，直径24～32mm，先端多钝圆，有的表面可见纵裂纹。

（2）取本品粉末1g，加水10ml，加热至沸，放冷，离心，取上清液作为供试品溶液。另取赖氨酸对照品、亮氨酸对照品、缬氨酸对照品，加水制成每1ml各含1mg、1mg和0.5mg的溶液，作为对照品溶液。照薄层色谱法（《中国药典》2015年版通则0502）试验，吸取上述四种溶液各3μl，分别点于同一硅胶G薄层板上，以正丁醇-冰醋酸-水（4∶1∶1）为展开剂，展开，取出，晾干，喷以茚三酮试液，在105℃加热至斑点显色清晰。供试品色谱中，在与对照品色谱相应的位置上，显相同颜色的斑点。

（3）取本品粉末1g，加三氯甲烷20ml，超声处理20min，滤过，滤液蒸干，残渣加三氯甲烷1ml使溶解，作为供试品溶液。另取地龙对照药材1g，同法制成对照药材溶液。照薄层色谱法（《中国药典》2015年版通则0502）试验，吸取上述两种溶液各5μl，分别点于同一硅胶G薄层板上，以甲苯-丙酮（9∶1）为展开剂，展开，取出，晾干，置紫外光灯（365nm）下检视。供试品色谱中，在与对照药材色谱相应的位置上，显相同颜色的荧光斑点。

【检查】

杂质　不得过1%（《中国药典》2015年版通则2301）。

水分　不得过11.5%（《中国药典》2015年版通则0832第二法）。

总灰分　不得过9.0%（《中国药典》2015年版通则2302）。

酸不溶性灰分　不得过4.5%（《中国药典》2015年版通则2302）。

二氧化硫残留量　照二氧化硫残留量测定法（《中国药典》2015年版通则2331）测定，不得过20mg/kg。

重金属　取本品1.0g，依法检查（《中国药典》2015年版通则0821第二法），含重金属不得过10mg/kg。

黄曲霉毒素　照黄曲霉毒素测定法（《中国药典》2015年版通则2351）测定。本品每1000g含黄曲霉毒素B_1不得过5μg，黄曲霉毒素G_2、黄曲霉毒素G_1、黄曲霉毒素B_2和黄曲霉毒素B_1的总量不得过10μg。

【浸出物】 照水溶性浸出物测定法(《中国药典》2015年版通则2201)项下的热浸法测定，不得少于20.0%。

【性味与归经】 咸，寒。归肝、脾、膀胱经。

【功能与主治】 清热定惊，通络，平喘，利尿。用于高热神昏，惊痫抽搐，关节痹痛，肢体麻木，半身不遂，肺热喘咳，水肿尿少。

【用法与用量】 5 ～ 10g。

【贮藏】 置通风干燥处，防霉，防蛀。

起草单位：中山市正德香中药饮片有限公司

“优质地龙饮片质量标准（草案）”起草说明

一、药材来源

1. 基原

优质地龙饮片的中药材来源于钜蚓科动物参环毛蚓 *Pheretima aspergillum*（E.Perrier）的干燥体，又称“广地龙”。比较直观的鉴别是原动物活体，全体具环节，有生殖带，习称“白颈”，较光亮。“白颈”其实是类似戒指的环带，颜色有白色，也有肉红色（黄棕色）。见图 65-1。

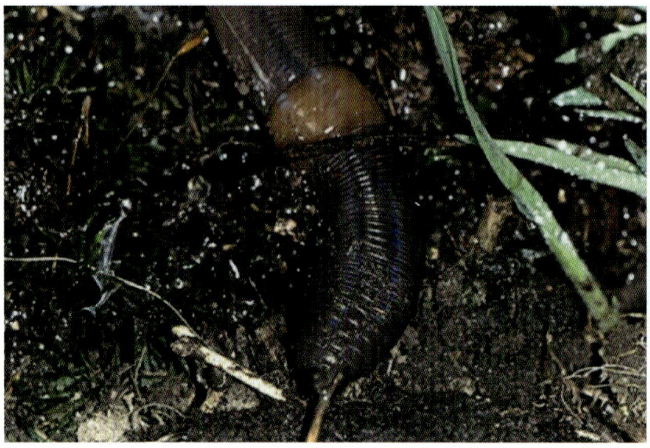

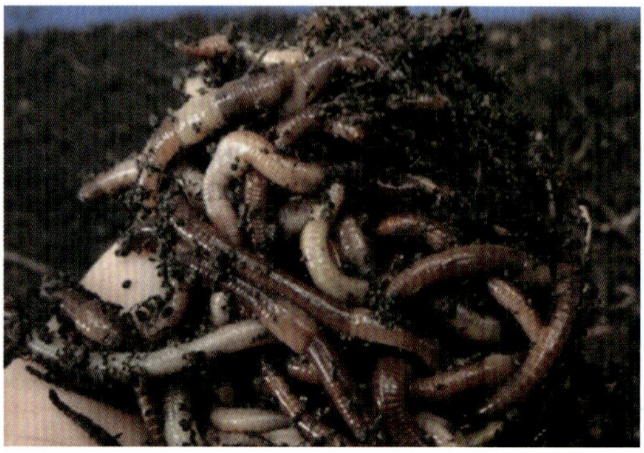

图 65-1 优质地龙药材

广地龙中药材来源于广西玉林市福绵管理区鑫顺中药材种植专业合作社，公司与其建立了长期合作关系，并且签订了《质量保证协议》。目前，供应能持续、稳定。

2. 采收及加工

在春季至秋季产地捕捉，除去死亡的地龙，进行机械剖开，整条地龙方能刨开，才能比较干净除去内脏和泥沙，使中药材的总灰分、酸不溶性灰分达到药典要求。

其次，全开的地龙不能落地晒干（在竹摺子上晒干），这样既干净又避免了二次清洗成分流失或可能霉变。同时，必须管控好地龙晒干的环境，防蚊蝇、防虫，以免生成黄曲霉毒素。从目前的质量监控看，基本达到要求。

3. 优质药材依据

地龙中药材的来源质量稳定，是保证地龙饮片质量的前提。严格控制净制工艺，总灰分、酸不溶性灰分含量低。

4. 优质地龙药材质量标准

对 3 批次的地龙药材检测，结果均符合地龙中药材内控质量标准。见表 65-1。

（1）性状：呈长条状薄片，弯曲，边缘略卷，长 15 ～ 20cm，宽 1 ～ 2cm，全体具环节，背部棕褐色至紫灰色，腹部浅黄棕色；第 14 ～ 16 环节为生殖带，习称“白颈”，较光亮。体前端稍尖，尾端钝圆，刚毛圈粗糙而硬，色稍浅。雄生殖孔在第 18 环节腹侧刚毛圈一小孔突上，外缘有数环绕的浅皮褶，内侧刚毛圈隆起，前面两边有横排（一排或二排）小乳突，每边 10 ～ 20 个不等。受精囊孔 2 对，位于 7/8 至 8/9 环节间一椭圆形突起上，约占节周 5/11。体轻，略呈革质，不易折断，气腥，味微咸。

（2）鉴别

显微鉴别：本品粉末淡灰色或灰黄色。斜纹肌纤维无色或淡棕色，肌纤维散在或相互绞结成片状，多稍弯曲，直径 4 ～ 26μm，边缘常不平整。表皮细胞呈棕黄色，细胞界限不明显，布有暗棕色的色素颗粒。刚毛少见，常碎断散在，淡棕色或黄棕色，直径 24 ～ 32mm，先端多钝圆，有的表面可见纵裂纹。

薄层鉴别：供试品色谱中，在与对照品色谱相应的位置上，显相同颜色的斑点；在与对照药材色谱相应的位置上，显相同颜色的荧光斑点。

（3）检查：杂质不得过 3%；水分不得过 12.0%；总灰分不得过 9.0%；酸不溶灰分不得过 4.8%；二氧化硫残留量不得过 20mg/kg；重金属不得过 30mg/kg；黄曲霉毒素，每 1000g 含黄曲霉毒素 B_1 不得过 5μg，黄曲霉毒素 G_2、黄曲霉毒素 G_1、黄曲霉毒素 B_2 和黄曲霉毒素 B_1 的总量不得过 10μg。

（4）浸出物：水溶性浸出物不得少于 20.0%。

表 65-1　地龙药材测定结果

批号	检查项							浸出物（%）
	杂质（%）	水分（%）	总灰分（%）	酸不溶性灰分（%）	二氧化硫残留量（mg/kg）	重金属	黄曲霉毒素	
1706007	0.04	11.0	6.4	2.4	4	符合规定	符合规定	26.2
1805008	0.04	10.1	8.1	3.9	6	符合规定	符合规定	22.8
1807031	1.00	11.0	6.6	2.8	4	符合规定	符合规定	44.0

二、炮制

1. 标准依据

优质地龙饮片炮制依据《中国药典》2015 年版一部地龙项下的炮制方法炮制：净选（除去杂质），切段，干燥。

公司制定了《地龙生产工艺规程》（文件编码：PM.TP-018-01）并严格按照 GMP 要求进行验证，确认生产工艺稳定、可靠。

2. 工艺流程（图 65-2）

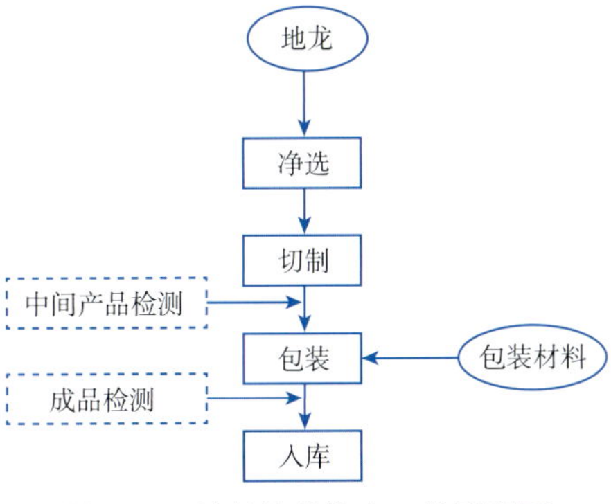

图 65-2　地龙饮片生产工艺流程图

3. 加工炮制总结

地龙的加工炮制关键是纯净，地龙以水土为食，腹中粪食俱为土，地龙粪虽能止吐清热，但与地龙的功用悬殊，所以自古地龙炮制均要求除去腹中泥土，药典要求也是“剖开腹部，除去内脏和泥沙，洗净，晒干或低温干燥”。地龙的传统产地加工方式是人工剖开腹部，除去内脏和泥沙，洗净，因此，地龙必然手抓的一端没有剖开，甚至两端没有剖开，造成总灰分、酸不溶性灰分远远高于药典规定。

公司把地龙炮制的质量监控前移到产地加工，产地加工采取机械剖杀，把活地龙放进剖杀管道让其自行钻进去，在管道内机械剖杀，所得的地龙就是全开的地龙，然后洗干净、晾晒。地龙切制时先试切，检查切段的长短符合长度（15±2）mm，然后开始切制，切制过程定时进行监控。地龙含有琥珀酸，琥珀酸盐是地龙止咳平喘的成分，其溶于水，所以不主张水浸泡。同时，产地初加工环境也是黄曲霉毒素滋生的根源。

上述几方面，优质地龙饮片生产关键是要控制源头，管控好供应商的中药材质量是关键。

三、性状

1. 药材性状

呈长条状薄片，弯曲，边缘略卷，长 15 ～ 20cm，宽 1 ～ 2cm，全体具环节，背部棕褐色至紫灰色，腹部浅黄棕色；第 14 ～ 16 环节为生殖带，习称“白颈”，较光亮。体前端稍尖，尾端钝圆，刚毛圈粗糙而硬，色稍浅。雄生殖孔在第 18 环节腹侧刚毛圈一小孔突上，外缘有数环绕的浅皮褶，内侧刚毛圈隆起，前面两边有横排（一排或二排）小乳突，每边 10 ～ 20 个不等。受精囊孔 2 对，位于 7/8 至 8/9 环节间一椭圆形突起上，约占节周 5/11。体轻，略呈革质，不易折断，气腥，味微咸。见图 65-3。

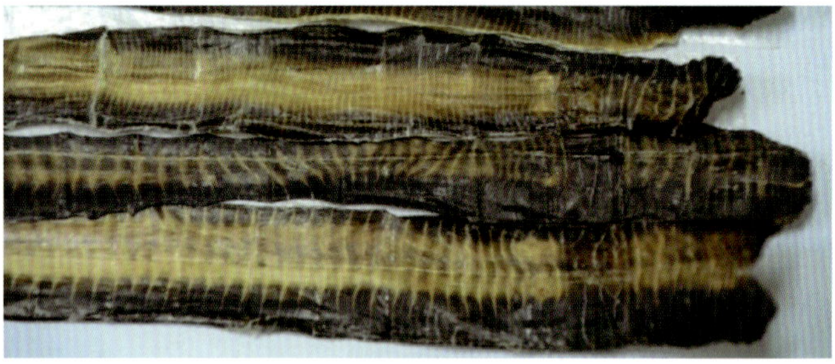

图 65-3　地龙药材性状

2. 饮片性状

本品呈条状薄片段，长约 15mm，宽 10 ～ 20mm，具环节，背部棕褐色至黄褐色，腹部浅黄棕色。体轻，略呈革质，不易折断，气腥，味微咸。见图 65-4。

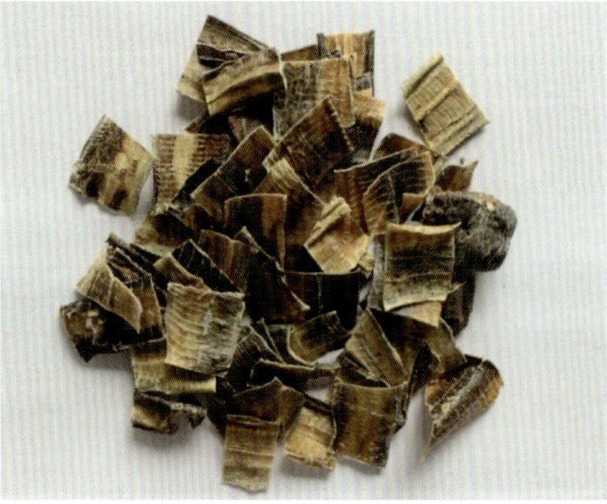

图 65-4　地龙饮片性状

四、鉴别

1. 显微鉴别

本品粉末淡灰色或灰黄色。斜纹肌纤维无色或淡棕色，肌纤维散在或相互绞结成片状，多稍弯曲，直径 4 ～ 26μm，边缘常不平整。表皮细胞呈棕黄色，细胞界限不明显，布有暗棕色的色素颗粒。刚毛少见，常碎断散在，淡棕色或黄棕色，直径 24 ～ 32mm，先端多钝圆，有的表面可见纵裂纹。显微鉴别图见图 65-5 ～图 65-7。

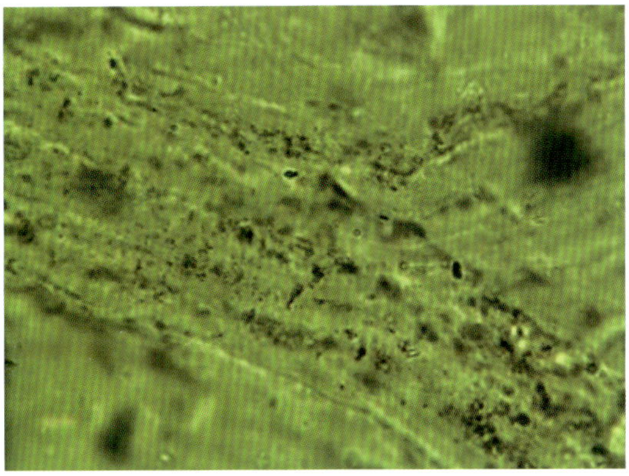

图 65-5 斜纹肌纤维

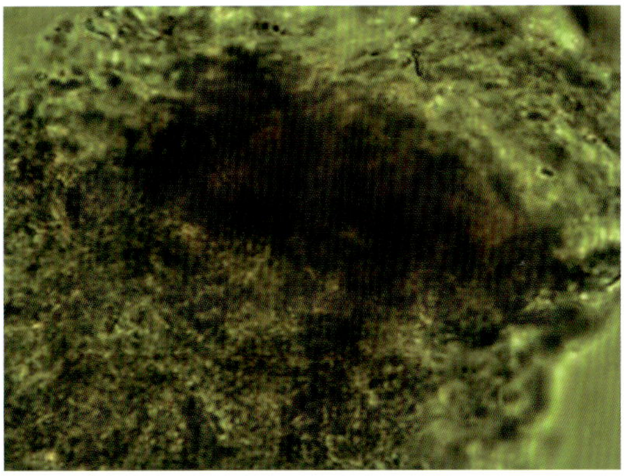

图 65-6 表皮细胞

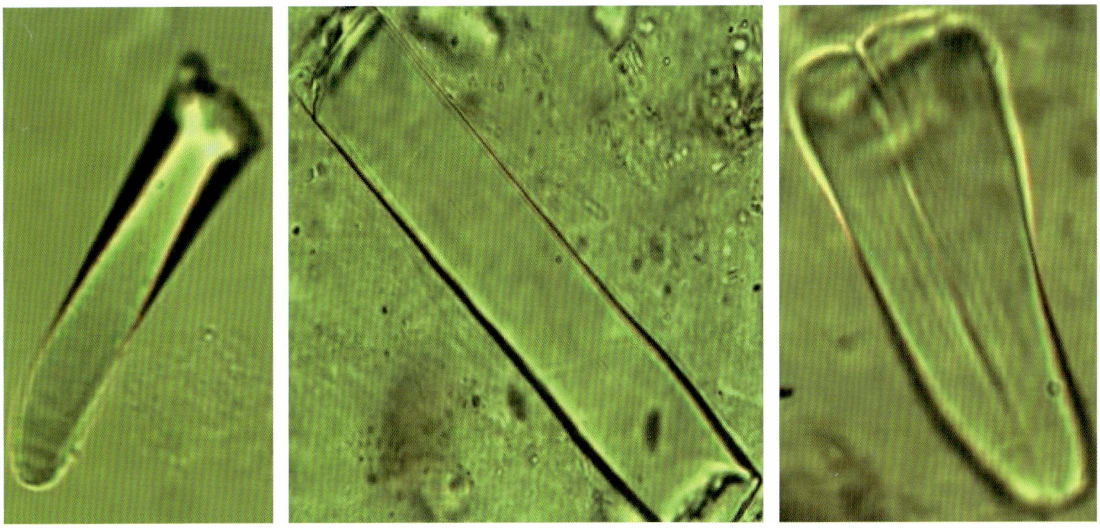

图 65-7 刚毛

2. 薄层鉴别

（1）取本品粉末 1g，加水 10ml，加热至沸，放冷，离心，取上清液作为供试品溶液。另取赖氨酸对照品、亮氨酸对照品、缬氨酸对照品，加水制成每 1ml 各含 1mg、1mg 和 0.5mg 的溶液，作为对照品溶液。照薄层色谱法（《中国药典》2015 年版通则 0502）试验，吸取上述四种溶液各 3μl，分别点于同一硅胶 G 薄层板上，以正丁醇 - 冰醋酸 - 水（4 ∶ 1 ∶ 1）为展开剂，展开，取出，晾干，喷以茚三酮试液，在 105℃加热至斑点显色清晰。供试品色谱中，在与对照品色谱相应的位置上，显相同颜色的斑点。见图 65-8。

（2）取本品粉末 1g，加三氯甲烷 20ml，超声处理 20min，滤过，滤液蒸干，残渣加三氯甲烷 1ml 使溶解，作为供试品溶液。另取地龙对照药材 1g，同法制成对照药材溶液。照薄层色谱法（《中国药典》2015 年版通则 0502）试验，吸取上述两种溶液各 5μl，分别点于同一硅胶 G 薄层板上，以甲苯 - 丙酮（9 ∶ 1）为展开剂，展开，取出，晾干，置紫外光灯（365nm）下检视。供试品色谱中，在与对照药材色谱相应的位置上，显相同颜色的荧光斑点。见图 65-9。

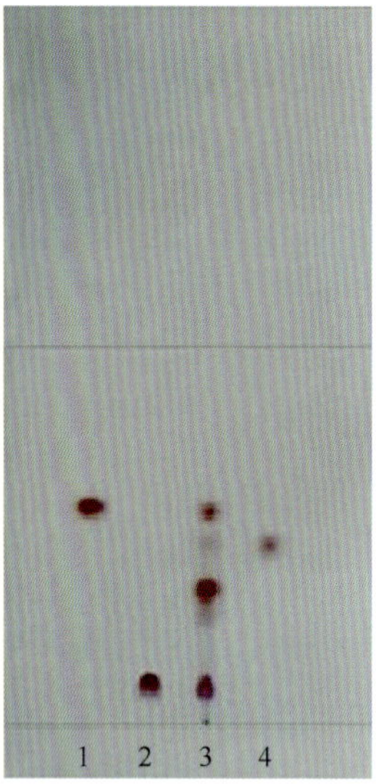

图 65-8　地龙饮片中氨基酸的薄层鉴别

1. 亮氨酸；2. 赖氨酸；3. 地龙饮片；4. 缬氨酸

图 65-9　地龙饮片薄层鉴别

1. 地龙对照药材；2. 地龙饮片

五、检查

对 3 批次的优质地龙饮片检查项目的实际检测数据，结果符合优质地龙饮片的质量要求，故制定如下标准。见表 65-2。

表 65-2　优质地龙饮片检查项测定结果

检测项目	杂质（%）	水分（%）	总灰分（%）	酸不溶性灰分（%）	重金属	黄曲霉毒素
优质地龙饮片标准	1	11.5	9.0	4.5	本品 1.0g，含重金属不得过 10mg/kg	本品 1000g，含黄曲霉毒素总量不得过 10μg
201708004	0.02	11.1	6.4	2.4	符合规定	符合规定
201805012	0.02	9.1	8.7	3.9	符合规定	符合规定
201808025	0.6	9.2	8.7	4.6	符合规定	符合规定

1. 杂质

不得过 1%（《中国药典》2015 年版通则 2301）。

2. 水分

不得过 11.5%（《中国药典》2015 年版通则 0832 第二法）。

3. 总灰分

不得过 9.0%（《中国药典》2015 年版通则 2302）。

4. 酸不溶性灰分

不得过 4.5%（《中国药典》2015 年版通则 2302）。

5. 二氧化硫残留量

照二氧化硫残留量测定法（《中国药典》2015 年版通则 2331）测定，不得过 20mg/kg。

6. 重金属

取本品 1.0g，依法检查（《中国药典》2015 年版通则 0821 第二法），含重金属不得过 10mg/kg。

7. 黄曲霉毒素

照黄曲霉毒素测定法（《中国药典》2015 年版通则 2351）测定。本品每 1000g 含黄曲霉毒素 B_1 不得过 5μg，黄曲霉毒素 G_2、黄曲霉毒素 G_1、黄曲霉毒素 B_2 和黄曲霉毒素 B_1 的总量不得过 10μg。

六、浸出物

照水溶性浸出物测定法（《中国药典》2015 年版通则 2201）项下的热浸法测定，不得少于 20.0%。

从 3 批次的优质地龙饮片浸出物检测数据，可以看到，其结果符合优质地龙饮片的质量要求。见表 65-3。

表 65-3　浸出物测定结果（%）

检测项目	优质地龙饮片标准	201708004	201805012	201808025
浸出物	20.0	26.6	22.8	23.1

优质地龙饮片质量标准与药典标准对比见表 65-4。

表 65-4　优质地龙饮片质量标准与药典标准对比

项目	优质饮片标准	《中国药典》标准
性状	呈条状薄片段，长约 15mm，宽 10 ~ 20mm，具环节，背部棕褐色至黄褐色，腹部浅黄棕色。体轻，略呈革质，不易折断，气腥，味微咸	呈条状薄片段，长约 15mm，宽 10 ~ 20mm，具环节，背部棕褐色至黄褐色，腹部浅黄棕色。体轻，略呈革质，不易折断，气腥，味微咸
显微鉴别	本品粉末淡灰色或灰黄色。斜纹肌纤维无色或淡棕色，肌纤维散在或相互绞结成片状，多稍弯曲，直径 4 ~ 26μm，边缘常不平整。表皮细胞呈棕黄色，细胞界限不明显，布有暗棕色的色素颗粒。刚毛少见，常碎断散在，淡棕色或黄棕色，直径 24 ~ 32mm，先端多钝圆，有的表面可见纵裂纹	本品粉末淡灰色或灰黄色。斜纹肌纤维无色或淡棕色，肌纤维散在或相互绞结成片状，多稍弯曲，直径 4 ~ 26μm，边缘常不平整。表皮细胞呈棕黄色，细胞界限不明显，布有暗棕色的色素颗粒。刚毛少见，常碎断散在，淡棕色或黄棕色，直径 24 ~ 32mm，先端多钝圆，有的表面可见纵裂纹
薄层鉴别	（1）供试品色谱中，在与对照品色谱相应的位置上，显相同颜色的斑点 （2）供试品色谱中，在与对照药材色谱相应的位置上，显相同颜色的荧光斑点	（1）供试品色谱中，在与对照品色谱相应的位置上，显相同颜色的斑点 （2）供试品色谱中，在与对照药材色谱相应的位置上，显相同颜色的荧光斑点
杂质	不得过 1%	不得过 3%
水分	不得过 11.5%	不得过 12.0%
总灰分	不得过 9.0%	不得过 10.0%
酸不溶灰分	不得过 4.5%	不得过 5.0%
二氧化硫残留量	不得过 20mg/kg	不得过 150mg/kg
重金属	不得过 10mg/kg	不得过 30mg/kg
黄曲霉毒素	每 1000g 含黄曲霉毒素 B_1 不得过 5μg，黄曲霉毒素 G_2、黄曲霉毒素 G_1、黄曲霉毒素 B_2 和黄曲霉毒素 B_1 的总量不得过 10μg	每 1000g 含黄曲霉毒素 B_1 不得过 5μg，黄曲霉毒素 G_2、黄曲霉毒素 G_1、黄曲霉毒素 B_2 和黄曲霉毒素 B_1 的总量不得过 10μg
浸出物	不得少于 20.0%	不得少于 16.0%

七、性味与归经

咸，寒。归肝、脾、膀胱经。

八、功能与主治

清热定惊，通络，平喘，利尿。用于高热神昏，惊痫抽搐，关节痹痛，肢体麻木，半身不遂，肺热喘咳，水肿尿少。

九、用法与用量

5 ～ 10g。

十、贮藏

置通风干燥处，防霉，防蛀。

十一、优质地龙饮片质量标准亮点总结

（1）优质地龙饮片的中药材来源于钜蚓科动物参环毛蚓 *Pheretima aspergillum*（E.Perrier）的干燥体，又称“广地龙”。来源于地龙道地产区广西玉林市福绵管理区鑫顺中药材种植专业合作社。

（2）包括中药材、中药饮片生产过程的严格的质量监控，使得重金属和黄曲霉毒素检测能符合要求，纯净（杂质不得过 1%、总灰分不得过 9.0%、酸不溶性灰分不得过 4.5%），整体质量稳定可控。

（3）优质地龙饮片及其中药材的质量标准都制定了比药典严格的指标。

66. 当归

Danggui

ANGELICAE SINENSIS RADIX

本品为当归 *Angelica sinensis*（Oliv.）Diels 的干燥根的炮制加工品。

【采收与加工】 于 10 月中旬采收，采收后进行产地粗加工（除去须根或撞去外皮）。产地为道地产区甘肃省渭源县。

【炮制】 优质当归饮片的加工炮制依据《中国药典》2015 年版当归项下的炮制方法炮制：除去杂质，洗净，润透，切薄片，晒干或低温干燥。

【成品性状】 本品呈类圆形、椭圆形或不规则薄片。外表皮浅棕色至棕褐色。切面浅棕黄色或黄白色，平坦，有裂隙，中间有浅棕色的形成层环，并有多数棕色的油点，香气浓郁，味甘、辛、微苦。成品中药饮片不能有柴性大、干枯无油或断面呈绿褐色当归片。

【鉴别】

（1）显微鉴别：粉末淡黄棕色。韧皮薄壁细胞纺锤形，壁略厚，表面有极微细的斜向交错纹理，有时可见菲薄的横隔。梯纹导管和网纹导管多见，直径约至 80μm。有时可见油室碎片。

（2）取本品粉末 0.5g，加乙醚 20ml，超声处理 10min，滤过，滤液蒸干，残渣加乙醇 1ml 使溶解，作为供试品溶液。另取当归对照药材 0.5g，同法制成对照药材溶液。照薄层色谱法（《中国药典》2015 年版通则 0502）试验，吸取上述两种溶液各 10μl，分别点于同一硅胶 G 薄层板上，以正己烷 - 乙酸乙酯（4 ∶ 1）为展开剂，展开，取出，晾干，置紫外光灯（365nm）下检视。供试品色谱中，在与对照药材色谱相应的位置上，显相同颜色的荧光斑点。

（3）取本品粉末 3g，加 1% 碳酸氢钠溶液 50ml，超声处理 10min，离心，取上清液用稀盐酸调节 pH 值至 2 ～ 3，用乙醚振摇提取 2 次，每次 20ml，合并乙醚液，挥干，残渣加甲醇 1ml 使溶解，作为供试品溶液。另取阿魏酸对照品、藁本内酯对照品，加甲醇制成每 1ml 各含 1mg 的溶液，作为对照品溶液。照薄层色谱法（《中国药典》2015 年版通则 0502）试验，吸取上述三种溶液各 10μl，分别点于同一硅胶 G 薄层板上，以环己烷 - 二氯甲烷 - 乙酸乙酯 - 甲酸（4 ∶ 1 ∶ 1 ∶ 0.1）为展开剂，展开，取出，晾干，置紫外光灯（365nm）下检视。供试品色谱中，在与对照品色谱相应的位置上，显相同颜色的荧光斑点。

【检查】

杂质 不得过 1%（《中国药典》2015 年版通则 2301）。

水分 不得过 12.0%，不得少于 7.0%（《中国药典》2015 年版通则 0832 第四法）。

总灰分 不得过 5.5%（《中国药典》2015 年版通则 2302）。

酸不溶性灰分 不得过 1.0%（《中国药典》2015 年版通则 2302）。

二氧化硫残留量 按二氧化硫残留量测定法（《中国药典》2015 年版通则 2331）测定，二氧化硫残留量不得过 40mg/kg。

【浸出物】 照醇溶性浸出物测定法(《中国药典》2015 年版通则 2201)项下的热浸法测定，用 70% 乙醇作溶剂，不得少于 58.0%。

【含量测定】

（1）挥发油：照挥发油测定法（《中国药典》2015 年版通则 2204 乙法）测定。本品含挥发油不得少于 0.4%（ml/g）。

（2）阿魏酸：照高效液相色谱法（《中国药典》2015 年版通则 0512）测定。

色谱条件与系统适用性试验：以十八烷基硅烷键合硅胶为填充剂；以乙腈 -0.085% 磷酸溶液（17 ∶ 83）为流动相；检测波长为 316nm；柱温为 35℃。理论板数按阿魏酸峰计算应不低于 5000。

对照品溶液的制备：精密称取阿魏酸对照品适量，置棕色量瓶中，加 70% 甲醇制成每 1ml 含 12μg 的溶液，即得。

供试品溶液的制备：精密称取本品粉末（过三号筛）约 0.2g，置具塞锥形瓶中，精密加入 70% 甲醇 20ml，密塞，称定重量，加热回流 30min，放冷，再称定重量，用 70% 甲醇补足减失的重量，摇匀，静置，取上清液滤过，取续滤液，即得。

测定法：分别精密吸取对照品溶液与供试品溶液各 10μl，注入液相色谱仪，测定，即得。

本品按干燥品计算，含阿魏酸不得少于 0.050%。

【性味与归经】 甘、辛，温。归肝、心、脾经。

【功能与主治】 补血活血，调经止痛，润肠通便。用于血虚萎黄，眩晕心悸，月经不调，经闭痛经，虚寒腹痛，风湿痹痛，跌仆损伤，痈疽疮疡，肠燥便秘。

【用法与用量】 6 ～ 12g。

【贮藏】 置阴凉干燥处，防潮，防蛀。

起草单位：中山市正德香中药饮片有限公司

“优质当归饮片质量标准（草案）”起草说明

一、中药材来源

1. 基原

优质当归饮片的基原为伞形科植物当归 *Angelica sinensis*（Oliv.）Diels 的干燥根。秋末（供应商一般在 10 月中旬采收）采挖，除去须根和泥沙，待水分稍蒸发后，捆成小把，上棚，用烟火慢慢熏干。

供应商为渭源县世平中药材专业合作社当归种植基地，当归中药材均是道地产区种植，可以持续稳定供应。见图 66-1。

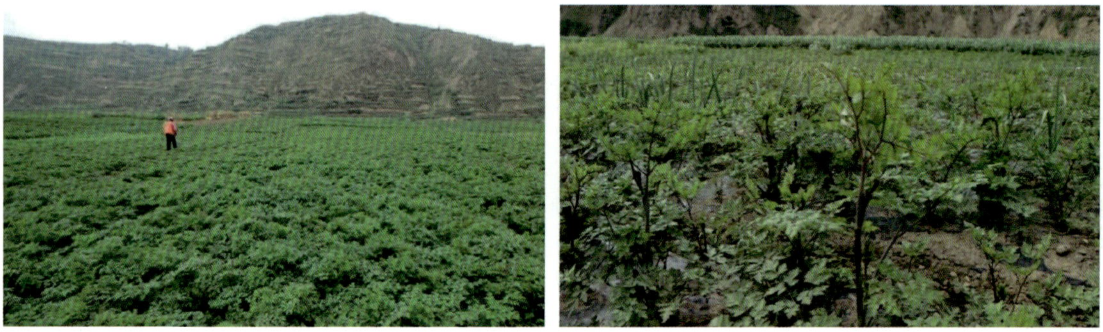

图 66-1 当归种植基地

2. 采收季节及产地加工

研究表明：采取适宜采收期的衡量因子 F（阿魏酸、藁本内酯、正丁烯基酞内酯的含量），10 月中旬 F 和生物量最高相吻合，此采收期也与药典规定相符。

苯肽类（正丁烯基酞内酯）和有机酸类（阿魏酸）活性成分以及挥发油熏制后含量提高，说明产地粗加工的合理性。

3. 优质中药材依据

传统认为：主根粗长，油润，断面黄白色，气味浓郁，味甘者品质优良。优质当归中药饮片生产采用的中药材按当归商品规格等级二等的要求采购。

当归药材的商品规格等级见表 66-1。

表 66-1 当归药材商品规格等级

项目	一等	二等	三等	四等	五等
形状	上部主根圆柱形，或具数个明显突出的根茎痕，下部有多条支根，根梢不细于 0.2cm				主根或掺杂部分腿渣，但主根数量占 30% 以上，腿渣占 70%
表面	表面棕黄色或黄褐色				
皮孔	皮孔散在，不明显或无				
纵皱纹	有				

续表

项目	一等	二等	三等	四等	五等
芦头	圆钝或有明显突出的根茎痕				根茎痕有或无
质地	质地柔韧				
断面	断面黄白色或淡黄色，具油性，韧皮部有多数棕色点状分泌腔，木质部有浅棕色环				
气味	有浓郁的香气，味甘、辛、微苦				
支数（kg）	≤ 15	15 < n ≤ 40	40 < n ≤ 70	70 < n ≤ 110	> 110
单支重（g）	≥ 66.7	25.0 < W ≤ 66.7	14.3 < W ≤ 25.0	9.1 < W ≤ 14.3	< 9.1
杂质	无				
虫蛀、霉变	无				
泛油支条	无				
麻口病斑	无				

4. 优质当归饮片的中药材标准

（1）性状：上部主根圆柱形，或具数个明显突出的根茎痕，下部有多条剪支根后的痕，不细于0.2cm。主根不掺杂腿渣，表面棕黄色或黄褐色。皮孔散在，不明显或无纵皱纹有芦头，圆钝或有明显突出的根茎痕，质地柔韧，断面黄白色或淡黄色，具油性，韧皮部有多数棕色点状分泌腔，木质部有浅棕色环。有浓郁的香气，味甘、辛、微苦。

（2）鉴别

显微鉴别：横切面与《中国药典》当归的规定相符。粉末与《中国药典》当归的规定相符。

薄层鉴别：供试品色谱中，在与对照药材色谱相应的位置上，显相同颜色的荧光斑点。供试品色谱中，在与对照品色谱相应的位置上，显相同颜色的荧光斑点。

（3）检查：杂质不得过3%；水分不得过15.0%；总灰分不得过6.5%；酸不溶性灰分不得过2.0%；二氧化硫残留量不得过30mg/kg。

（4）浸出物：不得少于58.0%。

（5）含量测定：挥发油不得少于0.5%（ml/g）；阿魏酸不得少于0.078%。见表66-2。

表 66-2　当归药材质量控制标准及测定结果

定量检测	项目	内控质量标准	1711017	1803006	1805016
检查	总灰分（%）	不得过 6.5	4.8	4.6	4.3
	酸不溶性灰分（%）	不得过 2.0	0.78	1.2	0.41
	二氧化硫残留量（mg/kg）	不得过 30	符合规定		
含量测定	浸出物（%）	不得少于 58.0	59.3	67.8	66.8
	挥发油 [%（ml/g）]	不得少于 0.5	0.7	0.7	0.6
	阿魏酸（%）	不得少于 0.078	0.085	0.108	0.148

二、炮制

1. 标准依据

（1）优质当归饮片的加工炮制依据《中国药典》2015年版当归项下的炮制方法炮制：除去杂质，

洗净，润透，切薄片，晒干或低温干燥。

（2）《当归生产工艺规程》（文件编码：PM.TP-032-02）。生产流程：净选→洗润→切制→干燥→净选→包装。

2. 工艺流程（图 66-2）

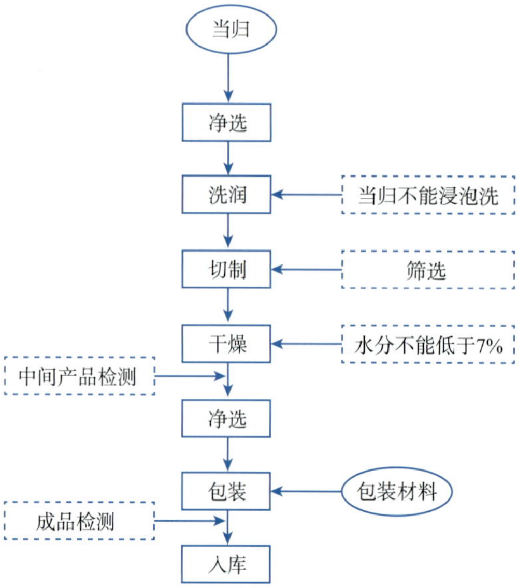

图 66-2 当归饮片生产工艺流程图

3. 关键工艺参数

优质当归饮片的《当归生产工艺规程》是按照 GMP 要求经过严格验证后制定的，是稳定可靠的生产工艺。

净选后用露润法软化当归，空气加湿先设置相对湿度为 88%、润 6 ～ 8h，再设置相对湿度为 80%、润 9 ～ 10h，直到当归润透（归身稍软、切开内无干心）。再用刨片机切制。切制时，当归薄片 1 ～ 2mm，须试切，且须在带自动筛的刨片机切。片型规格：薄片 1 ～ 2mm，异形品率≤ 10%。

一般采用自然干燥方式干燥，控制水分不得少于 7.0%，不得过 12.0%。天气难以干燥的时候才烘干，烘箱干燥开“烘干 + 排湿”：温度（50±2）℃、湿度 14%。

必须密切留意干湿度，不能过干，否则降低挥发油含量。

当归药材不能浸洗（除非浸洗后再干燥），否则切片不能成形，并且粘刀；当归切片过程应及时剔除药碎、粉尘，否则油性的当归片会粘上。优质当归饮片切片后，避免暴晒或高温烘干，控制水分不得低于 7%，否则挥发油含量会低于 0.4%（ml/g）。

三、性状

1. 药材性状

本品略呈圆柱形，下部有支根 3 ～ 5 条或更多，长 15 ～ 25cm。表面浅棕色至棕褐色，具纵皱纹和横长皮孔样突起。根头（归头）直径 1.5 ～ 4cm，具环纹，上端圆钝，或具数个明显突出的根茎痕，有紫色或黄绿色的茎和叶鞘的残基；主根（归身）表面凹凸不平；支根（归尾）直径 0.3 ～ 1cm，上粗下细，多扭曲，有少数须根痕。质柔韧，断面黄白色或淡黄棕色，皮部厚，有裂隙和多数棕色点状分泌腔，木部色较淡，形成层环黄棕色。有浓郁的香气，味甘、辛、微苦。见图 66-3、图 66-4。

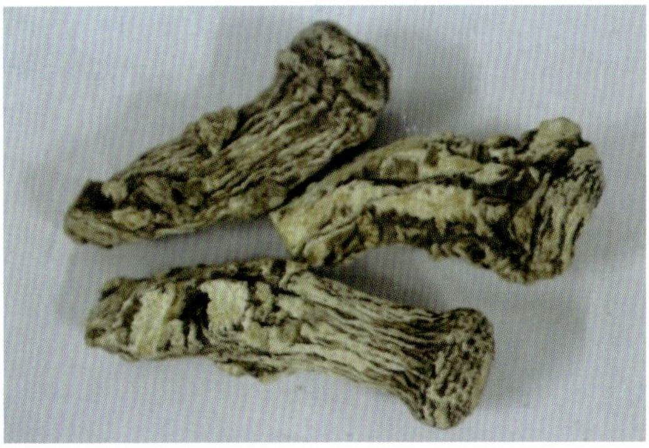

图 66-3 撞皮当归药材

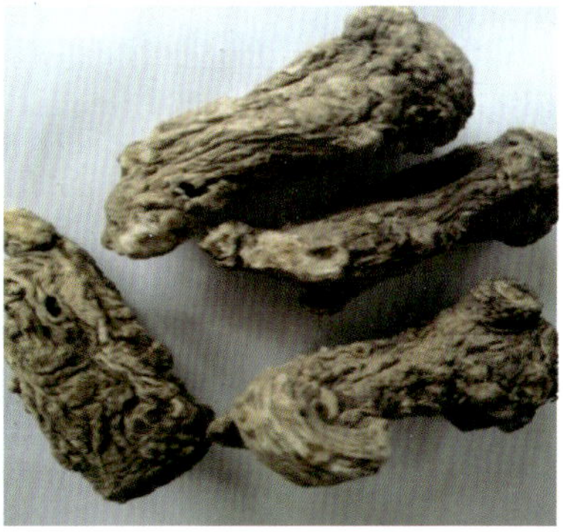

图 66-4 当归药材

2. 饮片性状

本品呈类圆形、椭圆形或不规则薄片（1～2mm）。外表皮浅棕色至棕褐色。切面浅棕黄色或黄白色，平坦，有裂隙，中间有浅棕色的形成层环，并有多数棕色的油点，香气浓郁，味甘、辛、微苦。成品中药饮片不能有柴性大、干枯无油或断面呈绿褐色当归片。见图 66-5。

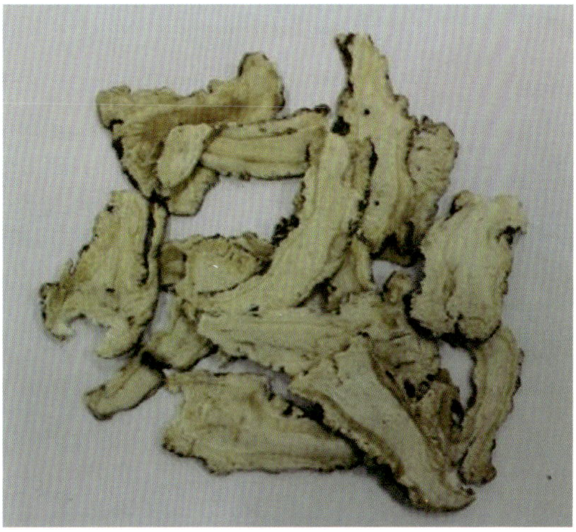

图 66-5 当归饮片性状

四、鉴别

1. 显微鉴别

粉末淡黄棕色。韧皮薄壁细胞纺锤形，壁略厚，表面有极微细的斜向交错纹理，有时可见菲薄的横隔。梯纹导管和网纹导管多见，直径约至 80μm。有时可见油室碎片。见图 66-6。

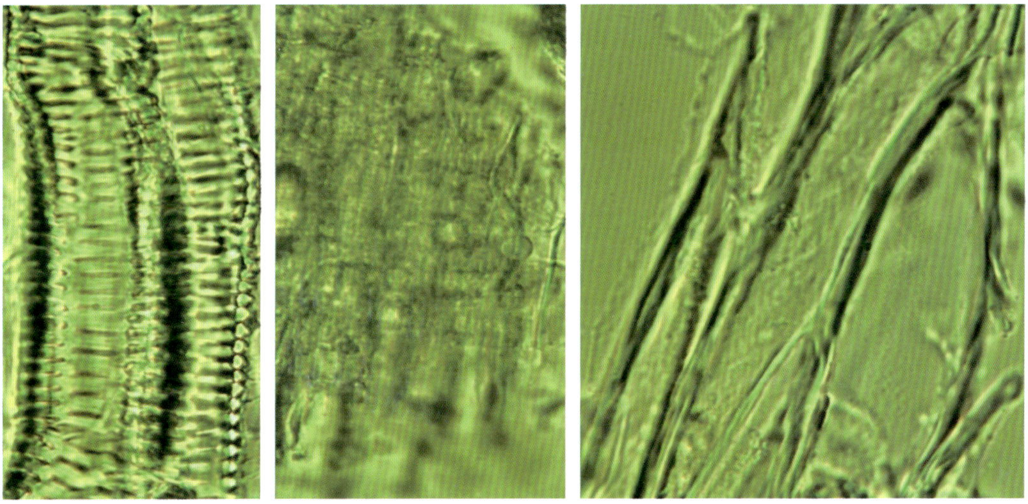

导管　油室碎片　韧皮薄壁细胞

图 66-6 显微鉴别特征

2. 薄层鉴别

（1）取本品粉末0.5g，加乙醚20ml，超声处理10min，滤过，滤液蒸干，残渣加乙醇1ml使溶解，作为供试品溶液。另取当归对照药材0.5g，同法制成对照药材溶液。照薄层色谱法（《中国药典》2015年版通则0502）试验，吸取上述两种溶液各10μl，分别点于同一硅胶G薄层板上，以正己烷-乙酸乙酯（4∶1）为展开剂，展开，取出，晾干，置紫外光灯（365nm）下检视。供试品色谱中，在与对照药材色谱相应的位置上，显相同颜色的荧光斑点。

（2）取本品粉末3g，加1%碳酸氢钠溶液50ml，超声处理10min，离心，取上清液用稀盐酸调节pH值至2～3，用乙醚振摇提取2次，每次20ml，合并乙醚液，挥干，残渣加甲醇1ml使溶解，作为供试品溶液。另取阿魏酸对照品、藁本内酯对照品，加甲醇制成每1ml各含1mg的溶液，作为对照品溶液。照薄层色谱法（《中国药典》2015年版通则0502）试验，吸取上述三种溶液各10μl，分别点于同一硅胶G薄层板上，以环己烷-二氯甲烷-乙酸乙酯-甲酸（4∶1∶1∶0.1）为展开剂，展开，取出，晾干，置紫外光灯（365nm）下检视。供试品色谱中，在与对照品色谱相应的位置上，显相同颜色的荧光斑点。见图66-7。

1. 当归饮片；2 当归对照药材

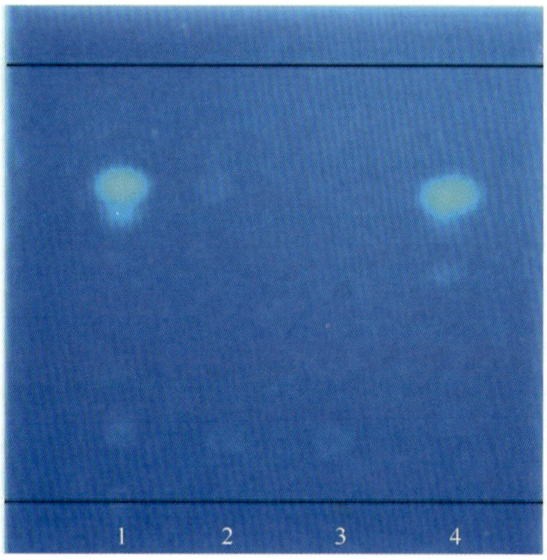

1. 当归饮片；2、3. 阿魏酸对照品；4. 藁本内酯对照品

图66-7　当归饮片薄层鉴别

五、检查

1. 杂质

不得过1%（《中国药典》2015年版通则2301）。见表66-3。

2. 水分

不得过12.0%，不得少于7.0%（《中国药典》2015年版通则0832第四法）。见表66-3。

3. 总灰分

不得过5.5%（《中国药典》2015年版通则2302）。见表66-3。

4. 酸不溶性灰分

不得过1.0%（《中国药典》2015年版通则2302）。见表66-3。

5. 二氧化硫残留量

二氧化硫残留量不得过40mg/kg（《中国药典》2015年版通则2331）。见表66-3。

表 66-3 当归饮片检测结果

批号	杂质（%）	水分（%）	总灰分（%）	酸不溶性灰分（%）	二氧化硫残留量（mg/kg）
优质饮片质量标准	不得过 1.0%	不得少于 7.0%，不得过 12.0%	不得过 5.5%	不得过 1.0%	不得过 40mg/kg
201712011	0.06	10.5	4.8	0.78	无硫
201803006	0.04	10.1	4.5	0.98	无硫
201805011	0.002	9.8	4.1	0.41	无硫

六、浸出物

照醇溶性浸出物测定法（《中国药典》2015 年版通则 2201）项下的热浸法测定，用 70% 乙醇作溶剂，不得少于 58.0%。3 批次优质当归饮片均达到优质当归饮片的内控质量标准。见表 66-4。

表 66-4 当归饮片浸出物测定结果（%）

项目	内控质量标准	201712011	201803006	201805011
浸出物	不得少于 58.0%	59.3	67.6	66.3

七、含量测定

1. 挥发油

照挥发油测定法（《中国药典》2015 年版通则 2204 乙法）测定。本品含挥发油不得少于 0.4%（ml/g）。

2. 阿魏酸

照高效液相色谱法（《中国药典》2015 年版通则 0512）测定。

色谱条件与系统适用性试验：以十八烷基硅烷键合硅胶为填充剂；以乙腈 -0.085% 磷酸溶液（17 ∶ 83）为流动相；检测波长为 316nm；柱温为 35℃。理论板数按阿魏酸峰计算应不低于 5000。

对照品溶液的制备：精密称取阿魏酸对照品适量，置棕色量瓶中，加 70% 甲醇制成每 1ml 含 12μg 的溶液，即得。

供试品溶液的制备：精密称取本品粉末（过三号筛）约 0.2g，置具塞锥形瓶中，精密加入 70% 甲醇 20ml，密塞，称定重量，加热回流 30min，放冷，再称定重量，用 70% 甲醇补足减失的重量，摇匀，静置，取上清液滤过，取续滤液，即得。

测定法：分别精密吸取对照品溶液与供试品溶液各 10μl，注入液相色谱仪，测定，即得。

本品按干燥品计算，含阿魏酸不得少于 0.050%。

3 批次优质当归饮片实际检测结果挥发油和阿魏酸均达到优质当归饮片的质量标准要求。见表 66-5。

表 66-5 当归饮片含量测定结果

项目	内控质量标准	201712011	201803006	201805011
挥发油（%）（ml/g）	不得少于 0.4%	0.7	0.7	0.6
阿魏酸（%）	不得少于 0.050%	0.084	0.083	0.087

优质当归饮片质量标准与药典标准比较见表 66-6。

表 66-6　优质当归饮片质量标准与药典标准比较

项目	优质饮片标准	《中国药典》标准
性状	本品呈椭圆形或不规则薄片。外表皮浅棕色至棕褐色。切面浅棕黄色或黄白色，平坦，有裂隙，中间有浅棕色的形成层环，并有多数棕色的油点，香气浓郁，味甘、辛、微苦	本品呈椭圆形或不规则薄片。外表皮浅棕色至棕褐色。切面浅棕黄色或黄白色，平坦，有裂隙，中间有浅棕色的形成层环，并有多数棕色的油点，香气浓郁，味甘、辛、微苦
显微鉴别	粉末淡黄棕色。韧皮薄壁细胞纺锤形，壁略厚，表面有极微细的斜向交错纹理，有时可见菲薄的横隔。梯纹导管和网纹导管多见，直径约至 80μm。有时可见油室碎片	粉末淡黄棕色。韧皮薄壁细胞纺锤形，壁略厚，表面有极微细的斜向交错纹理，有时可见菲薄的横隔。梯纹导管和网纹导管多见，直径约至 80μm。有时可见油室碎片
薄层鉴别	（1）供试品色谱中，在与对照药材色谱相应的位置上，显相同颜色的荧光斑点 （2）供试品色谱中，在与对照品色谱相应的位置上，显相同颜色的荧光斑点	（1）供试品色谱中，在与对照药材色谱相应的位置上，显相同颜色的荧光斑点 （2）供试品色谱中，在与对照品色谱相应的位置上，显相同颜色的荧光斑点
杂质	不得过 1%	不得过 3%
水分	不得过 12.0% 不得低于 7.0%	不得过 15.0%
总灰分	不得过 5.5%	不得过 7.0%
酸不溶性灰分	不得过 1.0%	不得过 2.0%
二氧化硫残留量	不得过 40mg/kg	不得过 150mg/kg
浸出物	不得少于 58.0%	不得少于 45.0%
挥发油（ml/g）	不得少于 0.4%（ml/g）	/
阿魏酸	不得少于 0.050%	/

八、性味与归经

甘、辛，温。归肝、心、脾经。

九、功能与主治

补血活血，调经止痛，润肠通便。用于血虚萎黄，眩晕心悸，月经不调，经闭痛经，虚寒腹痛，风湿痹痛，跌仆损伤，痈疽疮疡，肠燥便秘。酒当归活血通经。用于经闭痛经，风湿痹痛，跌仆损伤。

十、用法与用量

6 ～ 12g。

十一、贮藏

置阴凉干燥处，防潮，防蛀。

十二、优质当归饮片质量标准总结

（1）优质饮片当归为伞形科植物当归 *Angelica sinensis*（Oliv.）Diels 的干燥根加工炮制品。来源于渭源县世平中药材专业合作社，是当归甘肃道地产区。

（2）优质当归饮片无论边缘或者横切面均保持干净，不粘有泥尘粉尘，保持优质饮片特点：纯净（其中指标包括杂质不得过 1%、总灰分不得过 5.5%、酸不溶性灰分不得过 1.0%）。

（3）优质当归饮片加工炮制工艺成熟，润药模拟自然条件，切制效果片型稳定、干净可控，干燥方法经过实验验证，质量稳定。

（4）当归加工严格按照生产工艺规程，保证中药饮片优质，中药饮片增加挥发油、阿魏酸 2 个检测项目。

67. 沉香粉
Chenxiangfen
AQUILARIAE LIGNUM RESINATUM

本品为瑞香科植物白木香 *Aquilaria sinensis*（Lour.）Gilg 含有树脂的木材的炮制加工品。

【采收与加工】 全年均可采收，割取含树脂的木材，除去不含树脂的白木部分，至阴凉通风干燥处自然阴干。产地为广东省茂名市电白区沙琅镇的全国最大的白木香种植基地——茂名市君元沉香种植发展有限公司沉香山白木香（沉香）规范化种植基地，为白木香（沉香）地理标志产地。

【炮制】 采用刀具剔除枯废白木，平铺于阴凉通风的房间内或空调房内阴干，采用粉碎机粉碎成中粉（全部通过四号筛，通过五号筛不得超过 60%）。

【成品性状】 本品呈褐色至棕黑色的粉末，气芳香，味苦。

【鉴别】

（1）显微鉴别：本品粉末黑棕色。纤维管胞成束，呈长梭形，直径 22 ～ 29μm，壁稍厚，木化，纹孔口相交成十字形或人字形。韧型纤维常单个散离，无色或淡黄色，边缘整齐或微波状，末端细尖，壁厚纹孔少见。具缘纹孔导管甚短，纹孔排列紧密，互列。木间韧皮薄壁细胞形状不一，壁非木化，细胞中含黄棕色物，有的细胞壁经菌丝腐蚀形成纵横交错的纹理，暗棕色菌丝体可见。树脂黄棕色，多破碎。草酸钙柱晶少数，为四面柱体，多碎断。

（2）取【浸出物】项下醇溶性浸出物，进行微量升华，得黄褐色油状物，香气浓郁；于油状物上加盐酸 1 滴与香草醛少量，再滴加乙醇 1 ～ 2 滴，渐显樱红色，放置后颜色加深。

（3）取本品粉末 0.5g，加乙醚 30ml，超声处理 60min，滤过，滤液蒸干，残渣加三氯甲烷 2ml 使溶解，作为供试品溶液。另取沉香对照药材 0.5g，同法制成对照药材溶液。照薄层色谱法（《中国药典》2015 年版通则 0502）试验，吸取上述两种溶液各 10μl，分别点于同一硅胶 G 薄层板上，以三氯甲烷 - 乙醚（10 ∶ 1）为展开剂，展开，取出，晾干，在紫外光灯（365nm）下检视。供试品色谱中，在与对照药材色谱相应的位置上，显相同颜色的荧光斑点。

【检查】

杂质　不得过 1.0%（《中国药典》2015 年版四部通则 2301）。

水分　不得过 12.0%（《中国药典》2015 年版四部通则 0832 第四法）。

总灰分　不得过 5.0%（《中国药典》2015 年版四部通则 2302）。

二氧化硫残留量　照二氧化硫残留量测定法（《中国药典》2015 年版四部通则 2331）测定，不得过 50mg/kg。

黄曲霉毒素　照黄曲霉毒素测定法（《中国药典》2015 年版四部通则 2351）测定。

本品每 1000g 含黄曲霉毒素 B_1 不得过 5μg，黄曲霉毒素 G_2、黄曲霉毒素 G_1、黄曲霉毒素 B_2 和黄曲霉毒素 B_1 的总量不得过 10μg。

【浸出物】　照醇溶性浸出物测定法（《中国药典》2015 年版四部通则 2201）项下的热浸法测定，用乙醇作溶剂，不得少于 10.0%。

【特征图谱】　照高效液相色谱法（《中国药典》2015 年版通则 0512）测定。

色谱条件与系统适用性试验：以十八烷基硅烷键合硅胶为填充剂（柱长为 25cm，内径为 4.6mm，粒径为 5μm，Diamonsil C18 或 Phenomenex luna C18 色谱柱）；以乙腈为流动相 A，以 0.1% 甲酸溶液为流动相 B，按下表中的规定进行梯度洗脱；流速为每分钟 0.7ml；柱温为 30℃；检测波长为 252nm。理论板数按沉香四醇峰计算应不低于 6000。见表 67-1。

表 67-1　特征图谱流动相梯度

时间（min）	流动相 A（%）	流动相 B（%）
0 ～ 10	15 → 20	85 → 80
10 ～ 19	20 → 23	80 → 77
19 ～ 21	23 → 33	77 → 67
21 ～ 39	33	67
39 ～ 40	33 → 35	67 → 65
40 ～ 50	35	65
50.1 ～ 60	95	5

参照物溶液的制备：取沉香对照药材约 0.2g，精密称定，置具塞锥形瓶中，精密加入乙醇 10ml，称定重量，超声处理（功率 250W，频率 40kHz）1h，放冷，再称定重量，用乙醇补足减失的重量，摇匀，静置，取上清液滤过，取续滤液，作为对照药材参照物溶液。另取【含量测定】项下的对照品溶液，作为对照品参照物溶液。

供试品溶液的制备：取【含量测定】项下的供试品溶液，即得。

测定法：分别精密吸取参照物溶液与供试品溶液各 10μl，注入液相色谱仪，测定，即得。

供试品特征图谱中应呈现 7 个特征峰，并应与对照药材参照物色谱峰中的 7 个特征峰相对应，其中峰 1 应与对照品参照物峰保留时间相一致。见图 67-1。

【含量测定】　照高效液相色谱法（《中国药典》2015 年版通则 0512）测定。

色谱条件与系统适用性试验：以十八烷基硅烷键合硅胶为填充剂；以乙腈为流动相 A，0.1% 甲酸溶液为流动相 B，按表 67-2 中的规定进行梯度洗脱；柱温为 30℃；检测波长为 252nm。理论板数按沉香四醇峰计算应不低于 6000。见表 67-2。

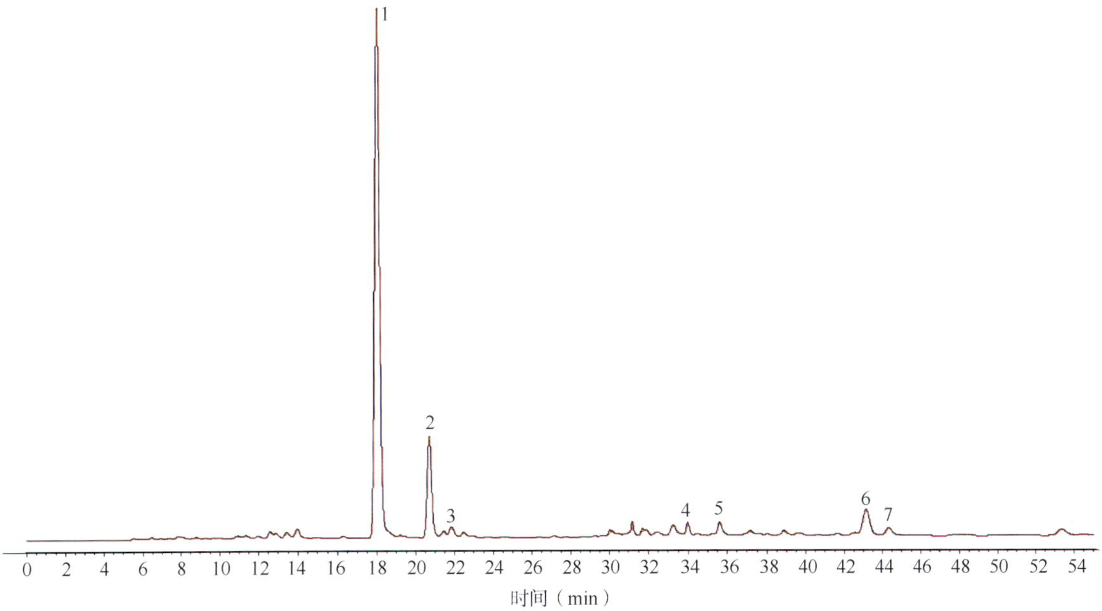

图 67-1 沉香粉对照特征图谱

峰 1：沉香四醇；峰 3：8- 氯 -2-（2- 苯乙基）-5, 6, 7- 三羟基 -5, 6, 7, 8- 四氢色酮；峰 5：6, 4- 二羟基 -3- 甲氧基 -2-（2- 苯乙基）色酮

表 67-2 含量测定流动相梯度

时间（min）	流动相 A（%）	流动相 B（%）
0 ～ 10	15 → 20	85 → 80
10 ～ 19	20 → 23	80 → 77
19 ～ 21	23 → 33	77 → 67
21 ～ 25	33	67
25.1 ～ 30	95	5

对照品溶液的制备：取沉香四醇对照品适量，精密称定，加乙醇制成每 1ml 含 60μg 的溶液，即得。

供试品溶液的制备：取本品粉末（过三号筛）约 0.2g，精密称定，置具塞锥形瓶中，精密加入乙醇 10ml，称定重量，浸泡 0.5h，超声处理（功率 250W，频率 40kHz）1h，放冷，再称定重量，用乙醇补足减失的重量，摇匀，静置，取上清液滤过，取续滤液，即得。

测定法：分别精密吸取对照品溶液与供试品溶液各 10μl，注入液相色谱仪，测定，即得。

本品按干燥品计算，含沉香四醇（$C_{17}H_{18}O_6$）不得少于 0.20%。

【性味与归经】 辛、苦，微温。归脾、胃、肾经。

【功能与主治】 行气止痛，温中止呕，纳气平喘。用于胸腹胀闷疼痛，胃寒呕吐呃逆，肾虚气逆喘急。

【用法与用量】 1 ～ 5g，煎服，后下。

【贮藏】 密闭，置阴凉干燥处。

起草单位：中山市仙逸堂中药饮片有限公司

“优质沉香粉饮片质量标准（草案）”起草说明

一、药材来源

1. 基原

沉香药材为瑞香科植物白木香 *Aquilaria sinensis*（Lour.）Gilg 含有树脂的木材。原药材来源于茂名市君元沉香种植发展有限公司。该企业在广东省茂名市电白区观珠镇、沙琅镇拥有全国最大的白木香（沉香）规范化种植基地，该基地总面积达 3 万亩，种植沉香树达 300 万株。该基地已被国家科技部列入“国家级星火计划”、“国家科技攻关计划项目”，2007 年获得广东省农业厅颁发的“省级农业专业合作组织示范单位”，2012 年 12 月被中国中药协会中药材种植养植专业委员会评为“道地优质药材种植基地”。该公司基地沉香种植规模不断扩大，产量稳定，品质优良，其种植加工的沉香符合《中国药典》2015 年版一部的要求，随着时间推移，产量及品质不断提升。见图 67-2。

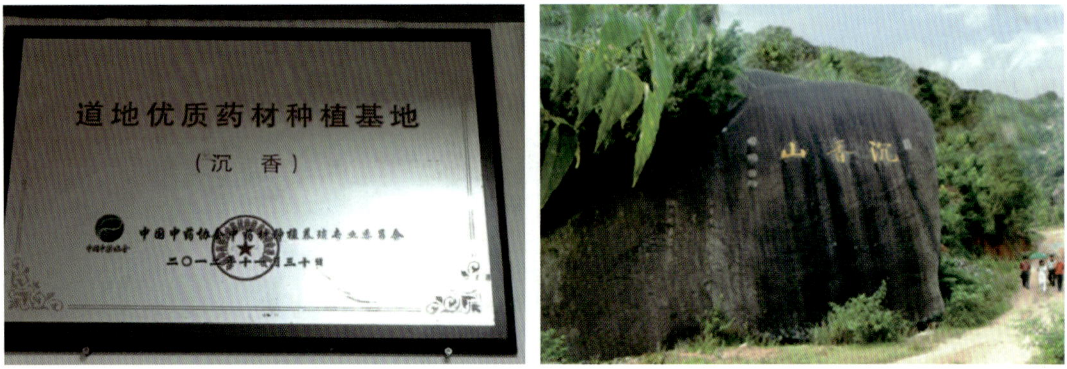

图 67-2　沉香药材种植基地

2. 采收及加工

白木香（沉香）规范化种植基地拥有 2800m^2 的沉香加工厂房，一般于秋冬季节采伐已结香的白木香树干，割取含树脂的木材，除去不含树脂的枯废白木部分，至通风干燥处自然阴干。

对不同的干燥方式的沉香中沉香四醇（$C_{17}H_{18}O_6$）含量的测试结果证明，“阴干”为沉香药材干燥的最好方式，其沉香四醇的含量最高，为 0.23%，高于晒干（0.11%）和烘干（0.16%）。

3. 优质药材依据

沉香药材产区道地、产地加工规范，作为优质药材的保障。每批沉香药材的购进验收，严格按照《中国药典》2015 年版一部检验，保证原料基原准确，质量合格。历次由该基地供应的沉香中药材各项指标均符合内控质量标准要求，沉香四醇含量等均比《中国药典》2015 年版一部指标要求更高。详见沉香药材进厂检验报告。

二、炮制

1. 标准依据

参考《山东省中药饮片炮制规范》2012 年版沉香粉的生产工艺。

2. 工艺流程

沉香（药材）→净制→干燥（阴干）→粉碎→内包装→外包装→沉香粉（成品）。

3. 过程控制的关键工艺控制点及参数

（1）净制：不得检出杂质。

（2）干燥：采用自然干燥或空调阴干，平铺厚度为 1 ～ 2cm，水分不得过 12.0%。

（3）粉碎：粉末全部通过四号筛，通过五号筛不得过 60%。

（4）内包装；包装规格为 5g/ 袋，装量差异 ±3.0%，平均装量不少于标示装量。横封温度为 135℃，纵封温度为 100 ～ 125℃，密封外观要求严实、无漏气、无皱折。

（5）外包装：封口严密，100 袋 / 包 ×6 包 / 件。

4. 相应的 SOP

《沉香粉生产工艺规程》（TY-PF0457-01）。

沉香粉生产工艺经过回顾性验证，确定沉香粉的生产工艺流程规范，各参数设置合理、稳定，按照设定的工艺流程及对应的参数操作能稳定生产出优质的沉香粉饮片。

三、性状

1. 药材性状

本品呈不规则块、片状或盔帽状，有的为小碎块。表面凹凸不平，有刀痕，偶有孔洞，可见黑褐色树腊与黄白色木部相间的斑纹，孔洞及凹窝表面多呈朽木状。质较坚实，断面刺状。气芳香，味苦。见图 67-3。

2. 饮片性状

本品呈褐色至棕黑色的粉末，气芳香，味苦。见图 67-4。

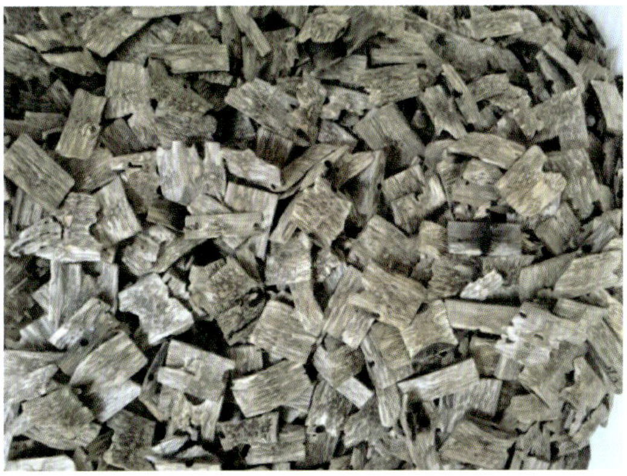

图 67-3　沉香药材

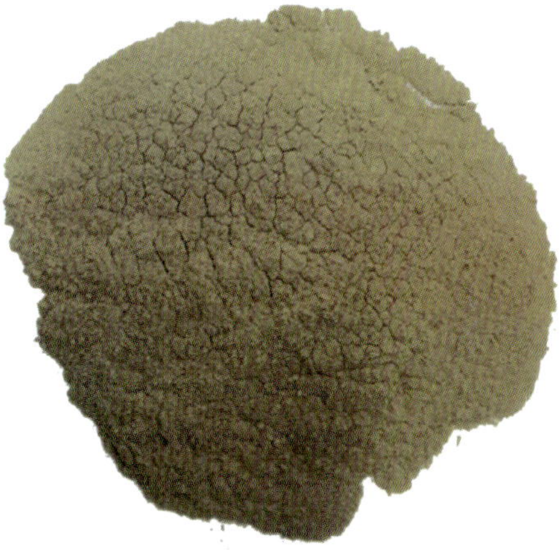

图 67-4　沉香粉饮片

四、鉴别

1. 显微鉴别

本品粉末黑棕色。纤维管胞成束，呈长梭形，直径 22 ～ 29μm，壁稍厚，木化，纹孔口相交成十字形或人字形。韧型纤维常单个散离，无色或淡黄色，边缘整齐或微波状，末端细尖，壁厚纹孔少见。具缘纹孔导管甚短，纹孔排列紧密，互列。木间韧皮薄壁细胞形状不一，壁非木化，细胞中含黄棕色物，有的细胞壁经菌丝腐蚀形成纵横交错的纹理，暗棕色菌丝体可见。树脂黄棕色，多破碎。草酸钙柱晶少数，为四面柱体，多碎断。见图 67-5 ～图 67-10。

2. 显色反应

取【浸出物】项下干燥浸出物，进行微量升华，得黄褐色油状物，香气浓郁；于油状物上加盐酸 1 滴与香草醛少量，再滴加乙醇 1 ～ 2 滴，渐显樱红色，放置后染色变深。3 批沉香粉供试品均呈现对应的颜色反应，该项内容收录于企业标准。

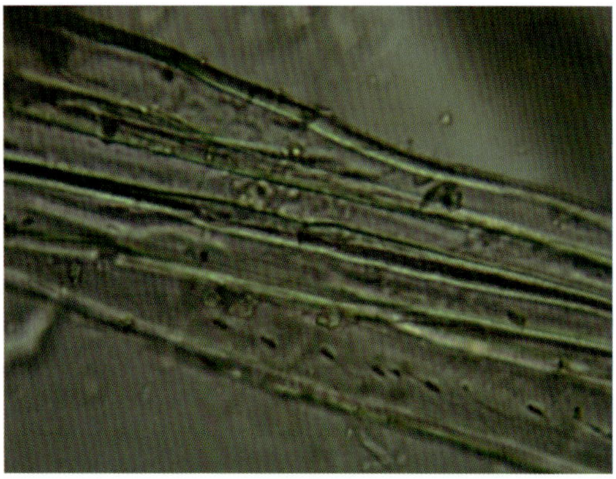

图 67-5 纤维管胞（×400）

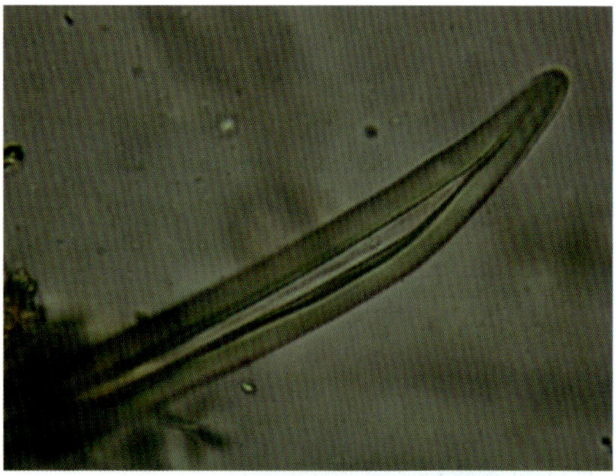

图 67-6 韧型纤维（×400）

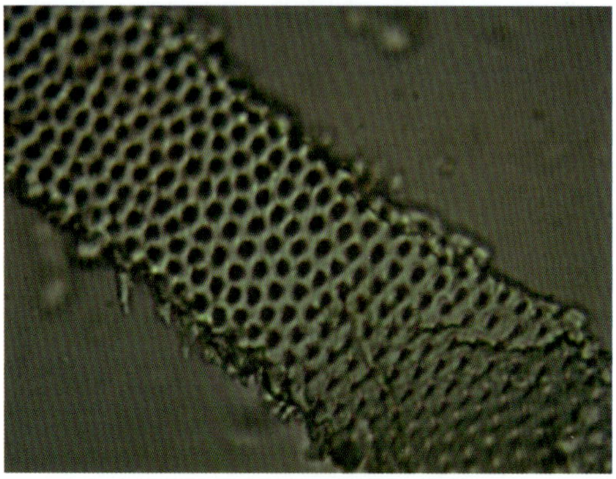

图 67-7 具缘纹孔导管（×400）

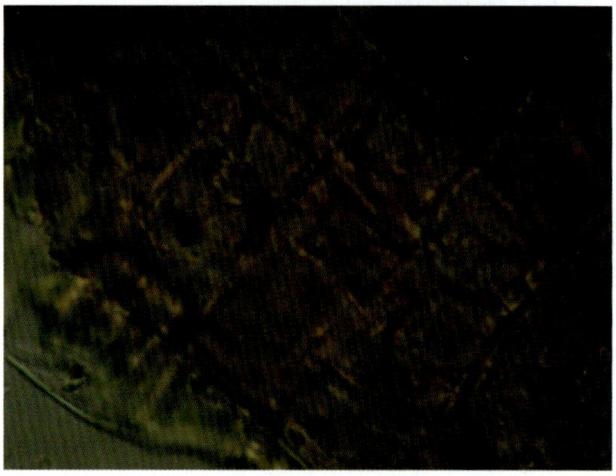

图 67-8 木间韧皮薄壁细胞（×400）

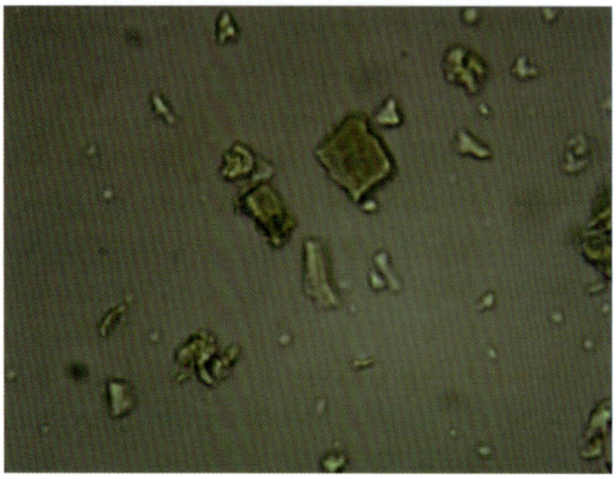

图 67-9 草酸钙柱晶（×200）

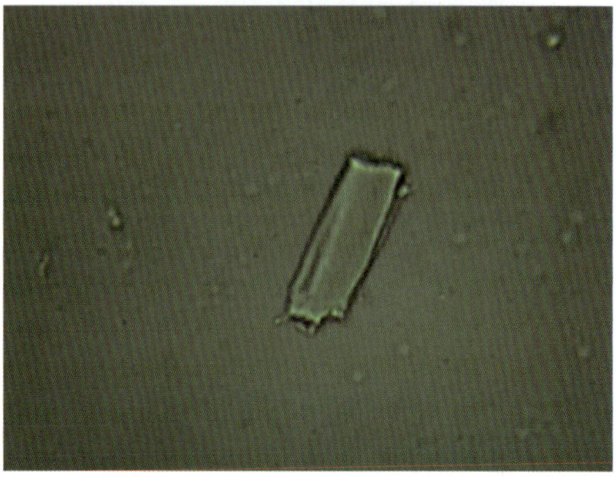

图 67-10 草酸钙柱晶（×400）

3. 薄层鉴别

取本品粉末 0.5g，加乙醚 30ml，超声处理 60min，滤过，滤液蒸干，残渣加三氯甲烷 2ml 使溶解，作为供试品溶液。另取沉香对照药材 0.5g，同法制成对照药材溶液。照薄层色谱法（《中国药典》2015 年版通则 0502）试验，吸取上述两种溶液各 10μl，分别点于同一硅胶 G 薄层板上，以三氯甲烷 - 乙醚（10 ∶ 1）为展开剂，展开，取出，晾干，在紫外光灯（365nm）下检视。3 批沉香粉供试品色谱中，在与对照药材色谱相应的位置上，显相同颜色的荧光斑点。见图 67-11。

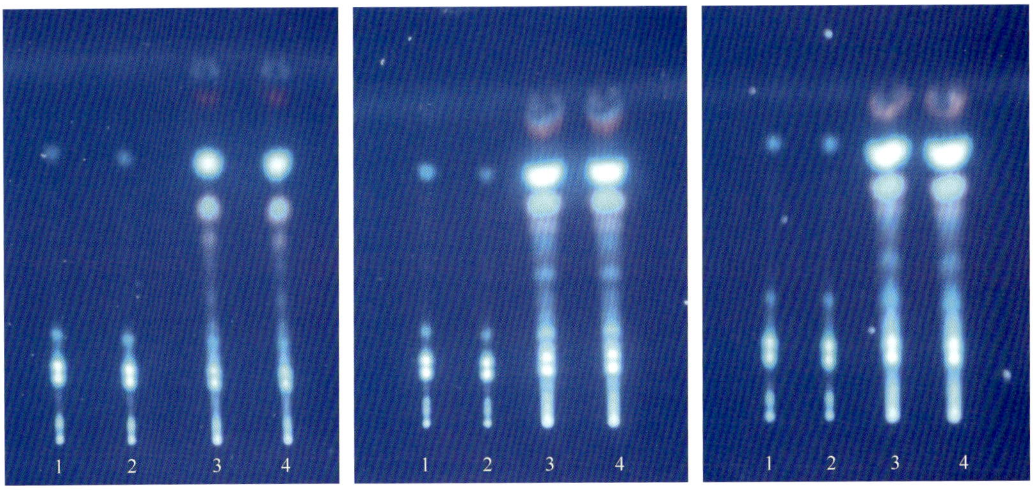

图 67-11 3 批沉香粉饮片薄层鉴别

1、2. 沉香对照药材；3、4. 沉香粉供试品

五、检查

1. 药屑杂质（《中国药典》2015 年版四部通则 2301）

3 批次检测结果均未检出杂质，参考标准依据《山东省中药饮片炮制规范》（2012 年版）未对杂质进行规定，《中国药典》（2015 年版四部）规定“除另有规定外药屑杂质通常不得过 3.0%”，结合企业实际检验数据，提升企业产品质量，规定杂质不得过 1.0%。

2. 水分（《中国药典》2015 年版四部通则 0832 第四法）

3 批次检测结果范围为 10.6% ～ 11.2%，平均为 10.9%，参考标准依据《山东省中药饮片炮制规范》（2012 年版）未对水分进行规定，《中国药典》（2015 年版四部）规定“除另有规定外，饮片水分通常不得过 13.0%”，结合企业实际检验数据，提升企业产品质量，规定水分不得过 12.0%。见表 67-3。

3. 总灰分（《中国药典》2015 年版四部通则 2302 灰分测定法）

3 批次检测结果范围为 4.1% ～ 4.6%，平均为 4.3%，参考标准依据《山东省中药饮片炮制规范》（2012 年版）规定不得过 6.0%，结合企业实际检验数据，提升企业产品质量，规定总灰分不得过 5.0%。见表 67-3。

4. 二氧化硫残留量（《中国药典》2015 年版四部通则 2331 二氧化硫残留量测定法）

3 批次检测结果均未检出，标准依据《中国药典》（2015 年版四部）规定“除另有规定外，药材及饮片（矿物类除外）的二氧化硫残留量不得过 150mg/kg”，结合企业实际检验数据，提升企业产品质量，规定二氧化硫残留量不得过 50mg/kg。见表 67-3。

5. 黄曲霉毒素（《中国药典》2015 年版四部通则 2351 黄曲霉毒素测定法）

3 批次检测结果均未检出黄曲霉毒素，参考标准依据《山东省中药饮片炮制规范》（2012 年版）未对黄曲霉毒素明确规定，《中国药典》2015 年版一部对大枣、地龙等品种规定每 1000g 含黄曲霉毒素 B_1 不得过 5μg，黄曲霉毒素 G_2、黄曲霉毒素 G_1、黄曲霉毒素 B_2 和黄曲霉毒素 B_1 的总量不得过 10μg，结合企业实际检验数据，为保证公司产品质量，规定每 1000g 含黄曲霉毒素 B_1 不得过 5μg，黄曲霉毒素 G_2、黄曲霉毒素 G_1、黄曲霉毒素 B_2 和黄曲霉毒素 B_1 的总量不得过 10μg。见表 67-3。

表 67-3 优质沉香粉检查项测定结果

项目	样品 1	样品 2	样品 3	平均值	《中国药典》标准	优质饮片标准
水分（%）	10.6	11.2	10.8	10.9	不得过 13.0	不得过 12.0
总灰分（%）	4.1	4.6	4.3	4.3	不得过 6.0	不得过 5.0
二氧化硫残留量（mg/kg）	未检出	未检出	未检出	未检出	不得过 150	不得过 50
黄曲霉毒素	未检出	未检出	未检出	未检出	无	每 1000g 含黄曲霉毒素 B_1 不得过 5μg，黄曲霉毒素 G_2、黄曲霉毒素 G_1、黄曲霉毒素 B_2 和黄曲霉毒素 B_1 的总量不得过 10μg

六、浸出物

照《中国药典》2015 年版四部通则 2201 醇溶性浸出物测定法项下的热浸法测定。

参考《中国药典》2015 年版一部沉香项的标准不得少于 10.0%，3 批次样品检测结果范围为 10.5% ～ 11.4%，平均为 11.4%，规定浸出物不得少于 10.0%。

七、特征图谱

照《中国药典》2015 年版四部高效液相色谱法（通则 0512）测定。

1. 色谱条件与系统适用性试验

以十八烷基硅烷键合硅胶为填充剂（柱长为 25cm，内径为 4.6mm，粒径为 5μm，Diamonsil C18 或 Phenomenex luna C18 色谱柱）；以乙腈为流动相 A，以 0.1% 甲酸溶液为流动相 B，按下表中的规定进行梯度洗脱；流速为 0.7ml/min；柱温为 30℃；检测波长为 252nm。理论板数按沉香四醇峰计算应不低于 6000。见表 67-4。

表 67-4 特征图谱流动相梯度

时间（min）	流动相 A（%）	流动相 B（%）	时间（min）	流动相 A（%）	流动相 B（%）
0 ～ 10	15 → 20	85 → 80	39 ～ 40	33 → 35	67 → 65
10 ～ 19	20 → 23	80 → 77	40 ～ 50	35	65
19 ～ 21	23 → 33	77 → 67	50.1 ～ 60	95	5
21 ～ 39	33	67			

2. 参照物溶液的制备

取沉香对照药材约 0.2g，精密称定，置具塞锥形瓶中，精密加入乙醇 10ml，称定重量，超声处理（功率 250W，频率 40kHz）1h，放冷，再称定重量，用醇补足减失的重量，摇匀，静置，取上清液滤过，取续滤液，作为对照药材参照物溶液。另取【含量测定】项下的对照品溶液，作为对照品参照物溶液。

3. 供试品溶液的制备

取【含量测定】项下的供试品溶液，即得。

4. 测定法

分别精密吸取参照物溶液与供试品溶液各 10μl，注入液相色谱仪，测定，即得。

供试品特征图谱中应呈现 7 个特征峰，并应与对照药材参照物色谱峰中的 7 个特征峰相对应，其中峰 1 应与对照品参照物峰保留时间相一致。见图 67-12。

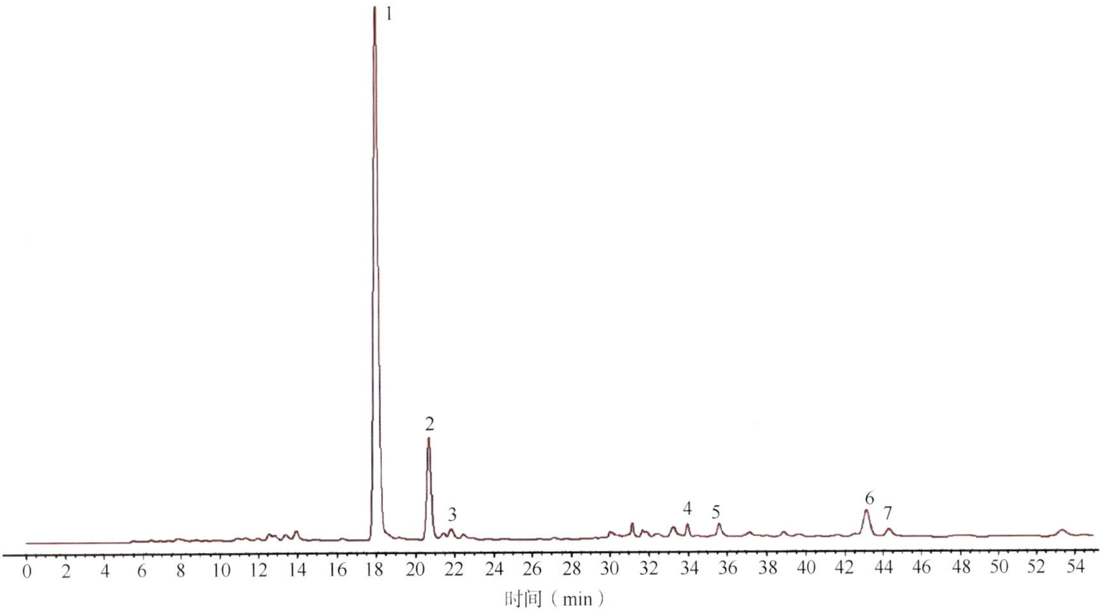

图 67-12　沉香粉对照特征图谱

峰 1：沉香四醇；峰 4：8- 氯 -2-（2- 苯乙基）-5, 6, 7- 三羟基 -5, 6, 7, 8- 四氢色酮；峰 6：6, 4- 二羟基 -3- 甲氧基 -2-（2- 苯乙基）色酮

对 10 批次沉香粉样品进行检测，供试品特征图谱中均呈现 7 个特征峰，并与对照药材参照物色谱峰中的 7 个特征峰相对应，其中峰 1 与对照品参照物峰保留时间相一致。见图 67-13，图 67-14。

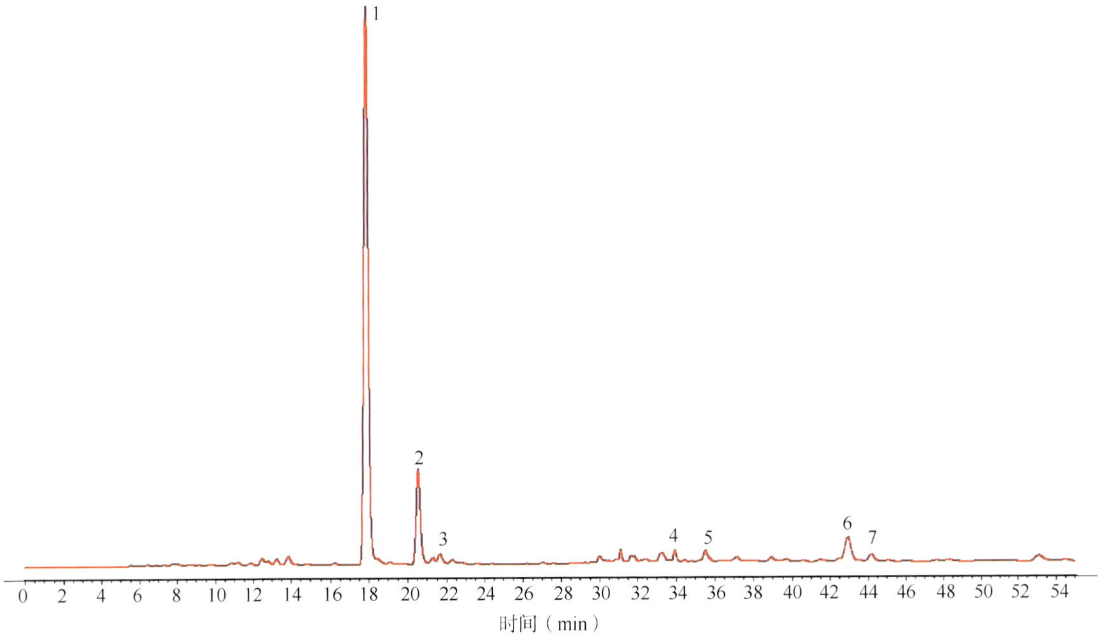

图 67-13　沉香对照药材特征图谱

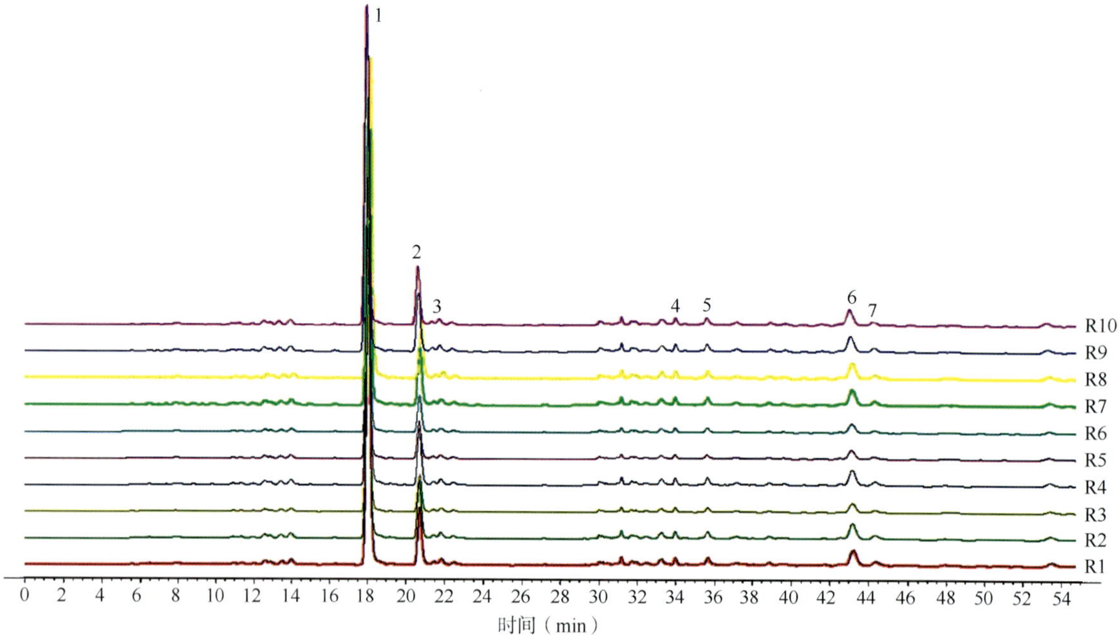

图 67-14　沉香粉供试品特征图谱

八、含量测定

照高效液相色谱法（《中国药典》2015 年版四部通则 0512）测定。

1. 色谱条件与系统适用性试验

以十八烷基硅烷键合硅胶为填充剂；以乙腈为流动相 A，0.1% 甲酸溶液为流动相 B，按下表中的规定进行梯度洗脱；柱温为 30℃；检测波长为 252nm。理论板数按沉香四醇峰计算应不低于 6000。见表 67-5。

表 67-5　含量测定流动相梯度

时间（分钟）	流动相 A（%）	流动相 B（%）
0 ～ 10	15 → 20	85 → 80
10 ～ 19	20 → 23	80 → 77
19 ～ 21	23 → 33	77 → 67
21 ～ 25	33	67
25.1 ～ 30	95	5

2. 对照品溶液的制备

取沉香四醇对照品适量，精密称定，加乙醇制成每 1ml 含 60μg 的溶液，即得。

3. 供试品溶液的制备

取本品粉末（过三号筛）约 0.2g，精密称定，置具塞锥形瓶中，精密加入乙醇 10ml，称定重量，浸泡 0.5h，超声处理（功率 250W，频率 40kHz）1h，放冷，再称定重量，用乙醇补足减失的重量，摇匀，静置，取上清液滤过，取续滤液，即得。

4. 测定法

分别精密吸取对照品溶液与供试品溶液各 10μl，注入液相色谱仪，测定，即得。

对 3 批次样品检测结果范围为 0.29% ～ 0.37%，平均为 0.33%，规定沉香四醇（$C_{17}H_{18}O_6$）不得少于 0.20%。

九、性味与归经

辛、苦，微温。归脾、胃、肾经。

十、功能与主治

行气止痛，温中止呕，纳气平喘。用于胸腹胀闷疼痛，胃寒呕吐呃逆，肾虚气逆喘急。

十一、用法与用量

1 ～ 5g，后下。

十二、贮藏

密闭，置 20℃以下阴凉干燥处。

十三、优质饮片质量标准亮点总结

1. 药材和基原

基原专一，均来源于瑞香科植物白木香 *Aquilaria sinensis*（Lour.）Gilg 含有树脂的木材。

2. 产地

道地产区，为传统白木香产区广东省电白县，基地规范化种植。

3. 工艺

精细，稳定可控，在《山东省中药饮片炮制规范》（2012 年版）沉香粉项的炮制基础上，明确量化了沉香粉为中粉（能全部通过四号筛，但混有能通过五号筛不超过 60% 的粉末）；规定干燥方式采用阴干的方式，防止挥发油组分分解。包装过程采用全自动称量分装系统进行包装，有利于提高包装效率，保证包装的密封性，同时在包装前对包装袋内充入惰性气体氮气排走原有的空气，有利于中药饮片的长期贮存保养，防虫、防蛀。

4. 性状

增加了粒度量化指标。

5. 检查

提高了杂质、水分、总灰分、二氧化硫残留量等量化指标，增加了黄曲霉毒素限量指标。

6. 含量测定

提高了沉香四醇（$C_{17}H_{18}O_6$）含量，为药典指标含量的 2 倍。

68. 丹参
Danshen
SALVIAE MILTIORRHIZAE RADIX ET RHIZOMA

本品为唇形科植物丹参 *Salvia miltiorrhiza* Bge. 的干燥根和根茎的炮制加工品。

【采收加工】 春、秋二季采挖，除去泥沙，干燥。产地为丹参道地产区四川省绵阳市。

【炮制】 人工除去杂质及残茎，洗净，润透，切厚片，干燥。

【成品性状】 本品呈类圆形或椭圆形的厚片。外表皮棕红色或暗棕红色，粗糙，具纵皱纹。切面有裂隙或略平整而致密，有的呈角质样，皮部棕红色，木部灰黄色或紫褐色，有黄白色放射状纹理。气微，味微苦涩。

【鉴别】

（1）本品粉末红棕色。石细胞类圆形、类三角形、类长方形或不规则形，也有延长呈纤维状，边缘不平整，直径 14 ～ 70μm，长可达 257μm，孔沟明显，有的胞腔内含黄棕色物。木纤维多为纤维管胞，长梭形，末端斜尖或钝圆，直径 12 ～ 27μm，具缘纹孔点状，纹孔斜裂缝状或十字形，孔沟稀疏。网纹导管和具缘纹孔导管直径 11 ～ 60μm。

（2）取本品粉末 1g，加乙醇 5ml，超声处理 15min，离心，取上清液作为供试品溶液。另取丹参对照药材 1g，同法制成对照药材溶液。再取丹参酮 $Ⅱ_A$ 对照品、丹酚酸 B 对照品，加乙醇制成每 1ml 分别含 0.5mg 和 1.5mg 的混合溶液，作为对照品溶液。照薄层色谱法（《中国药典》2015 年版通则 0502）试验，吸取上述三种溶液各 5μl，分别点于同一硅胶 G 薄层板上，使成条状，以三氯甲烷 - 甲苯 - 乙酸乙酯 - 甲醇 - 甲酸（6 ∶ 4 ∶ 8 ∶ 1 ∶ 4）为展开剂，展开，展至约 4cm，取出，晾干，再以石油醚（60 ～ 90℃）- 乙酸乙酯（4 ∶ 1）为展开剂，展开，展至约 8cm，取出，晾干，分别在日光及紫外光灯（365nm）下检视。供试品色谱中，在与对照药材色谱和对照品色谱相应的位置上，显相同颜色的斑点或荧光斑点。

【检查】

杂质　不得过 1.0%（《中国药典》2015 年版四部通则 2301）。

水分　不得过 12.0%（《中国药典》2015 年版四部通则 0832 第二法）。

总灰分　不得过 8.0%（《中国药典》2015 年版四部通则 2302）。

酸不溶性灰分　不得过 2.0%（《中国药典》2015 年版四部通则 2302）。

黄曲霉毒素　照黄曲霉毒素测定法（《中国药典》2015 年版四部通则 2351）测定。

本品每 1000g 含黄曲霉毒素 B_1 不得过 5μg，黄曲霉毒素 G_2、黄曲霉毒素 G_1、黄曲霉毒素 B_2 和黄曲霉毒素 B_1 的总量不得过 10μg。

【浸出物】

水溶性浸出物：照水溶性浸出物测定法（《中国药典》2015 年版四部通则 2201）项下的冷浸法测定，不得少于 38.0%。

醇溶性浸出物：照醇溶性浸出物测定法（《中国药典》2015 年版四部通则 2201）项下的热浸法测定，用乙醇作溶剂，不得少于 18.0%。

【含量测定】

（1）丹参酮类：照高效液相色谱法（《中国药典》2015 年版通则 0512）测定。

色谱条件与系统适用性试验：以十八烷基硅烷键合硅胶为填充剂；以乙腈为流动相 A，以 0.02% 磷酸溶液为流动相 B，按表 68-1 中的规定进行梯度洗脱；柱温为 20℃；检测波长为 270nm。理论板数按丹参酮 $Ⅱ_A$ 峰计算应不低于 60 000。

表 68-1　流动相梯度

时间（min）	流动相 A（%）	流动相 B（%）
0 ～ 6	61	39
6 ～ 20	61 → 90	39 → 10
20 ～ 20.5	90 → 61	10 → 39
20.5 ～ 25	61	39

对照品溶液的制备：取丹参酮 $Ⅱ_A$ 对照品适量，精密称定，置棕色量瓶中，加甲醇制成每 1ml 含 20μg 的溶液，即得。

供试品溶液的制备：取本品粉末（过三号筛）约 0.3g，精密称定，置具塞锥形瓶中，精密加入甲醇 50ml，密塞，称定重量，超声处理（功率 140W，频率 42kHz）30min，放冷，再称定重量，用甲醇补足减失的重量，摇匀，滤过，取续滤液，即得。

测定法：分别精密吸取对照品溶液与供试品溶液各 10μl，注入液相色谱仪，测定。以丹参酮 $Ⅱ_A$ 对照品为参照，以其相应的峰为 S 峰，计算隐丹参酮、丹参酮Ⅰ的相对保留时间，其相对保留时间应在规定值的 ±5% 范围之内。相对保留时间及校正因子见表 68-2。

表 68-2　相对保留时间校正因子

待测成分（峰）	相对保留时间	校正因子
隐丹参酮	0.75	1.18
丹参酮Ⅰ	0.79	1.31
丹参酮 $Ⅱ_A$	1.00	1.00

以丹参酮 $Ⅱ_A$ 的峰面积为对照，分别乘以校正因子，计算隐丹参酮、丹参酮Ⅰ、丹参酮 $Ⅱ_A$ 的含量。

本品按干燥品计算，含丹参酮 $Ⅱ_A$（$C_{19}H_{18}O_3$）、隐丹参酮（$C_{19}H_{20}O_3$）和丹参酮Ⅰ（$C_{18}H_{12}O_3$）的总量不得少于 0.25%。

（2）丹酚酸 B：照高效液相色谱法（《中国药典》2015 年版通则 0512）测定。

色谱条件与系统适用性试验：以十八烷基硅烷键合硅胶为填充剂；以乙腈 -0.1% 磷酸溶液（22 ∶ 78）为流动相；柱温为 20℃；流速为 1.2ml/min；检测波长为 286nm。理论板数按丹酚酸 B 峰计算应不低于 6000。

对照品溶液的制备：取丹酚酸 B 对照品适量，精密称定，加甲醇 - 水（8 ∶ 2）混合溶液制成每 1ml 含 0.10mg 的溶液，即得。

供试品溶液的制备：取本品粉末（过三号筛）约 0.15g，精密称定，置具塞锥形瓶中，精密加入甲醇 - 水（8 ∶ 2）混合溶液 50ml，密塞，称定重量，超声处理（功率 140W，频率 42kHz）30min，放冷，再称定重量，用甲醇 - 水（8 ∶ 2）混合溶液补足减失的重量，摇匀，滤过，精密量取续滤液 5ml，移至 10ml 量瓶中，加甲醇 - 水（8 ∶ 2）混合溶液稀释至刻度，摇匀，滤过，取续滤液，即得。

测定法：分别精密吸取对照品溶液与供试品溶液各 10μl，注入液相色谱仪，测定，即得。

本品按干燥品计算，含丹酚酸 B（$C_{36}H_{30}O_{16}$）不得少于 3.0%。

【性味与归经】 苦，微寒。归心、肝经。

【功能与主治】 活血祛瘀，通经止痛，清心除烦，凉血消痈。用于胸痹心痛，脘腹胁痛，癥瘕积聚，热痹疼痛，心烦不眠，月经不调，痛经经闭，疮疡肿痛。

【用法与用量】 10 ～ 15g，煎服。

【注意】 不宜与藜芦同用。

【贮藏】 置干燥处。

起草单位：中山市仙逸堂中药饮片有限公司

“优质丹参饮片质量标准（草案）”起草说明

一、药材来源

1. 基原

参考《中国药典》（2015 年版一部），丹参药材为唇形科植物丹参 *Salvia miltiorrhiza* Bge. 的干燥根和根茎。原药材来源于四川省绵阳市游仙区益现添种养殖专业合作社。该合作社在四川省绵阳市游仙区拥有丹参规范化种植基地 200 多亩，年产量在 50t 以上。其丹参种植基地规模不断扩大，产量稳定，品质优良，其种植加工的丹参药材符合《中国药典》（2015 年版一部）的要求。见图 68-1。

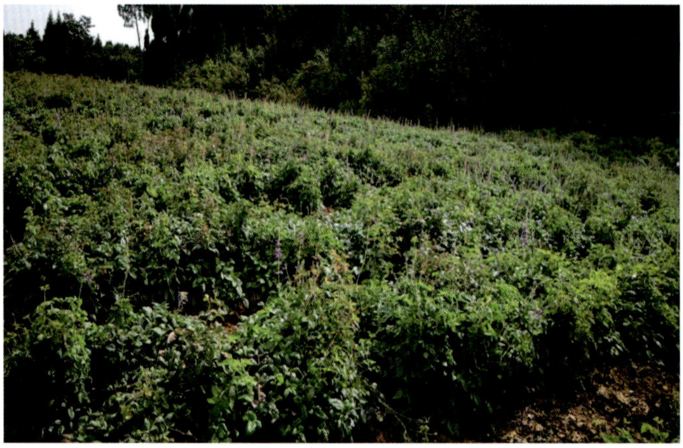

图 68-1　丹参药材种植基地

2. 采收及加工

该丹参规范化种植基地种植的丹参于每年 10 月底至 11 月初，丹参地上部分开始枯萎时采挖，除去枯条，剪去残茎、须根，洗净，晒至干，顺条理齐，装箱。

3. 优质药材依据

丹参药材产区道地，种植过程主要采用有机肥料，未使用有害农药，产地加工规范，作为优质药材的保障。每批丹参药材的购进验收，公司均严格按照《中国药典》（2015 年版一部）标准验收，保证原料基原准确，质量合格。历次由该基地供应的丹参中药材各项指标均符合内控质量标准要求，丹参酮、丹酚酸 B 含量均比《中国药典》（2015 年版一部）指标更高。

二、炮制

1. 标准依据

参考《中国药典》2015 年版一部丹参的生产工艺。

2. 工艺流程

炮制方法，具体流程为：丹参（药材）→净制→洗润→切制→干燥（晒干、烘干）→筛选→内包装→外包装→丹参（成品）。

3. 关键工艺控制点及参数

（1）净制：杂质不得过 2.0%。

（2）洗润：洁净度要求药材表面不得有沙泥；未润透比例不得过 10.0%。

（3）切制：片厚 2 ～ 4mm，异形片不得过 10.0%。

（4）干燥：采用烘干和晒干两种方式。烘干温度为 50 ～ 60℃，烘 2 ～ 4h，平铺厚度为 1 ～ 2cm，水分不得过 12.0%。晒干平铺厚度为 1 ～ 2mm，水分不得过 12.0%。

（5）筛选：设备筛网规格为一号筛（10 目），药屑杂质不得过 1.0%。

（6）内包装：装量规格为 5g/ 袋、10g/ 袋、15g/ 袋，装量差异 ±3.0%，平均装量不少于标示装量；封口横封温度为 135℃，纵封温度为 100 ～ 125℃，密封外观严实、无漏气、无皱折。

（7）外包装：封口严密，100 袋 / 包 ×10 包 / 件。

4. 相应的 SOP

《丹参生产工艺规程》（TY-PF0155-01）。

丹参生产工艺经过回顾性验证，确定丹参的生产工艺流程规范，各参数设置合理、稳定，按照设定的工艺流程及对应的参数操作能稳定生产出优质的丹参饮片。

三、性状

1. 药材性状

本品根茎短粗，顶端有时残留茎基。根数条，长圆柱形，略弯曲，有的分枝并具须状细根，长 10 ～ 20cm，直径 0.3 ～ 1cm。表面棕红色或暗棕红色，粗糙，具纵皱纹。老根外皮疏松，多显紫棕色，常呈鳞片状剥落。质硬而脆，断面疏松，有裂隙或略平整而致密，皮部棕红色，木部灰黄色或紫褐色，导管束黄白色，呈放射状排列。气微，味微苦涩。

栽培品较粗壮，直径 0.5 ～ 1.5cm。表面红棕色，具纵皱纹，外皮紧贴不易剥落。质坚实，断面较平整，略呈角质样。见图 68-2。

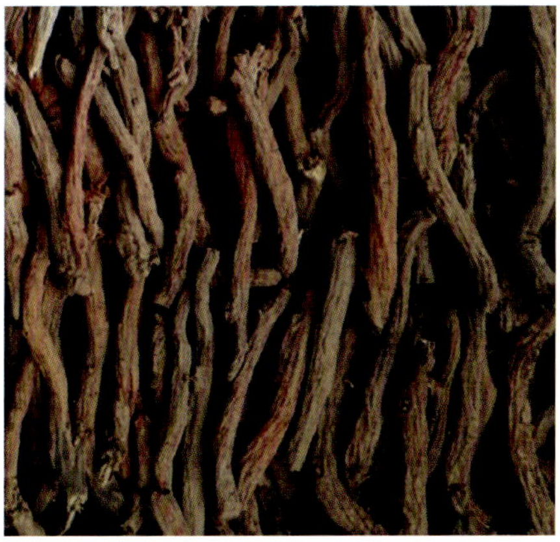

图 68-2　丹参药材

2. 饮片性状

本品呈类圆形或椭圆形的厚片。外表皮棕红色或暗棕红色，粗糙，具纵皱纹。切面有裂隙或略平整而致密，有的呈角质样，皮部棕红色，木部灰黄色或紫褐色，有黄白色放射状纹理。气微，味微苦涩，见图 68-3。

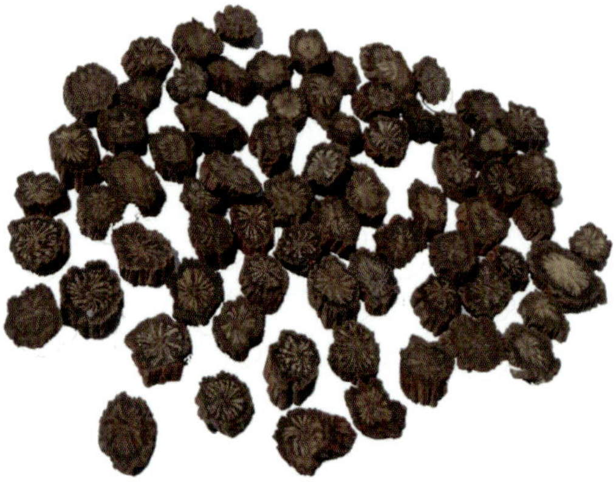

图 68-3　丹参饮片

四、鉴别

1. 显微鉴别

本品粉末红棕色。石细胞类圆形、类三角形、类长方形或不规则形，也有延长呈纤维状，边缘不平整，直径 14 ～ 70μm，长可达 257μm，孔沟明显，有的胞腔内含黄棕色物。木纤维多为纤维管胞，长梭形，末端斜尖或钝圆，直径 12 ～ 27μm，具缘纹孔点状，纹孔斜裂缝状或十字形，孔沟稀疏。网纹导管和具缘纹孔导管直径 11 ～ 60μm。见图 68-4 ～图 68-7。

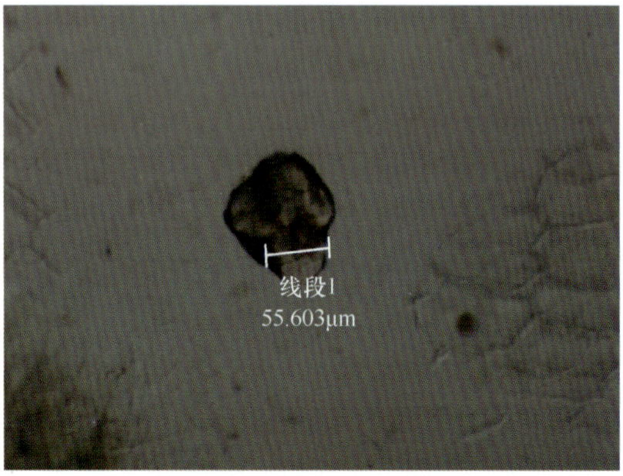

图 68-4　石细胞（×200）

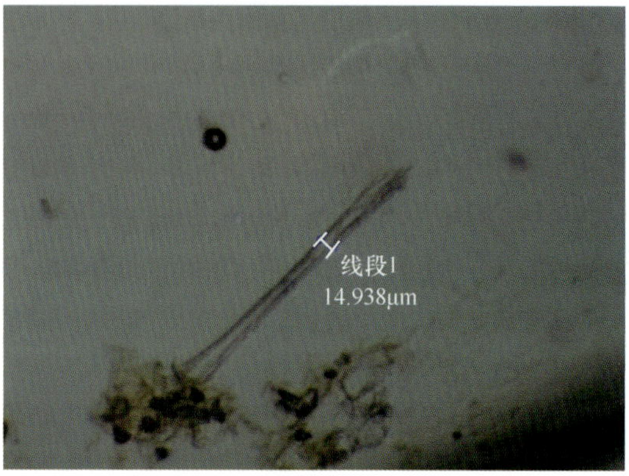

图 68-5　木纤维（×400）

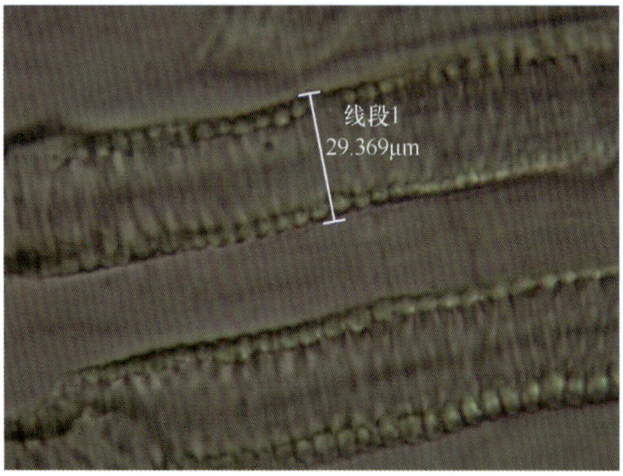

图 68-6　网纹导管（×400）

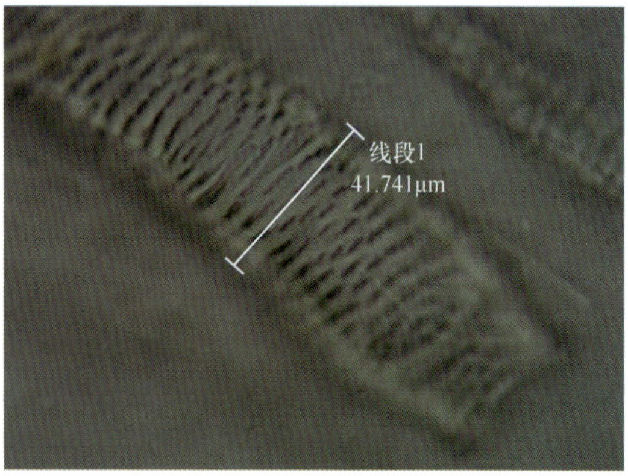

图 68-7　具缘纹孔导管（×400）

2. 薄层鉴别

取本品粉末 1g，加乙醇 5ml，超声处理 15min，离心，取上清液作为供试品溶液。另取丹参对照药材 1g，同法制成对照药材溶液。再取丹参酮 II_A 对照品、丹酚酸 B 对照品，加乙醇制成每 1ml 分别含 0.5mg 和 1.5mg 的混合溶液，作为对照品溶液。照薄层色谱法（《中国药典》2015 年版通则 0502）试验，吸取上述三种溶液各 5μl，分别点于同一硅胶 G 薄层板上，使成条状，以三氯甲烷 - 甲苯 - 乙酸乙酯 - 甲醇 - 甲酸（6 ∶ 4 ∶ 8 ∶ 1 ∶ 4）为展开剂，展开，展至约 4cm，取出，晾干，再以石油醚（60 ～ 90℃）- 乙酸乙酯（4 ∶ 1）为展开剂，展开，展至约 8cm，取出，晾干，分别在日光及紫外光灯（365nm）下检视。4 批次样品供试品色谱中，在与对照药材色谱和对照品色谱相应的位置上，显相同颜色的斑点或荧光斑点。见图 68-8。

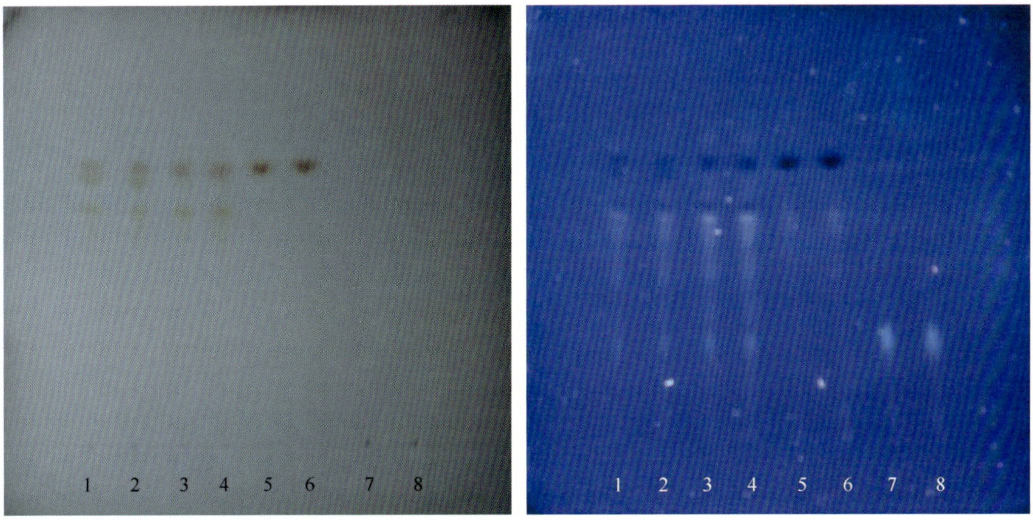

日光　　　紫外光（365nm）

图 68-8　丹参饮片薄层鉴别

1、2. 丹参对照药材；3、4. 丹参饮片；5、6. 丹参酮 $Ⅱ_A$ 对照品；7、8. 丹酚酸 B 对照品

五、检查

1. 药屑杂质（《中国药典》2015 年版四部通则 2301）

4 批次检测结果范围为 0.2% ～ 0.5%，平均为 0.3%，参考标准依据《中国药典》2015 年版一部未对杂质进行规定，《中国药典》2015 年版四部规定“除另有规定外药屑杂质通常不得过 3.0%”，结合企业实际检验数据，提升企业产品质量，规定杂质不得过 1.0%。结果见表 68-3。

2. 水分（《中国药典》2015 年版四部通则 0832 第四法）

4 批次检测结果范围为 9.2% ～ 11.1%，平均为 10.4%，参考标准依据《中国药典》2015 年版一部对丹参水分进行规定为不得过 13.0%，结合企业实际检验数据，提升企业产品质量，规定水分不得过 12.0%。见表 68-3。

3. 总灰分

4 批次检测结果范围为 5.6% ～ 7.1%，平均为 6.2%，参考标准依据《中国药典》2015 年版一部规定不得过 10.0%，结合企业实际检验数据，提升企业产品质量，规定总灰分不得过 8.0%。见表 68-3。

4. 酸不溶性灰分

4 批次检测结果范围为 0.8% ～ 1.6%，平均为 1.2%，参考标准依据《中国药典》2015 年版一部规定不得过 2.0%，结合企业实际检验数据，提升企业产品质量，规定酸不溶性灰分不得过 2.0%，与标准一致。见表 68-3。

表 68-3　丹参饮片检查项测定结果（%）

项目	参考标准要求	样品 1	样品 2	样品 3	样品 4	平均值	优质饮片标准
杂质	不得过 3.0	0.3	0.2	0.5	0.3	0.3	不得过 1.0
水分	不得过 13.0	9.2	11.1	10.6	10.8	10.4	不得过 12.0
总灰分	不得过 10.0	5.6	7.1	6.1	5.8	6.2	不得过 8.0
酸不溶性灰分	不得过 2.0	1.2	1.6	1.3	0.8	1.2	不得过 2.0

5. 二氧化硫残留量（《中国药典》2015 年版四部通则 2331 二氧化硫残留量测定法）

4批次检测结果均为0，标准依据《中国药典》（2015年版一部）丹参项未对二氧化硫残留量明确规定，《中国药典》2015 年版四部规定“除另有规定外，药材及饮片（矿物类除外）的二氧化硫残留量不得过 150mg/kg”，结合企业实际检验数据，提升企业产品质量，规定二氧化硫残留量不得过 50mg/kg。

6. 黄曲霉毒素（《中国药典》2015 年版四部通则 2351 黄曲霉毒素测定法）

4 批次检测结果均未检出黄曲霉毒素，参考标准依据《中国药典》2015 年版一部未对黄曲霉毒素明确规定，《中国药典》2015 年版一部对大枣、地龙、决明子等品种规定每 1000g 含黄曲霉毒素 B_1 不得过 5μg，黄曲霉毒素 G_2、黄曲霉毒素 G_1、黄曲霉毒素 B_2 和黄曲霉毒素 B_1 的总量不得过 10μg，结合企业实际检验数据，提升企业产品质量，规定每 1000g 含黄曲霉毒素 B_1 不得过 5μg，黄曲霉毒素 G_2、黄曲霉毒素 G_1、黄曲霉毒素 B_2 和黄曲霉毒素 B_1 的总量不得过 10μg。

六、浸出物

1. 醇溶性浸出物（《中国药典》2015 年版四部通则 2201 醇溶性浸出物测定法项下的热浸法）

参考标准依据《中国药典》2015 年版一部规定不得少于 15.0%，4 批次检测结果范围为 18.9% ～ 22.5%，平均为 20.3%，结合企业多批次实际检验数据，提升企业产品质量，规定醇溶性浸出物不得少于 18.0%。见表 68-4。

2. 水溶性浸出物（《中国药典》2015 年版四部通则 2201 水溶性浸出物测定法项下的冷浸法）

参考标准依据《中国药典》2015 年版一部规定不得少于 35.0%，多批次检测结果范围为 38.8% ～ 42.6%，平均为 40.9%，结合企业多批次实际检验数据，提升企业产品质量，规定水溶性浸出物不得少于 38.0%。见表 68-4。

表 68-4　丹参饮片浸出物测定结果（%）

项目	参考标准要求	样品 1	样品 2	样品 3	样品 4	平均值	优质饮片标准
醇溶性浸出物	不得少于 15.0	18.9	20.1	19.8	22.5	20.3	不得少于 18.0
水溶性浸出物	不得少于 35.0	42.6	38.8	40.8	41.4	40.9	不得少于 38.0

七、含量测定

1. 丹参酮类

照高效液相色谱法（《中国药典》2015 年版通则 0512）测定。

色谱条件与系统适用性试验：以十八烷基硅烷键合硅胶为填充剂；以乙腈为流动相 A，以 0.02% 磷酸溶液为流动相 B，按表 68-5 中的规定进行梯度洗脱；柱温为 20℃；检测波长为 270nm。理论板数按丹参酮 $Ⅱ_A$ 峰计算应不低于 60 000。

表 68-5　流动相梯度

时间（min）	流动相 A（%）	流动相 B（%）	时间（min）	流动相 A（%）	流动相 B（%）
0 ～ 6	61	39	20 ～ 20.5	90 → 61	10 → 39
6 ～ 20	61 → 90	39 → 10	20.5 ～ 25	61	39

对照品溶液的制备：取丹参酮 $Ⅱ_A$ 对照品适量，精密称定，置棕色量瓶中，加甲醇制成每 1ml 含 20μg 的溶液，即得。

供试品溶液的制备：取本品粉末（过三号筛）约 0.3g，精密称定，置具塞锥形瓶中，精密加入甲醇 50ml，密塞，称定重量，超声处理（功率 140W，频率 42kHz）30min，放冷，再称定重量，用甲醇补足减失的重量，摇匀，滤过，取续滤液，即得。

测定法：分别精密吸取对照品溶液与供试品溶液各 10μl，注入液相色谱仪，测定。以丹参酮 $Ⅱ_A$ 对照品为参照，以其相应的峰为 S 峰，计算隐丹参酮、丹参酮Ⅰ的相对保留时间，其相对保留时间应在规定值的 ±5% 范围之内。相对保留时间及校正因子见表 68-6。

表 68-6 相对保留时间及校正因子

待测成分（峰）	相对保留时间	校正因子
隐丹参酮	0.75	1.18
丹参酮Ⅰ	0.79	1.31
丹参酮 $Ⅱ_A$	1.00	1.00

以丹参酮 $Ⅱ_A$ 的峰面积为对照，分别乘以校正因子，计算隐丹参酮、丹参酮Ⅰ、丹参酮 $Ⅱ_A$ 的含量。

多批次样品检测结果范围为 0.29% ～ 0.45%，平均为 0.36%，规定含丹参酮 $Ⅱ_A$（$C_{19}H_{18}O_3$）、隐丹参酮（$C_{19}H_{20}O_3$）和丹参酮Ⅰ（$C_{18}H_{12}O_3$）的总量不得少于 0.25%。结果见表 68-7。

2. 丹酚酸 B

照高效液相色谱法（《中国药典》2015 年版通则 0512）测定。

色谱条件与系统适用性试验：以十八烷基硅烷键合硅胶为填充剂；以乙腈 -0.1% 磷酸溶液（22 ∶ 78）为流动相；柱温为 20℃；流速为 1.2ml/min；检测波长为 286nm。理论板数按丹酚酸 B 峰计算应不低于 6000。

对照品溶液的制备：取丹酚酸 B 对照品适量，精密称定，加甲醇 - 水（8 ∶ 2）混合溶液制成每 1ml 含 0.10mg 的溶液，即得。

供试品溶液的制备：取本品粉末（过三号筛）约 0.15g，精密称定，置具塞锥形瓶中，精密加入甲醇 - 水（8 ∶ 2）混合溶液 50ml，密塞，称定重量，超声处理（功率 140W，频率 42kHz）30min，放冷，再称定重量，用甲醇 - 水（8 ∶ 2）混合溶液补足减失的重量，摇匀，滤过，精密量取续滤液 5ml，移至 10ml 量瓶中，加甲醇 - 水（8 ∶ 2）混合溶液稀释至刻度，摇匀，滤过，取续滤液，即得。

测定法：分别精密吸取对照品溶液与供试品溶液各 10μl，注入液相色谱仪，测定，即得。

多批次样品检测结果范围为 3.8% ～ 4.4%，平均为 4.0%，规定含丹酚酸 B（$C_{36}H_{30}O_{16}$）不得少于 3.0%。结果见表 68-7。

表 68-7 丹参饮片含量测定结果（%）

成分	参考标准要求	样品 1	样品 2	样品 3	样品 4	平均值	优质饮片标准
丹参酮类	不得少于 0.25	0.32	0.29	0.45	0.37	0.36	不得少于 0.25
丹酚酸 B	不得少于 3.0	3.8	4.0	3.9	4.4	4.0	不得少于 3.0

八、性味与归经

苦，微寒。归心、肝经。

九、功能与主治

活血祛瘀，通经止痛，清心除烦，凉血消痈。用于胸痹心痛，脘腹胁痛，癥瘕积聚，热痹疼痛，心烦不眠，月经不调，痛经经闭，疮疡肿痛。

十、用法与用量

10 ～ 15g，煎服。

十一、注意

不宜与藜芦同用。

十二、贮藏

置干燥处。

十三、优质饮片质量标准亮点总结

1. 药材和基原

基原专一，均来源于唇形科植物丹参 *Salvia miltiorrhiza* Bge. 的干燥根和根茎。

2. 产地

四川省绵阳市为丹参道地产区，均采收于绵阳市游仙区益现添种养殖专业合作社丹参规范化种植基地。

3. 工艺

精细，稳定可控，在《中国药典》2015 年版一部丹参项的炮制基础上，净制过程采用人工精挑细选，剪除较为细小的末根，剔除残茎等非药用部位；切制过程采用高精度的直线往复式切药机切制成均匀的厚片，干燥过程采用晒干或 50 ～ 60℃的低温干燥模式，保证产品有效成分不被高温分解或流失；包装采用公司具有专利知识产权的全自动化分装系统进行分装，依次自动进行标签及二维码印制、薄膜封边制袋、称量装料、充氮气、封口切割操作，产品不被污染，包装美观，封口严密，使用方便，特别是氮气充装的操作，大大降低饮片的虫蛀、霉变、氧化变色等的现象，利于中药饮片长期的保养。

4. 检查

提高了杂质、水分、总灰分、二氧化硫残留量等量化指标，增加了黄曲霉毒素量化指标。

5. 浸出物

醇溶性浸出物、水溶性浸出物分别比《中国药典》2015 年版一部要求高 7%、3%。

69. 灵芝孢子粉
Lingzhibaozifen
GANODERMA

本品为多孔菌科真菌赤芝 *Ganoderma lucidum*（Leyss.ex Fr.）Karst. 的干燥成熟孢子的炮

制加工品。

【采收与加工】 8～9月灵芝弹射孢子时采收，除去杂质，干燥。产地为安徽省六安市金寨县沙河乡，金寨县为灵芝、灵芝孢子粉地理标志产地。

【炮制】 采用光学色差颗粒选别机高精度净选，平铺于循环干燥箱的烘盘内以55～65℃低温干燥2～3h。

【成品性状】 本品为黄棕色的粉末。气微，味淡。

【鉴别】

（1）本品粉末黄棕色。孢子褐色，呈卵形，长6～11μm，宽4～7μm，顶端平截或纯圆形，孢壁双层，外壁透明、平滑，内壁淡褐色或近褐色。

（2）取本品粉末2g，加乙醇30ml，加热回流30min，滤过，滤液蒸干，残渣加甲醇2ml使溶解，作为供试品溶液。另取灵芝孢子（赤芝）对照药材2g，同法制成对照药材溶液。照薄层色谱法（《中国药典》2015年版通则0502）试验，吸取上述两种溶液各4μl，分别点于同一硅胶G薄层板上，以石油醚（60～90℃）-甲酸乙酯-甲酸（15∶5∶1）的上层溶液为展开剂，展开，取出，晾干，置紫外光灯（365nm）下检视。供试品色谱中，在与对照药材色谱相应的位置上，显相同颜色的荧光斑点。

【检查】

杂质 取本品至显微镜下观察：不得检出菌丝、淀粉粒等异物。

水分 不得过8.0%（《中国药典》2015年版四部通则0832第四法）。

总灰分 不得过2.0%（《中国药典》2015年版四部通则2302）。

二氧化硫残留量 照二氧化硫残留量测定法（《中国药典》2015年版四部通则2331）测定，不得过50mg/kg。

黄曲霉毒素 照黄曲霉毒素测定法（《中国药典》2015年版四部通则2351）测定。

本品每1000g含黄曲霉毒素B_1不得过5μg，黄曲霉毒素G_2、黄曲霉毒素G_1、黄曲霉毒素B_2和黄曲霉毒素B_1的总量不得过10μg。

【性味与归经】 性平，味甘、微苦。归心、肺、脾经。

【功能与主治】 补气安神，健脾益肺。用于虚老体弱，失眠多梦，咳喘气喘。

【用法与用量】 6～12g，煎服。

【贮藏】 密封，避光，置阴凉干燥处。

起草单位：中山市仙逸堂中药饮片有限公司

"优质灵芝孢子粉饮片质量标准（草案）"起草说明

一、药材来源

1. 基原

参考《中国药典》（2015年版一部）及《浙江省中药饮片炮制规范》（2015年版），灵芝孢子粉药材为多孔菌科真菌赤芝 *Ganoderma lucidum*（Leyss.ex Fr.）Karst. 的干燥成熟孢子。原药材来源于金寨县新潮中药材种植专业合作社。金寨县沙河乡位于皖西南大别山腹地，正处于江淮分水岭，一乡连鄂、豫、皖三省，地跨东经115°22′～115°30′，北纬31°18′～31°28′，平均海拔480余米，北亚热带湿润季风气候，季风明显、四季分明、气候温和、雨量充沛、春温多变、秋高气爽，适合灵芝种植，被誉为“全国灵芝之乡”。该合作社是集中药材种植生产加工销售于一体的中药材种植合作社，主要从事灵芝、灵芝孢子粉、粉葛等中药材的种植和销售。该合作社在金寨县沙河乡拥有中药材基地400亩，其中灵芝（赤芝）基地100亩，灵芝及灵芝孢子粉被该合作社列为重点培育项目，产量稳定，品质优秀，其中2015年、2016年、2017年，该合作社灵芝孢子粉年产量在6000kg以上。见图69-1。

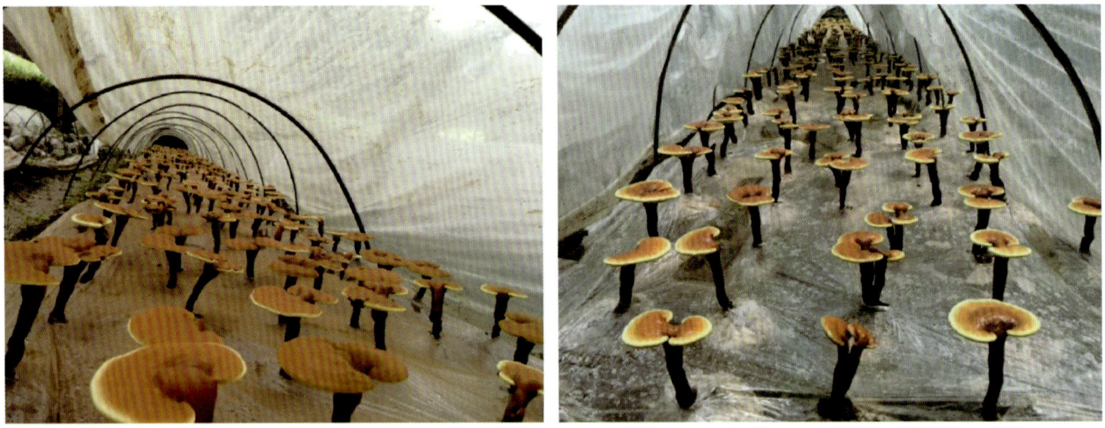

图 69-1　灵芝种植基地

2. 采收及加工

金寨县新潮中药材种植专业合作社拥有自身的加工厂房，于每年8～9月采集灵芝孢子粉，除去杂质，干燥。

3. 优质药材依据

灵芝孢子粉药材产区道地、产地加工规范，作为优质药材的保障。每批灵芝孢子粉药材的购进验收，公司均严格按照《中国药典》（2015年版四部）及《浙江省中药饮片炮制规范》（2015年版）等要求进行验收，保证中药材基原准确，质量合格。历次由该基地供应的灵芝孢子粉中药材各项指标均符合内控质量标准要求，详见灵芝孢子粉药材进厂检验报告。

二、炮制

1. 标准依据

参考《浙江省中药饮片炮制规范》（2015年版）灵芝孢子粉的生产工艺。

2. 工艺流程

灵芝孢子粉（药材）→净制（色选）→干燥→内包装→外包装→灵芝孢子粉（成品）。

3. 过程控制的关键工艺控制点及参数

（1）净制：杂质不得检出。

（2）干燥：55～65℃烘干，平铺厚度为1～2cm，水分不得过8.0%。

（3）内包装：装量规格为10g/袋，装量差异为±3.0%，平均装量不少于标示装量。封口的横封温度为135℃，纵封温度为100～125℃，密封外观应严实、无漏气、无皱折。

（4）外包装：封口严密，100袋/包×6包/件。

4. 相应的 SOP

《灵芝孢子粉生产工艺规程》（TY-PF0458-01）。

灵芝孢子粉生产工艺经过回顾性验证，确定灵芝孢子粉的生产工艺流程规范，各参数设置合理、稳定，按照设定的工艺流程及对应的参数操作能稳定生产出优质的灵芝孢子粉饮片。

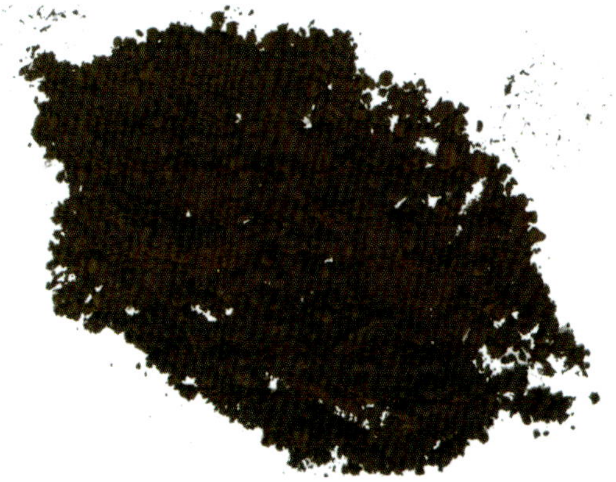

图 69-2　灵芝孢子粉饮片

三、性状

本品为黄棕色的粉末。气微，味淡。见图 69-2。

四、鉴别

1. 显微鉴别

本品粉末黄棕色。孢子褐色，呈卵形，长 6 ～ 11μm，宽 4 ～ 7μm，顶端平截或纯圆形，孢壁双层，外壁透明、平滑，内壁淡褐色或近褐色。样品粉末显微鉴特征明显，与参考标准描述的一致，该项内容收录于企业标准。见图 69-3。

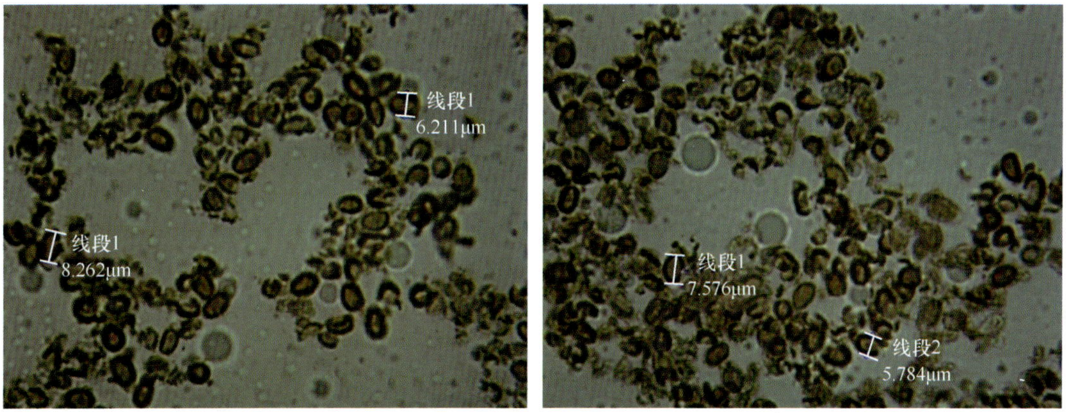

图 69-3　灵芝孢子粉显微鉴别（×200）

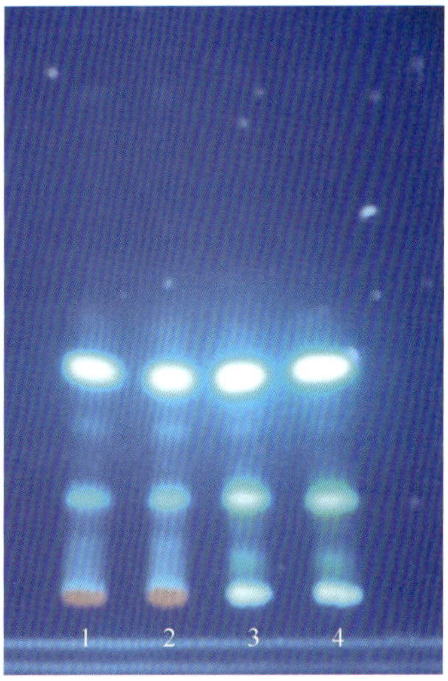

图 69-4　灵芝孢子粉薄层鉴别

1、2. 灵芝孢子（赤芝）对照药材；

3、4. 灵芝孢子粉供试品

2. 薄层鉴别

取本品粉末 2g，加乙醇 30ml，加热回流 30min，滤过，滤液蒸干，残渣加甲醇 2ml 使溶解，作为供试品溶液。另取灵芝孢子（赤芝）对照药材 2g，同法制成对照药材溶液。照薄层色谱法（《中国药典》2015 年版通则 0502）试验，吸取上述两种溶液各 4μl，分别点于同一硅胶 G 薄层板上，以石油醚（60 ～ 90℃）- 甲酸乙酯 - 甲酸（15 ∶ 5 ∶ 1）的上层溶液为展开剂，展开，取出，晾干，置紫外光灯（365nm）下检视。3 批供试品色谱中，在与对照药材色谱相应的位置上，显相同颜色的荧光斑点。供试品斑点清晰、R_f 值适中，该项内容收录于企业标准。见图 69-4。

五、检查

1. 药屑杂质（《中国药典》2015 年版四部通则 2301）

3 批次检测结果均未检出杂质，参考标准依据《浙江省中药饮片炮制规范》（2015 年版）规定“应不得检出菌丝、淀粉粒等异物”，结合企业实际检验数据，提升企业产品质量，规定取本品至显微镜下观察：不得检出菌丝、淀粉粒等异物。

2. 水分（《中国药典》2015 年版四部通则 0832 第四法）

3 批次检测结果范围为 7.1% ～ 7.5%，平均为 7.3%，参考《浙江省中药饮片炮制规范》（2015 年版）规定“不得过 9.0%”，结合企业实际检验数据，提升企业产品质量，规定水分不得过 8.0%。见表 69-1。

3. 总灰分

3 批次检测结果范围为 1.4% ～ 1.8%，平均为 1.6%，参考《浙江省中药饮片炮制规范》（2015 年版）规定“不得过 3.0%”，结合企业实际检验数据，提升企业产品质量，规定总灰分不得过 2.0%。见表 69-1。

表 69-1　水分及总灰分测定结果（%）

项目	参考标准要求	样品 1	样品 2	样品 3	平均值	优质饮片标准
水分	不得过 9.0	7.1	7.5	7.3	7.3	不得过 8.0
总灰分	不得过 3.0	1.8	1.4	1.6	1.6	不得过 2.0

4. 二氧化硫残留量（《中国药典》2015 年版四部通则 2331 二氧化硫残留量测定法）

3 批次检测结果均为 0，标准依据《中国药典》（2015 年版四部）规定“除另有规定外，药材及饮片（矿物类除外）的二氧化硫残留量不得过 150mg/kg”，结合企业实际检验数据，提升企业产品质量，规定二氧化硫残留量不得过 50mg/kg。

5. 黄曲霉毒素（《中国药典》2015 年版四部通则 2351 黄曲霉毒素测定法）

3 批次检测结果均未检出黄曲霉毒素，参考标准依据《浙江省中药饮片炮制规范》（2015 年版）未对黄曲霉毒素明确规定，《中国药典》（2015 年版一部）对大枣、地龙等品种规定每 1000g 含黄曲霉毒素 B_1 不得过 5μg，黄曲霉毒素 G_2、黄曲霉毒素 G_1、黄曲霉毒素 B_2 和黄曲霉毒素 B_1 的总量不得过 10μg，结合企业实际检验数据，为保证我公司产品质量，规定每 1000g 含黄曲霉毒素 B_1 不得过 5μg，黄曲霉毒素 G_2、黄曲霉毒素 G_1、黄曲霉毒素 B_2 和黄曲霉毒素 B_1 的总量不得过 10μg。

六、性味与归经

性平，味甘、微苦。归心、肺、脾经。

七、功能与主治

补气安神，健脾益肺。用于虚老体弱，失眠多梦，咳喘气喘。

八、用法与用量

6 ～ 12g，煎服。

九、贮藏

密封，避光、置阴凉干燥处。

十、优质饮片质量标准亮点总结

1. 药材和基原

基原专一，均来源于多孔菌科真菌赤芝 *Ganoderma lucidum*（Leyss.ex Fr.）Karst. 的干燥成熟孢子。

2. 产地

道地产区，为传统灵芝（赤芝）之乡——安徽省六安市金寨县沙河乡，基地规范化种植。

3. 工艺

采用光学色差颗粒选别机高精度色选，稳定可控，确保产品无杂质等；采用55～65℃低温干燥方式，充分保持有效成分活性。包装过程采用全自动称量分装系统进行包装，有利于提高包装效率，保证包装的密封性，同时在包装前对包装袋内充入惰性气体氮气排走原有的空气，有利于中药饮片的长期贮存保养，防虫、防蛀。

4. 鉴别

增加了 TLC 鉴别。

5. 检查

提高了水分、总灰分、二氧化硫残留量等量化指标，增加了黄曲霉毒素量化指标。

70. 三七粉
Sanqifen
NOTOGINSENG RADIX ET RHIZOMA

本品为五加科植物三七 *Panax notoginseng*（Burk.）F.H.Chen 的干燥根和根茎的炮制加工品。

【采收加工】 秋季花开前采挖，洗净，分开主根、支根及根茎，干燥。产地为云南省文山市。

【炮制】 将净制、干燥后的三七投入万能除尘粉碎机内粉碎成细粉（粉末全部通过五号筛，通过六号筛不得少于 95%）。

【成品性状】 本品为灰黄色的粉末。气微，味苦回甜。

【鉴别】

（1）本品粉末灰黄色。淀粉粒甚多，单粒圆形、半圆形或圆多角形，直径 4～30μm；复粒由 2～10 余分粒组成。树脂道碎片含黄色分泌物。梯纹导管、网纹导管及螺纹导管直径 15～55μm。草酸钙簇晶少见，直径 50～80μm。

（2）取本品粉末 0.5g，加水 5 滴，搅匀，再加以水饱和的正丁醇 5ml，密塞，振摇 10min，放置 2h，离心，取上清液，加 3 倍量以正丁醇饱和的水，摇匀，放置使分层（必要时离心），取正丁醇层，蒸干，残渣加甲醇 1ml 使溶解，作为供试品溶液。另取人参皂苷 Rb_1 对照品、人参皂苷 Re 对照品、人参皂苷 Rg_1 对照品及三七皂苷 R_1 对照品，加甲醇制成每 1ml 各含 0.5mg 的混合溶液，作为对照品溶液。照薄层色谱法（《中国药典》2015 年版通则 0502）试验，吸取上述两种溶液各 1μl，分别点于同一硅胶 G 薄层板上，以三氯甲烷 - 乙酸乙酯 - 甲醇 - 水（15 ∶ 40 ∶ 22 ∶ 10）10℃以下放置的下层溶液为展开剂，展开，取出，晾干，喷以硫酸溶液（1→10），在 105℃加热至斑点显色清晰。供试品色谱中，在与对照品色谱相应的位置上，显相同颜色的斑点；置紫外光灯（365nm）下检视，显相同的荧光斑点。

【检查】

杂质　不得过 1.0%（《中国药典》2015 年版四部通则 2301）。

水分　不得过 13.0%（《中国药典》2015 年版四部通则 0832 第二法）。

总灰分　不得过 5.0%（《中国药典》2015 年版四部通则 2302）。

酸不溶性灰分　不得过 2.0%（《中国药典》2015 年版四部通则 2302）。

二氧化硫残留量　照二氧化硫残留量测定法（《中国药典》2015 年版四部通则 2331）测定，不得过 50mg/kg。

黄曲霉毒素　照黄曲霉毒素测定法（《中国药典》2015 年版四部通则 2351）测定。

本品每 1000g 含黄曲霉毒素 B_1 不得过 5μg，黄曲霉毒素 G_2、黄曲霉毒素 G_1、黄曲霉毒素 B_2 和黄曲霉毒素 B_1 的总量不得过 10μg。

【浸出物】　照醇溶性浸出物测定法（《中国药典》2015 年版四部通则 2201）项下的热浸法测定，用甲醇作溶剂，不得少于 17.0%。

【含量测定】　照高效液相色谱法（《中国药典》2015 年版通则 0512）测定。

色谱条件与系统适用性试验：以十八烷基硅烷键合硅胶为填充剂；以乙腈为流动相 A，以水为流动相 B，梯度洗脱 0 ～ 10min，19%A；12 ～ 26min，19% ～ 36%A；检测波长为 203nm。理论板数按三七皂苷 R_1 峰计算应不低于 4000。

对照品溶液的制备：精密称取人参皂苷 Rg_1 对照品、人参皂苷 Rb_1 对照品及三七皂苷 R_1 对照品适量，加甲醇制成每 1ml 含人参皂苷 Rg_1 0.4mg、人参皂苷 Rb_1 0.4mg、三七皂苷 R_1 0.1mg 的混合溶液，即得。

供试品溶液的制备：取本品粉末（过四号筛）0.6g，精密称定，精密加入甲醇 50ml，称定重量，放置过夜，置 80℃水浴上保持微沸 2h，放冷，再称定重量，用甲醇补足减失的重量，摇匀，滤过，取续滤液，即得。

测定法：分别精密吸取对照品溶液与供试品溶液各 10μl，注入液相色谱仪，测定，即得。

本品按干燥品计算，含人参皂苷 Rg_1（$C_{42}H_{72}O_{14}$）、人参皂苷 Rb_1（$C_{54}H_{92}O_{23}$）及三七皂苷 R_1（$C_{47}H_{80}O_{18}$）的总量不得少于 5.0%。

【性味与归经】　甘、微苦，温。归肝、胃经。

【功能与主治】　散瘀止血，消肿定痛。用于咯血，吐血，衄血，便血，崩漏，外伤出血，胸腹刺痛，跌仆肿痛。

【用法与用量】　3 ～ 9g，煎服；外用适量。

【贮藏】　置阴凉干燥处，防蛀。

起草单位：中山市仙逸堂中药饮片有限公司

“优质三七粉饮片质量标准（草案）”起草说明

一、药材来源

1. 基原

参考《中国药典》（2015 年版一部），三七药材为五加科植物三七 *Panax notoginseng*（Burk.）F.H.Chen

的干燥根和根茎。原药材来源于云南省文山天集贸易有限公司三七规范化种植基地。云南省文山天集贸易有限公司在云南省文山市具有规模化的三七规范化种植基地，该基地种植三七总面积约 800 亩，三七种植规模逐年不断扩大，产量稳定，品质优良，其种植加工的三七符合《中国药典》（2015 年版一部）的要求，近年该基地三七年产量达 50t，随着时间推移，产量及品质不断提升。见图 70-1。

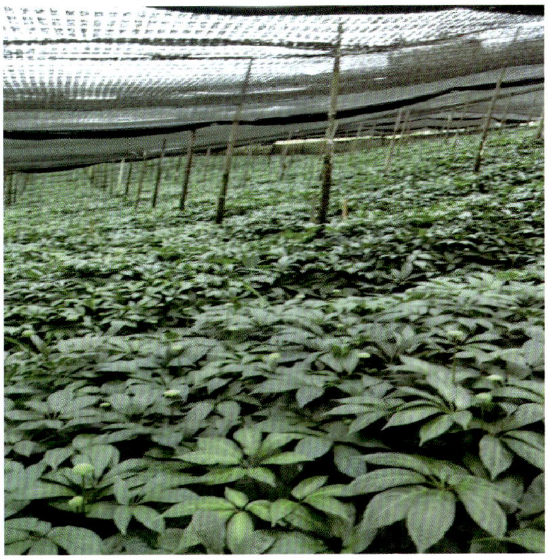

图 70-1　三七种植基地

2. 采收及加工

云南省文山天集贸易有限公司三七规范化种植基地拥有对应的产地加工厂房。三七种植 5 ～ 7 年后，于秋季开花前采挖，洗净，分开主根、支根及根茎，干燥。

3. 优质药材依据

三七药材产区道地、产地加工规范，作为优质药材的保障。每批三七药材的购进验收，公司均严格按照《中国药典》（2015 年版一部）要求进行验收，保证原料基原准确，质量合格。历次由该基地供应的三七中药材各项指标均符合内控质量标准要求，水分、总灰分、酸不溶性灰分等均比《中国药典》（2015 年版一部）指标要求更严格。

二、炮制

1. 标准依据

参考《中国药典》（2015 年版一部）三七粉的生产工艺。

2. 工艺流程

三七（药材）→净制→清洗→干燥（烘干）→粉碎→内包装→外包装→三七粉（成品）。

3. 过程控制的关键工艺控制点及参数

（1）净制：杂质不得过 1.0%。

（2）清洗：洁净度要求表面干净无尘土，见本色。

（3）干燥：50 ～ 60℃烘干 2 ～ 3h，平铺厚度为 1 ～ 2cm，水分不得过 13.0%。

（4）粉碎：设备筛网规格为五号筛（80 目），粉末粒度应全部通过五号筛，通过六号筛不得少于 95%。

（5）内包装：装量规格为 5g/ 袋、10g/ 袋、15g/ 袋，装量差异为 ±3.0%，平均装量不少于标示装量。封口的横封温度为 135℃，纵封温度为 100 ～ 125℃，薄膜封口机封口温度为 100 ～ 120℃，密封外观要求严实、无漏气、无皱折。

（6）外包装：封口严密，100 袋 / 包 ×6 包 / 件。

4. 相应的 SOP

《三七粉生产工艺规程》（TY-PF0738-01）。

三七粉生产工艺经过回顾性验证，确定三七粉的生产工艺流程规范，各参数设置合理、稳定，按照设定的工艺流程及对应的参数操作能生产出稳定优质的三七粉产品。

三、性状

1. 药材性状

呈类圆锥形或圆柱形，长 1 ～ 6cm，直径 1 ～ 4cm。表面灰褐色或灰黄色，有断续的纵皱纹和支根痕。顶端有茎痕，周围有瘤状突起。体重，质坚实，断面灰绿色、黄绿色或灰白色，木部微呈放射状排列。气微，味苦回甜。见图 70-2。

2. 饮片性状

本品为灰黄色的粉末。气微，味苦回甜。见图 70-3。

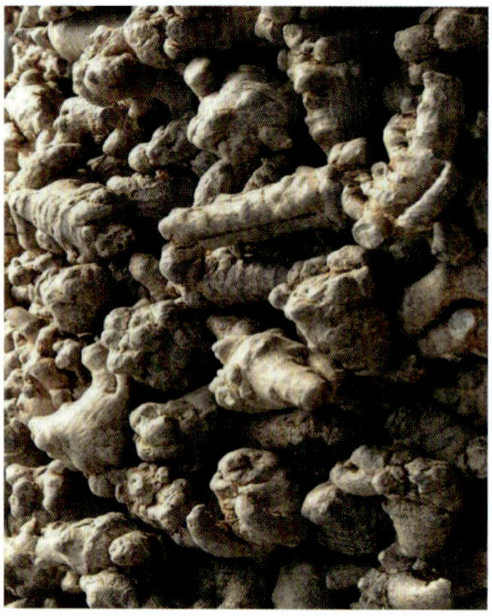

图 70-2　三七药材

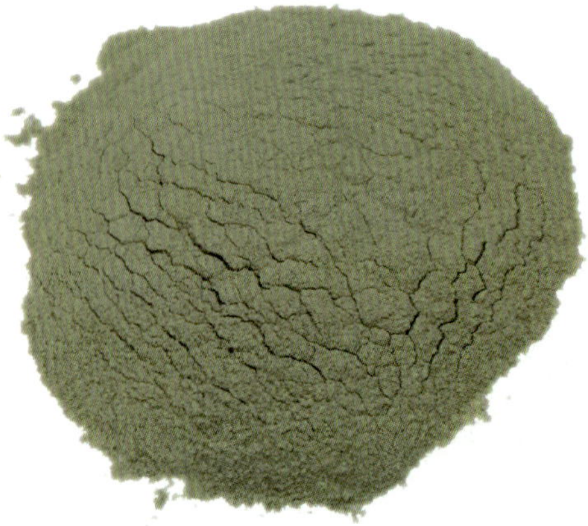

图 70-3　三七粉饮片

四、鉴别

1. 显微鉴别

本品粉末灰黄色。淀粉粒甚多，单粒圆形、半圆形或圆多角形，直径 4 ～ 30μm；复粒由 2 ～ 10 余分粒组成。树脂道碎片含黄色分泌物。梯纹导管、网纹导管及螺纹导管直径 15 ～ 55μm。草酸钙簇晶少见，直径 50 ～ 80μm。见图 70-4 ～图 70-9。

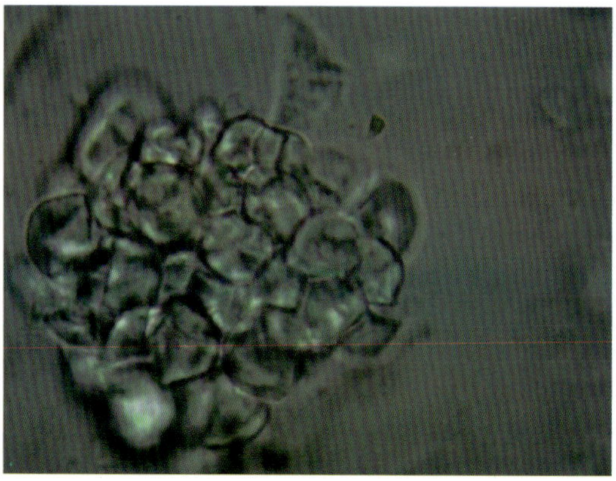

图 70-4　淀粉粒（×400）

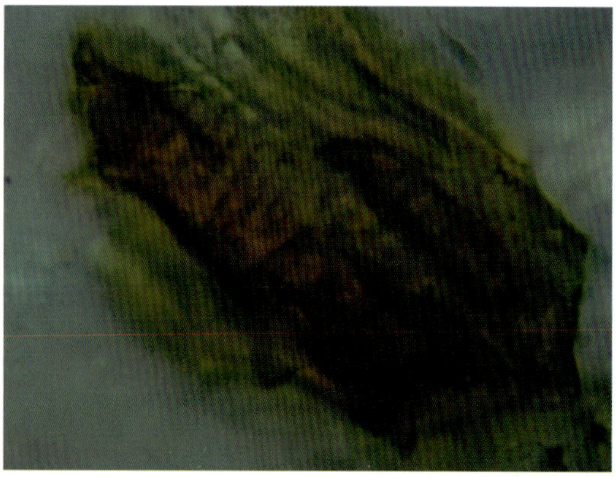

图 70-5　树脂道（×400）

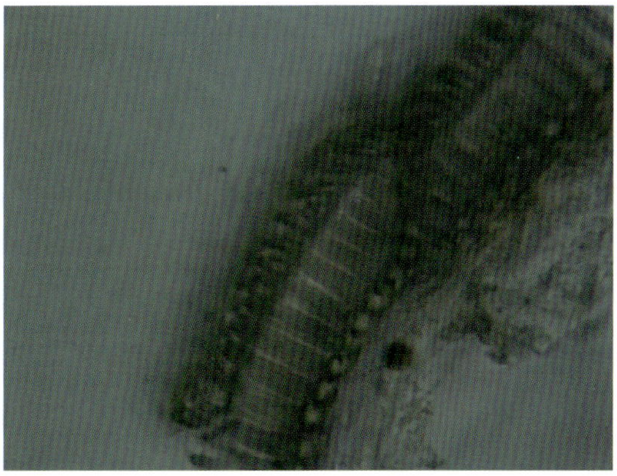

图 70-6 梯纹导管（×400）

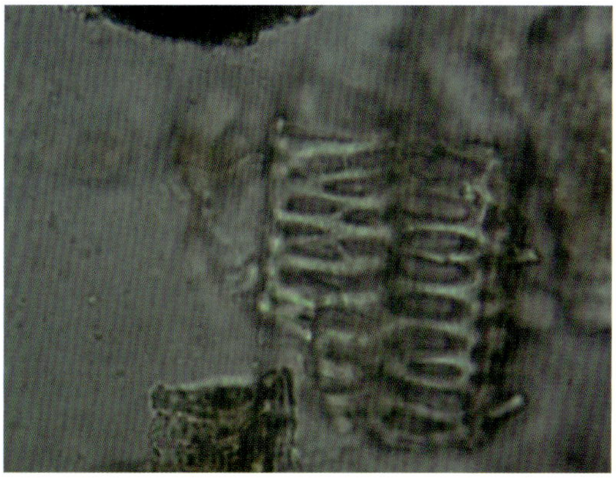

图 70-7 网纹导管（×400）

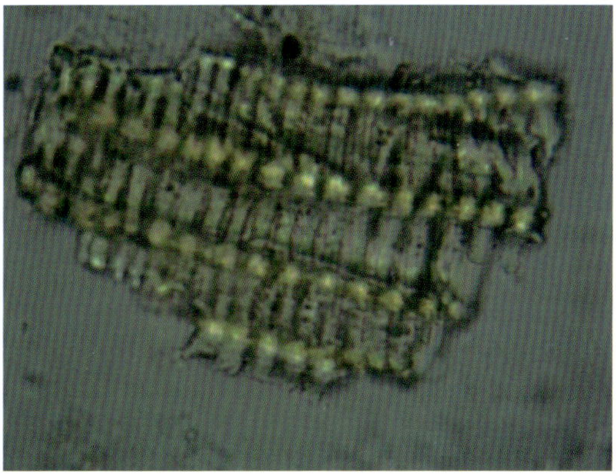

图 70-8 螺纹导管（×400）

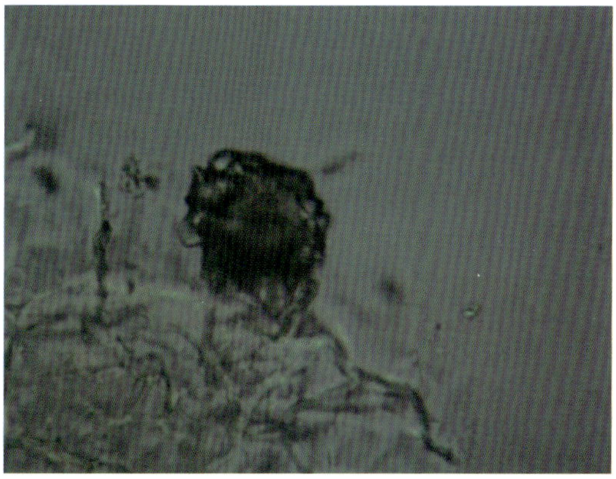

图 70-9 草酸钙簇晶（×400）

2. 薄层鉴别

取本品粉末 0.5g，加水 5 滴，搅匀，再加以水饱和的正丁醇 5ml，密塞，振摇 10min，放置 2h，离心，取上清液，加 3 倍量以正丁醇饱和的水，摇匀，放置使分层（必要时离心），取正丁醇层，蒸干，残渣加甲醇 1ml 使溶解，作为供试品溶液。另取人参皂苷 Rb_1 对照品、人参皂苷 Re 对照品、人参皂苷 Rg_1 对照品及三七皂苷 R_1 对照品，加甲醇制成每 1ml 各含 0.5mg 的混合溶液，作为对照品溶液。照薄层色谱法（《中国药典》2015 年版通则 0502）试验，吸取上述两种溶液各 1μl，分别点于同一硅胶 G 薄层板上，以三氯甲烷 - 乙酸乙酯 - 甲醇 - 水（15 ∶ 40 ∶ 22 ∶ 10）10℃以下放置的下层溶液为展开剂，展开，取出，晾干，喷以硫酸溶液（1 → 10），在 105℃加热至斑点显色清晰。3 批次供试品色谱中，在与对照品色谱相应的位置上，显相同颜色的斑点；置紫外光灯（365nm）下检视，显相同的荧光斑点。见图 70-10。

五、检查

1. 药屑杂质（《中国药典》2015 年版四部通则 2301）

3 批次检测结果均未检出杂质，参考标准依据《中国药典》（2015 年版一部）未对杂质进行规定，《中国药典》（2015 年版四部）规定“除另有规定外药屑杂质通常不得过 3.0%”，结合企业实际检验数据，提升企业产品质量，规定杂质不得过 1.0%。

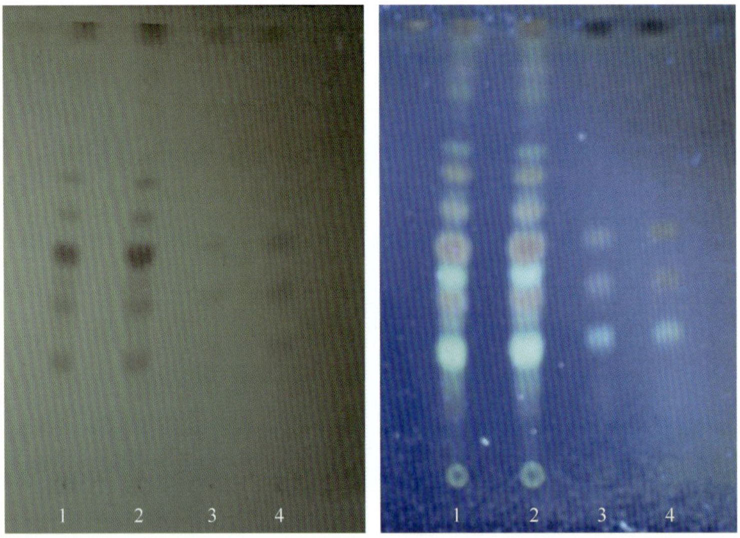

日光　　紫外光（365nm）

图 70-10　三七粉薄层鉴别

1、2. 三七供试品；3、4. 混合对照品（人参皂苷 Rb_1，人参皂苷 Re，人参皂苷 Rg_1，三七皂苷 R_1）

2. 水分（《中国药典》2015 年版四部通则 0832 第二法）

3 批次检测结果范围为 10.6% ～ 12.1%，平均为 11.5%，参考标准依据《中国药典》（2015 年版四部）规定水分不得过 14.0%，结合企业实际检验数据，提升企业产品质量，规定水分不得过 13.0%。见表 70-1。

3. 总灰分（《中国药典》2015 年版四部通则 2302 灰分测定法）

3 批次检测结果范围为 3.6% ～ 4.2%，平均为 3.9%，参考标准依据《中国药典》（2015 年版四部）规定不得过 6.0%，结合企业实际检验数据，提升企业产品质量，规定总灰分不得过 5.0%。

4、酸不溶性灰分（《中国药典》2015 年版四部通则 2302 灰分测定法）

3 批次检测结果范围为 0.7% ～ 1.2%，平均为 0.9%，参考标准依据《中国药典》（2015 年版四部）规定酸不溶性灰分不得过 3.0%，结合企业实际检验数据，为了提升公司产品质量，故规定酸不溶性灰分不得过 2.0%。

表 70-1　检查项测定结果（%）

项目	参考标准要求	样品 1	样品 2	样品 3	平均值	优质饮片标准
水分	不得过 14.0	11.7	12.1	10.6	11.5	不得过 13.0
总灰分	不得过 6.0	3.8	3.6	4.2	3.9	不得过 5.0
酸不溶性灰分	不得过 3.0	0.7	1.2	0.8	0.9	不得过 2.0

5. 二氧化硫残留量（《中国药典》2015 年版四部通则 2331 二氧化硫残留量测定法）

3 批次检测结果均为 0，标准依据《中国药典》（2015 年版四部）规定“除另有规定外，药材及饮片（矿物类除外）的二氧化硫残留量不得过 150mg/kg”，结合企业实际检验数据，为提升公司产品质量，规定二氧化硫残留量不得过 50mg/kg。

6. 黄曲霉毒素（《中国药典》2015 年版四部通则 2351 黄曲霉毒素测定法）

3 批次检测结果均未检出黄曲霉毒素，参考标准依据《中国药典》（2015 年版四部）未对黄曲霉毒素明确规定，《中国药典》（2015 年版一部）对大枣、地龙等品种规定每 1000g 含黄曲霉毒素 B_1 不得过 5μg，黄曲霉毒素 G_2、黄曲霉毒素 G_1、黄曲霉毒素 B_2 和黄曲霉毒素 B_1 的总量不得过 10μg，结合企业实际检验数据，保证企业产品质量，规定每 1000g 含黄曲霉毒素 B_1 不得过 5μg，黄曲霉毒素 G_2、黄曲霉毒素 G_1、黄曲霉毒素 B_2 和黄曲霉毒素 B_1 的总量不得过 10μg。

六、浸出物（《中国药典》2015 年版四部通则 2201 醇溶性浸出物测定法项下的热浸法）

《中国药典》（2015 年版一部）三七项下规定浸出物不得少于 16.0%，3 批次样品检测结果范围为 17.9% ～ 19.8%，平均为 18.7%，结合企业实际检验数据，提升企业产品质量，规定浸出物不少于 17.0%。见表 70-2。

表 70-2　三七粉浸出物测定结果（%）

参考标准要求	样品 1	样品 2	样品 3	平均值	优质饮片标准
不得少于 16.0	17.9	19.8	18.5	18.7	不得少于 17.0

七、含量测定（《中国药典》2015 年版四部高效液相色谱法通则 0512）

1. 色谱条件与系统适用性试验

以十八烷基硅烷键合硅胶为填充剂；以乙腈为流动相 A，以水为流动相 B，梯度洗脱：0 ～ 10min，19%A；12 ～ 26min，19% ～ 36% A；检测波长为 203nm。理论板数按三七皂苷 R_1 峰计算应不低于 4000。

2. 对照品溶液的制备

精密称取人参皂苷 Rg_1 对照品、人参皂苷 Rb_1 对照品及三七皂苷 R_1 对照品适量，加甲醇制成每 1ml 含人参皂苷 $Rg_1$0.4mg、人参皂苷 $Rb_1$0.4mg、三七皂苷 $R_1$0.1mg 的混合溶液，即得。

3. 供试品溶液的制备

取本品粉末（过四号筛）0.6g，精密称定，精密加入甲醇 50ml，称定重量，放置过夜，置 80℃水浴上保持微沸 2h，放冷，再称定重量，用甲醇补足减失的重量，摇匀，滤过，取续滤液，即得。

4. 测定法

分别精密吸取对照品溶液与供试品溶液各 10μl，注入液相色谱仪，测定，即得。

本品按干燥品计算，含人参皂苷 Rg_1（$C_{42}H_{72}O_{14}$）、人参皂苷 Rb_1（$C_{54}H_{92}O_{23}$）及三七皂苷 R_1（$C_{47}H_{80}O_{18}$）的总量不得少于 5.0%。

3 批次样品检测结果范围为 5.2% ～ 5.9%，平均为 5.6%，规定含人参皂苷 Rg_1（$C_{42}H_{72}O_{14}$）、人参皂苷 Rb_1（$C_{54}H_{92}O_{23}$）及三七皂苷 R_1（$C_{47}H_{80}O_{18}$）的总量不得少于 5.0%

八、性味与归经

甘、微苦，温。归肝、胃经。

九、功能与主治

散瘀止血，消肿定痛。用于咯血，吐血，衄血，便血，崩漏，外伤出血，胸腹刺痛，跌仆肿痛。

十、用法与用量

3～9g，煎服。外用适量。

十一、贮藏

置阴凉干燥处，防蛀。

十二、优质饮片质量标准亮点总结

1. 药材和基原

基原专一，均来源于五加科植物三七 *Panax notoginseng*（Burk.）F.H.Chen 的干燥根和根茎。

2. 产地

道地产区为传统云南省文山县，基地规范化种植。

3. 工艺

精细，稳定可控，在《中国药典》（2015 年版一部）三七粉项的炮制基础上，明确量化了三七粉为细粉（粉末全部通过五号筛，通过六号筛不得少于 95%）；采用低温循环烘干的方式，避免有效成分因温度过高分解流失等。包装过程采用全自动称量分装系统进行包装，有利于提高包装效率，保证包装的密封性，同时在包装前对包装袋内充入惰性气体氮气排走原有的空气，有利于三七粉饮片的长期贮存保养，防虫、防蛀。

4. 检查

提高了药屑杂质、水分、总灰分、酸不溶性灰分、二氧化硫残留等量化指标，增加了黄曲霉毒素项目量化指标。

5. 浸出物

不得少于 17%，比《中国药典》（2015 年版一部）要求高 1%。

71. 喜树果

Xishuguo

FRUCTUS CAMPTOTHECAE ACUMINATAE

本品为蓝果树科（珙桐科）植物喜树 *Camptotheca acuminata* Decne. 的干燥成熟果实的炮制加工品。

【采收加工】 秋季果实成熟尚未脱落时采收，晒干。产地为道地产区四川省绵阳市游仙区。

【炮制】 取原药材，采用光学色差颗粒选别机高精度净选，平铺于循环干燥箱的烘盘内以 55～65℃干燥 2～3h。

【成品性状】 本品披针形，长 2～2.5cm，宽 5～7mm，具三棱，先端尖，有柱头残基，基部变狭，可见着生在花盘上的椭圆形凹点痕，两边有翅。表面黄棕色至棕色，微有光泽，有纵皱纹。质韧，不易折断，断面纤维性。内有种子一枚，干缩成细条状。气微，味苦。

【鉴别】

（1）本品横切面：外果皮为一列扁平细胞；中果皮为多列薄壁细胞含红棕色物，维管束十数个，散列，外侧具纤维群，纤维壁厚，胞腔点状；内果皮为数列厚壁纤维。种皮由棕色扁平细胞组成。胚乳细胞和子叶细胞内充满内含物。

（2）取本品粗粉 2g，用 80% 乙醇 30ml 回流 30min，放冷，滤过，滤液减压蒸去乙醇，放冷，滤过，滤液用含 10% 乙醇的三氯甲烷溶液萃取，浓缩三氯甲烷萃取液至 5ml 作为供试品溶液，照下述方法试验：

a. 取供试品溶液，点于滤纸上，置紫外光灯（365nm）下观察，显紫蓝色荧光。

b. 取供试品溶液 1ml，加浓硫酸 1 滴，加蒸馏水 1ml 稀释，显黄绿色，点于滤纸上，在紫外光灯（365nm）下观察，显黄绿色荧光。

c. 取理化项供试品溶液，另取喜树碱对照品，用三氯甲烷制成每 ml 含 0.1mg 的溶液，作为对照品溶液。照薄层色谱法试验，吸取上述两种溶液各 10μl，分别点于同一硅胶 G 层板上，以三氯甲烷—丙酮（7 ∶ 3）为展开剂，展开，展距 17cm，取出，晾干，在紫外光灯（365nm）下观察，供试品溶液在与对照品溶液相应的位置上，显相同颜色的斑点。

【检查】

杂质　不得过 1.0%（《中国药典》2015 年版四部通则 2301）。

水分　不得过 10.0%（《中国药典》2015 年版四部通则 0832 第四法）。

二氧化硫残留量　照二氧化硫残留量测定法（《中国药典》2015 年版四部通则 2331）测定，不得过 50mg/kg。

黄曲霉毒素　照黄曲霉毒素测定法（《中国药典》2015 年版四部通则 2351）测定。

本品每 1000g 含黄曲霉毒素 B_1 不得过 5μg，黄曲霉毒素 G_2、黄曲霉毒素 G_1、黄曲霉毒素 B_2 和黄曲霉毒素 B_1 的总量不得过 10μg。

【性味与归经】　苦、辛，寒，有毒。归脾、胃、肝经。

【功能与主治】　抗癌，散结，破血化瘀。用于各种肿瘤，如胃癌、肠癌、慢性粒细胞白血病、绒毛膜上皮癌、恶性葡萄胎、淋巴肉瘤，以及血吸虫病引起的肝脾大。

【用法与用量】　3 ～ 9g，煎服。

【贮藏】　置干燥处。

起草单位：中山市仙逸堂中药饮片有限公司

“优质喜树果饮片质量标准（草案）”起草说明

一、药材来源

1. 基原

参考《广西中药材标准》（1990 年版），喜树果药材为蓝果树科（珙桐科）植物喜树 *Camptotheca Acuminata* Decne. 的干燥成熟果实。原药材来源于绵阳市游仙区益现添种养殖专业合作社。该品种是绵阳市游仙区益现添种养殖专业合作社稳定采收加工的产品，年产量稳定，品质优秀，近几年该合作社喜树果年采收量稳定在 5000kg 左右，基本能满足我公司需求。见图 71-1。

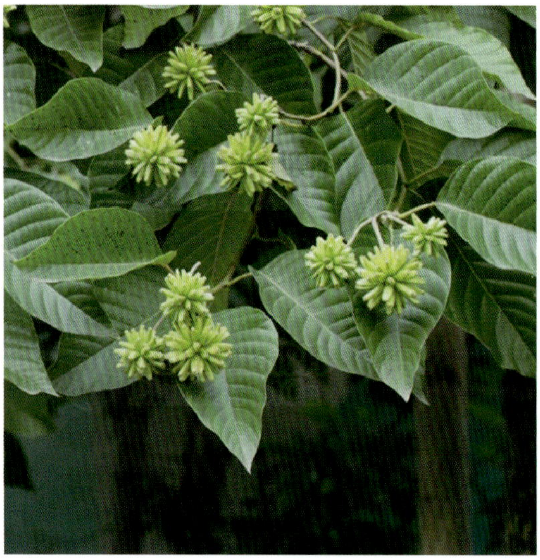

图 71-1 喜树果原植物

2. 采收及加工

喜树果为高大乔木喜树的果实，于每年秋季11～12月果实成熟尚未脱落时采收，晒干即可。每年采收一次，采收过程不会对喜树本身造成危害，不影响林木正常生长及第二年结果，成年喜树产果量基本每年稳定。

3. 优质药材依据

喜树果药材为野生品种，产地采收时节适合，加工规范，作为优质药材的保障。每批喜树果药材的购进验收，公司均严格按照《广西中药材标准》（1990年版）验收，保证原料基原正确，质量合格。历次由该基地供应的喜树果中药材各项指标均符合内控质量标准要求。

二、炮制

1. 标准依据

参考《广西中药材标准》（1990年版）喜树果的生产工艺。

2. 工艺流程

喜树果（药材）→净制（色选）→干燥（烘干）→内包装→外包装→喜树果（成品）。

3. 过程控制的关键工艺控制点及参数

（1）净制：杂质不得过1.0%。

（2）干燥：55～65℃干燥2～3h，平铺厚度为1～2cm，水分不得过10.0%。

（3）内包装：装量规格为10g/袋，装量差异为±3.0%，平均装量不能少于标示装量；封口时横封温度为135℃，纵封温度为100～125℃，密封外观严实、无漏气、无皱折。

（4）外包装：封口严密，100袋/包×6包/件。

4. 相应的SOP

《喜树果生产工艺规程》（TY-PF0456-01）。

喜树果生产工艺经过回顾性验证，确定喜树果的生产工艺流程规范，各参数设置合理、稳定，按照设定的工艺流程及对应的参数操作能生产出稳定优质的喜树果产品。

三、性状

本品披针形，长2～2.5cm，宽5～7mm，具三棱，先端尖，有柱头残基，基部变狭，可见着生在花盘上的椭圆形凹点痕，两边有翅。表面黄棕色至棕色，微有光泽，有纵皱纹。质韧；不易折断，断面纤维性。内有种子一枚，干缩成细条状。气微，味苦。见图71-2。

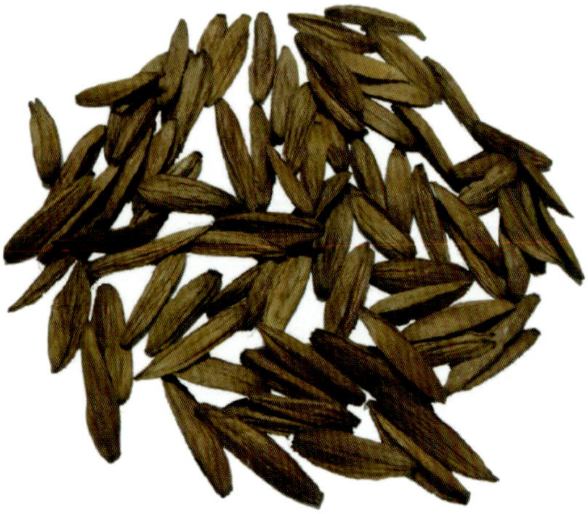

图 71-2 喜树果饮片性状

四、鉴别

1. 显微鉴别

本品横切面：外果皮为一列扁平细胞；中果皮为多列薄壁细胞含红棕色物，维管束十数个，散列，外侧具纤维群，纤维壁厚，胞腔点状；内果皮为数列厚壁纤维。种皮由棕色扁平细胞组成。胚乳细胞和子叶细胞内充满内含物。见图 71-3。

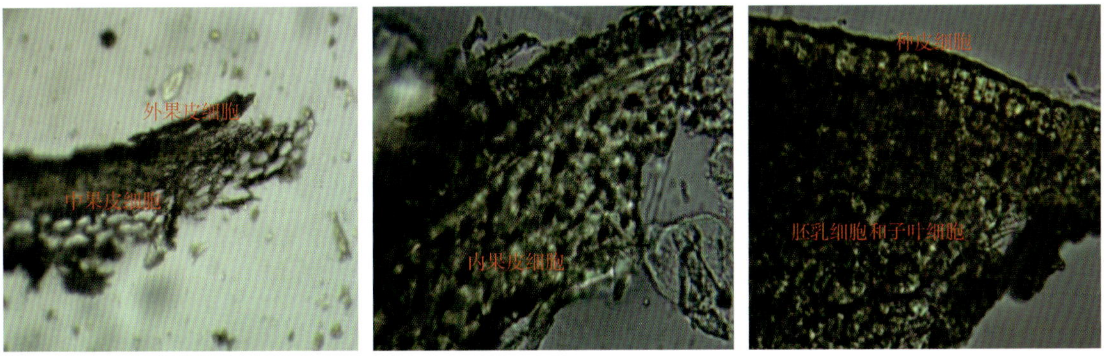

外果皮细胞和中果皮细胞　　内果皮细胞　　种皮细胞、胚乳细胞和子叶细胞

图 71-3　喜树果显微鉴别特征（×400）

2. 理化鉴别

取本品粗粉 2g，用 80% 乙醇 30ml 回流 30min，放冷，滤过，滤液减压蒸去乙醇，放冷，滤过，滤液用含 10% 乙醇的三氯甲烷溶液萃取，浓缩三氯甲烷萃取液至 5ml 作为供试品溶液，照下述方法试验：

a. 取供试品溶液，点于滤纸上，置紫外光灯（365nm）下观察，显紫蓝色荧光。见图 71-4。

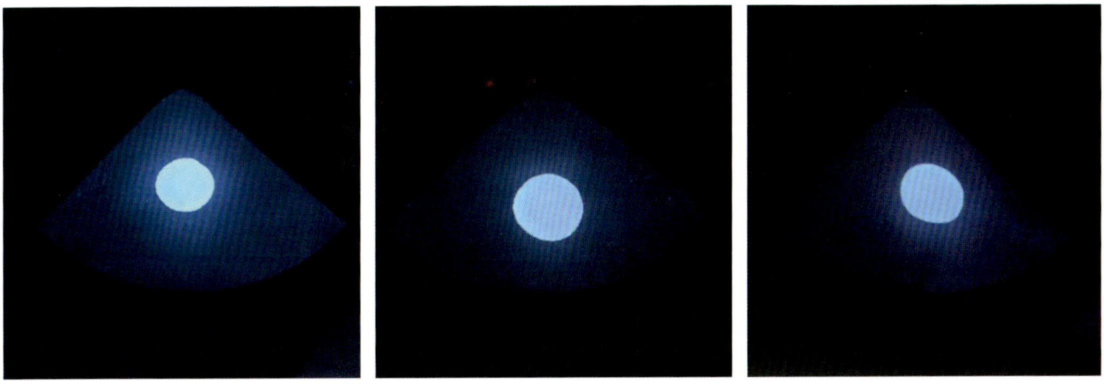

样品 1　　样品 2　　样品3

图 71-4　喜树果理化鉴别（1）

b. 取供试品溶液 1ml，加浓硫酸 1 滴，加蒸馏水 1ml 稀释，显黄绿色，点于滤纸上，在紫外光灯（365nm）下观察，显黄绿色荧光。见图 71-5。

3. 薄层鉴别

取理化项供试品溶液，另取喜树碱对照品，用三氯甲烷制成每 1ml 含 0.1mg 的溶液，作为对照溶液。照薄层色谱法试验，吸取上述两种溶液各 10μl，分别点于同一硅胶 G 层板上，以三氯甲烷一丙酮（7 ∶ 3）为展开剂，展开，展距 17cm，取出，晾干，在紫外光灯（365nm）下观察。3 批喜树果供试品色谱中，在与对照药材相应的位置上，显相同颜色的荧光斑点。见图 71-6。

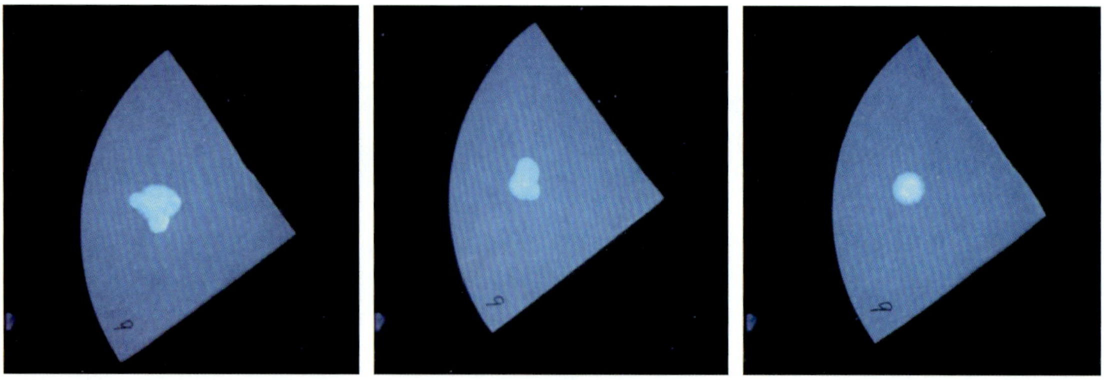

样品 1　　样品 2　　样品 3

图 71-5　喜树果理化鉴别（2）

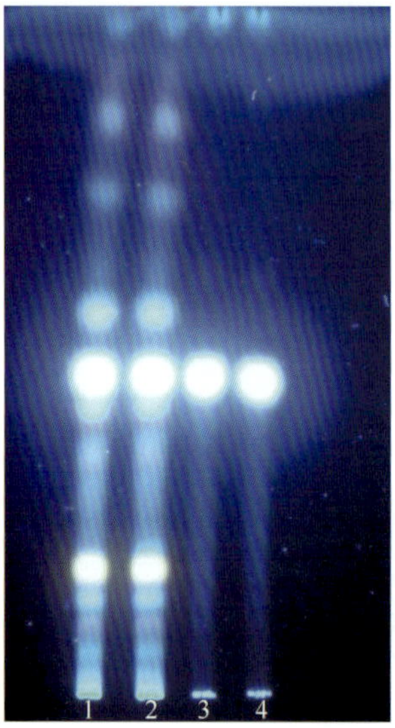

图 71-6　喜树果饮片薄层鉴别

1、2. 喜树果饮片；3、4. 喜树碱对照品

五、检查

1. 药屑杂质（《中国药典》2015 年版四部通则 2301）

3 批次检测结果均未检出杂质，参考标准依据《广西中药材标准》（1990 年版）未对杂质进行规定，《中国药典》（2015 年版四部）规定“除另有规定外，药屑杂质通常不得过 3.0%”，结合企业实际检验数据，提升企业产品质量，规定杂质不得过 1.0%。见表 71-1。

2. 水分（《中国药典》2015 年版四部通则 0832 第四法）

3 批次检测结果范围为 8.8% ~ 9.3%，平均为 9.0%，参考标准依据《广西中药材标准》(1990 年版)未对水分进行规定，《中国药典》(2015 年版四部）规定“除另有规定外，饮片水分通常不得过 13.0%”，结合企业实际检验数据，提升企业产品质量，规定水分不得过 10.0%。见表 71-1。

表 71-1　检查项测定结果（%）

项目	参考标准要求	样品 1	样品 2	样品 3	平均值	企业标准要求
杂质	不得过 3.0	0.2	0	0	0.3	不得过 1.0
水分	不得过 13.0	9.3	8.8	9.0	9.0	不得过 10.0

3. 二氧化硫残留量（《中国药典》2015 年版四部通则 2331 二氧化硫残留量测定法）

3 批次检测结果均为 0，参考标准依据《广西中药材标准》（1990 年版）未对二氧化硫残留量明确规定，《中国药典》（2015 年版四部）规定“除另有规定外，药材及饮片（矿物类除外）的二氧化硫残留量不得过 150mg/kg”，结合企业实际检验数据，提升企业产品质量，规定二氧化硫残留量不得过 50mg/kg。

4. 黄曲霉毒素（《中国药典》2015 年版四部通则 2351 黄曲霉毒素测定法）

3 批次检测结果均未检出黄曲霉毒素，参考标准依据《广西中药材标准》（1990 年版）未对黄曲霉毒素明确规定，《中国药典》（2015 年版一部）对大枣、地龙等品种规定每 1000g 含黄曲霉毒素 B_1 不得过 5μg，黄曲霉毒素 G_2、黄曲霉毒素 G_1、黄曲霉毒素 B_2 和黄曲霉毒素 B_1 的总量不得过 10μg，结合 3 批次产品数据，保证企业产品质量，规定每 1000g 含黄曲霉毒素 B_1 不得过 5μg，黄曲霉毒素 G_2、黄曲霉毒素 G_1、黄曲霉毒素 B_2 和黄曲霉毒素 B_1 的总量不得过 10μg。

六、性味与归经

苦、辛、寒，有毒。归脾、胃、肝经。

七、功能与主治

抗癌，散结，破血化瘀。用于各种肿瘤，如胃癌、肠癌、慢性粒细胞白血病、绒毛膜上皮癌、恶性葡萄胎、淋巴肉瘤，以及血吸虫病引起的肝脾大。

八、用法与用量

3 ～ 9g。

九、贮藏

置干燥处。

十、优质饮片质量标准亮点总结

1. 药材和基原

基原专一，均来源于蓝果树科（珙桐科）植物喜树 *Camptotheca acuminata* Decne. 的干燥成熟果实。

2. 产地

道地产区，为四川省绵阳市游仙区野生品种，经绵阳市游仙区益现添种养殖专业合作社采收及产地加工。

3. 工艺

采用光学色差颗粒选别机高精度色选，稳定可控，确保产品无杂质等；采用 55 ～ 65℃低温干燥方式，充分保持有效成分活性。包装过程采用全自动称量分装系统进行包装，有利于提高包装效率，保证包装的密封性，同时在包装前对包装袋内充入惰性气体氮气排走原有的空气，有利于中药饮片的长期贮存保养，防虫、防蛀。

4. 检查

提高了杂质、水分、二氧化硫残留量等量化指标，增加了黄曲霉毒素限量指标。

72. 化橘红
Huajuhong
CITRI GRANDIS EXOCARPIUM

本品为芸香科植物化州柚 *Citrus grandis* ‘Tomentosa’未成熟或近成熟的干燥果实的炮制

加工品。

【采收与加工】 夏季5～6月果实未成熟时进行采摘，投入沸水中，即刻捞出，后放入烘房烘盘中不超过60℃烘干。本品为国家地理标志产品，地点为化州市新安镇。

【炮制】 取原药材，除去杂质，洗净，浸泡时间为3～4h，闷润15～18h，切成2.0～3.0mm丝，干燥温度为55℃，烘2～4h，即得。

【成品性状】 呈2.0～3.0mm丝状。外表面黄绿色至黄棕色，密布茸毛，有皱纹及小油室；内表面黄白色或淡黄棕色。切面外缘有1列不整齐的下凹的油室，内侧稍柔而有弹性。质脆，易折断。气芳香，味苦、微辛。

【鉴别】

（1）显微鉴别：本品粉末暗绿色至棕色。中果皮薄壁细胞形状不规则，壁不均匀增厚，有的作连珠状或在角隅处特厚。果皮表皮细胞表面观多角形、类方形或长方形，垂周壁增厚，气孔类圆形，直径18～31μm，副卫细胞5～7个，侧面观外被角质层，靠外方的径向壁增厚。偶见碎断的非腺毛，碎段细胞多至十数个，最宽处直径约33μm，具壁疣或外壁光滑、内壁粗糙，胞腔内含淡黄色或棕色颗粒状物。草酸钙方晶成片或成行存在于中果皮薄壁细胞中，呈多面形、菱形、棱柱形、长方形或形状不规则，直径1～32μm，长5～40 μm。导管为螺纹导管和网纹导管。偶见石细胞及纤维。

（2）取本品粉末0.5g，加甲醇5ml，超声处理15min，离心，取上清液作为供试品溶液。另取柚皮苷对照品，加甲醇制成每1ml含1mg的溶液，作为对照品溶液。照薄层色谱法（《中国药典》2015年版四部通则0502）试验，吸取上述两种溶液各2μl，分别点于同一高效硅胶G薄层板上，以乙酸乙酯-丙酮-冰醋酸-水（8∶4∶0.3∶1）为展开剂，展开，取出，晾干，喷以5%三氯化铝乙醇溶液，在105℃加热1min，置紫外光灯（365nm）下检视。供试品色谱中，在与对照品色谱相应的位置上，显相同颜色的荧光斑点。

【检查】

药屑杂质　不得过2%（《中国药典》2015年版四部通则2301）。

水分　不得过11.0%（《中国药典》2015年版四部通则0832第四法）。

总灰分　不得过4.0%（《中国药典》2015年版四部通则2302）。

二氧化硫残留量　不得过50mg/kg（《中国药典》2015年版四部通则2331）。

【含量测定】 照高效液相色谱法（《中国药典》2015年版四部通则0512）测定。

色谱条件与系统适用性试验：以十八烷基硅烷键合硅胶为填充剂；以甲醇-乙酸-水（35∶4∶61）为流动相；检测波长为283nm。理论板数按柚皮苷计算应不低于1000。

对照品溶液的制备：取柚皮苷对照品适量，精密称定，加甲醇制成每1ml含60μg的溶液，即得。

供试品溶液的制备：取本品粉末（过二号筛）约0.5g，精密称定，置具塞锥形瓶中，精密加入甲醇50ml，称定重量，水浴加热回流1h，放冷，再称定重量，用甲醇补足减失的重量，摇匀，滤过，精密量取续滤液5ml，置50ml量瓶中，加50%甲醇至刻度，摇匀，即得。

测定法：分别精密吸取对照品溶液与供试品溶液各10μl，注入液相色谱仪，测定，即得。

本品按干燥品计算，含柚皮苷（$C_{27}H_{32}O_{14}$）不得少于7.0%。

【性味与归经】 辛、苦，温。归肺、脾经。

【功能与主治】 理气宽中，燥湿化痰。用于咳嗽痰多，食积伤酒，呕恶痞闷。

【用法与用量】 3 ～ 6g。

【贮藏】 置阴凉干燥处，防蛀。

起草单位：中山上橘堂药业有限公司

"优质化橘红饮片质量标准（草案）"起草说明

一、药材来源

1. 基原

本品为芸香科植物化州柚 *Citrus grandis* 'Tomentosa' 的未成熟或近成熟的干燥果实的炮制加工品。其原药材化州柚产于广东省化州市新安镇。化橘红种植基地位于广东省化州市新安镇水口知青场，以原生态、绿色、有机为原则，建设具有优美环境和原生态的化橘红标准化种植基地，以绿色、减排、节能加工建设化橘红链条，打造化州市特色中药材化橘红产业发展平台。新安镇气候条件优越，地处亚热带季风暖湿气候区，热量丰富，光照充足，雨量充沛，四季不明显，年平均气温 20℃左右，基本无霜，年均降雨量 1700 ～ 1800mm，全年光照 2500h，属长夏无冬的南亚热带。新安镇是化州市化橘红国家地理标志产品主产镇之一。土壤是亚热带山地砖红壤，坡地、林地主要为低山、丘陵、台地，多为赤红壤、红壤，土层深厚，肥沃疏松，透气性良好，土壤 pH 值在 5.5 ～ 6.5，富含礞石、锰、镁、钛等化学物质。礞石是一种硅酸盐类矿石，为治顽痰、癖洁之神奇中药，化橘红正是由于长期吸收了化州当地土质中的礞石而产生良好的化痰止咳疗效。基地是化州市化橘红种植的优势地区，药材质量优良。见图 72-1 ～图 72-3。

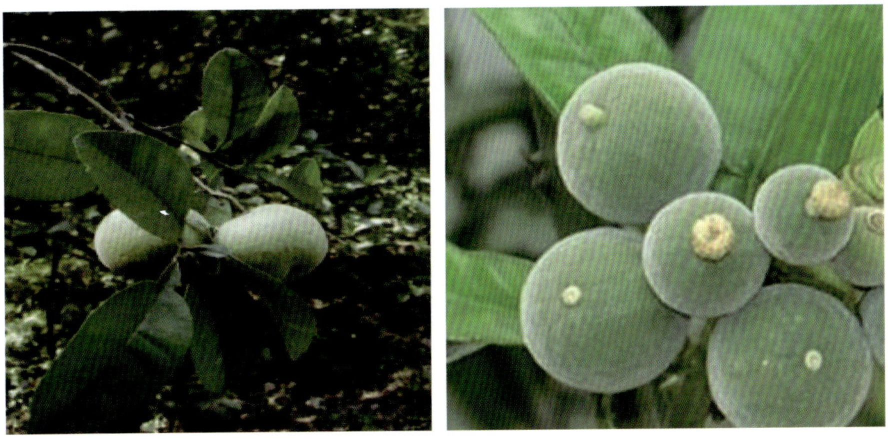

图 72-1 化橘红饮片原料药材（化州柚）

2. 采收季节及产地加工

研究显示，化橘红主要成分柚皮苷含量随着果龄和果径的增长而呈递减趋势，见表 72-1、图 72-4，采收期早，柚皮苷含量高，但是果径小，产量低；采收期延迟，果径大，产量高，但柚皮苷含量又偏低，综合考虑化橘红柚皮苷总含量与产量，一般建议适宜采收期为果龄在 45 ～ 60 天（参考文献：陈建华，廖景辉，林焕泽，等. 化橘红的适宜采收期的研究 [J]. 中国当代医药，2010，17(15)：31-32.）。化橘红花期一般是 3 ～ 4 月，而基地采收一般安排在 5 ～ 6 月进行采摘，从而保证质量优良。

含挥发性成分的芳香类药材以气味取效，香味浓者质佳，干燥时必须保证不使香味走散，禁用猛火高温干燥，否则会导致香散色变，药效大大降低。通过研究，选择烘干干燥、静电干燥、自然干燥、真空干燥处理，结果表明不同方法干燥的化橘红柚皮苷的含量均符合药典要求，见表 72-2（参考文献：黄兰珍，梁照恒，林励，等. 不同炮制方法对化橘红中柚皮苷含量的影响 [J]. 中药新药与临床药理，2005，16(1) ：59-61.）。化橘红果实由于肉质结实，干燥时间长，故优质化橘红原料药材产地采收加工摘取未成熟果实，投入沸水中，即刻捞出，后放入烘房烘盘中不超过 60℃烘干。将化橘红放入沸水中制，可以除去药材中的酶，从而抑制化橘红中苷类成分水解成糖和苷元。

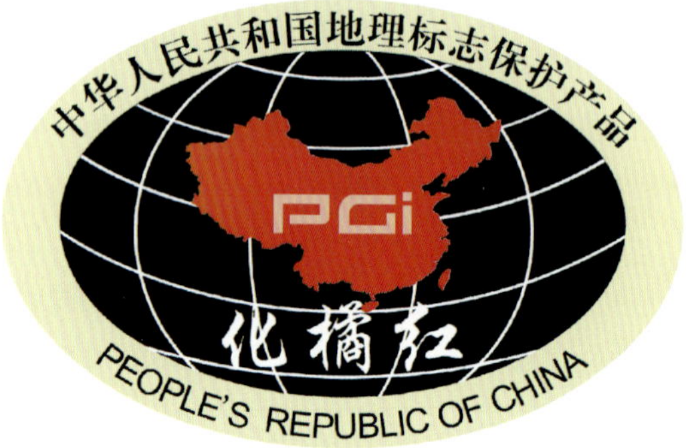

图 72-2 国家地理标志保护产品标志

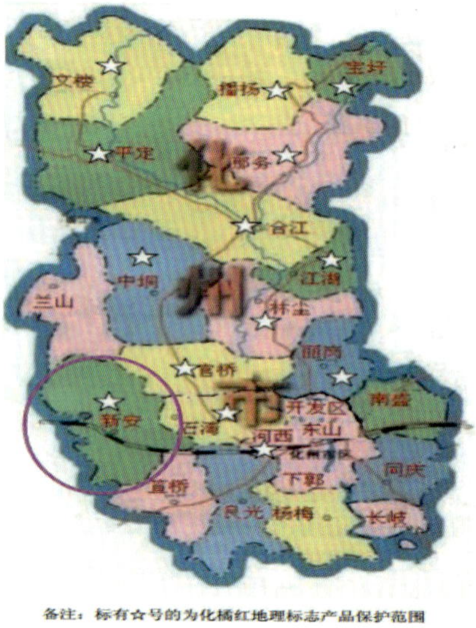

图 72-3 化橘红地理标志产品保护范围

表 72-1 毛橘红柚皮苷含量与果龄果径的关系 ($\bar{x}\pm s$, n=3)

样品	果龄(d)	果径(cm)	例数(n)	柚皮苷含量(mg/g)	RSD(%)
毛橘红 1	15	3	3	224.1 ± 2.2	2.15
毛橘红 2	20	4	3	171.6 ± 2.4	2.20
毛橘红 3	30	6	3	136.5 ± 2.3	2.15
毛橘红 4	45	8	3	120.8 ± 1.5	1.79
毛橘红 5	60	10	3	113.1 ± 2.0	2.10
毛橘红 6	90	11	3	86.0 ± 2.0	1.99

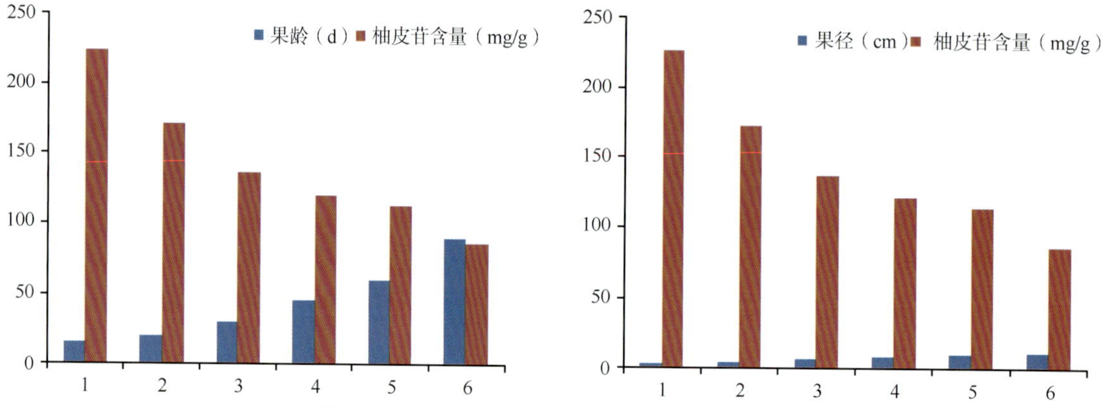

图 72-4 毛橘红柚皮苷含量与果龄果径的关系

表 72-2　不同干燥方法对化橘红中柚皮苷含量的影响 ($\bar{x} \pm s$, n=3)

样品	柚皮苷含量（%）	RSD（%）	样品	柚皮苷含量（%）	RSD（%）
烘干干燥品	7.767 ± 4.84	0.62	自然干燥品	6.624 ± 1.91	0.29
静电干燥品	11.480 ± 3.41	0.30	真空干燥品	8.579 ± 1.63	0.19

3. 优质药材的依据

目前我国执行的国家药材商品规格标准按照《76 种药材商品规格标准》，但化橘红未被收载于该标准中。化橘红商品规格的等级一般为正毛橘红 > 副毛橘红 > 光橘红（参考文献：陈小红，陈康，潘超美，等. 化橘红药材商品规格等级标准分析 [J]. 中国实验方剂学杂志，2017，23（11）：23-28.）；在传统的等级划分中，毛橘红商品均按绒毛疏密程度及个头大小分为正毛橘红一二等，副毛橘红一二等，光橘红则只按照只头大小划分一二等。故化橘红的品种以正毛质量最优，其次为副毛。公司所用化橘红均为正毛化橘红。

化州万亩化橘红种植基地种植品种共有 6 个，具体为密叶正毛、金钱正毛、黄龙正毛、西洋正毛、密叶红肉正毛、黄龙红肉正毛。其柚皮苷含量高达 21%。按照基地现有果树数量和树龄，预计今后隔年总产量见表 72-3。

表 72-3　化橘红种植基地产量预测

年份	产果总数（个）	折合重量（t）	年份	产果总数（个）	折合重量（t）
2017 年	10 800 000	225.0	2021 年	51 000 000	1 062.5
2018 年	19 200 000	400.0	2022 年	54 000 000	1 125.0
2019 年	29 700 000	618.8	2023 年	54 000 000	1 125.0
2020 年	42 300 000	881.3	2024 年	54 000 000	1 125.0

二、制法

1. 标准依据

《中国药典》(2015 年版一部)【炮制】：除去杂质，洗净，闷润，切丝或块，晒干。

2. 工艺流程（图 72-5）

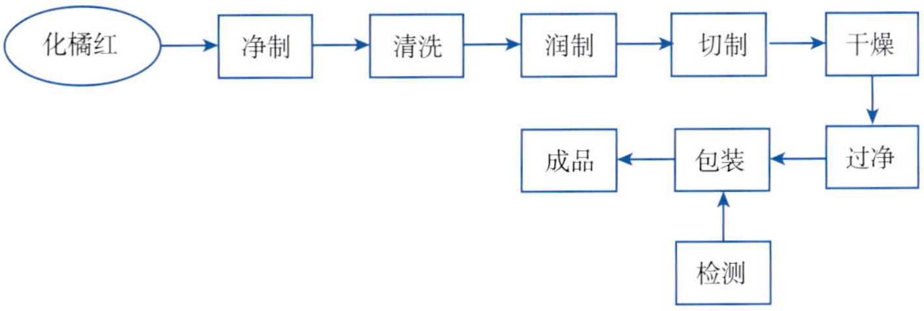

图 72-5　化橘红饮片生产工艺流程图

3. 关键工艺参数

优质化橘红饮片生产工艺各环节严格执行如下标准。见表 72-4。

表 72-4　化橘红关键工艺参数

工序	控制点	项目	标准	频次
净制	净药材	净度	杂质和非药用部位小于 3.0%	随时 / 每批
清洗	净药材	净度	药材表面无泥沙	每批
	浸泡	时间	3 ～ 4h	每次
润制	闷润	时间	15 ～ 18h	每次
	润制品	伤水和未润透者	伤水者不得过 2.0%；未润透者不得过 5.0%	每批
切制 1	切制品（片）	片型规格	片厚 2 ～ 3mm	每批
		异形片率	不得大于 10.0%	
切制 2	切制品（丝）	片型规格	丝宽 2 ～ 3mm	每批
		异形片率	不得大于 10.0%	
干燥	热风循环烘箱	设置温度	55℃	每次
		烘干温度	52 ～ 58℃	
		时间	2 ～ 4h	
		水分	小于 11.0%	
过净	净饮片	药屑	不得超过 2.0%	每批
包装	装量	平均装量	不得少于标示装量	随时 / 每批
		装量差异	≤ 50g：不得超过标示装量的 ±5.0% ＞ 50g：不得超过标示装量的 ±2.0%	

4. 炮制工艺规程

（1）净制：挑选出化橘红药材中的杂质、霉变品等。杂质和非药用部位小于 3.0%。

（2）清洗：按（WS·EM·001）《XY-700 型洗药机操作规程》操作开启洗药机，将净制后的化橘红置洗药机内清洗，清洁干净后取出。

（3）润制：将清洗后的化橘红置于浸泡槽或塑料筐中进行浸泡，（药材：饮用水 =1 ： 2）每隔 1h 翻动一次，浸泡时间为 3 ～ 4h，将浸泡后的化橘红取出沥干，置于干净的塑料筐，用湿毛巾进行闷润，闷润时间为 15 ～ 18h，检查化橘红润制情况，用穿刺法进行检查，质量监督员 QA 取样检查，未润透率不得过 5.0%，伤水率不得过 2.0%。

（4）切制：切成丝状，宽 2.0 ～ 3.0mm。

切片：将润透的化橘红按（WS·EM·023）《HAO-268 型中药切片机操作规程》开启中药切片机，调节好中药切片机刀距约 2.5mm，切之后手工除去果瓤，至干净的物料筐中。质量监督员 QA 挑出连刀片、碎片及片厚不在 2 ～ 3mm 范围内等的异形片，称定重量，计算异形片率。异形片率（%）= 异形片量 / 样品量 ×100%。标准规定：异形片率不得过 10.0%。

切丝：将切制后的化橘红片按（WS·EM·004）《QY-300 型高速裁断往复式切药机操作规程》开启高速裁断往复式切药机，根据饮片厚度调整设备指示刻度 2.0 ～ 3.0mm，切制至干净的物料筐中。质量监督员 QA 挑出连刀片、碎片及丝宽不在 2 ～ 3mm 范围内等的异形片，称定重量，计算异形片率。异形片率（%）= 异形片量 / 样品量 ×100%。标准规定：异形片率不得过 10.0%。

（5）干燥：将化橘红饮片平铺于烘盘内，摊铺厚度均匀，厚度在 2cm 以下。按（WS·EM·007）《CT-C- Ⅰ型热风循环烘箱操作规程》或（WS·EM·008）《CT-C- Ⅱ型热风循环烘箱操作规程》开启设备，设定烘干温度为 55℃，待温度到达 55℃时开始计时，温度恒定在 52 ～ 58℃烘 2 ～ 4h，至水分小于 11.0%。CT-C- Ⅰ型热风循环烘箱每次烘干化橘红饮片不超过 100kg，CT-C- Ⅱ型热风循环烘箱每次烘干化橘红饮片不超过 200kg。

（6）过净（筛选）：按（WS·EM·012）《SX-3 型筛选机操作规程》开启筛选机，筛去碎末，放入洁净的容器中。筛选过净后能通过一号药典筛的药屑不得过 1.0%。

（7）包装：根据本品包装规格及《批包装指令单》规定要求进行包装，按（WS·EM·018）《MHW10-05L 型半自动包装机操作规程操作规程》开启设备进行包装或手工包装，包装随时检查封口是否严密、平整，喷印标识是否明确清晰。

三、性状

呈 2.0 ～ 3.0mm 丝状。外表面黄绿色至黄棕色，密布茸毛，有皱纹及小油室；内表面黄白色或淡黄棕色。切面外缘有 1 列不整齐的下凹的油室，内侧稍柔而有弹性。质脆，易折断。气芳香，味苦、微辛。优质化橘红以表皮绒毛金黄色、多，气香浓郁者为佳。见图 72-6。

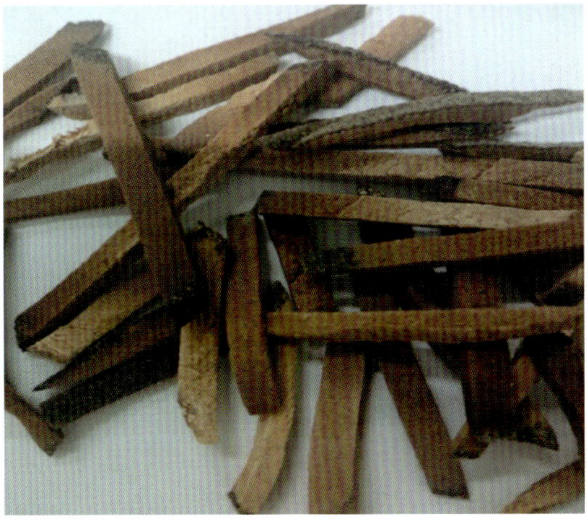

图 72-6　优质化橘红丝

四、鉴别

1. 显微鉴别

照《中国药典》（2015 年版四部）通则 2001 显微鉴别法试验。

本品粉末暗绿色至棕色。中果皮薄壁细胞形状不规则，壁不均匀增厚，有的作连珠状或在角隅处特厚。果皮表皮细胞表面观多角形、类方形或长方形，垂周壁增厚，气孔类圆形，直径 18 ～ 31μm，副卫细胞 5 ～ 7 个，侧面观外被角质层，靠外方的径向壁增厚。偶见碎断的非腺毛，碎段细胞多至十数个，最宽处直径约 33μm，具壁疣或外壁光滑、内壁粗糙，胞腔内含淡黄色或棕色颗粒状物。草酸钙方晶成片或成行存在于中果皮薄壁细胞中，呈多面形、菱形、棱柱形、长方形或形状不规则，直径 1 ～ 32μm，长 5 ～ 40 μm。导管为螺纹导管和网纹导管。偶见石细胞及纤维。结果见图 72-7（TL2600B+UC300 型生物显微镜显微成像系统）。

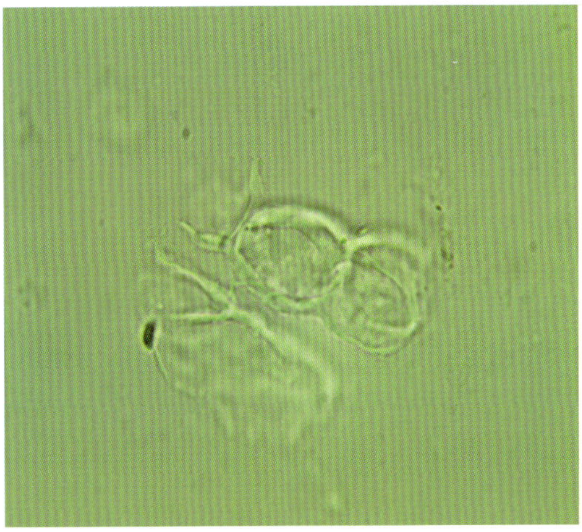

中果皮薄壁细胞

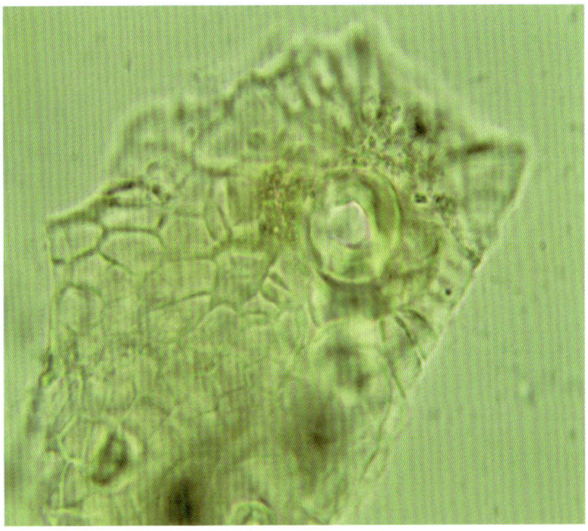

果皮表皮细胞与气孔

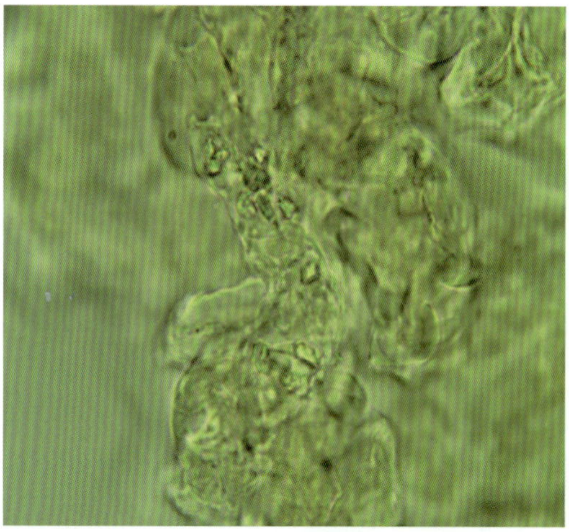

草酸钙方晶

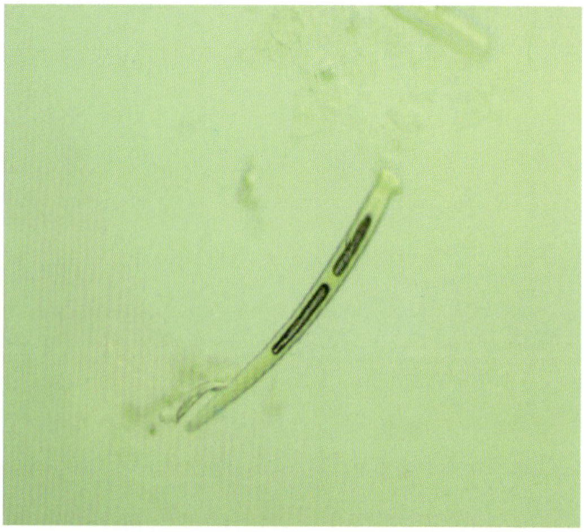

非腺毛

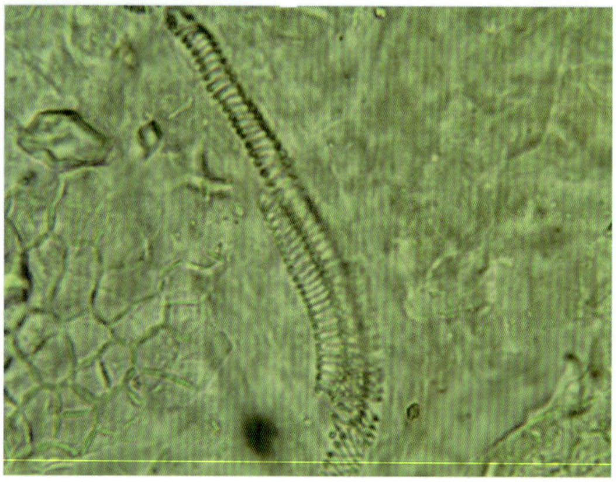

螺纹导管

图 72-7 化橘红显微鉴别特征

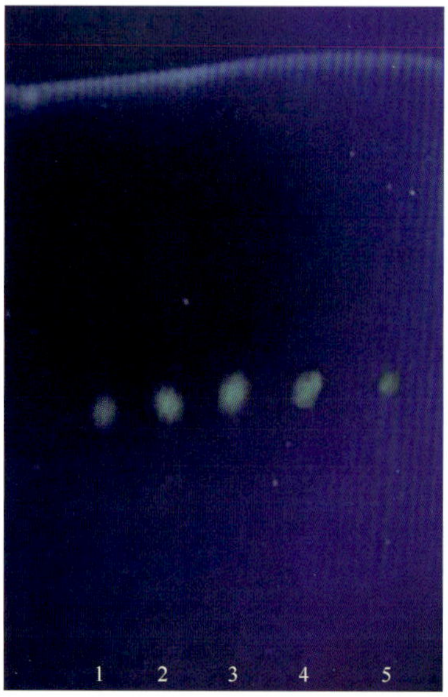

图 72-8 化橘红饮片薄层鉴别

1. 柚皮苷对照品；2 ～ 5. 化橘红饮片

2. 薄层鉴别

照薄层色谱法(《中国药典》2015 年版四部通则 0502)试验。

取本品粉末 0.5g，加甲醇 5ml，超声处理 15min，离心，取上清液作为供试品溶液。另取柚皮苷对照品 10mg，置 10ml 的量瓶中，用甲醇溶解，制成每 1ml 含 1mg 的溶液，作为对照品溶液。照薄层色谱法（《中国药典》2015 年版四部通则 0502）试验，吸取上述供试液和对照液各 2μl，分别点于同一硅胶 G 薄层板上，以乙酸乙酯 - 丙酮 - 冰醋酸 - 水（8 ∶ 4 ∶ 0.3 ∶ 1）为展开剂，展开，取出，晾干，喷以 5% 三氯化铝乙醇溶液，在 105℃加热 1min，置紫外光灯（365nm）下检视。在色谱中，供试品与对照品色谱相应的位置上，显相同颜色的荧光斑点。见图 72-8。

五、检查

（1）药屑杂质：照《中国药典》2015 年版四部（通则 2301）杂质检查法测定。

取供试品 100g，摊开，用肉眼或放大镜（5 ～ 10 倍）观察，将杂质拣出，如其中有可以筛分的杂质，则通过适当的筛，将杂质分出。将各类杂质分别称重，计算其在供试品中的含量（%）。依法测定样品 4 批，实测结果见表 72-5。

表 72-5　药屑杂质检测结果

批号	样品量（g）	各类杂质量（g）	杂质含量（%）	批号	样品量（g）	各类杂质量（g）	杂质含量（%）
20180302	99.91	1.04	1	20180402	99.08	1.18	1
20180401	95.29	1.05	1	20150313	99.98	1.60	2

根据上述产品测定结果，4 批优质化橘红饮片测定值最高为 1%，化州化橘红样品测定结果为 2%，考虑样品收集来源的均一性，规定本品药屑杂质不得过 2% 。

（2）水分：照《中国药典》2015 年版四部水分测定法（通则 0832）项下第四法（甲苯法）测定。

取供试液适量（约相当于含水量 1 ～ 4ml），精密称定，置甲苯法仪器装置 A 瓶中，加甲苯 200ml，必要时加入干燥洁净的沸石或玻璃珠，将仪器各部分连接，自冷凝管顶端加入甲苯，至充满 B 管的狭小部分，将 A 瓶置电热套中或用其他适当方法缓缓加热，待甲苯开始沸腾时，调节温度，使每秒钟馏出 2 滴，待水分完全馏出，即测定管的刻度部分的水量不再增加时，将冷凝管内部先用甲苯冲洗，再用饱蘸甲苯的长刷或其他适宜的方法，将管壁上附着的水分扒下，继续蒸馏 5min，放冷至室温，拆卸装置，如有水黏附在 B 管的管壁上，可用蘸皿苯的钢丝推下，放置，使甲苯与水分完全分离（可加亚甲基蓝粉末少量，使水染成蓝色，以便分离观察），检读水量，并计算供试品中的含水量（%）。测定结果见表 72-6。

表 72-6　化橘红饮片水分测定结果

批号	编号	供试品量（g）	检读水量（ml）	水分（%）	平均值（%）
20180302	①	15.3010	1.60	10.46	10.52
	②	15.2247	1.61	10.57	
20180401	①	18.6882	1.62	8.67	8.74
	②	17.0085	1.50	8.82	
20180402	①	15.0047	1.49	9.93	10.11
	②	15.2718	1.57	10.28	
20150313	①	14.2026	1.22	8.59	8.49
	②	13.7068	1.15	8.39	

根据上述产品测定结果，优质化橘红饮片水分测定值最高为 10.52%，化州化橘红样品测定结果为 8.49%，考虑样品收集来源的均一性，规定本品水分不得过 11.0% 。

（3）总灰分：照《中国药典》2015 年版四部通则 2302 项下“总灰分测定法”测定。

供试品须粉碎，使能通过二号筛，混合均匀后，取供试品 2 ～ 3g，置炽灼至恒重的坩埚中，称定重量，缓缓炽热，注意避免燃烧，至完全炭化时，渐渐升高温度至 576℃，使完全灰化并至恒重。根据残渣量，计算供试品中总灰分的含量（%）。测定结果见表 72-7。

表 72-7 化橘红饮片总灰分测定结果

批号	编号	供试品量（g）	总灰分（%）	平均值（%）
20180302	①	2.8083	3.36	3.32
	②	2.7769	3.29	
20180401	①	2.6133	3.44	3.46
	②	2.7015	3.48	
20180402	①	2.6376	2.95	2.94
	②	2.6467	2.92	
20150313	①	2.3006	3.72	3.71
	②	2.1412	3.69	

根据上述产品测定结果，优质化橘红饮片总灰分测定值最高为 3.46%，化州化橘红样品测定结果为 3.71%，考虑样品收集来源的均一性，规定本品灰分不得过 4.0%。

（4）二氧化硫残留量：照《中国药典》2015 年版四部通则 2331 “二氧化硫残留量测定法” 项下的第一法 “酸碱滴定法” 测定。

取药材或饮片细粉约 10g，精密称定，置两颈圆底烧瓶中，加水 300 ～ 400ml。打开回流冷凝管开关给水，将冷凝管的上端 E 口处连接一橡胶导气管置于 100ml 锥形瓶底部。锥形瓶内加入 3% 过氧化氢溶液 50ml 作为吸收液（橡胶导气管的末端应在吸收液液面以下）。使用前，在吸收液中加入 3 滴甲基红乙醇溶液指示剂（2.5mg/ml），并用 0.01mol/L 氢氧化钠滴定液滴定至黄色（即终点；如果超过终点，则应舍弃该吸收溶液）。开通氮气，使用流量计调节气体流量至约 0.2L/min；打开分液漏斗 C 的活塞，使盐酸溶液（6mol/L）10ml 流入蒸馏瓶，立即加热两颈烧瓶内的溶液至沸，并保持微沸；烧瓶内的水沸腾 1.5h 后，停止加热。吸收液放冷后，置于磁力搅拌器上不断搅拌，用氢氧化钠滴定液（0.01mol/L）滴定，至黄色持续时间 20s 不褪，并将滴定的结果用空白实验校正，计算二氧化硫残留量，测定结果见表 72-8。

表 72-8 化橘红饮片二氧化硫残留量测定结果

批号	编号	供试品量（g）	滴定液消耗量 (ml)	二氧化硫残留量（mg/kg）
20180302	①	10.0012	0.05	0
	②	10.0071	0.05	0
20180401	①	10.0110	0.05	0
	②	10.0065	0.05	0
20180402	①	10.0100	0.05	0
	②	10.0000	0.05	0
20150313	①	10.0023	0.05	0
	②	10.0011	0.05	0

根据上述产品测定结果，优质化橘红及化州化橘红饮片均未检出二氧化硫残留。考虑样品收集来源的均一性，规定本品二氧化硫残留量不得过 50mg/kg。

六、含量测定

照高效液相色谱法（《中国药典》2015 年版四部通则 0512）测定。

1. 色谱条件与系统适用性试验

以十八烷基硅烷键合硅胶为填充剂；以甲醇 - 乙酸 - 水（35 ∶ 4 ∶ 61）为流动相；检测波长为 283nm；理论板数按柚皮苷峰计算应不低于 1000。

2. 对照品溶液的制备

取柚皮苷对照品适量，精密称定，加甲醇制成每 1ml 含 60μg 的溶液，即得。

3. 供试品溶液的制备

取本品粉末（过二号筛）约 0.5g，精密称定，置具塞锥形瓶中，精密加入甲醇 50ml，称定重量，水浴加热回流 1h，放冷，再称定重量，用甲醇补足减失的重量，摇匀，滤过，精密量取续滤液 5ml，置 50ml 量瓶中，加 50% 甲醇至刻度，摇匀，即得。

4. 测定法

分别精密吸取对照品溶液与供试品溶液各 10μl，注入液相色谱仪，测定，即得。测定结果见表 72-9。

表 72-9　柚皮苷含量测定结果

批号	编号	供试品量（g）	峰面积	含量（%）	相对偏差（%）
20180302	①	0.5039	1 547 732.063	7.99	0.4
	②	0.5004	1 550 060.250	8.06	
20180401	①	0.5009	1 657 770.313	8.42	0.6
	②	0.5015	1 681 313.063	8.53	
20180402	①	0.5007	1 871 182.938	9.75	0.5
	②	0.5002	1 855 764.938	9.66	
20150313	①	0.5001	8 252 58.157	4.77	0.9
	②	0.5009	841 174.125	4.85	

根据上述产品测定结果，优质化橘红饮片中柚皮苷含量测定值最低为 7.99%，而化州化橘红样品（20150313）含量只有 4.81%，考虑样品收集来源的均一性，本品按干燥品计算，含柚皮苷（$C_{27}H_{32}O_{14}$）不得少于 7.0%。见图 72-9，图 72-10。

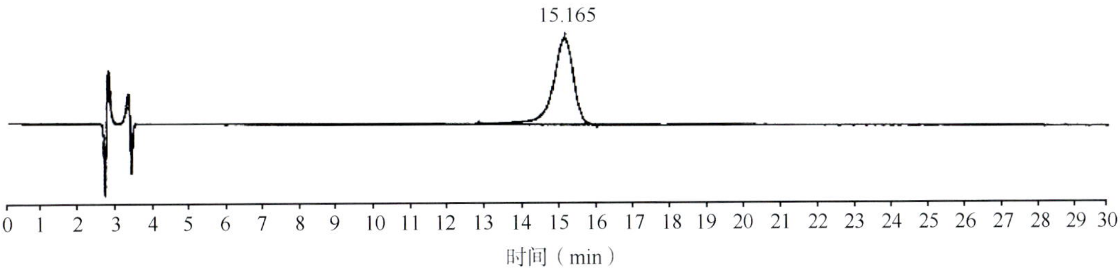

图 72-9　柚皮苷对照品色谱

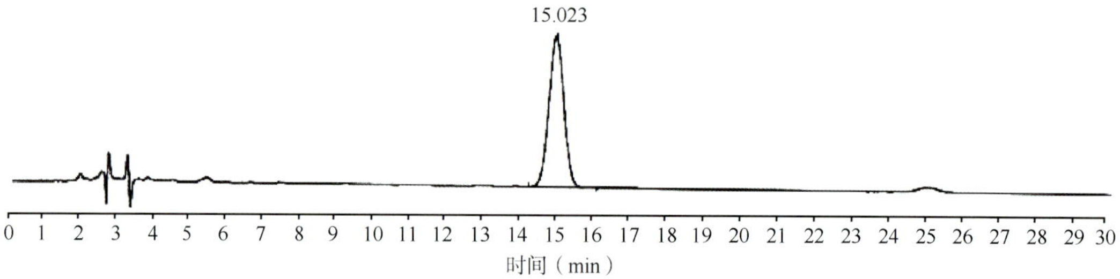

图 72-10　化橘红饮片色谱

七、性味与归经

辛、苦、温。归肺、脾经。

八、功能与主治

理气宽中，燥湿化痰。用于咳嗽痰多，食积伤酒，呕恶痞闷。

九、用法与用量

3 ～ 6g。

十、贮藏

置阴凉干燥处，防蛀。

十一、优质饮片质量标准亮点总结

1. 药材和基原

药典规定基原为芸香科植物化州柚或柚，而本优质饮片标准基原来源仅定义为道地产区道地药材化州柚。

2. 产地

广东化州是化橘红国家地理标志产品主产镇之一。种植品种全为质量最优的正毛品种。

3. 工艺

稳定可控。

4. 性状

细化了化橘红的性状特征，规定了 2.0 ～ 3.0mm 丝状，外表面黄绿色至黄棕色，密布茸毛，有皱纹及小油室；内表面黄白色或淡黄棕色。

5. 检查

增加了药屑杂质限量，不得过 2%；二氧化硫残留量不得过 50mg/kg，提高了总灰分限度，本标准不得过 4.0%，药典规定不得过 5.0%。

6. 含量测定

提高了柚皮苷（$C_{27}H_{32}O_{14}$）含量，本标准规定柚皮苷含量不得少于 7.0%，药典规定不得少于 3.5%。

附　　录

附录1　优质饮片评定通则

一、基本原则

（1）优质中药饮片的评价标准原则上是在《中国药典》饮片标准的基础上，本着高于《中国药典》、细于《中国药典》饮片标准而制订的。

（2）优质中药饮片的评定应以传统经验鉴别与现代科技评价相结合，既要突出中药饮片的特色，又要展示现代科学内涵。同时，使优质中药饮片评价标准的应用具有可预期的经济和社会效益，为国家卫生事业和医药行业服务。

（3）非《中国药典》收载的优质中药饮片品种，首先应具有特色优势，应以《全国中药炮制规范》或各省市收载的炮制规范为依据，其评价标准应高于、细于各省市炮制规范。

二、质量评定技术要求

1. 原料药材要求

基原明确，产地（道地产区或规模化生产基地）清楚，采集加工规范合理有据，药材质量可靠、可控。

（1）《中国药典》收载的同一中药多基原药材，应明确其基原，并提供其质量标准。

（2）《中国药典》规定的多采收季节药材，应明确选定的采收季节及其支撑研究材料。

（3）药用部位产地加工方法各异（如去皮与不去皮、煮与不煮、自然干燥还是辅助干燥等）的药材，应明确其产地加工方法，提供SOP技术规程及其支撑研究材料。

（4）同一来源的中药若因产地自然气候条件等生长环境相差悬殊，并造成药材质量严重差异的，应分别制订药材质量标准。

2. 炮制生产工艺要求

（1）原则上按照《中国药典》2015年版饮片炮制通则要求，如收载多种炮制方法（包括采用不同辅料）者，按饮片实际生产工艺制订饮片标准，并提供炮制辅料标准。

（2）应体现饮片的生产过程质量管理情况，提供饮片生产工艺流程及关键工艺过程的控制指标及标准。

（3）采用地方特色炮制方法生产，且占有一定市场（占有某一地区市场）的饮片，可作特色优质饮片申报。

3. 饮片质量要求

质量评价条目参照《中国药典》2015年版；建立生、制饮片专属性的饮片质量评价标准；建立原料药材与饮片配套比较的色谱特征图谱鉴别方法。

（1）饮片性状详细描述：外观形状、色泽、气味、质地等传统术语描述。
（2）饮片显微鉴别描述：粉末显微特征鉴别。
（3）TLC 及 HPLC 等特征图谱鉴别。
（4）有毒有害物质检测。
（5）对活性成分、指标成分明确的中药饮片，应进行含量测定。

4. 饮片包装及贮藏条件要求

饮片包装材料及规格，样品应于密封、避光、低温、干燥处贮藏，如有特殊要求应予注明。

三、专家评定

以中国中药协会中药饮片质量保障专业委员会会员专家为主体，聘请协会专委会专家、本学科相关领域专家，组建优质饮片评审专家库，每次评审聘请 7 ～ 10 名专家组成评审组。

四、企业现场考核要求

根据专家会审情况进行考核。
（1）企业生产资质考察：包括人员与结构（资质与能力）考察、厂房与设施考察、环境与卫生考察等。
（2）企业生产能力及生产过程管理考察：重点考察生产车间、炮制相关设备及生产记录等。
（3）饮片质量管理及产品检验考察：重点考察产品生产过程的质量管理及检验报告等。

附录 2　优质饮片管理办法及其技术要求

一、优质饮片定义

优质饮片系指来源于道地产区的优质药材，按照规范化的炮制工艺生产，外观性状优良、内在质量稳定可控的中药饮片。

二、优质饮片质量评价内容

1. 原料药材要求

基原明确，产地（道地产区或规模化生产基地）清楚，采收加工规范，药材质量优良可控。

2. 炮制工艺要求

炮制工艺依照《中国药典》现行版、《全国中药炮制规范》或各省市炮制规范收载的饮片炮制通则执行，关键工艺规范可控；生产企业必须严格执行 GMP 管理。

3. 饮片质量要求

（1）性状：片型及规格、色泽、气味、质地、均匀性等。
（2）鉴别：包括显微鉴别、理化鉴别、色谱鉴别、光谱鉴别等，建立特征图谱。
（3）检查：包括杂质、水分、灰分、有毒有害物质等。
（4）含量测定：以主成分或指标成分为检测指标，主成分总量稳定在一定范围之内。

4. 饮片包装及贮藏

根据饮片稳定性考察结果，明确饮片包装材料、规格及储藏条件、保质期等。

三、申报单位综合能力评价内容

1. 产品质量管理水平

（1）申报产品执行的标准及标准水平。
（2）原料来源及质量控制情况。

（3）生产过程质量管理情况。
（4）产品质量检验报告。
（5）申报产品知识产权情况（成果奖励、专利等）。

2. 诚信评价

（1）企业获得质量管理荣誉。
（2）企业质量专业技术人员职业资格。
（3）企业对市场情况的反应机制及售后服务。

3. 效益评价

（1）企业实现利税。
（2）科研投入比例。
（3）总资产贡献率。

4. 创新能力评价

（1）产品开发
1）技术中心或工程研究中心情况。
2）企业采用新技术、新工艺、新材料情况。
（2）核心技术能力
1）获得专利情况。
2）获得高新技术生产企业认定情况。
3）参与或承担国家科研项目情况。

四、申报条件

申报以企业为主体或联合科研团队进行申报。
（1）申报企业必须是取得药品生产许可证、营业执照、GMP 证书（三证齐全）的中药饮片生产企业。
（2）申报饮片一般指临床常用饮片。
（3）申报饮片连续生产销售 3 年以上（含 3 年）。
（4）申报饮片近 3 年内经省级以上（含省级）药品监督部门质量抽检合格。

五、撤销条件

（1）申报品种被国家、省级食品药品监督管理部门通报。
（2）申报企业发生重大质量事故、重大安全事故及重大用户投诉。
（3）申报品种临床安全性出现问题。
（4）被药监部门撤销或收回 GMP 认证证书的企业。
以上条件具备其一者即可被否决，价格公布后出现质量问题且有否决条件之一的，撤销其优质饮片资格。

六、评定程序

（1）企业申报。
（2）审核。
（3）公布结果。
（4）征求意见。
（5）公示。
（6）发布。
（7）颁发证书。

附录3　现场考察要求

一、考察内容

（1）原料药材来源是否稳定：基原清晰、产地明确或为道地产区或规模化生产基地供应、资源可持续，采收加工规范，药材质量优良可控。

（2）饮片生产工艺是否规范稳定：饮片品种炮制工艺执行的标准，生产过程控制情况（生产流程、关键工艺参数、过程控制评价标准），以及生产设备的适应性和先进性情况。

（3）饮片质量评价是否科学先进：饮片品种执行标准情况，有无企业内控标准？质量标准的先进性如何？是否建立了系统完整的质量评价体系（如是否增加检查项、指纹图谱、定量控制指标等项目）？优质饮片的质量评价要点及亮点是什么？

（4）饮片包装、贮藏情况：考察饮片包装材料、规格及储藏条件、保质期等，仓储条件可否保证饮片质量？

（5）饮片质量可溯源情况：是否实行饮片条形码身份认证信息等，是否建立了市场销售反馈机制等？

（6）生产企业的质量保障能力情况：相关技术人员组成和饮片质量管理情况等。

二、考察方式

申报企业汇报与专家现场考察相结合。

三、考察要求

考察专家组提交考察报告，并明确建议是否给予优质饮片称号。